Moderne Tauchmedizin

Christoph Klingmann, Kay Tetzlaff,
Claus-Martin Muth (Hrsg.)

Moderne Tauchmedizin

Handbuch für Tauchlehrer, Taucher und Ärzte

Die Untersuchungsstandards und Empfehlungen zur Tauchtauglichkeit der Gesellschaft für Tauch- und Überdruckmedizin (GTÜM – www.gtuem.org) sowie der Österreichischen Gesellschaft für Tauch- und Hyperbarmedizin (ÖGTH – www.oegth.at) wurden berücksichtigt.

Mit 242 Abbildungen und 63 Tabellen

3., vollständig überarbeitete und erweiterte Auflage

Gentner Verlag

Herausgeber

Priv.-Doz. Dr. med. Christoph Klingmann, Facharzt für Hals-, Nasen-, Ohrenheilkunde, Zusatzbezeichnung Plastische Operationen, Allergologie und spezielle HNO-Chirurgie, Master of Arts in Gesundheitsökonomie, Dozent an der Medizinischen Fakultät der LMU München, CMAS**-Tauchlehrer, niedergelassener HNO-Facharzt in München

Prof. Dr. med. Kay Tetzlaff, Facharzt für Innere Medizin/Pneumologie, Zusatzbezeichnungen Allergologie und Betriebsmedizin; Gastdozent und Leiter der Sektion Tauchmedizin an der Abteilung Sportmedizin am Universitätsklinikum Tübingen; Consultant Diving and Hyperbaric Medicine (GTÜM)

Prof. Dr. med. Claus-Martin Muth, Facharzt für Anästhesiologie, Zusatzbezeichnungen: Intensivmedizin, Notfallmedizin, Spez. Schmerztherapie, Palliativmedizin, Sportmedizin, Reisemedizin (DTG), Leitender Notarzt, Leiter der Sektion Notfallmedizin, Klinik für Anästhesiologie, Universitätsklinikum Ulm; Consultant Diving and Hyperbaric Medicine (GTÜM), CMAS **** Tauchlehrer, staatlich anerkannter Tauchlehrer (ITLA)

Redaktionelle Koordination

Regina Schönfeld, Stuttgart, und Hubertus Bartmann, Kelheim

Ch. Klingmann/K. Tetzlaff/C.-M. Muth (Hrsg.)
Moderne Tauchmedizin
Handbuch für Tauchlehrer, Taucher und Ärzte
3., vollständig überarbeitete und erweiterte Auflage
Alfons W. Gentner Verlag GmbH & Co. KG
Forststraße 131, 70193 Stuttgart
www.gentner.de und www.tauchmed.com

Bibliografische Information der Deutschen Bibliothek
Die Deutsche Bibliothek verzeichnet diese Publikation in der Deutschen Nationalbibliografie; detaillierte bibliografische Daten sind im Internet über http://dnb.ddb.de abrufbar.

ISBN 978-3-87247-771-2

Umschlaggestaltung: GreenTomato Süd GmbH, Stuttgart
Umschlagfoto: Getty Images / Purestock
Medizingrafiken: Angelika Kramer, Stuttgart, und Anneli Nau, München (Abb. 22.5, unten)
Satz und Layout: Feuchter Verlagsservice, Elmstein
Druck und Bindung: Druckerei Marquart GmbH, Aulendorf
Printed in Germany

Unseren Eltern sowie Angela, Charlotte, Valentin, Gregor, Christiane, Jana, Svenja, Saskia, Michaela, Pia-Nadine und Yara-Sophie in Dankbarkeit!

Geleitwort zur 3. Auflage

Im Jahr 2007 erschien die 1. Auflage des Handbuchs „Moderne Tauchmedizin". Binnen kürzester Zeit avancierte dieses Buch zum Standardwerk für alle tauchmedizinisch interessierten Personen. Die gelungene Konzeption beinhaltete eine umfassende Darstellung des gesamten Gebiets der Tauchmedizin mit moderner Didaktik, dazu noch übersichtlich präsentiert und hoch informativ. Dabei gelang den Autoren der Spagat, die Tauchmedizin sowohl wissenschaftlich-medizinisch als auch so praxisnah und verständlich darzustellen, dass dieses Buch nicht nur von Ärzten/innen, sondern auch von vielen Tauchausbildern/innen sowie Berufs- und Sporttauchern/innen zum Nachschlagen, für Ausbildungszwecke oder zum Vertiefen des eigenen tauchmedizinischen Wissens herangezogen wurde. Der Charme dieses Buchs liegt in der Vollständigkeit der Präsentation des tauchmedizinischen Fachgebiets: Es wird ein Bogen geschlagen von physikalischen Grundlagen, über Ausrüstung und Tauchtechniken, tauchsportärztliche Untersuchungen und Besonderheiten beim beruflichem Tauchen, speziellen Erkrankungen und dem Tauchen, reisemedizinischen Aspekten, juristischen Vorgaben und Betrachtungen bis hin zur Tauchunfallbehandlung und zu möglichen Spätschäden durchs Tauchen.

Bereits nach wenigen Jahren erschien 2012 eine vollständig überarbeitete 2. Auflage, was den Erfolg und die Wichtigkeit dieses Buches in dieser medizinischen Randnische nur unterstreicht.

Angesichts des heutzutage zunehmenden Strebens nach Masse und maximalem Profit bedanke ich mich und gratuliere dem Verlag und den Hauptautoren, dass sie den Ehrgeiz hatten, dieses Buchprojekt erneut anzugehen. An dieser Stelle ist es mir ein Anliegen zu erwähnen, dass es sich nicht nur um kleinere Änderungen oder Aktualisierungen im Vergleich zu den vorherigen Auflagen handelt.

Empfehlungen wurden in der Vergangenheit von Experten häufig aufgrund von theoretischen Überlegungen ausgesprochen. Aber mit zunehmendem Wissen, neuen Erkenntnissen sowie den zwischenzeitlich gewonnen Erfahrungen und größeren Beobachtungsstudien ergeben sich durchaus auch andere Aspekte, die Neubewertungen erforderlich machen. Exemplarisch sei hier das Tauchen mit einem Diabetes mellitus genannt. Die medikamentöse Therapie und Einstellung des Zuckerspiegels hat sich in den letzten Jahren grundlegend geändert, so dass auch diese Empfehlungen dahingehend angepasst werden mussten. Selbstverständlich sind auch zwischenzeitlich neu erstellte Empfehlungen der Fachgesellschaften in diesem Buch berücksichtigt, so dass es dem aktuellen wissenschaftlichen Stand entspricht.

Für diese komplett neu überarbeitete und erweiterte 3. Auflage wurde weit mehr als ein Drittel der Kapitel von hinzugewonnenen Autoren grundlegend überarbeitet und aktualisiert. Zudem erfolgten größere Änderungen in den Kapiteln über berufliches Tauchen und die in der heutigen Zeit immer wichtiger werdenden juristischen Aspekte. Dieses Unterfangen der Aktualisierung so vieler Kapitel war nur durch viel Hartnäckigkeit, eine hohe Frustrationstoleranz und viel persönliches Engagement der Herausgeber über eine mehrjährige logistisch äußerst schwierige Vorbereitungszeit zu meistern.

Leider wird das Fachgebiet der Tauch- und Hyperbarmedizin nur an wenigen Universitäten gelehrt. Auch in den meisten medizinischen Ausbildungskursen werden diese Unterrichtsinhalte zugunsten deutlich häufigerer Krankheitsbilder selten unterrichtet. Somit werden diese trotz der seit Jahren existierenden Leitlinie zum Tauchunfall auch heute noch nicht immer erkannt und geschädigte Taucher nicht oder zeitverzögert der richtigen Therapie zugeführt. Zudem ist es immer noch gängige Praxis, dass sehr häufig tauchsportärztliche Untersuchungen ohne ausreichende Sachkenntnis durchgeführt und bescheinigt werden. Für den medizinisch ausgebildeten Personenkreis ist die „Moderne Tauchmedizin“ ein unverzichtbares Nachschlagewerk für die tauchsportärztliche Untersuchungen oder Fragestellungen rund um akute Tauchunfälle. Tauchunfallprävention ist ein weiteres Anliegen der tauchmedizinischen Experten. Daher sind die Texte in diesem Buch auch wieder bewusst allgemeinverständlich formuliert, so dass auch nicht medizinisch vorgebildete Taucher/innen, die Möglichkeit haben, sich mit der Tauchsportphysiologie und deren Auswirkungen auf den menschlichen Körper zu befassen und den Tauchsport durch gut fundiertes Wissen noch sicherer gestalten können.

Ich wünsche dem Verlag und den Herausgebern weiterhin viel Erfolg mit dieser Neuausgabe eines mittlerweile als Standardwerk betrachteten Buchs, das in keiner Bibliothek von mit der Tauchmedizin beschäftigten und/oder mit dem Tauchsport befassten Personen fehlen sollte.

Dr. med. Karin Hasmiller
Präsidentin der Gesellschaft für Tauch- und Überdruckmedizin (GTÜM)

Vorwort zur 3. Auflage

Es ist nun schon wieder sieben Jahre her, dass die 2. Auflage dieses Buches auf den Markt gekommen ist. War die 1. Auflage noch als Experiment gestartet, so hatte sich die 2. Auflage schon als Standardwerk der Tauchmedizin im deutschen Sprachraum fest etabliert. Doch auch in der Tauchmedizin, wie in allen wissenschaftlichen Bereichen, setzt sich der Erkenntnisgewinn beständig fort und manches als sicher betrachtetes Wissen wird durch neuere Forschungsergebnisse in Frage gestellt oder sogar als revisionsbedürftig betrachtet. Sieben Jahre sind dabei eine relativ lange Zeit, so dass eine erneute Neubearbeitung der „Modernen Tauchmedizin" dringend notwendig schien – schon deshalb, um dem Titel weiterhin gerecht zu werden.

Wir freuen uns insbesondere, im Herausgeberteam jetzt zu dritt zu sein, denn mit Claus-Martin Muth, der bereits in den vorherigen Ausgaben als Autor das Werk tatkräftig unterstützt hatte, setzt dieses Werk nun auch neue Akzente.

Bei der nun vorliegenden 3. Auflage fand nicht nur eine gründliche Überarbeitung statt, sondern sämtliche Inhalte wurden auf den Prüfstein gestellt, viele Kapitel aktualisiert, ergänzt und manche auch völlig neu geschrieben. Dabei wurde an Bewährtem festgehalten, was insbesondere den didaktischen Aufbau und die Lesbarkeit des Buchs betrifft.

Insgesamt sind wir der Überzeugung, auch in der nun vorliegenden 3. Auflage der „Modernen Tauchmedizin" dem Leser erneut nicht nur ein inhaltlich fundiertes Fachbuch über das gesamte Spektrum der aktuellen Tauchmedizin vorlegen zu können, sondern es auch wieder trotz wissenschaftlicher Korrektheit leicht verständlich und gut lesbar konzipiert zu haben, was weiterhin eine kurzweilige Lektüre ermöglicht.

Uns, den Herausgebern, ist weiterhin sehr daran gelegen, in den Dialog mit unseren Lesern zu treten, weil nicht zuletzt die Lesermeinungen und Vorschläge aus dem Leserkreis dazu beitragen, den Charakter des Buchs zu erhalten und das Werk weiter zu pflegen. Wie schon in den vorangegangenen Ausgaben finden sich daher in der aktuellen Ausgabe die Kontaktdaten der Kapitelautoren im Anhang.

Zum Schluss möchten wir erneut unseren Autoren einen sehr herzlichen Dank aussprechen, weil es ohne ihre Expertise, ihr Zutun und ihre Arbeit keine Neuauflage gäbe.

Und natürlich gehört unser Dank auch wieder Herrn Erwin Fidelis Reisch, dem Verleger des Gentner Verlags, für seine Beharrlichkeit, sein Verständnis, seine Geduld und die Ausstattung des Buchs. Bedanken möchten wir uns außerdem bei Frau Regina Schönfeld vom Gentner Verlag für ihre tatkräftige Unterstützung in organisatorischen und verlagsinternen Belangen sowie bei Frau Silvia Feuchter für die nun schon traditionell exzellente Zusammenarbeit bei der redaktionellen Konzeption, aber auch hier für ihre Geduld und Beharrlichkeit. Einen besonderen Dank verdient auch Herr Hubertus Bartmann, der, zusätzlich zu seiner Autorenschaft, die Entstehung der 3. Auflage über weite Strecken für den Gentner Verlag organisatorisch begleitet hat.

Ch. Klingmann
K. Tetzlaff
C.-M. Muth

Vorwort zur 1. Auflage

Tauchen ist ein faszinierender Sport, der dem Menschen Einblicke in die Welt unter Wasser ermöglicht. Immer mehr Menschen geraten in den Bann dieser Faszination und dementsprechend wächst der Bedarf an aktueller Information über die tauchmedizinischen Grundlagen, das Erkennen von Gefährdungen, Vermeiden von Risiken und der Behandlung von Unfällen. Das vorliegende Buch der modernen Tauchmedizin soll diesen Anspruch in vielfältiger Weise erfüllen.

Die Tauchmedizin, die sich unmittelbar an der Nahtstelle zwischen Tauchen als Sport und als Beruf befindet, wird damit gleichzeitig zu einem wichtigen Element der dynamischen Entwicklung des modernen Tauchsports und der beruflichen Anwendung. Die Tauchmedizin hat sich deutlich zum aktiven Gestalter verantwortlichen Tauchens entwickelt. Die Anforderungen an die Qualifizierung, an die Aus- und Fortbildung bei allen Beteiligten des Tauchens nehmen laufend zu.

Die moderne Tauchmedizin befasst sich speziell mit den physiologischen und psychologischen Auswirkungen des Aufenthalts unter Wasser auf den Menschen. Sie konzentriert sich auf Prävention, Diagnose und Therapie von gesundheitlichen Risiken, die im und unter Wasser auftreten können. Auch die Beurteilung der Tauchtauglichkeit ist Aufgabe der Tauchmedizin und trägt neben der sicheren Ausbildung zur Risikominimierung bei.

Das vorliegende Werk ist vor allem für Tauchausbilder, interessierte Taucher und Ärzte konzipiert. Wegen der hohen Verantwortung für sich selbst und andere müssen insbesondere Tauchausbilder ständig ihr tauchmedizinisches Wissen aktualisieren, denn die Tauchmedizin entwickelt sich so dynamisch wie der Tauchsport selbst. Das Buch soll daher dazu beitragen, die Qualität und das tauchmedizinische Wissen gerade der Tauchausbilder zu unterstützen im Sinne einer aktiven Hilfe bei der pädagogischen Umsetzung. Sie sind verantwortlich für eine fundierte Tauchausbildung einer ständig wachsenden Zahl von Interessenten am Tauchsport.

Dieses Handbuch informiert entsprechend systematisch über die medizinischen und physikalisch-technischen Hintergründe und spezifischen Aspekte des Tauchsports. Entsprechend der anspruchsvollen Thematik wurde ein sehr übersichtliches strukturiertes Konzept entwickelt, das den Leser gut orientiert durch die Themen führt. Zahlreiche tauchmedizinisch interessante Praxisfälle, Checklisten, Handlungshinweise, aufwändige Illustrationen, Kontakthinweise auf die Tauchszene veranschaulichen die tauchmedizinischen Grundlagen und bieten hohen Nutzwert.

Bisher selten adressierte Randthemen des Tauchsports wie Tauchen mit Kindern oder bei Behinderung sowie juristisch relevante Sachverhalte rund ums Tauchen werden mit eigenen Schwerpunkten behandelt. Der thematische Bogen spannt sich weit bis zum Berufs- und Forschungstauchen.

Der Tauchsport spielt sich für viele Begeisterte im Ausland ab, besonders in den Tropen. Deshalb wurden auch Kapitel integriert, die sehr praxisbezogen über tropen- und reisemedizinische Erkrankungen, Versicherungsschutz beim Tauchen auf Reisen und die richtige Ausstattung der Reiseapotheke informieren. Abgerundet wird dieser Teilaspekt des Buches durch ausführliche Informationen über die zu erwartende Flora und Fauna unter Wasser und deren Gefahren.

Unser Buch berücksichtigt ferner die Leitlinien und Regelwerke der führenden deutschsprachigen und internationalen tauchmedizinischen Fachgesellschaften, den verschiedenen Tauchsportverbänden, den Berufsgenossenschaften, der Bundeswehr und der verschiedenen Hilfsorganisationen wie DLRG und der Feuerwehr.

Unser Konzept, die verschiedenen Aspekte der Tauchmedizin jeweils durch hoch qualifizierte Experten zu vermitteln, soll die unterschiedlichsten Aspekte in einer Detailfülle und Aktualität beleuchten, wie es in einem Werk zweier Autoren niemals möglich wäre. Zusätzlich bietet dies die Möglichkeit, verschiedene auch persönliche Betrachtungsweisen zu den verschiedenen tauchmedizinischen Inhalten darzustellen. Unser Dank gilt deshalb den zahlreichen Autoren, die wir für das Projekt begeistern konnten und die als Experten für das jeweilige Thema ihre Beiträge in hoher und aktueller Qualität erarbeitet und zur Verfügung gestellt haben. Wir danken insbesondere auch Herrn Dr. Martin Heß für die Konzeption der in die Kapitel eingestreuten „Tipps für Tauchlehrer" und die kritische Durchsicht des Manuskripts. Besonderer Dank gebührt auch Frau Silvia Göhring für die wertvolle Hilfe bei der redaktionellen Konzeption. Darüber hinaus möchten wir Herrn Gernot Keuchen vom Gentner Verlag für die ausgesprochen gute Zusammenarbeit und inspirierende Betreuung danken.

Ch. Klingmann
K. Tetzlaff

Inhalt

Professionelles Tauchen

Unfälle und Erkrankungen beim Tauchen

Tauchtauglichkeit

Behandlung von Tauchunfällen

Spätschäden

Taucher auf Reisen

Juristische Aspekte

Anhang

Abkürzungsverzeichnis

ABC	Grundausrüstung des Schnorcheltauchers
ADV	Bauartvariante des Rettungs- und Tariermittels („adjustable divers jacket")
AE	Ausbildungseinheit
AED	Automatisierte Externe Defibrillation
AESD	Europäischer Forschungstaucher Level 2 („advanced European scientific diver")
AGE	arterielle Gasembolie
AMG	Arzneimittelgesetz
ANP	atriales natriuretisches eptid
AnwFE 287/300	Anweisung zum Tauchereinsatz der Pioniere (Dienstvorschrift Bundeswehr)
AOWD	Taucher Stufe 2 in manchen Ausbildungssystemen („advanced open water diver")
ARDS	akut fortschreitendes Lungenversagen („acute respiratory distress syndrome")
atm	Atmosphäre
AV-Block	atrioventrikulärer Block
AWMF	Arbeitsgemeinschaft der Wissenschaftlichen Medizinischen Fachgesellschaften
BetrSichV	Betriebssicherheitsverordnung
BG	Berufsgenossenschaft
BGB	Bürgerliches Gesetzbuch
BMI	Body Mass Index
BSAC	British Sub Aqua Club
BWS	Brustwirbelsäule
$CaCO_3$	Kalziumkarbonat (Kalk)
cAGE	zerebrale arterielle Gasembolie
CaO	Kalziumoxid (gebrannter Kalk)
$Ca(OH)_2$	Kalziumhydroxid (gelöschter Kalk)
CCT	Computertomografie des Schädels („cranial computer tomography")
CE	Produkt-Kennzeichnung zur Konformitätserfüllung nach europäischen Richtlinien
CEDIP	Europäischer Ausschuss professioneller Tauchlehrer
CMAS	Confederation Mondiale des Activites Subaquatiques
CO_2	Kohlendioxid (Kohlensäureanhydrid)

COPD	chronisch obstruktive Lungenerkrankungen („chronic obstructive pulmonary disease")
CPR	Herz-Lungen Wiederbelebung („cardio pulmonary reanimation")
CT	Computertomografie (Röntgen-Schichtaufnahmen)
DAN	Divers Alert Network
DB	„diving bell" (Taucherglocke(
DCI	Dekompressions-Erkrankung („decompression illness")
DCIEM	Defence and Civil Institute of Environmental Medicine, jetzt DRDC
DCS	Dekompressions-Krankheit („decompression sickness")
DDC	„deck decompression chamber"
DGUV	Deutsche Gesetzliche Unfallversicherung
DIN	Deutsche Industrienorm
DLRG	Deutsche Lebensrettungsgesellschaft
DON	Dysbare Osteonekrose
DRA	Decompression Risk Analysis
DSAT	Diving Science and Technology (ein PADI Spin-Off)
DSL	Diving Safety Laboratory
EANx	Sauerstoff-Stickstoff-Gemisch („enriched air nitrox" mit x% Sauerstoffgehalt)
ECHM	European Committee for Hyperbaric Medicine
EDTC	European Diving Technology Committee
EEG	Elektroenzephalographie
EKG	Elektrokardiographie
EN	Euronorm
ERV	Ausatemreserve (expiratorisches Reservevolumen)
ESD	European Scientific Diver
ESDP	European Scientific Diving Panel
FEV_1	Einsekundenkapazität (Lungenfunktion)
fsw	„feet of sea water"
FVC	forcierte Vitalkapazität (Lungenfunktion)
fw	„fresh water" (Süßwasser)
G31, G26	Berufsgenossenschaftliche Grundsätze für arbeitsmedizinische Vorsorgeuntersuchungen (Überdruck G31, Atemschutz G26)
GS-Zeichen	Zertifikat für geprüfte Sicherheit
GSM	Schnittstellenspezifikation für Mobilfunknetz ("global system for mobile communications")
GTÜM	Gesellschaft für Tauch- und Überdruckmedizin

HBO	Hyperbare Sauerstofftherapie („hyperbaric oxygenation")
He	Helium (Edelgas)
HID-Brenner	Hochdruck-Gasentladungslampe („high intensity discharge")
HIV	Human Immunodeficiency Virus
HLW	Herz-Lungen-Wiederbelebung
HNO	Hals-Nasen-Ohren
HPNS	„high pressure neurological syndrome" („Tiefen-Blackout")
HSA	Handicapped Scuba Association
HWS	Halswirbelsäule
HWZ	Halbwertszeit
IAHD	International Association of Handicapped Divers
IAND	International Association of Nitrox Divers
IANTD	International Association of Nitrox and Technical Divers
ICD	Isobaric Counter Diffusion
IDA	International Divers Association
IEDCI	Dekompressionserkrankung des Innenohrs („inner ear decompression illness")
IRV	Einatemreserve (inspiratorisches Reservevolumen)
ISO	Norm der International Organization for Standardization
IWR	nasse Rekompression („in water recompression")
K	Konstante
korr.	korrigierter Wert
LTG	Leichttauchgerät
LWS	Lendenwirbelsäule
MDv	Marinedienstvorschrift
MEFx	maximaler Ausatemstrom
MOD	Maximum Operation Depth (max. Tauchtiefe für ein Atemgasgemisch)
MP	„micro-particles"
MRT	Magnetresonanztomografie
MS	Multiple Sklerose
msw	„meters of sea water"
N	Newton
N_2	Stickstoff
NBO	normobare Sauerstofftherapie („normobaric oxygenation")
NDL	„no decompression limit" (Nullzeitgrenze)
NEDU	Navy Experimental Diving Unit

NIADD	National Instructors Association for Divers with Disabilities
Ni-MH	Nickel-Metallhydrid (Akku)
Nitrox	Stickstoff-Sauerstoff-Gemisch
NNH	Nasennebenhöhlen
NMR	Kernmagnetresonanz ("nuclear magnetic resonance")
NOAA	National Oceanic and Atmospheric Administration
O_2	Sauerstoff
ÖBV	Österreichischer Berufstauchlehrerverband
ÖGTH	Österreichische Gesellschaft für Tauch- und Hyperbarmedizin
OP	Operation
OST	Oxygen Surface Time
OTU	Maß für pulmonale Sauerstoffintoxikation („oxygene tolerance unit")
P	absoluter Druck
pa	per anno (pro Jahr)
Pa	Pascal
PADI	Professional Association of Diving Instructors
P_{amb}	Umgebungsdruck
P_aN_2	arterieller Stickstoffpartialdruck
PBT	pulmonales Barotrauma
pCO_2	Kohlendioxid-Partialdruck
P(DCS)	„probability of DCS"
PEEP	positiv endexspiratorischer Druck
PEF	Spitzenfluss (Lungenfunktion)
PFO	offenes Foramen Ovale (patent foramen ovale)
pH	negativ dekadischer Logarithmus der Wasserstoffionenkonzentration
pN_2	Stickstoff-Partialdruck
pO_2	Sauerstoff-Partialdruck
PORP	Trommelfellteilprothese ("partial ossicular replacement prosthesis")
ProdSG	Produktsicherheitsgesetz
PSA	Persönliche Schutzausrüstung
psi	pound per square inch
P_{ss}	Übersättigung (Supersaturation)
PTCA	Ballondehnung der Herzkranzgefäße (perkutane transluminale koronare Angioplastie)
P_{tiss}	Inertgaspartialdruck in einem Gewebe (Tissue)
p_x	Partialdruck (Teildruck) des Gases X

RAW	Atemwegswiderstand (Lungenfunktion)
RGBM	Reduced Gradient Bubble Model
RNPL	Royal Naval Physiological Laboratory
RNT	Zeitzuschlag (= Nullzeitverkürzung) bei Wiederholungstauchgang (residual nitrogen time)
ROV	„remotely operated vehicles"
RTH	Rettungshubschrauber
RV	Residualvolumen = Totraum der Lunge
SchiffMedInstM	Schifffahrtsmedizinisches Institut der Marine
SCUBA	autonomes Drucklufttauchgerät („self-contained underwater breathing apparatus")
SEP	somatosensibel evozierte Potenziale
SPECT	Single Photon emission Computed Tomography
SPUMS	South Pacific Underwater Medicine Society
SSI	Scuba Schools International
SUHMS	Schweizerische Unterwasser- und Hyperbarmedizinische Gesellschaft
SurD	nachgeholte Dekompression an der Oberfläche („surface decompression")
sw	Salzwasser
TBM	Tunnelbohrmaschine
tc pO_2	transkutaner Sauerstoffpartialdruck
TEE	Schluckecho ("transesophageal echocardiography")
TG	Tauchgang
TL	Tauchlehrer
TLC	Totalkapazität der Lunge („total lung capacity")
TLCO, TLCO	Diffusionskapazität der Lunge für Kohlenmonoxid (Lungenfunktion)
TORP	Trommelfell-Vollprothese ("total ossicular replacement prosthesis")
TTS	„time-to-surface"
UBO	„unidentified bright object"
UE	Unterrichtseinheit
UPTD	Units of Pulmonary Toxicity Dose
USN	United States Navy
USNTT	Druckkammer-Behandlungsschemata (United States Navy Treatment Tables)
UV	ultraviolette Strahlung
UWL	Unterwasserlaboratorium
V	Volumen

VC	Vitalkapazität (Lungenfunktion)
VDD e.V.	Verband Deutscher Druckkammerzentren
VDST e.V.	Verband Deutscher Sporttaucher
VDTL e.V.	Verband Deutscher Tauchlehrer
VPM	Varying Permeability Model
VT	Atemzugvolumen
W-Tiefe	Wassertiefe
WHO	Welt-Gesundheitsorganisation („world health organization")
ZH-L 8/12/16	Bezeichnung der Familie der Perfusionsmodelle von A. A. Bühlmann; ZH für Zürich, L für lineare Übersättigungsgleichungen, die Zahl gibt die Schar an verwendeten a-/b Koeffizientenpaaren an
ZNS	zentrales Nervensystem

Grundlagen

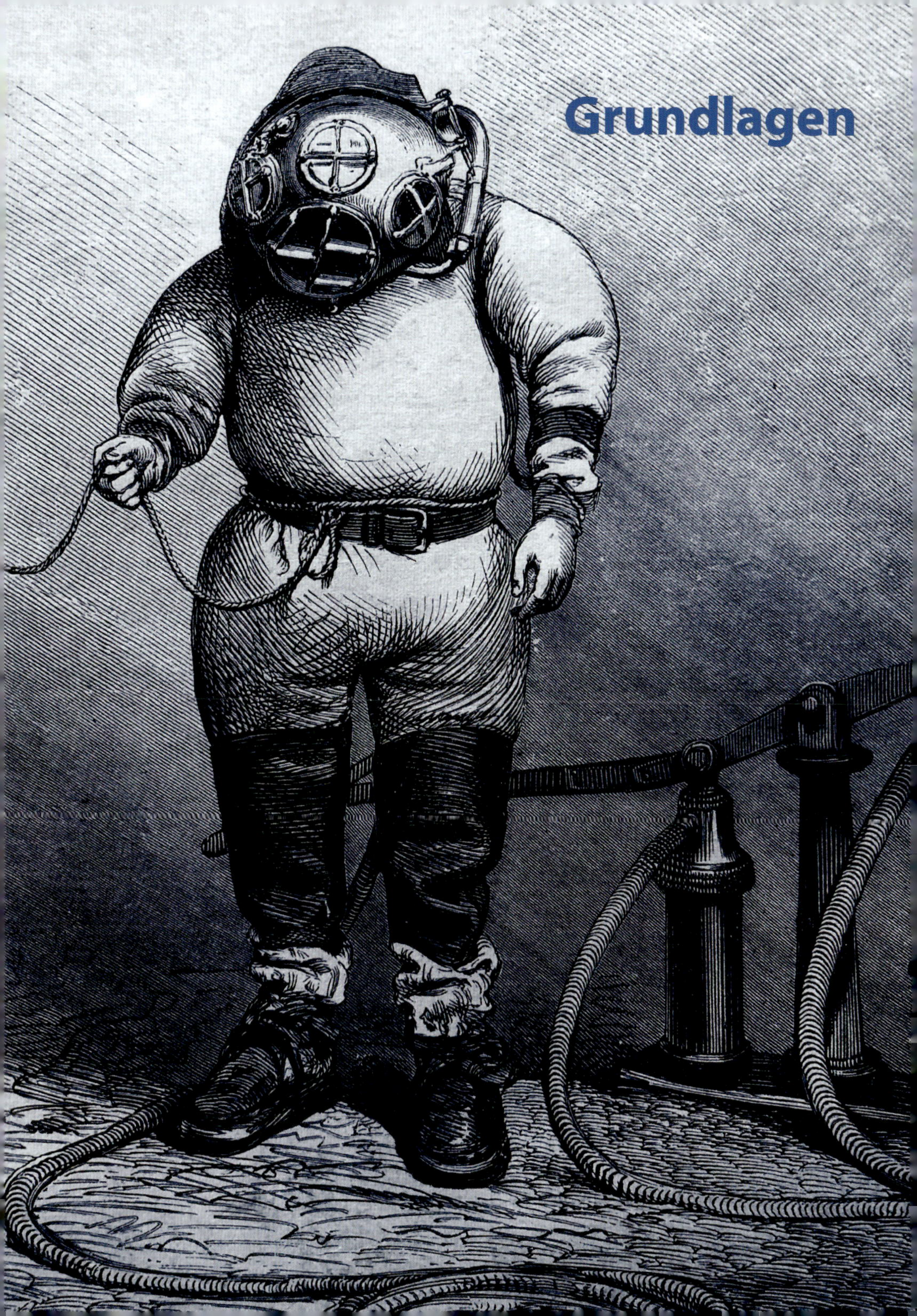

Foto Vorderseite: clu/Getty Images

1 Historische Betrachtung

K.-P. Faesecke

Wenn der Mensch als warmblütiges und lungenatmendes Säugetier ein Medium aufsucht, das primär die Domäne kaltblütiger und kiemenatmender Lebewesen bildet, ist es nicht verwunderlich, dass eine Fülle von Reaktionen und Veränderungen in seinem Organismus einsetzt, die einerseits zu lebenserhaltenden Reflexen zählen, andererseits aber fast unmittelbar lebensbedrohlich sind.

Nachdem jahrtausendelang Unterwasseraktivitäten nur einer unerschrockenen Schar professioneller oder kriegerischer Sonderlinge vorbehalten waren, ist seit der Entwicklung massentauglicher Tauchgeräte in der Mitte des letzten Jahrhunderts eine Sportart entstanden, die die medizinische Wissenschaft immer noch und immer wieder herausfordert, wenn es um die Erkennung, Behandlung und Verhütung von tauchspezifischen Gesundheitsstörungen geht, die durchaus noch immer nicht vollständig erklärbar sind.

1.1 Tauchen im Altertum

Der Mittelmeerraum ist nicht nur allgemein als die Wiege der abendländischen Kultur anzusehen, sondern ließ auch die ersten maritimen Aktivitäten wie Schiffbau, Fischerei und Seehandel entstehen. Besonders begehrt waren bereits in der Antike Luxusartikel wie Perlen, Purpurschnecken (zum Färben von Prachtgewändern), Schwämme und heilkräftige Algen, die nur durch Taucher zu gewinnen waren. Sie praktizierten die älteste Form des Apnoetauchens, wobei einzelne Individuen durch Konstitution und Training sicherlich erstaunliche Tauchtiefen und -zeiten erreichen konnten. Homer beschreibt in der „Ilias" die Eleganz des Tauchers beim Kopfsprung ins Wasser; bei der u. a. von Shakespeare beschriebenen Angeltour von Marc Anton und Cleopatra spielten Taucher eine wichtige Rolle und Aristoteles hat sich in seinen Schriften mit der Frage beschäftigt, wie der Taucher unter Wasser Luft mitführen könnte. Bei solchen Überlegungen spielten vornehmlich militärische Aspekte eine Rolle: Wie konnte sich jemand unerkannt einem feindlichen Schiff nähern und es dann z. B. durch Anbohren des Rumpfes versenken? In diesem Zusammenhang ist festzuhalten, dass in der weiteren Evolution der Tauchtechnik durch die Jahrhunderte immer wieder kriegerische Auseinandersetzungen und die Vorbereitungen dafür Anstoß zu Neuentwicklungen gaben. Das lässt sich bis heute für das „technical diving" im Sporttauchbereich nachvollziehen.

Dass sich in überlieferten Schriften abenteuerliche Berichte über Unterwassererlebnisse finden, ist eher orientalischer Fabulierkunst zur Verherrlichung der Herrscher als realer Technologieanwendung zuzuschreiben: So soll sich beispielsweise Alexander der Große in einer gläsernen Kugel mehrere Stunden unter Wasser aufgehalten haben …

Es sind von den Ärzten jener Zeit keine medizinischen Beobachtungen über die gesundheitlichen Auswirkungen von Unterwasseraktivitäten überliefert worden, bis auf eine, die Eingang in die lateinische Umgangssprache fand: Dort wurde der Taucher als „urinator" bezeichnet; die harntreibende Wirkung des Eintauchens ins Wasser war also schon im Altertum bekannt. Im Übrigen ist es nachvollziehbar, dass beim damaligen medizinischen Kenntnisstand keine im heutigen Sinne physiologischen, d. h. funktionsorientierten Erkenntnisse zu gewinnen waren.

1.2 Das Mittelalter

Kaum eine menschliche Aktivität ist solchen extremen Interaktionen von physikalischen Gesetzen und physiologischen, also körperlichen Antworten darauf, unterworfen wie das Tauchen. Solange die Naturwissenschaft sich nicht emanzipiert hatte und das Experiment an die Stelle mystischen Hokuspokus getreten war, konnte man keinen Erkenntnisfortschritt erwarten. Auch die Medizin war weit davon entfernt, ein überzeugendes und nachprüfbares Bild vom Inneren des Menschen zu besitzen, noch viel weniger von den Funktionszusammenhängen der einzelnen Organe. Und so sind aus dieser Zeit allerlei Mythen und Heldensagen von Tauchern überliefert, auch zunehmend aus dem nordischen Raum, die sich durch die Jahrhunderte erhalten haben, jedoch keinen Beitrag zur Klärung medizinischer Zusammenhänge leisteten.

1.3 Das Zeitalter der Entdeckungen

Seit der Entdeckung Amerikas öffneten sich neue Horizonte für die Menschen Europas; Forschung wurde nicht mehr verteufelt, und die Medizin machte sich auf, mit wissenschaftlichen Methoden den Menschen zu entdecken und die Geheimnisse seiner Organsysteme zu entschlüsseln. Es war dem Physiker Boyle vorbehalten, im Jahre 1660 bei Tierexperimenten mit der gerade erfundenen Luftpumpe eine Zufallsbeobachtung zu machen, die im Nachhinein dem Formenkreis der neurologischen Dekompressionserkrankungen zuzurechnen ist: Im Auge einer kleinen Schlange, die er in einem Glaskolben einem erheblichen Unterdruck ausgesetzt hatte, beobachtete er eine sich bewegende Blase, während sich das Tier wie in Krämpfen wand. Als gewissenhafter Forscher verzeichnete er diese Beobachtung, konnte aber keine Erklärung dafür liefern. Erst 200 Jahre später wurde diese Textstelle für einen deutschen Mediziner Ausgangspunkt für eine schlüssige Erklärung der Dekompressionsproblematik. Ein Ergebnis der Forschungen von Boyle ist jedoch jedem Taucher präsent: Der reziproke Zusammenhang zwischen Umgebungsdruck und einem eingeschlossenen Volumen wird bei jedem Abtauchen und Wiederauftauchen eindrucksvoll, z. B. im Mittelohr, demonstriert.

1.4 Kolonialismus und Bergungstaucher

Der einsetzende Kolonialismus, d. h. die Ausbeutung der gerade entdeckten überseeischen Länder durch die europäischen Seefahrtsnationen, bewirkte im Nebeneffekt die Entstehung der eigentlichen Berufstaucherei. Es kam immer wieder zu Schiffsverlusten auf unbekannten Riffen und an nebligen Küsten, bei denen die oft sehr kostbare Ladung aus Übersee nicht dem Meer überlassen werden sollte. Zunächst mit den überlieferten Verfahren des Apnoetauchens versuchten wagemutige Männer, gegen hohe Prämien aus den relativ geringen Tiefen alles zu bergen, was sich zu Geld machen ließ oder für den Schiffsneubau zu gebrauchen war. Bald suchte man dann aber nach Methoden, die Einsatzdauer unter Wasser zu verlängern, und erprobte verschiedene Verfahren, atembare Luft mitzunehmen oder nach unten zu schaffen. Am erfolgreichsten war dabei die Methode des englischen Astronomen Halley, der im Jahre 1690 ein glockenförmiges, unten offenes Holzfass mit Gewichten beschwerte und auf den Boden der Themse absenkte, wobei er und zwei weitere Männer aus der in dieser „Taucherglocke" gefangenen Luft atmen konnten (Abb. 1.1). Mittels kleinerer bleibeschwerter Fässer wurde immer wieder neue Luft von oben herabgelassen und in die Glocke entleert.

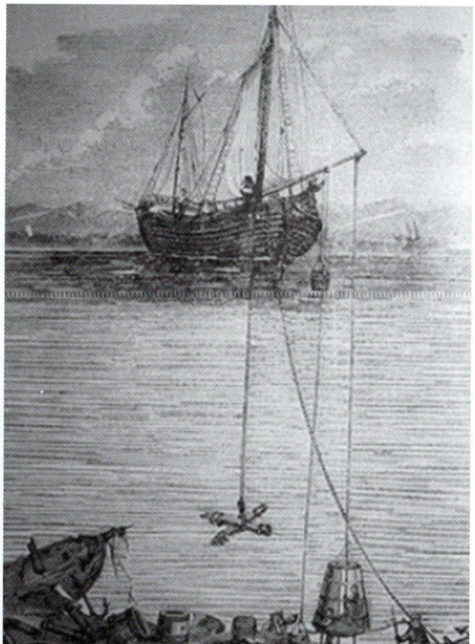

Abb. 1.1: Der englische Naturforscher Edmund Halley gilt als Erfinder der Taucherglocke (1690)

Die von den Männern berichteten Schmerzen in den Ohren stießen als Laienbeobachtungen in der örtlichen Ärzteschaft allerdings nicht auf weitergehendes Interesse.

Hinweis. Bei der Betrachtung der historischen Wechselbeziehungen zwischen Medizin und Tauchen ist bis heute immer wieder festzustellen, dass die medizinische Wissenschaft nur in ganz seltenen Fällen von sich aus Interesse an den pathophysiologischen Fragestellungen der Überdruckexposition zeigt. Nur wenn das öffentliche Interesse sich an gehäuften Zwischenfällen entzündete oder wenn militärische Fragestellungen unaufschiebbar waren, fanden sich Wissenschaftler, die sich mit einzelnen Aspekten dieser besonderen Arbeitsumwelt befassen mochten. Valsalva hat 1704 das nach ihm benannte Manöver nicht etwa für Taucher erfunden, sondern um bei Kindern mit Mittelohrentzündung nach Durchlöchern des Trommelfells den Eiter herauszublasen …

1.5 Verkehrswege und Druckluftarbeiter

Mitte des 19. Jahrhunderts nahm eine neue Technologie einen enormen Aufschwung, die letztendlich das Prinzip der Taucherglocke aufnahm und ins fast Gigantische steigerte: Die Caissontechnik ermöglichte es, unter Wasser trockenen Fußes z. B. Gründungspfeiler für Brücken über tiefe und breite Gewässer zu bauen, die für die Verkehrserschließung der alten und der neuen Welt erforderlich waren. Nachdem ein französischer Bergwerksingenieur bei einer überschwemmten Kohlengrube dieses Verfahren erfolgreich eingesetzt hatte, finden sich bei Pol und Watelle (1854) die ersten medizinischen Erörterungen über einige der dort aufgetretenen Probleme, wie die Einwärtswölbung der Trommelfelle und die Möglichkeit, den auftretenden Schmerz verschwinden zu lassen, die Verlangsamung der Pulsfrequenz, die druckfallbedingte Abkühlung der Schleusenluft und die erste Selbstbeschreibung von tagelang anhaltenden Gelenkbeschwerden. Es wurden kurze Zeit danach auch die ersten unerklärbaren Todesfälle bei den französischen Bergleuten, die in Überdruck gearbeitet hatten, beschrieben.

Angeregt von diesen Publikationen, unternahm der deutsche Physiologe Hoppe dann Tierexperimente, die Boyle schon vor ihm durchgeführt hatte, nur dass Hoppe daraus die richtigen Schlüsse zog: Er publizierte 1857 die noch heute gültige These, dass die Druckerniedrigung im Organismus Gasblasen freisetzen kann. Diese bewirken je nach Lokalisation unterschiedliche klinische Symptome, die durch erneutes Verbringen in Überdruck zum Verschwinden gebracht werden können. Trotzdem dauerte es noch vier Jahrzehnte, bis dieser Gedanke in der Caissonpraxis angewendet wurde. In der Zwischenzeit verloren viele Druckluftarbeiter ihr Leben oder fristeten ihr Dasein als Krüppel, so beim Bau der Mississippibrücke in St. Louis oder in New York, wo die örtlichen Druckluftärzte keine Vorstellung von der Entstehung oder der Behandlung der damals „Caissonkrankheit“ genannten Gesundheitsstörung hatten. Diese Baustellen brachten allerdings einen Begriff hervor, der heute jedem Sporttaucher geläufig ist: Wegen der gebeugten Schonhaltung, mit der die befallenen Arbeiter die Personenschleuse verließen und die an die damals angesagte Damenmode „(Grecian) Bend" erinnerte, wurden sie von ihren Arbeitskameraden mit diesem Ausdruck verspottet, der heute im angelsächsischen Sprachgebrauch nicht nur für die (einfachen) Gelenk- und Muskelschmerzen verwendet wird, sondern sogar bis zu „skin-" und „brain-bends" verfremdet wurde (Abb. 1.2).

In Norddeutschland wurden bei diversen Caissonprojekten wissenschaftliche Untersuchungen angestellt, und die Kieler Universitätsklinik trat unter Professor Quincke im Jahre 1889 mit einer ersten Doktorarbeit über die so genannte Druckluftlähmung an die Fachöffentlichkeit.

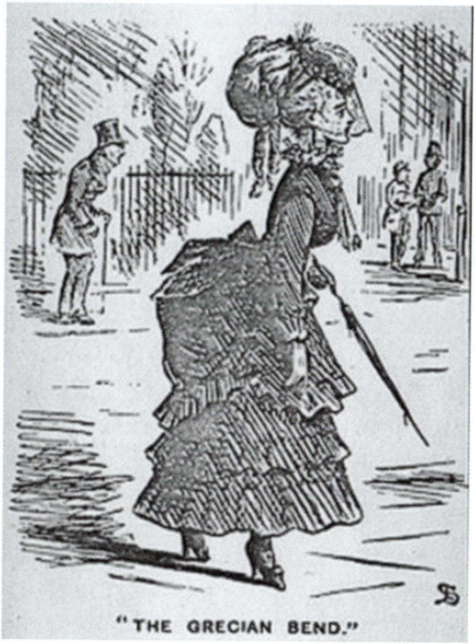

Abb. 1.2: Eine Damenmode des 19. Jahrhunderts war Namensgeberin für die klassische Dekompressionspathologie

1.6 Höhenflüge und Sauerstoff

Zur gleichen Zeit zogen in Frankreich bei den sehr beliebten Ballonfahrten die unerklärlichen Zwischenfälle, die sich ereigneten, wenn bestimmte Höhen erreicht waren, das Interesse der Öffentlichkeit auf sich. Nachdem es dabei zu Todesfällen gekommen war, nahm der Inhaber des Physiologie-Lehrstuhls an der Pariser Sorbonne sich des Problems an. Paul Bert fand schnell heraus, dass es nicht die bloße Druckabnahme in der Höhe war, die sich lebensgefährlich auswirken konnte, sondern dass die damit einhergehende Abnahme des Sauerstoffpartialdrucks für die eintretende Bewusstlosigkeit verantwortlich war. Nach seiner naheliegenden Empfehlung, bei solchen Aufstiegen Sauerstoff in Glasflaschen mitzuführen und aus ihnen in der Höhe zu atmen, stellte er sich der Frage, wie denn Sauerstoff im Überdruck auf den Organismus wirken würde. Das Fazit seiner Experimente in Druckkammern an verschiedenen Tierspezies und auch an sich selbst war die heute allgemein nach ihm benannte zentralnervöse generalisierte Krampfneigung, ähnlich dem epileptischen Anfall. Es muss allerdings herausgestellt werden, dass die Drücke, mit denen diese Symptome erzeugt wurden, sich in Bereichen bewegten, die sehr unrealistisch waren (zum Teil bis über 8 bar mit fast reinem Sauerstoff). Daher haben seine Ergebnisse für über hundert Jahre die tauchmedizinische Forschung eher nachteilig beeinflusst, weil die daraus abgeleitete Sauerstoffphobie, zusammen mit der Erhöhung des Brandrisikos, die segensreiche Nutzung des Sauerstoffs als Dekompressionsgas, vor allem in der Druckluftarbeit, bis heute in vielen Ländern ausschließt.

1.7 Die Royal Navy wacht auf

In der zweiten Hälfte des 19. Jahrhunderts waren die entscheidenden Impulse für die ärztliche Beschäftigung mit Fragen der Überdruckexposition von der Anwendung der Caissontechnik ausgegangen. Zum einen hatte man die Baustellen praktisch vor Augen, während das Geschehen auf See wenig Aufmerksamkeit erhielt; der Hauptgrund war allerdings die Dosisabhängigkeit der Caissonkrankheit. Das Ausmaß der Übersättigung ist abhängig vom einwirkenden Druck und der darin verbrachten Zeit. Zwar waren die Caissonarbeiter im Allgemeinen in geringeren Drücken als die Taucher beschäftigt, aber ihr Arbeitstag war deutlich länger, so dass die Menge des aufgenommenen Stickstoffs für die Auslösung des bekannten Spektrums an Symptomen ausreichend war. Erst als die in der Taucherei üblichen Handpumpen durch mechanisch angetriebene Kompressoren ersetzt wurden und die Möglichkeit, Druckluft in eisernen Behältern aufzubewahren, den Tauchern deutlich größere Einsatztiefen und eine längere Verweildauer ermöglichten, kam es um die Wende zum 20. Jahrhundert in Großbritannien zu einer Häufung von Taucherkrankheiten, die man bis dahin nur aus der Caissonarbeit kannte. Der Anlass dafür war ein militärischer: Die Erprobung des Torpedos als Unterwasserwaffe führte zu zahlreichen Verlusten dieses teuren Geräts in erheblichen Wassertiefen, so dass die Marinetaucher in bis dahin für unerreichbar gehaltene Drücke absteigen mussten.

Der englische Marineminister beauftragte seinen Bruder John Haldane, den berühmtesten britischen Physiologen seiner Zeit, mit einem umfangreichen Forschungsprogramm zur Aufklärung dieser Zwischenfälle und der Ausarbeitung von Präventionsmaßnahmen. Dafür standen ihm fast unbeschränkte Mittel an Menschen und Material zur Verfügung. Ausgehend von der täglichen Tauchererfahrung, dass ein Aufenthalt bis maximal etwa 10 m Wassertiefe nach dem Auftauchen keinerlei Gesundheitsprobleme auslöste, und zwar unabhängig von seiner Dauer, postulierte Haldane, dass der menschliche Organismus offenbar eine Halbierung des Umgebungsdrucks toleriert, ohne dass klinisch fassbare Symptome auftreten.

Haldane war der Erste, der den Körper in fünf fiktive Kompartimente mit unterschiedlich langen „Halbwertszeiten" einteilte, und schuf auf dieser Basis die ersten Austauchtabellen, wobei die stufenweise Dekompression im Vergleich zur linearen sich als praktikabler erwies. Die von ihm gewählte Einteilung in 10-Fuß-Abstände findet sich noch heute weltweit; im deutschen Sprachraum wurde sie in 3-Meter-

Stufen umgerechnet. Er testete diese Tabellen zunächst in einer Druckkammer mit Ziegen (Abb. 1.3), nachdem sich Hunde als ungeeignet herausgestellt hatten (sie simulierten Bends, weil sie gelernt hatten, dass sie dann aus den Tests herausgenommen wurden), und setzte die Erprobungen danach mit Navy-Tauchern im offenen Wasser in seiner schottischen Heimat fort. Die Aussagekraft dieser Expositionen bleibt indes fragwürdig, weil es sich um ausgesuchte, d. h. positiv selektionierte Taucher handelte, die unter Wasser keine Arbeit im physikalischen Sinne verrichteten, sondern mit dem Kran abgesenkt und nach einer bestimmten Zeit unter Einhaltung der vorher festgelegten Stufen wieder aufgewinscht wurden. Sofern sich bei mehreren Tauchern dabei gesundheitliche Störungen zeigten, wurden die Zeiten entsprechend modifiziert. Die Tabellen reichten bis in eine Wassertiefe von knapp 70 m, wofür nach einem Aufenthalt von maximal 12 min eine Dekompressionsdauer von 32 min vorgesehen war. Die US-Marine wiederholte diese Tests 10 Jahre später vor Hawaii; als Ergebnis wurde das erste U.S. Navy Diving Manual veröffentlicht, das jahrzehntelang auch für die internationale Berufstaucherei Maßstäbe setzte. Einer davon war die in den Tabellen vorgeschriebene maximale Auftauchgeschwindigkeit von 18 m pro Minute, die keiner wissenschaftlichen Überlegung entsprang, sondern durch die Leistung des verwendeten Bordkrans von 60 Fuß/min vorgegeben war (Abb. 1.4).

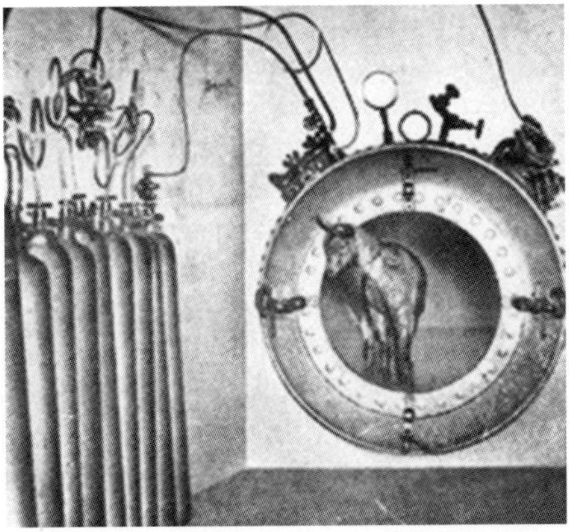

Abb. 1.3: Versuchstiere leisteten einen entscheidenden Beitrag zur Erprobung der ersten Austauchtabellen (Haldane 1908)

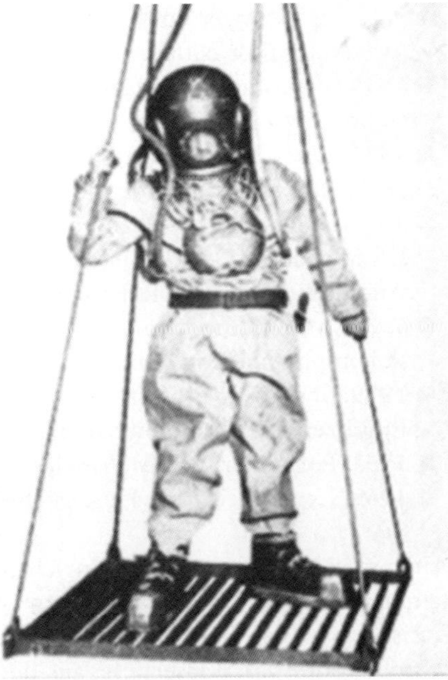

Abb. 1.4: Erprobung der US-Navy Diving Tables (1915): Der Bordkran benötigte eine Minute für 60 Fuß = 18 Meter

1.8 Hundert Jahre medizinische Tauchforschung

Die technischen Entwicklungen auf dem Gebiet der Überdruckexposition hatten im Verlauf des 19. Jahrhunderts viele medizinische Fragen aufgeworfen, die nur ansatzweise von der Wissenschaft geklärt werden konnten. Es handelte sich ja im weitesten Sinne um arbeitsmedizinische Herausforderungen, denn es ging um den Schutz der Taucher und Druckluftarbeiter vor den gesundheitlichen Risiken und Folgen ihrer Tätigkeit. Nur wer sich exponierte, war gefährdet; aber die Arbeitswelt war schon damals voller Gefahren, und die Aufgeschlossenheit der wissenschaftlichen Medizin gegenüber diesen Fragen war wenig ausgeprägt.

Allerdings gilt dies nicht für den Bereich der militärischen Taucherei: Hier wurde von den führenden seefahrenden (englischsprachigen) Mächten schon früh in Forschung investiert; nicht zuletzt trug die zunehmende Bedeutung der Unterwasser-Kriegsführung dazu bei. Während im gewerblichen Bereich die gesundheitlichen Voraussetzungen für Berufstaucher nur vage definiert waren, ging es bei der Frage der militärischen „Tauglichkeit" um die Vorhersage künftiger Bewährung bei bestimmten Einsatzanforderungen.

Die führende Position der US-amerikanischen Marine zeigt sich schon an der Aufzählung wichtiger Entdeckungen und Verfahren, die seit den zwanziger Jahren weltweiten Einfluss hatten:

- **1919:** Erprobung von Helium als Inertgas zur Verringerung des Atemwiderstands in großen Tiefen;
- **1931:** Erkennung der arteriellen Luftembolie als eigenständiges Krankheitsbild (Folge der Lungenüberdehnung bei U-Boot-Rettungsübungen);
- **1935:** Aufklärung des Phänomens „Tiefenrausch" als stickstoffinduziert durch den US-Marinearzt Behnke (noch in den Sechzigern beharrte der führende deutsche Anästhesiologe [Prof. R. Frey] öffentlich auf der konkurrierenden CO_2-Theorie);
- **1936:** Anwendung von Sauerstoff bei 2 bar Überdruck als Therapiegas bei der Rekompression von Bends;
- **1939:** operativer Einsatz von Helium zur Vermeidung der Stickstoffeffekte bei Einsätzen über 70 m mit Sauerstoffdekompression im Wasser;
- **1957:** Formulierung des Prinzips „Sättigungstauchen" durch Bond;
- **1969:** Experimente zur Flüssigkeitsatmung durch Kijlstra.

Auch in zahlreichen zivilen Einrichtungen wurde im Auftrag und mit Geldmitteln der US-Marine geforscht, wie zu Fragen der maximal tolerierbaren Sauerstoffdosis, der größten erreichbaren Tauchtiefe, bei der Menschen noch einsatzfähig sein würden, oder der Wassertiefe, aus der ein Aufstieg nach Sättigung in Luft noch ohne Dekompressionsstopps möglich sein würde. Bei allen Projekten in der zweiten Hälfte des Jahrhunderts war ohne Zweifel der „Kalte Krieg" der Motivationsfaktor; für den zivilen Bereich ergab sich nur wenig Stimulation. Eine Ausnahme sollte die

Kompaktinformation

Erst das 20. Jahrhundert hat die Tauch- und Überdruckmedizin als Spezialität hervorgebracht, wobei in der ersten Hälfte die Tauchmedizin militärisch dominiert und definiert war, während die Arbeit in Druckluft in die Zuständigkeit der sich allmählich emanzipierenden Arbeitsmedizin fiel. Es gab weltweit zu keiner Zeit eine Institution, die für alle Aspekte der Überdruckexposition, sei es trocken oder nass, eine umfassende Zuständigkeit reklamieren konnte, so dass bis heute nur einzelne Mosaiksteine zusammengetragen wurden, die noch immer kein kohärentes Bild ergeben.

Arbeit von Bühlmann bleiben, der zunächst mit Keller zusammen auf die Finanzmittel und die Einrichtungen der US-Marine angewiesen war, aber dann in Zürich eine bis heute nachwirkende Forschungsseinrichtung etablierte.

In Großbritannien waren ebenfalls die Streitkräfte auf dem Forschungssektor aktiv; durch die zunehmende Einsatzhöhe der Kampfflugzeuge rückte die Frage der Langzeitsauerstoffexposition in den Vordergrund, wobei sich der Sohn von Haldane als Wissenschaftler profilierte. Für die im 2. Weltkrieg zuerst von Italien, dann auch von Großbritannien und Deutschland eingesetzten Kampfschwimmer war ebenfalls die Frage der Sauerstofftoleranz von lebenswichtiger Bedeutung.

Ebenso wurde die technische Entwicklung von kleinen, autonomen Drucklufttauchgeräten nebst Zubehör wie Maske, Flossen und Harpunen, die sich im mediterranen Frankreich der 30er und 40er Jahre vollzog und die Voraussetzung für die Etablierung einer Freizeitaktivität war, die heute als Sporttauchen bezeichnet wird, maßgeblich von drei Marineoffizieren, nämlich LePrieur, Tailliez und Cousteau vorangetrieben.

Die deutsche Marine hatte erst spät die Bedeutung von U-Boot- und tauchmedizinischer Forschung erkannt. Nur wenige relevante Beiträge sind überliefert und verschwanden nach dem 2. Weltkrieg in den Archiven der Alliierten, die sich zusätzlich auch die wenigen namhaften Forscher für ihre eigenen Dienste sicherten. In der Bundesrepublik Deutschland wurde bereits mit Beginn der Wiederbewaffnung die Notwendigkeit für eine marineeigene Untersuchungs- und Forschungskapazität, die sich mit allen Taucherfragen befassen sollte, erkannt; das daraus (nach einigen Vorläufern seit 1957) entstandene Schifffahrtsmedizinische Institut der Marine hat unter seinen Leitern Wandel und Seemann nicht nur die tauchende Bundeswehr, sondern fast dreißig Jahre lang auch den zivilen Bereich des gewerblichen Tauchens und der Druckluftarbeit maßgeblich mitgestaltet: Die in der Berufstaucherei als Austauchtabellen eingeführten Verfahren waren bis zum Ende der 80er Jahre deckungsgleich mit den Tabellen der Bundeswehr; die gesundheitlichen Eignungsvorschriften (der sog. „G 31") waren zunächst überwiegend von Marineärzten ausgestaltet worden, die ebenfalls in den einschlägigen Ausschüssen der Arbeitsschutzverwaltungen und zuständigen Berufsgenossenschaften maßgeblich vertreten waren. Die Anfänge der hyperbaren Sauerstofftherapie waren ebenfalls dort zu finden – gleichermaßen die Initiative zur Gründung der deutschen tauchmedizinischen Fachgesellschaft (1984) – und wenn man gegenwärtig die Liste der hierzulande publizistisch aktiven Tauchmediziner betrachtet, so findet sich bei ihnen zum überwiegenden Teil eine, wenn auch manchmal kurze, Marinehistorie; die Tendenz ist jedoch abnehmend.

In den sechziger Jahren des vorigen Jahrhunderts setzte dann eine Entwicklung ein, deren Dynamik gewisse Parallelen zum Goldrausch hundert Jahre früher aufweist: Es begann die Erkundung und Gewinnung von Erdöl und Erdgas im so genannten Offshore-Bereich, zunächst in der Nordsee, später auch im Golf von Mexiko, vor Brasilien, Indien usw. Dieser Bereich erstreckt sich bis in 200 m Wassertiefe und war ohne Taucher nicht zu erobern. Besonders in der Nordsee ereigneten sich in den ersten wilden Jahren gravierende Zwischenfälle, die häufig tödlich ausgingen, so dass schon bald die Regierungen der Anliegerstaaten zusammen mit den Betreibern der Exploration nach Problemlösungen suchten. Es entstanden zahlreiche üppig ausgestattete Einrichtungen mit einem breit angelegten Forschungsspektrum; darunter auch in Geesthacht bei Hamburg und Porz bei Köln, obwohl Deutschland bei der Verteilung der Ölvorkommen leer ausgegangen war. Regelmäßige internationale Tagungen sorgten für regen Austausch von Gedanken und Daten, allerdings stark dominiert von den englischsprechenden Ländern. Inzwischen hat diese Dynamik erheblich nachgelassen; durch Mittelkürzungen sind einige Einrichtungen geschlossen worden, andere arbeiten mit reduziertem Personal weiter; Deutschland hat sich aus diesem Forschungsgebiet gänzlich verabschiedet.

Es war vor 30 Jahren kaum absehbar, dass der relativ überschaubare, weltweit aktive Kreis von Taucherärzten innerhalb kurzer Zeit von einer neu entstandenen Fachrichtung überdruckexponierter Mediziner nicht nur zahlenmäßig dominiert werden sollte: Mit der weltweit exponentiellen Zunahme hyperbarer Behandlungseinrichtungen, die die von der Tauchmedizin etablierte segensreiche Wirkung des Sauerstoffs im Überdruck auf eine Fülle von mehr oder weniger plausiblen Indikationen übertrugen, veränderte sich auch das internationale Erscheinungsbild der Tauchmedizin. Aus vielen HBO-Zentren kamen allerdings im Laufe der Zeit auch für die Taucherei nützliche Erkenntnisse, und ihre wichtige Funktion für die Behandlung akuter Druckfallerkrankungen ist unbestritten.

1.9 Zukünftige Herausforderungen

Die aktuelle Situation der Tauchmedizin in Deutschland lässt sich etwa so beschreiben: Der gewerbliche Bereich umfasst eine über die Jahre relativ konstant bleibende Zahl von einigen hundert Exponierten, deren Arbeit durch einschlägige Regularien sicherheitsoptimiert ist, wobei die überwiegende Mehrheit selten tiefer als 10 m tätig ist. Dort besteht mehr Fortbildungs- als Forschungsbedarf.

Die gesundheitlichen Herausforderungen und Risiken der Arbeit in Druckluft, die anfänglich die Tauchmedizin wesentlich stimuliert hatten, stellen gegenwärtig nur einen peripheren und auch weltweit vernachlässigten Aspekt der Überdruckmedizin dar. Das steht in deutlichem Gegensatz zum tatsächlichen Bedarf einer Branche, die auf der ganzen Welt unter Anwendung der 150 Jahre alten Drucklufttechnik immer tiefere und längere Tunnel für das steigende Verkehrsaufkommen der Ballungsräume und Wirtschaftszentren baut.

Die tauchmedizinische Forschung beschäftigt sich auch weltweit inzwischen fast ausschließlich mit den Herausforderungen von Millionen von Sporttauchern. Dieser Bereich zeigt ein ungebrochenes Wachstum, wobei die technische Weiterentwicklung der Ausrüstung mittlerweile extreme Möglichkeiten bietet, was die Tiefe und Dauer von Unterwasserexkursionen betrifft. Die Akzeptanz des Tauchcomputers als Sicherheitsfaktor und Schutzengel lässt auch den weniger Erfahrenen schneller an seine individuellen Grenzen kommen und darüber hinaus vorstoßen.

Das Jahrtausende alte Apnoetauchen hat sich in den letzten Jahrzehnten zu einer Extremsportart entwickelt und überrascht die Medizin mit Rekordleistungen, die mit überkommenen Vorstellungen nicht zu erklären sind. Höhlentaucher erarbeiten sich individuelle Dekompressionsprofile, die eine Vielzahl differenzierter Gasgemische erfordern: eine logistische Herausforderung, die keine Fehler verzeiht. Die Verwendung von Nitroxgemischen wird zunehmend selbstverständlich, wobei der ursprünglich beabsichtigte Sicherheitszuwachs leicht ins Gegenteil umschlagen kann.

In der inzwischen deutlich zurückgegangenen Zahl hyperbarer Behandlungseinrichtungen spielen Aspekte der Tauchmedizin für Patienten und Begleiter wohl eine entscheidende Rolle, vor allem das Barotrauma und die Toxizitätsgrenzen des hyperbaren Sauerstoffs, die aber inzwischen überall zur Routine zählen dürften. Die zentralen Fragen der Indikationsstellung, der Durchführung der Behandlung und Verlaufskontrolle fallen dann in die jeweiligen organsystemorientierten klinischen Fächer.

Das Fehlen einer universitären Fachinstitution, an der sich die Tauch- und Überdruckmedizin im öffentlich-rechtlichen Rahmen orientieren könnte, hat in den letzten Jahren zu der erfreulichen landesweiten Vielfalt von individuellen Beiträgen aus Kliniken und Praxen geführt, die überwiegend aus persönlichem Interesse und Anteilnahme am Tauchsport oder auch durch die klinische Konfrontation mit gesundheitlichen Problemen von Tauchern entstanden sind. Dabei muss inzwischen der fließende Übergang zu den nichtmedizinischen Fächern nicht nur zur Kenntnis genommen, sondern als Erweiterung der eigenen Kompetenz begrüßt werden: Die moderne Tauchmedizin braucht den Input von Psychologen, Verhaltensforschern, Soziologen und auch Juristen, um die Erwartungen, die zu Recht an sie gestellt werden, umfassend zu erfüllen.

Die Tauchmedizin bleibt für alle beteiligten Fachexperten eine permanente und faszinierende Herausforderung, weil diese noch weit davon entfernt sind, auf zum Teil Jahrhunderte alte Fragen eine überzeugende Antwort zu wissen: Was sind z. B. „bends“? Wir können sie beschreiben, behandeln, auch verhüten, aber nicht im Letzten erklären.

Das frühere Bemühen einzelner Autoren, das gesamte Gebiet der Pathophysiologie des Tauchens abzudecken, hat schon lange in der Medizin keinen Platz mehr, und so gilt es, die interdisziplinäre Zusammenarbeit zu stärken und durch Strukturen wie Fachgesellschaften und wissenschaftliche Veranstaltungen den Erkenntnisgewinn und den Output für die Nutzer zu optimieren. Der Volkssport Tauchen wird dieses Fach zu neuer Bedeutung bringen, weit über die bisherige militärische und gewerbliche Perspektive hinaus.

Weiterführende Literatur

1. Bert P: Barometric Pressure. Columbus, Ohio, 1943 (Reprint Bethesda, Maryland 1978 der engl. Übers. von M.A. und F.A. Hitchcock; Original: La Pression Barométrique, Recherches de Physiologie Experimentale. Paris 1878)
2. Davis RH: Deep diving and submarine operations. Cwmbran: Siebe, Gorman & Co. (Reprint 1981)
3. Haldane JS, Boycott AE, Damant GCC: The prevention of compressed-air illness. J Hyg 1908; 8: 342–443
4. Heller R, Mager W, v. Schroetter H: Luftdruckerkrankungen mit besonderer Berücksichtigung der sogenannten Caissonkrankheit. Bd. 1–2. Wien: Hölder, 1900
5. Stelzner H: Tauchertechnik. Lübeck: Coleman, 1931

2 Physikalische Grundlagen

F. Gottschalch

Der Mensch kann in der Natur nur in einem relativ engen Bereich von möglichen Umweltbedingungen existieren. Alle ungewöhnlichen Ereignisse, die man beim Tauchen – außerhalb dieses engen Korridors – erleben kann, haben direkt oder indirekt mit den sehr unterschiedlichen physikalischen Eigenschaften von gasförmigen und flüssigen Körpern zu tun.

Um die wesentlichen Prinzipien zu verstehen und um in der Unterwasserwelt sicher zu funktionieren, muss der Taucher mit bestimmten Aspekten der Physik vertraut sein, die sich mit Druck und mit Gasen beschäftigen.

2.1 Druck

Druck ist die Kraft, die auf eine Flächeneinheit wirkt. Das Symbol für Druck ist p, seine Einheit wird üblicherweise in Pascal (Pa) angegeben. Ein Pascal ist der Druck, der entsteht, wenn eine Kraft von einem Newton auf eine Fläche von 1 m^3 einwirkt. Näherungsweise wirken auf Meereshöhe 10 N auf eine Fläche von 1 cm^3 ein. Daraus ergibt sich, dass auf einen Quadratmeter (1 m^3 = 10 000 cm^3) eine Kraft von 100 000 N einwirkt. Demnach herrscht auf Meereshöhe näherungsweise ein mittlerer Luftdruck von 100 000 Pa (= 1000 hPa = 100 kPa).

Die sehr großen Zahlen, die sich bei der Verwendung der Einheit Pascal ergeben, machen dem Anwender die Berechnung der Druckverhältnisse des Tauchens unnötig kompliziert. Die Verwendung der älteren Einheit des Drucks „bar" umgeht dieses Problem. Ein Bar ist der Druck, der sich ergibt, wenn eine Kraft von 10 Newton auf eine Fläche von 1 cm^2 einwirkt (Abb. 2.1).

Im Tauchbereich sind bis heute die gebräuchlichsten Einheiten für Druck Kilogramm pro Quadratzentimeter (kg/cm^2), bar und Atmosphäre (atm), in den USA „pound per square inch" (psi). Eine Atmosphäre ist der Druck oder die Kraft, die von der Erdatmosphäre auf alle Körper oder Gegenstände ausgeübt wird.

Hydrostatischer Druck ist die Kraft, die aus dem Gewicht des Wassers (oder jeder anderen Flüssigkeit) resultiert und auf einen Körper oder ein Objekt unterhalb der Wasseroberfläche wirkt. Wie auch der atmosphärische Druck ist der hydrostatische Druck in einer gewissen Tiefe in alle horizontalen Richtungen gleich. Der Druck steigt im Salzwasser (sw) alle 9,75 Meter um 1 kg/cm^2 (0,445 psi per foot) und im Süßwasser (fw = fresh water) alle 10 Meter um 1 kg/cm^2 (0,432 psi per foot).

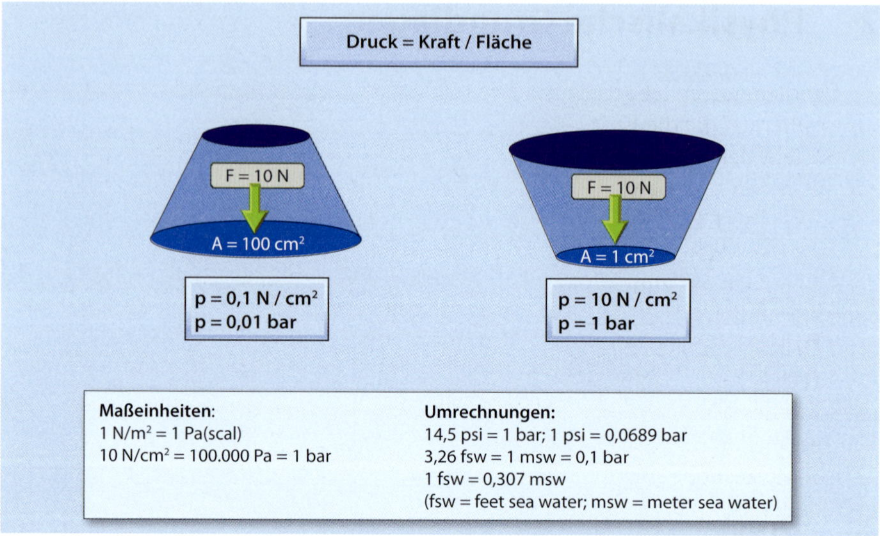

Abb. 2.1: Darstellung des Zusammenhangs zwischen Druck, Kraft und Fläche

Kompaktinformation

Druck/Einheiten/Entsprechungen

- 1 atm =
  1,01325 bar ≅ 10,337 mfw / 10,0786 msw / 33,9139 ffw / 33,066 fsw
- 1 bar =
  0,986923 atm ≅ 10,2018 mfw / 9,9467 msw / 33,4704 ffw / 32,6336 msw

Im Tauchbereich werden Druckeinheiten oft nur annähernd angegeben. Obwohl eine Atmosphäre (atm) 1,01325 bar entspricht, werden diese Einheiten vereinfachend oft gleichgesetzt (1 atm = 1 bar). Gleichermaßen rechnen Taucher 10 Meter meistens als 33 feet um, obwohl 10 Meter eigentlich 32,81 feet entsprechen. Diese minimalen Abweichungen sind hier nur von geringer Bedeutung, da die beim Tauchen verwendeten Messinstrumente für Druck und Tiefe ohnehin meist nicht sehr genau sind.

Ungefähre, im Tauchbereich allgemein übliche Äquivalenzen:

- 1 bar ≅
  1013 mbar = 1 atm = 14,7 psi ≅ 10 msw ≅ 33 fsw

2.2 Luftdruck

Als Landlebewesen leben wir am Grund eines Meeres aus Luft. Die Lufthülle – die Atmosphäre –, die die Erde umgibt, reicht bis in eine Höhe von etwa 80 km. Durch sie entsteht der Luftdruck. Die über der Erdoberfläche gestapelte Luftsäule drückt auf uns herab und bewirkt den Luftdruck durch die Gewichtskraft, die aus ihrer Masse resultiert. Auf Meereshöhe stapelt sich über jedem Quadratzentimeter Fläche Luft mit der Masse 1 kg. Damit ergibt sich ein mittlerer Luftdruck von einem Bar, der sich jedoch mit zunehmender Höhe verringert, da sich die Höhe der noch nach oben vorhandenen Luftsäule verringert. Innerhalb der ersten 3000 Höhenmeter ist diese Druckabnahme relativ linear und beträgt ungefähr 0,1 bar pro 1000 m Höhensteigerung. Dieser Sachverhalt muss bei der Planung von Tauchgängen in Höhen oberhalb des Meeresspiegels Beachtung finden, was sich in der Verwendung von Bergseetabellen und der Höhenanpassung des Tauchcomputers äußert.

Auf Meereshöhe entspricht dieser atmosphärische Druck 1,013 kg/cm^2, 1,013 bar, 1 ATA oder 14,7 psi.

2.3 Umgebungsdruck des Tauchers

Der Umgebungsdruck beim Tauchen entsteht somit durch die Aufsummierung von Luft- und Wasserdruck:

Umgebungsdruck = Luftdruck + Wasserdruck

Statt des Begriffs „Wasserdruck“ finden sich in der Literatur auch die Begriffe „Tauchtiefendruck“ und „Überdruck“, anstelle von „Umgebungsdruck“ wird auch von „Gesamtdruck“ gesprochen. Jedoch variieren diese Definitionen und werden nicht immer korrekt angewandt.

Die Druckzunahme beim Tauchen beträgt ca. 1 bar pro 10 m Tiefenzunahme. Die Berechnung des Drucks in einer bestimmten Tiefe erfolgt anhand der nachstehenden Formel.

Mathematisch gilt:

$$P \cdot V = K$$

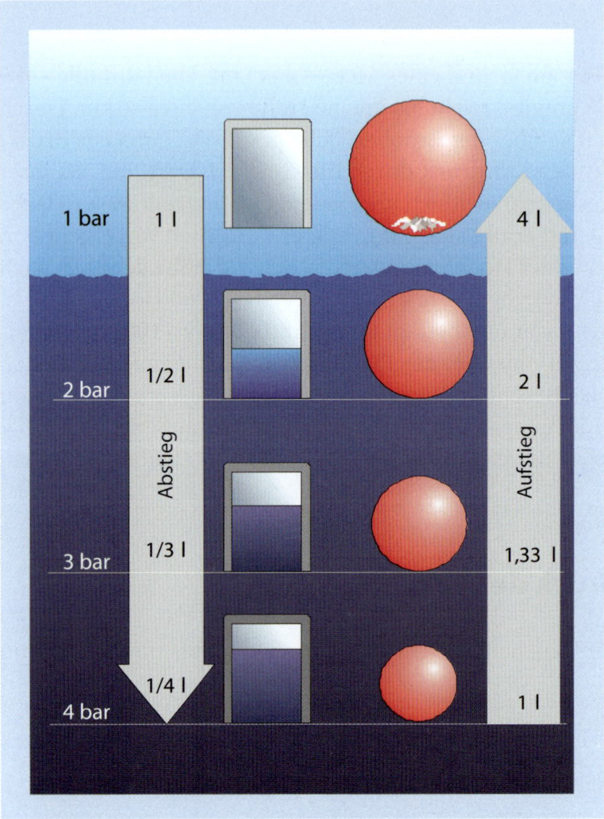

Abb. 2.2: Bei gleich bleibender Temperatur steht für eine gegebene Gasmenge der Druck im umgekehrten Verhältnis zum Volumen am Beispiel eines Luftballons, der unter Wasser gedrückt wird

wobei P der absolute Druck, V das Volumen und K eine Konstante ist; Temperatur und Masse sind konstant. So ist also das Volumen eines Gases bei konstanter Temperatur und Masse umgekehrt proportional dem auf das Gas wirkenden Druck.

Zwei verschiedene Zustände eines Gases bei gleicher Temperatur können durch Bezifferungen deutlich gemacht werden; auf diese Weise lässt sich das Gesetz von Boyle-Mariotte (Abb. 2.2) auch so schreiben:

$$P_1 \cdot V_1 = P_2 \cdot V_2$$

Um dieses Gesetz zu verdeutlichen, nehmen wir an, dass ein geschlossener, flexibler, luftgefüllter Behälter (z. B. ein Luftballon) mit einem Volumen von 4 Litern an der Oberfläche auf 30 msw gebracht wird.

Unter Benutzung der o. g. Formel erhalten wir

$$P_1 \cdot V_1 = P_2 \cdot V_2$$
$$1\,\text{bar} \cdot 4\,\text{L} = 4\,\text{bar} \cdot V_2$$
$$V_2 = 1\,\text{L}$$

wobei P_1 der atmosphärische Druck, V_1 das Volumen bei P_1 – also 4 L –, P_2 der Druck in 30 msw und V_2 das Volumen in 30 msw sind. Das Volumen ist auf ein Viertel des ursprünglichen Volumens zurückgegangen, während der Druck um das Vierfache gestiegen ist.

Das Gesetz von Amontons (auch: 2. Gesetz von Gay-Lussac) beschreibt, dass der Druck eines Gases bei konstantem Volumen direkt proportional zur absoluten Temperatur des Gases ist. Per Formel ausgedrückt,

$$\frac{P_1}{T_1} = \frac{P_2}{T_2}$$

wobei P und T die absolut gemessenen Drücke und Temperaturen unter Bedingungen bei 1 bzw. 2 sind.

Temperatur – Umrechnung:

$$\text{K (Kelvin)} = {}^\circ\text{C} + 273$$

Abbildung 2.3 beschreibt wie sich der Druck in einer Tauchflasche verhält, die sich während des Füllvorgangs auf T_1 = 70 °C aufgeheizt hat und einen Endruck von P_1 = 222 bar erreicht hat. Nach dem Abkühlen auf T_2 = 20 °C stellt sich ein neuer Flaschendruck von P_2 = 190 bar ein.

Das **Gesetz von Gay-Lussac** (auch: Gesetz von Charles) stellt fest, dass das Volumen einer bestimmten Gasmenge direkt von der absoluten Temperatur des Gases abhängt, wenn der Druck dabei konstant gehalten wird. Wenn hingegen das Volumen konstant gehalten wird (z. B. in einem Tauchgerät), wird der Druck direkt von der absoluten Temperatur abhängen. Mathematisch gilt:

$$P \cdot V = R \cdot T$$

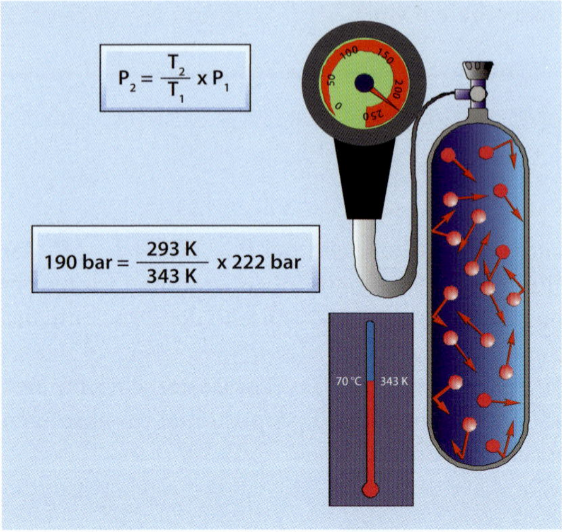

Abb. 2.3: Bei konstantem Volumen wächst der Druck einer gegebenen Gasmenge im gleichen Verhältnis wie die absolute Temperatur *T*

wobei *P* der absolute Druck, *V* das Volumen, *T* die absolute Temperatur und *R* eine universelle Konstante für alle Gase sind.

Die Gesetze von Boyle-Mariotte, Amontons und Gay-Lussac zeigen, dass bei allen Gasen die Größen Temperatur, Volumen und Druck so voneinander abhängen, dass die Veränderung einer dieser Größen zwangsläufig zu einer Änderung einer oder beider anderen Größen führt.

Das **Allgemeine Gasgesetz** ist eine Kombination der anderen Gasgesetze und beschreibt, was mit einer bestimmten Gasmenge geschieht, wenn sich eine oder mehrere der genannten Größen verändern. Diese Beziehungen können für ein ideales Gas beschrieben werden als,

$$\frac{P \cdot V}{T} = k$$

wobei k eine Konstante ist.

Zwei verschiedene Zustände (1 und 2) können beschrieben werden mit:

$$\frac{P_1 \cdot V_1}{T_1} = \frac{P_2 \cdot V_2}{T_2}$$

Beim Tauchen arbeitet man normalerweise eher mit Gasmischungen als mit einem einzelnen, puren Gas. Das Konzept der Partialdrücke oder auch Teildrücke wird mit dem Gesetz von Dalton erklärt. Dieses Gesetz besagt, dass der totale Druck, der von einer Gasmischung ausgeübt wird, der Summe der Drücke entspricht, die jeder einzelne Gasbestandteil ausüben würde, wenn er das gesamte verfügbare Volumen ausfüllen würde.

Mathematisch gilt:

$$P_{total} = pP_a + pP_b + pP_c + \dots pP_n$$

wobei P der Druck, p oder auch pP der Partialdruck und n die maximale Anzahl der Komponenten im Gasgemisch ist. Partialdruckberechnungen sind nützlich, um die Tauchphysiologie zu verstehen, und unabdingbar für das Tauchen mit Mischgas. Der Partialdruck einer Gaskomponente in einem Gemisch kann mit der folgenden Formel berechnet werden,

$$pP_a = P_{total} \cdot F_a$$

wobei $P_{(total)}$ der absolute Gesamtdruck der Gasmischung, und F_a der prozentuale Anteil von Gas a am Gesamtvolumen des Gemisches (Fraktion, ausgedrückt durch eine Dezimalzahl) ist. Daher beträgt der Partialdruck des Sauerstoffs in der Atmosphäre (21 % des Volumens) auf Meereshöhe:

$$pPO_2 = 1\ \text{bar} \cdot 0{,}21 = 0{,}21\ \text{bar}$$

Eine Ergänzung dieses Gesetzes liefern uns die drei für die Planung von EANx-Tauchgängen unentbehrlichen Gleichungen. Alle drei Gleichungen kombiniert ergeben das, was als „Druck-Dreieck" oder auch „T-im-Kreis" des Drucks bekannt ist. EANx-Taucher werden mit diesem Konzept zwar schon vertraut sein, es soll hier aber noch einmal genauer erklärt werden (s. Abb. 2.4).

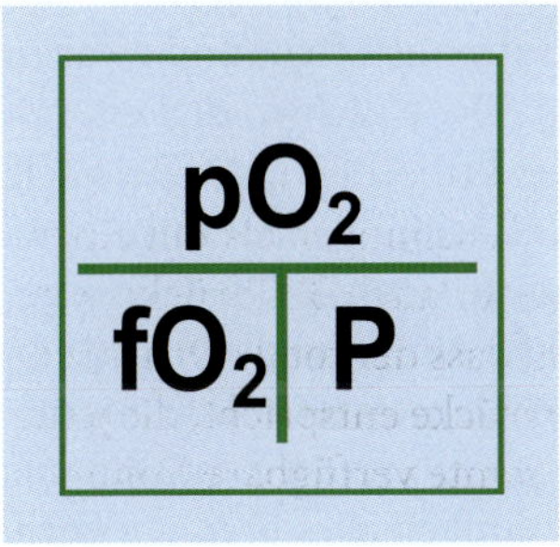

Abb. 2.4: Alle drei Gleichungen können mithilfe des "Druck-T" erstellt werden. Decke einfach die gesuchte Größe ab; die verbleibenden Größen werden entweder miteinander multipliziert (wenn sie nebeneinanderstehen) oder durcheinander dividiert (wenn sie übereinanderstehen)

2.3.1 Atemgase

Sporttaucher werden traditionell nur in der Verwendung von Pressluft ausgebildet. Berufs- und Militärtaucher haben dagegen seit Jahrzehnten die Vorteile von alternativen Atemgasmischungen erkannt. Heute erkennen auch viele Sporttaucher diese Vorteile, aber ebenso die Risiken des Atmens von Sauerstoff, Enriched Air Nitrox und Trimix.

Es folgt eine kurze Beschreibung der heute zum Tauchen verwendeten Gase.

Sauerstoff

Sauerstoff, eines der am häufigsten auf der Erde vorkommenden Elemente, ist unentbehrlich für das Leben. Lebende Organismen benutzen chemische Reaktionen mit Sauerstoff, um Wärme und chemische Energie zu erzeugen, ein Prozess, der als Stoffwechsel oder auch Metabolismus bekannt ist. Der menschliche Körper kann nur in einer recht schmalen Spanne von abweichenden Sauerstoffpartialdrücken existieren (0,16 bis 1,6 bar) und dies auch nur mehr oder weniger zeitlich begrenzt. Wenn der Sauerstoffpartialdruck zu niedrig ist, wird ein Taucher unter Hypoxie leiden und gegebenenfalls das Bewusstsein verlieren. Andererseits wird ein erheblich zu hoher Sauerstoffpartialdruck für das Zentrale Nervensystem (ZNS) oder gar für den gesamten Organismus toxisch.

Hinweis. Sauerstoff ist von großer Bedeutung als Gas für die Erste Hilfe bei Dekompressionserkrankungen (d. h. für die Dekompressionskrankheit und für arterielle Gasembolien). Sauerstoff ist also das wesentliche Behandlungsgas für Taucher, die eine Dekompressionserkrankung, eine Kohlenmonoxidvergiftung oder ein Beinahe-Ertrinken erlitten haben.

Bei vielen Sporttauchern ist heute noch eine gewisse Besorgnis in Bezug auf den Umgang mit sauerstoffreichen Gasmischungen zu beobachten. Wie gefährlich ist Sauerstoff nun eigentlich? Im Gegensatz zur verbreiteten Annahme ist der Sauerstoff selbst kein brennbares Gas. Er ist eher ein stark verbrennungsförderndes Gas und reagiert chemisch mit anderen Verbindungen und Brennstoffen, und zwar in einer exothermen, also Wärme entwickelnden Reaktion. Die Geschwindigkeit, mit der diese chemische Reaktion (Oxidation) abläuft, ist der kritische Punkt. Beispiele für langsame Oxidationsgeschwindigkeiten sind die Auflösung von Gummiteilen oder die Korrosion von Metallen. Feuer bedeutet eine mittelschnelle Oxidationsgeschwindigkeit, eine Explosion ist ein eindeutiges Beispiel für eine schnelle Oxidation. Wenn Sauerstoff unter bestimmten Bedingungen mit Kohlenwasserstoffen zusammenkommt, kann dies zu gewaltigen Oxidationsvorgängen führen. Wir müssen uns bewusst machen, dass in der Gegenwart von Sauerstoff einfach alles brennen wird, wenn es auf eine ausreichende Temperatur erhitzt worden ist. Mit einer geeigneten Ausbildung und der gebotenen Vorsicht ist es allerdings möglich, Sauerstoff und sauerstoffangereicherte Gasmischungen ebenso sicher wie Pressluft zu handhaben.

Inertgase

Stickstoff, die Hauptkomponente der Erdatmosphäre, ist farblos, geruchlos, geschmacksfrei und – als reines Element – chemisch inaktiv oder inert. Wenn dieses Gas jedoch unter erhöhtem Druck geatmet wird, ist es in den verschiedenen Körpergeweben mehr oder weniger löslich und wirkt zudem narkotisch oder rauschfördernd auf das Zentrale Nervensystem.

Helium ist farblos, geschmacksneutral, geruchlos, inert, ungiftig und nicht explosiv. Außerdem ist es das zweitleichteste bekannte chemische Element. Helium ist ein seltenes Element, das nur in Spurenmengen in der atmosphärischen Luft gefunden wird (ca. 5 ppm). Es wird jedoch zusammen mit Naturgasen in einigen geografischen Regionen vorgefunden und kann als einzelnes Element separiert werden. Helium ist zum hauptsächlichen Ersatz-Inertgas für Stickstoff in Atemgemischen für das Tieftauchen geworden. Die narkotischen Wirkungen von Helium sind sehr begrenzt, und der Atemwiderstand wird dank der geringen Dichte dieses Gases deutlich verringert. Während sehr schneller Abstiege auf extreme Tiefen (jenseits 180 msw) unter Atmung von Helium-Sauerstoff-Gemischen erleiden Taucher häufig Muskelzuckungen und andere Störungen des Zentralen Nervensystems, einen Zustand bekannt als „High Pressure Nervous Syndrome“ (HPNS) oder „Tiefen-Blackout“. Helium hat eine sehr hohe Wärmeleitfähigkeit, was bei hohen Heliumkonzentrationen zu beschleunigtem Wärmeverlust führen kann. Im Gegensatz zur landläufigen Meinung erleiden Taucher, die heliumreiche Gemische in eher flacheren Tiefenbereichen des Technical Diving atmen, keinen deutlichen Wärmeverlust.

Wasserstoff, das leichteste aller Elemente, ist ebenso farblos, geschmacksfrei und geruchlos. Obwohl er auf der Erde nur selten isoliert vorkommt, ist der Wasserstoff das im Universum am reichlichsten vertretene Element; die Sonne besteht beinahe aus reinem Wasserstoff. Wasserstoff ist äußerst explosiv, wenn er mit mehr als 5,3 % Sauerstoff gemischt wird. Eine Kombination aus Wasserstoff, Helium und Sauerstoff (Hydreliox) zeigt jedoch überlegene Eigenschaften beim tiefen Sättigungstauchen auf Tiefen jenseits 550 msw.

Argon, ein farb- und geruchloses Inertgas, ist ungefähr doppelt so narkotisch wie Stickstoff. Obgleich es schon in Gasmischungen für die Dekompression genutzt wurde, machen es sein narkotisches Potenzial und seine hohe Dichte für normale Atemgasmischungen unattraktiv. Wegen seiner thermischen Isolationseigenschaften wird dieses Gas zunehmend für die Befüllung von Trockentauchanzügen eingesetzt. Die Wärmeleitfähigkeit von Argon ist etwa 20 % niedriger als die von Luft und beträgt nur etwa 1/9 von der des Heliums. Argon kommt zu 0,94 % in der atmosphärischen Luft vor und wird durch Abspaltung von verflüssigter Luft hergestellt.

2.3.2 Andere wichtige Gase

Kohlendioxid, ein natürliches Abfallprodukt des Stoffwechsels, ist farblos, geruchlos und ohne Geschmack (in normalen Konzentrationen). Wenn es jedoch mit Wasser reagiert, bildet es Kohlensäure, die einen bestimmten beißenden Geschmack und Geruch erzeugt. Kohlendioxid ist die Substanz, die im Wesentlichen den Atemreiz auslöst. Starke Produktion und/oder übermäßiger Rückbehalt von Kohlendioxid im Körper kann die Schwelle von Stickstoffnarkose, Sauerstoffintoleranz und Dekompressionskrankheit herabsetzen. Hohe Konzentrationen sind für den menschlichen Körper toxisch und können Bewusstlosigkeit mit nachfolgendem Tod verursachen.

Kohlenmonoxid, das Produkt einer unvollständigen Verbrennung von fossilen Brennstoffen, ist hochgradig giftig. Alle erdenklichen Maßnahmen müssen daher ergriffen werden, um dieses Gas daran zu hindern, das Atemgas des Tauchers zu verunreinigen.

2.3.3 Atemgasmischungen

Atemgasmischungen bestehen aus Sauerstoff und einem oder mehreren Verdünnungsgasen. Bei der Auswahl eines Atemgases für das Tauchen müssen Stoffwechselbedarf, Partialdruck und Einwirkzeitgrenzen des Sauerstoffs, narkotisches Potenzial, Dichte, thermische Eigenschaften, Dekompression, Kosten, Ausrüstungsverträglichkeit, logistische Verfügbarkeit und Feuer- bzw. Explosionsrisiken berücksichtigt werden.

Atmosphärische Luft, das meistverbreitete Atemgas für Taucher, besteht aus Stickstoff (78,1 %), Sauerstoff (20,9 %), Kohlendioxid (0,033 %) und diversen Inert-, Rest- oder Spurengasen. Sie kann außerdem verschieden große Mengen Wasserdampf oder schwebende bzw. gelöste Feststoffpartikel enthalten. Obwohl sie universell eingesetzt wird, hat Pressluft klare Grenzen für den Einsatz als Atemgas beim Tauchen.

Reiner (medizinischer oder Luftfahrt-)Sauerstoff wird in geschlossenen Kreislaufsystemen von militärischen und wissenschaftlichen Tauchern eingesetzt. Kohlendioxid wird auf chemischem Weg aus der ausgeatmeten Gasmenge entfernt, das verbleibende Restgas wird durch Sauerstoff ergänzt und wieder dem Kreislauf zugeführt. Sauerstoff wird außerdem beim Technical Diving mit offenen Atemsystemen als Dekompressionsgas benutzt. Beim Atmen von reinem Sauerstoff müssen strenge Grenzwerte für Einsatztiefe und Einwirkzeit beachtet werden.

Stickstoff-Sauerstoff-Mischungen (Nitrox) wurden schon 1789 erstmalig zum Tauchen verwendet. Indem die Menge des Stickstoffs im Atemgemisch reduziert wird, kann der Taucher wesentliche Vorteile hinsichtlich Tauchzeit und Dekompression erzielen. Heutzutage werden Standardmischungen von Enriched Air Nitrox

(EAN 29 bis EAN 36) ausgiebig sowohl beim Sporttauchen als auch im kommerziellen Tauchen verwendet. Der Begriff „Enriched Air Nitrox“ beschreibt dabei eher die Herstellungsmethode als die tatsächliche Gaszusammensetzung. Im Technical Diving werden Gasmischungen mit einem Sauerstoffanteil von 25–100 % verwendet. „Enriched Air Nitrox“ wird weit verbreitet als Dekompressionsgas sowohl für Luft- als auch für Trimix-Tauchgänge benutzt.

Helium-Sauerstoff-Mischungen (Heliox) werden als Ersatz für Luft verwendet, um narkotische Wirkungen und durch zunehmende Gasdichte verursachten Atemwiderstand in größeren Tiefen zu vermeiden. Diese Mischungen fanden sowohl im kommerziellen als auch im militärischen Bereich große Verbreitung. Die hohen Kosten von Helium und die langen Dekompressionszeiten machen Heliox-Gemische als Gas für das Technical Diving allerdings weniger interessant.

Trimix beschreibt eine Gasmischung von Sauerstoff und zwei inerten Verdünnungsgasen. Heutzutage benutzen Technische Taucher normalerweise verschiedene Mischungen von Sauerstoff-Helium-Stickstoff in Tiefen bis über 90 msw. Der Taucher kann hierbei sowohl die Hyperoxie- als auch die Narkosegrenzen der Gasmischung durch die spezielle Atemgaszusammensetzung kontrollieren. Trimix-Mischungen für das Technical Diving werden üblicherweise durch das Mischen bestimmter Mengen von Helium und Sauerstoff hergestellt, die dann bis zum gewünschten Flaschenfülldruck mit Luft „aufgetoppt“ werden. Trimix mit geringem Stickstoffanteil (5 % Stickstoff) werden benutzt, um das Auftreten des „High Pressure Nervous Syndrome“ (Tiefen-Blackout) bei extrem tiefem Heliox-Sättigungstauchen zu vermeiden. Für Arbeitstauchgänge im Bereich von 610 msw scheint eine Mischung aus Sauerstoff-Helium-Wasserstoff am besten geeignet zu sein.

Neon-Sauerstoff fand nur sehr begrenzt Einsatz im experimentellen Tauchen, wobei der Hauptgrund in den sehr hohen Kosten liegen dürfte. Obwohl Neon dichter als Helium ist, scheint es frei von narkotischen Eigenschaften zu sein.

Argon-Sauerstoff wurde als experimentelles Dekompressionsgas eingesetzt. Argon ist dichter und auch narkotischer als Stickstoff. Während der letzten, flacheren Dekompressionsstufen kann es jedoch die Entsättigung von Stickstoff oder Helium aus den Körpergeweben beschleunigen und damit den Gesamt-Inertgasdruck in den Geweben reduzieren.

2.4 Wärmeleitfähigkeit und Körperkonvektion

Die Temperatur eines Körpers wird von seiner Wärmeenergie bestimmt. Diese beruht auf der Bewegung der Atome (bzw. Moleküle), aus denen er aufgebaut ist. Je schneller diese Bewegung ist, desto höher ist die Temperatur. Bei festen Körpern und Flüssigkeiten äußert sich die Molekularbewegung in mehr oder weniger heftigen Schwingungen der Atome. Bei Festkörpern schwingen sie um ihre Mittellage,

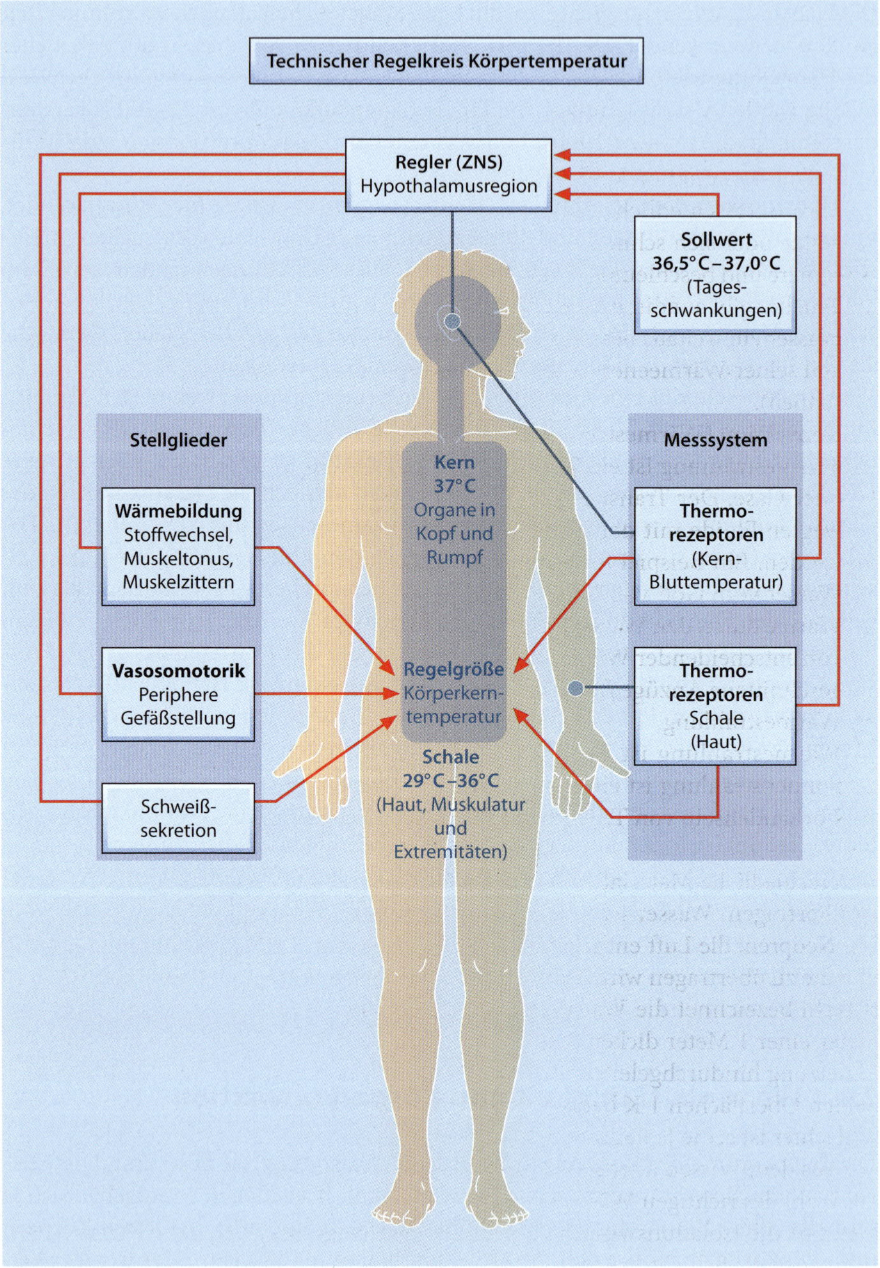

Abb. 2.5: Möglichkeiten der Wärmeregulation im Körper

bei Flüssigkeiten ändert sich ihre Position im Laufe der Zeit. Bei Gasen bewegen sich die Teilchen mit zum Teil erheblichen Geschwindigkeiten frei im Raum. So liegt die mittlere Geschwindigkeit der Teilchen der Luft bei 21 °C bei etwa 1440 km/h.

Die Übertragung der Wärme findet auf verschiedene Arten statt:

1. Konduktion (Wärmeleitung)
   Bei der Konduktion kommt es zu einer Übertragung der Wärme zwischen Körpern unterschiedlicher Temperatur durch direkten Kontakt. Schnell schwingende oder sich schnell durch den Raum bewegende Teilchen stoßen an langsamere und beschleunigen diese. Sie übertragen also ihre Energie (Wärme). Der Taucher gibt auf diese Weise seine Wärme an das ihn umgebende Wasser ab. Da Wasser ein weitaus besserer Wärmeleiter ist als Luft, verliert er so einen großen Teil seiner Wärmeenergie und kühlt schneller aus als an der Luft (ca. 22-mal so schnell).
2. Konvektion (Wärmeströmung)
   Wärmeströmung ist ein Transport der Wärme durch strömende Flüssigkeiten oder Gase. Der Transport der Wärmeenergie geschieht dadurch, dass die bewegten Fluide mit der ihnen innewohnenden Wärmeenergie abtransportiert werden. Ein Beispiel für eine Wärmeströmung ist der Golfstrom, der warmes Wasser vom Golf von Mexiko bis ins Nordpolarmeer führt. Taucher verlieren Wärme durch den Wasserfluss durch den Tauchanzug. Es ist aus diesem Grunde von entscheidender Wichtigkeit, dass der Anzug eine gute Passform hat. Zu weit geschnittene Anzüge führen zu einer erhöhten Auskühlung.
3. Wärmestrahlung
   Wärmestrahlung ist Energietransport durch elektromagnetische Strahlung. Sonnenstrahlung ist ein Beispiel hierfür. Wärmestrahlung ist unabhängig vom Vorhandensein von Teilchen und überträgt sich auch im Vakuum ungehindert.

Unterschiedliche Materialien besitzen eine unterschiedlich gute Fähigkeit, Wärme zu übertragen. Wasser ist verglichen mit Luft ein guter Wärmeleiter. Werkstoffe wie Neopren, die Luft enthalten, sind gute Isolatoren. Die Eigenschaft eines Stoffs, Wärme zu übertragen wird durch seine Wärmeleitzahl charakterisiert. Die Wärmeleitzahl bezeichnet die Wärmemenge, die in einer Stunde durch einen Quadratmeter einer 1 Meter dicken Schicht des betreffenden Stoffes im Dauerzustand der Beheizung hindurchgeleitet wird, wenn der Temperaturunterschied zwischen den beiden Oberflächen 1 K beträgt. Je größer die Wärmeleitzahl eines Stoffs ist, desto schlechter ist seine Isolationswirkung (Tabelle 2.1).

Aus dem Wissen über die Mechanismen der Wärmeübertragung lassen sich für die Wahl des richtigen Wärmeschutzes für den Taucher folgende Erkenntnisse ziehen: Für die Isolationswirkung eines Taucheranzugs ist neben der richtigen Passform auch die Schichtdicke relevant bzw. bei Trockentauchanzügen die Qualität des Unterziehers. Die Schichtdicke bei Neoprenanzügen wiederum ist abhängig vom

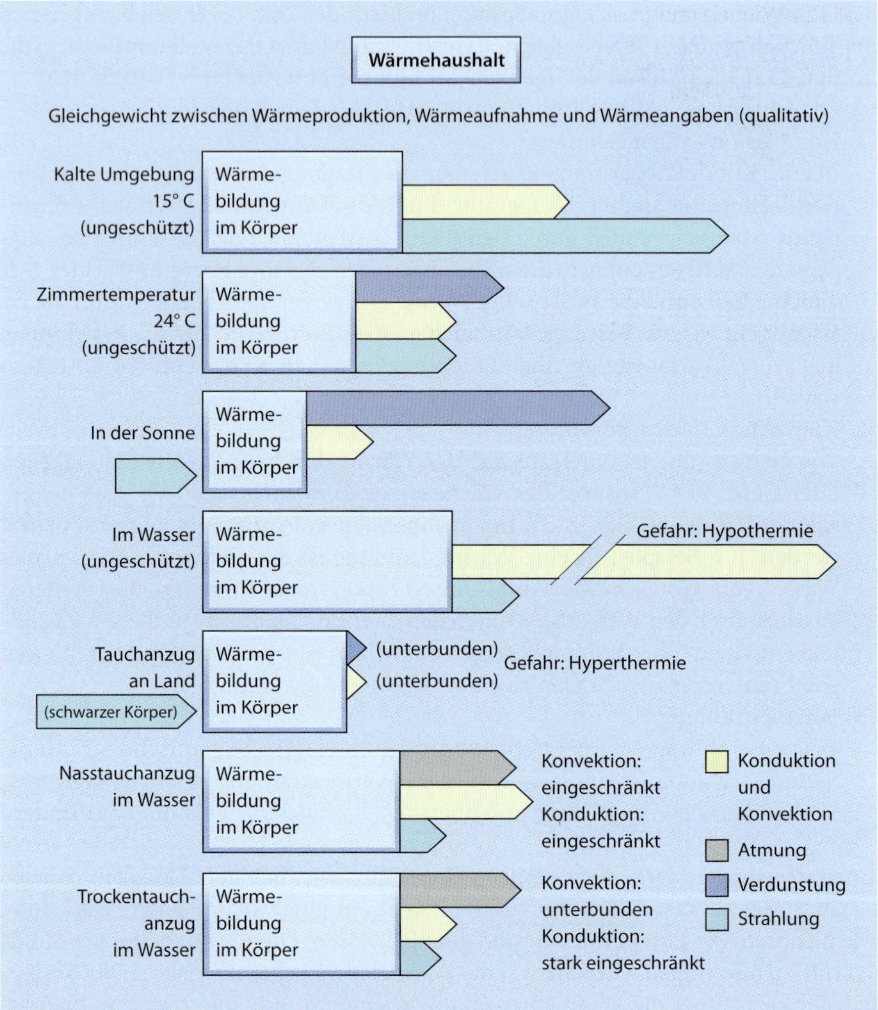

Abb. 2.6: Einfluss der verschiedenen Wärmeübertragungsmechanismen auf die Körperkerntemperatur. Die Temperatur des Körpers wird vor allem von Wärmeproduktion (Stoffwechsel) Wärmeabgabe und dem Körper zugeführte Wärme beeinflusst. Die Wärmeproduktion im Körper kann dabei in Abhängigkeit von den Umgebungsbedingungen stark variieren (durch unterschiedlich große Flächen dargestellt). Die Wärmezufuhr durch die Umgebung geschieht i. d. R. durch Strahlung und variiert hier ebenfalls. Nennenswerten Einfluss hat dies bei direkter Sonneneinstrahlung. Diese Fälle sind durch von links kommende Pfeile dargestellt. Die Mechanismen der Wärmeabgabe sind rechts der Wärmebildungsprozesse im Körper visualisiert. Sie variieren je nach Umgebungsbedingungen. Ziel ist es, diese Einflüsse beim Tauchen durch die Wahl geeigneter Kälteschutzanzüge zu minimieren

Tabelle 2.1: Wärmeleitzahlen verschiedener Materialien

Material	Wärmeleitzahl W/mK	Verhältnis gegenüber Luft
Wasser (4 °C, destilliert)	0,58	22
Luft (20 °C, 1 bar)	0,026	1
Helium (20 °C, 1 bar)	0,157	6
Silber (20 °C)	419	16000

Umgebungsdruck und damit eine direkte Folge der Tauchtiefe. Die Art des verwendeten Isolationsgases bei Trockentauchanzügen wirkt sich auf die Isolationswirkung des Anzuges aus. Dies ist besonders bei Mischgastauchgängen zu beachten.

3 Temperaturhaushalt

H. Liedtke

Die Möglichkeit einer Überhitzung während eines Tauchgangs mit einer kritischen Erhöhung der Kernkörpertemperatur ist im Bereich des Sportauchens unter Verwendung angepasster Ausrüstung auch unter tropischen Bedingungen faktisch nicht gegeben. Auch bei Temperaturen von 30 °C ist das Wasser mit seiner hohen Wärmeleitfähigkeit ein Medium, das dem Körper Wärme entzieht. Dennoch besitzt das Sporttauchen in warmen Regionen einige Besonderheiten, die durchaus direkte medizinische Relevanz haben.

Anders als im Sporttauchen verhält es sich, wenn im Bereich des Berufstauchens zum Kontaminationsschutz beim Tauchen z. B. in Faultürmen von Klärwerken oder anderen sehr warmen Einsatzorten Trockentauchzüge und Taucherhelme getragen werden müssen. Unter solchen extremen Umständen ist eine Überhitzung des Tauchers durchaus möglich.

Fällt die Kernkörpertemperatur eines Menschen auf einen Wert unter 35 °C sprechen wir von einer Hypothermie. Dabei unterscheidet man die medizinisch induzierte künstliche Hypothermie, die bei bestimmten Operationen am offenen Herzen oder bei der Behandlung von Patienten nach Reanimation Anwendung findet, von der unabsichtlichen bzw. akzidentellen Hypothermie. Dass die Hypothermie auch günstige Effekte haben kann, ist eine wichtige Erkenntnis für das Verständnis der Reanimation von Ertrinkungsunfallopfern und/oder schwer hypothermen Patienten. Nur die rasch einsetzende Hypothermie ist es, die es dem Nervengewebe des Gehirns trotz Kreislaufstillstand möglich macht, Sauerstoffmangel deutlich länger ohne Schädigungen zu überstehen. Dadurch ist es immer wieder zu beobachten, dass Patienten auch nach langer Zeit unter Wasser ohne bleibende Schäden gerettet werden. Die Hypothermie ist sehr häufig mit Ertrinkungsunfall assoziiert. Dabei kann die Hypothermie Ursache oder Folge des Ertrinkungsunfalls sein (s. Kap. 16).

3.1 Überhitzung (Hyperthermie)

3.1.1 Anatomie, Physiologie und Pathophysiologie

Beim gesunden Menschen liegt die normale Körpertemperatur zwischen 36 und 37 °C. Alle lebenswichtigen Vorgänge unseres Körpers laufen nur optimal in diesem engen Regelbereich. Schwankungen nach oben sind mit Erreichen von Temperaturen dauerhaft über 40,6 °C nicht mit dem Leben vereinbar. Zum Regelwerk der Temperatursteuerung gehören vor allem die hypothalamische Region des Gehirns, die Temperatursensoren der Haut, Schweißdrüsen, Blutgefäße und die Atmung. Steigt die Umgebungstemperatur, wird durch Schwitzen Verdunstungskälte erzeugt und über weitgestellte Blutgefäße Wärme abgegeben. Werden diese Mechanismen überfordert, kommt es zur Überhitzung und nachfolgend zum Kreislaufversagen durch Hitzekollaps. Gelingt es nicht, die Kernkörpertemperatur von 40,6 °C zu senken, kann es durch einen so genannten Hitzschlag zum Multiorganversagen mit häufig tödlichem Ausgang kommen.

3.1.2 Gefahren beim Tauchen in warmem Wasser bzw. warmen Regionen

Dehydratation. Die Dehydratation (Austrocknung) hat praktische Relevanz für das Tauchen in warmen Regionen und ist als schwerwiegender Kofaktor in der Entstehung einer Dekompressionserkrankung anzusehen.

Eine wesentliche Ursache der Dehydratation ist eine dem warmen Umfeld nicht adaptierte Tauchausrüstung. Taucher aus Mitteleuropa reisen mitunter mit 7-mm-Neopren-Anzügen in tropische Tauchdestinationen, legen diese viel zu lange vor dem Tauchgang an (da sie z. B. als Neulinge auf einem Tauchboot glauben, schnell angezogen sein zu müssen, obwohl noch 45 min Fahrt vor ihnen liegen) und verlieren in dieser Zeit enorm an Flüssigkeit durch die regulatorisch einsetzende erhöhte Schweißsekretion.

Außerdem ist unter solchen Umständen die Entwicklung eines Hitzekollapses vor dem Tauchgang gegeben. Die Taucher werden plötzlich bewusstlos und weisen einen kaum tastbaren Puls auf.

Therapie. Meistens kann durch das Anheben beider Beine wieder genügend Blut in den Kreislauf zurückverlagert und das Bewusstsein wiedererlangt werden. Die weitere Behandlung besteht im sofortigen Ausziehen des Tauchanzugs und in der Kühlung der Körperoberfläche durch Verdunstung von Wasser (feuchte Handtücher, angefeuchtete leichte Kleidung, kühle Dusche, kühle Luftzufuhr) und ausreichende Flüssigkeitsaufnahme.

Wichtiger ist jedoch die einfache Prävention solcher Situationen durch angepasste Tauchausrüstung und deren An- und Ablegen zu einem Zeitpunkt kurz vor und nach dem Tauchgang. Weiterhin ist die ausreichende Flüssigkeitsaufnahme durch den Taucher vor und nach dem Tauchgang eine zentrale präventive Maßnahme. Aus tauchmedizinischer Sicht kann Tauchern nur empfohlen werden, auf diesen Umstand sorgfältig zu achten.

Hinweis. In den von der Klinik des Autors betreuten tauchmedizinischen Zentren auf den Malediven und den Seychellen propagieren wir gemeinsam mit den ansässigen Tauchbasen das „Two-Tank"-Prinzip: „One for air and one for water". Dem Taucher wird damit vermittelt, die gut gefüllte Trinkflasche als selbstverständlichen Bestandteil seiner tropischen Tauchausrüstung zu betrachten.

3.1.3 Sonnenstich

Eine Sonderform der hyperthermen Krankheitszustände ist der isolierte Hitzschlag des Kopfes, auch als Sonnenstich oder Heliosis bezeichnet. Dieser wird durch die direkte Einstrahlung (langwelliger Lichtbereich bzw. Wärmestrahlung) von Sonnenlicht auf den unbedeckten Kopf und Nacken ausgelöst und entspricht mit den resultierenden Symptomen dem klinischen Bild einer Hirnhautentzündung (Meningitis). Typisch sind Schwindel, Übelkeit und Erbrechen, Nackenschmerzen (Meningismus), Müdigkeit und starkes Krankheitsgefühl. In der Akutphase ist die Körpertemperatur dabei fast immer normal. Hervorzuheben ist, dass vor allem Kleinkinder durch ihr, gegenüber Erwachsenen, relativ großes Kopfvolumen und die große Kopfoberfläche, verbunden mit spärlichem Haarwuchs, in den ersten Lebensjahren besonders gefährdet sind. Personen mit Glatze oder extrem kurzen Haar sind ebenfalls stark gefährdet. Die Prophylaxe besteht im Tragen einer geeigneten Kopfbedeckung bzw. im Vermeiden direkter Sonneneinstrahlung auf den Kopf.

Therapie. Ist es zu einem Sonnenstich gekommen, wird der Betroffene von sich aus die Bettruhe suchen. Schmerzmittel wie Ibuprofen und Paracetamol als Tablette oder Zäpfchen können und sollten gegeben werden. Die Symptome klingen dann innerhalb von 24 h stark ab und der Patient bedarf keiner weiteren Behandlung. Entscheidend ist jedoch, dass der Patient kein Fieber hat und tatsächlich eine erhebliche Menge Sonnenstrahlen abbekommen hat. Sollte dies nicht der Fall sein, der Patient aber sonstige Sonnenstichsymptome zeigen, muss der Patient dringend einer ärztlichen Untersuchung bzw. Behandlung zugeführt werden, da möglicherweise eine viel gefährlichere Hirnhautentzündung (Meningitis) als Sonnenstich fehlgedeutet werden könnte.

Hinweis. Sonnenstichsymptome in Kombination mit Fieber können vor allem bei Kindern auf eine Meningitis hindeuten und müssen dringend ärztlich abgeklärt werden.

Fallbeispiel. Ein junges Ehepaar aus Mitteleuropa reist mit seinem 6 Monate alten Säugling auf die Malediven zum Tauchurlaub. Da das Kind an den gemeinsam durchgeführten Tauchgängen nicht teilnehmen kann, wird es mit Sonnenschutzcreme behandelt und nackt in einem Kinderwagen ohne Kopfbedeckung und ohne Obhut im Schatten der Ufervegetation am Strand vorübergehend abgestellt. Die Eltern des Kindes haben jedoch nicht bedacht, dass bei ihrer zweistündigen Abwesenheit (14.00 bis 16.00 Uhr) sich die Sonnenposition ändert und damit auch der Schattenbereich. Somit ist das Kind wahrscheinlich ca. 45 min direkt der äquatorialen Sonne ausgesetzt. Gegen 22.00 Uhr wird dann das sehr krank wirkende Kind einem Arzt vorgestellt, der die Symptome einer Hirnhautentzündung diagnostiziert und eine umgehende Verlegung in ein örtliches Krankenhaus vornimmt. Dies geschieht auch deshalb, weil auf die Nachfrage des Arztes, ob das Kind zu viel Sonne abbekommen haben könnte, die Eltern wegen ihres offenbar entstandenen Unrechtsbewusstseins, dieses verneint haben. Der ärztliche Kollege hat somit die einzig richtige Entscheidung getroffen und das Kind einer Krankenhausbehandlung zugeführt, auch wenn sich nachträglich herausstellte, dass dies so nicht notwendig gewesen wäre.

3.2 Unterkühlung (Hypothermie)

3.2.1 Anatomie, Physiologie und Pathophysiologie

Anders als bei der Erhöhung der Körpertemperatur, die mit der Temperatur von 42,8 °C ein tödliches Maximum erreicht, ist bei der Unterkühlung ein wesentlich größerer Wechsel des Temperaturbereichs überlebbar. Dennoch gilt auch hier, dass bei Unterschreiten der normalen Kernkörpertemperatur von 36–37 °C der menschliche Organismus zunehmend funktionellen Einschränkungen unterliegt, die im Extremfall tödliche Auswirkungen haben können. Um den Körper vor Auskühlung zu schützen, wird über den Hypothalamus u. a. das Kältezittern aktiviert. Zittern ist eine spezielle Form muskulärer Aktivität, die dazu dient, Wärme zu produzieren.

Überlebenszeiten im Wasser

In Tabelle 3.1 ist zu erkennen, dass mit steigender Wassertemperatur die Überlebenswahrscheinlichkeit deutlich ansteigt. Viele Todesfälle treten deshalb auf, weil durch das Schwimmversagen aufgrund erkaltender Muskulatur, verminderter Nervenleitfähigkeit und mangelnder Bewegungskoordination das Opfer in eine aufrechte Position im Wasser kommt und das Gesicht des erschöpften Opfers ins Wasser ein- bzw. untertaucht und dann zu seinem Ertrinken führt. Die Kernkörpertemperatur ist in diesen Fällen noch nicht kritisch gesunken! Mit einer geeigneten Auftriebshilfe, die den Körper in einer ohnmachtssicheren Lage hält (z. B. aufgeblasene Tarier- bzw. Schwimmweste mit Kragen), können deutlich höhere Überlebenszeiten erreicht werden. Unterkühlung kann aber auch von Vorteil sein, da das Gehirn im unter-

Tabelle 3.1: Zeit, die bis zur Rettung vergehen kann bei einer Überlebenswahrscheinlichkeit von 50% (Oakley u. Pethybridge 1997)

Wasser-temperatur	Molnar (1946)	Golden (1976)	Hayward (1975)	Tikuisis (1994)	Mit Auf-triebshilfe
5 °C	1,0 h	1,0 h	2,2 h	2,2 h	17 h
10 °C	2,2 h	2,0 h	2,9 h	3,6 h	>24 h
15 °C	5,5 h	6,0 h	4,8 h	7,7 h	>24 h

kühlten Zustand weniger Sauerstoff benötigt. Überlebt wurden beispielsweise Zeiten von bis zu 60 min unter Wasser, bis zu 390 min Dauer einer Herz-Lungen-Wiederbelebung und bis 13,7 °C Körperkerntemperatur (Gilbert et al. 2000).

Individuelle Einflüsse und Kofaktoren

Das Verhältnis zwischen Körperoberfläche und Körpermasse ist ein ganz entscheidender Faktor bei der Ausbildung einer Unterkühlung. Kinder haben beispielsweise eine relativ große Körperoberfläche im Vergleich zur geringen Körpermasse und kühlen daher wesentlich schneller aus. Taucher mit wenig Körperfett sind eher gefährdet zu unterkühlen als Taucher mit einem hohen Körperfettanteil.

Reglos im Wasser zu treiben bedeutet, einen geringeren Wärmeverlust zu haben als bei hektischen Bewegungen. Deshalb wird empfohlen, sich im kalten Wasser ohne Aussicht auf Selbstrettung möglichst nicht zu bewegen, sofern geeignete Auftriebsmittel zu Verfügung stehen.

Hinweis. Aus Einzelfallberichten Geretteter (Estonia-Katastrophe 1994) ist bekannt, dass diese einen Hauptgrund für ihr Überleben in ihrer starken mentalen Verfassung sahen, die mit dem unbedingten Willen verbunden war, bis zur Rettung durchzuhalten.

Menschen, die zum Zeitpunkt des einsetzenden Kältereizes stark alkoholisiert sind, spüren häufig noch ein Wärmeempfinden oder frieren nicht so stark. Diese Beobachtung führt leider immer wieder zu der Interpretation, dass Alkohol eine Hypothermie verhindern kann oder diese schneller beendet. An dieser Stelle sei betont, dass das wohlige Wärmeempfinden im Bauch bei der Aufnahme von hochprozentigem Alkohol keinerlei Erhöhung der Körpertemperatur herbeiführt. Die zentrale Wirkung des Alkohols basiert auf einer Veränderung der „Sollwertgröße" im Hypothalamus des zentralen Nervensystems. Dieses körpereigene Temperaturkontrollzentrum wird durch Alkohol lediglich „verstellt", so dass das Kälteempfinden und auch das Einsetzen des Zitterns verzögert bzw. ausgeschaltet werden. Dadurch wird die Phase der leichten Hypothermie von den unterkühlten Patienten nicht erlebt und diese werden infolgedessen nicht rechtzeitig nach wärmenden Möglichkeiten suchen. Im Falle des Tauchens würde das bedeuten, dass ein alkoholisierter Taucher einen Tauchgang wegen fehlender starker Kälteempfindungen nicht schnell genug abbrechen könnte und sich somit in die ernste Gefahr einer Hypothermie begibt.

Hinweis. Alkohol wärmt nicht und begünstigt das Entstehen einer gefährlichen Unterkühlung!

3.2.2 Wärmeprotektion beim Sporttauchen

Durch die hohe Wärmeleitfähigkeit von Wasser (25fach höher als die von Luft) und die hohe spezifische Wärme ist es notwendig, in einem Temperaturbereich zwischen 0 und 30 °C Maßnahmen zu treffen, die einen ausreichenden Wärmeschutz sicherstellen. Bei einem 60-minütigen Tauchgang in 30 °C warmen Wasser sind diese natürlich weniger wichtig als bei einem Tauchgang in sehr kaltem Wasser. Grundsätzlich gilt es dabei jedoch zu beachten, dass bei extrem langem Aufenthalt auch in relativ warmem Wasser eine Hypothermie entstehen kann.

Nasstauchanzüge sind die am häufigsten benutzten Tauchanzüge im Sporttauchbereich. Durch die im Neopren eingelagerten Luftblasen entsteht eine Isolationsschicht, die vor Auskühlung schützt. Zusätzlich entsteht durch das zwischen dem Anzug und der Haut vom Körper aufgewärmte eingeschlossene Wasser eine weitere Isolationsschicht. Nachteilig ist jedoch, dass gemäß dem Gesetz von Boyle-Mariotte die Gasblasen des Neoprens mit zunehmender Tauchtiefe kleiner werden und somit die Wärmeprotektion der Anzüge sinkt. Hersteller solcher Anzüge bieten diese in verschiedenen Dicken von 0,5–7 mm Neopren an.

Trockentauchanzüge sind am effektivsten zur Wärmeprotektion bei längerem Aufenthalt in sehr kaltem Wasser. Der Körper ist hier in einer eingeschlossenen trockenen Luftschicht und kann darüber hinaus noch mit warmer bzw. heizbarer Unterkleidung effektiv gegen Auskühlung geschützt werden. Das Tauchen mit einem solchen Anzug macht jedoch besondere Fertigkeiten und Kenntnisse des Tauchers notwendig, da die Luft im Anzug beim Ab- und Auftauchen abgelassen bzw. zugeführt werden muss.

Ein wesentliches Problem der Wärmeprotektion bei extrem langen Tauchgängen in Trockentauchanzügen ist durch die Urinausscheidung gegeben. Gelingt es nicht, den Urin durch spezielle Ventile aus dem Tauchanzug heraus bzw. in einem geschlossenen System zu halten, kommt es zur Feuchtigkeitsansammlung im Anzug und damit zu erheblichem Wärmeentzug.

Grundsätzlich sind beide Typen von Tauchanzügen geeignet, vor gefährlicher Hypothermie zu schützen. Im Ernstfall sichern die Anzüge über Stunden im eiskalten Wasser das Überleben, während ohne Wärmeschutz die Überlebenszeit nur kurz wäre.

Hinweis. Wichtig ist bei Kaltwassertauchgängen, auch die Hände ausreichend vor Auskühlung zu schützen, damit nicht durch Kälteeinwirkung die resultierende Gefühllosigkeit und die Bewegungseinschränkung der Hände zu Schwierigkeiten beim Bedienen der Tauchausrüstung führen.

3.2.3 Wie erkennt man eine Hypothermie?

Die Einteilung der Hypothermie in verschiedene Schweregrade ist einerseits sehr sinnvoll, da je nach Schwere der Hypothermie verschiedene Vorgehensweisen resultieren, andererseits ist eine Einteilung anhand der gemessenen Körpertemperatur vor allem im Bereich der notfallmedizinischen Maßnahmen am Unfallort häufig nicht praktikabel. Herkömmliche Fieberthermometer können nur eine Temperaturabnahme bis ca. 35,0 °C messen. Um einen Abfall der Kernkörpertemperatur auf wirklich gefährliche Werte nachweisen zu können, benötigt man geeignete Thermometer, die z. B. über die Temperatur des Trommelfells oder über elektronische Sonden (Magen, Darm, Harnblase) einen niedrigen Wert der Kernkörpertemperatur anzeigen können. Die Temperatur der Haut ist in diesen Fällen irrelevant.

Einteilung nach Schweregrad und Temperatur:

- Leichte Hypothermie: 35–33 °C
- Mittelschwere Hypothermie: 33–30 °C
- Schwere Hypothermie: >30 °C

Für die Akutversorgung eines unterkühlten Patienten ist die Einschätzung anhand des klinischen Bildes (Symptome) wesentlich relevanter.

Ein wichtiges Kriterium in der Einschätzung des Schweregrades der Hypothermie ist das Kältezittern. Dieser physiologische Mechanismus zu Erhöhung der Körpertemperatur setzt nur ein bei einer leichten Abkühlung auf Werte unter 36 °C und ist nur möglich bis ca. 32–33 °C. Sinkt die Körpertemperatur weiter, verliert der Körper die Fähigkeit des Zitterns und damit die Möglichkeit, sich selbst zu erwärmen.

Hinweis. Unter dem Verdacht einer Unterkühlung ist ein Mensch, der nicht zittert, entweder warm oder lebensbedrohlich kalt!

Kompaktinformation

Einteilung der Unterkühlung nach Schweregrad und Symptomen

1. Leichte Hypothermie
   - Vollständig bei Bewusstsein, kreislaufstabil
   - Starkes Zittern
2. Mittelschwere Hypothermie
   - Bewusstseinseinschränkungen (verzögerte oder wirre Antworten)
   - Verlust der Orientierung, Amnesie, auch Bewusstlosigkeit möglich
   - Verlust der Fähigkeit, sinnvoll an der eigenen Rettung mitzuwirken (Rettungsring halten, Seil erfassen, bestimmte Richtung schwimmend einschlagen, Kopf über Wasser halten)
   - Kaum noch Zittern, eher rigide Muskeln (ähnlich der Leichenstarre)
   - Deutliche Abnahme der Herzfrequenz
   - Störungen der Erregungsbildung und -leitung am Herzen
   - Deutliche Abnahme der Atemfrequenz
3. Schwere Hypothermie
   - Bewusstlosigkeit
   - Weite Pupillen, evtl. lichtstarr, keine Sehnenreflexe
   - Herzrhythmusstörungen von extremer geringer Herzfrequenz (10–20/min) bis hin zu Kammerflimmern. Stark gesunkener Blutdruck ohne tastbare Pulse, kaum noch Eigenatmung, 1–2 Atemzüge pro Minute, Patienten sehen aus, als ob sie tot wären

3.2.4 Behandlung der Hypothermie

Erstmaßnahmen

- In allen Fällen einer Hypothermie sollte jeder Patient unabhängig vom klinischen Schweregrad aus dem Wasser in eine horizontale Position gebracht werden. In jedem Fall sollte man den Patienten dabei äußerst schonend bewegen. Dabei muss unbedingt eine vertikale Lage des Opfers vermieden werden, um der Gefahr des so genannten Bergetodes (Afterfall) entgegenzuwirken. Hierbei kommt es zu einem Versacken des Blutes in der unteren Körperhälfte und damit zu einem totalen Kreislaufzusammenbruch, an dem der Patient versterben kann.

Hinweis. Etwa 20 % aller Todesfälle bei Hypothermien im Wasser treten kurz vor, während oder kurz nach der Rettung auf.

- Nach Überprüfung von Bewusstsein und Herz-Kreislauf-Funktion gegebenenfalls mit Maßnahmen der Reanimation beginnen. Allerdings sollte nur dann eine externe Herzmassage durchgeführt werden, wenn überhaupt keine Pulsaktivität festgestellt werden kann, da sonst das eventuell sehr langsam schlagende und sehr empfindliche Herz durch die Herzdruckmassage zum Flimmern gebracht werden kann.

- Überprüfen, ob der Patient zittert oder nicht. Wer stark genug zittert, wird auch von allein wieder warm! Zusätzlich sollte man bei dem nicht bewusstlosen Patienten die Bewusstseinslage differenziert überprüfen. Dazu kann man dem Patienten Fragen zum Ort, seiner Person und zur Sache stellen. Anhand der gewonnen Ergebnisse kann man Rückschlüsse auf den Schweregrad der Hypothermie ziehen.
- Alle nassen Kleidungstücke sind vorsichtig zu entfernen und weitere Wärmeverluste unbedingt zu vermeiden. Dazu sind verschiedene Methoden, wie Zuführung warmer Luft, Wärmepackungen, Kameradenerwärmung, Schlafsäcke oder Decken, anwendbar. Keine Wärmepackungen über 40 Grad! Sonst besteht die Gefahr von Hitzeläsionen der sehr vulnerablen kalten Haut.
- Bei schwerer und mittelschwerer Hypothermie sollte prähospital keine aktive Wiedererwärmung durch heiße Bäder oder Duschen durchgeführt werden, da hier sonst die Gefahr besteht, dass kaltes Blut aus der Peripherie des Körpers plötzlich in das noch etwas wärmere Herz gelangt, was zu einem Kreislaufversagen führen kann (Afterdrop)!

Erste medizinische Hilfe

Hinweis. Medizinische Hilfe ist bei leichter Hypothermie meist nicht notwendig.

Bei schwerer und mittelschwerer Hypothermie gibt es einige notfallmedizinische Besonderheiten.

- So sollte man auf die intravenöse Gabe von Ringer-Laktat bei diesen Patienten verzichten, da die kalte Leber nicht in der Lage ist, Laktat zu metabolisieren und somit die Gefahr einer Übersäuerung steigt.
- Zentrale Venenkatheter sollten so gelegt werden, dass es nicht zur Irritation des Herzens durch Seldinger-Drähte oder Katheter kommt, da hiermit ein Kammerflimmern ausgelöst werden kann.
- Eine externe Herzmassage nur dann durchführen, wenn keine elektrische oder mechanische kardiale Aktivität festzustellen ist (z. B. mit Doppler) Die Pulslosigkeit allein ist keine Indikation zur Herzdruckmassage bei einer schweren Unterkühlung. Bei einer Hypothermie zwischen 20 und 28 °C und Asystolie wird empfohlen, jeweils 5 min CPR mit anschließender 5-minütiger Pause anzuwenden. Unter 20 °C Körpertemperatur 5 min CPR mit dann 10 min Pause.

- In der Reanimation bei schwerer Hypothermie sollte auf Katecholamine (Adrenalin) verzichtet werden, da diese die Gefahr des Kammerflimmerns erhöhen.
- Die elektrische Defibrillation bleibt wirkungslos, solange der Patient hypotherm ist. Unter solchen Bedingungen sind auch rhythmisierende pharmakologische Maßnahmen (Amiodaron, Lidocain) kaum mit Aussicht auf Erfolg verbunden. Grundsätzlich sollten daher alle elektrokardiografischen Anomalien außer der Asystolie (Nulllinie) erst dann behandelt werden, wenn der Patient wiedererwärmt ist.

  Ab einer Temperatur von 30 °C kann im Verlauf einer Wiedererwärmung mit dem Versuch einer Defibrillation begonnen werden, jedoch jeweils nur einen Schock. Bei Erfolglosigkeit ist bis zum nächsten Versuch mit der Wiedererwärmung für 1–2 Grad fortzufahren.

Hinweis. Der Notarzt muss einen schonenden schnellen Transport ggf. auch unter Reanimation durchführen und dabei vorzugsweise ein medizinisches Zentrum mit Möglichkeiten extrakorporaler Wiedererwärmung ansteuern.

Behandlung im Krankenhaus

Konservative Verfahren sind bei Patienten mit noch vorhandener Kreislauffunktion geeignet, um diese sicher wieder zu erwärmen. Röggla et al. (2002) konnten an 36 Patienten, die eine Kernkörpertemperatur zwischen 20–28 °C aufwiesen, in 92 % erfolgreich eine konservative Wiedererwärmung mit Luft mit 1 °C pro Stunde durchführen.

Die konvektive Wiedererwärmung durch warme Luft mittels geeigneter Wärmedecken und Warmluftgebläse hat sich unter den konservativen Verfahren eindeutig als das Verfahren der Wahl etabliert.

Diese Methode ist einfach und preiswert in der Anwendung und faktisch in allen Krankenhäusern vorhanden. Ein weiter Vorteil ist, dass alle bisherigen Erfahrungen dafür sprechen, dass es bei der Anwendung dieser Methode keinen Afterdrop gibt. Vor allem dann nicht, wenn man bei der Wiedererwärmung zunächst die Arme und Beine nicht mit der Wärmematte abdeckt, sondern freilässt, damit nur der Körperkern zuerst wiedererwärmt wird.

Die Steuerung einer Wiedererwärmung insbesondere bei Asystolkie sollte mit einer Ösophagussonde erfolgen, idealerweise 24 cm unter dem Übergang zum Rachen.

Für Patienten mit Kreislaufstillstand ist ein extrakorporales Verfahren mit einer Herz-Lungen-Maschine („extra-corporal life support“) die einzige Chance zu überleben.

Kompaktinformation

Bei der Behandlung von schwer unterkühlten Patienten gilt es, sich nicht entmutigen zu lassen. Lange Reanimationszeiten und ein Transport unter den Bedingungen einer Reanimation sind bei diesen Patienten immer wieder erfolgreich! Es gilt daher weiterhin die alte rettungsmedizinische Grundregel „Niemand ist tot, bis er warm und tot ist". Nur diese Strategie ist in der Lage, unnötige Todesfälle von unterkühlten Patienten innerhalb der Rettungskette vom Unfallort bis zum Krankenhaus zu vermeiden. Dabei ist damit zu rechnen, dass viele Patienten, trotz aller Bemühungen, am Ende der mitunter langen Rettungskette vom Unfallort bis zum geeigneten Krankenhaus verstorben sind.

Fallbeispiel 1. Ein 59-jähriger Patient wird an einem Novembertag bei leichten Frost morgens auf der Parkbank bewusstlos von einer RTW-Besatzung aufgefunden. Der Patient ist nicht erweckbar, hat jedoch noch einen tastbaren Puls an der Halsschlagader. Nach dem Transport zum Krankenhaus wird der Patient von der Trage des Rettungswagens in der zentralen Notaufnahme unseres Krankenhauses umgelagert. Dabei kommt es zum Umschlagen des langsamen Sinusrhythmus des Herzens zu einem Kammerflimmern. Der Patient wurde daraufhin intubiert und kardiopulmonal reanimiert. Es wurde eine schwerste Hypothermie festgestellt mit einer in der Speiseröhre gemessenen Kernkörpertemperatur von 21,9 °C. Die mechanische Reanimation wurde über 120 min mit Hilfe einer elektromechanischen Reanimationshilfe durchgeführt. Anschließend wurden in die Blutgefäße der rechten Leiste die Anschlüsse für eine extrakorporale Zirkulation (ECLS) gelegt. Danach konnte die mechanische Reanimation beendet werden, da der Blutfluss und die Sauerstoffversorgung des Körpers nun gesichert waren. Nach 6 Stunden wurde eine Temperatur von 29 °C erreicht und beim daraufhin durchgeführten ersten Defibrillationsversuch wieder ein Sinusrhythmus. Der Patient hatte zu diesem Zeitpunkt 8 Stunden Kreislaufstillstand hinter sich und überlebte diese schwere Hypothermie ohne jeglichen neurologischen oder sonstigen Schaden.

Fallbeispiel 2. Ein 54-jähriger männlicher, adipöser Sporttaucher begibt sich mit einer Gruppe von Tauchern ohne Sicherheitsleine zu einem Eistauchgang in einem zugefrorenen See. Die Eisdecke ist nicht komplett. Rings um das Ufer ist ein Streifen von ca.12 m eisfrei. Bereits vor dem Tauchgang berichtet der Taucher nach Angaben seiner Tauchpartner über Unwohlsein. Der Tauchgang wird dennoch durchgeführt. Wie alle seine Tauchpartner trägt auch dieser Taucher einen Trockentauchanzug. Etwa 10 min nach Beginn des Tauchganges in ca. 10–12 m Tiefe trennt sich der Taucher von seinem Partner und signalisiert, dass er auftauchen will. Der Partner gibt das OK-Zeichen und lässt seinen Partner allein auftauchen. Zeugen am Ufer berichten später, den Taucher bei seinem Aufstieg gesehen zu haben, als er in das nur dünne Eis mit seiner Lampe ein Loch zu schlagen versuchte. Nachdem seine Hand die Eisdecke durchstoßen hat, hörten seine vom Ufer sichtbaren Bewegungen jedoch auf. Die Zeugen schließen daraus jedoch nicht auf eine Gefahrensituation. Von seiner Position aus hätte der Taucher, ca. 30 m unter dem Eis schwimmend, freies Wasser erreichen können.

Erst als seine Tauchpartner den Tauchgang ca. 50 min später beenden, bemerken sie das Fehlen des Tauchers. Da aber alle Luftvorräte der Gruppe aufgebraucht wurden, sind sie nicht in der Lage, den Taucher zu suchen. Daraufhin wird der Notruf ausgelöst. Die nach weiteren 20 min eintreffende Feuerwehr kann durch den ebenfalls am Unfallort eintreffenden Rettungshubschrauber (BK117) über Funk zu dem sichtbar unter dem Eis treibenden leblosen Taucher dirigiert werden. Die Bergung des Tauchers erfolgt 90 min nach dem letzten Lebenszeichen. Der Taucher ist bewusstlos, die Haut ist kalt, die Pupillen sind weit, Pulse sind keine tastbar, im EKG zeigt sich eine Nulllinie. Der Luftvorrat seiner Tauchausrüstung beträgt 160 bar.

Der Notarzt des Rettungshubschraubers beginnt mit der Reanimation und vermutet bei dem Patienten Beinnahertrinken mit schwerer Hypothermie. Aus technischen Gründen ist die Bestimmung der Kernkörpertemperatur nicht möglich. Der Tauchanzug ist in der oberen Körperhälfte jetzt aufgeschnitten. Nach 30 min erfolgloser Reanimation entschließt sich der Notarzt, den Patienten unter den im Hubschrauber extrem schwierigen Bedingungen einer fortgeführten Reanimation zum nächstgelegenen geeigneten Krankenhaus zu fliegen. Nach ca. 15 min Flugzeit und weiteren 15 min Reanimation im Krankenhaus (nunmehr insgesamt 60 min Reanimation und 135 min nach dem letzten Lebenszeichen) wird bei dem Patienten mittels Temperatursonde im Blasenkatheter die Kernkörpertemperatur ermittelt, die 36,2 °C beträgt. Damit ist keine Indikation mehr zur Fortführung der bis dahin erfolglosen Reanimation gegeben. Der Taucher wird für tot erklärt.

Fazit: Abgesehen von der völlig desolaten Planung und Durchführung des Eistauchganges durch den Taucher und seine Partner ist festzustellen, dass der Trockenanzug in Kombination mit einer mäßigen Fettleibigkeit des Tauchers diesen vollständig vor einer Hypothermie geschützt hat. Da die Hypothermie aber nicht ausgeschlossen werden konnte, hat der Notarzt völlig richtig die Entscheidung getroffen, in der Klinik zweifelsfrei die Kernkörpertemperatur bestimmen zu lassen (... niemand ist tot, bis er warm und tot ist!).

Weiterführende Literatur

1. Bierens JJLM (Hrsg.): Handbook on drowning. Berlin, Heidelberg, New York, Tokyo: Springer, 2006
2. Edmonds C, Lowry C, Pennefather J: Diving and subaquatic medicine. Oxford: Butterworth & Heinemann, 1992
3. European Resuscitation Council: Kreislaufstillstand unter besonderen Umständen: Elektrolytstörungen, Vergiftungen, Ertrinken, Unterkühlung, Hitzekrankheit, Asthma, Anaphylaxie, Herzchirurgie, Trauma, Schwangerschaft, Stromunfall. Sektion 8 der Leitlinien zur Reanimation 2010 des European Resuscitation Council. Notfall Rettungsmedizin 2010; 13: 679–722
4. European Resuscitation Council Guidelines for Resuscitation: Section 4. Cardiac arrest in special circumstances. Resuscitation 2015; 95:148
5. Gilbert M, Busund R, Skaqseth A et al.: Resuscitation from accidental hypothermia of 13.7 degrees C with circulatory arrest. Lancet 2000; 355: 375–376
6. Gordon L, Paal P, Ellerton JA, Brugger H, Peek GJ, Zafren K: Delayed and intermittent CPR for severe accidental hypothermia. Resuscitation 2015; 90: 46
7. Oakley EH, Pethybridge RJ: The prediction of survival during cold immersion: results from The UK National Immersion Incident Survey. INM Report No. 97011, 1997
8. Röggla M, Frossard M, Wagner A et al.: Severe accidental hypothermia with or without hemodynamic instability: rewarming without the use of extracorporeal circulation. Wien Klin Wochenschr 2002; 114: 315–320

Tipps für Tauchlehrer

1. Zur Vermeidung eines Hitzestaus erfolgen Aufbau und Transport des schweren Tauchgeräts in bequemer Kleidung und nicht in der prallen Sonne.
2. Schnorcheltaucher sind auf die besondere Gefährdung durch Sonnenbrand hinzuweisen.
3. Sonnenhut und Sonnencreme können ebenso Bestandteil einer vollständigen Tauchausrüstung sein wie ausreichender Kälteschutz (z. B. auch im Sommer unter der Temperatursprungschicht).
4. Hochgeschlossene Neopren-Bekleidung erleichtert den Aufenthalt im kalten Wasser, ebenso nützlich sind Tauchzeitbegrenzungen, eine Thermoskanne mit warmem Wasser und zwei erste Stufen.
5. Der Tauchlehrer sollte bei Anzeichen einer beginnenden Auskühlung seiner Tauchschüler umgehend zum Ausstieg zurücktauchen.
6. Winddichte Jacken dürfen auch über dem nassen Neopren-Anzug getragen werden.
7. Ein Flüssigkeitsverlust durch Schwitzen und Atmen trockener Luft (v. a. an Land) begünstigen Dekompressionserkrankungen. Eine gefüllte Trinkflasche gehört daher zur Ausrüstung vorbildlicher Tauchlehrer und fortschrittlich denkender Taucher.
8. Alkohol hat im unmittelbaren Umfeld einer Tauchbasis und an Bord eines Tauchschiffes nichts verloren.

4 Kompression und Dekompression

A. Salm

In diesem Kapitel werden die physikalischen und tauchtechnischen Grundlagen der Kompression und der Dekompression skizziert. Weiterhin werden, aufbauend auf diesen Grundlagen, Modelle der Dekompressionstheorie erläutert. Der Großteil des Kapitels ist genau deshalb diesen Modellen gewidmet, da sie versuchen, die Phänomene der Dekompressionskrankheit mittels sehr einfacher Methoden zu beschreiben. Anhand der historischen sowie der mathematischen Entwicklung der Modelle während den letzten 100 Jahre wird der Bezug zur tauchtechnischen Realität kontrastiert. Dieser Kontrast verschärft den Blick auf die Unzulänglichkeiten der Modelle, woraus dann einfache Tipps für die tägliche Praxis des Tauchens resultieren: Diese Tipps bilden den Abschluss des Kapitels.

Auch wenn im Folgenden oft von so genannten „Kompartimenten" die Rede ist, sollte nicht unterschlagen werden, dass es sich hierbei um keine echten Gewebe oder gar Organe handelt, auch wenn dies in anderen Darstellungen oder Tauchcomputermanuals oftmals unterstellt wird. Kompartimente sind lediglich mathematische Modellgewebe, die ganze Gruppen von unterschiedlichen Organen oder komplette Organsysteme zusammenfassen. Die Gemeinsamkeiten sind in einer ähnlichen Perfusionsrate, einem Wasser- oder Fettanteil bzw. einer Inertgaslöslichkeit zu suchen.

Genau in diesem Sinne sind auch die vielen unterschiedlichen, so genannten „Dekompressionsmodelle" zu verstehen: Keinesfalls sind hier die wirklich ablaufenden Vorgänge in einem menschlichen Körper modelliert. Ein Modell kann nicht die Realität erklären, sondern lediglich versuchen, vorhandene Messergebnisse zu interpretieren.

Alle diese Modelle leben von substanziellen Vereinfachungen: einerseits aus Unwissenheit über die konkreten Vorgänge und andererseits, um überhaupt eine mathematische Behandlung zu ermöglichen. Darüber hinausgehende zusätzliche Vereinfachungen sind dem Umstand geschuldet, dass ein Taucher, z.B. beim Aufstieg, eben nicht beliebig lange warten kann, bis der Tauchcomputer das Ergebnis seiner Berechnungen präsentiert.

Die am meisten verwendete Abkürzung dieses Kapitels ist demzufolge das „circa" (ca.): Auf keinen Fall soll durch Formeln sowie die Beispiele mit konkreten Zahlen der Eindruck erweckt werden, bei den Berechnungen der Dekompressionsmodelle würde es sich um exakte Wissenschaft handeln.

4.1 Überblick

Der Organismus von Luft atmenden Lebewesen befindet sich, im Einklang mit dem zweiten Hauptsatz der Thermodynamik, in einem labilen Gleichgewicht mit den Umgebungsbedingungen an der Erdoberfläche, z. B. der Temperatur, dem Luftdruck und der Zusammensetzung dieser Luft. Weichen diese Parameter der Umgebung, z. B. durch eine Druckzunahme beim Abtauchen (Kompression) von den Werten im Organismus ab, so wird ein neues Gleichgewicht hergestellt werden; dieser Vorgang dauert naturgemäß einige Zeit.

Sind die Abweichungen zu groß oder erfolgt die Änderung zu schnell, kann ein Organismus mit krankhaften Folgen reagieren. Bei der Kompression wird dies als Barotrauma beschrieben.

Es herrscht ein breiter und allgemeiner Konsens darüber, dass durch die Druckentlastung beim Auftauchen (Dekompression) der Körper eines Tauchers, zumindest teilweise, gegenüber dem reduzierten Umgebungsdruck übersättigt ist. Die Größe der Übersättigung wird durch einen Inertgaspartialdruck dargestellt: Ist diese Übersättigung groß oder erfolgt die Druckentlastung rasch, kann eine krankhafte Reaktion im Körper des Tauchers erfolgen und wird üblicherweise als Dekompressionskrankheit (DCS = „decompression sickness") bezeichnet. Einige der Ursachen dieser Krankheit können mechanische Reaktionen sein, die durch die sich ausdehnenden Inertgasblasen hervorgerufen werden. Beispiele sind die Blockade von Kapillaren oder die Deformation von Schmerzrezeptoren. Weiterhin herrscht Konsens, dass stille oder auch durch Doppler-Ultraschall nachweisbare Inertgasblasen sekundäre, biochemische Prozesse auslösen können, wie z. B. die Komplementaktivierung und Veränderungen der Elastizität von Gefäßwänden. Die Schwere der Krankheitssymptome ist abhängig von der Größe des überschüssigen Inertgasvolumens, d. h. auch von der Anzahl und Größe der Inertgasblasen sowie vom Ort ihrer Entstehung (Abb. 4.1).

Die Symptome rangieren von subklinischen Erscheinungen wie Müdigkeit oder Kopfschmerz über Marmorierung der Haut, Gelenk- und Muskelschmerzen (sog. „DCS-Typ I") bis hin zu Miktions-, Gleichgewichts- und Bewusstseinsstörungen. Weiterhin können vitale Vorgänge in Herz, Lunge, Gehirn und Rückenmark betroffen sei („DCS-Typ II"). Der Endpunkt einer schweren Dekompressionskrankheit kann tödlich sein. Die genauen Symptome, sowohl der Barotraumen als auch der DCS, ihre Vermeidung sowie der Nachweis und ihre Behandlung werden in den entsprechenden Kapiteln dieses Buches detailliert beschrieben.

Das Ziel der hier beschriebenen Theorien und Modelle ist es jedoch, die krankhaften Folgen, wenn nicht zu vermeiden, so doch zumindest zu minimieren. Aufgrund der Komplexität der biochemischen Vorgänge, einer individuellen Suszeptibilität (persönliche Empfindlichkeit) sowie der großen biometrischen Variabilität der betroffenen Menschen kann man den Modellen nur sehr begrenzten Erfolg bescheinigen.

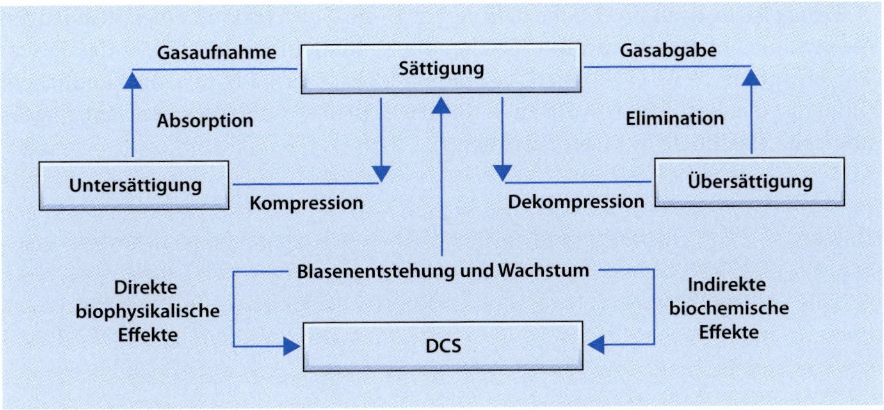

Abb. 4.1: DCS-Paradigma

Naturgemäß ist der Großteil der zum praktischen Tauchen einsetzbaren Modelle mathematisch linear und hat somit nur eine begrenzte Aussagekraft. Wie bei allen Modellen dieser Welt ist damit keinerlei absolute Wahrheit verbunden: Der aktuelle und sich stetig verfeinernde mathematische Formalismus dient lediglich als Werkzeug, um Forschungsergebnisse darzustellen und mit der limitierten Prognosemöglichkeit DCS-Probleme zu minimieren.

In genau diesem Sinne ist auch die erste Dekompressionstabelle der Welt, entstanden mittels Druckkammerexperimenten an Ziegen und an menschlichen Tauchern um ca. 1907 von Haldane et al. getestet, zu verstehen (Boycott et al. 1908). Durch vorberechnete und tabellierte Stopps beim Auftauchen in Stufen im Abstand von 10 feet (ca. 3 m) wird dem Organismus des Tauchers genügend Zeit eingeräumt, das überschüssige Inertgas über die Lunge abzugeben. Die Autoren haben damals schon die Limitierung, sowohl in Tauchtiefe, Tauchzeit als auch bezüglich anderer Parameter explizit dargestellt: Ältere Taucher (älter als 40) sowie „inclined to obesity" (zur Fettleibigkeit neigend) sollten gewisse Vorsichtsmaßnahmen ergreifen und u.a. die Stoppzeiten verlängern bzw. die Grundzeiten verkürzen.

Wenn in diesem Kapitel ein Forscher oder eine Technologie nicht erwähnt wird, so beinhaltet das keinerlei Wertung: Es ist lediglich dem Charakter eines Handbuchs und dem damit notwendigerweise einhergehenden beschränkten Platzangebot geschuldet.

4.2 Einheiten der Druckmessung

Ein **Mikrometer** (1 µm) entspricht 10^{-6} m = 10^{-3} mm, d.h. einem Tausendstel eines Millimeters.

Druck ist als Kraft pro Fläche definiert, z. B. die Gewichtskraft einer 10 m langen Wassersäule auf eine bestimmte Fläche; die SI-Maßeinheit hierfür ist das **Pascal** (Pa), entspricht Newton (N) pro Quadratmeter (Pa, 1 Pa = 1 N/m^2), die handlichere Einheit ist das **Bar**: 1,0 bar = 10^5 Pa → 100 kPa → 10 msw („meters of seawater": geometrische Tauchtiefe in Meter Salzwasser).

Hinweis. In englischsprachigen Quellen tauchen die imperialen Druckeinheit psi und fswa („feet of sea water") auf. Die Umwandlung der imperialen Druckeinheit fsw nach msw entspricht keinesfalls der Umwandlung der Längenmaße „feet" nach m! Wird der abgerundete Wert von 33 fsw/1 atm benutzt, so ist der Konversionsfaktor 3,2568 fsw/msw.

Die bevorzugte Maßeinheit bei der Messung vom Blutdruck ist die Nicht-SI-Einheit **Torr** (mmHg) und bedeutet die Länge in mm einer Quecksilbersäule.

Einen Überblick verschaffen die folgenden Umrechnungsfaktoren der Druckeinheiten; die üblicherweise verwendeten Näherungen stehen in Klammern:

1 Atmosphäre (atm) =
- 10,08 (10) msw
- 33,05 (33) fsw
- 33,93 (34) feet fresh water
- 1,033 kg/cm^2
- 14,696 (14,7) psi (pounds square inch oder lbs/in^2)
- 1,013 bar
- 101,3 (101) kPa
- 760 Torr (mmHg)

4.3 Phasen eines Tauchganges

- **Kompression**: Druckzunahme, einhergehend mit dem Abstieg in die Tiefe in einem Gewässer. Pro 10 m Wassersäule wird mit einer Druckzunahme von ca. 1 bar gerechnet (s. Abschnitt 4.2).
- **Isopression**: Von altgriechisch ἴσος („iso" = gleich): der Teil des Tauchganges, bei dem der Umgebungsdruck i. d. R. beim größten Wert, aber relativ konstant gehalten wird, auch als Grundphase („bottom phase") bezeichnet.
- **Dekompression**: Einhergehend mit dem Aufstieg ist die Druckabnahme, die Dekompression.

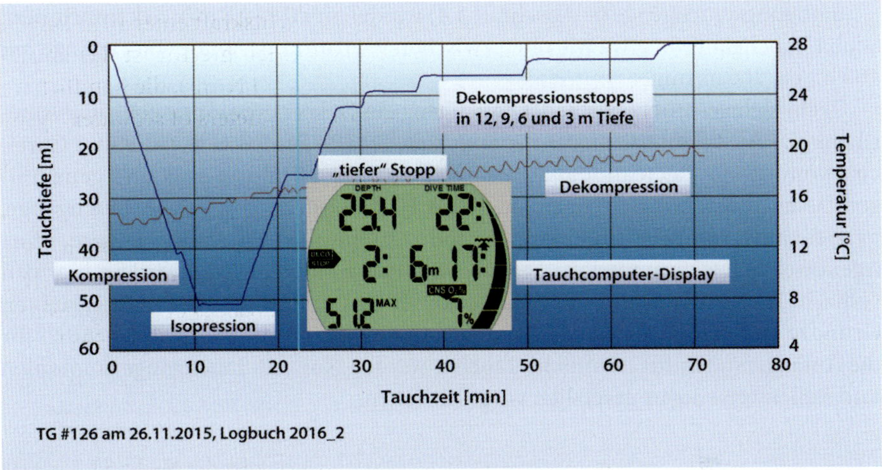

Abb. 4.2: Phasen eines Tauchganges (dunkelblaue Linie: Tiefenprofil, rote Linie: Temperaturprofil, hellblaue Linie: Markierung, Lesezeichen)

Abb. 4.2 zeigt diese Phasen anhand eines realen Druckkammertauchganges, protokolliert mittels Tauchcomputer, auf ca. 51 m mit einer Grundzeit von ca. 15 min wobei ca. 5 min auf 51 m verweilt wurde. Der Abschnitt im Bereich um 22 min (bei der hellblauen Markierung) beschreibt einen „tiefen" Stopp bei ca. 25 m. Das dazugehörige Display des Tauchcomputers ist rechts daneben zu sehen: Es zeigt die bis dahin verstrichene Tauchzeit (22 min), die aktuelle (25,4 m) sowie die maximale (51,2 m) Tiefe, die Sauerstoffbelastung für das Zentralnervensystem (%CNS O_2) mit 7 %, die empfohlene Stoppzeit auf 6 m Tiefe mit 2 min sowie die aktuelle Vorhersage für die gesamte Auftauchzeit mit 17 min. In den Tiefen von 12, 9, 6 und 3 m folgen die regulären, von der benutzten Tauchtabelle vorgeschriebene Dekompressions-Stopps. Die gesamte Tauchzeit summiert sich somit auf ca. 70 min – in Abb. 4.2 ganz rechts zu sehen. Die Kompressionsrate wie auch die Aufstiegsrate (Aufstiegsgeschwindigkeit) betrug ca. 5 m/min.

Die Festlegung der Aufstiegsgeschwindigkeit z. B. mit 60 Fuß/min (= 18,3 m/min) in den alten USN Diving Manuals folgte keineswegs einem physiologischen Gesetz oder einer medizinischen Erwägung. Ein Fuß pro Sekunde ist leicht messbar und darüber hinaus war dies lediglich der arithmetische Mittelwert aus den technisch möglichen Aufstiegsgeschwindigkeiten der Helmtaucher (ca. 20–25 Fuß/min) mit denen von den U.S.-Navy-Kampftauchern gewünschten (>100 Fuß/min). In den USN Diving Manuals sollten nämlich keine unterschiedlichen Aufstiegsgeschwindigkeiten erscheinen (Quelle: Sixty Feet Per Minute. Why? by the Rev. Edward H. Lanphier, M.D.).

Sättigungstauchgänge (s. Abschnitt 4.4) werden mit 0,9–1,8 m/h dekomprimiert, Scuba-Tauchgänge in etwa wie oben zwischen 9–20 m/min, Apnoe-Tauchgänge mit 100 bis ca. 200 m/min.

Technisch gesprochen ist jeder Tauchgang ein Dekompressionstauchgang. Amerikanische Ausbildungssysteme für Sporttaucher (PADI, SSI et al.), die ihre Curricula vom RSTC (Recreational Scuba Training Council) normieren und genehmigen lassen müssen, bevorzugen, auch aus Haftungsgründen, solche Tauchgänge, bei denen der Taucher direkt vom Grund zur Oberfläche auftauchen kann, ohne irgendwelche Dekompressions-Stopps einhalten zu müssen. Man spricht hier von Nullzeit-Tauchgängen („no decompression diving", „no stop dives"), die erlaubten Grundzeiten werden als „NDL" („no decompression limits") bezeichnet. Auch für die Anfängerstufen für berufliche Taucher werden Nullzeit-Tauchgänge empfohlen und stellenweise sogar gesetzlich vorgeschrieben.

4.4 Arten von Tauchgängen

Tauchgänge können nach Art und Dauer des herrschenden Druckprofils unterschieden werden: Kastenprofile, Multi-Level, Wiederholungs-Tauchgänge, Bounce-Diving, Sat-Diving, Sur-D, U-Boot-Ausstiege, Apnoe. Weiterhin sind hierbei Aufstiegsraten und Arten von Dekompressions-Stopps unterschiedlich.

Kastenprofile

Bedingt durch im 19. Jahrhundert vorhandene Technologien und Tätigkeiten für den oberflächenversorgten Helmtaucher, blieb der Taucher die meiste Zeit auf einer Tiefe, um seine Aufgabe zu erfüllen. Auch heute noch gibt es Kastenprofile, üblicherweise bei beruflichen Vorgängen wie:

- Wartungs- und Reparaturarbeiten im Hafenbereich, am Unterwasserschiff oder an Dämmen, Ölbohrinseln oder anderer maritimer Architektur;
- bei Bauarbeiten im Rahmen von Tunnelbohrungen im Kopfbereich einer TBM (Tunnelbohrmaschine);
- oder bei Ausschachtungen oder Fundamentlegungen, unter der Benutzung von Caissons (Senkkästen);
- medizinische oder experimentelle Tauchgänge in einer Druckkammer (s. auch Abb. 4.2);
- oder bei tiefen Off-shore-Projekten, allerdings dann mit Tauchzeiten von mehreren Stunden oder Tagen als Sättigungstauchgänge.

Die Dekompressionen sind für einen konstanten Druck auf der Arbeitstiefe einfacher zu berechnen und als Tabelle darzustellen: Die meisten der auch heute noch erhältlichen Tauchtabellen beruhen auf dieser Rechenmethode.

Multi-Level-Profile

Dies sind die typischen Tiefen-/Zeitprofile für Sport-, Forschungs- oder Taucherarbeiten für hoheitliche Aufgaben (Feuerwehr, Polizei, Bergungs- und Rettungstaucher) und führen üblicherweise in mehrere unterschiedliche Tiefen, daher der Name „Multi-Level".

Die Berechnung der Dekompression mit den unterschiedlichen Drücken der einzelnen Level geschieht üblicherweise durch einen Tauchcomputer, den der Taucher mit sich führt. Rechnergestützte Software kann hierbei ebenso eingesetzt werden – die Planung des Tauchgangs kann somit im Trockenen, im Voraus geschehen. Es können verschiedene Atemgase und unterschiedliche Stopp-Szenarien simuliert und dokumentiert werden.

Der vom Taucher mitgeführte Computer bietet hingegen den Vorteil einer relativ unbestechlichen, von der Inertgasnarkose (Tiefenrausch) unbeeinflussbaren und für forensische Zwecke gültigen Aussage über Tiefen und Zeiten, über herrschende Temperaturen und Sauerstoffpartialdrücke, auch wenn der Taucher hierzu nicht mehr befragt werden kann.

Insbesondere der sog. „technische Taucher" (Tec) benutzt verstärkt Mischgas-Tauchcomputer und PC-Programme (Desktop-Deco-Software) zur Simulation langer und tiefer Tauchgänge mit mehreren Gaswechseln und mit sauerstoffangereicherten Gemischen (Nitrox) für die langen Dekompressionsphasen. Diese Art des Erholungstauchen bemüht erheblich mehr Aufwand in der Planung und Vorbereitung des Tauchgangs, der Gaslogistik, des Wärmeschutzes sowie der üblicherweise redundanten Geräteausstattung, daher der Name „technisches Tauchen". Die Tauchgänge sind i. d. R. länger, tiefer, mit mehr als einem Atemgas und mit längeren Dekompressionsphasen durchzuführen wie vergleichsweise Tauchgänge für Urlaubstaucher. Diese Tauchgänge sind deshalb oft spektakulärer Natur; die daher große Aufmerksamkeit der Medien (Print oder Social Media) steht in keiner Relation zur Anzahl der tatsächlich durchgeführten Tauchgänge oder der hiermit gezeitigten Ergebnisse (s. auch Kap. 7).

Bounce- (Jump-, Sprint-) Diving

Alle drei Begriffe aus dem Englischen bedeuten relativ kurze Tauchgänge mit schnellen Tiefenänderungen, sowohl beim Abstieg als auch beim Aufstieg. Gesetzliche Vorschriften für Berufstaucher regeln Tiefen, Zeiten und Atemgase dieser Tauchgänge; auch die Anzahl und Gestaltung der Wiederholungstauchgänge kann reglementiert sein.

Wiederholungstauchgänge

Es handelt sich um aufeinanderfolgende Tauchgänge, verbunden durch eine Oberflächenpause – eine tauchfreie Zeit. Die aktuelle Inertgassättigung der bisher durchgeführten Tauchgänge muss für jeden weiteren Tauchgang mitberücksichtigt werden. Je länger die Oberflächenpause dauert, umso geringer ist die zu berücksichtigende

Restsättigung. Ist die Oberflächenpause länger als z. B. 6 h oder auch 12 h, wird der Taucher gemäß den üblichen Tauchtabellen als komplett entsättigt betrachtet. Die USN-Tabelle von 2008 sieht hierfür ca. 16 h vor.

Oberflächenpause

Oberflächenpause ist die Zeit zwischen zwei aufeinanderfolgenden Tauchgängen an der Oberfläche. Herkömmliche Tauchtabellen benutzen ein einziges Kompartiment mit 60 min (PADI, SSI) oder 2 h (alte USN-Tabelle) Halbwertszeit zur Berechnung der Entsättigung. Mit diesen Tabellen wird der Taucher nach einer Oberflächenpause von 6 bzw. 12 h als entsättigt betrachtet. Ein Tauchcomputer rechnet die Entsättigung i.d.R. mit allen Kompartimenten, die ihm zur Verfügung stehen.

Besondere Tauchprofile

Die Profile der beruflichen Fisch-Farm-Taucher sowie von Korallen-, Perlen- oder Muscheltauchern sind gekennzeichnet durch rasche, tiefe Abstiege, oft sehr kurze Dekompressionsphasen und sehr kurze Oberflächenpausen, um möglichst viele Tauchgänge, z.B. an mehreren räumlich getrennten Netzen einer Fisch-Farm, durchzuführen. Hierbei werden bewusst, z.B. aus kommerziellen Überlegungen oder auch in Ermangelung besseren des Wissens, Dekompressionsverpflichtungen vernachlässigt und die Grenzen der traditionellen Dekompressionsrechnung erreicht: es scheint signifikante Zahlen von DCS und DON zu geben.

Sat Diving („saturation", engl.: Sättigung)

Im Gegensatz zu oben sind Sättigungstauchgänge Tauchgänge, bei denen der Taucher eine längere Zeit, i.d.R. mehrere Tage, unter einem relativ hohen Druck verbleibt. Dies geschieht üblicherweise im Off-shore-Bereich, um eine sich ständig wiederholende Dekompression zu vermeiden. Diese Vorgehensweise spart Zeit und Geld und vermeidet den wiederholten Prozess der Druckverminderung. Allerdings ist die Technologie sehr aufwändig: Alle benutzten Systeme (Gasversorgung, Druckkammer, DDC [„deck decompression chamber"], Transportkammer [DB = „diving bell", Taucherglocke]) müssen redundant und betriebsbereit sein.

Den Tiefen von Sättigungstauchgängen sind physiologische Grenzen gesetzt, bedingt durch die zunehmende Atemarbeit des mit der Tiefe dichter werdenden Atemgases bei ca. 500–700 m. Für tieferliegende Ölvorkommen wird daher auf „diverless production systems" gesetzt, sonstige tiefe Taucherarbeiten werden dann oftmals aus Kosten- und Sicherheitsgründen bevorzugt von Robotern, den ROV („remotely operated vehicles") durchgeführt.

Sur-D („surface decompression")

Sur-D ist die Dekompression an der Oberfläche mittels einer Druckkammer. Üblicherweise macht der Taucher seine tieferen Stopps noch im Wasser, bis zu einer

Tiefe von ca. 15–9 m. Der Taucher taucht dann, ohne die erforderlichen flachen Stopps auf und hat, je nach Prozedur, ca. 5–7 min Zeit (USN: 5 min, DCIEM: 7 min), sich in die bereitgestellte Druckkammer zu begeben. Dort wird er wieder auf die äquivalente Tiefe seines letzten Stopps im Wasser rekomprimiert, um danach schonend und langsam, meist auch unter der Verwendung von reinem Sauerstoff, vom Kammerbedienungspersonal kontrolliert dekomprimiert zu werden.

Der Vorteil ist, dass der Taucher bequem im Warmen und Trockenen dekomprimiert werden kann, weiterhin ist er den gefährlichen Elementen, wie Strömung, Kälte, hoher Wellengang, Raubtieren oder Schiffsverkehr, nicht mehr ausgesetzt.

U-Boot-Ausstiege

Dies sind Notaufstiege aus einem verunglückten U-Boot (DISSUB= „disabled submarine“). Hierbei wird der U-Boot-Fahrer, der ja unter Normaldruck im U-Boot lebt, innerhalb kürzester Zeit in einer Notausstiegsschleuse auf Umgebungsdruck gebracht. Mit dem in der Lunge vorhandenen Gasvorrat muss dann ein frei schwimmender Aufstieg zur Oberfläche durchgeführt werden. Die U-Boot-Ausstiege wurden in speziellen, ca. 35–40 m tiefen Tauchtürmen trainiert. Durch die aktuell zunehmende Betriebssicherheit der verwendeten U-Boote verliert diese Übung aber langsam an taktischer Bedeutung.

Apnoe (griech.: ohne Atmung)

Dabei handelt es sich um Tauchen ohne Tauchgerät, nur mit angehaltenem Atem, auch als Freitauchen oder ABC-Tauchen bezeichnet.

Rekordtauchgänge in der sog. „No-limits“-Disziplin in der dreistelligen Tiefenzone sowie die flachen Tauchgänge mit einer sehr hohen Wiederholfrequenz von Muschel- und Perlentauchern haben mit dem Problem von DCS Typ II zu kämpfen. Erstmalig wurde dies bei Tauchern im Tuamotu-Atoll als „Taravana“ beschrieben.

Aufstiegsraten oder Aufstiegsgeschwindigkeiten

Die traditionelle Aufstiegsgeschwindigkeit beträgt 1 Fuß in 1 Sekunde, also 60 Fuß (= 18,3 m) pro Minute. Zurzeit gelten ca. 9 m/min für SCUBA-Tauchgänge als allgemein akzeptiert; Apnoe geht normalerweise bis ca. 200 m/min. Von Sättigungstauchgängen wird in der Tiefe schneller, dann langsamer mit ca. 6 bis 3 Fuß/h aufgestiegen (1,8–0,9 m/h).

Arten von Stopps

- Sicherheitsstopps: ein Stopp von ca. 3–5 min im Bereich von 3–5 m Tiefe. Diese Stopps werden i. d. R. als Abschluss eines sog. Nullzeit- („NDL“) Tauchgangs empfohlen.

- Dekompressionsstopps: Stopps in den Tiefen von 3, 6, 9, 12, 15 m usw. Tiefe. Das Stopp-Schema n * 3 ist ebenfalls von Haldane et al. bereits 1908 vorgeschlagen worden; natürlich im imperialen System, also 10-Fuß-Abständen. Die Tabellenwerke betrachten diese Stopps als verpflichtend, genauso wie das Einhalten einer vorgeschriebenen Aufstiegsgeschwindigkeit.
- „Tiefe Stopps" („deep stops"): Stopps, die tiefer abgehalten werden als von einer traditionellen Dekompressionstabelle vorgeschlagen. Ein Beispiel ist Abb. 4.2 zu entnehmen: Die Tabelle resp. der Tauchcomputer zeigt den ersten traditionell berechneten Stopp mit 2 min auf 6 m an; der erste „tiefe Stopp" wird aber bereits bei ca. 25 m für ca. 3 min durchgeführt.

Die tiefen Stopps werden in den Taucherkreisen kontrovers diskutiert: eine breite (81 Taucher, 390 Tauchgänge auf 52 m, 30 min Grundzeit) und statistisch sorgfältige Studie der USN kommt zu folgendem Schluss: „ … Die Profile mit den tiefen Stopps hatten ein sehr viel größeres DCS-Risiko als die traditionellen Profile. Die langsamere Entsättigung oder die weitergehende Gasaufnahme überwiegten über die Vorteile des verringerten Blasenwachstums durch die tiefen Stopps" (Quelle: NEDU Protocol Number 05-23/32174, November 2005 und NEDU TR 11-06, Juli 2011). Über die Effektivität der tiefen Stopps kann erst dann entschieden werden, wenn noch mehr genügend belastbare Daten vorliegen.

4.5 Gase und Technologien

4.5.1 Gase

Luft (Pressluft)

Getrocknete und ölfreie Atemluft wird mittels eines Kompressors verdichtet. Dies ist das am meisten verwendete und preiswerteste Atemgas in der ungefähren Zusammensetzung 21 % O_2 (Sauerstoff), 79 % N_2 (Stickstoff).

Nitrox (EAN = Enriched Air Nitrox)

Mit Sauerstoff angereichertes Luftgemisch. Die Zahl gibt den Volumenanteil des Sauerstoffs an: Weit verbreitet sind EAN32 (32 % O_2, 68 % N_2) und EAN36 (36 % O_2, 64 % N_2). Zur Dekompression werden oft Gemische von EAN50 über EAN80 bis hin zu EAN99 (reines O_2) eingesetzt.

Da Sauerstoff unter Druck giftig wirkt („Ox Tox") müssen der Sauerstoffpartialdruck sowie die zeitliche Exposition genau kontrolliert werden, um vorgeschriebene Grenzwerte nicht zu überschreiten. Laut der NOAA-%CNS-Tabelle ist z. B. bei pO_2 = 1,6 atm die maximale Tauchdauer auf 45 min begrenzt. Die Wirkungsmechanismen der Sauerstoffvergiftungen sowie die Kontrolle von pO_2 und Zeit werden im Kapitel Tauchen mit Nitrox (s. Kap. 6) detailliert beschrieben.

Mischgase mit Helium (He)

Wegen der geringeren Narkosewirkung von He im Vergleich zu N_2 werden in Gemischen für tiefere Tauchgänge N_2-Anteile durch He ersetzt. Zusätzlich verringert sich die Atemarbeit. In Abhängigkeit der Größe des He-Anteils haben aber He-Gemische eine höhere thermische Leitfähigkeit, eine geringere Wärmekapazität und eine erhöhte Schallgeschwindigkeit.

Übliche Gemischbezeichnungen:

- Trimix (von Tri = 3), Gemisch aus O_2, He und N_2
- Heliox: He und O_2

4.5.2 Technologien

Offenes System (SCUBA = Self Contained Underwater Breathing Apparatus)

Die am meisten verwendete Ausrüstung, in der ein zweistufiges Ventilsystem den Flaschendruck auf den Umgebungsdruck reduziert. Die Ausatemluft wird direkt in die Umgebung abgegeben – es entstehen die charakteristischen Gasblasen und Atemgeräusche.

Geschlossenes System (Rebreather)

Die Ausatemluft wird in einem geschlossenen Kreislauf gehalten, die Gasblasen und die damit verbundenen Geräusche somit vermieden. Daher werden solche Systeme gern im militärischen Umfeld, beim Höhlentauchen oder auch bei der Dokumentation scheuer Unterwasserlebewesen eingesetzt. Da ein großer Teil der Ausatemluft im Kreislauf verbleibt, gibt der Körper des Tauchers auch weniger Wärme und Wasserdampf ab. Die Ausatemluft wird i. d. R. chemisch über eine Kalkpatrone (z. B. mit NaOH) vom CO_2 gereinigt, der verbrauchte Sauerstoff muss entweder mechanisch oder über elektronisch geregelte (Magnet-)Ventile wieder zugeführt werden.

Habitat oder Taucherglocken

Taucherglocken sind physikalisch abgeschlossene Bereiche, um den Tauchern Schutz vor Umgebungsbedingungen zu geben und Atemgase bereitzustellen. Für den Transport in große Tiefen werden (geschlossene) Taucherglocken für zwei Taucher eingesetzt, auf Arbeitstiefe wird die Glocke im unteren Bereich geöffnet, d. h. der Innendruck der Glocke und der Umgebungsdruck sind gleich hoch. Für flachere (bis ca. 50 m, je nach gesetzlichen Regelungen) und kürzere Tauchgänge werden offene Glocken eingesetzt. Die Versorgung der Taucher im Wasser geschieht über eine Gasleitung von der Glocke aus (Nabelschnur, „Umbilical"), üblicherweise auf ca. 80 Fuß begrenzt,

Ein Habitat dient einem längeren Aufenthalt unter Wasser, z. B. für Forschungszwecke. Es kann mehreren Tauchern als Wohn-, Schlaf- und Arbeitsraum dienen. Das bis 2013 von der NOAA betriebene Habitat „Aquarius" befindet sich in ca. 19 m Wassertiefe bei Key Largo, Florida, und kann bis zu sechs Taucher beherbergen. Die Dekompression nach einem typischen Sättigungstauchgang für Forschungsaufgaben mit mehrtägigem Aufenthalt im Habitat dauert ca. 16,5 h.

Caisson

Für Konstruktions- oder Reparaturaufgaben werden Senkkästen (Caissons) eingesetzt. Der Innendruck ist gegenüber dem auf der Arbeitstiefe herrschenden Umgebungsdruck minimal erhöht – das Innere bleibt frei von Wasser. Da der Senkkasten unten offen ist, kann somit direkt auf dem Grund gearbeitet werden.

Tunnelbohrmaschinen (TBM)

Um in wasserführenden Gesteinsschichten Tunnel bohren zu können, wird das Prinzip des Caisson analog umgesetzt: Der vordere Teil in der Ortsbrust der TBM mit dem Fräs-/Bohrkopf liegt leicht über dem Umgebungsdruck, dahinter können sich Arbeiter aufhalten.

Bei beiden Systemen (Caisson und TBM) muss der Arbeiter nach Schichtende, genauso wie ein Taucher am Ende des Tauchgangs, dekomprimiert werden. Da die Zeiten unter Druck üblicherweise im mehrstündigen Bereich liegen und auch teilweise unter erhöhten Temperaturen schwere körperliche Arbeiten zu verrichten sind, gibt es spezielle Dekompressionstabellen, oft auch mit erhöhtem Sauerstoffpartialdruck während der letzten Dekompressions-Stopps. Die Arbeitszeiten in diesen Systemen sowie die Dekompressions- und Ruhepausen unterliegen arbeitsrechtlichen Vorschriften.

4.6 Physikalische Grundlagen

4.6.1 Gesetz von Dalton

Der Gesamtdruck P_{gesamt} ergibt sich aus der Summe der Partialdrücke p_x:

$$P_{gesamt} = \Sigma\, p_x$$

Beispiel: Der Druck bei Normalnull ist ca. 1 bar = 0,2 bar p_{O2} + 0,8 bar p_{N2}.

4.6.2 Gesetz von Henry

Es beschreibt die Menge der aufgenommenen Inertgase für ein bestimmtes Volumen eines Lösungsmittels. Druck und Temperatur müssen hierbei konstant sein: Das im Lösungsmittel gelöste Inertgas befindet sich im Gleichgewicht mit dem Inertgas aus der Umgebung. Somit sind die treibenden Kräfte, die Partialdrücke im umgebenden Gas als auch in der Flüssigkeit identisch. Die Rückkehr zum Gleichgewicht nach einer Druckveränderung, z.B. durch Auf- oder Abtauchen dauert eine gewisse Zeit – ein Großteil der Dekompressionsmodelle postuliert aber die instantane Gleichheit des Drucks in einem mit Gas gefüllten Raum (Lunge) mit der sich darin befindlichen Flüssigkeit (Blut). Es soll also gelten:

$$P_{alveolar} = P_{arteriell}$$

Das Gesetz von Henry gilt in seiner Einfachheit nur in einem relativ beschränkten Rahmen bezüglich Druck und Temperatur und wurde auch nicht für alle für unser Thema hier relevanten komplexen biologische Substanzen geprüft; es gilt nur für den Zustand der Sättigung. Sättigung bedeutet, dass sich die Anzahl der Moleküle, die gerade in die Lösung gehen, sich zahlenmäßig das Gleichgewicht halten mit derjenigen Anzahl von Molekülen, die im Begriff sind, die Lösung zu verlassen. Das heißt, der Netto-Volumenfluss ist gleich 0; die Sättigung ist ein Gleichgewichtszustand.

$$Q = p \cdot l \cdot V$$

Q = gelöste Menge des Gases, p = Partialdruck des Gases, l = Löslichkeitskoeffizient, V = Volumen der Flüssigkeit.

Für den Löslichkeitskoeffizient l gelten die Angaben aus Tabelle 4.1. l ist temperaturabhängig und abhängig von der Art des Lösungsmittels: Stickstoff ist bei Raumtemperatur ca. 5-mal stärker löslich in Fett als in Wasser.

Fallbeispiel. Beispiel einer Modelltaucherin mit ca. 70 kg Gewicht, das Inertgas sei Stickstoff, der Druck an der Wasseroberfläche ca. 1 bar, das Volumen des Lösungsmittels soll 55 l Wasser (als Modell für Blut) sowie 15 l Fett (als Modell für den Rest des Körpers der Taucherin) betragen:

$$Q(N_2, \text{Blut}) = 0{,}79 \text{ bar} * 12 \text{ ml / bar l} * 55 \text{ l} = 522 \text{ ml}$$

$$Q(N_2, \text{Fett}) = 0{,}79 \text{ bar} * 66 \text{ ml / bar l} * 15 \text{ l} = 782 \text{ ml}$$

In der Sättigung sind also pro Bar Druck ca. 1300 ml N_2 im Modellkörper gelöst.

Tabelle 4.1: Beispiele für l bei 37 °Celsius (in ml/Bar l) für verschiedene Gase

Gasart (chem. Symbol, Name)	l (Blut)	l (Fett)
He (Helium)	9	19
Ar (Argon)	25	150
H_2 (Wasserstoff)	14	50
N_2 (Stickstoff)	12	66
O_2 (Sauerstoff)	23	100
CO_2 (Kohlendioxid)	477	870

Dichte = Masse/Volumen bei einer definierten Temperatur und einem definierten Druck.

Beispiel: Die mittlere Dichte von getrockneter Luft beträgt ca. 1,3 kg/m³ bei 0 °C und Druck auf Normalnull. Damit wird eine für das Sporttauchen übliche 10-l-Pressluftflasche, die mit ca. 200 bar gefüllt wurde, um ca. 2,6 kg schwerer.

4.6.3 Gesetz von Boyle und Mariotte

Den Zusammenhang zwischen Druck und Volumen von (idealen) Gasen regelt das „Gesetz von Boyle und Mariotte“:

$$p \cdot V = \text{konstant}$$

Beispiel: Wird ein Gasvolumen, z. B. in einem Luftballon (oder auch in der menschlichen Lunge) von 1 l bei 1 bar auf 2 bar komprimiert, so halbiert sich das Volumen. Wird hingegen der Druck halbiert auf 0,5 bar, so erhöht sich das Volumen auf 2 l.

Eine praktische Konsequenz dieses Gesetzes ist die Dichtezunahme mit der Tauchtiefe. Mit zunehmender Tauchtiefe nimmt auch der Umgebungsdruck zu und damit die Dichte der Atemgase. Flüssigkeiten gelten für den Bereich, der für menschliche Taucher zugänglich ist, als inkompressibel.

Die weiteren Konsequenzen dieser Dichtezunahme der Atemgase sind: Erhöhung der Atemarbeit für die Muskeln, die für die Atmung zuständig sind. Die Gasströmungen in den Bronchien können von einem laminaren in einen turbulenten Zustand geraten. In der allerletzten Konsequenz bedeutet dies eine physikalische Begrenzung der Tauchtiefe für menschliche Taucher.

4.7 Physik der Gasblasen, Kavitation und Tribonukleation

Eine Gasblase in einem dichteren Medium als das Gas, also im Blut oder im Gewebe, ist zunächst, auf Grund von minimierten Energien (Potenzialen) bei Gleichgewichtszuständen, kugelförmig.

Für eine stabile Gasblase im Blut oder im Gewebe einer Taucherin gelten deshalb ganz einfache Gesetze: Die Partialdrücke im Inneren der Gasblase müssen mit denen der Umgebung in etwa im Gleichgewicht sein, weiterhin muss die Oberflächenspannung, die an der Grenzschicht Blase–Umgebung herrscht, ebenfalls mit in dieser sehr einfachen Energiebilanz berücksichtigt werden (Abb. 4.3).

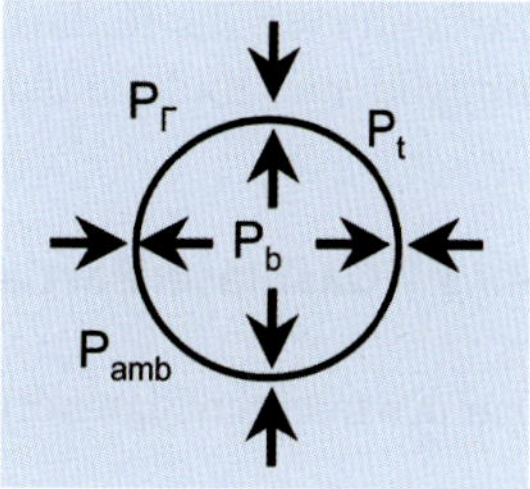

Abb. 4.3: Idealisierte Druckverhältnisse an einer Gasblase

Für die Drücke lassen sich die folgenden Beziehungen herleiten:

4.7.1 Gasblase: Druckbilanz

$$P_b \geq P_{amb} + P_t + P_r$$

Für die Variablen gilt:

- P_b: Druck in der Gasblase
- P_{amb}: Umgebungsdruck
- P_t: Druck im Gewebe
- P_Γ: Druckanteil durch die Oberflächenspannung
- Γ: Oberflächenspannung nach Laplace

4.7.2 Formel nach Laplace: Oberflächenspannung

Der Druckanteil durch die Oberflächenspannung ist vom Radius der Gasblase abhängig und es gilt nach Laplace:

$$P_r = \Gamma \cdot \frac{2}{r}$$

Der so genannte „kritische Radius" r_c ist derjenige, in dem sich die (kugelförmige) Blase in einem metastabilen Zustand befindet. Wird der Radius r bei $r = r_c$ nur ein klein wenig verringert, so dominiert die Oberflächenspannung – die Blase kontrahiert vollends und löst sich auf. Wird andererseits beim gleichen metastabilen Zustand $r = r_c$ der Radius nur ein klein wenig vergrößert, wird die Oberflächenspannung kleiner und die Blase dehnt sich aus.

4.7.3 Gasblase: Partialdrücke

Für den internen Blasendruck P_b gilt bei Verwendung von einem beliebigen Inertgas P_{inert}:

$$P_b = P_{H2O} + P_{N2} + P_{O2} + P_{CO2} + P_{inert}$$

4.7.4 Blasenübersättigung

Für existierende Blasen, also $r > 0$, muss bereits eine Übersättigung P_{SS} (SS von Supersaturation) herrschen:

$$P_b - P_{amb} = P_{SS} = P_t + P_r$$

Beispiel: Der Blasenradius sei r = 10 µm, eine relativ kleine Blase, die, wenn sie sich schnell bewegt, gerade noch per Doppler-Ultraschall an der Vena cava, subclavia oder präkordial, gemessen werden kann. Die Oberflächenspannung $\Gamma = 72\,\text{mN/m}$, dies ist der Wert von einer Wasserblase an der Luftoberfläche bei 25 °C. Damit wird der Druckanteil durch die Oberflächenspannung:

$$\begin{aligned} P_r &= 2 \cdot r / r = 2 \cdot 72 \cdot 10^{-3}\,\text{Nm}_{-1} / 10 \cdot 10^{-6}\,\text{m} \\ &= 1{,}44 \cdot 10^2 \cdot 10^{-3} \cdot 10^5\,\text{N/m}^2 = 1{,}44 \cdot 10^{-1} \cdot \text{bar} \\ &= 0{,}144\,\text{bar} = \text{ca. } 108\,\text{mmHg} \end{aligned}$$

d. h. bei großen Blasen (r = 100 µm) sinkt der Druck auf ca. 10 mmHg, während er bei noch kleineren Blasen (r = 1 µm) auf über ca. 1000 mmHg steigt.

Die Vorstufen von nachweisbaren Gasblasen sind sehr kleine Blasenkeime, „micro-bubbles“ bzw. „silent bubbles“. „Silent“ bedeutet entweder per Ultraschall-Dopplermessung nicht nachzuweisen bzw. ohne klinische Symptomatik. Ist die Gasblase genügend groß und genügend schnell im Blutstrom unterwegs, kann sie detektiert werden und/oder löst klinische Symptome und Schmerzen aus. Die

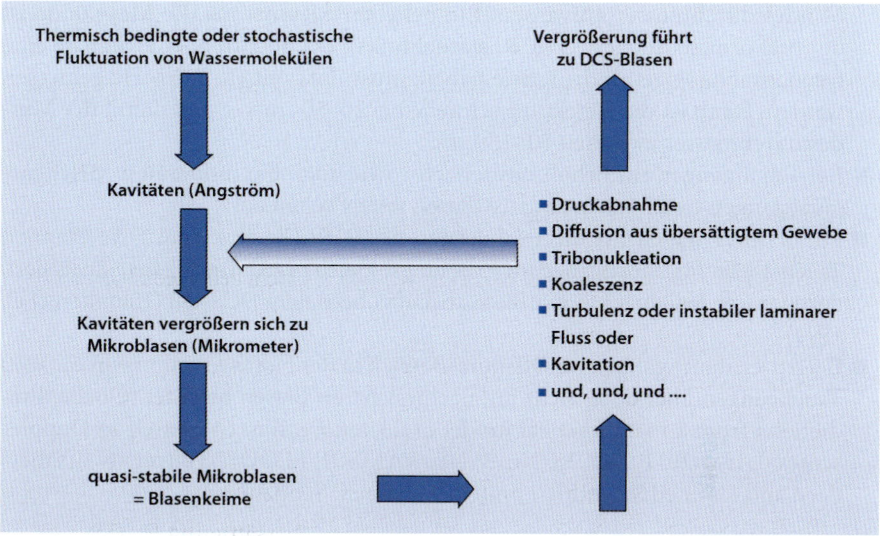

Abb. 4.4: Von der Mikro-Blase zur Makro-Blase

Evolution von einem Blasenkeim zu einer nachweisbaren (Makro-)Blase wird nach aktuellem Konsens vereinfacht wie in Abb. 4.4 dargestellt modelliert.

Durch statistische Schwankungen sowie an Gefäß oder Organunebenheiten oder Verzweigungen und Verklumpungen von Blutzellen oder sonstigen Proteingebilden können sich Gasmoleküle versammeln, Mikroblasen bilden und im Lauf der Zeit vergrößern. Die Prozesse, die zur Blasenvergrößerung beitragen, sind vielfältig. Der beitragsmäßig kleinste davon ist sicherlich die Ausdehnung gemäß Boyle-Mariotte durch Druckabnahme beim Auftauchen. Relevant sind Diffusionsprozesse aus den umliegenden Geweben, Kavitation und Tribonukleation sowie das Zusammenfließen (Koaleszenz) kleinerer zu einer großen Blase. Die Rolle der so genannten „MP" („micro-particles", ca. 0,1 bis 1 µm große Bläschen aus doppellagigen Fettmembranen) bei der Verstärkung von Entzündungsreaktionen sowie der Erhöhung des sog. „deco stress" wird seit einigen Jahren nachdrücklich erforscht (Gold et al. 2018).

Allerdings entspricht die reale Form einer Blase in einer Kapillare eher einer Zigarre oder einem Zeppelin: Druckerhöhung, z. B. durch eine allfällige Druckkammerbehandlung, verkleinert lediglich die Länge der Zigarre, der Radius bleibt annähernd erhalten.

Da der Nachweis durch Doppler-Ultraschall an anderere Stelle in diesem Buch detaillierter beschrieben wird, hier nur vier Bemerkungen:

- Damit per Ultraschall Dopplersignale der Inertgasblasen überhaupt nachgewiesen werden können, müssen diese eine Mindestgeschwindigkeit sowie einen

Mindestdurchmesser aufweisen. Ein beliebter Messort für die Messsonde ist der präkordiale Bereich (3. ICR, sternal links). Da hochfrequente Signale eine frequenzabhängige Eindringtiefe haben, muss dort mit ca. 4–5 MHz gemessen werden. Dann ist die Detektionsschwelle bei 20–50 cm/sec und damit der Mindestdurchmesser zwischen 50–150 µm.

- Bei Tauchgängen im Erholungsbereich sowie auch bei moderaten Mischgastauchgängen treten nachweisbare Blasen relativ selten auf:
- PADI/DSAT haben für die Evaluierung des RDP (Recreational Dive Planner, Tauchtabelle für Tauchgänge im Erholungsbereich) 1437 Tauchgänge analysiert, davon waren lediglich 115 mit Blasen behaftet bei einem DCS-Hit (Hamilton et al. 1994).
- Bei Arbeitstauchgängen im Offshore-Bereich in der Nordsee waren von ca. 1000 Tauchgängen über 60 % nicht mit nachweisbaren Blasen behaftet (Quelle: Predictions from a mathematical model of decompression compared to Doppler scores, UHM 2011, Vol. 38, No. 3. DR. VALERIE FLOOK, University of Aberdeen and Unimed Scientific Limited, Aberdeen, Scotland).

4.7.5 Kavitation und Tribonukleation

Kavitation und Tribonukleation sind zwei Mechanismen zur Blasenbildung; sie treten sowohl bei technischen Geräten als auch in Lebewesen auf.

- Unter Kavitation wird die Entstehung und Auflösung von Blasen in dampfgefüllten Hohlräumen verstanden. Diese Hohlräume entstehen, wenn sich Grenzflächen in einem Medium rasch bewegen, z. B. Turbinenschaufel im Wasserkraftwerk, Boots-Propeller oder eine Herzklappe. Auch bei der Ultraschallreinigung entstehen Kavitationsblasen. Knallkrebse erzeugen diese zur Jagd.
- Tribonukleation ist ein ganz ähnlicher Effekt, der ebenso wie die Kavitation die Entstehung von Unterdruckgebieten durch Bewegung ausnutzt; die physikalische Grundlage ist das Gesetz von Bernoulli. Hierbei werden in einem flüssigen Medium, das gelöste Gase enthält, zwei Grenzflächen gegeneinander verschoben. Beim Taucher ist das Medium Blut, in dem Stickstoff gelöst ist, die Grenzflächen sind Knochen, Gelenke, Sehnen und Bänder, die bei Bewegung aneinander reiben können.

4.8 Sauerstofffenster

Für das so genannte „Sauerstofffenster“ (engl. „oxygen window“, P_{OW}) gibt es auch noch andere Bezeichnungen sowie unterschiedliche Berechnungs- und Betrachtungsweisen: Als „pressure vacancy“ oder auch „inherent undersaturation“ wird die

Tabelle 4.2: Partialdrücke im menschlichen Metabolismus bei 1 bar

	Einatmung	Alveolar	Arteriell	Venös	Gewebe	Ausatmung
Gesamtdruck	760	760	752	706	700	760
Stickstoff	601[a]	570	570	570	570	570
Sauerstoff	159	103	95[d]	44	25–30	114
Wasserdampf	0	47	47	47	47	47
Kohlendioxid	0[b]	40	40	45	50–58c	29

[a]Eigentlich ist das die Summe der Partialdrücke aller inerten Gase in der Atemluft, also inkl. Argon (Ar) und Neon (Ne). [b]Eigentlich ist in der Atemluft noch ca. 0,23–0,3 mmHg CO_2 enthalten und damit der pO_2 etwa nur noch 158,8; bzw. auch noch ca. 5 mmHg pH_2O. [c]Die Gewebepartialdrücke sind in Abhängigkeit von starker Muskelbelastung angegeben. [d]Für einen gesunden Sportler, ansonsten können hier auch 85–95 mmHg stehen.

inhärente Untersättigung aus der Differenz zwischen Umgebungsdruck und dem gesamten Gasdruck im Gewebe berechnet:

$$P_{OW} = P_{amb} - P_{tissue}$$

Aufgrund der höheren Löslichkeit von CO_2 im Vergleich zu O_2 (s. weiter unten) beträgt diese Druckdifferenz ca. 60 mmHg bei Normaldruck (s. Tabelle 4.2).

Ähnlich berechnet sich die O_2-Partialdruckdifferenz zwischen arteriellem und venösem Blut:

$$P_{OW} = P_{arteriell, O_2} - P_{venös, O_2}$$

Bei Luftatmung (trockene Luft bei Zimmertemperatur) bei ca. 1 bar (= 760 mmHg) an der Oberfläche gilt in etwa die in Tabelle 4.2 angegebene Verteilung der Partialdrücke.

Somit haben wir für die Druckdifferenz des Sauerstofffensters zwei Ursachen:

- Sauerstoffextraktion (O_2-Verbrauch im Gewebe).
- Da der Löslichkeitskoeffizient von CO_2 im Blut ca. 20-mal größer ist wie derjenige von O_2, entsteht zusätzlich eine konstante Druckdifferenz von ca. 60 mmHg.

Folglich gilt bei Betrachtung der Gesamtdrücke:

$$\text{Inhärente Untersättigung} = P_{Einatmung} - P_{Gewebe} = 760 - 700 = 60 \text{ mmHg}$$

Bei Betrachtung der Sauerstoffpartialdrücke gilt:

$$\text{Sauerstofffenster} = P_{OW} = P_{arteriell, O2} - P_{Gewebe, O2} = 95 - 25 \rightarrow 95 - 30 = 65 \rightarrow 70 \text{ mmHg}$$

Die hier skizzierten unterschiedlichen Berechnungsweisen resultieren in nur wenigen mmHg Differenz: Für das aktuelle Tauchen bzw. eine tatsächliche Dekompressionsberechnung sind diese Unterschiede nur von relativ marginaler Bedeutung.

4.9 Grundlagen der Dekompressionsrechnung

Die zentrale Idee von Haldane et al. war die gedankliche Zerlegung eines menschlichen Körpers in 5 Kompartimente mit den Halbwertszeiten 5, 10, 20, 40 und 75 min (Key Documents of the Biomedical Aspects of Deep-Sea Diving 2004; Boycott et al. 1908). Weiterhin sollten diese Kompartimente einen Inertgasüberdruck im Verhältnis zum Umgebungsdruck von 2:1 symptomlos aushalten.

Diese Kompartimente sind mathematische Modellgewebe. Es sind demnach keine Abbildungen von real existierenden Körpergeweben oder Organen; vielmehr sind diese Kompartimente Gruppen von Geweben und Organen, die mehrere gemeinsame Eigenschaften besitzen: Perfusion (Durchblutungsrate) sowie Fett- oder Wasseranteile bzw. Löslichkeitskoeffizienten von Inertgasen. Das Produkt dieser Werte ergibt die Halbwertszeit. Die Halbwertszeit entspricht, analog einem exponentiellen Abkühlungsprozess oder des radioaktiven Zerfalls, genau der Zeit, die ein Kompartiment benötigt, bis es zur Hälfte mit einem Inertgas ge- oder entsättigt ist (bei konstant gehaltenem Druck; s. Abb. 4.5 und 4.6).

Eine große Perfusion (gute Durchblutung) entspricht einer kleinen Halbwertszeit, geringe Perfusion (schlechtere Durchblutung) entspricht einer langen Halbwertszeit. Die Auf- oder Entsättigung gehorcht einer Exponentialfunktion, der Exponent ist genau die vorher beschriebene Halbwertszeit.

Hinweis. Das Verhältnis von „2:1" bezieht sich bei Haldane auf den Gesamtdruck, d.h. der Anteil von Stickstoff wird nicht mit 0,79, sondern mit 1,0 angesetzt. Wird Pressluft als Atemgas benutzt, so gilt für den Stickstoffanteil daher: $2 \cdot 0{,}79 = 1{,}58$ und somit „1,58:1".

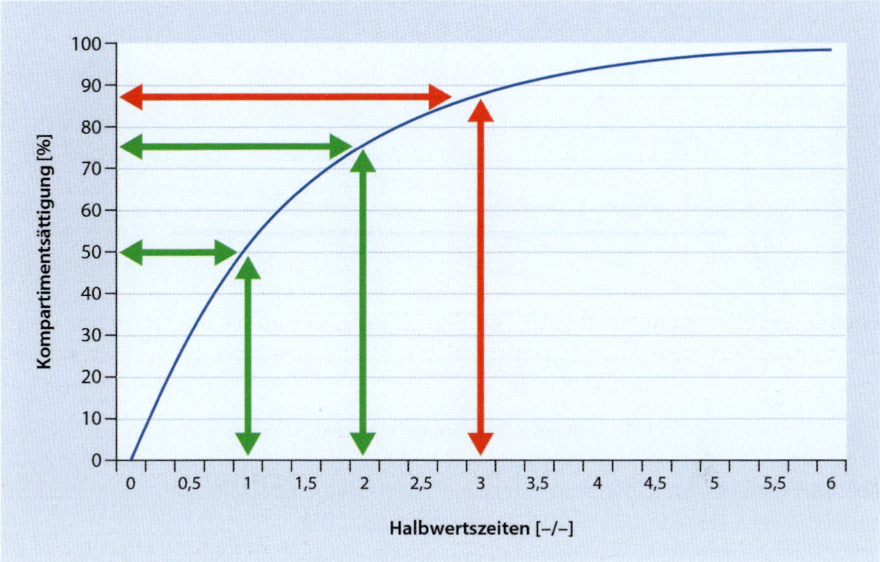

Abb. 4.5: Verlauf der Kompartimentsättigung über der Halbwertszeit

Abbildung 4.5 zeigt den zeitlichen Verlauf einer Kompartimentsättigung bei einer Druckänderung. Der Start zum Zeitpunkt t = 0 ist mit der ursprünglich vorhandenen Sättigung gleichzusetzen – für den Taucher ist dies der Zustand bei Umgebungsdruck der Tauchtiefe = 0 m. Pro verstrichener Halbwertszeit erhöht sich die Sättigung um jeweils 50 %. Sind ungefähr 6 Halbwertszeiten verstrichen, beträgt die Sättigung ca. 98,4 % (Tabelle 4.3).

Tabelle 4.3: Halbwertszeiten und erreichte Sättigung

Anzahl verstrichener Halbwertszeichen	Erreichte Sättigung [%]
0	0
1	**0,5**
2	**0,75**
3	**0,875**
4	0,9375
5	0,96875
6	0,984375
7	0,9921875
8	0,99609375

In den beiden Abbildungen 4.6 sowie 4.7 gelten für die Bezeichnungen:

P_{amb}: Umgebungsdruck

P_aN_2: arterieller Stickstoffpartialdruck

P1 → P5: Kompartimente mit den Halbwertszeiten 1 bis 5

P_{tiss}: Inertgaspartialdruck in einem Gewebe (Tissue)

P_{SS}: Übersättigung (Supersaturation)

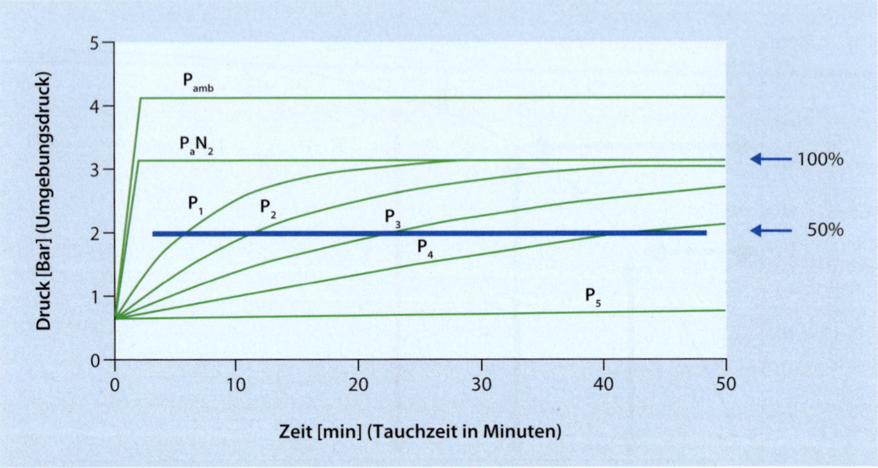

Abb. 4.6: Exponentielle Sättigung von 5 Kompartimenten (Inertgaspartialdrücke P1 → P5). Modifiziert nach Dr. David A. Doolette, USN NEDU (Doolette u. Mitchell 2010)

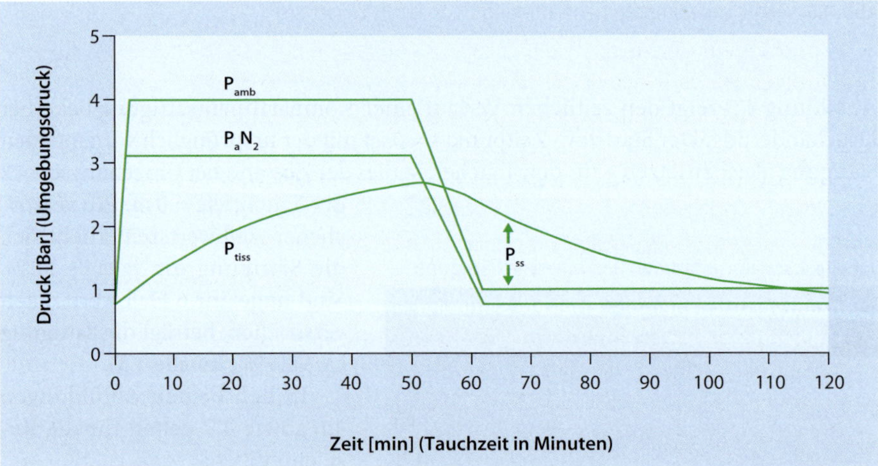

Abb. 4.7: Sättigung, Entsättigung sowie Übersättigung eines Kompartiments. Modifiziert nach Dr. David A. Doolette (Doolette u. Mitchell 2010)

In Abb. 4.6 ist mit P_{amb} ein Drucksprung auf ca. 4 bar dargestellt. Die entspricht einem Tauchgang mit Pressluft in ca. 30 m Tiefe. Entsprechend schnell ist auch der Anstieg in der Lunge der Taucherin und damit auch der Anstieg von P_aN_2. Der Maximalwert wird, bei Luft als Atemgas, ca. 4 · 0,8 = ca. 3,2 bar betragen. Durch die unterschiedlich starke Durchblutung der Modellgewebegruppen, der Kompartimente, reagieren diese entsprechend zeitlich verzögert. Mit P1 ist ein sog. „schnelles“ Kompartiment dargestellt – schnell bedeutet kurze Halbwertszeit, also hohe Durchblutung (Perfusion). Mit P2 → P5 sind langsamere Kompartimente, größere Halbwertszeiten, entsprechend geringerer Durchblutung, zu sehen.

Der Drucksprung des Inertgases im Körper der Taucherin beträgt: 3,2 – 0,8 = 2,4 bar. Die Hälfte davon, 50%, sind 1,2 Bar. P1 erreicht die blaue 50 %-Linie (2 bar entsprechend 0,8 + 1,2) nach ca. 5 min, P2 nach ca. 10 min, P3 nach ca. 20 min und P4 nach 40 min. Die Halbwertszeit von P5 ist wesentlich länger. Eine einfache Faustregel besagt, dass nach ca. 6 Halbwertszeiten ein Kompartiment vollständig ge- (oder auch ent-)sättigt ist. Für P1 trifft dies nach 6 · 5 = 30 min zu.

Aus Abb. 4.7 entnehmen wir die Verhältnisse für irgendein anderes Kompartiment (P_{tiss}) am Ende des Tauchgangs, während des Auftauchens und der Oberflächenpause. Die Grundzeit betrug ca. 50 min, dann erfolgt der Aufstieg zur Oberfläche innerhalb den nächsten 10 min. Der Umgebungsdruck und damit sowohl der alveolare als auch der arterielle Inertgaspartialdruck fallen schnell, das Kompartiment reagiert hierauf verzögert. Noch während des Aufstiegs, bei ca. 57 min, ist dieses Kompartiment gegenüber der Umgebung (P_{SS}) wie auch im Vergleich zum arteriellen Stickstoffpartialdruck, übersättigt. Die Übersättigung dauert auch während der Oberflächenpause, im Zeitbereich 60 bis 120 min, noch an. Die Übersättigung in Abhängigkeit der Länge der Oberflächenpause wird in Dekompressionstabellen üblicherweise als Wiederholungsgruppe bezeichnet und in eine Restnullzeit oder einen Zeitzuschlag für den darauffolgenden Tauchgang, den Wiederholungstauchgang, umgerechnet.

Die empirische Erfahrung oder, wenn man so will, auch die Kunst, eines Dekompressionsmodells besteht nun darin, die berechnete P_{SS} so zu gestalten, dass DCS möglichst vermieden wird. Dies geschieht, bei vorgegebener Inertgasdosis (Tiefe, Zeit) durch Kontrolle:

- der Aufstiegsgeschwindigkeit,
- Stopp des Aufstiegs, wenn die P_{SS} eine vorher festgelegte Schwelle überschreitet, z. B. „2:1“,
- einer Warteperiode, innerhalb derer die übersättigten Kompartimente das überschüssige Inertgas abgeben können (Dekompressionsstopp),
- einem erhöhten Anteil von Sauerstoff während der Dekompression sowie
- der Oberflächenpause.

Das Kompartiment in Abb. 4.7 ist offenbar eines mit einer Halbwertszeit von ca. 25 min. Die erlaubten/tolerierten Übersättigungen sind, z. B. bei Workman bei einem 40-min-Kompartiment ca. 56 fsw, d. h. 1,7 bar; ganz analog auch bei Bühlmann-Hahn. Dies würde einen Stopp in ca. 2–3 m Tiefe für ca. 3 min erforderlich machen. Nach diesem Stopp ist der Inertgaspartialdruck in diesem (und allen schnelleren Kompartimenten) so weit gesunken, dass zur Oberfläche aufgetaucht werden könnte. Die langsameren Kompartimente, z. B. #4 und #5, sättigen sich auch noch während dieses Sicherheits- (oder auch den flachen Dekompressions-)Stopps noch weiter auf.

Für die Situation des konstant gehaltenen Drucks, etwa beim Aufenthalt in einer definierten Tiefe sowie für die Situation des variablen Drucks, beim Auf- oder Abstieg, gelten einfache, lineare, ungekoppelte Differenzialgleichungen. Nach den Namen ihrer Proponenten werden diese Lösungen der Differenzialgleichungen:

- Haldane-Gleichung (konstanter Druck) und
- Schreiner-Gleichung (variabler Druck)

genannt (s. Abschnitt 4.12, „Mathematische Details").

Die von Haldane und Mitarbeitern erdachten Kompartimente stellen sich als klassische Parallelschaltung dar, ganz analog z. B. einer parallelen Schaltung von elektrischen Widerständen, die an einer gemeinsamen Spannungsquelle hängen (s. Abb. 4.9). Die „Eingangsspannung" für die Kompartimente entspricht dem arteriellen Inertgaspartialdruck, die Ausgangsspannung dem venösen Inertgaspartialdruck.

Ebenso wie eine parallele Schaltung der Kompartimente ist auch eine Serienschaltung denkbar: Das Kidd-Stubbs-Dekompressionsmodell, veröffentlich als DCIEM-Tabelle, benutzt eine Serienschaltung von 4 Kompartimenten (Abb. 4.8).

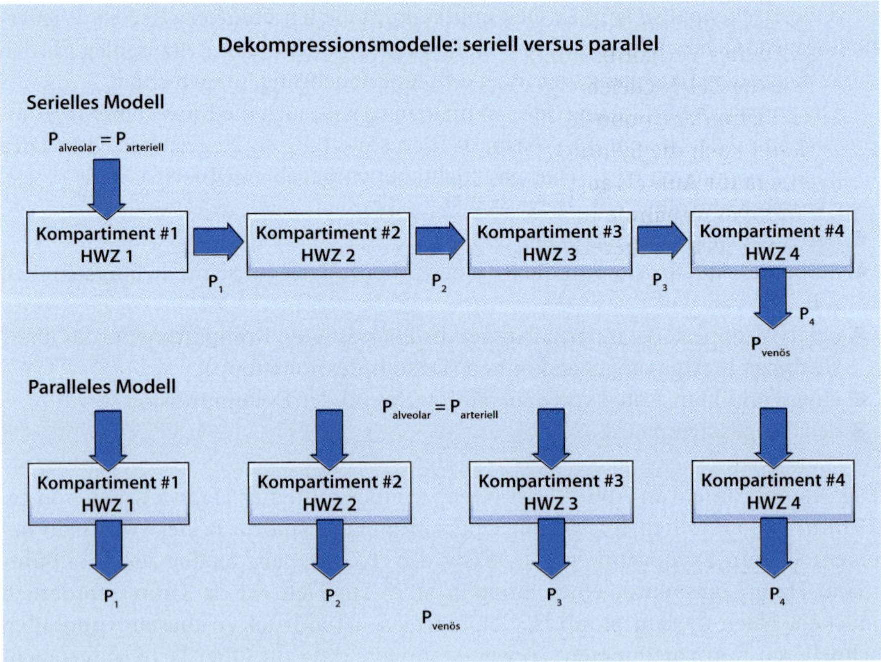

Abb. 4.8: Serielles versus paralleles Modell

4.10 Entwicklungen der Dekompressionsmodelle während der letzten hundert Jahre

Um Messergebnisse von Tauchgängen, egal ob mit menschlichen oder tierischen Tauchern, besser in Einklang mit den diversen Theorien und Modellen zu bringen, wurden folgende Wege beschritten:

- **Erhöhung der Anzahl der Kompartimente:** Damit erweitert sich zum ersten das Spektrum der Halbwertszeiten zu kleineren Werten (größere Perfusion) und zu größeren Werten (geringere Perfusion): von ca. 1,5 min bis ca. 1,240 min: Zum zweiten kann der Abstand in Minuten zwischen den Halbwertszeiten verringert werden: Das Netz an modellierten Durchblutungen wird somit enger gestrickt.
- **Verringerung des erlaubten/tolerierten Überdrucks:** Die Haldane'schen Überlegungen von „2:1" als konstantes Übersättigungsverhältnis für **alle** Kompartimente wurde
  a) variabel gestaltet von ca. 3,5:1 bis zu 1,1:1,
  b) abhängig von der Halbwertszeit: Einem schnellen Kompartiment, z. B. einem Kompartiment mit der Halbwertszeit 5 min wurde das Übersättigungsverhältnis 2,97:1 zugeordnet, einem vergleichsweise langsameren Kompartiment, z. B. mit der Halbwertszeit 12,5 min, das Verhältnis 2,24:1. Bei einem ganz langsamen Kompartiment, z. B. mit einer Halbwertszeit von 305 min wird dies Verhältnis zu 1,35:1 gesetzt (siehe z. B. die M-Wert-Gleichung sowie die ZH-L-Gleichungen im Abschnitt 4.12, „Mathematische Details").
- In der Natur der (mono-)exponentiellen Gleichungen für Auf- und Entsättigung ist damit auch die Symmetrie der Vorgänge beschrieben: Wird der identische Exponent für Auf- als auch für die Entsättigung benutzt, ist die Geschwindigkeit der Inertgasaufnahme mit der Geschwindigkeit der Inertgasabgabe identisch. Haldane selbst hat bereits die Schwächen dieses Ansatzes erkannt und festgestellt, dass Inertgasblasen sicherlich die Entsättigung verlangsamen. Neuere Modelle, wie z. B. das VVAL 18 LEM der USN benutzen für Auf- und Entsättigung nicht nur unterschiedliche Halbwertszeiten, sondern modellieren sogar die Entsättigung stellenweise als sehr langsamen, linearen Prozess, der während des Aufstiegs und der Oberflächenpause abläuft.
- Bedingt durch die zunehmende Leistungsfähigkeit bei sinkendem Energieverbrauch und abnehmender Größe elektronischer Bauteile können Tauchcomputer mit immer mehr Leistungsmerkmalen ausgestattet werden. Hierzu gehören auch empirische Abwandlungen der Dekompressionsmodelle: Gradientenfaktoren beschreiben einfache Multiplikationen der erlaubten/tolerierten Gewebsüberdrücke. Beispiel: Bei einem 5-min-Kompartiment sei der erlaubte Überdruck 3:1. Ein Gradientenfaktor von 0,8 (80 %) begrenzt nun den erlaubten Überdruck auf 80 % dieses Werts, also auf 2,4 bar. Die Gradientenfaktoren können bei aktuellen Tauchcomputern vom Taucher von Hand eingegeben werden.

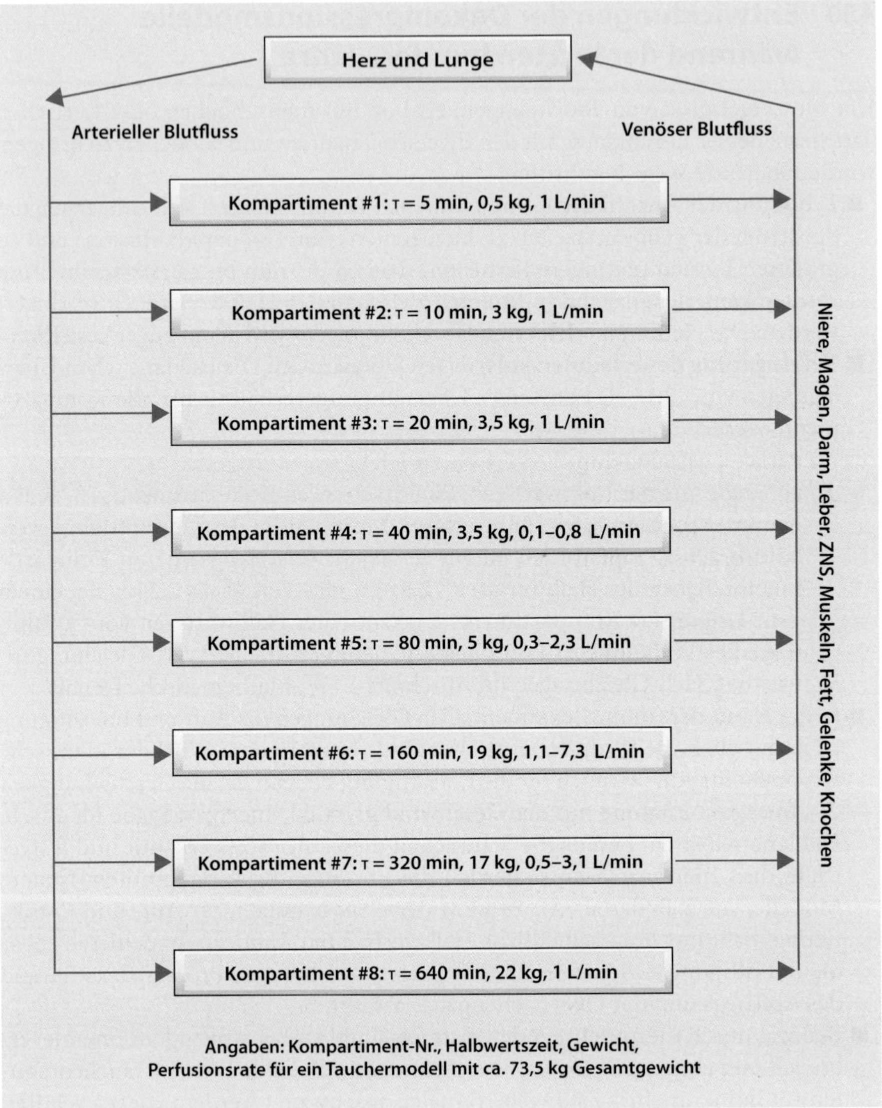

Abb. 4.9: Modell mit 8 parallelen Kompartimenten

Weitere empirische Veränderungen der erlaubten/tolerierten Überdrücke betreffen:

- Berücksichtigung der Arbeitslast resp. des Sauerstoffverbrauchs und der Pulsfrequenz,

- Hauttemperatur,
- Alters- und Fitnessfaktoren.

Ein typisches Modell mit 8 Kompartimenten in Parallelschaltung zeigt die Abb. 4.9; dieses Modell ist, sicherlich in herstellerspezifischen Variationen, bei aktuellen Tauchcomputern relativ stark verbreitet. Neben den Kompartimentnummern (# 1 → 8) sehen wir die Halbwertszeiten in min, ein unterstelltes Gewicht sowie eine angenommene Perfusionsrate. Bei den Kompartimenten # 4 → 7 ist die Perfusion variabel angegeben. Die Variabilität ergibt sich aus der körperlichen Belastung sowie der Hauttemperatur. Ganz rechts sind anschauliche Beziehungen zwischen Halbwertszeiten und echten Gewebe- bzw. Organgruppen hergestellt. Haut und Muskeln umfassen ein relativ breites Spektrum an Halbwertszeiten.

Ebenfalls durch den Taucher konfigurierbar sind sog. „tiefe Stopps" („deep stops"): Hierbei handelt es sich um Dekompressionsstopps, die tiefer angesetzt werden als es eine herkömmliche Tabelle vorgeben oder der Tauchcomputer im normalen Modus berechnen würde. Eine der einfachen Vorgehensweisen ist die Halbierung der geometrischen, maximalen Tauchtiefe: dort werden beim Aufstieg 2–3 min verbracht (Empfehlung von DAN).

Die meisten der o. g. Faktoren dienen hauptsächlich als Verkaufsargument einer erhöhten Tauchsicherheit für neue Tauchcomputermodelle: Die zugrunde gelegten Algorithmen hierfür sind üblicherweise proprietär und somit weder für den Taucher noch für den Tauchmediziner nachvollziehbar (s. auch den Abschnitt „Aktuelle Dekompressionstabellen" sowie die Bemerkung zum „Tauchcomputer").

4.11 Eine kurze Geschichte der Dekompressionstabellen

Der folgende Abschnitt prasentiert eine Auswahl einiger Forscher und Meilensteine, die zeitlich nach Haldane anzusiedeln sind, sog. „Post-Haldane Modelle". Die Zeitangaben sind alle als „Zirka"-Angaben zu verstehen und dienen lediglich zur groben Orientierung. Da einige der genannten Personen oftmals zusammengearbeitet haben, sind gegenseitige Einflüsse spürbar: In wissenschaftlichen Veröffentlichungen wurden Ideen skizziert, die später und an anderer Stelle sowie auch unter Umständen von ganz anderen Autoren weiterausgearbeitet und dann publiziert wurden. Diese Zusammenarbeit war aus heutiger Sicht, insbesondere während der langen Periode vor dem Internet, ziemlich mühsam und vor allem eines: langsam und zeitraubend. Als Beispiel hierfür mag die schiere Anzahl von 16 der benutzten Kompartimentshalbwertszeiten in einem Perfusionsmodell gelten. Bevor Bühlmann et al. ca. 1983 das sog. „ZH-L 12/16" publizierten, hatten bereits in den 60er Jahren zwei deutsche Forscher der DVFLR (K.G. Müller und S. Ruf) für Quasi-Sättigungstauchgänge und sehr tiefe Experimentaltauchgänge mit Heliox ähnliche Modelle benutzt. Diese wiederum wa-

4.12 Mathematische Details

Der an quantitativen Zusammenhängen weniger interessierte Leser mag diesen Abschnitt beim ersten Durchlesen dieses Handbuches ohne größeren Schaden für das grundsätzliche Verständnis überspringen.

4.12.1 Differenzialgleichung der Inertgasaufnahme

Zur mathematischen Beschreibung des Inertgasaustauschs durch Perfusion wird Folgendes angenommen (Schreiner u. Kelley 1971):

- die Inertgaspartialdrücke im venösen und dem Gewebesystem sind identisch,
- beim Druckausgleich zwischen arteriellem und alveolarem System erfolgt instantan ein Drucksprung, z. B. beim Ab- oder Auftauchen wird durch eine lineare Differenzialgleichung beschrieben:

$$dP_{tiss}(t) / dt = k \cdot (P_a - P_{tiss}(t))$$

Anschaulich bedeutet die obige Differenzialgleichung lediglich, dass die zeitliche Druckänderung im Gewebe [$dP_{tiss}(t) / dt$] proportional dem aktuell herrschenden Drucksprung [$Pa - P_{tiss}(t)$] zwischen arteriellem und dem Gewebesystem ist. Aus dieser anschaulichen Proportionalität (je größer der Drucksprung, desto größer die zeitliche Änderung) wird durch Einfügen des Proportionalitätsfaktors k eine Gleichung gemacht. Dieser Vorgang ist in Abb. 4.6 dargestellt: Die relevanten Drucksprünge sind dort mit den Linien P_a sowie P_{amb} dargestellt.

4.12.2 Haldane-Gleichung

Nach Integration und Anwendung der Randbedingungen erhält man als Lösung eine Exponentialgleichung. Für den Fall eines konstant bleibenden Drucks nach dem Drucksprung erhält man die sog. „Haldane-Gleichung". Für einen sich konstant ändernden Druck, z.B. beim Ab- oder Auftauchen mit konstanter Geschwindigkeit, erhält man die sog. „Schreiner-Gleichung" (Schreiner u. Kelley 1971). Die mathematisch korrekten Herleitungen führen hier zuweit, deshalb wird als Ergebnis nur die Haldane-Gleichung präsentiert:

$$P_{tiss}(t) = P_a + (P_{tiss} - P_a) \cdot e^{-k \cdot t}$$

Der zeitliche Verlauf $P_{tiss}(t)$ der Gewebesättigung oder -entsättigung wird in den Abb. 4.5 und 4.6 dargestellt. Die Konstante k aus den obigen Gleichungen berücksichtigt die verschiedenen Kompartimente und deren Halbwertszeiten τ über:

$$k = \ln 2 / \tau$$

4.12.3 Zusammenhang zwischen k und der HWZ τ

Nun fehlt nur noch der Zusammenhang mit der Größe des erlaubten Drucksprungs beim Auftauchen. Hierfür gibt es die einfachen lineare Ansätze, die M-Wert-Gleichungen sowie das ZH-L-System (s. nächsten Abschnitt). Alle anderen (deterministischen) Dekompressionsmodelle, egal ob mit oder ohne Inertgasblasen, unterscheiden sich nur in diesem einen Punkt: Wie wird die Tiefe des „sicheren" Aufstiegs berechnet? Die Länge der dann anfallenden Sicherheits- oder Dekompressionsstopps ergibt sich aus der Auflösung der Haldane-Gleichung nach der Zeit.

4.12.4 Die M-Wert-Gleichungen

Die Weiterentwicklung in den 60er Jahren im Rahmen der USN aus der Analyse von mehreren tausend Tauchprofilen umfasste:

- Erhöhung der Anzahl der Kompartimente,
- Verlängerung von Halbwertszeiten,
- sowie die Abkehr vom „2:1"-Dogma.

Stattdessen wurde die erlaubte/tolerierte Übersättigung von der Halbwertszeit abhängig. Die Übersättigung wird als M-Wert (M Value, von M = Maximum) bezeichnet und über eine einfache, lineare Funktion der Tauchtiefe (d) berechnet [1, S. I-4-223]:

$$M = M_0 + \Delta M \cdot d$$

Es gilt hierbei für die Variablen:

M_0: M_0-Wert an der Oberfläche
ΔM: Steigung der Geraden
d: Tauchtiefe [in feet]

Tabelle 4.4: M_0 und ΔM-Werte

#	N_2		
	HWZ [min]	M_0-Wert [fswa]	Delta M (ΔM)
1	5	104	1,8
2	10	88	1,6
3	20	72	1,5
4	40	56	1,4
5	80	54	1,3
6	120	52	1,2
7	160	51	1,2
8	200	51	1,1
9	240	50	1,1

Weiterhin gelten für die verwendeten Kompartimente die in Tabelle 4.4 genannten Parameter.

Beispiel: Bei Erreichen der Oberfläche (Tauchtiefe d = 0 feet) darf das Kompartiment #1 (mit der Halbwertszeit 5 min) keinen höheren Stickstoffpartialdruck wie 104 fsw aufweisen. Übersteigt der Partialdruck den M_0-Wert, so muss auf der 10-feet-Dekompressionsstufe gewartet werden, bevor der Taucher zur Oberfläche aufsteigen darf. 104 fsw entsprechen ca. 3,1 bar. 3,1:1 bedeutet eine wesentliche Erhöhung gegenüber der Haldane-Vorschrift von ca. 1,58:1.

Diese M-Wert-Gleichungen gibt es auch mit modifizierten Parametern für Helium.

4.12.5 Das ZH-L-16-Gleichungssystem

Es handelt sich dabei um einen ähnlich den M-Wert-Gleichungen aufgebauten Satz an linearen (Geraden-)Gleichung zur Berechnung der erlaubten/tolerierten Übersättigung. In der von 2002 vorliegenden Form werden 16 Halbwertszeiten für N_2 und 16 für He benutzt (Bühlmann et al. 2002, S. 117). Jede Geradengleichung besitzt zwei Koeffizienten, hier a- und b-Koeffizient genannt. Beide sind von der Halbwertszeit ableitbar.

$$P_{t,\, tol\, i.g.} = (P_{amb} / b) + a$$

Tabelle 4.5: Nach den Zahlenwerten zu finden in Bühlmann et al. 2002, S. 117 und S. 158.

Kompartiment #	Halbwertszeit [min]	Koeffizient b [./.]	Koeffizient a [Bar]	$P_{t, tol\ i.g.}$ (ca.-Wert)
1b	5	0,5578	1,1696	2,97
3	12,5	0,7222	0,8618	2,24
13	305	0,9477	0,2971	1,35

Es gilt für die Variablen:

P_{amb}: Umgebungsdruck
$P_{t, tol\ i.g.}$: tolerierter Inertgasdruck im Kompartiment
b: Geradensteigung
a: Achsenabschnitt

Da, im Gegensatz zu den M-Wert-Gleichungen, nicht die Tauchtiefe, sondern der Umgebungsdruck P_{amb} als unabhängige Variable benutzt wird, ist eine lineare Extrapolation auf verringerten Umgebungsdruck (Bergsee) naheliegend.

Ein Beispiel für drei Kompartimente zeigt Tabelle 4.5.

4.12.6 Empirische Anpassungen: Gradientenfaktoren, „tiefe" Stopps

Die Grenze zwischen einem erfolgreichen Tauchgang ohne DCS und einem mit DCS ist keine scharfe Linie, auch nicht in der klinischen Symptomatik. Die bisher vorgestellten (deterministischen) Modelle unterstellen aber genau dies, auch das Display eines Tauchcomputers (NDL erreicht: ja/nein) suggeriert eine Dichotomie, die so in der Praxis nicht auftritt. Aufgrunddessen haben sich in der alltäglichen Tauchpraxis empirische Vorgehensweisen etabliert, jenseits eines streng wissenschaftlichen Nachweises.

Gradientenfaktoren bezeichnen einfache multiplikative Faktoren, um tolerierte Partialdrücke zu verringern. Beispiel: Ein Gradientenfaktor sei 0,8. Wenn eine tolerierte Kompartimentsättigung 3 bar betrage, so wird diese auf 80 %, also auf 2,4 bar verringert. In der Konsequenz bedeutet dies eine verkürzte „Nullzeit" bzw. verlängerte Dekompressionsstopps.

Ähnlich gelagert ist das Einfügen von „tiefen Stopps" („deep stop"): Dies sind Dekompressionsstopps, die künstlich in einen bestehenden Dekompressionsplan eingefügt werden und tiefer beginnen wie der ursprüngliche Plan. Eine einfache Methode ist z. B. diejenige von DAN: Auf der halbierten maximalen Tauchtiefe wird beim Aufstieg 2–3 min gestoppt. Da während den tiefen Stopps der Körper der Taucherin weiterhin gesättigt wird, ist diese zusätzliche Sättigung durch die Verlängerung der flachen Stopps zu berücksichtigen.

Einige Tauchcomputermodelle verwenden multiplikative Faktoren > 1 zur künstlichen Erhöhung einer bereits berechneten Kompartimentsättigung. Diese Vorgehensweise wird in den Computer-Manualen als „Sicherheitszuschlag", „Fitness-„ oder „Altersfaktor" bezeichnet und kann vom Taucher individuell eingegeben werden.

Mathematisch ähnlich funktioniert die Methode, mit einem Nitrox-Gemisch zu tauchen, aber die Tauchgangsplanung auf Basis Pressluft durchzuführen oder aber den Tauchcomputer in der Einstellung „Luft" zu belassen.

4.13 Typen von Dekompressionsmodellen: deterministisch versus statistisch

Grundsätzlich gibt es zwei diametral entgegengesetzte Herangehensweisen: deterministische versus statistische Modelle. Deterministische Modelle, wie das von Haldane, versuchen, aufgrund der Parameter Tauchtiefe, Tauchzeit und Sauerstoffpartialdruck eine Vorhersage für eine „sichere" Dekompression zu berechnen. Diese Vorhersage mündet in eine „sichere" Auftauchtiefe und eine Stoppzeit: Werden diese Parameter verletzt, so wird eine „unsichere" Dekompression unterstellt und somit das Eintreten von DCS.

Statistische Modelle behaupten, dass DCS völlig zufällig, stochastisch, auftritt. Es gilt also folgende einfache Gleichung mit P(DCS) = probability of DCS, d. h. die Wahrscheinlichkeit, sich eine DCS zu kontrahieren:

$$P(DCS) = 1{,}0 - P(no\ DCS)$$

Hierbei bedeutet die Wahrscheinlichkeit P = 1, dass das Ereignis mit Sicherheit eintritt. Hingegen bei P = 0 tritt das Ereignis mit Sicherheit nicht ein; P = 0,5 bedeutet eine 50 %ige Wahrscheinlichkeit, dass das Ereignis eintritt oder nicht, genauso wie „Kopf oder Zahl" beim Werfen einer Münze.

Die statistischen Modelle beruhen auf der Auswertung von tausenden Tauchprofilen, entweder mit dem binären Ergebnis DCS ja/nein oder mittels quantifizierten Analysen aus Ultraschall-Doppleruntersuchungen. Somit produzieren diese Modelle keine per se „sicheren" oder gar „unsicheren" Profile, sondern nur solche, die sich in der Höhe der Wahrscheinlichkeit des Auftretens von DCS unterscheiden. Darauf aufbauend werden neue Tabellen erstellt mit vorher definierten Risikowerten. Das Risiko ist z. B. eine P(DCS) = 0,2 % oder 1 % oder auch 5 % Wahrscheinlichkeit, sich die Dekompressionskrankheit zu kontrahieren. Ein weiterer Unterschied zu deterministischen Modellen ist der Zeitverlauf der P(DCS):

DCS kann während des Tauchgangs, am Ende oder auch in der Oberflächenpause entstehen. Bei deterministischen Modellen ist dies nur am Ende des Tauchgangs möglich. Die hohe Qualität einer statistikbasierten Tabelle beruht auf:

- einer wirklich großen Anzahl analysierter Profile (>100 000),
- einer genauen Erfassung der Ergebnisse (DCS ja/nein bzw. Doppler-Ultraschall),
- einer präzise Erfassung der Variablen wie (Haut-)Temperatur, Anstrengung und Biometrie der Taucher.

Die erfasste Datenbasis der Profile wird als Kalibrierdatenbank aufgefasst: Die Profile müssen bezüglich Tiefe, Zeit und Atemgas Ähnlichkeiten aufweisen, sonst wird eine Extrapolation in Form einer Tabelle völlig sinnlos. Die Ergebnisse von Sättigungstauchgängen mit Heliox können eben nicht mit Multi-Level-Tauchgängen unter Verwendung von Nitrox verglichen werden.

In diesem Licht der statistischen Modelle, dass also alle Tauchgänge mit einer gewissen, von Null verschiedenen Wahrscheinlichkeit der DCS behaftet sind, erscheinen Behauptungen über die zeitliche Länge von „no decompression limits" entsprechend wenig belastbar.

Die beiden unterschiedlichen Herangehensweisen der deterministischen und der statistischen Modelle werden abschließend an den vorliegenden Daten von Haldane anschaulich in der Abb. 4.10 gegenübergestellt.

Die Daten, die aus Quasi-Sättigungstauchgängen mit Ziegen ermittelt wurden, sind für die beiden Modelle identisch: Im Bild links ist der deterministische Ansatz von Haldane zu finden, rechts der statistische Ansatz von David J. Doolette

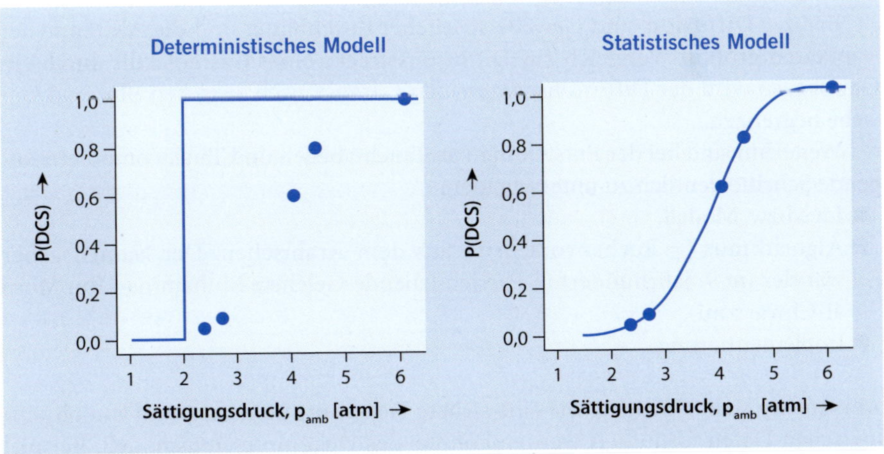

Abb. 4.10: Deterministisch versus statistisch (modifiziert und mit freundlicher Genehmigung von Dr. David Doolette, USN NEDU)

(Quelle: South Pacific Underwater Medicine Society (SPUMS) 2005; 35: 28–31). Links ist die definierte „2:1“-Schwelle zu sehen, oberhalb derer die Dekompression „unsicher“ ist. Rechts ist zu sehen, wie jeder Tauchgang mit einer deutlich von Null verschiedenen P(DCS) behaftet ist. Die rechte P(DCS)-Kurve erinnert mit ihrer sog. „sigmoidalen“ Form an eine Dosis-Wirkungs-Beziehung, wie sie aus der Arzneimittelforschung bekannt ist.

Eine für den aktiven Sporttaucher ganz praktische Umsetzung des P(DCS)-Konzepts bietet das DAN DRA an, die „Decompression Risk Analysis“ (s. Abschnitt 4.20).

4.14 Typen von Dekompressionsalgorithmen

4.14.1 Perfusion und Diffusion

Die Typisierung von deterministischen Dekompressionsmodellen geschieht anhand des benutzten Transportvorgangs für die Inertgase sowie der Berücksichtigung einer freien Gasphase. Die grundlegenden Transportmechanismen für Inertgase, egal ob gelöst oder frei, sind:

- Perfusion (Durchblutung),
- Diffusion (Bewegung entlang eines Konzentrationsgefälles).

Perfusion: Ist der Gasaustausch perfusionslimitiert, sind die Inertgaspartialdrücke im venösen Blut und im umgebenden Gewebe im Gleichgewicht. Zur Berechnung wird eine blasenfreie Umgebung vorausgesetzt.

Bei der **Diffusion** sind Gewebe spärlicher durchblutet und die Abstände der Kapillaren groß im Vergleich zur Diffusionsstrecke eines Gasmoleküls durch ein Gewebe, so wird der Diffusionsprozess den Gasaustausch zwischen Blut und Gewebe begrenzen.

Weiterhin sind bei der Entstehung von Tauchtabellen und Tauchcomputern folgende Schritte deutlich zu unterscheiden:

- Idee bzw. Modell,
- Algorithmus (= Rechenvorschrift, aus dem Arabischen. Der Namensgeber war der im 9. Jahrhundert in Persien lebende Gelehrte Muhammad Ibn Musa al-Chwarizmi),
- Implementierung.

Am Anfang steht eine Idee, wie eine sichere Dekompression aufgrund von physiologischen Daten formuliert werden könnte: das Dekompressionsmodell. Beispiel für ein solche Idee ist z. B. die Beobachtung J.S. Haldanes im Hafen von Gibraltar. Haldane war als Arbeitsmediziner zur Beaufsichtigung der Taucher eingeteilt, die im Hafen von Gibraltar Unterwasserbauarbeiten zu verrichten hatten. Er bemerkte, dass bei diesen relativ flachen, aber sehr langen Tauchgängen die Taucher nach dem Auftauchen keinerlei DCS-Symptome zeigten. Hieraus entwickelte er die Idee eines „2:1"-Verhältnisses von Inertgasdruck in den Geweben zum Umgebungsdruck.

Die mathematische Berechnung, der sog. Algorithmus, ist die Übersetzung dieser Ideen in konkrete mathematische Formeln.

Im Falle von Haldane bestand der Algorithmus aus 5 Kompartimenten mit den 5 charakteristischen Halbwertszeiten von 5 bis 75 min, d. h. 5 Exponentialgleichungen. Jede dieser Gleichungen wird beim Auftauchen auf die Randbedingung von „2:1" geprüft. Unterstützung bei der Berechnung der Tabellen erfuhr er von seinem Sohn „Jack" (J.B.S. Haldane). Ihr Modell war ca. 20 Jahre lang der erste Vorläufer der sog. PBPK („physiologically based pharmako-kinetic models"): Diese wurden entwickelt, um die Aufnahme von Narkosegasen zu simulieren.

Die weitere Umsetzung in die taucherische Realität, d. h. in einen Tauchcomputer oder in eine gedruckte Tabelle, ist die Implementierung, die „Einpflanzung" in ein reales System, sei dieses ein Stück Plastik, d. h. eine Tauchtabelle zum Mitnehmen, oder ein Stück Elektronik, der Tauchcomputer.

Die Umsetzung in eine Tabelle wurde bei den Haldanes von drei Vorgaben bestimmt, die aus den ca. 1000 Experimenten mit über 80 Ziegen abgeleitet wurden. Die Stopptiefen waren in 10-feet-Abstände (ca. 3 m) eingeteilt, die maximale Tauch-

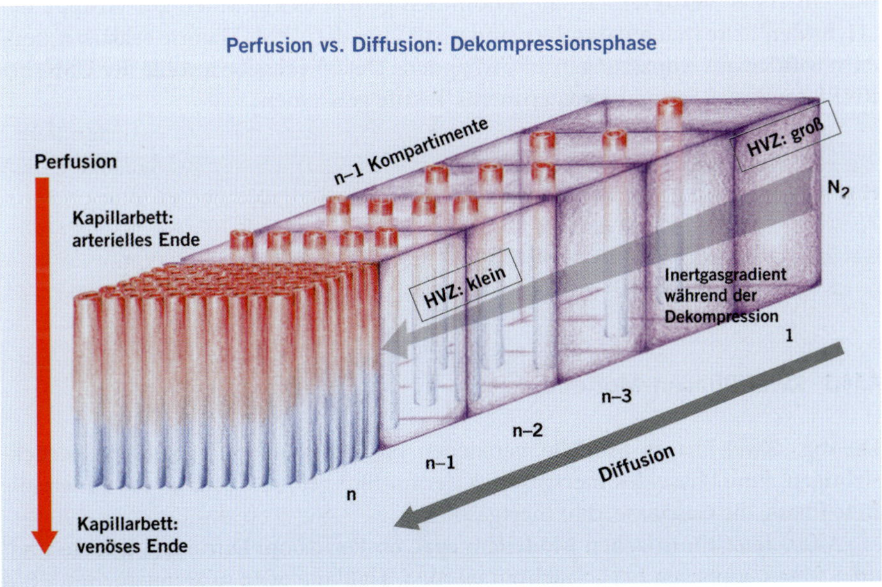

Abb. 4.11: Perfusion vs. Diffusion (modifiziert und mit freundlicher Genehmigung von Philip P. Foster)

tiefe sollte 50 m nicht überschreiten und die gesamte Austauchzeit sollte ca. 30 min nicht überschreiten (Table I, [1], I-4-158 resp. [1a], S. 442).

An der modellhaften Darstellung von Abb. 4.11 sehen wir das Kapillarbett (links): Die Inertgasanteile, herbeigeführt durch die Perfusion, dominieren. Rechts daneben sind n = 5 Kompartimente mit abnehmender Kapillarisierung abgebildet. Das Kompartiment n-1, unmittelbar neben dem Kapillarbett liegend, weist 5 Kapillaren auf. Es hat somit, im Vergleich zu den Kompartimenten n-2 → n eine höhere Perfusion und damit eine kleine Halbwertszeit. Am rechten Bildrand ist das Kompartiment 1 abgebildet: Es weist mit nur einer Kapillare die geringste Perfusion und somit die größte Halbwertszeit auf. Beim Auftauchen sind die Kompartimente übersättigt: Die Inertgase bewegen sich gemäß dem Konzentrationsgradienten in Richtung Kapillaren. Dieser Vorgang wird durch die Diffusion dominiert. Anschließend werden die Inertgase im Kapillarbett in gelöster Form zur Lunge transportiert und dort abgeatmet. Vorausgesetzt, keine Inertgasblasen behindern den Vorgang.

4.14.2 Blasenmodelle

Blasenmodelle versuchen Inertgasblasen, also freie Gasblasen im Blut oder in Geweben zu modellieren. Das VPM („varying permeability model") getaufte Modell war ein erster Vertreter. Genau genommen gehört es eigentlich zur Gruppe der „Hybriden": Die freien Parameter sind nicht über die VPM-Theorie erklärbar, sondern wurden aus Anpassungen an vorhandene Dekompressionsprofile der USN, des RNPL sowie des Sättigungsexperiments Tektite gewonnen.

Hinweis. Tektite war ein Sättigungsexperiment in einem Habitat in der Karibik (1971, St. Johns Island). Eines der Experimente dauerte 60 Tage, Tauchtiefe 100 feet, das Atemgas war EAN10, die anschließende Dekompression betrug ca. 21 h.

4.14.3 Zwei-Phasen-Modelle

Die sog. „Zwei-Phasen-Modelle" versuchen, beide Phasen der Inertgase zu berücksichtigen. Eine Phase des Inertgases ist der im Blut gelöste Zustand, die andere die freie Phase, die Gasphase, d.h. Inertgasblasen.

Allen deterministischen Modellen, egal, ob Perfusion, Diffusion, gelöste und/oder freie Gasphasen berücksichtigt werden, Haldane oder supermodernes VPM vorliegt, ist ein zentrales Merkmal gemeinsam: die Berechnung der Sättigung/Entsättigung über eine Exponentialgleichung pro Kompartiment. Der Unterschied tritt erst beim Auftauchen hervor: Wie wird die maximale Auftauchtiefe bestimmt? Auch die Entsättigung während des Auftauchens, den Dekompressionsstopps sowie während der Oberflächenpause wird wieder mit allen gemeinsamen Exponentialgleichungen errechnet.

4.14.4 Aktuelle Hybridmodelle

Die hybriden Modelle sind Mischungen aus herkömmlichen Modellen, deren freie oder unbestimmte Parameter über Ergebnisse aus Doppler-Ultraschall-Messungen angepasst wurden. Ein Beispiel für einen aktuellen Vertreter ist das „Copernicus"-Modell: Es wartet mit tiefen Stopps für längere Tauchgänge und auch mit längeren flachen Stopps als herkömmliche Modelle auf.

4.15 Aktuelle Dekompressionstabellen

- DECO 2000: publiziert 1999/2000 von Dr. Max Hahn als konservativere Weiterentwicklung der ZH-83 bzw. ZH-86 Tabellen von A.A. Bühlmann, gültig: 0–700 m ü.N.N.
- NAUI RGBM: 2001 von NAUI publiziert, auf Grundlage des proprietären RGBM-Modells von Bruce Wienke; ein Set von jeweils 3 (NDL-)Tabellen (Luft, EAN32, EAN36) für Meereshöhe, 2000–6000 ft (610–1829 m) und 6000–10 000 ft (1829–3048 m).
- SAA DeeP Stop: ca. 2008 von SAA (British Sub Aqua Association) entwickelt, basiert auf ZH-L 16 mit künstlich eingefügten, tiefen Stopps. Die Tiefe dieser tiefen Stopps berechnet sich aus der Hälfte der Summe zwischen dem tiefsten Tabellenstopp der ZH-86-Tabelle und der tiefsten geometrischen Tiefe des Tauchgangs.
- USN 2016: die Revision #7 vom 1. Dezember 2016 der USN-Tabelle mit weiter verlängerten Stoppzeiten für die riskanteren Profile. Bereits 2008 wartete die Revision #6 mit den verlängerten Stopps auf; alle flachen Stopps wurden auf 20 feet (ca. 6 m) oder tiefer verlegt. Seit 2008 gibt es in dieser Tabelle keine 10-feet- (ca. 3 m) Stopps mehr. Ebenfalls erfolgte die Abkehr vom „12-h-Dogma": Bisher reichte eine 12-stündige Oberflächenpause, um sämtliche Kompartimente zu entsättigen, auch diese Pause wurde mit der Revision #6 auf ca. 16 h verlängert. Ebenfalls mit der Revision #6 wurde eine Tabelle für ganz flache und besonders lange Tauchgänge publiziert (Underwater Ship Husbandry): Es wird der Tiefenbereich 10–30 fsw (feet of seawater, ca. 3–9 m) abgedeckt. Außerdem hat sich die USN von einem weiteren Dogma getrennt, dem Verbot der „reversed profiles".

Reversed Profiles sind Tauchprofile, bei denen der zweite, zeitlich nachfolgende Tauchgang tiefer ist als der erste.

Reduzierter Umgebungsdruck: Bergseetauchen und Fliegen nach dem Tauchen. Tauchen in einem Bergsee, das Fliegen in einem kommerziellem Passagierflugzeug oder auch die Fahrt über einen Bergpass bedeutet die Reduktion des Umgebungsdrucks. Ein Körper, der sich einige Zeit unter normalem atmosphärischen Druck aufgehalten hat, ist für diese drei Situationen übersättigt. Dies umso mehr, wenn vorher noch ein Tauchgang erfolgte.

Für das Tauchen in Bergseen gibt es spezielle Tauchtabellen, abhängig von der Höhe des Bergsees und der Geschwindigkeit der Anpassung an den reduzierten Umgebungsdruck.

Tauchcomputer geben nach dem Tauchen eine „Flugverbotszeit" aus: In dieser Zeit sollte kein Flug mit einem Kabinendruck unterhalb 0,85 bar durchgeführt werden.

Der Vorgänger aller Bergseetabellen waren Tabellen für Normalnull, die über Korrekturfaktoren („Cross correction" von Ellis Royal Cross, 1967) an den reduzierten Umgebungsdruck angepasst wurden. Es gibt mehrere Möglichkeiten, die berechneten Kompartimentübersättigungen auf einen anderen Umgebungsdruck zu transformieren:

- lineare Extrapolation: Methode Bühlmann-Hahn, viele Tauchcomputer benutzen diese Methode,
- Constant Ratio Translation: Methode von Cross für USN, DCIEM, NOAA, NAUI und anderen Organisationen

Da aber zu wenige Daten vorliegen und es darüber hinaus noch weitere Transformationsmethoden gibt, kann zurzeit nicht entschieden werden, welche Methode denn nun die sicherere wäre.

4.16 Seltene Phänomene: ICD und HPNS

4.16.1 Isobaric Counter Diffusion (ICD)

Hierbei ist die gegensinnige Diffusion zweier Inertgase bei konstant gehaltenem Druck zu verstehen. Ein Taucher, der nach einem tiefen Tauchgang mit Heliox auf den flachen Dekompressionsstopps einen Gaswechsel zu Nitrox durchführt, ist der ICD ausgesetzt: Helium diffundiert aus den übersättigten Geweben nach außen, während der Stickstoff des Nitrox in den Körper diffundiert. Aufgrund der unterschiedlichen Diffusionsgeschwindigkeiten (Helium hat, u. a. wegen seiner kleineren Atommasse als Stickstoff, einen größeren Diffusionskoeffizienten und diffundiert somit schneller) entsteht eine Untersättigung, die zur Verkürzung von Stoppzeiten führen kann. Wird jedoch der Gaswechsel in der umgekehrten Reihenfolge durchgeführt (Nitrox-Taucher atmet während der Stopps ein Heliox-Gemisch), so entsteht eine Übersättigung, die zu DCS führen kann. Es gibt grundsätzlich zwei Arten von ICD: die oben skizzierte ICD für tiefes Gewebe („deep tissue" ICD) sowie die ICD der Haut („superficial" ICD). Diese entsteht, wenn in einer Druckkammer das den Taucher umgebende Kammergas (Luft, Nitrox) mit einem Heliumgemisch aus der Atemmaske kombiniert wird.

4.16.2 High Pressure Nervous Syndrome (HPNS, sog. „Helium Zittern")

Bei schnellen Kompressionen mit Heliox-Gemischen auf große Tiefen können im Bereich ab 150 m HPNS-Symptome auftreten. Diese umfassen nicht nur den Tremor, sondern auch kognitive und motorische Einbußen. Zur Vermeidung werden die Kompressionsraten verringert, die Kompression temporär gestoppt sowie dem Heliox ein kleiner Prozentsatz an Stickstoff beigemischt.

4.17 Tauchplan für 30 m/30 min

Als Beispiel sei die Planung der Dekompression für einen Tauchgang auf 30 m mit 30 min Grundzeit, mit Pressluft als Atemgas, aufgeführt (Abb. 4.12, Tabelle 4.6). Der Tauchgang ist auch für einen ungeübten Taucher mit einer handelsüblichen 12-Liter-Flasche zu bewältigen: Je nach Atemgasverbrauch ist noch ein ausreichender

Table 9-9. *Air Decompression Table (Continued)*
(DESCENT RATE 75 FPM – ASCENT RATE 30 FPM

Bottom Time (min) 100 FSW	Time to First Stop (M:S)	Gas Mix	DECOMPRESSION STOPS (FSW) Stop times (min) include travel time, except first air and first O_2 stop 100	90	80	70	60	50	40	30	20	Total Ascent Time (M:S)	Chamber O_2 Periods	Repet Group
25	3:20	AIR									0	3:20	0	H
		AIR/O_2									**0**	3:20		
30	2:40	AIR									3	6:20	0.5	J
		AIR/O_2									**2**	5:20		
35	2:40	AIR									15	18:20	0.5	L
		AIR/O_2									**8**	11:20		

Abb. 4.12: USN-Tabelle für Luft vom 01.12.2016, Auszug für 30 m (mit freundlicher Genehmigung der United States Navy, Naval Sea Systems Command, NAVSEA 00C)

Tabelle 4.6: Dekompressionsplanungen für einen Tauchgang 30 m/30 min

Stopptiefen [m] Stoppzeiten [min] Tabelle	15	12	9	6	3	
USN (1957)					3	
USN (2008 und 2016)				3		
NAUI (1989)					5	25 m Grundzeit
NAUI RGBM (2001)						nicht möglich*
PADI RDP (1987)						nicht möglich*
Bühlmann-Hahn (1984)				1	5	
Zürich (1986)				2	7	aus Bühlmann et al. 2002, S. 226
DECO (2000)				3	10	
DCIEM (1983)				5	10	
G2 (V 1.2, 2017)					15	Planungsmodus
SAA DeeP Stop (2008)	1		1	13		

*Der Tauchgang ist mit diesen Tabellenwerken nicht möglich

Sicherheitsvorrat vorhanden. Nimmt man für einen etwas geübteren Taucher mit mittlerer körperlicher Belastung ein Oberflächen-Atemminutenvolumen von ca. 15 l/min an, so resultiert eine Restmenge von ca. 600 l (2400–1800), die für Aufstieg, Stopp und Sicherheitsreserve ausreicht ($12 \cdot 200 = 2400$, $4 \cdot 30 \cdot 15 = 1800$). Da in den meisten Tabellenwerken mit einem sog. „instantanem Abstieg" gerechnet wird, hat der Taucher, wenn er sich an den Tauchplan hält, ein weiteres Sicherheitspolster: Da sein Abstieg wesentlich langsamer erfolgt, ist sowohl die Inertgassättigung als auch der Luftverbrauch geringer.

Eine mögliche, manuelle Planung mit tiefen Stopps soll anhand der DECO-2000-Tabelle für diesen Tauchgang erläutert werden:

- laut Tabelle ist der tiefste, reguläre Stopp auf 6 m,
- Berechnung der Tiefen für die tiefen Stopps:
  1. Stopp: $30/2 + 6/2 = 15 + 3 = 18$ m,
  2. Stopp: $18/2 + 6/2 = 9 + 3 = 12$ m.
- Die Zeiten für die beiden tiefen Stopps (ca. $2 \cdot 2{,}5$ min) und den Aufstieg (ca. 3 min) ziehen wir von der Grundzeit ab, um ein größeres Sicherheitspolster zu erreichen und gleichzeitig die erhöhte Sättigung der langsamen Kompartimente durch die tiefen Stopps zu berücksichtigen

Den modifizierten Tauchplan zeigt Tabelle 4.7.

Tabelle 4.7: Beispiel „tiefe Stopps" mit der DECO 2000

Tiefe [m]	Zeit [min]
30	max. 22 (statt 30) (gekürzte Grundzeit)
18	ca. 2,5 (1. tiefer Stopp)
12	ca. 2,5 (2. tiefer Stopp)
6	3 (regulärer Tabellen Stopp)
3	10 (regulärer Tabellen Stopp)

4.18 Planungshilfen

Zusätzlich zu bewährten Dekompressionstabellen stehen moderne Hilfsmittel zur Planung zur Verfügung:

1. Desktop-Deco-Software (Dekompressionssoftware für den PC) sowie
2. die Tauchgangsplaner der Tauchcomputer

4.18.1 Desktop-Deco-Software

Hier als Beispiel eine Quelle für kostenlose PC-Software: (https://www.divetable.info/DIVE_V3/index.htm, letzter Zugriff am 01.04.2019).

Nach Ablauf der Grundzeit von 30 min und dem Aufstieg auf 12 m innerhalb von 2 min und einem tiefen Stopp von 3 min wird die aktuelle Prognose mit 7 min (TTS = time-to-surface) auf 3 m angegeben, das hierfür verantwortliche Leitkompartiment ist die # 5 (Abb. 4.13).

Abbildung 4.14 zeigt eine Berechnung mittels eines ZH-L-16-Modells: Die Sättigung der 16 Kompartimente ist als gelber Balken zu sehen, im oberen Bereich stehen die Daten des Tauchgangs sowie die relevanten physiologischen Parameter.

Die Kompartimente # 1 bis # 5 werden bei diesem Stopp bereits entsättigt, die Kompartimente ab der # 7 werden noch aufgesättigt. Dies gilt in ähnlicher Weise auch für den letzten Stopp auf 3 m: Dort werden die ganz langsamen Kompartimente # 13 → # 16 auch noch weiter gesättigt.

Eine einfache Dekompressionsrisikoanalyse enthüllt,dass bereits ein Großteil der Kompartimente im „grünen Bereich" ist, zumindest nach der DAN-Nomen-

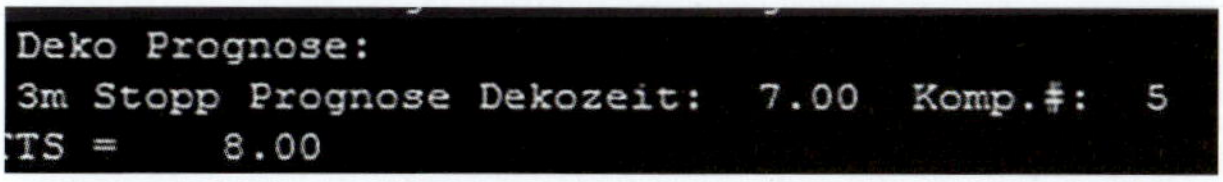

Abb. 4.13: Dekompressionsprognose mit Angabe des Leitkompartiments

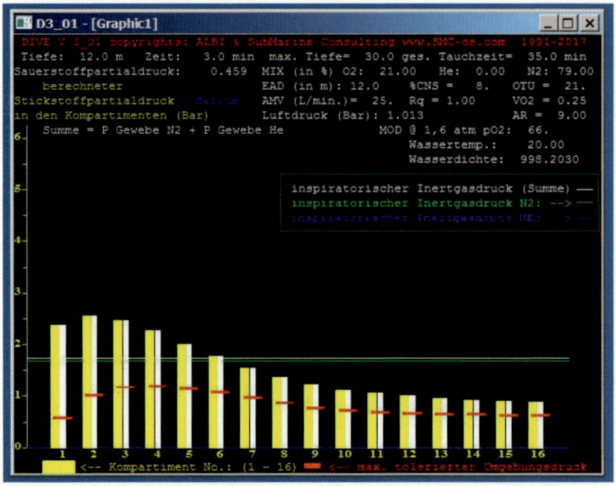

Abb. 4.14: Tauchgangssimulation mit einem ZH-L-Modell

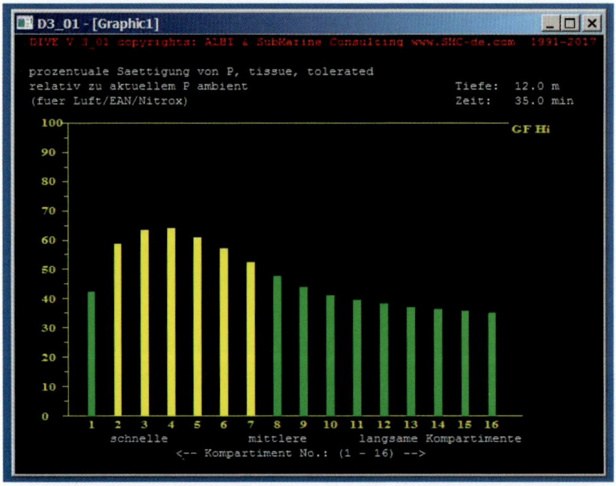

Abb. 4.15: Prozentuale Sättigung von 16 Kompartimenten eines ZH-L-Algorithmus

klatur (s. auch den entsprechenden Abschnitt unten). Der Aufstieg vom tiefen 12-m-Stopp zum flachen Dekompressionsstopp im 3-m-Bereich ist also problemlos möglich (Abb. 4.15).

Im Internet sind hunderte ähnliche, meist auch kostenlose, Produkte erhältlich. Die Bemerkungen über oft unzureichende Dokumentation und Offenlegung benutzter Parameter sowie die nicht vorhandene standardisierte Qualitätskontrolle bei Tauchcomputern gilt hier ganz analog (s. nächster Abschnitt)!

4.18.2 Tauchgangsplaner der Tauchcomputer

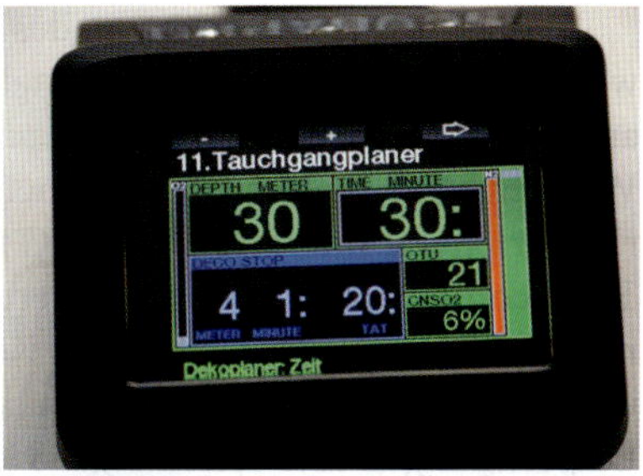

Abb. 4.16: Scubapro/UWATEC Galileo „G2". (G2, Hardware Version 0.0, Software Version 1.2 vom 08/2017) (Foto: A. Salm)

Üblicherweise bietet ein moderner Tauchcomputer auch die Option „Tauchgangsplanung" an: Über einen Menüeintrag lässt sich meist eine Eingabemaske erreichen, in der Tauchtiefe und Tauchzeit eingetragen werden können. Die Eingabe geschieht i. d. R. durch entsprechend häufiges Betätigen der Tauchcomputerkontakte. Zur Berechnung der Dekompressionstopps werden die vorgegebenen Werte wie Atemgaszusammensetzung und/oder Sicherheitsfaktoren benutzt. Erfolgte eine Übersättigung der Kompartimente durch einen vorherigen Tauchgang, so werden diese Sättigungen ebenfalls mitbenutzt. Als Beispiel für unseren o.g. 30-m-Tauchgang dienen die Berechnungen eines relativ aktuellen Tauchcomputers der Fa. Scubapro/UWATEC (Abb. 4.16).

Zusätzlich zur gesamten Aufstiegszeit (TAT: Total Ascent Time) von 20 min (ca. 5 min Aufstieg + 15 min Stoppzeit auf 3 m) werden die Sauerstoffbelastungsdosen für das ZNS mit 6 % und für die pulmonale Sauerstofftoxizität mit 21 OTU ausgegeben.

4.19 Bemerkung zum Tauchcomputer

Da Tauchcomputer, ihre Entwicklung, Funktionsweise und Benutzung in den Kapiteln zu Ausrüstung und Technik vertieft werden, gibt es hier nur eine eher allgemeine Bemerkung: Tauchcomputer sind zunächst simple Messgeräte. Sie messen den Umgebungsdruck, die Temperatur und die Zeit, und unter Umständen, z. B. bei einem Kreislaufgerät, noch den pO_2. Die gemessenen Größen werden in einen Dekompressionsalgorithmus gegeben, das Ergebnis im Display dargestellt. Alle Messungen sind prinzipiell mit Messfehlern behaftet, d.h. jegliche Eingangsgröße, die die Tauchcomputerelektronik in den einprogrammierten Dekompressionsalgorithmus speist, hat bereits Abweichungen in einer 2- bis 5%-Spanne zur Realität. Wird nun mit diesen fehlerbehafteten Größen eine andere Größe, z. B. ein NDL oder eine Stoppzeit, berechnet, so wird auch der Fehler für die berechneten Größen unaufhaltsam wachsen. Dies ist die Konsequenz des Gesetzes zur Fehlerfortpflanzung. Da bereits die gemessenen Werte eher den Charakter einer Schätzung haben, sind die damit berechneten Angaben als freundliche Empfehlung und nicht als unumstößliche Wahrheit zu betrachten.

Im Cluster „Dekompression“ traten folgende Vorkommnisse auf:
- DCS I und DCS II: 3,
- AGE: 18,
- versäumte Dekompression: 5.

Natürlich sind die technischen Umstände militärischen Tauchens sowie die Probanden, nämlich tauchende Soldaten, nicht mit der tauchenden Zivilbevölkerung direkt vergleichbar. Die durchschnittliche Tauchtiefe betrug 27,8 feet (= 8,5 m), 90 % aller Tauchgänge waren im Bereich < 60 feet. Ab ca. 44 m Tauchtiefe verliert Scuba zunehmend an Bedeutung und wird durch Rebreather und hauptsächlich oberflächenversorgtes Tauchen ersetzt. Nichtsdestotrotz waren im Tiefenbereich 180–300 feet (ca. 55–92 m) mit ca. 1800 Tauchgängen keinerlei Unfälle verzeichnet.

Sowohl DAN als auch BSAC veröffentlichen Tauchunfallstatistiken für Sporttaucher: Die Zahlen werden aus den freiwilligen Rückmeldungen der Mitglieder bzw. Meldungen an den Versicherer ermittelt und jährlich veröffentlicht.
- Der BSAC-Report von 2016 (https://www.bsac.com/core/core_picker/download.asp?id=27676&filetitle=Diving+Incident+Report+2016 – letzter Zugriff am 01.10.2017) weist bei 228 „incidents“ 75-mal DCI sowie 11 Todesfälle auf. Der Divisor (Anzahl Tauchgänge bzw. 100% Basis) ist unbekannt. Dies gilt ebenso für den DAN-Bericht:
- Der DAN Annual Diving Report, 2016 Edition (https://www.diversalertnetwork.org/medical/report/ – letzter Zugriff am 01.10.2017) weist 146 Todesfälle auf (global) bei einer geschätzten Zahl von ca. 3 Mio. Tauchgängen pro Jahr.

Weiterführende Literatur

1. Azzopardi E, Sayer M: Estimation of depth and temperatures in 47 models of diving decompression computer. Int J Soc Underwater Technol 2012; 31: 3–12
2. Bove AA: Bove and Davis' Diving Medicine, 4. Aufl. Philadelphia: Saunders, 2004
3. Boycott AE, Damant GCC, Haldane JS: The prevention of compressed air illness. J Hygiene 1908; 8: 342–443
4. Brubakk A et al.: Bennett and Elliott's Physiology and Medicine of Diving, 5. Aufl. Philadelphia: Saunders, 2003
5. Bühlmann AA, Völlm EB, Nussberger P: Tauchmedizin, 5. Aufl. Berlin: Springer, 2002
6. Doolette DJ, Mitchell SJ: Hyperbaric conditions. Compr Physiol 2010; 1: 163–201
7. Edmonds C, Bennett M et al.: Diving and subaquatic medicine, 5. Aufl. Boca Raton: CRC Press, 2016
8. Fife CE, St. Leger Dowse M: Women and pressure, dving and altitude. North Palm Beach: Best Publishing Company, 2010

9 Goldman S, Solano-Altamiro JM, LeDez KM: Gas bubble dynamics in the human body. Cambridge (MA): AP Elsevier, 2018

10. Hamilton RW, Thalmann ED: Decompression practice. In: Brubakk A et al. (eds.): Bennett and Elliott's Physiology and Medicine of Diving, 5. Aufl. Philadelphia: Saunders, 2003, S. 455–500
11. Salm A: Dekompressionsberechnungen für Trimix-Tauchgänge mit PC-Software: Reparieren Gradientenfaktoren defekte Algorithmen oder defekte Software-Implementierungen? Caisson 2011; 26: 4–12
12. Salm A: Variations in the TTS: where do they come from? International Journal of the Society for Underwater Technology, November 2012: SUT, Vol. 31, No. 1, pp. 43 - 47, 2012; und auch:
13. Sayer MDJ, Azzopardi E, Sieber A: User settings on dive computers: reliability in aiding conservative diving. Diving Hyperbaric Medicine 2016; 46: 98–110
14. Schreiner HR, Kelley PL: A pragmatic view of decompression. In: Lambertsen CJ (ed.): Underwater Physiology. Proceedings of the Fourth Symposium on Underwater Physiology. New York: Academic Press, 1971, S. 205–219
15. Tikuisis P, Gerth WA: Decompression theory. In: Brubakk A et al. (eds.): Bennett and Elliott's Physiology and Medicine of Diving, 5. Aufl. Philadelphia: Saunders, 2003, S. 419–454
16. Tikuisis P, Kuehn L: Guidelines for mixed inert gas decompression. The 2nd Canadian Diving Symposium, 31.10.1977, DCIEM-TR-78X12, S. 83ff
17. Vann RD: Inert gas exchange and bubbles. In: Bove AA (ed.): Bove and Davis' Diving Medicine, 4. Aufl. Philadelphia: Saunders, 2004, S. 53–76
18. Vann RD: Mechanisms and risks of decompression. In: Bove AA (ed.): Bove and Davis' Diving Medicine, 4. Aufl. Philadelphia: Saunders, 2004, S. 127–164
19. Yount DE, Hoffman DC: On the use of a bubble formation model to calculate diving tables. Aviation, Space, and Environmental Medicine, February, 1986

Tipps für Tauchlehrer

Um dem „deco stress" wirksam zu begegnen, sind die folgenden Tipps und Überlegungen gedacht:

1. Eine durchschnittliche körperliche und geistige Fitness ist sicherlich empfehlenswert für die Anstrengungen vor, während und nach dem Tauchen: ausreichende Muskelmasse, kein zu hoher BMI, ausreichende Ausdauerfähigkeit.
2. Alter an sich ist keine Kontraindikation zum Tauchen, hingegen Mängel bei den oben genannten drei Parametern schon. Ausreichende Flüssigkeitsversorgung/Hydrierung: Der Flüssigkeitsverlust durch Schwitzen, getrocknete Kompressorluft und der Immersionsdiurese (ca. 200–500 cm^3 pro Tauchstunde laut USN Diving Manual) muss ausgeglichen werden. USN empfiehlt ausreichende Flüssigkeitszufuhr (Kontrollmerkmal: „color- and odorless urine") 24 h vor den Tauchaktivitäten
3. Tauche mit Nitrox/EAN, aber lasse den Tauchcomputer auf „Luft" eingestellt (% ZNS-Dosis kontrollieren!)
4. Multi-Level-Tauchen, aber richtig! Tiefste Tiefe zuerst aufsuchen, dann im flacheren Bereich tauchen (vgl. das Profil in Abb. 4.2). Wiederholungstauchgänge sollten in geringere Tiefen führen.
5. Vorausgesetzt, die Atemgasmenge und der Wärmeschutz sind ausreichend: zusätzlich zum üblichen, flachen Sicherheitsstopp noch einen weiteren, etwas tieferen Stopp durchführen (im 6- bis 8-m-Bereich für 3–4 min).
6. Keine zu große Auftauchgeschwindigkeit.
7. Die Oberflächenpausen zwischen den Tauchgängen ausreichend bemessen; Bühlmann empfiehlt: OFP >3 h.
8. Zwischen den (Pressluft-)Tauchgängen keine Apnoe-Tauchgänge absolvieren.

Tipps für Tauchlehrer

Fortsetzung:

9. Bei erhöhter Anstrengung und/oder Kälte: Die oben erwähnten Sicherheitspolster noch etwas dicker ausfallen lassen. Die USN wird deutlich: „... die Taucher sollten während der Grundphase kühl gehalten werden und warm in der darauffolgenden Dekompressionsphase" (Quelle: NEDU TR 06-07: The Influence of Thermal Exposure on Diver Susceptibility to Decompression Sickness, S. 36).
10. Über den Umgang mit Tauchcomputern:
    - Tauchcomputer können ausfallen: „Back up" wie Taucheruhr und Tiefenmesser bzw. einen „bottom timer" und Dekompressionstabelle parat haben oder einen weiteren Tauchcomputer eines anderen Herstellers.
    - Den Anzeigen des Tauchcomputers nicht blind glauben.
    - Durchaus auch einmal einen Tauchgang mit einer üblichen Dekompressionstabelle planen und mit dem Tauchcomputer vergleichen.

Spezielle Tipps für TEC-Taucher

Die empirische Basis für perfusionsdominierte Dekompressionen ist über 100 Jahre alt und mit mehreren Millionen dokumentierter und erfolgreich absolvierter Dekompressionen relativ zuverlässig. Deshalb:

1. Vorsicht beim Umgang mit ungetesteten oder nicht ausreichend getesteten Prozeduren (z.B. „deep stops", VPM, RGBM). In Fachzeitschriften, wie z. B. „Diving and Hyperbaric Medicine" und/oder den zugeordneten Fachkonferenzen werden teilweise sehr deutliche Warnungen hierzu geäußert. Hier ein Zitat als Beispiel: „... Never use the RGBM 50% settings where available ..." (Sayer et al. 2016).
2. Vorsicht auch bei der Benutzung von Desktop-Deco-Software (Planungssoftware für den PC): Hier gibt es, genauso wie bei den Tauchcomputern, keine offiziellen Standards oder öffentliche Qualitätskontrollen. Mischgastauchgänge mit mehreren unterschiedlichen Produkten planen. Wenn möglich, erstellte „run times" gegen bewährte Mischgastabellen (USN, DCIEM) vergleichen.
3. Schon bevor die MOD erreicht wird, auf das entsprechende Deko-Gas wechseln. Beispiel: Bereits beim Beenden des 9-m-Dekompressionsstopps auf 100 % O_2 wechseln und nicht erst bei Erreichen der 6-m-Stufe; die Dekompression verläuft etwas effizienter (Tikuisis u. Kuehn 1977). Allerdings:
4. Bei langen Stopps mit einem hohen O_2-Partialdruck: „Air Breaks" (Pausen mit Luftatmung) einplanen bzw.
5. Vasokonstriktion und Bradykardie (Gefäßverengung und Pulsverlangsamung) durch hohen O_2-Partialdruck einkalkulieren: Die Effektivität der Dekompression nimmt hierdurch etwas ab.
6. Handelsübliche Deco-Software rechnet bei jedem Gaswechsel immer mit einem sofortigen, 100 % wirksamen Drucksprung, der so in der Lunge nicht stattfinden kann. Die Lunge hat einen endlichen Koeffizienten von Perfusion/Ventilation. Deshalb: Latenz einkalkulieren, d. h. die durch Gaswechsel berechneten Stopps großzügig (ca. 3–6 min). verlängern.

Zu guter Letzt

1. Nicht alles ungeprüft glauben, was in den einschlägigen Internet-Foren heiß diskutiert oder empfohlen wird.
2. Mit jedem weiteren Geburtstag dürfen die oben erwähnten Sicherheitspolster noch etwas kräftiger ausfallen!
3. Abschließend: „Geiz ist nicht geil, Geiz tötet!" Das heißt: bei der Menge des Atemgases, dem Heliumanteil oder dem Atemkalk nicht sparen!

Ausrüstung und Technik

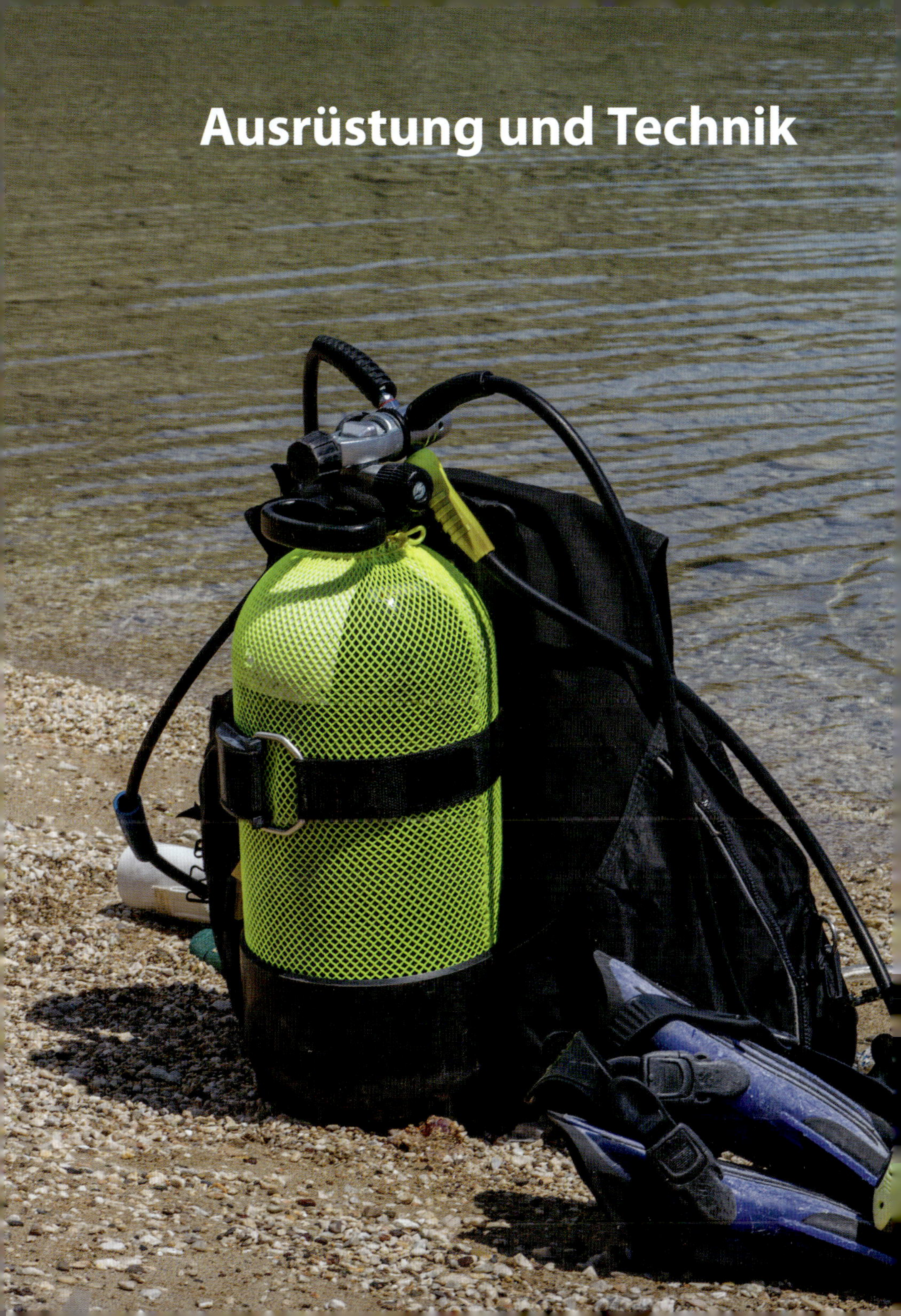

Foto Vorderseite: thegreekphotoholic/Getty Images

5 Tauchausrüstung

H. Bartmann, F. Ostheimer

Das folgende Kapitel beschreibt die gängige Tauchausrüstung eines Freizeittauchers („Sporttaucher"). Der Terminus „Freizeit" darf nicht darüber hinwegtäuschen, dass bestimmte Teile dieser Tauchausrüstung eine „Persönliche Schutzausrüstung" (PSA) sind und damit der EU-Gesetzgebung unterliegen. Der Fokus dieses Beitrags richtet sich danach und geht auf die tauchmedizinischen Aspekte der Ausrüstung und auf technische Details nur insoweit ein, als sie für das Verständnis erforderlich sind oder eine Relevanz bei den Tauchunfallursachen haben.

5.1 ABC-Ausrüstung

Der Begriff „ABC-Ausrüstung" hat im deutschen Sprachraum mehrfache Bedeutung. Als Synonym für atomare, biologische und chemische Waffen hat diese Wortbildung sogar internationale Bedeutung erlangt. Überdies ist jedermann aus seiner Kindheit noch die Bedeutung des „ABC-Schützen" in Erinnerung. Im submarinen Sprachgebrauch wird dagegen unter „ABC-Ausrüstung" die Grundausstattung eines Tauchers verstanden. Sie besteht aus

- Tauchmaske,
- Flossen und
- Schnorchel.

5.1.1 Tauchmaske

Das menschliche Auge besteht im Wesentlichen aus einer Bikonvexlinse und einer lichtempfindlichen Projektionsfläche für die von der Linse erzeugten Bilder, der Netzhaut oder „Retina" (s. Kap. 21). Das Auge hat sich im Laufe der Evolution in seinen optischen Eigenschaften an Luft als natürliche Umgebung angepasst. Die Abmessungen und Brechungsindizes des Auges sind so aufeinander abgestimmt, dass auf der Retina ein optisch scharfes Bild entsteht (Abb. 5.1a).

Unter Wasser stimmen diese Parameter nicht mehr. Da Wasser, anders als Luft, einen nur geringfügig niedrigeren Brechungsindex hat als der Linsenkörper, werden auf die Linse auftretende Strahlen weniger stark gebrochen. Dies hat zur Folge, dass sich die Bildweite vergrößert und so das optisch scharfe Bild hinter der Retinaebene entsteht (Abb. 5.1b).

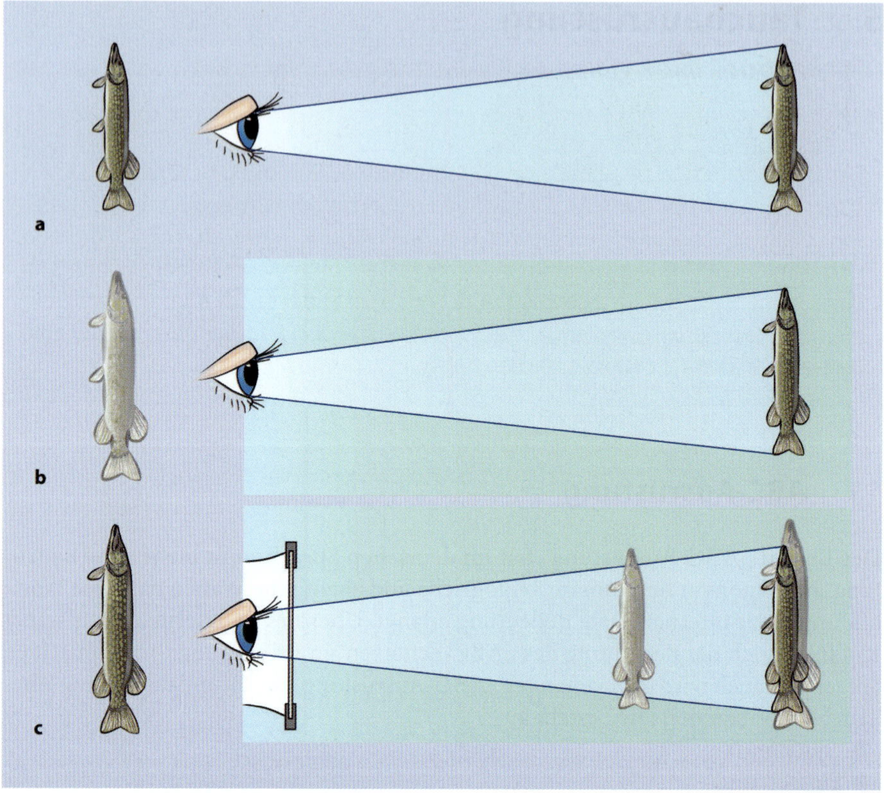

Abb. 5.1: Bildentstehung im menschlichen Auge an Luft (**a**), unter Wasser (**b**) und mit Tauchmaske (**c**)

Sehen unter Wasser geht daher zunächst immer mit unscharfen Bildern einher. Stellt man aber zwischen dem umgebenden Wasser und der Linse wieder eine Luftschicht, wie dies bei einer Tauchmaske der Fall ist, werden die „normalen“ Brechungsverhältnisse wieder hergestellt. Allerdings werden aufgrund der Brechungsgesetze an der planparallelen Scheibe die Bilder auf der Retina optisch zwar scharf abgebildet, doch ist die Darstellung mit linearen Abbildungsfehlern versehen (s. auch Kap. 21, Abb. 21.2). Gegenstände unter Wasser erscheinen daher mit einer Tauchmaske ca. ein Drittel größer und ein Viertel näher als sie tatsächlich sind (Abb. 5.1c).

Hinweis. Tauchmasken bedecken, anders als „Tauchbrillen“, die Augen- und Nasenpartie, um einen Druckausgleich über die Nase durchführen zu können. Sie sind nach DIN EN 16805 „Tauch-Zubehör – Tauchmaske – Anforderungen und Prüfverfahren“ genormt.

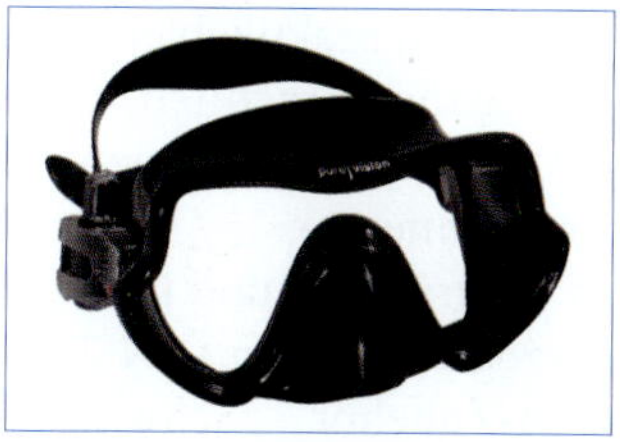
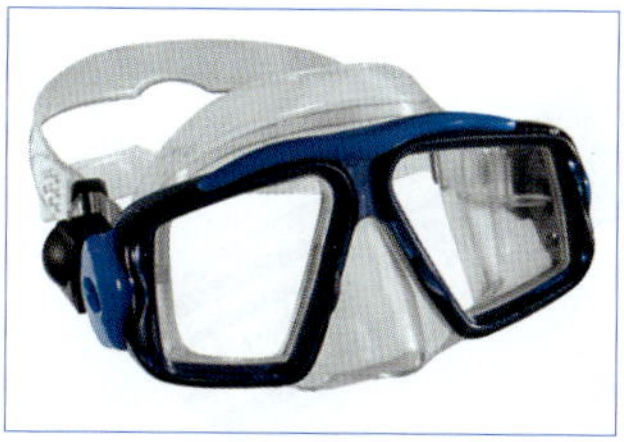

Abb. 5.2: Tauchmasken mit einem und mit zwei Fenstern (Fotos: Mares)

In enger Beziehung zu Tauchmasken stehen die Vollmasken, die übrigens nicht Vollgesichtsmasken heißen. Mit Vollmasken wird das gesamte Gesichtsfeld abgedeckt. Sie dienen außerdem der Aufnahme des Lungenautomaten, weshalb sie normativ zu den Tauchgeräten in die Kategorie **Atemanschluss** gehören. Für bestimmte Taucher (z. B. Feuerwehr) sind Vollmasken als Atemanschluss vorgeschrieben. Neben der Möglichkeit mit einer Vollmaske unter Wasser über eine Sprecheinrichtung („Tauchertelefon") mit der Wasseroberfläche zu kommunizieren, schützt sie den Taucher bei Bewusstlosigkeit vor dem Ertrinken, weil er – anders als mit einem Mundstück – den Lungenautomaten nicht verliert. Ihrer Bauweise nach kann man Tauchmasken mit einem und zwei Fenster unterscheiden (Abb. 5.2).

Bei der Herstellung von Atemschutz- und Vollmasken ist es ein Ziel der Konstrukteure, das Gesichtsfeld des Benutzers nicht durch den Atemanschluss (Lungenautomat) oder Geräteteile zu verschlechtern. Diese Option hat der Hersteller von Tauchmasken nicht, da es dem jeweiligen Taucher überlassen bleibt, welchen Lungenautomaten er mit dem Mundstück in seinen Mund aufnimmt. Bei der Auswahl nach einer für die persönlichen Belange zufriedenstellenden Tauchmaske sollte daher stets der zur Verwendung bestimmte Lungenautomat in den Mund genommen werden. So kann, wenn auch nur subjektiv, das Gesichtsfeld der Tauchmaske in Verbindung mit dem Atemanschluss beurteilt werden.

5.1.2 Flossen

Einfach ausgedrückt wird mit Flossen die Oberfläche der Füße vergrößert. Auf Schwimmbewegungen, wie beim Brust- oder Kraulschwimmen, mit Armen und Händen kann dabei verzichtet werden. Das ist eine elementare Voraussetzung beim Tauchen, da so die Hände zur Bedienung der Instrumente und/oder für Rettungsmanöver frei bleiben.

Neben dem Oberbegriff Flossen sind unterschiedliche Bezeichnungen in der Literatur zu finden. Häufig ist von „Schnorchel- oder Schwimmbadflossen" und „Geräteflossen" die Rede, auch von geschlossenem und offenem Fußteil oder Fersenteil wird gesprochen. Die zitierten Bezeichnungen sind nicht ganz normkonform, denn der eine Verwendungszweck schließt den anderen nicht zwangsläufig aus. Allerdings sind für das Schwimmbadtraining oder beim Schnorcheln die geschlos-

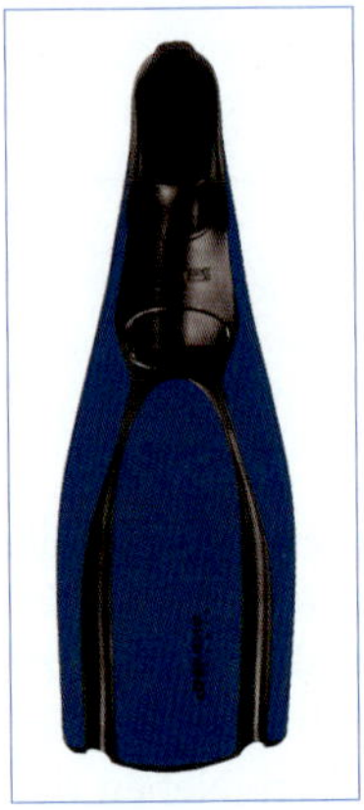

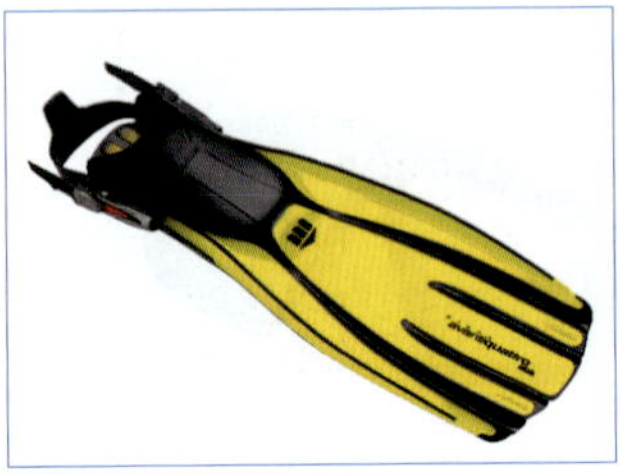

Abb. 5.3: Links: Flosse mit geschlossenem Fußteil – „Schuhflosse". Oben: Flosse mit offenem Fußteil und Fersenband – „Fersenbandflosse" (Fotos: Mares)

senen Flossen praktikabler, weshalb umgangssprachlich diese Begriffe durchaus verwendet werden können.

In der früheren und jetzt zurückgezogenen Norm DIN 7876 („Tauch-Zubehör – Schwimmflossen – Maße, Anforderungen und Prüfung") wurde als Oberbegriff „Schwimmflossen" gewählt. Sie wurden dann in die Form A (Schuhflosse) und Form B (Fersenbandflosse) unterteilt. Von dieser Nomenklatur ist man bei der neuen Norm DIN EN 16804 (2016-03) abgerückt. Nun heißen sie „Taucherflossen". Die Norm erfasst allerdings nur noch Flossen mit einem Fersenband, also einer Vorrichtung, die ermöglicht, dass die Taucherflosse am Fuß des Benutzers gehalten wird.

Hinweis. Flossen für Taucher („Taucherflossen") mit einem Fersenband sind nach DIN EN 16804 „Tauch-Zubehör – Taucherflossen – Anforderungen und Prüfverfahren" genormt.

In den zurückliegenden Jahren kam es gelegentlich zu schweren Tauchunfällen mit teilweise letalem Ausgang. Ursächlich war ein gerissenes Fersenband. Die betroffenen Taucher verloren in der Folge die Flosse und hatten vermeintlich zu geringen Auftrieb. Sie betätigten darum (unkontrolliert) ihr Tariermittel und katapultierten an die Wasseroberfläche. Bei künftigen und gleichgelagerten Tauchunfällen wird in einem Ermittlungsverfahren zu prüfen sein, ob das Fersenband den sicherheitstechnischen Festlegungen (z. B. Zugkraft 200 N) im Sinne des Produktsicherheitsgesetzes (ProdSG) entsprach.

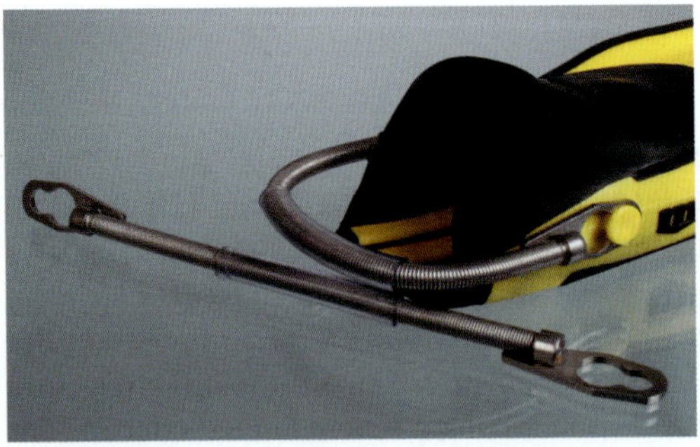

Abb. 5.4: Fersenband aus Edelstahl („Spring-Straps") mit transparentem Schutzschlauch (Foto: Redaktion TAUCHEN)

Früher wurden zusätzliche „Flossenhalter" aus Gummi empfohlen, um beim Einreißen des Fersenbandes die Flosse nicht zu verlieren. Heute gibt es Fersenbänder aus einer stabilen Edelstahlfeder, im Fachjargon „Spring Straps" genannt. Sie sind, je nach Herkunft, entweder blank oder mit einem Schutzschlauch umhüllt (Abb. 5.4). Ein Reißen dieser Federn ist sehr unwahrscheinlich.

Für das Schnorcheltauchen sollte das Flossenblatt eher weich sein, zumindest, wenn der Trainingszustand des Schnorchelnden eingeschränkt ist, da zu harte Flossenblätter beim Ungeübten das Auftreten von Wadenkrämpfen fördern.

5.1.3 Schnorchel

Ein Schnorchel ermöglicht dem Benutzer das Atmen mit eingetauchtem Gesicht, ohne den Mund aus dem Wasser heben zu müssen. Daher ist der Schnorchel, wie der Name schon offenbart, für das „Schnorcheln" unabdingbar. Darüber hinaus wird der Schnorchel von vielen Sporttauchern aus Sicherheitsgründen mitgeführt, um z.B. längere Strecken an der Wasseroberfläche bei Wellengang zurücklegen zu können. Wrack- und Höhlentaucher lehnen den Schnorchel dagegen überwiegend ab und argumentieren, dass die Gefahr des Verheddern zu groß sei.

Sicherheitstechnisch gesehen wird durch die Verwendung eines Schnorchels die normale Atemphysiologie permanent beeinflusst, denn jeder Schnorchel vergrößert den funktionellen Totraum und hat damit unmittelbar Einwirkung auf den Gasaustausch in der Lunge. Mit einem regulären Schnorchel vermindert sich die normale Atmung auf etwa 70%.

In der einschlägigen Literatur findet sich eine Vielzahl von Berichten und Aufzeichnungen aus den letzten Jahrhunderten, in denen Menschen mit mehr oder weniger aufwändigen Rohren versuchten, unter Wasser zu atmen. Der Versuch, durch einen längeren Schnorchel zu atmen, führt jedoch zu erheblichen Problemen, und zwar sowohl im Bereich Herz-Kreislauf als auch im Bereich der Lunge. Bei der Schnorchelatmung entspricht nämlich der Druck im Lungeninneren dem der Wasseroberfläche, während der Körper bereits unter dem höheren Druck des umgebenden Wassers steht (Abb. 5.5).

Diese Druckdifferenzen führen beim Eintauchen mit einem längeren Schnorchel zu einer massiven Blutumverteilung mit akuter Rechtsherzdekompensation und einer Überforderung der Atemmuskulatur. Eine adäquate Atmung ist damit nicht möglich.

Die zulässigen Maße eines Schnorchels werden in DIN EN 1972 „Tauch-Zubehör – Schnorchel – Anforderungen und Prüfverfahren" festgelegt (Tabelle 5.1).

In Kap. 8 (Apnoetauchen) wird darauf hingewiesen, dass bei Benutzung eines überlangen Schnorchels das Problem der Pendelatmung – häufig als lebensbedrohlich beschrieben – nicht relevant wird, da eine in Frage kommende Steigerung des CO_2-Drucks eine Vergrößerung des Atemzugvolumens und der Atemfrequenz zur Folge hat und somit, zumindest an der Wasseroberfläche, zu einer ausreichenden O_2-Versorgung und CO_2-Abatmung führt.

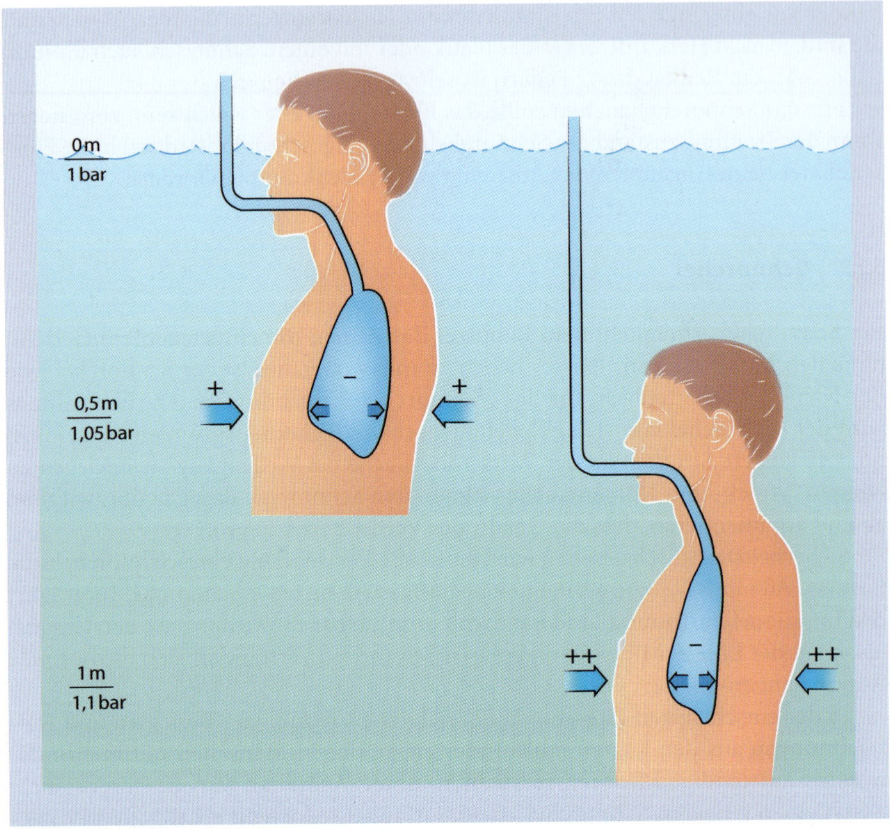

Abb. 5.5: Druckdifferenzen bei Verwendung eines Schnorchels

Tabelle 5.1: Maße eines Schnorchels nach DIN EN 1972

Klasse	Anwendung	Gesamtinnenvolumen[a] [ml max]	L[b] [ml max]
A	Personen mit hoher Lungenkapazität	230	380
B	Personen mit geringer Lungenkapazität (z.B. Kinder)	150	350

[a] Das Gesamtinnenvolumen, das den Totraum des Schnorchels für die Pendelatmung darstellt.
[b] Entfernung zwischen der Mitte der Mundstücköffnung und dem untersten Teil der Lufteinlassöffnung.

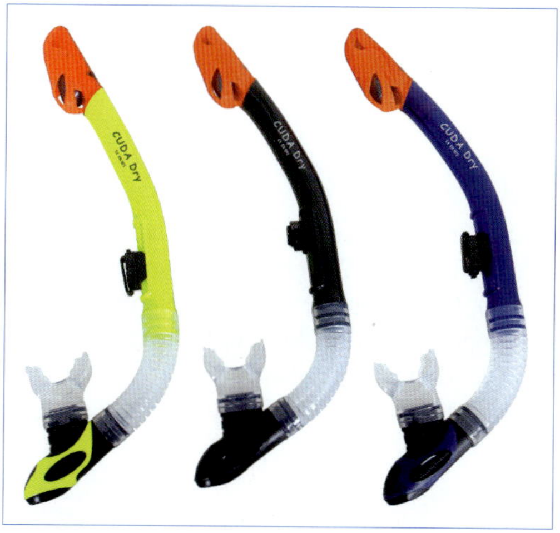

Abb. 5.6: Ansicht von Schnorcheln mit farblich abgesetztem Rohrende (Foto: Scubapro)

Der Markt bietet eine Vielzahl von Modellen an und berücksichtigt auch ausgefallene Trendfarben (Abb. 5.6). Davon unabhängig sollte man auf eine auffallende Farbgebung setzen, denn an der Wasseroberfläche ist der schnorchelnde Schwimmer/Taucher so am besten wahrzunehmen.

„Für Schnorchelneulinge, Wasserscheue und leidenschaftliche Nasenatmer, denen das reine Ein- und Ausatmen durch den Mund schon immer gegen den Strich ging", so die Kurzbeschreibung in einem Tauchmagazin zu einer Kombination aus Schnorchel und Vollmaske (Abb. 5.7). Die Maske ist mit einem „Wasserstoppsystem" ausgestattet. Dieses System verhindert, dass Wasser bei kabbeliger See, niedrigem Wellengang oder wenn der Träger seinen Kopf zu sehr nach vorne neigt, um die Unterwasserwelt zu beobachten, in den Schnorchel eindringt.

Anders als bei den integrierten Tauchmasken der 60er- und 70er Jahre, bei denen der Schnorchel arglos in den Maskenrand eingearbeitet wurde, wird hier nicht aus dem gesamten Maskenraum geatmet. Wie aus der Abb. 5.7 gut zu ersehen, ist der Mund- und Nasenbereich durch eine Innenmaske, wie er von Atemschutzmasken bekannt ist, von der übrigen Maske getrennt. Dadurch wird der gerätetechnische Totraum auf ein Minimum reduziert. Auch der Atemkomfort wird gegenüber herkömmlichen Schnorcheln erhöht, da die Schnorchellänge wesentlich kürzer ist (s. Tabelle 5.1).

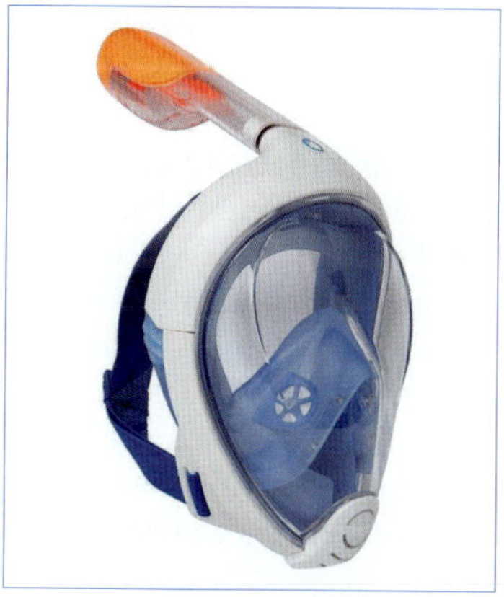

Abb. 5.7: Vollmaske mit integriertem Schnorchel (Foto: Redaktion TAUCHEN)

Obwohl diese Maske nicht zum Tauchen, sondern zum Schnorcheln vorgesehen ist, wurde sie vom französischen Prüfinstitut INPP nach den Kriterien für Tauchmasken (EN 16805) und Schnorchel (EN 1972) geprüft und zertifiziert. Die Frage in einem Tauchmagazin nach einer CO_2-Gefahr mit diesem Maskensystem kann daher mit „Nein" beantwortet werden.

5.2 Tauchgerät

Ein „Tauchgerät" ist per definitionem ein Gerät, bei dem der Taucher seinen Atemluftvorrat mit sich führt, was ihm ermöglicht, unter Wasser einzuatmen und in das umgebende Wasser auszuatmen (Abb. 5.8). Die normkonforme Bezeichnung nach DIN EN 250 lautet „autonomes Leichttauchgerät mit Druckluft mit offenem System" (SCUBA) und besteht mindestens aus folgenden Baugruppen:

- Druckluftflasche(n) mit Flaschenventil(en),
- Atemregler,
- Druckanzeige,
- Atemanschluss,
- Tragesystem.

Neben der genannten Mindestausrüstung dürfen weitere „Unterbaugruppen" (Notfall-Atemsystem, Hebevorrichtung, Tiefenmesser, Sicherheitseinrichtung(en), Sprachkommunikationssystem) verbaut werden. Auch sie müssen eine Zulassung nach DIN EN 250 haben.

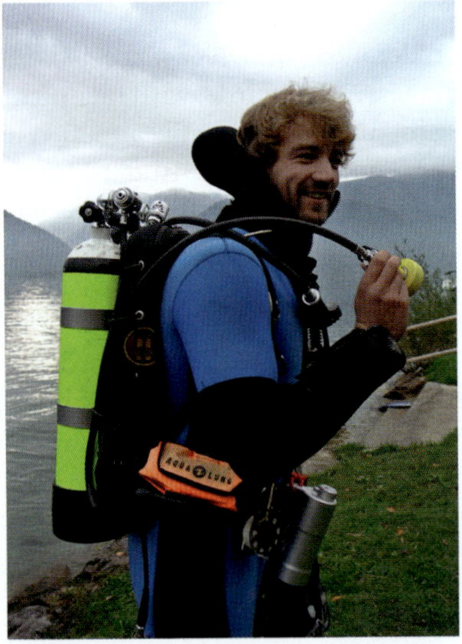

Abb. 5.8: Taucher mit einem „Tauchgerät" nach DIN EN 250 (Foto: F. Ostheimer)

Das dem Anschein nach wichtigste Bauteil eines Tauchgeräts ist der **Atemregler** (Abb. 5.9). Er besteht aus einem Druckminderer und einem Lungenautomat. Aufgabe des Druckminderers ist die Reduzierung des Flaschendrucks (200 bar oder 300 bar) auf einen so genannten „Mitteldruck". Der so reduzierte Druck gelangt über den Mitteldruckschlauch zum Lungenautomat. Dort wird das Atemgas noch einmal in einen für den Taucher unschädlichen Druck herabgesetzt und zwar immer dem jeweiligen Umgebungsdruck (Tauchtiefe) angepasst. Weil die Herabsetzung der Drücke (Hoch- und Mitteldruck) in zwei Stufen erfolgt, spricht man umgangssprachlich auch von der 1. Stufe (Druckminderer) und der 2. Stufe (Lungenautomat).

Die Schnittstelle zwischen dem Atemorgan des Tauchers und dem Lungenauto-

Kompaktinformation

Tauchgeräte, auch wenn sie ausschließlich in der Freizeit verwendet werden, sind eine Persönliche Schutzausrüstung (PSA) und müssen, bevor sie auf den Markt gebracht werden dürfen, eine Baumusterprüfung nach der Verordnung (EU) 2916/425 („PSA-Verordnung"; bis 20. April 2018 PSA-Richtlinie 89/686/EWG) erfolgreich bestanden haben. Prüfungsgrundlage ist die DIN EN 250 „Atemgeräte – Autonome Leichttauchgeräte mit Druckluft – Anforderungen, Prüfung und Kennzeichnung".

mat bezeichnet man als „Atemanschluss". In der Regel ist es ein Mundstück, das fest am Lungenautomat montiert ist. Atemanschluss kann aber auch eine Vollmaske oder (sehr selten) eine Taucherhalbmaske sein (bedeckt nur Mund, Nase und Kinn).

Jeder Atemregler muss in der Lage sein, bis zu einer Tauchtiefe von 50 m dem Taucher 62,5 l/min Atemgas zur Verfügung zu stellen. Ein Gerät, das mit einem Atemregler zum Gebrauch bei Wassertemperaturen unter 10 °C ausgelegt ist, muss auch bei einer Wassertemperatur von 4 °C bestimmungsgemäß funktionieren. Dies wird im Rahmen einer speziellen Baumusterprüfung erprobt. Alle Atemregler,

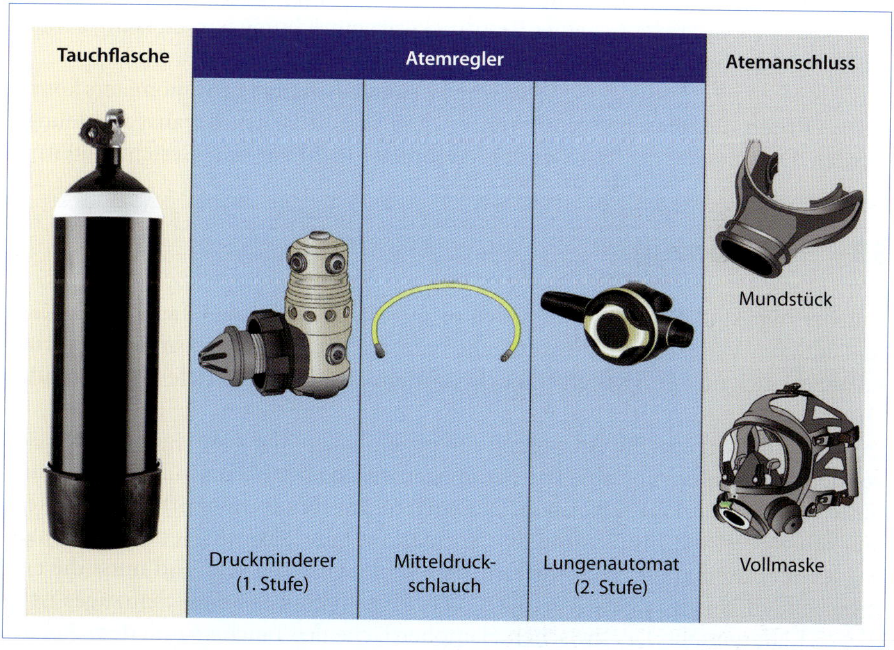

Abb. 5.9: Wechselbeziehung eines Atemreglers nach DIN EN 250 zwischen Tauchflasche und Atemanschluss (Grafik: Bartmann – www.fwdv8.de)

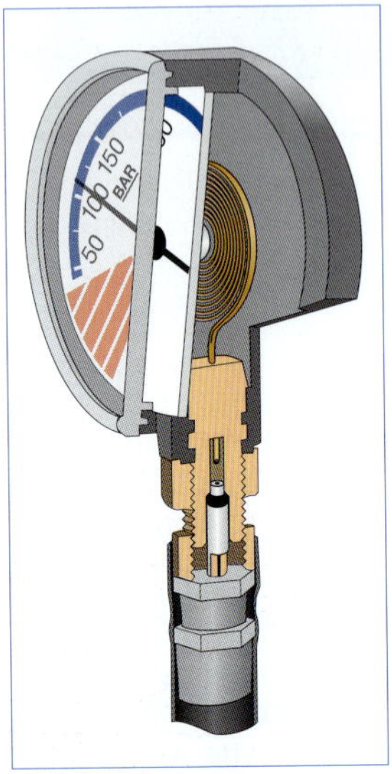

Abb. 5.10: Ansicht und Schnitt eines Manometers mit Bourdon-Röhre (Grafik: Bartmann – www.fwdv8.de)

die diese Anforderungen nicht erfüllen, sind deutlich sichtbar und dauerhaft mit dem Hinweis „>10 °C" zu kennzeichnen.

Die PSA-Verordnung verlangt, sofern es unter den vorhersehbaren Einsatzbedingungen erforderlich ist, eine Alarmvorrichtung, mit der der Taucher rechtzeitig vor einer späteren Unterbrechung der Versorgung mit dem atembaren Gasgemisch gewarnt werden soll. Dieser „Alarm" muss so entworfen und angeordnet sein, dass er vom Taucher wahrgenommen werden kann. Die Forderung wird mit der „Druckanzeige" (Manometer bzw. Finimeter; Abb. 5.10), die zur Mindestausrüstung eines Tauchgerätes gehört, mit Einschränkung bereits erfüllt. Bei schlechter oder gar keiner Sicht kann es allerdings sein, dass die Anzeige am Manometer oder das Display eines (luftintegrierten) Tauchcomputers vom Taucher nicht mehr ablesbar ist. Dann muss eine zusätzliche Sicherheitseinrichtung, die z.B. akustisch, pneumatisch oder in Form einer Restdruckwarneinrichtung wirken kann, benützt werden.

Die Scheibe eines beschädigten Manometers könnte beim Öffnen des Flaschenventils unter dem hohen Druck herausgeschleudert werden. Daher sollte der Taucher das Manometer nicht vor sein Gesicht halten.

5.3 Tauchanzug

Tauchanzüge sind eine PSA und haben primär die Aufgabe, den Taucher vor Kälte und äußeren Verletzungen zu schützen. Tauchanzüge für normobaren Atemdruck („Panzertauchanzüge") schützen auch vor dem aus der Tauchtiefe resultierenden Druck.

Alle Tauchanzüge, mit Ausnahme von persönlichen Maßanfertigungen, müssen vor der Markteinführung eine EU-Baumusterprüfung bestehen. Prüfgrundlage sind die in Abb. 5.11 gezeigten Normen. Der noch weit verbreitete Begriff „Halbtrockentauchanzug" ist seit Einführung der Normen im Jahr 2005 obsolet. Ein Tauchanzug kann entweder ein Nass- oder ein Trockentauchanzug sein und muss die entsprechenden Normvorgaben erfüllen. Das Prinzip eines Nasstauchanzuges ist in Abb. 5.12 dargestellt. Der zwischen Hautoberfläche des Tauchers und dem Anzugmaterial – in der Regel nylonkaschiertes Neopren – befindliche Wasserfilm erklärt, warum ein Nasstauchanzug so heißt. Wichtig ist bei diesem Anzugtyp die perfekte

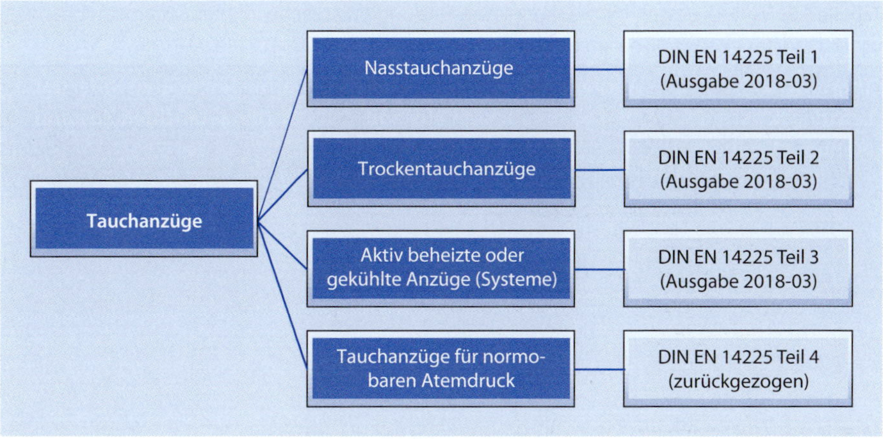

Abb. 5.11: Übersicht zur Einteilung der Tauchanzüge

Passform. Ist er zu eng, schränkt er die Beweglichkeit des Brustkorbes, damit die Atmung, ein. Ist er zu weit, strömt permanent kaltes Wasser nach. Der Taucher friert.

Aus tauchmedizinischer und Verbrauchersicht sind insbesondere bei den Nasstauchanzügen die thermischen Leistungen der Anzugmaterialien von Interesse. Die Leistungsklasse muss im Anzug deutlich lesbar zu ersehen sein und kann somit zur Kaufentscheidung beitragen (Tabelle 5.2).

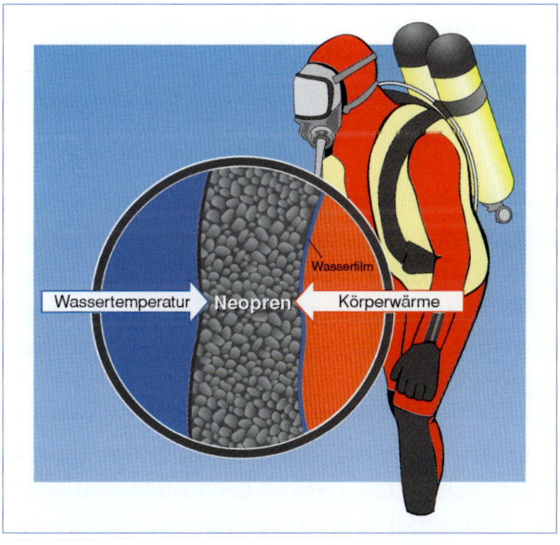

Abb. 5.12: Wirkungsweise eines Nasstauchanzuges (Grafik: Bartmann – www.fwdv8.de)

Werden an den Öffnungen für die Handgelenke, Fußgelenke und den Hals Materialien mit anderem Wärmedurchgangswiderstand im eingetauchten Zustand verwendet, so darf die Oberfläche nicht mehr als 20 % der gesamten Anzugoberfläche betragen. Sie sind nur als Abdichtung oder für den Tragekomfort zulässig.

Die genannten Kennbuchstaben für Nasstauchanzüge können auch für Trockentauchanzüge verwendet werden, sofern die thermische Isolierung gegeben ist. Darüber hinaus müssen bestimmte Trockentauchanzüge für

Tabelle 5.2: Materialklassen für die thermische Leistung entsprechend ihrem Wärmedurchgangswiderstand bei 1 bar und 6 bar im eingetauchten Zustand nach DIN EN 14225-1

Thermische Leistungsklassen (Kennbuchstaben)	Wärmedurchgangswiderstand im eingetauchten Zustand an der Oberfläche $m^2 \cdot K \cdot W^{-1}$	Wärmedurchgangswiderstand im eingetauchten Zustand bei 6 bar $m^2 \cdot K \cdot W^{-1}$
A	≥ 0,15	≥ 0,03
B	0,10–0,149	≥ 0,02
C	0,07–0,099	≥ 0,01
D	0,05–0,069	≥ 0,01

Tabelle 5.3: Trockentauchanzüge mit besonderem Schutz und anderen wahlfreien Leistungsmerkmalen

Leistungsmerkmal	Symbol (im Anzug)
Thermische Isolierung (Material, Anzug)	TH
Schutz vor Chemikalien	HZ
Schutz vor Mikroorganismen	BIO
Sichtbarkeit der Anzüge	VIS

spezielle Anwendungen (z. B. im gewerblichen Bereich) zusätzliche Leistungsmerkmale aufweisen. Die Baumusterprüfungen sind dann wesentlich umfangreicher gegenüber handelsüblichen Trockentauchanzügen (Tabelle 5.3).

5.4 Tariermittel

Ein Tariermittel ist ein aufblasbares Gerät, mit dem der Taucher seinen Auftrieb regeln kann. Damit wird die dritte Forderung der PSA-Verordnung, wonach eine „Rettungseinrichtung“ erforderlich sein kann, mit deren Hilfe der Benutzer zur Wasseroberfläche zurückkehren kann, erfüllt. Umgangssprachlich wird von Tarierwesten, Jackets oder Auftriebsmitteln gesprochen.

Ein Jacket dient auch zur Aufnahme der Tauchflasche am Rücken. Dazu wurden von der Industrie unterschiedliche Tragesysteme entwickelt. Das Aufblasen des Tariermittels geschieht über einen Mitteldruckschlauch, dem so genannten „Inflator“, aus dem Atemgasvorrat (Abb. 5.13 (2)). Im Notfall kann der Inflator auch über den Mund aufgeblasen werden (Abb. 5.13 (1)). Dreh- und Angelpunkt eines Tariermittels ist der Höchstauftrieb. Er muss vom Hersteller in Schritten von jeweils 10 N gut

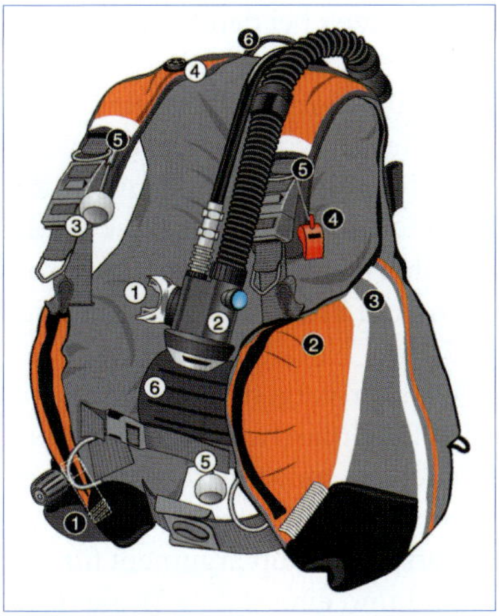

Abb. 5.13: Aufbau eines Tariermittels („ADV-Jacket") nach DIN EN 1809 (Grafik: Bartmann – www.fwdv8.de)

lesbar im Jacket angebracht sein. Taucher sollen in Abhängigkeit zu ihrem Körpergewicht und der verwendeten Ausrüstung beim Kauf selbst entscheiden, welchen Auftrieb sie in Anspruch nehmen wollen.

Die Bauweisen der Tariermittel haben sich in den letzten vier Jahrzehnten stark verändert. Um 1978 kamen aus den USA die so genannten „Stabilizing-Jackets" auf den Markt (engl. „stabilizing" = stabilisieren). Markantes Zeichen waren die durchgehenden Luftringe, ähnlich einem Schwimmreifen. Unter Wasser brachten sie die Taucher in eine waagrechte bis leicht nach oben gerichtete Stellung (Abb. 5.14).

Danach kamen die ADV-Jacktes (engl.: Advanced-Design Vests = fortschrittliche Design-Westen). Die Luftblase befindet sich bei diesen Jackets seitlich und hinten (s. Abb. 5.15). Bei halb gefülltem Jacket nimmt man unter Wasser eine neutrale bis leicht nach oben gerichtete (ca. 15°) Tauchlage ein. An der Wasseroberfläche neigen ADV-Jackets bei passivem Verhalten erfahrungsgemäß zu einer seitlichen Bauchlage, so dass der Kopf im Wasser hängt. Bei einigen Modellen wird man, abhängig von der Position der Gewichte, in eine vor dem Ertrinken sichere Lage gedreht (Abb. 5.15).

Bei der gegenwärtigen Bauweise spricht man von Wing-Jackets (engl.: „wing" = Flügel). Hier liegen die Luftblasen ausschließlich hinten am Rücken. Dadurch ist eine stets waagerechte Lage des Tauchers unter Wasser gewährleistet, weshalb diese

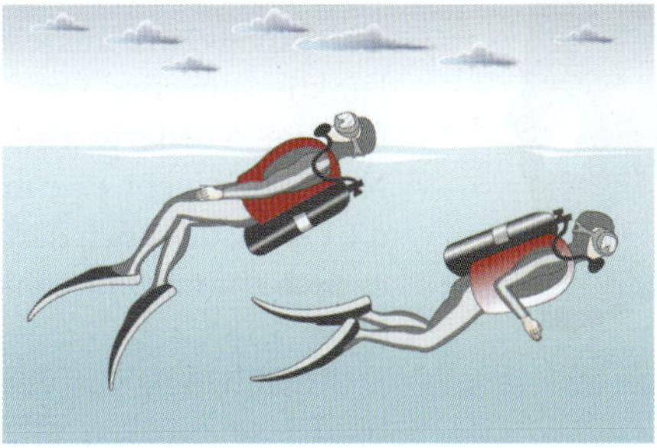

Abb. 5.14: Tauch- und Schwimmlage mit einem Stabilizing-Jacket (Grafik: Redaktion TAUCHEN

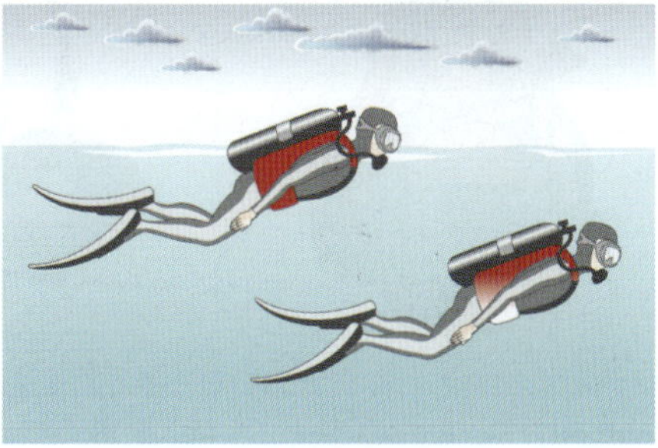

Abb. 5.15: Tauch- und Schwimmlage mit einem ADV-Jacket (Grafik: Redaktion TAUCHEN)

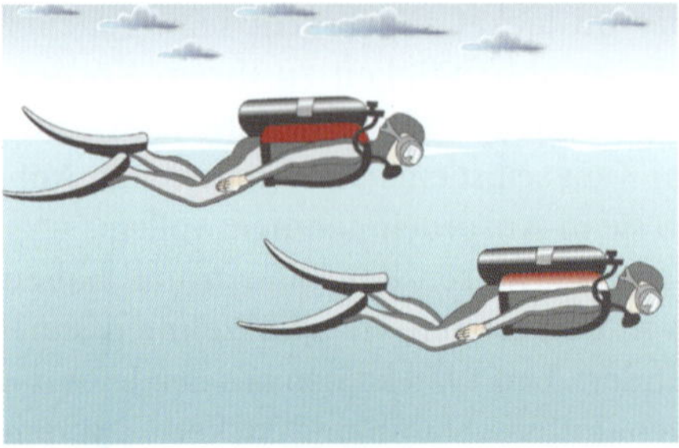

Abb. 5.16: Tauch- und Schwimmlage mit einem Wing-Jacket (Grafik: Redaktion TAUCHEN)

Bauform derzeit bei den Sporttauchern sehr beliebt ist. An der Wasseroberfläche ist es für Ungeübte dagegen schwierig, das Gesicht z.B. zur Orientierung aus dem Wasser zu heben. Auch das drehende Auftauchen mit Blick an die Wasseroberfläche erfordert außerordentlich gute Erfahrung und Geschick (Abb. 5.16).

Die bisher vorgestellten Jackets haben die Tauchflasche stets am Rücken des Tauchers montiert. Seit einigen Jahren kommen vermehrt Systeme mit seitlich vom Taucher fixierten Flaschen – man spricht vom „Sidemount-Tauchen“ – zum Einsatz. Das Hauptargument für den Seitenwechsel sind der reduzierte Wasserwiderstand und eine stabile Wasserlage. Denn bei einer optimalen Konfiguration liegen die Flaschen unter den Achselhöhlen, horizontal, genau entlang der Körperlängsachse.

Jackets sind es nur noch dann, wenn sie auch eine Rückenplatte enthalten. Oft besteht das Auftriebsmittel aber nur aus dem Harness, also der Begurtung, die über den Schultern getragen wird, und einer Tarierblase, die mit diesem verschraubt ist. Im Fachjargon nennt man diese Konfiguration „minimalistisches System“ (Abb. 5.17).

Speziell geschnittene Tauchanzüge für Frauen sind seit vielen Jahren auf dem Markt. Anders bei den Tariermitteln. Jackets für Damen sind noch nicht so lange erhältlich. Die anatomischen Unterschiede zwischen Männern und Frauen sind gleichwohl Grund genug, um die Geometrie von Jackets speziell auf den Körperbau einer Frau abzustimmen. Bei der Kaufentscheidung, so das Umfrageergebnis eines Tauchmagazins, stehen Funktionalität und Komfort im Vordergrund. Nur selten geht es um die Optik; dennoch darf es auch einmal pink sein (Abb. 5.18).

Unabhängig von der Bauweise müssen alle Tariermittel dauerhaft und deutlich mit dem

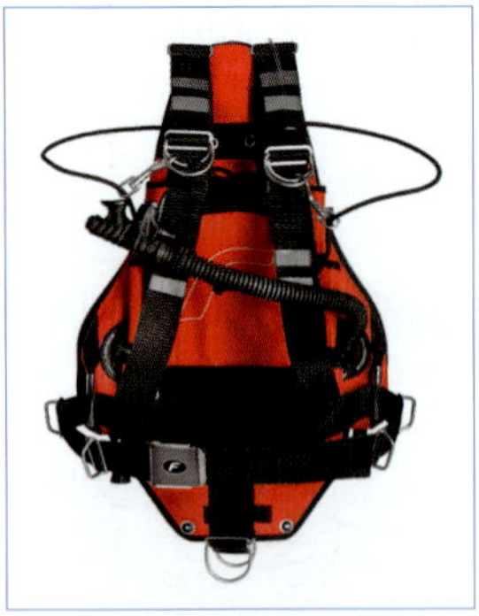

Abb. 5.17: Minimalistisches System mit abnehmbarer Rückenplatte (Foto: finnsub)

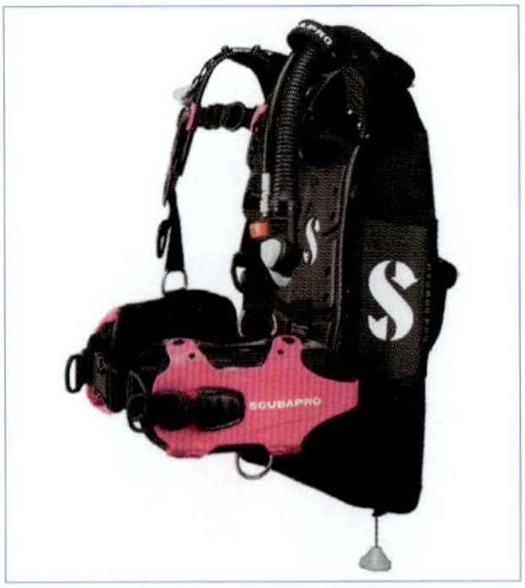

Abb. 5.18: Speziell für unterschiedliche Oberkörperformen entwickeltes Jacket (Foto: Scubapro)

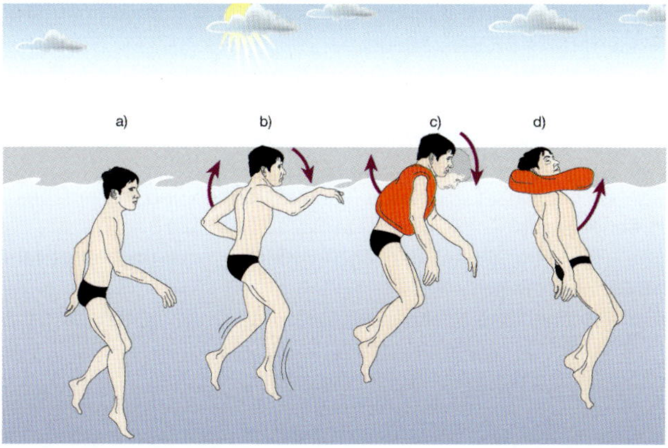

Abb. 5.19: Unterschiedliche Wirkungsweise eines Tariermittels und einer Rettungsweste (Grafik: Bartmann – www.fwdv8.de)

Hinweis **„Dies ist keine Rettungsweste oder Rettungsgerät"** versehen sein. Auf den ersten Blick glaubt man an einen Widerspruch, denn mit einem Tariermittel kann der Taucher sich auch an die Wasseroberfläche „retten". Allerdings ist eine vor dem Ertrinken sichere Lage (früher „ohnmachtssicher") dort nicht immer gegeben – deshalb der Warnhinweis.

In Abb. 5.19 werden die Wechselbeziehungen erklärt: Durch passives Verhalten sinkt der Kopf eines Menschen unter Wasser (a). Erst durch aktive Schwimmbewegungen gelangt der Kopf wieder über Wasser (b). Im Teilbild c) ist zu erkennen, dass der Kopf bei Ohnmacht, trotz des Tariermittels gemäß DIN EN 1809 („Jacket"), nicht hochgehalten werden kann. Er fällt, anatomisch bedingt, mit dem Gesicht vornüber ins Wasser. Dagegen muss eine Rettungsweste den Kopf einer bewusstlosen Person automatisch an der Wasseroberfläche so drehen und halten, dass sie nicht ertrinkt (d).

Man könnte daraus den Schluss ziehen, Tariermittel – insbesondere die Wing-Jackets – seien lebensgefährlich. Dem ist natürlich nicht so. In einem Fachbuch müssen jedoch objektiv die Hintergründe erörtert werden, warum der Gesetzgeber innerhalb der Europäischen Union einen Warnhinweis für ein Produkt, hier die Tariermittel, fordert.

Weiterführende Literatur

1. Bartmann H: Taucher-Handbuch. Loseblattwerk oder e-book, Stand: 106. Erg.-Lfg., 06/2019. Landsberg: ecomed-Storck
2. Bartmann H: Der perfekte Tauchanzug. 1. Aufl. Stuttgart: Gentner, 2008
3. Bartmann H; Mayer R: Tauchlehrgang Stufe 2 – Lehrbuch für Feuerwehrtaucher und Bergungstaucher im THW. 10. Aufl. Eigenverlag: www.fwdv8.de, 2019

4. DIN EN 250: Atemgeräte – Autonome Leichttauchgeräte mit Druckluft – Anforderungen, Prüfung und Kennzeichnung. Fassung 2014-07. Berlin: Beuth
5. DIN EN 1809: Tauch-Zubehör – Tariermittel – Funktionelle und sicherheitstechnische Anforderungen, Prüfverfahren. Fassung 2016-09. Berlin: Beuth.
6. DIN EN 1972: Tauch-Zubehör – Schnorchel – Anforderungen und Prüfverfahren. Fassung 2016-02. Berlin: Beuth
7. DIN EN 14225-1. Tauchanzüge – Teil 1: Nasstauchanzüge – Anforderungen und Prüfverfahren. Ausgabe (Entwurf) 2018-03. Berlin: Beuth
8. DIN EN 14225-2: Tauchanzüge – Teil 2: Trockentauchanzüge – Anforderungen und Prüfverfahren. Ausgabe (Entwurf) 2018-03. Berlin: Beuth
9. DIN EN 16804: Tauch-Zubehör – Taucherflossen – Anforderungen und Prüfverfahren. Ausgabe 2016-03. Berlin: Beuth
10. DIN EN 16805: Tauch-Zubehör – Tauchmaske – Anforderungen und Prüfverfahren. Ausgabe 2016-02. Berlin: Beuth.
11. Verordnung (EU) 2016/425 des Europäischen Parlaments und des Rates vom 09. März 2016 über persönliche Schutzausrüstungen und zur Aufhebung der Richtlinie 89/686/EWG des Rates („PSA-Verordnung"). Amtsblatt der Europäischen Union L 81/51 vom 31. März 2016

Sicherheitstipps für Taucher

1. Immer zwei Atemregler an zwei getrennt absperrbaren Flaschenventilen verwenden.
   → Zwei unabhängige Systeme bieten mehr Sicherheit, z. B. bei Vereisung.
2. Beide Atemregler kommen „von rechts".
   → Kein Kreuzen mit dem Faltenschlauch des Jackets.
3. Der Hauptatemregler wird am rechten (vom Taucher aus gesehen) Flaschenventil angeschlossen.
   → Im Falle einer Vereisung wird immer das gleiche Flaschenventil zugedreht.
4. Am Hauptatemregler wird ein langer Mitteldruckschlauch (120 cm bis 210 cm) benützt.
   → Hat der Tauchpartner ein Atemgasproblem, wird ihm sofort der Hauptatemregler gereicht. Dank des langen Mitteldruckschlauches haben beide Taucher mehr Bewegungsfreiheit zur Beendigung des Tauchgangs.
5. Die Atemregler werden so montiert, dass alle Schläuche nach unten zeigen.
   → Kein Schlauch steht seitlich ab. Daher keine Gefahr des Verhakens z. B. an Wrackteilen.
6. Füllschlauch des Jackets (Inflator) nicht am Hauptatemregler anschließen.
   → Im Falle einer Vereisung des Hauptatemreglers wird das betroffene Flaschenventil geschlossen. Der Inflator muss jedoch zur Eigen- oder Fremdrettung funktionstüchtig bleiben.
7. Schneidwerkzeuge (z. B. Messer, „Easycut", Schere etc.) sind immer mitzuführen und sollen oberhalb der Hüfte fixiert werden.
   → Beim Verfangen in Leinen oder Netzen kommt man häufig nicht mehr an seine Wade.

6 Tauchen mit Nitrox

F. Gottschalch

Was ist Nitrox? Dies ist wohl die zu Beginn meist gestellte Frage! Nitrox ist ein Kunstwort und Bezeichnung für Atemgasmischungen aus jeder Kombination von Stickstoff und Sauerstoff: **NITR**ogen und **OX**ygen.

Unser erster Atemzug nach der Geburt und jeder seitdem folgende bestand aus Nitrox. Der erste Atemzug, den wir jemals beim Tauchen mit Druckluft unternahmen, bestand demzufolge aus Nitrox. Druckluft ist nichts anderes als ein 21/79-Nitrox, d. h. 21 % Sauerstoff (O_2) und 79 % Stickstoff (N_2). Unsere Atmosphäre nennen wir auch ein normoxisches Nitroxgemisch. Unter „normoxisch" versteht man „normalen Sauerstoffteildruck". Doch dazu später mehr.

Die National Oceanic and Atmospheric Administration (NOAA) entwickelte zwei Nitrox-Standardgemische: zum einen das NOAA I (NN I) mit 32 % Sauerstoff und 68 % Stickstoff, zum anderen dass etwas mehr angereicherte NOAA II (NN II) mit 36 % Sauerstoff und 64 % Stickstoff.

6.1 Vorteile von Nitrox und seine Grenzen

6.1.1 Der Dekompressionsvorteil

Der Umfang der Dekompressionspflicht hängt bei einem Tauchgangsprofil davon ab, wie viel Stickstoff im Körper aufgenommen wird. Beides, die Menge des tatsächlich aufgenommenen N_2 und die Menge die der Körper maximal aufnehmen kann, wird bestimmt durch den N_2-Teildruck im Atemgas. Reduzieren wir nun den Anteil an N_2 durch Verdünnung mit O_2, kann es vom Körper auch nicht in dem Maße aufgenommen werden, eine Reduktion der N_2-Aufnahme findet statt.

Aktuelle Rechenmodelle, wie sie in Dekompressionstabellen und Tauchcomputern Verwendung finden, bilden N_2-Aufnahmekurven ab, die sich auf den Anteil des N_2 im Atemgas berufen.

Abbildung 6.1 veranschaulicht die generelle N_2-Aufnahmekurve für z. B. einen Tauchgang in 20 m Tiefe (20 msw).

Daraus erkennt man, dass zu jeder Zeit während eines Tauchganges die Menge an aufgenommenem N_2 geringer ist, wenn das Atemgas weniger N_2 enthält. Je höher der O_2-Gehalt im Atemgas ist (auch Enriched Air, EANx, genannt) desto weniger N_2 ist in der Mischung. Dieses einfache Prinzip ist der Dekompressionsvorteil von Nitrox.

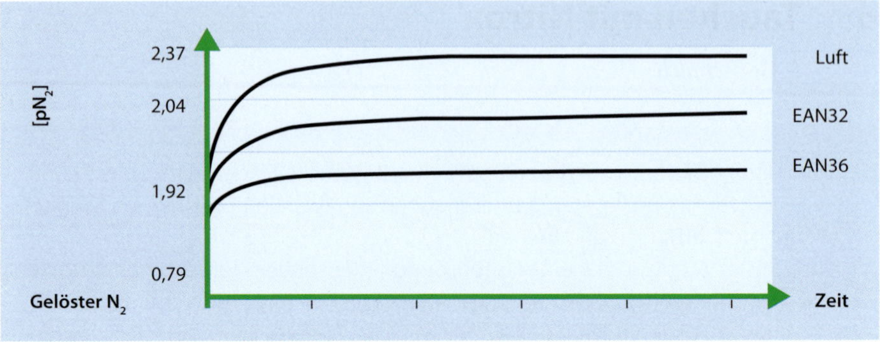

Abb. 6.1: N_2-Aufnahme bei 20 Meter Tauchtiefe für verschiedene Gase

Hinweis. Wenn man die EANx-Terminologie benutzt, steht das „x" für den Sauerstoffprozentsatz im Gemisch, NN I ist somit EAN32 und NN II ist EAN36.

Das klingt einfach, aber viele Dinge sind oft nicht so einfach, wie es anfänglich erscheint. Auch Tauchen mit Luft ist komplexer als es viele Taucher wahrhaben wollen. Alle Probleme, die beim Tauchen mit Luft auftreten, können auch bei der Verwendung von Nitrox in Erscheinung treten, so z.B. Barotraumen, Gasembolien, Dekompressionsunfälle und Gasvergiftungen.

Drei generelle Themen, bei denen Nitrox in Bezug zu Luft vermehrte Komplexität aufweist, sind:

6.1.2 Sauerstoffvergiftung (ZNS-Toxizität)

Wenn gewisse Grenzen überschritten werden, ist die ZNS-Toxizität sowohl mit Luft als auch mit Nitrox als Atemgas beim Tauchen möglich. In Tabelle 6.1 sind die Grenzen für die drei Standard-Nitrox-Mischungen dargestellt.

Tabelle 6.1: Grenzen für Standard-Nitrox-Mischungen

Gasgemisch		Maximale Tiefe	
		fsw	msw
Luft	(21 % O_2)	218	65
EAN32	(32 % O_2)	130	39
EAN36	(36 % O_2)	110	33

Kompaktinformation

Vorteile von Nitrox:
- Verlängerung der Nullzeit
- Reduzierte Dekompressionszeiten
- Weniger Stickstoff im Körper
- Reduktion der Mikroblasenbildung
- Tiefenrauschreduktion in begrenztem Umfang
- Geringere Wahrscheinlichkeit eines Dekompressionsunfalls
- Kürzere Oberflächenpausen möglich
- Geringere Müdigkeit und Erschöpfung

Grenzen und Gefahren:
- Tarierung muss beherrscht werden
- Emotionales Verhalten muss hinter rationalem Denken zurückbleiben
- Sauerstoffvergiftung
- Gefahren aus dem Umgang mit O_2
- Fehlerakzeptanzschwelle ist wesentlich kleiner
- Geringere Tauchtiefen

Hinweis. Nitrox ist **kein** Gasgemisch, mit dem man tiefer tauchen kann als mit Luft!

6.1.3 Dekompressionserkrankung/-unfälle

Die aufgenommene Stickstoffmenge und deren Abgabe beim Auftauchen hängt in starkem Maße vom N_2-Anteil im Atemgas ab. Benutzt man das „falsche Gas", überschreitet man die Tiefen-/Zeit-Grenzen und verkalkuliert man sich bei der Deko-Berechnung, kann dies sowohl bei Luft als auch bei Nitrox in Dekompressionsunfällen münden.

6.1.4 Trauma

Wahrscheinlich ist die am meiste vorherrschende Ursache für Unfälle und Verletzungen in Zusammenhang mit Nitrox die unsaubere Arbeit bei der Vorbereitung des Atemgasgemisches, was vermutlich an unangemessener oder wenig geübter Handhabung und unzureichender Ausbildung liegt.

6.2 Atmen von Gasen mit erhöhtem Partialdruck

Sauerstoff ist möglicherweise das am wenigsten verstandene Gas in unserem Atemgas beim Tauchen. Die Probleme, die aus dem Atmen von Sauerstoff unter erhöhtem Druck resultieren, werden beim Tauchen mit Druckluft völlig ignoriert. Viele Taucher glauben, dass die Stickstoffnarkose die maximale Tauchtiefe bestimmt, bis

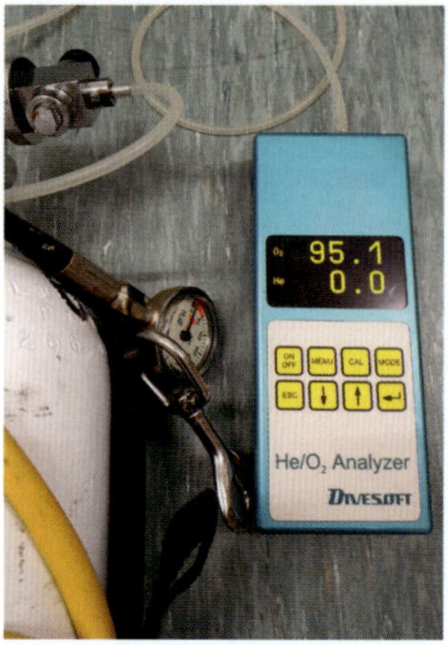

Abb. 6.2: Modernes Messgerät zur Sauerstoff- und Heliummessung

zu der Luft oder EANx sicher geatmet werden kann. Tiefe Tauchgänge mit Luft setzen Taucher einem Sauerstoffdruck aus, der zu Krämpfen führen kann, obwohl der einzelne Taucher noch keine Anzeichen von Tiefenrausch durch den Stickstoffanteil verspürt. Gerade bei der Ausbildung von Nitrox-Tauchern ist besonderes Augenmerk auf die Problematik zu hohen Sauerstoffdrucks zu legen. Viele Teilnehmer an Nitrox-Kursen haben in ihrer bis dahin mit Druckluft betriebenen Tauchpraxis erfahren, dass ein Überschreiten der „Stickstoffgrenzen" leicht toleriert werden kann und diese nicht so streng zu sehen sind. Bei den „Sauerstoffgrenzen" muss der Tauchschüler anerkennen, dass ein Überschreiten kaum Spielraum offenlässt und die von den Verbänden gegebenen Grenzen nicht zu belächeln sind. Die Überschreitung von vorgegebenen Grenzen bei Verwendung von EANx als Atemgas kann sehr schnell zu O_2-Toxizität und Krämpfen führen. Der Fachausdruck dafür ist die **Hyperoxie**.

Umgekehrt führt aber auch ein Unterschreiten des Sauerstoffgehalts im Atemgas zu fatalen Unfällen. Die daraus resultierende **Hypoxie** (Unterversorgung mit Sauerstoff) kann zu Bewusstlosigkeit ohne Vorwarnzeichen führen. Ursache dafür kann ein falsches Gemisch des Atemgases oder Fehler bei der Befüllung des Druckgasbehälters sein.

Da Nitrox-Taucher jedoch vor jeder Verwendung ihr Atemgas selbst analysieren müssen, sind diese Fehlerquellen nahezu ausgeschlossen.

Im Normalfall muss der Sauerstoffpartialdruck **zwischen 0,16 bar und 1,6 bar** liegen. Für Therapiezwecke wird auch über die 1,6 bar hinaus geatmet, jedoch findet dies unter kontrollierten Bedingungen, z.B. in einer Druckkammer unter ärztlicher Aufsicht statt. In Abb. 6.3 sind die Grenzen nochmals aufgezeigt.

Besonders für das Tauchen mit Nitrox gilt, dass der Sauerstoff im Atemgas die Tauchtiefe eher begrenzt als der Stickstoff.

Wir unterscheiden dabei zwei Effekte: Die Auswirkungen auf das zentrale Nervensystem und die Langzeitschäden durch Sauerstoffexposition.

6.3 Paul-Bert-Effekt

Die Auswirkungen auf das Zentrale Nervensystem entdeckte und beschrieb Paul Bert bereits 1874. Mit dem so genannten Paul-Bert-Effekt bezeichnet man die Sauer-

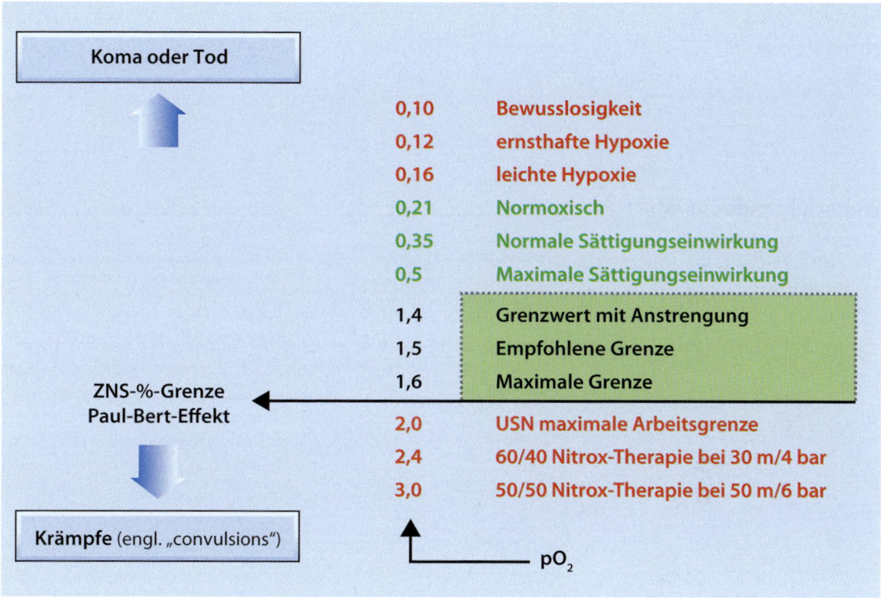

Abb. 6.3: Grenzwerte für den Sauerstoffpartialdruck

stoffintoleranz unseres Zentralen Nervensystems (ZNS), im Amerikanischen „central nervous system", oder abgekürzt CNS. Die Toleranzschwelle unterliegt hierbei vielfältigen Einflussmöglichkeiten. So ist CO_2-Anreicherung, durch inadäquate Atmung oder durch gerätetechnische Probleme hervorgerufen, ein nicht zu unterschätzender Faktor, der die Toleranzschwelle deutlich absenkt. Auch Anstrengung und Kälte beeinflussen die tolerierte Sauerstoffgrenze.

6.4 Lorraine-Smith-Effekt

1899 erkannte Lorraine Smith die pulmonare Sauerstofftoxizität. Bei langer Einwirkzeit von Sauerstoff unter erhöhtem Druck kommt es zu ödematösen Schwellungen des Lungengewebes.

Da bei unseren Tauchgängen dieser Effekt erst nach sehr langen Expositionen zu erhöhtem pO_2 auftritt, kann er als vernachlässigbar betrachtet werden.

Auch hier kann wieder mittels einer Einheit die auf die zeitliche Einwirkung bezogen wurde, eine Aussage über das Erreichen von Grenzen getätigt werden. Diese Einheiten sind UPTD („units of pulmonary toxicity dose") oder OTU („oxygen toxicity units"), wobei beide die gleiche Größenordnung haben.

Hinweis. Die ZNS-Toxizität ist der regelnde und limitierende Faktor beim Tauchen mit Nitrox (nicht die pulmonare Toxizität).

Weiterführende Literatur

1. Aspacher B: Enzyklopädie des Technischen Tauchens. 2000. http://www.aspacher.de/aschi/enzy.htm
2. Bove AA, Davis J: Diving Medicine. Philadelphia: WB Saunders, 2003
3. Mount T: Technical Diver Enzyclopedia. International Association of Nitrox and Technical Divers, 2003
4. Mount T: Exploration and Mixed Gas Diving Enzyclopedia. International Association of Nitrox and Technical Divers, 2008

7 Technisches Tauchen

F. Gottschalch

Für das technische Tauchen gibt es bis dato keine allgemein anerkannte Definition. Aber es gibt wesentliche Unterschiede zum Sporttauchen (engl. „recreational diving"). Das Sporttauchen, wie es uns bekannt ist, folgt hierbei einigen Regeln, wie zum Beispiel:

- Tauche nie allein
- 40 m sind genug
- Keine Deko-Tauchgänge
- Notreserve von 30–50 bar
- Immer so Tauchen, dass in kürzester Zeit die sichere Oberfläche erreicht werden kann
- Bleibe im Freiwasser (maximal Meeresgrotten)

Der wesentliche Unterschied zum Sporttauchen besteht beim technischen Tauchen in Aufwand, Planung und Ausrüstung, Tauchtiefe und Tauchgangsdauer, Verwendung verschiedener Gasgemische, „virtuell ceiling" bzw. „overhead environment" (keine direkte Auftauchmöglichkeit für den Taucher) sowie weiteren Regeln.

7.1 Historie

Der folgende kurze Überblick zeigt die Entwicklung im Tauchen, so wie wir es heute als technisches Tauchen bezeichnen würden.

1919	Prof. Thompson schlägt Helium als Atemgas vor, damit Narkoseeffekte vermieden werden
1939	US Navy setzt Heliox ein, um die Besatzung aus der USS Squalus zu retten (74 m)
1947	Frederic Dumas und Jacques Cousteau tauchen mit Pressluft 93 m
1951	Jacques Cousteau mit der Calypso im Roten Meer (teilweise tiefe TG)
1950er	Gründung einer BSAC Cave Diver Gruppe
1956	Erste Tauchgänge (50–73 m) zur Andrea Doria
1964	Die Calypso wird mit Heliox ausgestattet
1968	Erstes elektronisches Kreislaufgerät – „Die Electrolung"
1972	Die COMEX erreicht in Druckkammerversuchen 610 m mit Heliox
1975	Cousteau betaucht das Wrack der HMS Britannic in 120 m

Weitere Tauchpioniere wie Jochen Hasenmayer, Sheck Exley, Billi Deans etc. folgen.

7.2 Ziel

Das technische Tauchen verfolgt kein Selbstzweck, sondern dient immer der Verfolgung eines Ziels oder man trainiert zum Erhalt seiner Fähigkeiten.

7.2.1 Planung

Ein wesentlicher Aspekt beim technischen Tauchen besteht in der sorgfältigen Planung des Tauchgangs. Hierzu gehört nicht nur die Auswahl des Ziels, sondern auch die Auswahl der Mittel, die benötigt werden, um dieses Ziel zu erreichen. Zu einer sorgfältigen Planung gehört neben der Auswahl der Teammitglieder auch die korrekte Zusammenstellung der Tauchtechnik, der eingesetzten Atemgase, der Dekompressionsstrategien, das Gasmanagement – insbesondere in Notfallsituationen –, aber auch eingesetzte Schiffe oder Taucherplattformen sowie alles Notwendige zum Notfallmanagement. Im technischen Tauchen hat sich hierfür ein Satz etabliert, der dies passenderweise ausdrückt: **„Plan your dive, dive your plan"**.

7.2.2 Wrack

Wracks sind ein begehrtes Ziel für technische Taucher, insbesondere dann, wenn sie außerhalb der Grenzen der Sporttaucher liegen. Somit besteht immer eine große Chance, dass diese Wracks relativ unberührt sind. Da hierbei regelmäßig die Wracks auch von innen betaucht werden und sich somit weitere Gefahrenpunkte ergeben, ist eine fundierte Ausbildung im Wracktauchen notwendig (Abb. 7.1).

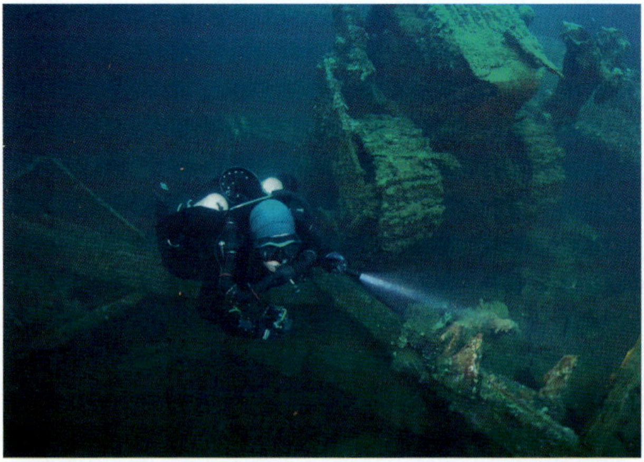

Abb. 7.1: Rebreathertaucherin an einem Wrack (Foto: Stefan Pape)

7.2.3 Höhle/Mine

Auch Höhlen oder stillgelegte und geflutete Bergwerksminen üben einen großen Reiz auf Taucher aus (Abb. 7.2). Beim Höhlentauchen wie auch beim Wracktauchen ist eine der größten Gefahren nicht die Tiefe oder die Tauchdauer, sondern einfach die Gefahr, den Rückweg nicht mehr zu finden. Deshalb sollte auch hier auf eine fundierte Ausbildung Wert gelegt werden.

Auch wenn das Wrack- und Höhlentauchen beide ein so genanntes Overhead Environment aufweisen, so sind doch beide Ausbildungen in vielen Teilen nicht identisch.

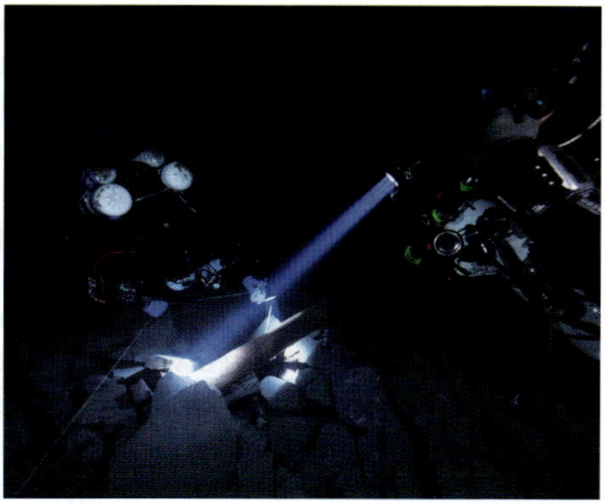

Abb. 7.2: Taucher beim Verlegen einer Führungsleine in der Mine „Christine" (Foto: Stefan Pape)

7.3 Atemgase

Während beim Sporttauchen im Wesentlichen mit Druckluft oder Nitrox getaucht wird, finden diese Atemgase beim technischen Tauchen maximal als sog. Dekompressionsgas bzw. Verdünnungsgas (engl. „diluent") eine Verwendung. Bei tiefen und/oder langen Tauchgängen wird eher ein Atemgasgemisch benutzt, das einen Heliumanteil besitzt, insbesondere um den Stickstoffanteil im Gasgemisch möglichst gering zu halten. Dieses sog. Trimix besteht somit aus den drei Gasen Sauerstoff, Stickstoff und Helium. Heliox, ein Gasgemisch nur aus den Gasen Sauerstoff und Helium, hat sich im privaten Tauchbereich nicht durchgesetzt, im kommerziellen Bereich aber sehr wohl, da hier die Kostenfrage eine untergeordnete Rolle spielt und die Handhabung von zwei Gasen einfacher ist als von drei Gasen.

Im Tauchsport hat sich für die Bezeichnung von Trimix-Tauchgasgemischen eine Schreibweise durchgesetzt, die sich von den gebräuchlichen Bezeichnungen in der Industrie unterscheidet. Ein Trimixgemisch wird z. B. als Tx 15/45 bezeichnet. Hierbei wird als erster Bestandteil immer der Sauerstoffanteil genannt, hier vorliegend also 15 % Sauerstoff. Dann wird der Heliumanteil benannt, also 45 % Helium. Der Rest im Atemgasgemisch ist Stickstoff, also 100 – 15 – 45 = 40 (%). Somit besteht das vorliegende Gemisch aus 15 % Sauerstoff, 45 % Helium und 40 % Stickstoff.

Tabelle 7.1: UPTD pro Minute für ausgewählte Tiefen und EANx-Gemische

EANx	Tiefe [msw]	pO_2 [bar]	kp [OTUs/min]	OTU (20-min-Tauchgang)
Luft	24,0	0,72	0,56	11,2
Luft	30,0	0,84	0,74	14,8
28	24,0	0,96	1,00	20,0
28	30,0	1,12	1,24	24,8
30	24,0	1,03	1,08	21,6
30	30,0	1,20	1,32	26,4
32	24,0	1,10	1,16	23,2
32	30,0	1,28	1,48	29,6
36	24,0	1,23	1,40	28,0
36	30,0	1,44	1,70	34,0
40	24,0	1,37	1,63	32,6
40	30,0	**1,60***	**1,92***	38,4

7.3.3 Gefahr Gasdichte

Mit zunehmender Tauchtiefe steigt auch die Gasdichte des Atemgases und führt somit zu einem erhöhten Widerstand im Luftstrom des Atemreglers und der Atemwege des Tauchers. Die Folge ist ein Anstieg der Atemarbeit. Die dadurch bedingt höhere Atemleistung kann zu einer Ermüdung der Atemmuskulatur führen mit einer Verschiebung der Atmung in den Bereich der inspiratorischen Reserve und somit zunehmend schlechter Ventilation der Lunge. Dies kann bei einigen Tauchern zu einem Anstieg des alveolaren pCO_2 führen. Ein erhöhter pCO_2 führt aber wiederum zu einer erhöhten Anfälligkeit gegenüber der Sauerstofftoxizität sowie der Stickstoffnarkose und erhöht das Risiko einer Dekompressionserkrankung.

Helium als Atemgasbestandteil v. a. bei Tauchgängen im Bereich 40–120 m wirkt dabei durch seine geringe Dichte dem oben genannten Problem ursächlich entgegen. Erst bei tieferen Tauchgänge wird der Effekt durch die geringe Gasdichte des Heliums wieder aufgehoben und muss in der Planung von Tauchgängen berücksichtigt werden.

7.4 Ausrüstung/Tauchtechniken

Das verwendete Material bei technischen Tauchgängen unterscheidet sich vom Sporttauchen meistens in der Menge (Redundanz), in der Qualität (hochwertigste

Atemregler) und der Trageweise der Ausrüstung. Hinzu kommen Regeln und Tauchtechniken, die beim Sporttauchen nicht oder nur abgeändert eingesetzt werden.

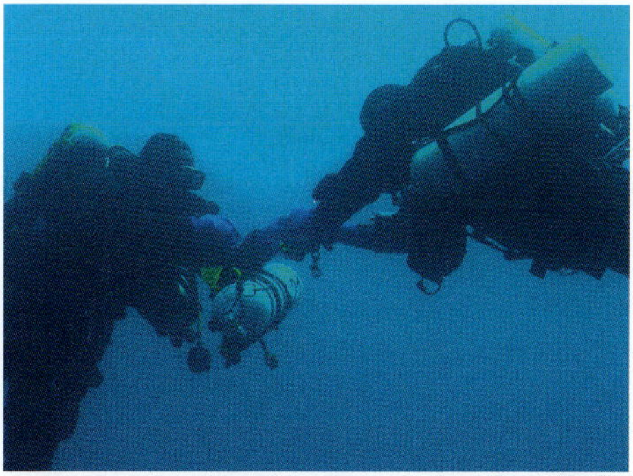

Abb. 7.3: Zwei Taucher während der Übergabe von Dekogasen (Foto: Stefan Pape)

7.4.1 Gasmanagement

An zu viel Atemgas ist noch keiner gestorben. So lautet eine Weisheit beim technischen Tauchen, die zum Ausdruck bringen möchte, dass die Gasverbrauchsplanung durchaus großzügige Reserven beinhalten kann. Hier hat sich z. B. die sog. 1/3-Regel (unter Umständen auch 1/6-Regel) etabliert.

Diese Regel besagt, dass der Taucher so viel Gas mitführt, dass er nach einem Drittel den Tauchgang (Abstieg in die Tiefe oder Penetration einer Höhle/Wrack) abbricht und umkehrt. Somit hat er 1/3 für den Hinweg, 1/3 für den Rückweg und 1/3 aller Gase als Reserve (Abb. 7.3).

7.4.2 Open Circuit

Open Circuit (OC) beschreibt das Tauchen mit konventionellen Atemreglern, bei denen das Ausatemgas in das Wasser abgegeben wird. Hier wird insbesondere auf Redundanz gesetzt, d.h. alle Atemregler sind 2fach vorhanden und an getrennt, absperrbaren Ventilen angebracht. Im technischen Tauchen hat es sich durchgesetzt, durchweg Doppelflaschensysteme mit z. B. Doppel-8-Liter-Drucklufttauchgeräten (D8, D10, D12 etc.) oder größere Volumen zu benutzen.

Zusätzlich werden bei längeren und/oder dekopflichtigen Tauchgängen so genannte „stages“ mitgenommen. Stages sind einzelne „Tauchflaschen“ mit den entsprechenden Dekogasen und eigenen Atemreglern, die seitlich am Taucher befestigt werden.

7.4.3 Rebreather

Rebreather oder Kreislauftauchgeräte ist der Begriff für sog. Regenerationstauchgeräte, bei denen das Atemgas in einem Atemkreislauf geatmet wird (Abb. 7.4). Es gibt verschiedene Bauarten von Rebreathern. Im technischen Tauchen hat sich über

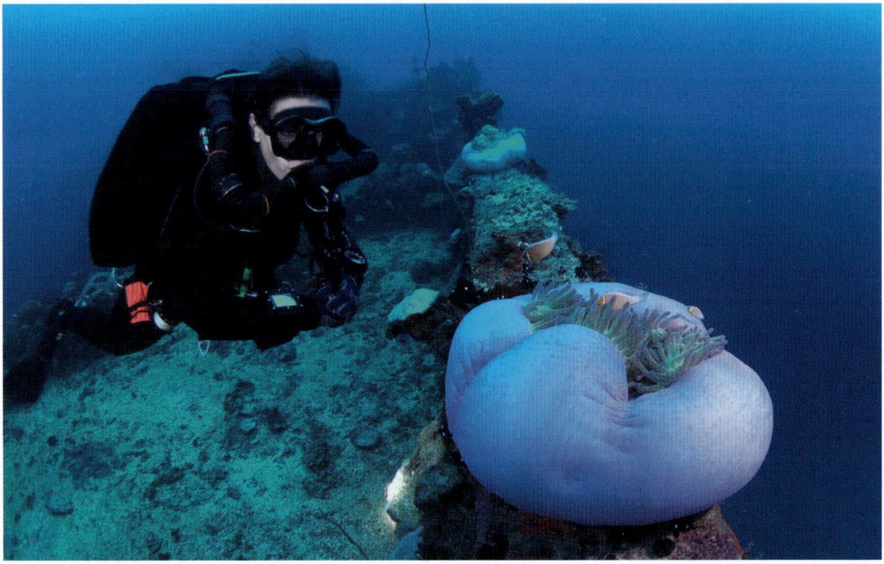

Abb. 7.4: Rebreathertaucherin am Wrack (Foto: Stefan Pape)

Jahrzehnte eine Bauart aber weitgehend durchgesetzt, das elektronisch gesteuerte CCR, auch ECCR genannt. Bei den ECCR wird exakt die Menge des vom Taucher verbrauchten, also zu CO_2 metabolisiertem O_2 aus einer mit reinem O_2 gefüllten Druckluftflasche ersetzt. Die Zudosierung geschieht mittels geeigneter Sensortechnik/-elektronik, die elektromagnetische Ventile (Solenoid) ansteuert. Die mit CO_2 beladene Ausatemluft wird durch einen mit geeignetem Atemkalk gefüllten Behälter (Scrubber) geleitet. In diesem wird das CO_2 chemisch gebunden und die Luft danach wieder in den Kreislauf zurückgeleitet und, gemeinsam mit dem ergänzten Sauerstoff, zur neuerlichen Veratmung zur Verfügung gestellt. Das Verdünnungsgas (Diluent) muss immer dann zugeführt werden (manuell oder über ein automatisches Bypassventil, ADV), wenn durch z. B. Abtauchen die Gegenlungen zusammengedrückt werden. Das Diluent dient also nur dem „Aufrechterhalten" eines atembaren Volumens. Das gebräuchlichste Diluent ist Luft oder bei tiefen Tauchgängen Trimix/Heliox.

Abgesehen davon, dass durch die Steuerelektronik, die den Partialdruck von Sauerstoff (pO_2) konstant hält, ein tiefenoptimiertes Atemgasgemisch hergestellt und somit die Dekompression optimiert wird, so sind auch tiefenunabhängige Einsatzzeiten von über 6 Stunden möglich. Im Höhlenexplorationsbereich werden heutzutage keine Rekorde mehr ohne die Nutzung von ECCR aufgestellt.

Den prinzipiellen Funktionsaufbau eines ECCR zeigt Abb. 7.5.

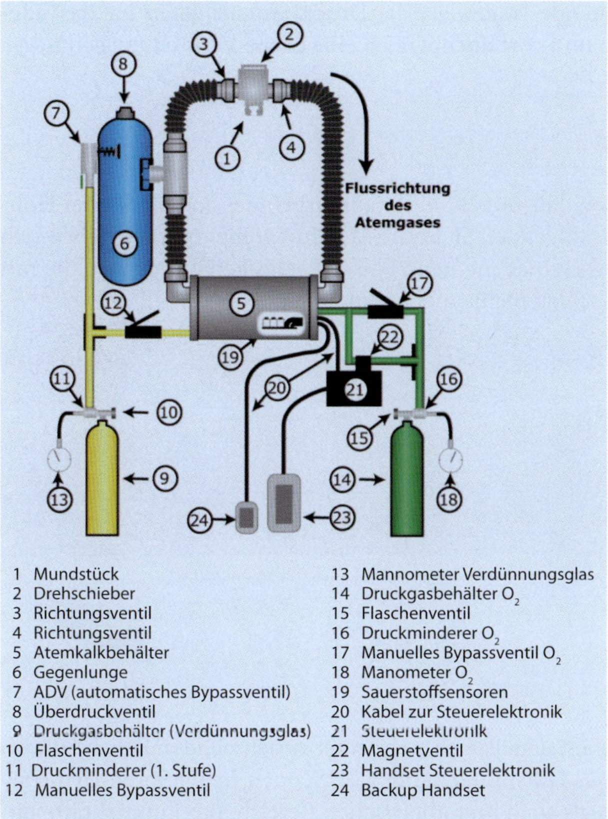

Abb. 7.5: Schematische Darstellung/Funktionsprinzip eines elektronisch gesteuerten Kreislaufgeräts (ECCR)

7.4.4 Sidemount

Sidemount ist eine Konfigurationsart bzw. beschreibt die Art und Weise, wie die Drucklufttauchgeräte am Körper des Tauchers getragen werden. Ursprünglich kommt diese Trageweise aus dem Höhlentauchen, um Passagen durchtauchen zu können, die mit dem Gerät auf dem Rücken als zu eng gelten. Beim Sidemount-Tauchen werden heutzutage zum einen die bekannten Drucklufttauchgeräte, aber auch immer mehr Rebreather eingesetzt (Abb. 7.6).

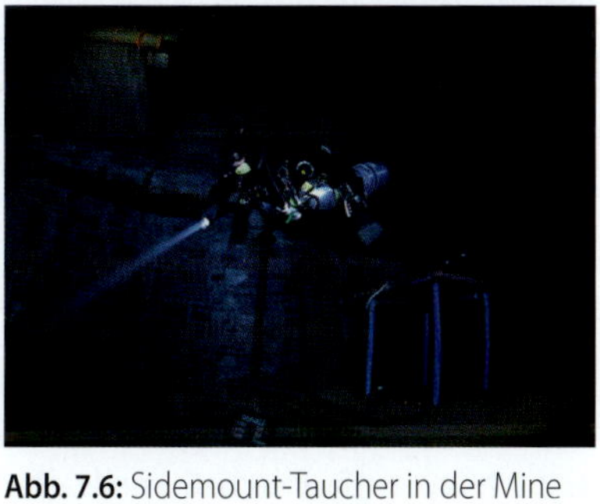

Abb. 7.6: Sidemount-Taucher in der Mine „Christine" (Foto: Stefan Pape)

Durch die rückenschonende Trageweise der Drucklufttauchgeräte hat das Sidemount-Tauchen aber auch im Sporttauchbereich eine große Verbreitung gefunden.

7.4.5 Flossentechniken

Insbesondere wegen der sog. Silt-out-Bildung (aufwirbelndes Sediment vom Höhlenboden) und dem daraus folgenden Sichtverlust beim Höhlentauchen haben sich über die letzten 50 Jahre verschiedene neue Flossentechniken entwickelt, die mit dem bekannten Kraulbeinschlag nichts mehr gemein haben.

Hier sind zu nennen:

- Frog-Kick,
- Flutter-Kick,
- modified Flutter-Kick,
- Shuffle-Kick,
- Helikopter Turn,
- Back-Kick.

7.5 Hilfsmittel

7.5.1 Scooter

Unterwasser-Scooter erfreuen sich immer mehr einer zunehmenden Beliebtheit, ob als Spaßgerät oder als echtes Hilfsmittel (Abb. 7.7). Scooter haben ihren Ursprung sowohl im Höhlentauchen als auch im militärischen Bereich, um Einsatzkräfte unter Wasser von einem Ort zu einem anderen zu verbringen. Angefangen hatte dies mit ausgedienten Waschmaschinenmotoren in Aluminiumröhren, dazu kamen eine Autobatterie und ein Propeller am Heck – fertig waren die ersten Scooter, die in den USA für Höhlenexplorationen eingesetzt wurden. Zwischenzeitlich sind die Scooter auf geringen Wasserwiderstand ausgelegt, haben Hochleistungsakkus und am Computer optimierte Antriebsschrauben. Reichweiten von 30 km mit einem Taucher im Schlepp sind keine Seltenheit und aus anspruchsvollen Expeditionen nicht mehr wegzudenken.

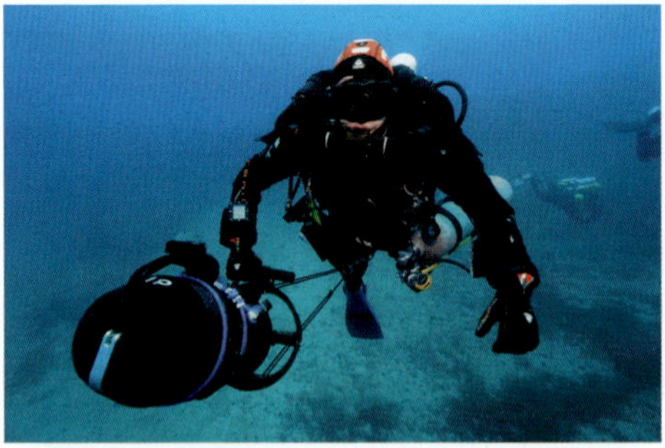

Abb. 7.7: Scooter-Taucher bei einer Wrackerkundung (Foto: Stefan Pape)

7.5.2 Dekompression

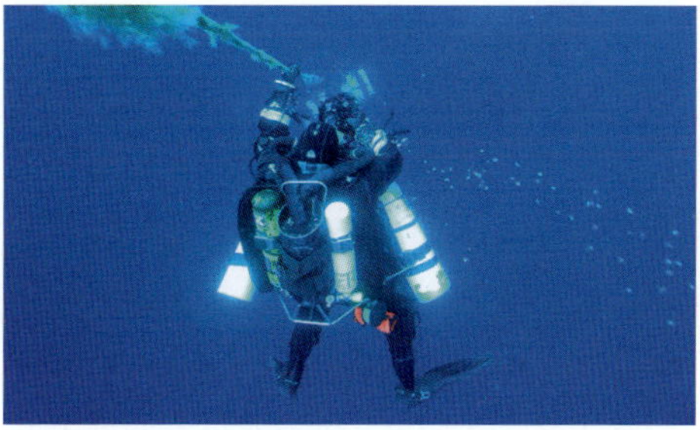

Abb. 7.8: Taucher an der Shotline während der Dekompression (Foto: Stefan Pape)

Habitat. Nach langen und tiefen Explorationen sind Dekompressionszeiten von mehreren Stunden keine Seltenheit. Um diese Zeit nicht auch noch im Wasser, unter Umständen in kaltem Wasser, zu verbringen, werden Habitats eingesetzt. Die einfachste Form eines Habitats ist ein großer Hebesack, den man unten soweit erweitert, dass ein Taucher darin auftauchen kann und somit sozusagen „im Trockenen" sitzen kann. In Höhlen kann das Habitat durch die Höhlendecke und Verankerungen in der Höhlenwand/am Höhlenboden stabilisiert werden, im Freiwasser bedarf es dazu einer Verankerung am Meeresboden, um das Habitat auf der letzten Dekostufe (6 m) zu fixieren.

Freiwasser. Dekompression im Freiwasser findet entweder frei im sog. Blauwasser statt oder am Dekorigg. Ein Dekorigg ist eine lange Metallstange, die durch Oberflächenbojen und einer Befestigung auf der letzten Dekostufe (oder über mehrere Dekostufen) parallel zur Wasseroberfläche abgehängt wird. Die Taucher können bei Ankunft auf der letzten Dekostufe dort nicht mehr benötigte Ausrüstung abhängen und die Stange als Fixpunkt zum Dekomprimieren benutzen. Dekoriggs können (wenn die Strömung nicht zu stark ist) am Schiff bzw. an der Shot-Line befestigt sein oder aber frei mit der Strömung treiben (Abb. 7.8). Dann muss ein Schiff den Tauchern folgen und diese nach der Deko wieder an Bord nehmen.

Ist eine Dekompression am Rigg nicht möglich, dann muss mit Hilfe eines Hebesacks/SMB (Surface Marker Buoy) ausgetaucht werden. Diese SMB wird dann auf der tiefsten Dekostufe mit Hilfe einer Leinenrolle (Reel) zur Oberfläche gesetzt und dient dann als künstlicher Fixpunkt, um die Dekompression zu erleichtern.

7.5.3 Menschliche Bedürfnisse

Bei Tauchgängen von mehr über 2 Stunden bleibt es nicht aus, dass früher oder später ein Harndrang einsetzt. In diesem Fall können Männer mit Hilfe eines Urinalkondoms, das im Trockentauchanzug an einen Schlauch angeschlossen und über ein Auslassventil (angebracht im Oberschenkelbereich des Trockentauchanzuges) verbunden ist, das Urin in das Wasser ableiten.

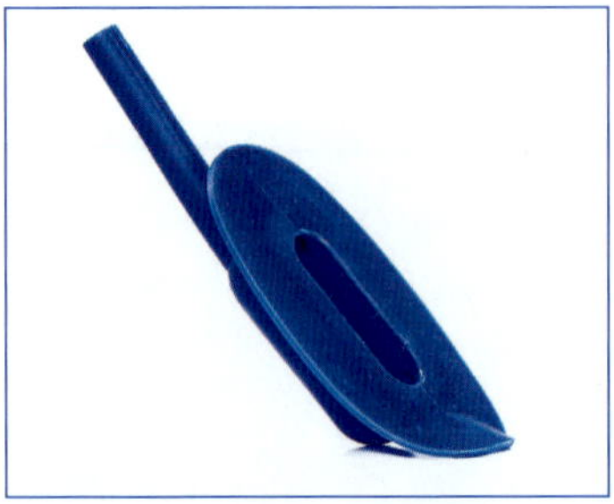

Abb. 7.9: Das DiveP macht es für weibliche Taucher möglich, bequem mit einem P-Valve beim Tauchen einen Trockenanzug zu nutzen. Der breite weiche Rand wird für den Tauchgang mit einem Hautkleber mit der Haut verklebt (Foto: Firma Heser)

Für Frauen stellt sich die Situation etwas komplizierter dar: Durchgesetzt haben sich auf dem Markt die Produkte namens SHE-P und Dive-P (Heser, s. Abb. 7.9). Das dichte Anbringen ist hierbei etwas aufwändiger als beim Mann, die Funktionalität weitestgehend identisch.

Ein auftretender Stuhldrang kann mit Hilfe von Peristaltikhemmern unterdrückt werden und wurde schon in Tiefen von 125 m eingesetzt. Dennoch gibt es aber keine Forschungsergebnisse, inwieweit sich die Einnahme auf das ZNS auswirkt. Auch wenn normobar die meisten Peristaltikhemmer die Blut-Hirn-Schranke nicht zu passieren scheinen, wurde dies unter Druck noch nicht erforscht.

7.6 Ausbildung

Die Übung macht den Meister. Dieser alte Spruch ist sicherlich auch beim Tauchen wichtig und verhütet Unfälle. Vor der Übung steht aber immer eine fundierte Ausbildung bei einer der etablierten Tauchausbildungsorganisationen, die sich seit Jahrzehnten in diesem Bereich bewährt haben.

Auch wenn es geneigte Leser gibt, die der Meinung sind, dass sie sich alles selbst anlesen können, sei gesagt: Ein guter Tauchlehrer hat aus eigenen Fehler viel lernen können und gibt diese Erfahrungen an seine Schüler weiter. Es ist also völlig unnötig, diese erst selbst erleben zu müssen, denn das kann tödlich enden. Zudem ist es immer gut im Team zu lernen und zu tauchen. So kann auch eine gegenseitige Kontrolle und Korrektur stattfinden. Nur durch lesen der entsprechenden Tauchliteratur ist dies nicht möglich.

Hinweis. Technisches Tauchen hat viel mit der mentalen Einstellung und Stabilität zu tun – Selbstkontrolle und Selbstvertrauen wächst erst langsam, indem man sich an seine Grenzen herantastet und nicht über seinem taucherischen Niveau taucht.

Auch an dieser Stelle sei eine alte Taucherweisheit genannt: Es gibt alte Höhlentaucher und mutige Höhlentaucher – es gibt aber keine mutigen, alten Höhlentaucher!

8 Apnoetauchen

C.-M. Muth

Unter dem Begriff „Apnoetauchen" werden alle Tauchaktivitäten zusammengefasst, die nur mit der eigenen Luft durch Atemanhalten und ohne die Verwendung von Tauchgeräten stattfinden. Unter diesen Begriff fallen daher das mit Taucherbrille, Schnorchel und Flossen ausgerüstete Schnorcheln an der Wasseroberfläche mit gelegentlichem kurzem Abtauchen ebenso wie die in Mittelmeerländern sehr beliebte Unterwasserjagd oder auch Wettkampfsportarten mit nationalen und internationalen Meisterschaften. Das Tauchen in Apnoe, also mit angehaltenem Atem, war hierzulande bis vor wenigen Jahren für viele Taucher allenfalls ein Trainingsbestandteil im Rahmen des Hallentrainings und sollte Sicherheit und Gewandtheit unter Wasser vermitteln. Doch mittlerweile ist es unter dem Einfluss erstaunlicher Leistungen Einzelner, die letztlich diese Sparte des Tauchens ins Gespräch brachten, zur Trendsportart avanciert.

8.1 Schnorcheltauchen

Das weit verbreitete Schnorcheltauchen bietet bis auf die Immersionseffekte (s. u,) kaum medizinische Besonderheiten und kann, bis auf wenige Ausnahmen, ohne besondere Voruntersuchung von nahezu jeder Person ausgeübt werden, die herzgesund ist und auch schwimmen kann. Doch auch Personen, die nur Schnorcheln wollen (z. B. als Begleiter eines Urlaubstauchers), sollten über die richtige Ausrüstung, die Besonderheiten der Druckzunahme (Druckausgleich zum Mittelohr, Druckausgleich in der Taucherbrille) und die Gefahren der Hyperventilation (als falsche Vorbereitung auf ein Verlassen der Wasseroberfläche) informiert sein.

Es ist daher wichtig, dass nur echte Tauchermasken Verwendung finden, also solche, die den Erfordernissen des Gerätetauchens genügen: Sicherheitsglas, Nasenerker, gute Passform und, besonders wichtig, kleiner Maskeninnenraum. Letzteres ist vor allem deshalb von Bedeutung, weil das Ausblasen der Maske unter Wasser anders als beim Gerätetauchen mit einem sehr limitierten Luftvorrat auskommen muss.

Der Schnorchel sollte einen Innenquerschnitt aufweisen, der die Atmung kaum behindert (mind. 1,8 cm^2), aber das Schnorchelinnenvolumen sollte gleichzeitig so sein, dass sich der Schnorchel leicht ausblasen lässt. Außerdem sollte eine anatomisch und strömungstechnisch richtig geformte Verbindung zwischen Mundstück und Schnorchelrohr bestehen, wobei das Schnorchelrohr nicht zu lang sein darf (35–40 cm).

Der Versuch, durch einen längeren Schnorchel zu atmen, führt zu erheblichen Problemen, und zwar sowohl im Bereich Herz-Kreislauf als auch im Bereich der

Lunge. Bei Schnorchelatmung entspricht nämlich der Druck im Lungeninneren dem der Wasseroberfläche, während der Körper bereits unter dem höheren Druck des umgebenden Wassers steht (s. auch Immersionseffekte). Diese Druckdifferenzen führen beim Eintauchen mit einem längeren Schnorchel zu einer massiven Blutumverteilung mit akuter Rechtsherzdekompensation und einer Überforderung der Atemmuskulatur, was eine adäquate Atmung unmöglich macht. Schon Schnorchellängen von 60 cm können daher bei einem maximalen Untertauchen mit diesem Schnorchel gefährlich sein.

In diesem Zusammenhang soll darauf hingewiesen werden, dass bei Benutzung eines überlangen Schnorchels das Problem der Pendelatmung (häufig als lebensgefährlich beschrieben) nicht relevant wird, da eine in Frage kommende Steigerung des CO_2-Drucks eine Vergrößerung des Atemzugvolumens und der Atemfrequenz zur Folge hat und somit (zumindest an der Wasseroberfläche) zu einer ausreichenden O_2-Versorgung und CO_2-Abatmung führt.

Zusätzlich sollte auch die richtige Flosse Beachtung finden, denn eine für das Schnorcheltauchen geeignete Flosse soll ein eher weiches Blatt aufweisen. Hierbei muss der Trainingszustand des Schnorchlers berücksichtigt werden, da zu harte Flossenblätter beim Ungeübten das Auftreten von Wadenkrämpfen fördern.

Schließlich muss beim Schnorcheln auf die erhöhte Gefahr der Lichtdermatose (Sonnenbrand) hingewiesen werden, weil beim Treiben oder Schwimmen an der Wasseroberfläche durch die kühlende Wirkung des Wassers die Sonnenstrahlen weniger gespürt werden, diese aber durch die Lichtbrechung mindestens unvermindert einwirken können.

8.2 Apnoetauchen als Leistungssport

Im Gegensatz zum reinen Schnorcheltauchen ist das ambitionierte Apnoetauchen mit zahlreichen physiologisch und pathophysiologisch höchst interessanten Besonderheiten verbunden, die noch nicht bis ins letzte Detail erklärt sind. Dabei ist das Apnoetauchen die älteste bekannte Form des Tauchens überhaupt: Die ältesten historischen Quellen über Schwamm- und Perltaucher in Griechenland gehen zurück bis ins 5. Jahrhundert vor unserer Zeitrechnung. Heute findet man berufsmäßige Apnoetaucher noch auf den Inseln des Tuamotu-Archipels sowie in Korea und Japan (Hae-Nyo bzw. Ama, „tauchende Frauen"). Die Apnoetaucherinnen tauchen während ihrer täglichen, mehrstündigen Arbeitsschichten – unabhängig von Witterungsbedingungen und Wassertemperatur – über 1–2 min Dauer 150- bis 250-mal in Tiefen von durchschnittlich 5–20 m ab, wobei sie sich zwischen den Tauchgängen für ca. 2–3 min an der Oberfläche erholen. Ganz im Gegensatz dazu steht das Apnoetauchen als Extremsport. In den verschiedenen Disziplinen steht hier das Erreichen maximaler Tauchtiefen, -zeiten und -strecken im Vordergrund (Tabelle 8.1).

Tabelle 8.1: Weltrekordliste Apnoetauchen gemäß AIDA (Association Internationale pour le Dévelopement de l'Apnée; http://www.aidainternational.org/competitive/worlds-records). Erläuterung der Disziplinen s. Kompaktinformation auf folgender Seite

	Name (Land)	Rekord	Datum	Ort
Static Apnea (Zeittauchen)				
Frauen	Natalia Molchanova (Russland)	9 min 2 sec	29.06.2013	Belgrad, Serbien
Männer	Stefane Mifsud (Frankreich)	11 min 35 sec	08.06.2009	Hyeres, Frankreich
Dynamic Apnea with fins (Weittauchen mit Flossen)				
Frauen	Natalia Molchanova (Russland)	237 m	26.09.2014	Sardinien, Italien
Männer	Mateusz Malina (Polen) und Giorgos Panagiotakis (Griechenland)	beide jeweils 300 m	beide 02.07.2016	beide in Turku, Finnland
Constant Weight (Tieftauchen)				
Frauen	Alessia Zecchini (Italien)	104 m	02.05.2017	Long Island, Bahamas
Männer	Alexey Molchanov (Russland)	129 m	02.05.2017	Long Island, Bahamas
Free Immersion				
Frauen	Jeanine Grasmeijer (Holland)	92 m	06.09.2016	Bonaire
Männer	William Trubridge (Neuseeland)	124 m	02.05.2017	Long Island, Bahamas
Variable Weigth				
Frauen	Nanja van den Broek (Holland)	130 m	08.10.2015	Sharm el Sheikh, Ägypten
Männer	Stavros Kastrinakis (Griechenland)	146 m	01.11.2015	Kalamata, Griechenland
No Limits				
Frauen	Tanya Streeter (USA)	160 m	17.08.2002	Providenciales, Turks und Cocos
Männer	Herbert Nitsch (Österreich)	214 m	14.06.2007	Spetses, Griechenland

Kompaktinformation

Apnoetauchen – Wettkampfdisziplinen

- **Statisch (= Zeittauchen):**
  Der Taucher hält solange wie möglich die Luft an. Er liegt dabei auf der Wasseroberfläche mit dem Gesicht im Wasser, ohne sich fortzubewegen.
- **Dynamisch (= Streckentauchen):**
  Der Taucher taucht die weitestmögliche Strecke. Es gibt dabei verschiedene Unterdisziplinen, wie Streckentauchen mit (DYN – „dynamic with fins") und ohne (DNF – „dynamic no fins") Flossen oder nur mit Armzug.
- **Konstant (Constant weight, CWT = Tieftauchen):**
  Der Taucher taucht mit eigener Flossenkraft an einem Seil in die Tiefe und taucht mit eigener Kraft auch wieder auf. (Das Seil darf dabei nicht berührt werden, nur um die Tiefenmarke abzureißen, darf das Seil gegriffen werden!) In der Variante „constant weight no fins (CNF)" wird die Disziplin ohne Flossen getaucht.
- **Immersion Libre – Free immersion (FIM):**
  Der Taucher taucht mit eigener Kraft – ohne Flossen – am Seil hinab und wieder hinauf. Er darf sich dabei am Seil mit den Armen hinab- und wieder hochziehen.
- **Variabel Weight (VWT):**
  Der Taucher lässt sich von einem Schlitten mit max. 30 kg Gewicht in die Tiefe ziehen und muss dann aus eigener Kraft wieder an die Oberfläche schwimmen. Es ist auch erlaubt, sich am Seil mit den Armen hochzuziehen.
- **No Limits (NLT):**
  Der Taucher lässt sich von einem Schlitten mit frei wählbarem Gewicht in die Tiefe ziehen und wird von einem Hebesack wieder zurück an die Oberfläche gebracht.

Mit Blick auf die zum Teil übernatürlich wirkenden Leistungen einzelner herausragender Spitzenathleten, die scheinbar im völligen Widerspruch zum Lehrbuchwissen stehen, stellt sich regelhaft die Frage, wie denn so etwas sein kann. Da es sich beim Apnoetauchen in weiten Bereichen quasi um ein „Spielen mit der Physiologie"handelt, liegt im Wissen der zugrunde liegenden Physiologie auch der Schlüssel zum Verständnis der Spitzenleistungen. Die wichtigsten Faktoren, die bei den erreichten Leistungen eine wesentliche Rolle spielen, sollen, zumindest soweit bislang bekannt, eine Erklärung finden.

8.3 Grundlagen des Tauchens mit angehaltener Luft

8.3.1 Lungenvolumina

Aus der Tauchausbildung ist bekannt, dass bei der Lunge verschiedene Volumina unterschieden werden können. So wird das totale Fassungsvermögen der Lunge als Totalkapazität (TLC) bezeichnet, jener Anteil, der durch Atembewegung verändert werden kann als Vitalkapazität (VC) und schließlich das Restvolumen, das auch nach maximal tiefer Ausatmung in der Lunge verbleibt, als Residualvolumen (RV).

Es gilt nun gemeinhin, dass die Summe aus Vitalkapazität und Residualvolumen die Totalkapazität ergibt (VC + RV = TLC), wobei die Vitalkapazität (VC) ca. drei Viertel der Totalkapazität (TLC) ausmacht, das Residualvolumen (RV) hingegen ein Viertel der TLC. Diese Annahme stimmt aber nur sehr bedingt und stellt lediglich einen groben Mittelwert dar. Tatsächlich ist dieses Verhältnis drei Viertel zu ein Viertel nämlich in beide Richtungen durchaus veränderbar (Details s. Kap. 16):

Die VC und damit auch das RV hängen ganz wesentlich von der Elastizität des Brustkorbs, und hier im Besonderen des knöchernen Anteils des Thorax, ab. Zum besseren Verständnis sei hier erläutert, dass die Rippen im Verbund mit der Wirbelsäule und dem Brustbein keinen absolut starren Käfig bilden, sondern dass die Teilkomponenten grundsätzlich elastisch miteinander verbunden sind. Dies ist vor allem deshalb nötig, weil die Brustatmung sonst nicht möglich wäre. Die einzelnen Rippen sind daher sowohl im hinteren Bereich knorpelig-gelenkig mit den jeweiligen Dornfortsätzen der Wirbelsäule verbunden, im vorderen Bereich ebenfalls knorpelig gelenkig mit dem Brustbein. Je elastischer dieses System aber ist, desto größer ist die verschiebliche Luftmenge der Lunge und damit die VC. Im Umkehrschluss ist aber auch die in der Lunge verbleibende Restmenge in diesem Fall kleiner, also das RV.

Steifen hingegen diese gelenkigen Verbindungen ein, so nimmt entsprechend die VC ab, das RV jedoch in gleichem Maße zu. Sieht man einmal von krankhaften Zuständen ab, ist vor allem ein Mangel an korperlicher Aktivität für solche Einsteifungen zuständig, wobei auch das Altern eine gewisse Rolle spielt. Umgekehrt können sportliche Aktivität und besondere Atemübungen sowie Atemgymnastik den Brustkorb elastisch halten. Beides, also trainingsbegleitender Ausdauersport und Atemgymnastik, sind daher für ambitionierte Apnoeisten sinnvolle und wichtige Trainingsinhalte, zumal hier auch die Elastizität des Zwerchfells (also quasi die „Hochwölbungsfähigkeit") mit trainiert wird (Abb. 8.1).

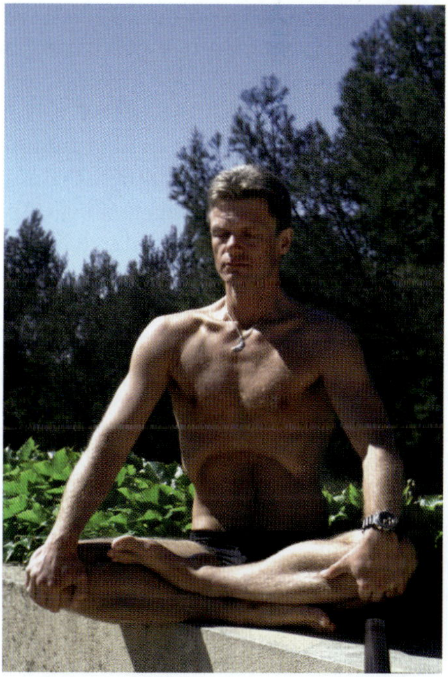

Abb. 8.1: Atemgymnastik bei Apnoetauchern. Die Elastizität des Zwerchfells ist in gewisser Weise trainierbar und hat vor allem für das Tieftauchen eine Bedeutung (s. Text). Abbildung mit freundl. Genehmigung von Andreas Falkenroth (abgebildet) und Jörg Eyber (Fotograf)

Ein günstiges Verhältnis TLC (bzw. VC) zu RV ist für jede Form des Apnoetauchens von Bedeutung, weil die Lunge der wichtigste Sauerstoffspeicher und ein wichtiger CO_2-Puffer des Körpers ist. Von besonderer Bedeutung ist dies aber vor allem für Tieftaucher, denn hier bestimmt das Verhältnis TLC zu RV neben anderen Größen die maximale Tauchtiefe (s. unten).

8.3.2 Steuerung der Atmung

Die Atemsteuerung erfolgt im Wesentlichen im Übergangsbereich zwischen Rückenmark und Gehirn, dem so genannten verlängerten Mark bzw. der Medulla oblongata (Abb. 8.2). Als wesentliche Steuergrößen gelten dabei der Kohlendioxid- und Sauerstoffgehalt des Blutes bzw. genauer die jeweiligen Partialdrücke und der pH-Wert des Blutes, wobei die wichtigsten Größen pCO_2 und pH sind und der pO_2 eine nur nachgeordnete Rolle spielt. Dabei wirkt ein hoher pO_2 atemreizunterdrückend, ein niedriger pO_2 beim Gesunden aber nur vergleichsweise schwach atemreizstimulierend. Der Atemreiz erfolgt also vor allem durch den Anstieg des pCO_2 und den Abfall des pH-Wertes im Blut. Wird diese Schwelle erreicht, so spricht man vom „breath-hold breaking point".

Dieser kann durchaus durch Training herausgezögert werden. So wird derzeit angenommen, dass ein regelmäßiges Apnoetraining eine Sollwertveränderung für das CO_2 zur Folge hat und dadurch länger die Luft angehalten werden kann. Darüber hinaus ist es durch Willensanstrengung möglich, noch über den Breaking-point hinaus willentlich die Luft anzuhalten, was allerdings durch unangenehme Begleiterscheinungen wie unwillkürliche Zwerchfellkontraktionen gekennzeichnet ist.

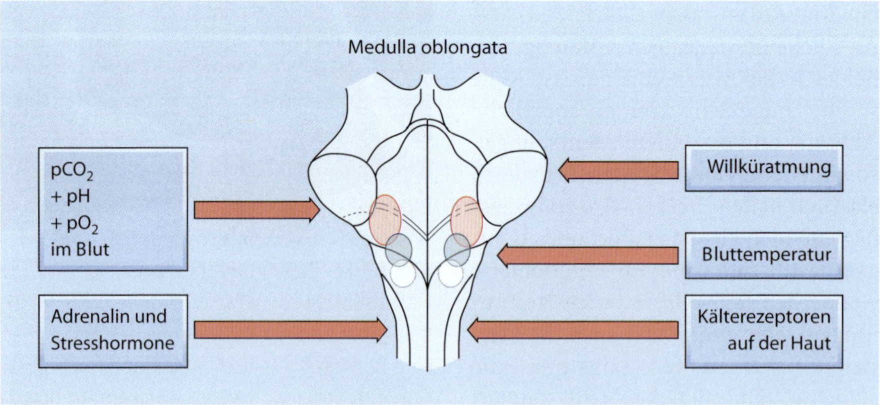

Abb. 8.2: Einflussgrößen auf die Atemsteuerung

Zudem beeinflussen weitere Faktoren die Atemsteuerung. Kälterezeptoren der Haut spielen ebenso eine Rolle wie die Bluttemperatur. Eine Reizung der Kälterezeptoren und/oder ein Abfall der zentralen Bluttemperatur führen zu einer Reizung des Atemzentrums und so zu einer Erhöhung des Atemminutenvolumens. Im Hinblick auf das Apnoetauchen ist dieser Zusammenhang deshalb von Interesse, weil durch Kältereiz und damit die verbundene Reizung des Atemzentrums die Fähigkeit zum Luftanhalten eher limitiert ist, in kaltem Wasser die Leistungen daher nicht denen in warmen Wasser entsprechen.

Ein weiterer wichtiger stimulierender Faktor für das Atemzentrum sind Stresshormone und hier vor allem die Ausschüttung von Adrenalin. Dieses Hormon, entwicklungsgeschichtlich betrachtet gelegentlich auch als „Flucht-oder-Kampf-Hormon" bezeichnet, stellt im Körper die Weichen für Höchstleistung. Seine erhöhte Ausschüttung bewirkt u. a. ein Angstgefühl, umgekehrt führt Angst oder Aufregung zu seiner Ausschüttung. Eine erhöhte Adrenalinausschüttung bedingt aber über Steigerung des Blutdrucks und des Herzminutenvolumens nicht nur eine Erhöhung des Sauerstoffverbrauchs, sondern, wie erwähnt, auch eine Reizung des Atemzentrums. Es handelt sich also hinsichtlich des Apnoetauchens um begrenzende Faktoren für die Atemanhaltezeit. Aus diesem Grund sind Aufregung und innere Anspannung, vielleicht auch Angst (z. B. im Wettkampf oder bei Prüfungen), eher hinderlich. An dieser Stelle gehen Physiologie und Psychologie Hand in Hand: Für ambitionierte Apnoeisten ist daher ein Entspannungstraining eine wichtige Ergänzung des Trainingsplans, denn psychische Gelassenheit reduziert die Ausschüttung von Stresshormonen.

8.3.3 Immersionseffekte

Unter Immersion versteht man das Eintauchen in Flüssigkeit bis zum Kopf (komplettes Untertauchen = Submersion). Hierbei kommt es zu wichtigen physiologischen Veränderungen.

Hämodynamische Veränderungen

Unter normalen Bedingungen an Land besteht ein durch den hydrostatischen Druck der Blutsäule hervorgerufener Druckgradient zwischen unterer und oberer Körperhälfte von über 13 kPa (100 mmHg). Bedingt durch diesen Gradienten wird in den venösen Kapazitätsgefäßen vor allem der Beine eine größere Menge Blut gespeichert. Bei subtotaler Immersion wirkt dem hydrostatischen Druck der Blutsäule der hydrostatische Druck des Wassers entgegen, was zu einer Umverteilung des Blutes führt. Am deutlichsten ist dieser Effekt bei einem Eintauchen des Körpers bis zum Hals, da es hier zu einer Umverteilung von bis zu 1000 ml Blut aus den Venen der unteren Extremitäten in die thorakalen Gefäße kommt. Die unmittelbare Folge ist also eine vermehrte Füllung der Lungengefäße und des rechten Herzens. Neben dieser Volumenbelastung des Herzens wird ebenso eine Volumenzunahme der Lungenkapillaren beobachtet, das sich in einem Anstieg des pulmonalkapillären Verschlussdrucks und des pulmonalarteriellen Mitteldrucks ausdrückt. Gleichzeitig kommt es durch die beschriebenen Veränderungen zu einer im Vergleich zu den Verhältnissen an Land gleichmäßigeren Durchblutung der Lunge.

Diese hier beschriebenen Immersionseffekte mit der damit verbundenen Blutumverteilung in die thorakalen Gefäße und ins rechte Herz sind übrigens auch für die so genannte „Taucherdiurese" ursächlich verantwortlich. Dieses Phänomen betrifft Gerätetaucher, Apnoetaucher und sogar Schwimmer in gleichem Maße und führt zu einer immersionsbedingten überschießenden Harnproduktion, zur Diurese. Die bereits erwähnten Volumenumverteilungen führen dabei zu einer Volumenüberladung der Vorhöfe des Herzens und zur Vorhofdehnung. Dies hat die Freisetzung des unmittelbar diuretisch wirkenden Hormons ANP (atriales natriuretisches Peptid) bei gleichzeitiger Hemmung der Freisetzung von ADH (antidiuretisches Hormon) zur Folge, was zu einer Erhöhung der glomerulären Filtrationsrate mit erhöhter Natriurese und Wasserdiurese führt. Mit anderen Worten: Die Freisetzung von ANP und die Hemmung von ADH führen dazu, dass die Nieren ungehemmt Urin produzieren. Auf diese Weise führt die Immersion zu erheblichen Flüssigkeitsverlusten beim Tauchen. Der Immersionseffekt kann überdies durch kälteinduzierte Gefäßengstellung in der Peripherie verstärkt werden.

Pulmonale Effekte

Neben den hämodynamischen Effekten der Immersion kommt es auch zu einer Beeinflussung der Lungenfunktion (Abb. 8.3). Hier ist insbesondere die immersionsbedingte Verschiebung des Zwerchfells kopfwärts zu nennen, die mit einer Abnahme der Vitalkapazität der Lunge und besonders der Ausatemreserve in Form der funktionellen Residualkapazität einhergeht. Diese Verlagerung des Zwerchfells ist zum einen auf die hydrostatischen Druckverhältnisse zurückzuführen, zum anderen aber, zumindest bei Immersion nur bis zum Hals, auch darauf, dass der auf dem Brustkorb lastende Druck höher ist als der intrapulmonale Druck. Daher muss bei der Atmung ein negativer Druckgradient überwunden werden.

8.3.4 Tauchreflex

Der französische Physiologe Paul Bert beschrieb vor ca. 125 Jahren, dass Enten beim Gründeln eine deutliche Pulsverlangsamung (Bradykardie) entwickeln. Diese Bradykardie ist in unterschiedlicher Ausprägung bei allen Warmblütern zu finden. Es handelt sich bei diesem sog. „Tauchreflex" um eine reflektorische Bradykardie, die mit einer Engstellung der peripheren Gefäße (periphere Vasokonstriktion) einhergeht.

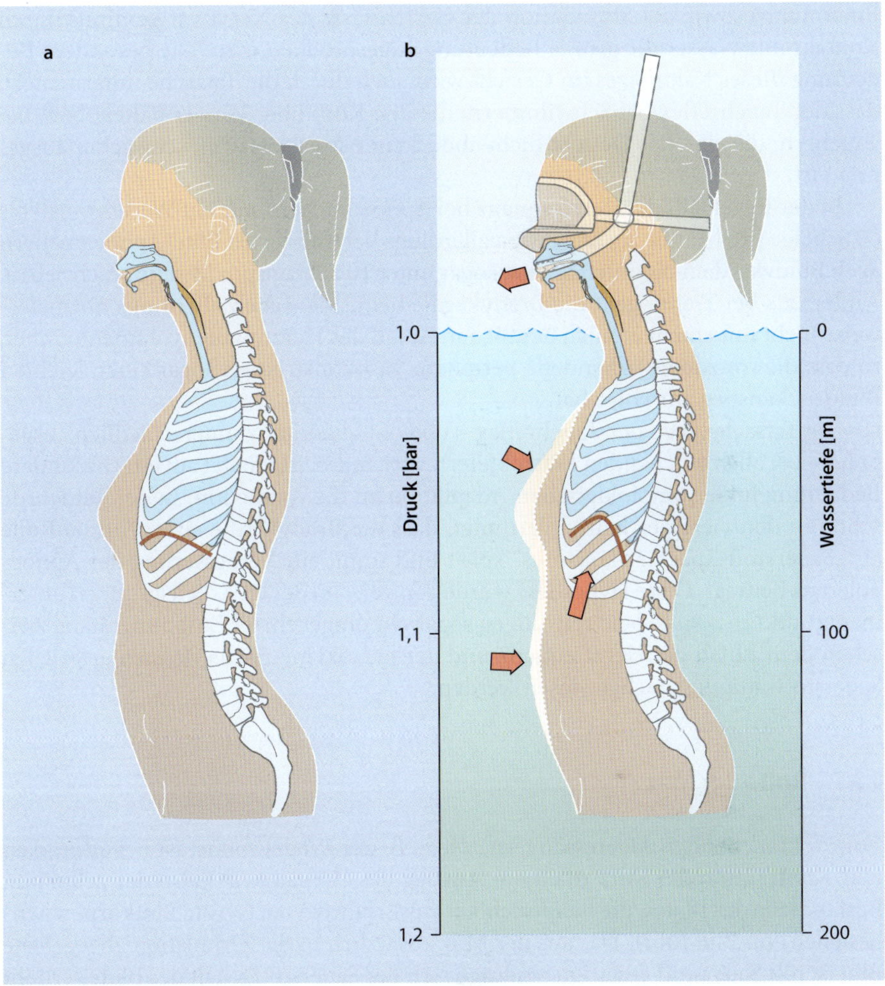

Abb. 8.3: Hydrostatische Effekte auf den Körper bei Immersion

Hinweis. Der Tauchreflex darf nicht mit dem Paul-Bert-Effekt verwechselt werden, bei dem es sich um die Auswirkung hoher Sauerstoffpartialdrücke auf das Gehirn handelt (s. Kap. 6).

Diverse Mechanismen tragen zur Auslösung des Tauchreflexes bei, wobei dem Fehlen von Atemexkursionen bei hohem Lungenvolumen (Luftanhalten nach tiefer

Einatmung) sowie der Stimulation der Gesichtsäste des Nervus trigeminus durch Kontakt mit Wasser die größte Bedeutung zugesprochen wird. Die besondere Bedeutung dieses Kältereizes im Gesicht wird auch durch die Tatsache untermauert, dass der Tauchreflex bei Schwimmern, die den Kopf über Wasser halten, bzw. bei Tauchern, die eine das Gesicht dicht abdeckende Maske tragen, schwächer ausgeprägt ist.

In der Regel fällt die Herzfrequenz bei Apnoetauchern nur auf Werte von 40 bis 60 Schläge pro Minute ab, es wurden allerdings bei trainierten Elite-Apnoetauchern auch Bradykardien bis unter 20 bzw. sogar unter 10 Schläge pro Minute beschrieben. Anders als bei Tieren geht die Bradykardie beim Menschen allerdings normalerweise nicht mit einem ähnlich deutlichen Abfall des Herzminutenvolumens einher, so dass die trotzdem vorhandene periphere Vasokonstriktion sogar einen leichten Blutdruckanstieg zur Folge hat.

Die Tatsache, dass der Tauchreflex – obwohl quantitativ unterschiedlich ausgeprägt – bei allen tauchenden Warmblütern vorhanden ist, deutet auf eine besondere Bedeutung in der physiologischen Adaptation an die Apnoe hin. In der Tat wurde schon in den vierziger Jahren vermutet, dass die Bradykardie eine zentrale Rolle als „Sauerstoff-Sparmechanismus“ spielt und somit zur Verbesserung der Apnoe-Toleranz beiträgt. Diese Hypothese wurde von verschiedenen Arbeitsgruppen untermauert und es konnte bei Freiwilligen sogar ein umgekehrter Zusammenhang zwischen dem Abfall der Herzfrequenz und der pulsoxymetrisch erfassten arteriellen Sauerstoffsättigung nachgewiesen werden.

8.3.5 Rolle der Milz

Von frei tauchenden Meeressäugern, wie z. B. der Wedellrobbe, ist bekannt, dass eine Kontraktion der Milz zu einem Anstieg des Hämatokrits (also der zellulären Bestandteile des Blutes, die hauptsächlich aus Erythrozyten (= rote Blutkörperchen) bestehen) im Blut führt. Das aus der Milz zusätzlich in die Zirkulation abgegebene Blut ist mit Sauerstoff gesättigt, wodurch sich der Sauerstoffgehalt des Blutes erhöht und diesen Säugern erlaubt, die langen Apnoezeiten ohne hypoxiebedingte Schäden der vitalen Organe Herz und Gehirn zu tolerieren.

Interessanterweise wurde die Existenz einer kontraktilen Milz mit nachfolgendem Hämatokritanstieg auch bei den über viele Generationen adaptierten berufsmäßigen Apnoetaucherinnen in Korea und Japan beschrieben, während eine Kontrollgruppe diesen Mechanismus nicht aufwies.

Das Blutvolumen und hier insbesondere die totale Hämoglobinmenge des Körpers sind entscheidende Größen der Ausdauerleistungsfähigkeit. Beide Größen passen sich bei hohem Sauerstoffbedarf (z. B. Ausdauertraining) und bei Sauerstoffmangel (z. B. Höhenexposition) den Erfordernissen an. So besitzen Ausdauersportler und höhenadaptierte Menschen je nach Art der Exposition gleichermaßen höhere Hämoglobinmengen als im Flachland lebende Untrainierte. Apnoetaucher wie die erwähnten Perlentaucher sind häufig einem hypoxischen Reiz ausgesetzt. Es ist daher denkbar, dass sie an diese Verhältnisse durch Training oder infolge genetischer Prädisposition angepasst sind und ebenfalls eine hohe Hämoglobinmenge und somit einen hohen Blutsauerstoffspeicher besitzen. Einschränkend ist zu erwähnen, dass es bei längerem Aufenthalt im Wasser immersionsbedingt zu einer überschießenden Harnproduktion mit Wasserdiurese kommt, so dass der Anstieg des Hämoglobingehalts des Blutes auch Folge einer Bluteindickung sein kann. Ebenso ist es möglich, dass die beobachtete Verkleinerung der Milz schlicht durch die Reduktion des Blutvolumens bei überschießender Harnausscheidung (Diurese) erfolgt ist.

Allerdings scheint eine Milzkontraktion zumindest partiell auch zu der verbesserten Apnoetoleranz beizutragen, die schon nach einer kurzzeitigen, gezielten Adaptations- und Trainingsperiode zu beobachten ist, denn bei Probanden, bei denen in der Vorgeschichte die Milz aus unterschiedlichsten medizinischen Gründen entfernt worden war, blieb im vergleichenden Versuch diese durch ein kurzfristiges Training regelhaft erreichbare Steigerung der maximalen Apnoezeit aus.

Ob die Milz aber tatsächlich eine Bedeutung als Erythrozytenspeicher für trainierte Apnoetaucher besitzt und damit z. B. die maximale Apnoezeit verbessern kann oder ob Konzentrationsänderungen des Hämoglobins bzw. des Hämatokritwerts Einfluss auf die maximale Atemanhaltezeit nehmen können, kann zurzeit nicht endgültig beantwortet werden, da umfangreiche Untersuchungen bislang nicht vorliegen, die eine Erhöhung des Blutvolumens durch Apnoetauchgänge belegen. Zudem ist die Reduzierung des Milzvolumens bei den trainierten Apnoetauchern bei weitem nicht so stark ausgeprägt wie bei bestimmten Tierarten, z. B. den oben erwähnten Robben. Aktuelle eigene Untersuchungen stellen dementsprechend auch eine herausragende Bedeutung der Milz zumindest in Frage.

8.4 Tieftauchen in Apnoe

8.4.1 „Traditionelles" Lehrbuchwissen

Beim Thema „Tieftauchen in Apnoe" galt noch bis Mitte der 2000er Jahre gemeinhin, dass es nicht möglich sei, tiefer als ca. 30–40 m in Apnoe zu tauchen, weil es sonst zu einer Schädigung der Lunge käme. Diese Annahme ergibt sich aus dem Umstand, dass vermutet wurde, die Lunge müsse sicher dann Schaden nehmen, wenn sie (dem Gesetz von Boyle-Mariotte entsprechend) bei steigender Tauchtiefe bis auf das Residualvolumen bzw. darüber hinaus komprimiert würde, da ja der knöcherne Brustkorb nicht in gleichem Maße verkleinert werden könne (Abb. 8.4). Entsprechend der oben genannten Daten aus den physiologischen Lehrbüchern

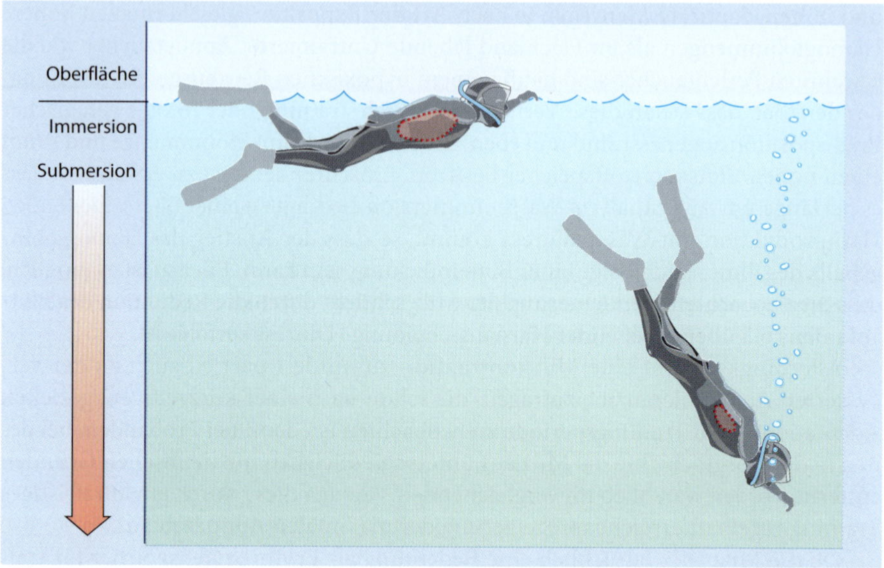

Abb. 8.4: Schematische Auswirkung der Druckzunahme auf die Lunge des Apnoetauchers. Die Lunge als luftgefüllter, nicht starrwandig abgeschlossener Hohlraum gehorcht bei Zunahme des Umgebungsdrucks dem physikalischen Gesetz von Boyle und Mariotte. Sehr vereinfacht dargestellt wird die Lunge bei zunehmender Tauchtiefe proportional zur Druckzunahme komprimiert (linke Teilgrafik: Lunge beim Schnorcheln an der Oberfläche, rechte Teilgrafik: Lunge in der Tiefe). Zu beachten ist jedoch, dass die tatsächlichen Vorgänge komplexer sind!

wäre das dann der Fall, wenn die Lunge über ein Viertel ihres Ausgangsvolumens hinaus komprimiert wäre, was einer Tauchtiefe von ca. 30 m (4 bar absoluter Druck) und mehr entspräche.

Wie bereits weiter oben erwähnt, stellt den wesentlichen Faktor für das Tieftauchen in Apnoe das Verhältnis von TLC zu RV im Taucher dar, wobei dieses Verhältnis keinesfalls immer gleich ist, sondern individuell variieren kann. Doch trotz dieser Variation kommt man bei Berechnungen immer wieder erstaunlich exakt auf die in allen Lehrbüchern angegebene maximale Tiefe von 30–35 m.

Fallbeispiel. Als Beispiel soll der wohl bekannteste Apnoetaucher der Neuzeit dienen: Pipin Ferreras, besser bekannt nur als „Pipin". Seine Lungenparameter sind bekannt: Seine TLC beträgt 9,6 Liter, sein RV wurde mit 2,2 Litern bestimmt. Bildet man nun das Verhältnis TLC:RV, erhält man die maximale Tiefe in bar. Also: 9,6:2,2 = 4,4, was einer theoretisch maximalen Tauchtiefe von 34 Metern entspräche (4,4 bar = 34 m). Tatsächlich liegt sein Rekord aber mehr als 100 m tiefer und es wurden von anderen Athleten inzwischen sogar Tiefen über 200 m erreicht. Was passiert also wirklich?

8.4.2 Das Geheimnis

Die Annahme, dass das Verhältnis von TLC zu RV die maximale Tiefe limitiert, ist gar nicht so falsch. Wenn es also gelingt, größere Tiefen zu erreichen, muss irgendetwas mit diesem Verhältnis geschehen. Und genau das tut es auch, nämlich: Es kommt ohne Zutun des Tauchers zum Blood-Shift.

Tatsächlich werden durch die Zunahme des Umgebungsdrucks die Alveolen (Lungenbläschen) gemäß dem Gesetz von Boyle und Mariotte zusammengedrückt und das in ihnen befindliche Atemgas entsprechend komprimiert. Neben den Alveolen finden sich aber noch weitere Strukturen in der Lunge, die grundsätzlich ebenfalls in der Lage sind, ihren Innendurchmesser zu variieren, nämlich die Lungengefäße. Durch die Abnahme der Alveolarvolumina kommt es zu einem relativen Unterdruck in der Lunge, der einen vermehrten venösen Rückstrom von Blut in die Lungengefäße zur Folge hat, so dass diese sich vermehrt mit Blut füllen. Diese vermehrte Füllung wiederum hat zur Folge, dass der Durchmesser der einzelnen Blutgefäße größer wird, so dass der durch die Schrumpfung der Alveolen geschaffene Raum (dies ist eine vereinfachte Darstellung!) nun durch die vermehrt gefüllten Blutgefäße eingenommen wird (Abb. 8.5). Dies hat einerseits zur Folge, dass es (in gewissen Grenzen) eben nicht zur prognostizierten Lungenschädigung kommt, zum anderen aber, dass das RV um jenen Betrag schrumpfen kann, um den sich das Blut umverteilt.

Gemessen und nachgewiesen sind im Experiment bislang 1,53 l Blut, die sich in die Lungengefäße umverteilen.

Rechnet man mit Pipins Daten nun erneut nach, findet sich Erstaunliches: Bei Blutumverteilung von 1,53 l in den Brustkorb kann das RV um genau diesen Betrag bis auf 0,67 l schrumpfen, also:

TLC = 9,6 l, RV[korr.] = 0,67 l; 9,6: 0,67 = 14,3

was einer Tiefe von 133 m entspricht. Und genau hier lag zwischenzeitlich Pipins Rekord.

Der hier beschriebene Effekt wird auch als Blood-Shift bezeichnet. Es ist jedoch herauszustellen, dass es sich dabei nicht um eine Anreicherung von Blut in den Alveolen oder eine Quellung der Alveolarmembranen handelt, wie immer wieder falsch dargestellt wird, sondern um eine vorübergehende vermehrte Füllung der Blutgefäße der Lunge. Es ist zwar richtig, dass in Einzelfällen auch Flüssigkeit in den Alveolen gefunden werden kann, dies aber immer als Folge eines (im Verhältnis zu den Möglichkeiten des Betroffenen) zu tiefen Tauchens. Eine solche Flüssigkeitsansammlung oder gar Einblutung in die Alveolen wird als alveoläres Lungen-

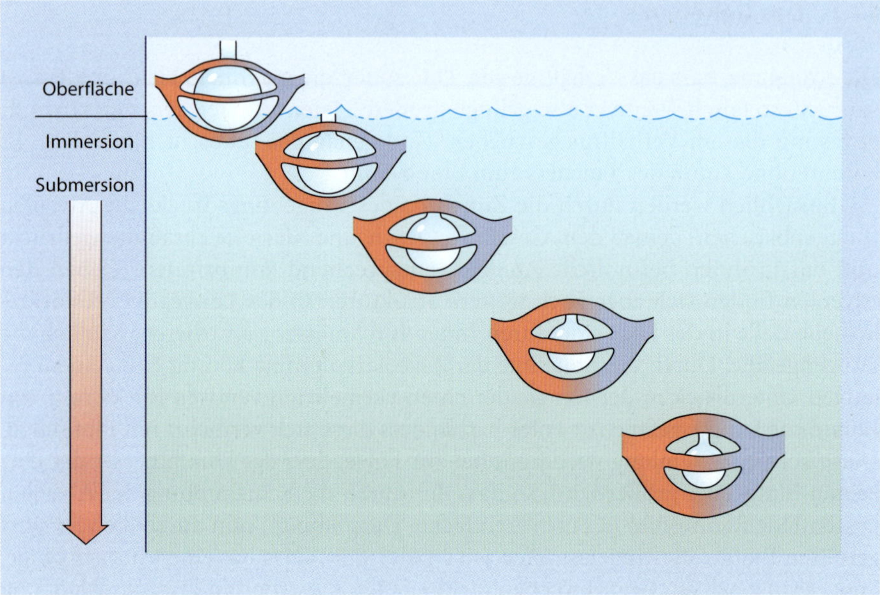

Abb. 8.5: Schematische Darstellung des „Blood-Shifts". Ausgehend von den normalen Verhältnissen an der Wasseroberfläche kommt es bereits durch Immersion bis zum Hals zu einem vermehrten venösen Rückstrom in die thorakalen Gefäße. Beim Abtauchen (Submersion) kommt es mit zunehmender Tauchtiefe gemäß dem Gesetz von Boyle-Mariotte zu einer Kompression der Alveolen und dem in ihnen befindlichen Atemgas. Durch die Abnahme der Alveolarvolumina kommt es zu einem relativen Unterdruck in der Lunge, der einen zusätzlichen vermehrten venösen Rückstrom von Blut in die Lungengefäße zur Folge hat, so dass diese sich vermehrt mit Blut füllen. Diese vermehrte Füllung wiederum hat zur Folge, dass der Durchmesser der einzelnen Blutgefäße größer wird, so dass der durch die Schrumpfung der Alveolen geschaffenen Raum (vereinfacht dargestellt!) nun durch diese Blutgefäße eingenommen wird. Deshalb kommt es (in gewissen Grenzen) nicht zur historisch prognostizierten Lungenschädigung, da das Residualvolumen (RV) um jenen Betrag schrumpfen kann, um den sich das Blut umverteilt

ödem oder (mit Einblutung) Hämorrhagie genannt und ist nicht ohne weiteres umkehrbar. Im Gegenteil, es ist immer potenziell lebensbedrohlich und hat eine intensivmedizinische Behandlung zur Folge. Der Blood-Shift ist, wie dargestellt, etwas völlig anderes.

Wie beschrieben, verändert der Blood-Shift also die eine Seite der Gleichung TLC:RV = Tauchtiefe, und allein durch ihn lassen sich schon so unglaubliche Tiefen wie die noch 1998 geltenden Rekorde erklären. Mittlerweile ist die Tiefengrenze jedoch schon ein Stück weiter nach unten verschoben worden. Dazu ist zu sagen, dass

Kompaktinformation

Blood-Shift. Mit Blood-Shift wird eine vorübergehende vermehrte Füllung der Blutgefäße der Lunge bezeichnet. Es ist jedoch ganz klar herauszustellen, dass es sich dabei nicht um eine Anreicherung von Blut in den Lungenbläschen handelt, wie immer wieder völlig falsch dargestellt wird. Diese vermehrte Füllung hat zur Folge, dass der Durchmesser der einzelnen Blutgefäße größer wird, so dass der durch die kompressionsbedingte Schrumpfung der Lungenbläschen geschaffene Raum (vereinfacht dargestellt!) nun durch die vermehrt gefüllten Blutgefäße eingenommen wird. Dies bedingt, dass es (in gewissen Grenzen) nicht zu der in den Lehrbüchern dargestellten und prognostizierten Lungenschädigung beim Apnoetauchen kommt.

die absolut mögliche Umverteilungsmenge bislang nicht bekannt ist. Die Tauchmediziner wissen, dass bei jedem einzelnen Taucher die Dehnbarkeit der Lungengefäße das jeweilige Tiefenlimit darstellen und dass ein Überschreiten dieses Limits zum lebensbedrohlichen Zerreißen der Lungengefäße führen kann. Wieviel Blut indes maximal verschoben werden kann, bevor es im Einzelfall zu einem solchen fatalen Einreißen kommt, ist nicht bekannt. Es ist daher anzunehmen, dass die nachgewiesenen 1,53 l nicht zwingend das Maximum darstellen, und auf diese Weise für Pipin größere Tiefen erreichbar sind.

8.4.3 „Lung packing" oder „buccal pumping"

Eine weitere Möglichkeit, an der Tiefenschraube zu drehen, stellen Veränderungen auf der anderen Seite der Gleichung dar, nämlich Veränderungen an der TLC. Dies ist in sehr engen Grenzen durch eine Verbesserung der Thoraxelastizität möglich, oder durch das so genannte „lung packing" bzw. auch „buccal pumping". Es handelt sich hierbei um eine besondere Einatemtechnik, die es dem Kundigen erlaubt, nach einer maximalen Einatmung noch (ebenfalls nachgewiesen) bis zu 3 l Luft in die Lunge zu pressen.

Kompaktinformation

Lung-packing. Beim „lung-packing" bzw. auch „buccal pumping", Nachdrücken oder Karpfen genannt, handelt es sich um eine besondere Einatemtechnik, die es dem Kundigen erlaubt, nach einer maximalen Einatmung noch (nachgewiesen) bis zu 2 bis 3 Liter Luft in die Lunge zu pressen. Es sei hier bemerkt, dass nicht bekannt ist, was das Maximum des Möglichen darstellt, und dass es sich dabei um eine willentlich herbeigeführte Überblähung der Lunge handelt. Derzeit ist aber noch unklar, ob und inwieweit dies auf Dauer möglicherweise negative Folgen für das Lungengewebe haben kann.

Es sei angemerkt, dass auch hier nicht bekannt ist, was das Maximum des Möglichen darstellt. Es handelt sich hier also um eine willentlich herbeigeführte Überblähung der Lunge, von der derzeit nicht bekannt ist, ob dies langfristig negative Folgen für das Lungengewebe haben kann. Obwohl diese Technik von den Tauchmedizinern durchaus mit einer gewissen Sorge betrachtet wird, bietet sie dem Athleten die Möglichkeit, deutlich größere Tiefen zu erreichen.

Betrachtet man die obige Rechnung unter diesem Aspekt erneut, so ergibt sich für Pipin (der als einer der wenigen Top-Athleten diese Technik für sich nicht benutzt) bei zusätzlicher TLC-Vergrößerung durch „lung-packing" um 2 l (= Durchschnittswert, der von jedem geübten „Packer" erreicht wird):

TLC [korr.] = 11,6 l, RV [korr.] = 0,67 l; 11,6: 0,67 = 17,3

was einer Tauchtiefe von nun 163 m entspricht und dem ebenfalls zwischenzeitlich von ihm erreichten Rekord von 162 m schon sehr nahe kommt.

8.4.4 Reversal-Packing, „Forced expiration"

Mit dem oben Beschriebenen sind die möglichen Einflussnahmen auf die nun hinlänglich bekannte Gleichung noch nicht erschöpft. Durch das oben beschriebene spezielle Atemtraining, und hier besonders auch das Zwerchfelltraining, ist es den Athleten möglich, bei der Lungenfunktionsprüfung durch ein extrem tiefes Ausatmen („forced expiration") ihr Residualvolumen messbar (im Bereich von ein paar hundert Millilitern) zu reduzieren. Um genau diese Werte kann es demnach auch beim Tieftauchen zusätzlich schrumpfen, weil andere Strukturen (Zwerchfell) hier nachgeben. Und obwohl es sich um die kleinsten bislang aufgelisteten Veränderungen handelt, sind die Folgen erheblich bei einer zusätzlichen Reduzierung des Residualvolumens um nur 150 ml (entspricht dem Durchschnittswert, der von jedem geübten Apnoeisten erreicht wird):

TLC [korr.] = 11,6 l, RV [2x korr.] = 0,57 l; 11,6 : 0,52 = 22,3

was einer Tauchtiefe von nun 213 m (aktueller Weltrekord: 214 m) entspricht!

Mit den bis an dieser Stelle dargestellten Veränderungen sind zumindest rein mechanistisch die unglaublichen Tiefen erklärbar, die bislang erreicht worden sind. Doch damit stellt sich ein weiteres mindestens ebenso wichtiges Problem – und dieses Problem verbietet theoretisch sogar ein Abtauchen bis auf „nur“ 10 m Tiefe. Tatsächlich ist es aber sogar dem weniger Geübten problemlos möglich, diese Tiefe zu erreichen. Es stellt sich das folgende Problem:

8.4.5 Mysterium Kohlendioxid

Wie erwähnt, kommt es beim Abtauchen in Apnoe zu einer Kompression der Alveolen – und damit der Atemgase in den Alveolen. Das wiederum hat zur Folge, dass der Partialdruck der Atemgase mit zunehmender Tiefe steigt und z. B. in 10 m Tiefe doppelt so hoch ist wie an der Wasseroberfläche. Dies betrifft auch das CO_2, das durch den hohen pCO_2 in der Alveole und eine Umkehr der Diffusionsrichtung für CO_2 vermehrt ins Blut diffundiert. Das Problem ist: CO_2 stellt den stärksten Atemreizgeber dar und der Grenzwert liegt bei etwa 50 mmHg, denn hier wird der Atemreiz übermächtig. Ein Normalwert liegt bei etwa 35 mmHg, was im Falle der Druckverdoppelung (10 m Tauchtiefe) aber einen Partialdruck von nun schon 70 mmHg ausmacht und damit deutlich höher als die Atemreizschwelle liegt.

Neuere Untersuchungen ebenso wie eigene Befunde zeigen jedoch, dass der Anstieg des arteriellen pCO_2, der sich theoretisch ergeben würde, erheblich gemildert wird (Abb. 8.6): Aufgrund der hohen Löslichkeit von CO_2 im Blut kommt es durch die beschriebene Zunahme des Blutvolumens in den Lungengefäßen mit vermehrter Lungendurchblutung zu einer Umverteilung von CO_2 in die Gewebe des Organismus mit einer akut erhöhten CO_2-Speicherkapazität. Beim Auftauchen sinken der alveoläre pO_2 und pCO_2 ständig ab, so dass für CO_2 die normale Fluss-

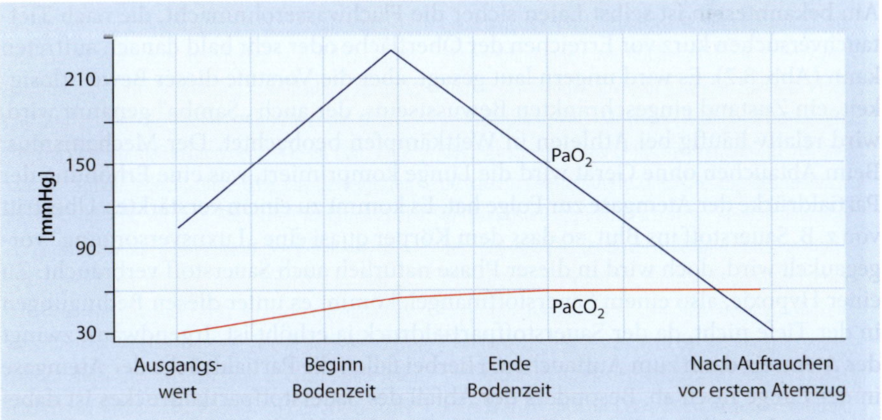

Abb. 8.6: Das Verhalten der Blutgase beim Tieftauchen in Apnoe (mod. nach Muth et al. 2003)

niedrig werden, dass die Sauerstoffversorgung des Gehirns nicht mehr ausreichend ist. In der Folge verliert der Taucher das Bewusstsein und kann dadurch ohnmächtig wieder absinken und ertrinken. Aus diesem Grunde werden bei Wettkämpfen die Taucher durch Sicherungstaucher vor allem auch an der Oberfläche gut abgesichert. Die Gefahr der Flachwasserohnmacht potenziert sich übrigens durch eine vorhergehende Hyperventilation, d. h. einem Abatmen von CO_2.

8.5.2 Schwimmbad-Blackout

Kommt es beim Streckentauchen oder bei Zeittauchversuchen zu einer Bewusstlosigkeit des Tauchers, ist das Vorliegen des so genannten Schwimmbad-Blackouts sehr wahrscheinlich (Abb. 8.8). Trotz der Bezeichnung ist die Lokalität des Ereignisses ohne Belang, sie dient nur der Unterscheidung des bei Tieftauchversuchen zugrunde liegenden Mechanismus.

Bei Weittauchversuchen wird unter Wasser mittels Muskelkraft eine bestimmte Strecke zurückgelegt. Dabei wird durch die Muskeltätigkeit vermehrt Sauerstoff verbraucht und CO_2 vermehrt produziert. So kommt es im Normalfall zu einem Atemreiz, bevor die kritische Sauerstoffschwelle, bei der es zur Hypoxie kommt,

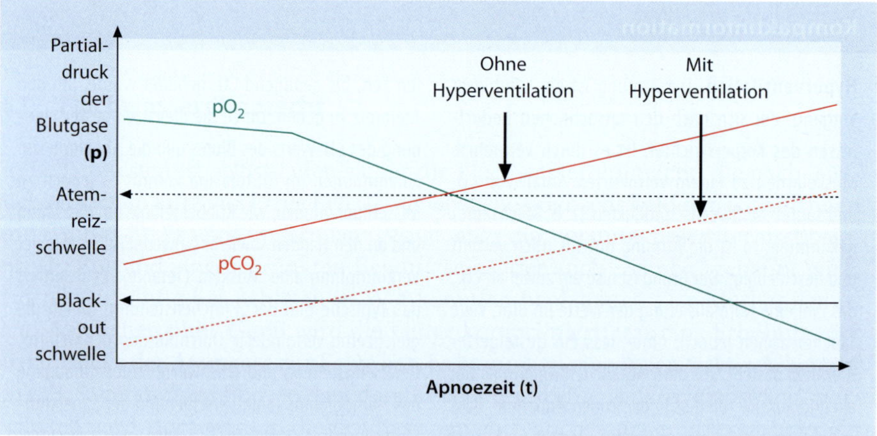

Abb. 8.8: Mechanismen des Schwimmbad-Blackouts: Bei Weittauchversuchen wird durch die Muskeltätigkeit vermehrt Sauerstoff verbraucht (grüne Kurven), CO_2 (rote Kurven) vermehrt produziert. So kommt es im Normalfall vor Erreichen einer kritischen Sauerstoffschwelle zum Atemreiz. Bei Hyperventilation und dadurch (gepunktete rote Kurve) Senkung des CO_2-Werts dauert es entsprechend länger, bis ein Atemreiz erfolgt. Daher kann es zu einem Sauerstoffmangel kommen, der relativ plötzlich zum Bewusstseinsverlust (Blackout) führen kann

unterschritten wird. Wurde jedoch vor dem Tauchversuch hyperventiliert und dadurch, wie beschrieben, der CO_2-Wert gesenkt, dauert es entsprechend länger, bis ein Atemreiz erfolgt. Daher kann es zu einem Sauerstoffmangel kommen, der den Taucher das Bewusstsein relativ plötzlich verlieren lässt.

Die CO_2-Produktion des Körpers geht jedoch aufgrund von Stoffwechselvorgängen weiter, so dass zu einem gegebenen Zeitpunkt wieder genug CO_2 im Blut ist, um das Atemzentrum zu stimulieren. Daraus resultiert ein Einatemreflex, der unter Wasser zum Einatmen von Wasser und somit zum Ertrinken führt. So kommt es bei nicht rechtzeitigem Erkennen durch Trainingspartner oder Übungsleiter fast zwangsläufig zur Aspiration von Wasser in die Lunge.

8.5.3 Stickstoff beim Apnoetauchen

Während die Gefahr der Flachwasserohnmacht vielen ambitionierten Schnorchlern bereits bekannt ist, drohen echte Gefahren auch von einem Gas, das beim Apnoetauchen lange als völlig unkritisch (weil nicht relevant) angesehen wurde (und von vielen Apnoeisten leider immer noch als solches angesehen wird) – dem Stickstoff.

Tiefenrausch

Ebenso wie der Sauerstoffpartialdruck steigt der pN_2 während des Abtauchens an, und entsprechend kommt es zu einer Aufnahme von Stickstoff ins Gewebe. Angesichts der von Apnoetauchern in Training und Wettkampf erreichten Tiefen weit jenseits der 50 m wäre übrigens das Auftreten eines Tiefenrauschs trotz der geringen Zeit, die bei einem Apnoetauchgang in der Tiefe verbracht wird, denkbar.

Genaue Untersuchungen zu dieser Frage liegen bislang nicht vor; die von vielen Apnoetauchern geschilderten subjektiven Eindrücke speziell bei Tieftauchversuchen können jedoch durchaus als Symptome eines Tiefenrauschs interpretiert werden.

Dekompressionsunfall

In Gegensatz zu dieser bisher nicht endgültig beantworteten Frage muss die Möglichkeit des Auftretens einer Dekompressionskrankheit zumindest nach mehreren wiederholten (und vor allem tiefen) Apnoetauchgängen eindeutig bejaht werden. Nach einem einzelnen Apnoetauchgang ist die zusätzlich im Gewebe aufgenommene Stickstoffmenge so gering, dass entsprechende Symptome unter normalen Umständen nicht auftreten können. Da die Stickstoffelimination aber prinzipiell langsamer abläuft als die Aufnahme, kommt es zu einer Anreicherung von Stickstoff im Gewebe, wenn der Apnoetaucher in kurzen Abständen wiederholt abtaucht,

Apnoeisten angewandt wird. Dieses so genannte „Nachdrücken“ oder auch „Karpfen“ ermöglicht eine Steigerung der Vitalkapazität um bis zu 50 % des Ausgangsvolumens. Auch hier ist eine Druckschädigung der Lunge denkbar und diskutiert worden, endgültige Ergebnisse stehen aber noch aus und sind derzeit Gegenstand der Forschung.

Doch nicht nur die Lunge selbst ist beim Lung-packing, also der willlentlichen Lungenüberblähung betroffen, sondern auch das Herz-Kreislauf-System. Sowohl bei nationalen als auch bei internationalen Wettkämpfen kommt es zu Synkopen mit Bewusstlosigkeit unmittelbar vor dem Abtauchen.

Durch die Überblähung der Lunge steigt der Druck im Thorax stark an und die sich maximal ausdehnende Lunge verdrängt und komprimiert die obere und untere Hohlvene sowie den rechten Vorhof. Dadurch wird der Rückfluss des venösen Bluts aus dem Körper zum rechten Herzen deutlich behindert bis völlig unterbunden, so dass nach kurzer Zeit die Auswurfleistung des Herzens stark abnimmt. Eine Kreislaufdepression bis hin zur Bewusstlosigkeit ist die Folge, beides kann schwimmend im Wasser fatal sein und zum Ertrinken führen.

Erfahrene Apnoetaucher tauchen nach Abschluss des Lung-packing-Manövers möglichst unmittelbar ab, weil es dann durch die Effekte des Gesetzes von Boyle und Mariotte zu einer Kompression der Lunge kommt – und damit zu einer Entlastung der Hohlvenen.

8.5.5 Herzrhythmusstörungen

Beim Apnoetauchen kommt es zudem, wie oben erwähnt, zum so genannten Tauchreflex, der auch bei Tieren zu beobachten ist und sehr wahrscheinlich ein „Sauerstoffsparmechanismus“ ist. Diverse Mechanismen tragen zur Auslösung dieses Tauchreflexes bei, wobei dem Atemanhalten sowie dem Kontakt des Gesichts mit Wasser die größte Bedeutung zugesprochen wird. Zusätzliche Mechanismen sind der kompressionsbedingte Anstieg des arteriellen pO_2 sowie die erwähnte Umverteilung von Blut aus der Peripherie in den Thorax und die daraus resultierende Erhöhung der Herzfüllung.

In der Regel fällt die Herzfrequenz bei Apnoetauchern nur mäßig ab, es wurden aber, wie oben erwähnt, bei trainierten Elite-Apnoetauchern auch Herzfrequenzen bis unter 20 Schläge/min beschrieben. Hierbei kommt es allerdings bei langen Apnoetauchgängen nahezu regelhaft zu deutlichen Herzrhythmusstörungen – und zwar umso häufiger, je deutlicher der Effekt des Tauchreflexes auf die Herzfrequenz ist. Bislang kam es durch die Herzrhythmusstörungen allerdings noch zu keiner Komplikation.

8.6 Apnoetauchen – Tauchtauglichkeit

Der Körper ist während des Apnoetauchens großen physiologischen Veränderungen unterworfen. Durch spezielle Trainingstechniken und unterschiedliche Tauchdisziplinen können Belastungsspitzen auch schon bei moderaten Leistungen auftreten. Daher sollten sich ambitionierte Apnoetaucher schon aus Eigeninteresse gezielt und gründlich von einem kundigen Tauchmediziner untersuchen lassen, weil ein gesunder und leistungsfähiger Körper die wesentliche Voraussetzung für ein erfolgreiches Apnoetauchen ist. Entsprechende Empfehlungen sind daher von den Fachgesellschaften GTÜM e.V. (Gesellschaft für Tauch- und Überdruckmedizin) und ÖGTH (Österreichische Gesellschaft für Tauch- und Hyperbarmedizin) als Leitlinie formuliert und in der „Checkliste Tauchtauglichkeit, 2. Auflage" publiziert worden.

Bei ambitionierten Apnoetauchern und Wettkampfathleten reicht aber eine auf die Bedürfnisse des Gerätetauchers zugeschnittene Tauchtauglichkeitsuntersuchung nur bedingt aus. Bei diesen Apnoeisti sollte verstärkt und in besonderem Maße auf eine gute Belastbarkeit von Herz und Kreislauf gelegt werden. Daher sollte auch bei jüngeren Tauchern die das 40. Lebensjahr noch nicht vollendet haben, eine Belastungsergometrie mit erschöpfender Belastung durchgeführt werden. Bei Apnoeisten, die ihren Sport schon über eine längere Zeit ausüben, kann es möglicherweise sogar sinnvoll sein, in gewissen Zeitabständen eine echokardiografische Kontrolle des Herzmuskels, also eine eingehende Ultraschalluntersuchung des Herzens, durchzuführen, weil das Herz, wie oben angesprochen, beim Tieftauchen in Apnoe einer erheblichen Belastung ausgesetzt ist, die möglicherweise langfristig nicht ohne Folgen bleibt. Ob es auch offiziell in den Leitlinien zur Tauchtauglichkeit zu einer solchen Empfehlung kommen wird, bleibt abzuwarten. Dies hängt von den mittelfristig zu machenden Erfahrungen und Befunden ab.

Auch im Bereich der Lunge ist bei Wettkampfathleten eine erhöhte Aufmerksamkeit geboten. Statt einer einfachen Lungenfunktionsdiagnostik, die nur bei entsprechend auffälligen Befunden durch eine weiterführende Diagnostik ergänzt werden sollte, scheint hier von vornherein eine sehr gründliche Überprüfung der Lungenfunktion mit einem so genannten Bodyplethysmographen die Methode der Wahl zu sein. Mit diesem Gerät ist eine sehr viel genauere Bestimmung aller wichtigen Lungenfunktionswerte möglich, auch solcher, die mit einer normalen Lungenfunktionsprüfung nicht ermittelt werden können, für das Apnoetauchen aber wichtig sind.

Weiterführende Literatur

1. Bain AR, Drvis I, Dujic Z, MacLeod DB, Ainslie PN: Physiology of static breath holding in elite apneists. Exp Physiol 2018; 103: 635–651
2. Ehrmann U, Pittner A, Paulat K, Radermacher P, Muth CM: Herzfrequenz und metabolische Parameter beim Apnoetauchen. Dtsch Z Sportmed 2004; 55: 295–298

3. Ferretti G: Extreme human breath-hold diving. Eur J Appl Physiol 2001; 84: 254–271
4. Ferrigno M, Lundgren CEG: Human breath-hold diving. In: Lundgren CEG, Miller JN (eds) The lung at depth. Lung biology in health and disease, vol 132. Marcel Dekker, New York, 1999, pp 529–585
5. Fitz-Clarke JR: Breath-hold diving. Compr Physiol 2018; 8: 585–630
6. Gesellschaft für Tauch- und Überdruckmedizin (GTÜM) e.V., Österreichische Gesellschaft für Tauch- und Hyperbarmedizin (ÖGTH), Klingmann C, Muth CM, Piepho T, Prohaska, R, Tetzlaff K, Welslau W (Hrsg.): Checkliste Tauchtauglichkeit – Untersuchungsstandards und Empfehlungen für Ärzte, 2. Aufl. Stuttgart: Gentner, 2014
7. Hong SK: Breath-hold diving. In: Bove AA, Davis JC (eds) Diving medicine. W. B. Saunders, Philadelphia PA, 1997, pp 65–74
8. Mijacika T, Kyhl K, Frestad D, Otto Barak F, Drvis I, Secher NH, Dujic Z, Lav Madsen P: Effect of pulmonary hyperinflation on central blood volume: An MRI study. Respir Physiol Neurobiol 2017; 243: 92–96
9. Muth CM, Radermacher P, Pittner A, Steinacker J, Schabana R, Hamich S, Paulat K, Calzia E: Arterial blood gases during diving in elite apnea divers. Int J Sports Med 2003; 24:104–107
10. Muth CM, Ehrmann, U, Radermacher P: Physiological aspects of apnea diving. Clin Chest Med 2005; 26: 381–394
11. Muth CM, Radermacher P: Kompendium der Tauchmedizin. Deutscher Ärzteverlag, Köln, 2005
12. Radermacher P, Muth CM. Apnoetauchen – Physiologie und Pathophysiologie. Dtsch Z Sportmed 2002; 53: 185–191

Tipps für Tauchlehrer

1. Apnoetauchen ist den meisten Gerätetauchern zu sportlich. Dabei wäre es die ideale Ergänzung bzgl. sportspezifischer Grundfitness, Stresstoleranz bei Luftnot oder Flachwasserbiologie an tauchfreien Tagen.
2. Wer Sporttaucher ausbildet und prüft, sollte seinen Schülern in Sachen Zeit-, Tief- und Streckentauchen sowie Langstreckenschnorcheln in Tauchausrüstung in nichts nachstehen.
3. Eine überdurchschnittliche Apnoe-Grundfitness muss sich jeder aktive Tauchlehrer, ob jung oder alt, erhalten, um bei einem Wasserrettungsmanöver im Ernstfall nicht zu versagen.
4. Apnoeleistungen werden in vernünftigem Rahmen in jeder Tauchausbildungsstufe abgeprüft. Hier sollte der Tauchlehrer die lauernden Gefahren sehen und ihnen im Vorfeld entgegenwirken: Verbot forcierter Hyperventilation, Zeitbegrenzung beim Zeittauchen, Begleitschnorchler beim Streckentauchen, Sicherungstaucher beim Tieftauchen – dies gilt auch und besonders bei der Durchführung von Tauchlehrerprüfungen!

Professionelles Tauchen

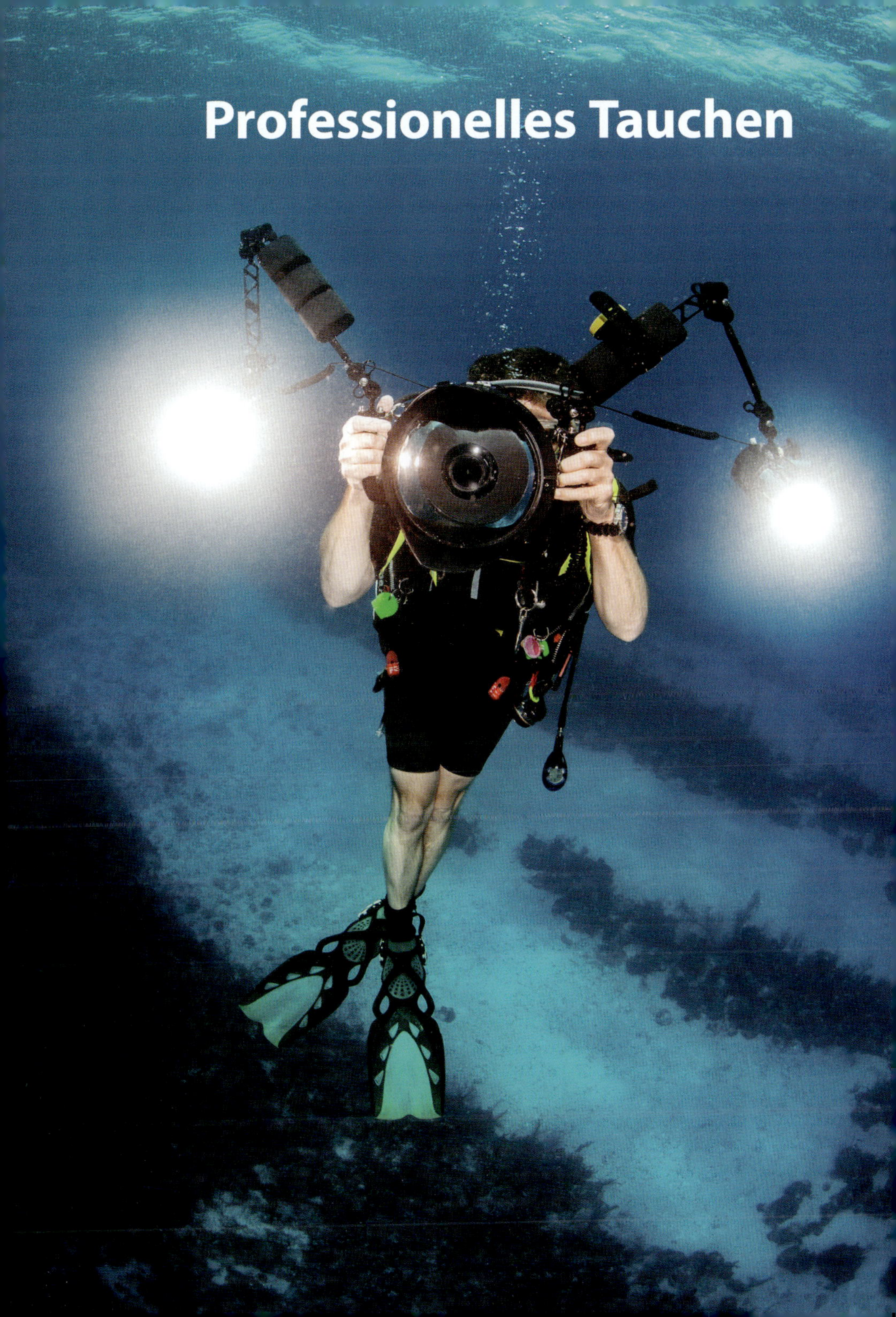

Foto Vorderseite: EXTREME-PHOTOGRAPHER/Getty Images

9 Gewerbliches Tauchen

B. Neubauer

Seit der Antike dient das Tauchen in erster Linie der Bergung gesunkener Güter und Wertgegenstände, der Ausbeutung von Gewässern (Nahrungsmittel- oder Rohstoffgewinnung), der Erstellung und Instandhaltung von Wasserfahrzeugen, technischer Anlagen und Bauwerken oder wird es für Überwachungs- und Suchaufgaben, technische Unterstützung verwandter Industriezweige (z. B. Druckluftbaustellen) und militärische Ziele eingesetzt. Die Fortentwicklung der Tauchverfahren, der verwendeten Tauchgeräte, Werkzeuge und Hilfsmittel wurde von den wirtschaftlichen Zielsetzungen der Industrie und den Erfordernissen der Militärs, insbesondere in den Weltkriegen des 20. Jahrhunderts, gleichermaßen bestimmt. In der Neuzeit wurde die Tauchdauer mit technischer Hilfe (z. B. Taucherglocke) erhöht. Die Taucherglocke, die seit der Barockzeit zur Bergung wertvoller Güter oder Rohstoffe aus Gewässern benutzt wird, ist ein nach unten offener, luftgefüllter Behälter, der von oberhalb der Wasseroberfläche an einem Seil oder einer Kette bis zur Arbeitstiefe abgesenkt wird. Da aus der Taucherglocke die Luft nicht nach oben entweichen kann, können sich in ihr Menschen, die mit zunehmender Tiefe dem ansteigenden Druck ausgesetzt werden, aufhalten und arbeiten. Ihre Atemgasversorgung findet über Druckluftflaschen oder -leitungen statt. Reduziert man die Taucherglocke auf die Größe und Körperform eines Menschen, so ergibt sich hieraus der Taucheranzug mit Taucherhelm. Verzichtet man auf eine Umhüllung des Menschen ganz, so verbleiben eine Tauchermaske oder nur noch ein Mundstück. Im Jahr 1800 wurde der erste funktionstüchtige Tauchanzug mit einer Atemluftversorgung von der Wasseroberfläche zur Bergung von Wrackteilen (Peter Kreeft aus Barth, Schwedisch-Vorpommern) eingesetzt. Bis Anfang des 20. Jahrhunderts wurde die Atemluftversorgung des (Helm-)Tauchers durch Schlauchsysteme von der Oberfläche mit Hand- bzw. Motorpumpen sichergestellt. Oberflächenunabhängige Geräte wurden zu Beginn des 20. Jahrhunderts eingeführt.

Die rasante Zunahme der Rechenkapazitäten miniaturisierter Computer, zur Auswertung von Navigationsdaten und Sensoren mit hoher Leistungsfähigkeit, waren die Voraussetzungen dafür Unterwasserdrohnen zur Einsatzreife zu bringen. Diese ROVs („remotely operated vehicles") unterstützen und entlasten die Arbeit des Tauchers. Insbesondere bei Such- und Erkundungs- oder einfachen Bergungsaufgaben können ROVs den Taucher komplett ersetzen. Neben der langen Tauchdauer, die im Gegensatz zum Taucher Dekompressionsverfahren nicht berücksichtigen muss, drückt sich die technische Überlegenheit des ROV bei Suchaufgaben durch die moderne Sensorik aus. Bestimmte Sonarsensoren sind in der Lage, im lockerem Sediment, d. h. unter dem Gewässerboden, feste Strukturen entdecken zu können. Sensoren zur Erfassung des Magnetfeldes erlauben es, Gegenstände aus bestimmten Metallen zu entdecken. Durch den ROV-Einsatz erweitert sich das Berufsbild des Tauchers, der aufgrund seiner eigenen Erfahrungen mit verschiedenen Unterwassersituationen jetzt zusätzlich zum Operator des ROV wird.

9.1 Einführung in das Berufstauchen

Berufstaucher sind in Bundes- und Landesbehörden beschäftigt oder erbringen ihre Dienstleistungen in verschiedenen Industriezweigen (z. B. Spezialtiefbau, See- bzw. Binnenschifffahrt, maritimem Bergbau etc.) und unterliegen damit verschiedenen Aufsichtsbehörden (Landes-Arbeitsschutzämter, Unfallversicherungsträger). In Deutschland ist die aktuelle Zahl der Berufstaucher nicht bekannt, da keine zentrale Stelle ihre Anzahl erfasst.

War es bis in die 80er Jahre des 20. Jahrhunderts Spezialunternehmen vorbehalten, die teure technische Ausrüstung für gewerbliche Taucheinsätze vorzuhalten, so kann man in den letzten Jahrzehnten den Trend beobachten, dass sich auch einzelne Taucher in diesem Gewerbezweig als selbständige Dienstleister anbieten. Begünstigt wird diese Entwicklung durch gesunkene Beschaffungskosten für Tauchausrüstungen und die Ausdehnung spezialisierter taucherischer Ausbildungsangebote auf den Laienbereich, so dass sich die Grenzen zwischen Sport- und Berufstauchern hinsichtlich der Tauchgerätetechnik verwischen.

In zunehmenden Maße werden derzeit Inspektions- und Instandhaltungsarbeiten an Wasserbauwerken, Infrastrukturbauten der Nachkriegszeit (Ver-/Entsorgungstunnel, Kühlanlagen an Flüssen/offener See etc.) erforderlich. Bei der Errichtung vieler dieser Strukturen waren Aspekte einer leichten Revisionsmöglichkeit, der Ergonomie oder des Arbeitsschutzes bei Revisionen durch Taucher unzureichend oder gar nicht berücksichtigt worden. Aufgrund architektonisch ungünstiger Revisionssituationen bestehen hohe technische Anforderungen an die praktische Umsetzung dieser Revisionsaufträge bzw. der Ausführung von Instandhaltungen. Die Taucher unterliegen hohen psychischen Belastungen, durch enge räumliche Situationen, weite Strecken zwischen Arbeitsorten und Revisionszugängen und technisch schwer realisierbaren Rettungsketten in möglichen Notfallsituationen, die z. B. den Einsatz des Reservetauchers erfordern würden.

Eine Erweiterung des Berufsbildes des gewerblichen Tauchers hat sich durch den Einsatz und die technischen Fähigkeiten der ROVs ergeben. ROVs sind so weit ausgereift, dass z. B. in flüssigkeitsgefüllten Tunnelanlagen diese ferngesteuerten oder durch einen programmierten Algorithmus gesteuerten Fahrzeuge mit entsprechenden Sensoren die Inspektionsaufgaben von Tauchern komplett übernehmen können.

Der junge Industriezweig der Offshore-Windenergieanlagen erfordert regelmäßig die Dienstleistungen durch Tauchfirmen in offener See:

- in der Erkundungsphase: Such- und Inspektionsaufgaben am Gewässergrund zur Identifikation und Beseitigung von Munition der Weltkriege aus geplanten Bauplätzen oder den Kabeltrassenverläufen,
- in der Errichtungsphase: Installationsaufgaben der Anlagen an die Infrastruktur eines Windenergiefeldes,
- in der Betriebsphase: regelmäßige Inspektions- und Wartungsaufgaben.

Heute finden zum Erhalt der Infrastruktur von Städten und Industrieanlagen in erhöhtem Maße Sanierungs- und Instandsetzungsarbeiten unter Caisson-, d. h. Überdruckbedingungen, in Sielen, Fundamenten und Wasserbauwerken statt. In Druckluftbaustellen des Spezialtiefbaus werden immer häufiger Taucher für technische Dienstleistungen eingesetzt, da sie einerseits über breit gefächerte handwerkliche Ausbildungen und Fertigkeiten und andererseits über umfangreiche Erfahrungen mit Arbeitssituationen in erhöhtem Umgebungsdruck verfügen. In den Caissons oder Arbeitskammern atmet der Taucher bzw. der Druckluftarbeiter seine Atemluft direkt aus der Umgebung. Werden aufgrund der geologischen Verhältnisse bzw. Grundwassersituationen sehr hohe Drücke in den Caissons bzw. Arbeitskammern erforderlich, so wird auch hier die Pressluft durch künstliche Mischgase als Atemgas ersetzt. Die Atemgasversorgung erfolgt dann ggf. durch eine Schlauchversorgung.

9.1.1 Tauchgerätetechnik

Für berufliche Taucheinsätze stehen Leichttauchgeräte, Helmtauchanzüge und Kombinationen aus beidem zur Verfügung.

Leichttauchgerät

Das Leichttauchgerät besteht aus einem oberflächenunabhängigen Atemluftvorrat (z. B. Druckgasflaschen), aus dem der Taucher über ein Mundstück oder eine Vollgesichtsmaske atemgesteuert mit Atemgas versorgt wird. Leichttauchgeräte werden im englischen Sprachraum als „SCUBA“ („self contained underwater breathing apparatus“) bezeichnet. Im gewerblichen Bereich wird Pressluft als Atemgas verwendet, Militär und Polizei verwenden u. a. auch künstliche Atemgase. In der Regel trägt der Taucher einen Neopren-Nass- oder Trockentauchanzug und bewegt sich unter Wasser mit Hilfe von Flossen schwimmend vorwärts. Ein konventioneller Trockentauchanzug schützt Kopf und Hände nicht sicher vor dem umgebenden Medium, da nur Manschetten an Handgelenken und Hals das Innere des Tauchanzugs gegenüber dem Wasser abschließen, diese Anzüge sind für Taucheinsätze in kontaminierten Flüssigkeiten grundsätzlich ungeeignet (s. Abschnitt 9.6.10, Tauchen in kontaminierten Flüssigkeiten). Die Ausrüstung inkl. Leichttauchgerät eignet sich z. B. für Inspektions- und Suchaufgaben in sauberem Wasser.

Helmtauchgerät

Im Gegensatz zum Leichttauchgerät ist beim Helmtauchgerät ein starrer Helm mit einem Trockentauchanzug verbunden. Im klassischen Helmtauchanzug strömt das Atemgas aus einer Schlauchverbindung von der Oberfläche über ein Helmventil in den Helmtauchanzug, um das gesamte Luftvolumen des Anzugs dauernd mit Druckluft durchzuspülen. Der Helmtaucher bewegt sich unter Wasser schreitend, auf Eisenschuhen. Die Ausrüstung ist für handwerkliche Tätigkeiten unter Wasser besonders geeignet, da der mechanische Schutz des Tauchers gut und seine Standfestigkeit im Gegensatz zum Schwimmtaucher mit Leichttauchgerät hoch ist, u. a. durch die Ballastierung durch Brust-, Rücken-, Sitzgewicht und o. g. Schuhe. Das Gesamtgewicht der Helmtauchausrüstung ist hoch (70–90 kg).

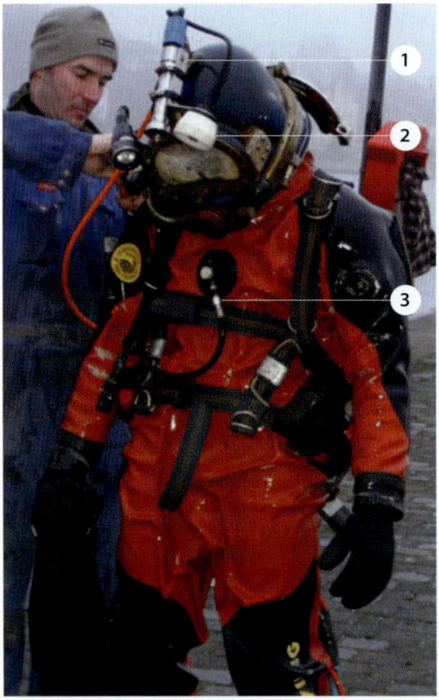

Abb. 9.1: Trockentauchanzug mit Schlauchversorgung i.V.m. Taucherhelm (Model: Kirby Morgen Mod. 27), Einsatz mit Flossen. 1 = Helmkamera, 2 = Kamera-Scheinwerfer, 3 = Tauchanzugventil, zur Befüllung zur Regulation des Auftriebs

Das Konzept des Helmtauchanzugs wurde fortentwickelt. Derzeit stehen Taucherhelme aus Verbundwerkstoffen zur Verfügung, die in Kombination mit Trockentauchanzügen eingesetzt werden (z. B. Kirby Morgan Superlite-Helme). Über eine Art Bajonettverschluss wird eine flüssigkeitsdichte Verbindung zwischen dem Helm und dem Anzug hergestellt, so dass diese Anzüge auch prinzipiell zum Tauchen in kontaminierten Flüssigkeiten (s. u.) geeignet sind. Unter dem Tauchanzug kann z. B. Kälteschutzbekleidung getragen werden. Der grundsätzliche Unterschied zum klassischen Helmtauchanzug besteht darin, dass die über eine Schlauchverbindung gelieferte Atemluft nicht mehr den kompletten Tauchanzug durchspült. In den modernen Helmen gibt es eine

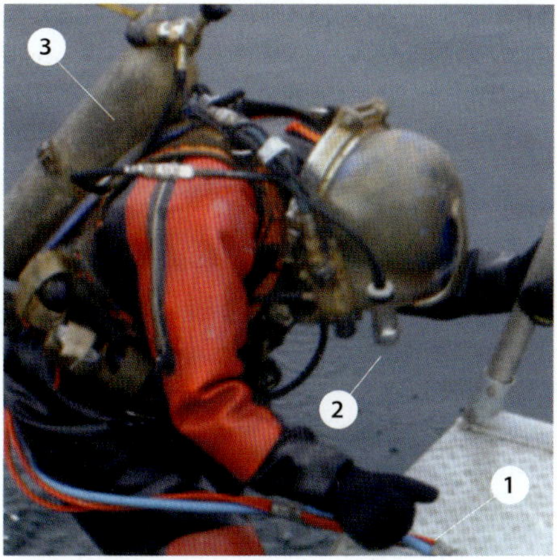

Abb. 9.2: Arbeitseinsatz ohne Flossen. 1 = Versorgungsleitungen (Pressluft, Kommunikations- und Stromleitung), 2 = Helmscheinwerfer, 3 = Reserveatemgasflasche

Atemmaske, die Mund und Nase umschließt. Der Totraum dieser Tauchanzüge ist dadurch gegenüber dem Helmtauchanzug deutlich gesenkt und damit auch die Gefahr der Kohlendioxidanreicherung. Der Vorteil gegenüber dem Neopren-Anzug, der den Taucherkopf nur mit einer Neopren-Haube umschließt, besteht aus dem Schutz des Kopfes vor mechanischen Verletzungen. Reißfestes Material von Schutzanzügen, die über dem eigentlichen Tauchanzug getragen werden können, schützen zusätzlich gegen Verletzungen. Das Auftriebsverhalten dieser Ausrüstung erfolgt z. B. durch einen zusätzlichen Druckluftvorrat, der in separaten Gasflaschen mitgeführt wird und eine Zuleitung in den Tauchanzug hat. In Verbindung mit diesen Tauchanzügen können auch Tarierhilfsmittel wie z. B. Tarierwesten verwendet werden. Der Helmtaucher wird beim Tauchen von einem Signalmann geführt bzw. unterstützt. Für die Verständigung zwischen Signalmann und Taucher müssen stets eine Sprechverbindung und eine Signalleine zur Verfügung stehen.

9.1.2 Offshore-Tauchen

Auf hoher See mit Tauchtiefen von meistens mehr als 30 m findet das Tauchen von einem Schiff oder einer (Bohr-)Insel oder einer auf dem Festlandsockel gegründeten Plattform aus statt. Das Tauchen mit autonomen Rückengeräten ohne direkte Schlauchverbindung zu einer Taucherglocke bzw. der Oberfläche und ohne Sprechverbindung zur Einsatzleitung ist für gewerbliche Taucher nicht zugelassen. Es wird grundsätzlich mit einer Atemgasversorgung von der Oberfläche gearbeitet. Aus dieser festen Verbindung (Umbilical) zum Taucher ergeben sich folgende praktische Vorteile: Atemgasversorgung (Pressluft/Mischgas), Reserveluftleitung, Telefonverbindung zwischen Einsatzleiter und Taucher, Warmwasserversorgung zum Beheizen des Tauchanzugs, Kabelverbindungen zur Bild- und Messdatenübertragung (z. B. Tiefenmessung) und Stromversorgung für Unterwasserlampen. Für den Fall, dass es zum Bruch der Schlauchverbindung kommen sollte, trägt der Taucher zusätzlich ein mit Atemgas befülltes Reservegerät (Pressluft/Mischgas). Zur Notfallausrüstung gehört auch ein spezieller Bergegurt (Harness). Zur Erleichterung des Taucheinsatzes werden die Taucher mit Hilfe von Taucherkörben, offenen oder geschlossenen Taucherglocken in Einsatztiefen jenseits von 50 m herabgelassen bzw. wieder zur Oberfläche befördert (s. u.).

Nach Arbeitseinsätzen in großen Tauchtiefen wird für den Taucher die Dekompressionsphase zur besonderen Belastung und zum gesundheitlichen Risiko. Nur die Beachtung des, an die Tauchtiefe, die Umgebungstemperatur und die körperliche Belastung angepassten, Dekompressionsprofils kann eine problemlose Inertgasentsättigung gewährleisten. Das Ausharren des Tauchers in definierten Wassertiefen (= Austauchstufen) z. B. am Grundtau oder in offenen Taucherkörben entspricht nicht mehr dem Stand der Technik. Müssen diese zeitraubenden Austauchstufen in offener See eingehalten werden, so besteht durch den Seegang und die damit verbundene schwankende Höhe der Wassersäule, die auf dem Taucher lastet, ein laufender Druckwechsel in Abhängigkeit von der Wellenamplitude. Dieser schwankende Umgebungsdruck macht die Inertgasentsättigung schwer vorhersagbar. Erfordern große Tauchtiefen lange Dekompressionsphasen, so ist es Stand der Technik, den Taucher und seinen Leinenführer in einer Taucherglocke unter technisch kontrolliertem Umgebungsdruck zur und von der Einsatzstelle zu verbringen (TUP = „transfer under pressure"). Durch das Andocken der Taucherglocke an eine Druckkammer kann dann unter trockenen und warmen Bedingungen die Dekompression wetter- und seegangsunabhängig durchgeführt und technisch präzise überwacht werden. Im Gegensatz zum althergebrachten nassen Dekompressionsverfahren muss der Taucher beim TUP-Verfahren nicht in einer Zwangshaltung an einem Grundtau oder in einem offenen Taucherkorb ausharren. Zwar verlangt die DGUV-Information 201-033 „Tauchereinsätze mit Mischgas" den Einsatz von Transportmitteln bei Taucherarbeiten in Tiefen von mehr als 50 m, jedoch bleibt diese Informationsschrift, zum Nachteil der Dekompressionssicherheit, hinter dem mittlerweile erreichten Stand der Technik zurück, da sie einen TUP nicht fordert.

Verbleibt der Taucher bis zu seinem nächsten Einsatz im Habitat unter erhöhtem Umgebungsdruck, dann hat man die Situation des Sättigungstauchens (vgl. Abschnitt 9.1.3).

Das Verfahren ohne Dekompressionsstopps – schnell aus der Einsatztiefe aufzutauchen, um anschließend innerhalb eines möglichst kurzen Zeitfensters an der Oberfläche in einer Druckkammer wieder rekomprimiert zu werden – muss aus tauchmedizinischer Sicht entschieden abgelehnt werden. Dieses als „Oberflächendekompression" bezeichnete Verfahren muss gasphysiologisch immer mit einem

Notaufstieg gleichgesetzt werden. Bei diesem Verfahren läuft der Taucher regelmäßig Gefahr, eine Dekompressionserkrankung zu erleiden.

9.1.3 Sättigungstauchen

Das Verfahren des Sättigungstauchens wird seit den 60er Jahren des 20. Jahrhunderts für Tätigkeiten in großen Wassertiefen bis 500 m verwendet (Offshore-Tauchen, Forschungsstationen). Die Taucher verbleiben auch in der Freizeit unter erhöhtem Umgebungsdruck, z. B. in Habitaten bzw. Druckkammeranlagen. Nach der Arbeitsschicht entfallen so die mitunter tagelangen, kostenintensiven Dekompressionen. Die Körpergewebe der Taucher sättigen sich während des Aufenthalts in der Wassertiefe mit dem Inertgasanteil (z. B. Stickstoff, Edelgase, Wasserstoff) der Atemgase.

9.1.4 Druckfeste Taucheranzüge

Der Nutzer eines druckfesten Taucheranzugs (Panzertaucher, Ein-Atmosphären-Tauchanzug) ist im engeren Sinne kein Taucher, da er dem erhöhten Umgebungsdruck nicht ausgesetzt ist. Er ist vielmehr die „Besatzung" eines Kleinst-Unterseebootes, da er sich in normalem Umgebungsdruck aufhält. Diese Spezialanzüge erlauben Tauchtiefen bis ungefähr 350 m ohne Dekompressionspflicht, das heißt, mit Hilfe von Manipulatoren ist ein druck- und kältegeschütztes Arbeiten möglich.

9.2 Regelwerke und Vorschriften für Berufstaucher

In Deutschland existieren derzeit verschiedene verbindliche Normen für die Bereiche „gewerbliche Taucher" (satzungsrechtliche Vorschriften der Unfallversicherungsträger), „geprüfte Forschungstaucher", „Feuerwehrtaucher", „Polizeitaucher", „Bundeswehr". Ausgehend von den allgemeinen physikalischen Belastungen unter Wasser haben die verschiedenen Zweige des Berufstauchens in ihren jeweiligen Rechtsrahmen unterschiedliche Normen zu den strukturellen Voraussetzungen und organisatorisch-technischen Rahmenbedingungen (s. u.) formuliert, die jeweils die speziellen Gefährdungen der unterschiedlichen Tätigkeitszweige berücksichtigen.

Hinsichtlich der Gewährleistung des Arbeitsschutzes verfolgen alle Tauchervorschriften ähnliche Ziele: Absicherung und Kennzeichnung der Tauchstelle (Flaggen, Lichtsignale), Expositionsbegrenzung (z. B. Tauchtiefe, -dauer, Dekompressionsgeschwindigkeit, zeitlicher Abstand von Wiederholungstauchgängen, Flugverbot nach dem Tauchen), Dokumentation der Arbeitsbedingungen, Notfallverfahren, Rettungskette.

9.2.1 Gewerbliche Taucher

Für gewerbliche Taucher schreibt die Vorschrift 40 der Deutschen Gesetzlichen Unfallversicherung (DGUV) „Taucharbeiten" die technischen, personellen und organisatorischen Rahmenbedingungen vor. Es finden sich in dieser Vorschrift Begriffsbestimmungen, Hinweise zu strukturellen Voraussetzungen (z. B. Ausbildung, Personalbedarf, erforderliche Technik hinsichtlich Tauchgeräten, Werkzeugen, Hilfsmitteln) und organisatorischen Voraussetzungen (z. B. äußere Absicherung, Tauchprofil, Notfallverfahren, Rettungskette).

Weitere Regeln der Unfallversicherungsträger sind z. B.:

- „Taucherdruckkammern" (DGUV Regel 101-022),
- „Tauchen mit Leichttauchgeräten in Hilfeleistungsunternehmen" (DGUV Regel 105-002),
- „Einsatz von Forschungstauchern" (DGUV Regel 101-023).

Informationsschriften ergänzen die Vorschriften und Regeln: „Handlungsanleitung Tauchereinsätze in kontaminiertem Wasser" (DGUV Information 201-034), „Taucherarbeiten-Dienstbuch" (DGUV Information 201-025), „Tauchereinsätze mit Mischgas" (DGUV Information 201-033), „Sicheres Arbeiten mit therapeutischen Druckkammern" (DGUV Information 207-001). Empfehlungen und Hinweise zur Tauchunfallbehandlung gibt das derzeit noch nicht novellierte „Merkblatt für die Behandlung von Erkrankungen durch Arbeiten in Überdruck (Arbeiten in Druckluft, Taucherarbeiten)" (DGUV Information 250-006). Darüber hinaus muss die „Leitlinie Tauchunfall 2014-2017", verfügbar unter: http://www.awmf.org/leitlinien/detail/ll/072-001.html, der medizinischen Gesellschaft für Tauch- und Überdruckmedizin (GTÜM e.V.) beachtet werden, da dort zum Tauchunfall der aktuelle Stand des tauchmedizinischen Wissens dargestellt wird.

Die Handreichung der Berufsgenossenschaft Bau „C 481 Taucherarbeiten" gibt einen Überblick über Gefährdungen, technische Mindestanforderungen an die Ausrüstung eines gewerblichen Tauchers und organisatorische Anforderungen an die Randbedingen des Tauchganges.

In Deutschland knüpft der Gesetzgeber die Novellierung des autonomen Satzungsrechts der Unfallversicherungsträger seit zwei Dekaden an restriktive Voraussetzungen, die in der Praxis eine Aktualisierung der DGUV Vorschrift 40 „Taucherarbeiten" behinderten. Diese novellierungsbedürftige Vorschrift bildet daher zu einigen organisatorischen, technischen und gasphysiologischen Aspekten der Tauchsicherheit nicht mehr den Stand der Technik ab: So hat sich z. B. in der Praxis herausgestellt, dass der geforderte Mindestumfang der Tauchergruppe zu gering ist, um eine Notfallsituation mit Wahrscheinlichkeit beherrschen zu können. Um einen verunfallten Taucher durch den Einsatz des Reservetauchers zu erreichen und anschließend aus dem Wasser zu retten, sind zusätzliche Personen erforderlich. Jeder

Taucher, der angekleidet werden muss bzw. sich im Wasser befindet, benötigt einen eignen Leinenführer. Tauchergruppen, die nach der derzeitig geltenden Vorschrift zusammengesetzt sind, verfügen nicht über ausreichende Personalressourcen zur erfolgreichen Bewältigung einer Rettung eines Tauchers.

Die DGUV Vorschrift 40 „Taucherarbeiten" fordert zwar, für bestimmte Tauchverfahren eine Druckkammer am Tauchplatz vorzuhalten und dass diese Druckkammer die Erzeugung eines Überdrucks von 5 bar gewährleisten muss. Diese hohen Überdrücke könnten erforderlich werden, wenn der therapeutische Ansatz verfolgt wird, akut die Raumforderung durch eine Dekompressionsblase im Gewebe unter Ausnutzung des Gasgesetzes nach Boyle-Mariotte geometrisch zu verkleinern. Darüber hinaus nennt die DGUV Information 250-006 die Druckkammertherapie unter hohen Drücken (max. 5 bar Überdruck) als alternative Behandlungsoption, wenn eine hyperbare Sauerstoffatmung in der Druckkammer nicht möglich ist. Die Vorschrift versäumt es jedoch, den Betreiber dieser Notfall-Druckkammern auf die Bedeutung des an den Tauchgang anzupassenden Atemgasgemisches hinzuweisen bzw. dieses explizit zu fordern. Werden für tiefe Tauchgänge künstliche Gasgemische unter Verwendung von anderen Inertgasen als Stickstoff, z. B. Helium, verwendet, dann verbietet sich eine notfalltherapeutische Rekompression mit Pressluft als Atemgas (s. Abschnitt 9.6.1). Verschiedene Inertgase haben ein unterschiedliches Diffusions- bzw. Lösungsverhalten im Säugetierkörper. Es besteht die Gefahr, dass durch den Effekt der Gegendiffusion Dekompressionsblasen bei falsch gewähltem Druckkammer-Atemgas während einer Notfall-Druckkammerbehandlung mit hohen Überdrücken wachsen, anstatt geometrisch kleiner zu werden (s. Abschnitt 9.6.1).

Die Empfehlungen der DGUV Vorschrift 40 „Taucherarbeiten" zur technisch-organisatorischen Umsetzung einzuhaltender Dekompressionsstopps entsprechen für tiefe Taucheinsätze in offener See nicht mehr dem Stand der Technik bzw. dem Minimierungsgebot für identifizierte Risiken bzw. Belastungen an Arbeitsplätzen (vgl. TUP, Abschnitt 9.1.2).

Während die DGUV Vorschrift 40 „Taucherarbeiten" für das Tauchen in Binnen- bzw. Küstengewässern verfasst wurde, bildet der 2016 fertiggestellte „Leitfaden Taucherarbeiten Offshore" den Stand der Technik für sicheres Tauchen in offener See ab. Dieser Leitfaden wurde unter der Federführung der Klassifizierungsgesellschaft DNV GL, Hamburg, im fachlichen Konsens von staatlichen Aufsichtsbehörden, Unfallversicherungsträgern und Industrie erstellt. Er beschreibt über die in der veralteten DGUV Vorschrift 40 „Taucherarbeiten" fixierten Anforderungen hinaus moderne Anforderungen an die Technik, personelle Ressourcen und die Organisation der Tauchergruppe. Insbesondere wurden die organisatorischen Voraussetzungen im Spannungsfeld zwischen kaufmännischen Interessen, den zu berücksichtigenden Hierarchien am Tauchplatz, z. B. Schiff, und die Verantwortlichkeiten der verschiedenen Akteure berücksichtigt, um die maximale Sicherheit der Taucher und die fachliche Unabhängigkeit der Taucher-Einsatzleiter zu gewährleisten.

9.2.2 Taucher in Behörden (Feuerwehr, Streitkräfte)

Die Tauchvorschriften der Behörden (z. B. „Feuerwehr-Dienstvorschrift Tauchen" (FwDV 008)) und Streitkräfte (z. B. „Marine und Heeresdienstvorschriften für den Taucher- bzw. Pioniertaucherdienst, s. Kap. 12) weichen in Teilen (z. B. Tauchtabellen, Personalumfang der Tauchergruppe, äußere Absicherung) von o. g. DGUV Vorschrift 40 „Taucherarbeiten" ab. Das Militär und die Spezialkräfte der Polizei verwenden z. B. andere Atemgase als Pressluft (Sauerstoff, Stickstoff-Sauerstoff-Gemische) oder die Aufträge der Taucher (militärische, polizeiliche Ziele) verlangen nach speziellen Regelungen (z. B. Personenzahl einer Tauchergruppe oder großzügigere Tauchtiefenbegrenzung).

9.3 Gesundheitliche Voraussetzungen zum beruflichen Tauchen

9.3.1 Eignung zum Taucher

In allen Bereichen des beruflichen Tauchens sind medizinische Untersuchungen vor Aufnahme der Tätigkeit zwingend vorgeschrieben. Nachuntersuchungsfristen sind in Abhängigkeit vom Rechtsrahmen des Beschäftigungsverhältnisses bzw. Dienstherren, der Art des Tauchens und ggf. vom Lebensalter abhängig (s. auch Kap. 12). Die Ausschlusskriterien erlauben im Interesse der unten genannten Sicherheitskonzepte oft keine oder nur geringe Kompromisse bei festgestellten gesundheitlichen Beeinträchtigungen – die gesundheitlichen Anforderungen sind daher hoch.

Die Mehrzahl wissenschaftlicher Daten zu gesundheitlichen Voraussetzungen zum Tauchen entstammen dem gut dokumentierten militärischen Tauchen. Der Begriff „Tauchtauglichkeit" wird in Deutschland in den verschiedenen Segmenten, in denen Taucher medizinisch beurteilt werden, auch unterschiedlich interpretiert (gewerbliches, militärisches, Freizeittauchen). Belastbare wissenschaftliche Daten, warum gesundheitliche Kriterien militärischer, gewerblicher bzw. Freizeittaucher unterschiedlich bewertet werden, existieren jedoch nicht. Innerhalb Europas und gegenüber Nordamerika sind die nationalen Unterschiede in der Bewertung medizinischer Befunde noch differenzierter und voneinander abweichend.

International sind vier allgemeine Aspekte zur Bewertung gesundheitlicher Voraussetzungen von Tauchern allgemein akzeptiert:

- **Konzept „individuelle Sicherheit":**
  Jede festgestellte gesundheitliche Normabweichung wird dahingehend bewertet, ob sie die individuelle Sicherheit des Tauchers unter Wasser in inakzeptabler Weise gefährden kann. Somit ist es möglich, dass zwar Erkrankungen festgestellt werden, diese aber nicht zwingend zum Versagen der Tauchtauglichkeit führen.

- **Konzept „Sicherheit des Tauchpartners“:**
  Durch gesundheitliche Störungen eines Tauchers darf die Sicherheit der Tauchpartner nicht gefährdet werden.
- **Konzept „Vermeidung von Erkrankungsausbrüchen“:**
  Bestehende Erkrankungen dürfen durch die speziellen Belastungen beim Tauchen nicht verschlimmert oder zum Ausbruch gebracht werden.
- **„Sozialmedizinisches“ Konzept:**
  Der Taucher soll vor chronischen Gesundheitsschäden und damit die Gemeinschaft vor sozialen Kompensationsleistungen bewahrt werden.

Im gewerblichen Bereich wird zusätzlich ein fünftes Konzept verfolgt:

- Gesundheitliche Störungen dürfen nicht mittelbar zu materiellen Schäden führen (z. B. Produktionsausfall, Materialverlust).

In Deutschland findet man im Satzungsrecht der Unfallversicherungsträger wenige konkrete Hinweise auf die Anforderungen an einen (Berufs-)Taucher. Während für gewerbliche Taucher die DGUV Vorschrift 40 „Taucherarbeiten“ ein Mindestalter von 21 Lebensjahren vorschreibt, ist es für Taucher der Feuerwehren ausreichend, das 18. Lebensjahr erreicht zu haben. Zwar verweist die FwDV 008 darauf, dass die körperliche Eignung von Feuerwehrtauchern den „staatliche Vorschriften“ zu entsprechen hat, jedoch findet man in staatlichen Rechtsnormen zu Taucher- oder Druckluftarbeiten an keiner Stelle detaillierte Kriterien, an denen sich eine ärztliche Eignungsfeststellung konkret ausrichten könnte. Als Stand des allgemein akzeptierten arbeitsmedizinisch-empirischen Wissens im Zusammenhang mit der ärztlichen Untersuchung von Tauchern oder Druckluftarbeiten werden die DGUV Grundsätze 31 „Überdruck“ (G 31) und 26.3 „Atemschutzgeräte“ (G 26) angesehen. Während der G 31 medizinische Untersuchungsverfahren und standardisierte Bewertungen zu erhobenen Befunden von Beschäftigten, die Arbeiten in Überdruck verrichten, empfiehlt, findet man als ärztlicher Untersucher im G 26 Hinweise zu Untersuchungsverfahren für Beschäftigte, die Arbeiten unter Verwendung von schweren Atemschutzgeräten (= Atemluftversorgung) ausführen.

Die im Satzungsrecht genannten abstrakten körperlichen Voraussetzungen für den gewerblichen Taucher beziehen sich auch auf dessen Rolle an der Tauchstelle (Leinenführung, handwerkliche Arbeiten, Unterstützung anderer Taucher) und die damit verbundenen körperlichen und klimatischen Belastungen.

Die inhaltliche Ausgestaltung der ärztlichen Untersuchung und die Befundbewertung richten sich i. d. R. nach den arbeitsmedizinischen Empfehlungen des G 31 und des G 26 (s. o.). Erforderlich sind: kräftige Konstitution, Gewährleistung des Druckausgleichs (Nasennebenhöhlen, Mittelohr) sowie Mindestleistungsfähigkeit von Herz und Lunge. Begründete ärztliche Vorbehalte gegen eine Tätigkeit als Taucher bestehen bei akuten und bestimmten chronischen Erkrankungen, u. a. Lungengewebeveränderungen, krankhaften Atemwegsverengungen sowie Stoffwechsel- und Nervenerkrankungen, Zahnschäden, Seh- oder Hörstörungen. Eine erneute medizinische Begutachtung wird nach längeren oder schweren Erkrankungen empfohlen. Arbeitsverbote, z. B. für Personen jünger als 21 Lebensjahre (die Ausbildung darf ab einem Alter von 19 Jahren aufgenommen werden) sowie für Schwangere sind strikt zu beachten, bzw. nur mit Zustimmung der Aufsichtsbehörde werden Ausnahmegenehmigungen erteilt.

Militärische Taucher werden in Deutschland nach den speziellen Kriterien der Streitkräfte untersucht (vgl. Kap. 12), die grundsätzlich denen des G 31 gleichen. Aufgrund bestimmter besonderer Anforderungen, die sich aus den militärischen Zielsetzungen ergeben, weichen die militärischen Tauglichkeitskriterien jedoch an einigen Stellen von den gewerblichen ab – z. B. sind sie strenger hinsichtlich der Anforderungen an die Sehfähigkeit oder an die Farbtüchtigkeit.

Ähnlich Forderungen stellen andere Staaten an die medizinische Untersuchung gewerblicher Taucher. Es besteht jedoch ein administratives Problem dadurch, dass Nationalstaaten jenseits ihrer Grenzen nur schwache rechtliche Möglichkeiten besitzen, qualitätssichernde Maßnahmen, z. B. gegenüber medizinischen Dienstleistern, durchzusetzen. Für international tätige gewerbliche Tauchbetriebe (z. B. Offshore-Industrie, Forschungstaucher) können hierdurch formale Probleme entstehen, wenn es im Ausland um die Anerkennung medizinischer Bescheinigungen und die damit mittelbar verbundenen Arbeitserlaubnisse der Taucher geht.

9.3.2 Betriebliche arbeitsmedizinische Prävention

Seit 2008 stellt die „Verordnung zur arbeitsmedizinischen Vorsorge (ArbMedVV)" die Rechtsgrundlage für arbeitsmedizinische Vorsorge u. a. gewerblicher Taucher dar. In dieser Verordnung legt der Gesetzgeber fest, bei welchen besonders gefährdenden Tätigkeiten so genannte „Pflichtvorsorgen" vom Arbeitgeber zu veranlassen sind. Unter anderem gehören Tätigkeiten unter Wasser, bei denen der Beschäftigte über ein Tauchgerät mit Atemgas versorgt wird, zum Katalog der „Pflichtvorsorge" (gem. ArbMedVV, Anhang Teil 3 (1) Abs. 5.). Diese Verordnung wirkt sich unmittelbar auf das Arbeitsverhältnis aus, da Personen nicht an Arbeitsplätzen mit „besonders gefährdenden Tätigkeiten" (vgl. §4 Abs. 2 ArbMedVV) beschäftigt werden dürfen, wenn keine Pflichtvorsorge zuvor durchgeführt wurde. Der Gesetzgeber verlangt, dass diese Vorsorge exklusiv von Ärzten mit arbeitsmedizinischer Fachkunde (Facharzt für Arbeitsmedizin oder Zusatzbezeichnung Betriebsmedizin) durchgeführt wird, die sich vor Durchführung der arbeitsmedizinischen Vorsorge die notwendigen Kenntnisse über die Arbeitsplatzverhältnisse verschafft haben. Wird die Pflichtvorsorge nicht oder nicht rechtzeitig veranlasst oder lässt der Arbeitgeber eine Tätigkeit ausüben, ohne dass der Beschäftigte an der Pflichtvorsorge teilgenommen hat, begeht er eine Ordnungswidrigkeit im Sinne des Arbeitsschutzgesetzes. Nachuntersuchungsfristen wurden vom Gesetzgeber in einer Arbeitsmedizinischen Regel 2.1 festgelegt. Die arbeitsmedizinische Vorsorge darf nicht mit einer im Arbeitsrecht verankerten Eignungs- oder Tauglichkeitsfeststellung gleichgesetzt werden.

Tätigkeiten in Druckluft ab einem Überdruck von mehr als 0,1 bar richten sich hinsichtlich ärztlicher Beratung bzw. Untersuchung nach den Bestimmungen der Druckluftverordnung.

9.4 Taucher-Ausbildung

9.4.1 Geprüfter Taucher/Geprüfte Taucherin

In Deutschland wurde durch eine Rechtsverordnung die Prüfung zum „Geprüften Taucher/zur Geprüften Taucherin" staatlich geregelt („Verordnung über die Prüfung zum anerkannten Abschluss Geprüfter Taucher/Geprüfte Taucherin" vom 25.02.2000, BGBl S. 165). Im Gegensatz zur bisherigen Ausbildung, die zuvor nach drei Ausbildungsjahren mit dem Facharbeiterbrief abschloss, strukturiert die Verordnung den Umfang und fachlichen Inhalt der Ausbildung in den speziell zugelassenen Taucherlehrbetrieben. 200 Tauchstunden und theoretische Grundlagenausbildungen in Fächern, wie z. B. Tauchphysiologie, medizinische Notfallmaßnahmen etc., müssen absolviert und nachgewiesen werden.

Relativ häufig ergeben sich Rechtsunsicherheiten bei der Beschäftigung ausländischer Taucher. Zum einen schreibt die Berufsqualifikationsrichtlinie 2005/36/EG der EU vor, dass Berufstauchern aus anderen EU-Ländern erlaubt sein muss, Taucherarbeiten in Deutschland durchzuführen, wenn sie eine vergleichbare Qualifikation besitzen, zum anderen ist es für den Auftraggeber nahezu unmöglich, die verschiedenen beruflichen Qualifikationen innerhalb Europas zu vergleichen.

9.4.2 Taucher in Behörden (Polizei, Feuerwehr, Bundeswehr)

Behörden bilden ihre Taucher in eigenen Ausbildungszentren nach eigenen Bestimmungen aus. Die speziellen Tauch- und Einsatzverfahren richten sich nach den Bedürfnissen der Behörden und weichen unter Umständen inhaltlich deutlich vom gewerblichen Bereich ab (z. B. Terrorismusbekämpfung, Such-/Identifizierungsaufgaben, Bergung und Vernichtung von Wehrmaterial, Aufklärung und Informationsbeschaffung).

9.4.3 Forschungstaucher

Tödliche Tauchunfälle bei wissenschaftlichen Tauchprojekten in den Jahren 1962 und 1969 führten in Deutschland im Jahr 1972 mit Einführung der berufsgenossenschaftlichen Vorschrift „Richtlinien für den Einsatz von Forschungstauchern" (ZH 1/540; derzeit BGR/ GUV-R 2112 „Einsatz von Forschungstauchern") zu einer Strukturierung der Ausbildung des „Forschungstauchers". Die speziell zugelassenen Forschungstaucherausbildungsbetriebe sind i. d. R. Hochschulen angegliedert, in denen wissenschaftliche Fragestellungen mit Bezug zu Gewässern von unterschiedlichen Fachdisziplinen bearbeitet werden (z. B. Meeres-, Gewässerbiologie, Unterwasserarchäologie). Der Ausbildungsumfang beträgt 240 Stunden und wird mit der Prüfung zum „Geprüften Forschungstaucher" abgeschlossen (Prüfungskommission für Forschungstaucher unter Vorsitz der Berufsgenossenschaft der Bauwirtschaft – Prävention Tiefbau).

9.5 Atemgase beim beruflichen Tauchen

9.5.1 Pressluft

Die größte Zahl gewerblicher Taucheinsätze findet in Binnen- oder Küstengewässern in Wassertiefen oberhalb von etwa 20–30 m statt. Die Mehrzahl der Taucheinsätze steht im Zusammenhang mit der Bergung von Schiffen bzw. deren Ausrüstung oder Ladung, Reparaturen an Schiffsrümpfen, Ruder-, Antriebs-, Hafenanlagen, Brückenkonstruktionen, Beseitigung von Unterwasserhindernissen (bergmännisch, sprengtechnisch) oder Kriegsfolgen (Bergung von Wracks, Wehrmaterial) aus z. B. Küsten, Häfen, Binnengewässern oder Talsperren. Taucheinsätze mit Pressluft als Atemgas werden mit Leichttauchgeräten oder Helmtauchanzügen durchgeführt. In Deutschland kann im gewerblichen Bereich Pressluft formal bis in Wassertiefen von 50 m verwendet werden. Der Vorteil der Pressluft besteht in ihrer leichten Verfügbarkeit, da Kompressoren zur Befüllung von Atemgasflaschen in Deutschland weit verbreitet sind bzw. transportable Geräte den gewerblichen Tauchfirmen selbst zur Verfügung stehen.

9.5.2 Künstliche Atemgase (geschlossene Tauchgeräte)

Größere Wassertiefen werden von spezialisierten Tauchern für Konstruktions-, Vermessungs- und Wartungsaufgaben im maritimen Bergbau (Ölbohrplattformen, Pipelines) aufgesucht. Bei diesen tiefen Taucheinsätzen werden künstliche Atemgase eingesetzt (s. u.). In Deutschland müssen hierzu gewerbliche Taucher zuvor die Genehmigung des zuständigen Unfallversicherungsträgers (i. d. R. Bau-Berufs-

Tabelle 9.1: Mischgase. Vorteile des Mischgases (z. B. Nitrox) gegenüber Pressluft bei Tauchgängen mit gleichem Dekompressionserkrankungsrisiko

	Vorteil des Mischgases
Tauchgangsdauer ohne Dekompressionspflicht („Nullzeittauchgänge")	längere Tauchdauer
Dekompressionspflichtige Tauchgänge	kürzere Dekompressionsdauer, geringere Anzahl von Austauchstufen
Tiefenrausch	geringere narkotische Wirkung

Tabelle 9.2: Geschlossene Leichttauchgeräte. Vorteile geschlossener Leichttauchgeräte (i. d. R. für künstliche Atemgase) gegenüber Tauchgeräten mit offenem Atemkreislauf

	Vorteil des geschlossenen Atemkreislaufs
Atemgasvorrat	längere Gerätestandzeit unter Wasser
Geräuschentwicklung	geringere Geräuschentwicklung (keine Blasenbildung)
Wärmeverlust	geringer Wärmeverlust/Auskühlung

Tabelle 9.3: Künstliche Atemgase. Tiefenbegrenzungen verschiedener künstlicher Atemgase, zur Vermeidung akuter Symptome einer Sauerstoffvergiftung im gewerblichen Bereich

Gasgemisch	**Tiefenbegrenzung [m]**
100 % O_2	7 (–10 kurzzeitig im militärischen Bereich)
60,0 % O_2: 40,0 % N_2	24
40,0 % O_2: 60,0 % N_2	42
32,5 % O_2: 67,5 % N_2	54

genossenschaft, Berufsgenossenschaft für Verkehrswirtschaft Post-Logistik Telekommunikation) einholen. Künstliche Atemgase werden beim Tauchen eingesetzt, um verschiedene Ziele zu erreichen (s. auch Tabellen 9.1. und 9.2). Wahrscheinlich wurde reiner Sauerstoff als erstes künstliches Atemgas von gewerblichen Tauchern genutzt (schlauchloser Dräger-Tauchapparat Modell 1915), da im Vergleich zum Tauchen mit Pressluft deutlich längere Tauchzeiten aufgrund des vergrößerten Sauerstoffvorrats möglich wurden.

Künstliche Sauerstoff-Stickstoff-Gemische (Nitrox-Gemische, Tabelle 9.3), bei denen der Stickstoffanteil zugunsten des Sauerstoffs vermindert ist, wurden nach dem Ersten Weltkrieg ursprünglich bei Tieftauchversuchen und im militärischen Tauchen eingesetzt, um die narkotischen Stickstoffwirkungen zu reduzieren (s. auch Kap. 6, Tauchen mit Nitrox).

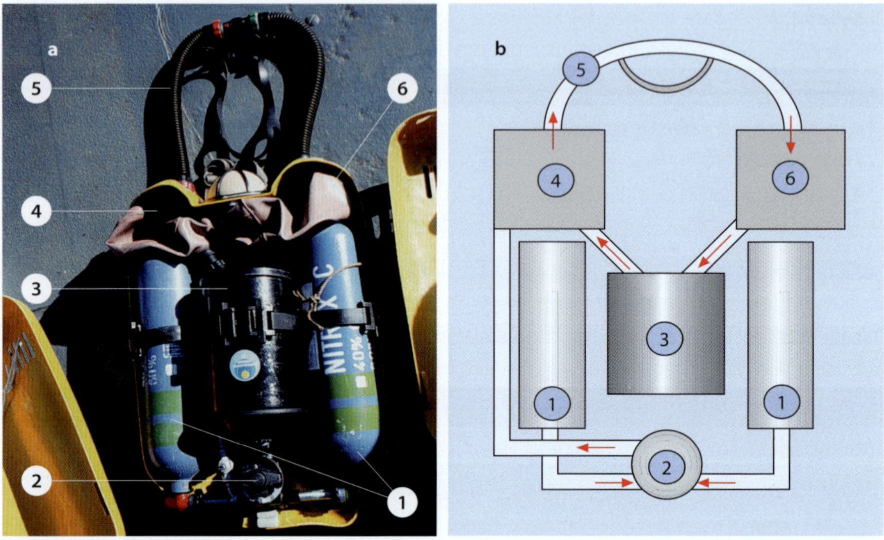

Abb. 9.3a,b: Mischgastauchgeräte mit geschlossenem Atemkreislauf sind prinzipiell ähnlich aufgebaut, wie das abgebildete Fertiggas Mischgastauchgerät (Firma Dräger, FGT I/D). 1 = Druckgasflaschen (hier für Nitrox), 2= Dosierungsblock, gewährleistet einen konstanten Gasfluss in den Atemkeislauf, 3 = Atemkalkpatrone mit innerer Zwangsführung, 4 = Einatembeutel, in dem sich das frische Gas und das vom Kohlendioxid gereinigte Ausatemgas mischen, 5 = Atemluftschlauch mit Mundstück inkl. Ventilen zur Zwangsführung des Gases, 6 = Ausatembeutel mit Wasserfalle

Künstliche Atemgase werden i. d. R. in geschlossenen oder halboffenen Tauchgeräten (engl.: „rebreather") verwendet, um auch den ausgeatmeten unverbrauchten Sauerstoffanteil durch Rezirkulation ausnutzen zu können. Ursprünglich war diese Tauchgerätetechnik militärischen Anwendungen vorbehalten, deren Ziel neben der Atemgasökonomie u. a. auch die Vermeidung verräterischer Atemgasblasen ist.

Um in den Kreislauftauchgeräten eine Anhäufung des vom Taucher ausgeatmeten Kohlendioxids (CO_2) zu vermeiden, wird das ausgeatmete Gas mit Hilfe von Zwangsführungen durch so genannte Kalkpatronen geleitet, in denen CO_2 chemisch gebunden wird. Derzeit werden am häufigsten Kalziumhydroxid oder Lithiumhydroxid zur CO_2-Bindung verwendet (s. Kompaktinformation Atemkalk), die in Form von Pellets oder gebrochenem Granulat in den Kalkpatronen vorliegen (Abb. 9.3).

Für reinen Sauerstoff und alle Nitroxgemische gelten strenge Tauchtiefenbegrenzungen, die durch die akute Sauerstofftoxizität begründet sind. Werden diese Tiefenbegrenzungen missachtet, so kann der hohe Sauerstoffpartialdruck zu akuten zentralnervösen Vergiftungssymptomen und damit zur Lebensgefahr für den Tau-

Kompaktinformation

Atemkalk. Der im Kreislaufgerät verwendete Atemkalk besteht i. d. R. aus einem Gemisch aus Kalziumhydroxid und Alkaliphosphat. Das vom Taucher ausgeatmete CO_2 verbindet sich mit CaO (gebrannter Kalk) zu Kalk und wird so aus dem geschlossenen Atemkreislauf entfernt.

$Ca(OH)_2 \rightarrow CaO + H_2O$

(gelöschter Kalk [= Kalziumhydroxid] → gebrannter Kalk + Wasser)

$CaO + CO_2 \rightarrow CaCO_3$

(gebrannter Kalk + Kohlendioxid → Kalk [= Kalziumkarbonat])

cher führen (s. auch Kap. 6, Tauchen mit Nitrox). Die maximale Tauchtiefe wird bei festen Nitroxgemischen von dem noch tolerierbaren Sauerstoffpartialdruck bestimmt, der rechnerisch bei ca. 200 kPa liegt (s. auch Tabelle 9.3).

Hinweis. Um die Tauchsicherheit zu erhöhen, liegt im Sporttauchbereich der zulässige O_2-Partialdruck bei max. 1,4–1,6 bar.

9.5.3 Selbstmischende geschlossene Kreislaufgeräte

Die neuesten Tauchgerätegenerationen verwenden keine festen Atemgasgemische, sondern liefern eine individuelle Atemgaszusammensetzung in Abhängigkeit von der Tauchtiefe. Das Atemgas wird in den meisten Geräten aus zwei Gaskomponenten, einerseits reinem Sauerstoff und andererseits Nitrox, gemischt. Auf diese Weise können Tauchtiefenbegrenzungen, die aufgrund der Sauerstofftoxizität bei festen Atemgaszusammensetzungen erforderlich sind, vermieden werden. Voraussetzung für selbstmischende Tauchgeräte sind jedoch zuverlässig arbeitende Sensoren zur Messung des Wasser- bzw. Umgebungsdrucks und des Sauerstoffanteils im Atemkreislauf.

Der technische Aufwand im Tauchgerät, die Wartungsprozeduren und Verfahren bei technischen Fehlern während des Tauchgangs sind ungleich höher als bei konventionellen Mischgas-Tauchgeräten mit festen Gasgemischen. Die Zahl technischer Fehlerquellen steigt mit der Anzahl der installierten Gerätekomponenten bzw. mit der Anzahl der Schnittstellen zwischen den Gerätebauteilen. Versagen diese komplexen Tauchgeräte unter Wasser, so führen sie den Taucher beim Fehlermanagement häufig an seine psychomotorische Leistungsgrenze.

Tauchtiefen jenseits von 54 m Wassertiefe können i. d. R. weder mit Nitrox, noch mit Pressluft aufgesucht werden, da die Stickstoffnarkose zu deutlichen psychomotorischen Beeinträchtigungen beim Taucher führt und somit ein erhöhtes Risiko

Kompaktinformation

„High pressure nervous syndrome". Bei experimentellen Tauchgängen mit Heliox in Tiefen von mehr als 180 m wurden neurologische Phänomene beobachtet: Muskelzittern, Übelkeit, Müdigkeit, Haltungsinstabilität, deren Ursachen auch derzeit nicht genau bekannt sind. Objektiv konnten im Zusammenhang mit den genannten Symptomen Veränderungen der Hirnströme festgestellt werden. Wird dem Atemgas Heliox jedoch eine geringe Menge Stickstoff beigemischt (Trimix), so werden diese Erregungszustände unterdrückt (s. auch Kap. 7).

der Selbstgefährdung bzw. Fehlerhaftigkeit des Arbeitsergebnisses besteht. Bereits 1919 wurden daher Versuche unternommen, das Inertgas Stickstoff durch ein weniger narkotisch wirkendes Gas auszutauschen (Helium oder Wasserstoff).

Der tragische tödliche Unfall des schwedischen Tauchpioniers Arne Zetterström bei Tieftauchversuchen mit Wasserstoffgemischen diskreditierte den Wasserstoff und führte dazu, dass diese Inertgas-Alternative für Jahrzehnte von der tauchmedizinischen Grundlagenforschung nicht mehr beachtet wurde. Gegenwärtig haben sich für das Tieftauchen Helium-Sauerstoff- (Heliox) bzw. Helium-Stickstoff-Sauerstoff-Gemische (Trimix, s. u.) durchgesetzt. Neben Helium kann auch z. B. das Edelgas Argon für große Tauchtiefen als Inertgasanteil beigemischt sein. Werden Tauchtiefen jenseits 180 m Wassertiefe aufgesucht, so kann es bei der Verwendung von Heliox als Atemgas zu neurologischen Symptomen kommen, die dem „High pressure nervous syndrome" (HPNS) zuzuordnen sind (s. Kompaktinformation).

Für Taucheinätze mit künstlichen Atemgasen bzw. Mischgasen müssen während der Dekompression, genau wie beim Tauchen mit Pressluft, bestimmte Zeitintervalle auf definierten konstanten Tiefen eingehalten werden, um eine Dekompressionserkrankung zu vermeiden. Das Erstellen dieser Mischgastauchtabellen war im vergangenen Jahrhundert staatlichen Institutionen oder akademischen Forschungseinrichtungen vorbehalten. Mittlerweile gibt es frei verfügbare Berechnungsalgorithmen, die vorgeben, für beliebige Atemgasgemische Tauchtabellen erstellen zu können. Diese Algorithmen sind z. T. im Internet frei verfügbar und konkurrieren manchmal untereinander hinsichtlich des detaillierteren Rechenprozesses zur Abschätzung des Entsättigungsverhaltens der verschiedenen Körpergewebe. Allen diesen theoretischen Abschätzungen ist jedoch gemein, dass sie ihre Eignung als sicheres Dekompressionsverfahren im praktischen Tauchen nachweisen müssen. Nur anhand einer großen Anzahl sicher absolvierter Tauchgänge und ggf. Tauchgängen mit konsekutiver Dekompressionserkrankung kann abgeschätzt werden, ob der zugrunde liegende Algorithmus auch für variable Randbedingungen mit einem akzeptablen Restrisiko behaftet ist. Allein die individuelle Körperzusammensetzung verschiedener Taucher (Muskelmasse zu Fettgewebe), die Wassertemperatur, Arbeitsschwere, die individuelle Stoffwechselökonomie und die davon abhängende

Durchblutungsrate der Arbeitsmuskulatur etc. führen zu Einflussgrößen, deren Auswirkungen auf die Sicherheit einer Tauchtabelle vorab schwer abgeschätzt werden können.

Es ist das Dilemma individuell berechneter Tauchtabellen, dass für individuelle Atemgaszusammenstellungen und Tauchtiefen i. d. R. die erforderliche Anzahl von Beobachtungen nicht vorliegt. Meistens ist keine statistisch abgesicherte Aussage zur Sicherheit individuell berechneter Tauchtabellen möglich.

9.6 Medizinische Aspekte des Berufstauchens

Berufliche Taucher unterliegen gleichermaßen wie Freizeittaucher den physikalischen Belastungen und damit verbundenen Gesundheitsrisiken beim Aufenthalt in erhöhtem Umgebungsdruck, z. B. Dekompressionserkrankungen und Barotraumata.

9.6.1 Dekompressionskrankheit des gewerblichen Tauchers

Aufgrund der besonderen physikalischen Verhältnisse unter Überdruck und den damit verbundenen physikochemischen Eigenschaften der Atemgase bergen Taucheinsätze ein erhebliches gesundheitliches Gefährdungspotenzial in sich. Im Gegensatz zum Sporttauchbereich konnte in den letzten Jahrzehnten des 20. Jahrhunderts die Häufigkeit von Dekompressionserkrankungen („decompression sickness", DCS) im gewerblichen Bereich drastisch gesenkt werden. Hierzu haben verschiedene Faktoren beigetragen. Die meist gut vorhersehbaren Randbedingungen des Berufstauchens (i. d. R. konstante Einsatz-/Tauchtiefe, geplante Tauch- und Dekompressionsdauer bzw. Dekompressionsverfahren) in Verbindung mit der guten Dokumentation des jeweiligen Tauchgangs in den Logbüchern der Taucher gestatteten eine erfolgreiche Verbesserung des Arbeitsschutzes bzw. der angewendeten Tauchverfahren. Zusätzlich haben Forschungsergebnisse in Verbindung mit dem Bewusstsein, dass das Befolgen der Tauchvorschriften die Dekompressionsrisiken weitgehend vermindert, das Verhalten der Berufstaucher in Richtung eines verbesserten Arbeitsschutzes beeinflusst.

Die subjektive Wahrnehmung technischer und organisatorischer Störfälle löst unter Wasser insbesondere bei unerfahrenen Tauchern häufig fatale Panikreaktionen und unkontrollierte Notaufstiege mit tödlichem Ausgang aus. Mehr als die Hälfte von 300 befragten Berufs- und Freizeittauchern aus den USA konnten von eigenen Panikerlebnissen berichten. Im Gegensatz zum Freizeittauchbereich sind unter professionellen Tauchern Not- oder Panikaufstiege ein seltenes Ereignis. Dieser Trend ist mit den Ausbildungs-, Tauch- und Sicherheitsvorschriften des gewerblichen Tauchens im Zusammenhang zu sehen. So ist seit 1970 in Deutschland,

d. h. nach Einführung des berufsgenossenschaftlichen Vorschriftenwerkes für Forschungstaucher, kein tödlicher Tauchunfall bei wissenschaftlichen Taucheinsätzen vorgekommen.

Dennoch besteht für gewerbliche Taucher ein spezielles Risiko für Dekompressionserkrankungen. Eine 2002 durchgeführte Befragung britischer Arbeitstaucher nach stattgehabten Dekompressionserkrankungen während ihres Berufslebens ergab die erschreckend hohe Prävalenz von 37 %.

Eine besondere Bedeutung kommt der hohen körperlichen Belastung und der damit verbundenen erhöhten Durchblutung der Arbeitsmuskulatur zu. Unter Belastung kann sich die Durchblutung der Muskulatur gegenüber körperlicher Ruhe um das 10fache erhöhen. Parallel zur erhöhten Durchblutungsrate findet in diesen Körpergeweben auch die Sättigung mit Inertgasen, i. d. R. Stickstoff, verstärkt statt. Im Gegensatz hierzu ist nach Beendigung der Arbeit, d. h. während der Dekompressionsphase, die Gewebedurchblutung wieder deutlich geringer, so dass die Gewebeentsättigung langsam erfolgt. Für den Taucher sind daher bei hoher körperlicher Belastung Sicherheitszuschläge zu den Empfehlungen der einschlägigen Tauchtabellen erforderlich, um der erhöhten Inertgasspeicherung in den Körpergeweben Rechnung zu tragen (z. B. Verkürzung der Grundzeit, längere Dekompressionsstufen oder Sauerstoffatmung während der Dekompression ab 6 m Wassertiefe).

Derzeit besteht kein einheitliches statistisches Verfahren, um vergleichbare und sichere Daten zur Häufigkeit von Dekompressionserkrankungen erheben zu können. In der Fachliteratur werden unterschiedliche methodische Ansätze gewählt, um die Häufigkeit von Tauchunfällen (Dekompressionserkrankung, Todesfälle etc.) bei Berufs- und Freizeittauchern abzubilden. Zur statistischen Erfassung dienen beispielsweise die Zahl der Behandlungsfälle in Druckkammerzentren, die Eigenangaben befragter Taucher, an staatliche Stellen gemeldete Fälle und anderweitig erfasste Unfälle.

Bei aller methodischen Vorsicht kann man jedoch schätzen, dass die Wahrscheinlichkeitsraten für DCS-Fälle (0,008–0,5 % der Tauchgänge) bzw. Todesfälle (0,001–0,004 % der Tauchgänge) innerhalb gut dokumentierter Berufstaucherkollektive als niedrig zu bewerten sind (Tabelle 9.4). Darüber hinaus zeigen die vorliegenden Literaturdaten die Zunahme der Erkrankungshäufigkeiten parallel zur Zunahme der technischen und physikalischen Gefährdung (s. Tabelle 9.4). Die gewerblichen Tauchgänge im Tiefenbereich bis 30 m Wassertiefe (Thunfischfarm, Muscheltaucher) sind offensichtlich mit geringeren Risiken behaftet als z. B. Taucheinsätze für die Erdölindustrie, Tauchprofile von Bergungs- oder Sättigungstauchern oder militärische Taucheinsätze mit besonderen klimatischen und körperlichen Belastungen.

Sobald Hinweise auf eine DCS bestehen, ist das Atmen reinen Sauerstoffs ein unbestritten wirksamer Therapieansatz. Durch die Sauerstoffatmung wird die Inertgaskonzentration in der Lunge verschwindend gering, d. h. es stellt sich ein sehr

Tabelle 9.4: Dekompressionserkrankungen bei Berufstauchern. Literaturdaten zur Häufigkeit von Dekompressionserkrankung bzw. Tauchunfälle mit Todesfolge in gewerblichen Taucherkollektiven, die europäische, US-amerikanische oder kanadische Tauchvorschriften verwendeten (AGE = arterielle Gasembolie, DCS = Dekompressionserkrankung)

Tätigkeit, Region	Tauchgänge Kollektivgröße	DCS-Rate pro 1000 Tauchgänge	Todesfallrate (Todesfälle)
Muscheltaucher, British Columbia	124 927	0,008 % (10 Fälle)	0,004 % (5 Fälle)
Thunfischfarm, Süd-Australien	460 28 Taucher	0,007 %	–
Tauchlehrer, Schweden	1742 Taucher	190 Fälle insgesamt	–
Militärpersonal, USA	–	0,134	–
US-Navy, 1990–1995	648 488	0,13 (AGE) 0,13 (DCS)	0,001
Sättigungstaucher, Norwegen, 1983–1990	14 749 495 Taucher	0,25 (37 Fälle)	–
Berufstaucher, arab. Golf, 1993–1995	35 712	0,42	–
Bergungstaucher, USA	3992	0,5	–
Druckkammer-assistenten, 1992–2005, Australien	6062 Druckkammer-fahrten	0,00 % (DCS) 0,41 % (Barotrauma, 25 Fälle)	

steiles Diffusionsgefälle vom Körpergewebe in Richtung Lunge ein. Wird unter Berücksichtigung der Grenzwerte für eine Sauerstoffvergiftung der Umgebungsdruck in einer Behandlungsdruckkammer zusätzlich erhöht, so wird das Konzentrations- bzw. Partialdruckgefälle des Inertgases noch verstärkt und dessen Diffusion aus den Geweben und damit auch mittelbar aus Dekompressions-Inertgasblasen beschleunigt.

Der positive Effekt der Sauerstoffatmung auf DCS-Fälle bei Versuchstieren wurde bereits 1878 durch Paul Bert beschrieben. Er konnte beobachten, dass die Atmung reinen Sauerstoffs Gasblasen, die in Blutgefäßen aufgetreten waren, verkleinerten bzw. wieder auflösten. Im deutschsprachigen Raum beschrieb erstmals 1897 Nathan Zuntz bei Versuchstieren den förderlichen Effekt der Atmung reinen Sauerstoffs auf die beschleunigte Stickstoff-Ausscheidung. Gegenwärtig ist die Atmung reinen Sauerstoffs bis zum Eintreffen des verunfallten Tauchers in einer medizinischen Einrichtung als effektive Sofortmaßnahme ein allgemein akzeptierter Stand des mezwischen Schallquelle und Ohr nicht wirksam wird. An großen Berufstaucherkollektiven aus den USA, Großbritannien und Norwegen konnten sowohl in Längs- als auch in Querschnittsstudien überproportional häufig dauerhafte Hörminderungen nachgewiesen werden. Die Innenohrschädigung ist umso wahrscheinlicher, wenn die Werkzeuge von Tauchern mit Leichttauchgeräten bedient werden. Die Schallanbindung des Schädels bzw. des Ohres ist im Nasstauchanzug sehr viel besser als beim Taucherhelm. Der Taucherhelm schützt bis zu einem gewissen Grad durch die Impedanzsprünge Wasser-Helm-Luft-Gehörgang das Innenohr gegen hohe Schalldruckpegel. Moderne Taucherhelme sind innen zusätzlich mit schalldämmenden Materialien ausgekleidet, um einen Schallschutz für den Taucher herzustellen.

9.6.9 Zahnschäden

Unterwasserschweißverfahren, die dem Elektroschweißen zuzuordnen sind, können bei Tauchern mit metallischen Zahnfüllungen zu Lockerungen der Plomben führen. Bei einer unvollständigen elektrischen Isolation des Tauchers kann es zu galvanischen Strömen kommen, die geeignet sind, metallisches Füllmaterial abzutragen.

9.6.10 Tauchen in kontaminierten Flüssigkeiten

Die normale Schutzbarriere des Menschen, die Haut, wird bereits beim Aufenthalt in nichtkontaminiertem Wasser geschwächt. Die oberen Hautschichten quellen und werden dadurch durchlässiger für chemische Substanzen und Mikroorganismen. Eine klassische Erkrankung, der u. a. dieser Mechanismus zugrunde liegt, ist die bakterielle Entzündung des äußeren Gehörgangs bei Schwimmern. Auch bei Berufstauchern kann man Infektionen von Haut, Verdauungstrakt und Gehörgängen beobachten, wenn der verwendete Tauchanzug keinen ausreichenden Schutz gegen z. B. mikrobiologische Belastungen bietet (s. u.).

Aufgrund der o. g. Haupteinsatzgebiete der Berufstaucher (z. B. Häfen, industrielle Wasserbauwerke) kann man davon ausgehen, dass die Mehrzahl der Taucheinsätze in potenziell bakteriell bzw. chemisch verunreinigten Gewässern stattfindet. Darüber hinaus sind gewerbliche Taucheinsätze auch in chemisch aggressiven oder mikrobiologisch belasteten Flüssigkeiten erforderlich (z. B. Kläranlagen, Abwasserkanäle, technische Flüssigkeiten, Tanks, Kernkraftwerke). 19 % der britischen Taucher, die für Ölbohrunternehmen in der Nordsee arbeiteten, berichten, dass sie in ihrem Berufsleben an Episoden mit entzündlichen bzw. allergischen Hauterkrankungen litten. Es war beim Tauchen zu Hautkontakt mit petrochemisch belasteten Bohrschlämmen gekommen. Die verwendeten Tauchanzüge waren nicht geeignet gewesen, den Taucher bzw. dessen Haut vor Kontakt zu diesen Bohrschlämmen ausreichend zu schützen.

Die chemischen oder biologischen Belastungen sind immer für die gesamte Tauchergruppe eine Gefährdung. In der Regel steht der gewerbliche Taucher durch technische Ausrüstungskomponenten (z. B. Atemluftversorgungsschlauch, Warmwasserversorgung zum Beheizen des Anzugs, Telefonkabel, Führungsleine, Pressluft- bzw. Stromversorgung zum Betrieb von Unterwasserwerkzeugen etc.) mit der Oberfläche in Verbindung. Leinenführer und Taucherhelfer werden gefährdet, wenn sie z. B. die o. g. Leitungen etc. führen oder dem Taucher beim Ausziehen des Tauch- bzw. Schutzanzuges helfen, da Verunreinigungen an den äußeren Oberflächen der Leitungen, Schläuche des Tauchanzugs, Tauchgerätes o. Ä. haften und von dort leicht auf die Helfer übertragen werden können. Auch das Dekontaminieren des noch angekleideten Tauchers nach dem Auftauchen z. B. mit Sprühstrahlgeräten, kann durch Aerosolbildung zu einer Belastung des ungeschützten Hilfspersonals an der Tauchstelle führen. Der technische Arbeitsschutz, der für den Taucher durch bakterien- oder chemikaliendichte Tauchanzüge hergestellt wird, muss beim Tauchen in kontaminierten Flüssigkeiten auf die gesamte Tauchergruppe ausgedehnt werden.

Sind die Gefährdungen bekannt und die Tauchaufträge nicht zu komplex, so können Kleinst-U-Boote, ROVs oder Tauchroboter eingesetzt werden, um direkte Gefährdungen für den Taucher zu vermeiden. Bei komplexen Aufträgen oder handwerklichen Aufgaben muss jedoch häufig der Mensch die Arbeiten ausführen oder Situationsbeurteilungen unter Wasser vornehmen.

Konventionelle Tauchanzüge für Helm- oder Schwimmtaucher haben das Ziel, die Auskühlung des Tauchers im Wasser zu verhindern. Aufgrund ihrer Herstellungsart (z. B. offenporige, schaumige Neopren-Oberflächen des Anzugs, kein vollkommen flüssigkeitsdichter Abschluss an Handgelenken, Halskrause und Gehörgängen, Gurtzeug aus Leder oder Textilien, schwer dekontaminierbare Beschläge etc.) sind sie allerdings nicht geeignet, einen wirkungsvollen Schutz gegen Gefahrstoffe herzustellen. Beim Tauchen in kontaminierten Flüssigkeiten bestehen daher besondere Anforderungen an die Oberflächenbeschaffenheit von Tauchanzügen, die prinzipiell denen von Chemikalienschutzanzügen gleich zu setzen sind (z. B. kein Eindringen oder Anhaften gefährlicher Substanzen, bekannte Durchbruchzeit von Gefahrstoffen, leichtes Reinigen, Nahtdichtigkeit). Dort muss ein flüssigkeitsdichter Abschluss zwischen Tauchanzug und Gesichtsmaske hergestellt werden z. B. durch Verwendung von Taucherhelmen aus Metall oder Verbundwerkstoffen, die zusätzlich einen mechanischen Kopfschutz bieten bzw. Vollgesichtsmasken zum Schutz von Mund, Nase, Augen und Gesichtshaut.

Da o. g. Maßnahmen zum Schutz der Taucher und des Unterstützungspersonals aufwändig und teuer sind, geben Auftraggeber in manchen Fällen falsche Auskünfte zur Beschaffenheit und Kontamination der Tauchstelle. Umso wichtiger ist für den

Taucheinsatzleiter eine genaue Gefährdungsbeurteilung, um durch einen geeigneten Mitteleinsatz eine Gefährdung der Taucher und des Unterstützungspersonals zu vermeiden. In deutschen Unternehmen stehen ihm hierfür u. a. die Fachkraft für Arbeitssicherheit und der Betriebs-/Taucherarzt zur Verfügung (vgl. Arbeitsschutz- und Arbeitssicherheitsgesetz).

9.6.11 Gefährdung durch Arbeitssituation/Werkzeuge

Klima

Neben den o. g. Belastungen bestehen für die gesamte Tauchergruppe an den Tauchstellen (Hafenanlagen, offene Boote) oft zusätzlich ungünstige klimatische Bedingungen (z. B. Nässe, Kälte, Wind, direkte Sonneneinstrahlung), da hier oft der technische oder natürliche Witterungsschutz fehlt.

Äußere Gewalteinwirkung

Gewerbliches Tauchen ist i. d. R. eine Spezialdienstleistung, die in komplexe Arbeits- oder Baustellensituationen eingebunden ist, d. h., der gewerbliche Taucher führt seinen Arbeitsauftrag parallel zu anderen Gewerken aus. Beispiele sind Taucheinsätze zur Kontrolle und Reparatur von Schiffsrümpfen und Schiffsanhängen (Ruder-, Kühlwasser-, Antriebsanlagen), Unterwasserbetonierarbeiten des Hochbaus und Werkzeugwechsel an Schneidrädern von Tunnelbohrmaschinen des Spezialtiefbaus.

In der Vergangenheit kamen tödliche Taucherunfälle meistens durch äußere Gewalteinwirkungen in o. g. Arbeitszusammenhängen zustande. Tödliche Verletzungen des Tauchers können z. B. durch Kühlwasseransaugung, drehende Schiffspropeller und Bugstrahlruder, Anker oder bewegte Ruderblätter herbeigeführt werden. An Baustellen waren in gefluteten Baugruben der nicht abgestimmte Einsatz von Kränen und Erdbaumaschinen der Grund für tödliche Unfälle von Tauchern. Aus der Analyse der Unfallabläufe kann festgehalten werden, dass in den meisten Fällen die äußere Absicherung des Taucheinsatzes ungenügend war.

Um Taucher nicht durch Aktivitäten Dritter zu gefährden, kommt im Rahmen des organisatorischen Arbeitsschutzes der Abstimmung aller beteiligten Gewerke und der zweifelsfreien Kennzeichnung der Tauchstelle und der Dauer des Taucheinsatzes (Flaggen-, Lichtsignale) eine herausragende Rolle zu.

Fallbeispiel. Bei einem Handelsschiff war eine Routinekontrolle des Unterwasserschiffes erforderlich, die aus Kostengründen nicht in einem Werftdock, sondern durch einen Taucher in einem Tidenhafen ausgeführt werden sollte. Aufgrund schlechten Wetters verspätete sich das Schiff, so dass zur Ausnutzung der Stauwasserphase das beauftragte Tauchunternehmen gedrängt wurde, möglichst rasch mit der Arbeit zu beginnen. Der Taucheinsatzleiter besprach die erforderlichen Vorkehrungen (keine Wellen drehen, keine

Ruderbewegungen, kein Kühlwasser ansaugen, kein Ballastwasser pumpen etc.), die seitens des Schiffes zur Herstellung der äußeren Sicherheit des Taucheinsatzes erforderlich waren, per Mobiltelephon mit dem Kapitän. Die Umsetzung der schiffsseitigen Maßnahmen wurden von dem Tauchunternehmen aufgrund der knappen Zeit nicht mehr kontrolliert. Kurz nach Beginn des Taucheinsatzes wurde der Taucher vom noch drehenden Propeller des Bugstrahlruders erfasst und getötet.

Das Bugstrahlruder war nach dem Anlegemanöver des Schiffes nicht komplett ausgeschaltet gewesen und lief noch mit niedriger Drehzahl. Aufgrund einer technischen Veränderung während eines früheren Werftaufenthaltes war ein Schutzgitter vor dem Bugstrahlruder nicht mehr vorhanden.

Gewässerströmung

Gewerbliche Taucheinsätze werden häufig in strömenden Gewässern oder Gezeitengewässern erforderlich. Die Strömungen können den Tauchereinsatz unmöglich machen oder stark behindern. In Gezeitengewässern erlauben oft nur die kurzen strömungslosen Phasen des Stauwassers einen Tauchereinsatz. Um die Standsicherheit bei Gewässerströmung zu verbessern, kann der Einsatz bodennaher Halteseile oder Stromschutzschilde erforderlich werden, da die Standsicherheit des Tauchers durch die Strömung meist so erheblich beeinträchtigt wird, dass handwerkliche Arbeiten unter Wasser nicht ausführbar sind.

9.6.12 Gefährdung durch Arbeitssituation/Spezialtiefbau

Gefahrstoffe

Im Spezialtiefbau kommen zunehmend bestimmte Werkstoffe und Arbeitsverfahren zur Anwendung, deren Gefährdungspotenziale zwar unter normalen atmosphärischen Bedingungen bekannt und für die z. T. auf Grundlage toxikologischer Erkenntnisse Grenzwerte formuliert sind. Die Wirkungen der meisten Belastungen wie z. B. Lärm, chemische Gefahrstoffe (Schweiß-/Brenngase, Stäube) bzw. mikrobielle Kontaminationen sind jedoch für Arbeiten im Überdruck nicht bekannt. Die einfache Übertragung bekannter, unter normalem Umgebungsdruck erhobener arbeitsmedizinischer Daten auf Druckluftbaustellen ist unzulässig und kann zu einer Fehleinschätzung der Gefährdung unter Überdruckbedingungen führen. So ist z. B. hinsichtlich praktischer Probleme der Lüftungstechnik und des Atemschutzes das physikalische Sedimentationsverhalten von Stäuben, Rauchen und Gefahrstoffaerosolen bei erhöhter Gasdichte in Druckluftbaustellen unbekannt. Durch Fehlbewertungen von Gefahrstoffen in Druckluftbaustellen (z. B. Nitrose- oder Pyrolysegase beim Brennen und Schweißen oder Altlasten) ist es in der Vergangenheit z. T. zu tödlichen Unfällen gekommen. In einer Befragung gaben 13 % britischer Arbeitstaucher an, in der Vergangenheit von Unterwasserexplosionen betroffen gewesen zu sein. Relativ häufig waren Wasserstoffexplosionen. Die Ursache hierfür waren Wasserstoff- bzw. Sauerstoffnester, hervorgerufen durch elektrische Schneid-Brennverfahren. Aufgrund dieser Explosionsgefahren kommen diese Verfahren i. d. R. nicht mehr zur Anwendung.

Brandgefahr

Eine besondere Gefahr geht für Taucher von Bränden in Taucherglocken oder Druckkammern aus. Aufgrund des erweiterten Einsatzspektrums gewerblicher Taucher finden Taucheinsätze und handwerkliche Tätigkeiten nicht mehr ausschließlich im Wasser oder anderen flüssigen Medien statt. Bei langen Taucheinsätzen in großen Tiefen werden die Dekompressionsprozeduren u. a. in Druckkammern durchgeführt (s. auch Abschnitt 9.1.2, TUP), die hinsichtlich des Dekompressionsprofils eine präzisere Steuerung zulassen als eine nasse Dekompression, darüber hinaus ist das Problem der Aus- bzw. Unterkühlung des Tauchers in der Dekompressionsphase besser beherrschbar. Erhöhter Umgebungsdruck steigert das Risiko einer Brandentstehung, da aufgrund des erhöhten Sauerstoffpartialdrucks im Vergleich zum Normaldruck deutlich niedrigere Zündtemperaturen erforderlich sind, um brennbares Material zu entflammen. Ist der Sauerstoffanteil zusätzlich erhöht, z. B. weil eine Dekompression unter Sauerstoffatmung durchgeführt wird, so breiten sich Brände unter Druck schlagartig aus. Häufig ist an gewerblichen Baustellen die Brandlast hoch, wenn z. B. brennbare Materialien (z. B. Verpackungsmaterial von Werkstoffen, -stücken) nicht in schwer entflammbaren Behältern gelagert werden oder die Oberflächen von Taucherglocken bzw. Druckkammern mit brennbaren Anhaftungen (z. B. Schmiermittel, Hydrauliköle) verschmutzt sind. Zwischen 1974 und 1979 kam es in den USA, Großbritannien, Kanada und Japan im Zusammenhang mit Tätigkeiten in Taucherglocken bzw. Dekompressionsverfahren in Druckkammern zu 10 Brandunfällen mit insgesamt 23 Opfern, von denen 18 verstarben. Bei den Brandunfällen in den Taucherglocken waren elektrische Kurzschlüsse bzw. schadhafte Schweißgeräte die Brandursache, in den Druckkammern führten meistens schadhafte oder unsichere elektrische Installationen zu Funkenbildung oder Überhitzung mit nachfolgender Entzündung brennbaren Bekleidungsmaterials. Zur Brandvermeidung ist es daher zwingend erforderlich, Brandlasten (Verschmutzungen, brennbares Material) sachgerecht zu lagern oder zu entsorgen und den Sauerstoffgehalt einerseits zu überwachen bzw. eine unkontrollierte Anreicherung durch Leckagen (z. B. schlechtsitzende Atemmasken) zu verhindern. Zündquellen müssen einerseits durch geeignete technische Maßnahmen (z. B. elektrische Installation) und andererseits durch das adäquate Verhalten der Taucher (kein Rauchen in und an Druckluftanlagen) vermieden werden.

Moderne Feuerlöscheinrichtungen sind für Druckkammeranlagen verfügbar, um Entstehungsbrände in Druckkammern schnell löschen zu können (z. B. Wassernebelanlagen) bzw. müssen bei Brenn- und Schneidarbeiten zusätzliche Feuerlöschmaßnahmen bereitgehalten werden, um rechtzeitig eine Brandbekämpfung durchführen zu können.

9.6.13 Gefährdungen durch verunreinigte Atemgase

In allen international maßgeblichen Standards finden sich Angaben zu maximal zulässigen Mengen an Kohlenmonoxid, Kohlendioxid und Ölverunreinigungen. Die Gefahr einer Atemgaskontamination während der Befüllung von Druckgasflaschen ist hinlänglich beschrieben (s. u.) und Luftbelastungen wie Motorenabgase oder z. B. flüchtige Bestandteile von Farben, Reinigern, Verdünnungsmitteln, Kraft- oder Klebstoffen sind i. d. R. in gewerblichen Tauchbetrieben als Risikofaktoren bekannt. Aus umfangreichen Befragungen britischer Arbeitstaucher ist bekannt, dass ca. 35 % der Befragten in ihrer beruflichen Vergangenheit kontaminierten Atemgasen ausgesetzt gewesen waren.

Besondere Beachtung verdienen Kompressoren, die an ihrer Leistungsgrenze arbeiten und ggf. zur Überhitzung neigen. Ölige Luftbestandteile können an heißen Metalloberflächen des Kompressors im Zusammenwirken mit Wasser und Sauerstoff in niedermolekulare Kohlen-Wasserstoffverbindungen zerfallen. Das Risiko steigt mit dem Sauerstoffgehalt des komprimierten Gases, z. B. Nitrox.

Die offiziellen internationalen Standards hinsichtlich der Qualität von Pressluft für Taucher weichen jedoch z. T. erheblich voneinander ab (s. u.). Für Pressluftverunreinigungen durch flüchtige Kohlenwasserstoffe geben lediglich kanadische (CSA 275.2-2004: max. 5 ppm flüchtige Nicht-Methan-Kohlenwasserstoffe) bzw. US-amerikanische Standards (CGA G-7.1-2004: max. 25 ppm flüchtige Kohlenwasserstoffe) Grenzwerte vor. Lediglich in Kanada finden sich auch Grenzwerte für halogenierte Kohlenwasserstoffe (maximal 5 ppm).

Durch Kompressoren verursachte Ölnebel, Wasserdampf oder feste Partikel dürfen ebenfalls bestimmte Grenzwerte nicht überschreiten. Wasserdampf spielt insbesondere bei tiefen Umgebungstemperaturen eine besondere Rolle, da kondensierter Wasserdampf zu Vereisungen an den mechanischen Teilen der Atemgasregulatoren führen kann. Darüber hinaus besteht bei Stahlzylindern eine erhöhte Korrosionsgefahr durch feuchte Pressluft. Eine bakterielle Besiedelung innerer Oberflächen der Atemgasversorgung ist ebenfalls vom Wassergehalt abhängig.

Kohlenmonoxid (CO)

Die Atemgase werden von den Berufstauchern i. d. R. selbst hergestellt. So werden Pressluftflaschen mit Hilfe eigener Kompressoren bzw. Mischgastauchgeräte mit Hilfe von Füllanlagen mit z. B. industriell bereitgestelltem Nitrox befüllt. Verunreinigungen der Pressluft mit farblosem und geruchlosem CO können durch Ansaugung der Abgase verbrennungsmotorbetriebener Kompressoren vorkommen und beim Tauchen zu akuten Vergiftungserscheinungen führen. In Kontinentaleuropa sind max. 15 ppm CO in der Pressluft für Taucher erlaubt (EN 12021-1999). Weit strenger ist der britische Standard (EN 12021 + HSE DVIS9), der nur 3 ppm CO gestattet.

Sauerstoff (O_2)

Der Sauerstoffgehalt in künstlichen Atemgasen muss vor der Befüllung der Druckgasflaschen kontrolliert werden. Ist der Sauerstoffgehalt fehlerhaft zu hoch, z. B. bei falsch deklarierten Mischgasen oder falscher Flaschenkennzeichnung, so besteht beim Tauchen die Gefahr einer akuten Sauerstoffvergiftung mit Lebensgefahr für den Taucher (s. o.).

Kohlendioxid (CO_2)

Ein unvollständiger Luftwechsel im Totraum des Helmtauchanzugs kann zur CO_2-Anreicherung führen („CO_2-Nester"). Bei Verwendung von überlagertem, feuchtem, zu spät ausgetauschtem Atemkalk oder Leckagen mit Wassereinbruch in den Atemkreislauf besteht grundsätzlich die Gefahr, dass die chemische Wirksamkeit des Atemkalks aufgehoben ist und sich im geschlossenen Tauchgerät CO_2 anreichert und entsprechende Effekte auf den Taucher einwirken (z. B. Lufthunger mit Steigerung der Atemzugfrequenz, vegetative Störungen wie z. B. Senkung der Herzschlagfrequenz, Übelkeit, Wahrnehmungsstörungen). Während die Standards für Atemgase in Europa (EN 12021-1999), Großbritannien und Kanada max. 500 ppm CO_2 gestatten, sind in den USA (CGA G-7.1-2004) 1000 ppm CO_2 erlaubt.

Nitrosegase

Vergiftungen durch Verunreinigungen der Atemgase können bei Arbeiten unter Druck eher und in schwererer Form auftreten, als dies von giftigen Atemluftkomponenten unter Normaldruck zu erwarten wäre. Werden von Tauchern z. B. in Taucherglocken, Habitaten oder Druckluftbaustellen Schweißarbeiten ausgeführt und ist die Absaugung der Schweiß- bzw. Brandgase mangelhaft, so besteht die Gefahr der Entstehung eines Lungenödems durch Nitrosegase.

9.7 Tauchbedingte Berufskrankheiten

Alle akuten Erkrankungen, die durch die versicherte Tätigkeit „Tauchen" auftreten oder auf eine chronische Einwirkung des erhöhten Umgebungsdrucks bzw. dessen Änderung während des Tauchens zurückzuführen sind, sowie Dauer- oder Spätschäden sind in Deutschland grundsätzlich als Berufskrankheit (Nr. 2201 „Erkrankungen durch Arbeit in Druckluft", Anlage 1 Berufskrankheiten-Verordnung (BK 2201)) anerkennungsfähig.

Die Anzahl gewerblicher Taucher und Arbeiter im Spezialtiefbau ist in Deutschland nicht bekannt. Ebenso wird die Anzahl hyperbarer Expositionen pro Jahr nicht erfasst. Die Anzahl gemeldeter Erkrankungen im ursächlichen Zusammenhang mit gewerblich-hyperbarer Belastung gibt daher nur annähernd Auskunft über die Gefährlichkeit der Arbeitsaufträge bzw. die Sicherheit am Tauchplatz bzw. im Caisson. Zwischen 1995 und 2008 wurden in der Bundesrepublik Deutschland insgesamt 236 (jährlich 7 bis 26 Fälle) Verdachtsanzeigen auf das Vorliegen einer BK 2201 an die Unfallversicherungsträger gemeldet. Dieser Verdacht bestätigte sich in insgesamt 97 Fällen. In achtzehn dieser Fälle kam es zur Rentenzahlung. Im Zeitraum 2008 bis 2017 wurde 42 Verdachtsanzeigen den Unfallversicherungsträgern zugeleitet (jährlich 0 bis 10 Fälle), von denen 16 als BK 2201 anerkannt wurden. Insbesondere vor dem Hintergrund des neuen Industriezweiges der Offshore-Windparks und den damit, bei Errichtung und Betrieb, verbundenen Dienstleistungen durch Taucher kann der Rückgang der BK 2201 nicht einfach mit einem Rückgang taucherischer Aktivität erklärt werden. Dabei muss darauf hingewiesen werden, dass es sich bei den Betroffenen nicht ausschließlich um gewerbliche Taucher, sondern auch um Arbeitnehmer aus dem Bereich des Spezialtiefbaus (z. B. Druckluftbaustellen) handelte.

Das Spektrum der gemeldeten Erkrankungsfälle reichte von akut behandlungsbedürftigen Dekompressionskrankheiten ohne Dauerschaden bis zu chronischen bzw. Spätschäden mit einer Minderung der Erwerbsfähigkeit. Zumeist handelte es sich bei letztgenannten Fällen um Gelenkveränderungen und neurologische Schäden.

Weiterführende Literatur

1. Bühlmann AA: Tauchmedizin. Berlin: Springer, 1993
2. Neubauer B: Berufe mit Arbeiten unter erhöhtem Umgebungsdruck. Arbeitsmed Sozialmed Umweltmed 2001; 36: 564–568
3. Neubauer B, Zander R: Occupational risks in hyperbaric tunnelling and commercial diving. Europ J Underwater Hyperb Med 2002; 3(1): 3–44
4. Pressel G, Neubauer B: Erkrankungen durch Arbeit unter erhöhtem Luftdruck. In: Konietzko J, Dupuis H, Letzel S (Hrsg.): Handbuch der Arbeitsmedizin, 37. Erg.Lfg. ecomed-Verlag, Landsberg, 2004
5. Pressel G, Neubauer B: Umgebungsdruck, erhöht. In: Landau K, Pressel G (Hrsg.): Medizinisches Lexikon der beruflichen Belastungen und Gefährdungen. Gentner, Stuttgart, 2004
6. Tetzlaff K, Reuter M: Pneumologische Aspekte der Tauchmedizin. Pneumologie 1998; 52: 489–500
7. Det Norske Veritas Germanischer Lloyd (Hrsg.): Leitfaden Taucherarbeiten Offshore. Hamburg: Det Norske Veritas Germanischer Lloyd (DNV GL SE), 2016

10 Tauchen bei der Feuerwehr

H. Bartmann

Für Außenstehende ist nicht auf den ersten Blick erkennbar, warum die Feuerwehr Taucher beschäftigt, obwohl Tauchen in der Floriangilde eine lange Tradition hat. Die Berufsfeuerwehr Essen kam am 10.03.1927 mit dem „Tauchretter" der Firma Dräger zu Hilfe, um einen versunkenen Pkw zu bergen, was als Geburtsstunde der Feuerwehrtaucher in Deutschland gilt. Heute stehen in 54 Freiwilligen Feuerwehren (FF), 51 Berufsfeuerwehren (BF) und 2 Werkfeuerwehren (WF) Tauchergruppen bereit. Herausragender Vorteil ist die sprichwörtliche Schnelligkeit, und zwar an 365 Tagen rund um die Uhr. Nachfolgender Beitrag beschreibt die Organisation, das Aufgabenspektrum, die Ausbildung sowie die technischen und taktischen Besonderheiten des Tauchens bei der Feuerwehr.

10.1 Rechtsgrundlagen und Organisation

10.1.1 Grundgesetz

Im Grundgesetz ist festgelegt, dass die Länder prinzipiell die Regelungskompetenz über das Feuerwehrwesen haben. Daher hat jedes Bundesland ein Gesetz über die Organisation und den Einsatz der Feuerwehren geschaffen.

10.1.2 Feuerwehrgesetze

Die Feuerwehrgesetze der Länder unterscheiden Gemeindefeuerwehren als Freiwillige (22 634 Einrichtungen) oder Berufsfeuerwehren (105 Einrichtungen), Betriebsfeuerwehren und anerkannte Betriebsfeuerwehren, auch Werkfeuerwehren (744 Einrichtungen) genannt. Feuerwehren haben Schadenfeuer (Brände) zu bekämpfen. Diese Aufgabe wird als abwehrender Brandschutz bezeichnet. Sie müssen bei öffentlichen Notständen, die durch Naturereignisse, Einstürze und Unglücksfälle hervorgerufen werden, Hilfe leisten und Einzelne wie das Gemeinwesen vor hierbei drohenden Gefahren schützen. Zur Rettung von Menschen und Tieren aus lebensbedrohlichen Lagen leisten sie technische Hilfe. Diese beiden Bereiche fallen unter die Pflichtaufgaben. Zudem kann die Gemeindefeuerwehr auch noch so genannte Kann-Aufgaben, z. B. Maßnahmen der Brandverhütung, durchführen. Diese Kann-Aufgaben können je nach den gesetzlichen Vorgaben für den Verursacher kostenpflichtig sein.

Hinweis. Aus den landesrechtlichen Regelungen kann keine Verpflichtung abgeleitet werden, Taucher in einer Feuerwehr vorzuhalten. Dies erklärt auch die vergleichsweise geringe Zahl von Tauchgruppen im Vergleich zur Gesamtzahl der Feuerwehren. Bei Bedarf wird daher sehr häufig auf die bestehenden Hilfsorganisationen (s. Kap. 11) zurückgegriffen.

10.1.3 Feuerwehr-Dienstvorschrift

Um eine einheitliche Ausbildung und ein kongruentes Arbeiten bei Übungen und Einsätzen aller Feuerwehren – auch länderübergreifend – sicherzustellen, gibt es die „Feuerwehr-Dienstvorschriften" (FwDV). Das Tauchen ist in der FwDV 8 „Tauchen" festgelegt. Die Innenressorts der Länder führen per Erlass diese Vorschrift ein und haben dabei die Befugnis, Abweichungen – von der ansonsten bundeseinheitlichen Dienstvorschrift – festzulegen.

Diese föderalistische Besonderheit in Verbindung mit Europäischem Recht hat leider dazu geführt, dass es in der Bundesrepublik Deutschland derzeit unterschiedliche Vorschriften unter anderem darüber gibt, welche Tauchgeräte von Feuerwehren beschafft werden sollen.

10.2 Aufgaben

Die FwDV 8 legt das Tauchen „bei öffentlichen Notständen und besonderen Notlagen" fest. Dies bedeutet, dass Taucheinsätze der Feuerwehren nur nach diesen Kriterien zulässig sind. Diese Einschränkung hat ihren Ursprung in den jeweiligen Feuerwehrgesetzen. Den Feuerwehren obliegt im Rahmen der Gefahrenabwehr die Aufgabe des Brandschutzes und der technischen Hilfeleistung bei Unglücksfällen und öffentlichen Notständen. Der „öffentliche Notstand" ist dabei erst gegeben, wenn sich die Gefahr gegenüber einer unbestimmten Zahl von Menschen oder zahlreichen Sachen von erheblichem Wert ausweitet.

10.3 Ausbildung

Die Ausbildung zum Feuerwehrtaucher oder zum Feuerwehrlehrtaucher erfolgt an nach Landesrecht anerkannten Ausbildungsstätten, die über einen Feuerwehrlehrtaucher verfügen. Dies kann eine Feuerwehr oder eine Landesfeuerwehrschule sein.

10.3.1 Stufen des Feuerwehrtauchens

In Abhängigkeit von den in den Gewässern zu erwartenden Gefährdungen gliedert sich das Tauchen in der Feuerwehr in drei Stufen:

Stufe 1. Zur Rettung oder Bergung von Personen oder zur Bergung von Gegenständen ohne technische Maßnahmen in Gewässern ohne gewässerspezifische Risiken, wie z. B. Fahrzeuge mit Maschinenantrieb, Strömung oder Einbauten. Die maximale Tauchtiefe soll 10 m nicht übersteigen.

Stufe 2. Einsätze zur Rettung oder Bergung von Personen oder zur Bergung von Gegenständen, einschließlich einfacher technischer Maßnahmen, wie z. B. An- und Abschlagen von Seilen an Gegenständen, Befestigen und Lösen von Schrauben, Meißeln, Sägen. Die maximale Tauchtiefe beträgt im Allgemeinen 20 m. Soweit im Einzugsbereich einer Feuerwehr tiefere Gewässer vorhanden sind und eine entsprechende Zusatzausbildung erfolgte, darf bis 30 m tief getaucht werden.

Stufe 3. Einsätze zur Rettung oder Bergung von Personen oder zur Bergung von Gegenständen, einschließlich technischer Maßnahmen, die eine zur Stufe 2 zusätzliche Ausrüstung und Ausbildung erfordern. Hier kommen vor allem schlauchversorgte Tauchgeräte (z. B. Helmtauchgeräte) und Spezialwerkzeuge (z. B. Unterwasserschneidgeräte) zum Einsatz.

Die genannten Tiefenbegrenzungen sind als Norm anzusehen. Sie können bei der Rettung von Menschenleben im Einzelfall überschritten werden. Maßgeblich ist die Zumutbarkeit im Sinne von § 323c Strafgesetzbuch (StGB). Das heißt, einem bis 20 m Tiefe ausgebildeten, erfahrenen Feuerwehrtaucher ist es zumutbar, ausnahmsweise auch auf 30 m abzutauchen, wenn dadurch ein Menschenleben möglicherweise gerettet werden kann.

10.3.2 Anforderungsprofil

Das Anforderungsprofil an einen Feuerwehrtaucher ist sehr hoch gesteckt. Zunächst muss jeder Feuerwehrtaucher eine abgeschlossene Feuerwehrgrundausbildung vorweisen. In einer Berufsfeuerwehr (BF) ist dies selbstverständlich, in einer Freiwilligen Feuerwehr (FF) nicht unbedingt, da es viele Menschen gäbe, die unter Umständen ihre tauchsportliche Kompetenz in ein ehrenamtliches Engagement einer FF einbringen würden, aber davor zurückschrecken, Brände zu löschen und schwerverletzte oder tote Personen aus einem Pkw zu schneiden. Tauchen ist also stets „nur“ eine Tätigkeit aus dem umfassenden Repertoire des Unternehmens Feuerwehr.

Heutzutage ist eines selbstverständlich: Jeder Feuerwehrtaucher muss das „Deutsche Rettungsschwimmabzeichen in Silber" ablegen. Noch in den 50er Jahren war Schwimmenkönnen nicht zwingend notwendig, denn man agierte lediglich mit Helmtauchgeräten, womit Schwimmen nicht möglich war.

Feuerwehrtaucher müssen regelmäßig eine ärztliche Eignungsuntersuchung durchlaufen. Soweit sie in einer Berufs- oder Werkfeuerwehr tätig sind, müssen sie außerdem eine Vorsorgemaßnahme nach der „Verordnung zur arbeitsmedizinischen Vorsorge (ArbMedVV)" hinter sich bringen. Die vielschichtigen Einzelheiten dieser Bestimmungen werden in Kap. 52 ausführlich erörtert.

Für Taucher, die bis 20 m Tiefe ausgebildet werden sollen, wird zum frühestmöglichen Zeitpunkt eine Probeschleusung in einer hierfür geeigneten Druckkammer empfohlen. Vor Aufnahme einer Fortbildung in Tauchtiefen bis 30 m ist diese Probeschleusung Bedingung. Hintergrund sind vor allem tauchmedizinische Aspekte (Erfahrung der Stickstoffnarkose), aber auch technische Belange. Ein Feuerwehrtaucher sollte die Abläufe in einer Druckkammer nicht nur aus dem Lehrbuch, sondern wenigstens einmal auch in der Praxis kennen lernen. Hier ist jedoch zu erwähnen, dass eine „Druckkammer" ein Medizinprodukt ist und der Hersteller sinngemäß als Zweckbestimmung die Therapie durch hyperbare Oxygenation (HBO) angibt. Druckkammerfahrten für Taucher im Rahmen der Eignungsuntersuchung sind grundsätzlich in einem Medizinprodukt zulässig. Andere Expositionen (z. B. „Tiefenrauschseminare") sind dann zulässig, wenn der Druckkammerhersteller dies in seiner Gebrauchsanleitung ausdrücklich gestattet.

10.3.3 Ausbildungsdauer und Umfang

Die gesamte Ausbildung eines Feuerwehrtauchers sollte innerhalb von zwei Jahren abgeschlossen werden. Auf den ersten Blick ein großes Zeitfenster. Da diese Ausbildung jedoch stets neben dem allgemeinen Dienstbetrieb stattfindet, ist diese Frist angemessen und speziell im ehrenamtlichen Bereich oftmals sogar nicht ausreichend.

Der theoretische Umfang richtet sich nach den eingangs erwähnten Stufen. So sind für die Stufe 1 mindestens 23 Unterrichtseinheiten (UE), für die Stufe 2 mindestens 35 UE und für die Stufe 3 weitere 10 UE erforderlich.

Im Zuge der vorletzten Novellierung der FwDV 8 ging man von den bisherigen „Tauchstunden" ab und hin zu praktikableren „Tauchgängen", wobei jeder dieser Tauchgänge mindestens 20 min betragen sollte. Die praktische Ausbildung umfasst in der Stufe 1 mindestens 25, in der Stufe 2 mindestens 50 und in der Stufe 3 mindestens weitere 20 Tauchgänge zur Stufe 2.

Für Quereinsteiger im Feuerwehrdienst gibt es diverse Anerkennungen vergleichbarer Ausbildungen. Je nach Qualifikation (Sporttaucher, Rettungstaucher,

Berufstaucher usw.) erfolgt eine Zuordnung zur jeweiligen Stufe (1 bis 3). Allerdings sind diese Anerkennungsverfahren nur für Feuerwehrtaucher authentisch. Die Qualifikation zum Feuerwehrlehrtaucher muss permanent innerhalb einer Feuerwehr erfolgen. Neben einer pädagogischen Ausbildung, einer Fortbildung zum Feuerwehrgruppenführer bedarf es hierzu vor allem zusätzlicher, feuerwehrspezifischer Übungs- oder Einsatztauchgänge [mindestens 100 (Stufe 1) bzw. 125 (Stufen 2 und 3)].

10.4 Ausrüstung

Im Tauchdienst der Feuerwehr unterscheidet man zwischen einer „Mindestausrüstung", die immer zu verwenden ist (s. Kompaktinformation unten), und einer „weitergehenden Ausrüstung", die im Bedarfsfall einzusetzen ist. Atemanschluss ist immer eine Vollmaske.

Weitergehende Ausrüstungen können sein: Spezialtauchanzug für den Einsatz unter besonderen Bedingungen (z. B. kontaminiertes Wasser), UW-Sprecheinrichtungen, Tauchcomputer, Tiefenmesser, Unterwasserlampen, Handleinen, Tauchschutzhelme, Kompasse, Flossen, Ortungssysteme für Tauchgänge unter Eis und Auffanggurte.

10.5 Einsatztaktik

Besonderes Unterscheidungsmerkmal zum Freizeitgerätetaucher ist die Signalleine; die Leinenverbindung zur Orientierung und Signalgebung mit Leinenzugzeichen zwischen dem Einsatztaucher und dem Signalmann. Sicherheit ist im Feuerwehrtauchdienst nicht nur eine Floskel, sondern wird auch praktiziert. Damit erklärt

Kompaktinformation

Tauchausrüstung

1. Tauchgerät: Autonomes Leichttauchgerät nach DIN EN 250 (Stufe 1 und 2) oder schlauchversorgtes Leichttauchgerät nach DIN EN 15333 (Stufe 3).
2. Tauchanzug: Nass- oder Trockentauchanzug.
3. Rettungsgerät: Entweder ein kombiniertes Tarier- und Rettungsmittel nach DIN EN 12628 oder ein Tariermittel nach DIN EN 1809 („Jacket"); sofern nicht schon Bestandteil des autonomen Leichttauchgerätes.
4. Gewichtssystem mit Schnellabwurfmöglichkeit.
5. Tauchermesser: Oder vergleichbares Werkzeug (z. B. Spezialschere).
6. Schnittfeste Füßlinge.
7. Signalleine: maximal 50 m lang. Im begründeten Einzelfall maximal 80 m lang

sich der hohe Personalaufwand, da neben dem Einsatztaucher und dem Signalmann stets ein Sicherheitstaucher und ein Taucheinsatzführer, der die Gesamtverantwortung und die Koordination des Taucheinsatzes trägt, einen Taucheinsatz abwickeln.

Weiterführende Literatur

1. Bartmann H: Taucher-Handbuch. Stand 06/2019, 106. Erg.-Lfg. Landsberg: ecomed-storck, 1989
2. Bartmann H, Mayer R: Tauchlehrgang Stufe 2. 10. Auflage. www.fwdv8.de, 2019
3. Bartmann H: Tauchtauglichkeit – Vorsorge – Eignung. Brandschutz Deutsche Feuerwehr-Zeitung 2017; 11: 884–890 (Kohlhammer, Stuttgart)
4. Bartmann H, Niermeier F: Druckkammern – Nur für therapeutische Zwecke? Gesellschaft für Tauch- und Überdruckmedizin e.V. (GTÜM), Murnau. Caisson 2019; 1: 35–39

11 Tauchen bei Hilfsorganisationen

H. Bartmann

Der Begriff „Hilfsorganisationen" (HiOrg) umschreibt hier alle Vereinigungen – mit Ausnahme der Feuerwehr – deren Ziel es ist, bei Unglücksfällen, gemeiner Gefahr oder Not im Wasser Hilfe zu leisten. Mit 850 000 Mitgliedern ist die Deutsche Lebens-Rettungs-Gesellschaft (DLRG) nicht nur Deutschlands, sondern größte freiwillige Wasserrettungsorganisation der Welt. Die Wasserwacht des Deutschen Roten Kreuzes ist mit 110 000 Mitgliedern ebenfalls stark präsent. Kaum bekannt ist, dass auch der Arbeiter-Samariter-Bund (ASB) vereinzelt in Deutschland Rettungstaucher stellt. Eine Sonderstellung nimmt die Bundesanstalt Technisches Hilfswerk (THW) ein. An nicht wenigen Standorten werden Gruppen mit so genannten „Bergungstauchern" vorgehalten.

11.1 Rechtsgrundlagen und Organisation

11.1.1 Rettungsdienstgesetze

Die Wasserrettung fällt als besondere Form – ebenso wie die Berg- und Luftrettung – unter den Oberbegriff Rettungsdienst. Dieser wiederum ist eine öffentliche Aufgabe der Gesundheitsfürsorge und der Gefahrenabwehr; er gliedert sich in Notfallrettung und Krankentransport. In Deutschland zählt der Rettungsdienst zu den Pflichten der Bundesländer. Er ist daher in den Ländern durch die jeweiligen Rettungsdienstgesetze (RettDG) geregelt. Allerdings wurde nur in 12 der bestehenden 16 RettDG die Wasserrettung explizit aufgenommen.

Rettungszweckverband

Innerhalb der Ländergrenzen wurden Rettungsdienstbereiche festgelegt, deren Landkreise und kreisfreien Städte den Rettungszweckverband bilden. Von diesem wird die Aufgabe des Rettungsdienstes auf gemeinnützige Hilfsorganisationen übertragen oder (seltener) selbst durchgeführt.

Hilfsfrist

Unter Beachtung der Wirtschaftlichkeit und der in den RettDG vorgeschriebenen Hilfsfristen werden in den Rettungsdienstbereichen Rettungswachen eingerichtet. Die Koordination der Einsätze in einem Rettungsdienstbereich ist Aufgabe der (Rettungs)Leitstelle. Die Regelung der Hilfsfristen in Bezug auf die Wasserrettung wird in den einzelnen Bundesländern sehr unterschiedlich gehandhabt. So hält man z. B. in Brandenburg und Thüringen die Hilfsfrist bei der Wasserrettung für nicht gültig bzw. erforderlich und in Baden-Württemberg sieht das RettDG eine Hilfsfrist bei den Rettungstauchern von maximal 30 min vor.

Allgemein wird die Hilfsfrist in der einschlägigen Fachliteratur jedoch so interpretiert, dass damit die bis zum Eintreffen an der Unglücksstelle verstrichene Zeit für den regulären Rettungsdienst (Rettungswagen und Notarzt), nicht dagegen die Ankunft von Spezialisten (z. B. Bootsführer, Taucher) zu verstehen ist.

Einsatztaucher

Leider können Menschenleben innerhalb von 30 min höchstwahrscheinlich nur selten gerettet werden. Diese Tatsache, verflochten mit den zeit- und kostenintensiven Rahmenbedingungen der Sparte Rettungstauchen, ist Ursache dafür, dass die Taucher innerhalb ihrer eigenen Organisationen nicht bei allen das gebührende Ansehen genießen. Sinnigerweise hat man daher den traditionellen Begriff des „Rettungstauchers“ in „Einsatztaucher“ bzw. „Taucher im Rettungsdienst“ geändert.

> **Hinweis.** Aus den landesrechtlichen Regelungen kann i. d. R. keine Verpflichtung abgeleitet werden, Taucher in einer Hilfsorganisation vorzuhalten. Sofern im RettDG enthalten, ist lediglich die Wasserrettung, ohne die im Rettungsdienst sonst übliche Hilfsfrist (10–15 min) festzuschreiben, erwähnt.

11.1.2 Dienstvorschriften

Die HiOrg haben – historisch bedingt – jeweils ihre eigenen Satzungen, Ausbildungsvorschriften, Prüfungsordnungen und Dienstanweisungen entwickelt und fortgeschrieben. Sie alle hier zu zitieren, würde den Rahmen sprengen. Einzig gemeinsame Vorschrift ist das Regelwerk der Deutschen Gesetzlichen Unfallversicherung (DGUV), die DGUV Regel 105-002 „Tauchen mit Leichttauchgeräten in Hilfeleistungsunternehmen“.

11.2 Aufgaben

Die vordringliche Aufgabe der HiOrg ist die Schaffung und Förderung aller Einrichtungen und Maßnahmen, die der Bekämpfung des Ertrinkungstodes dienen. Hier ist der fundamentale Unterschied zur Feuerwehr zu sehen. Während die HiOrg auch präventiv tätig werden (Schwimmunterricht, Wachdienst an den Küsten und

Binnenseen), kommt die Feuerwehr üblicherweise erst nach Eintritt einer Notlage zum Einsatz (s. Kap. 10). Die Aufgaben der HiOrg mit oder ohne Taucher können wie folgt zusammengefasst werden:

- Wachdienst (Küsten, Binnengewässer, Frei- und Hallenbäder),
- Hilfeleistung als Wasserrettungsorganisation im Rahmen der Katastrophen- und Brandschutzgesetze der Länder und dem Zivilschutzneuordnungsgesetz des Bundes,
- Hilfeleistung als Wasserrettungsorganisation im Rahmen der Rettungsdienstgesetze der Länder.

Neben den klassischen und allgemein bekannten Aufgaben ist im operativen Bereich des Katastrophenschutzes ein verstärktes Engagement der HiOrg zu beobachten. Auslöser hierfür sind die Hochwasserereignisse der letzten Jahre. Speziell ausgebildete Strömungsretter bei der DLRG und Fließwasserretter bei der Wasserwacht, die Aufstellung von umfangreich ausgestatteten Katastrophenschutzzügen und die „Luftgestützte Wasserrettung“, also das Heranführen von Wasserrettern mit Hubschraubern z.B. der Polizei und Bundeswehr im Katastrophenfall, belegen dies (Abb. 11.1). Das funktioniert, denn im Katastrophenschutz ist, anders als im täglichen Rettungsdienst, das Zeitfenster der Einsatzbereitschaft wesentlich größer.

Man hat erkannt, dass die Abwicklung zeitkritischer Einsätze innerhalb adäquater Hilfsfristen mit ehrenamtlichen Tauchern flächendeckend nur selten gelingt und deshalb ebenfalls Konzepte mit Hubschraubern in der Wasserrettung außerhalb der Katastrophenlage entwickelt. Sie scheiterten bisher an der Akzeptanz der etablierten Wasserrettungsorganisationen und der Luftrettungsunternehmen. Erstere schaffen die sehr kurze Einsatzbereitschaft bis zum Eintreffen eines Rettungshubschraubers nicht und Letztere sind aus ökonomischen Gründen (hoher kostenintensiver Ausbildungsaufwand bei sehr geringen Einsatzzahlen) nicht daran interessiert.

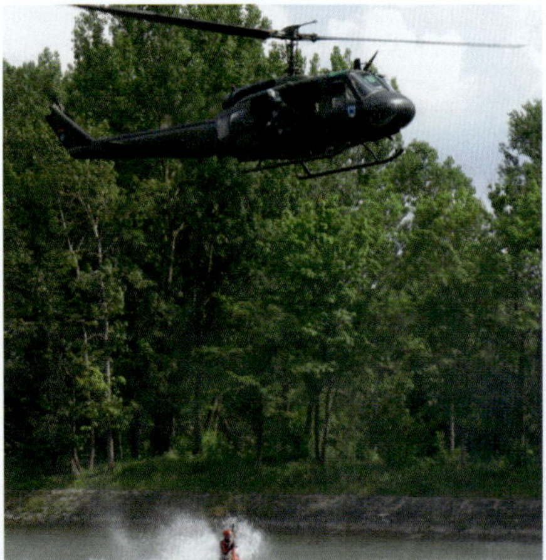

Abb. 11.1: Luftretter der Wasserwacht im Fließgewässer (I. Roeske, BRK Wasserwacht – Luftrettung)

Die DLRG publiziert seit vielen Jahren eine mustergültige Statistik tödlicher Ertrinkungsunfälle in Deutschland. Obwohl viele Suizidfälle darin nicht enthalten sind, ist die Anzahl letaler Unfälle im Wasser immer auf sehr hohem Niveau. Die Schließung öffentlicher Schwimmbäder und die mangelnde Schwimmfähigkeit der Bürger sind sicher mitverantwortlich, aber nicht alleinige Kriterien für die Misere.

Sachlage ist, dass in Deutschland viele Menschen ertrinken, weil professionelle Hilfe nicht oder nicht rechtzeitig am Ort des Geschehens eintrifft. Daran haben auch die Schnell-Einsatz-Gruppen (SEG) und „bewachte" Gewässer nichts geändert, wie die Zahlen der DLRG belegen.

11.3 Ausbildung

Die Ausbildung zum Einsatztaucher erfolgt, unabhängig von den internen Vorschriften der jeweiligen Organisation, generell nach den Vorgaben der DGUV-Regel 105-002. Dies ist Bedingung, um bei Bedarf die gesetzliche Unfallversicherung in Anspruch nehmen zu können.

Gerätetauchschein. Die DLRG bietet, sozusagen als Basis, noch den Erwerb des DLRG-Gerätetauchscheins in zwei Stufen an. Die Tauchscheine entsprechen jeweils der Qualifikation eines Freizeitgerätetauchers nach den Richtlinien der CMAS-Germany, ebenso die möglichen Fortbildungen (z. B. Nachttauchen).

Stufenkonzept. Die DGUV Regel 105-002 sieht ein Stufenkonzept analog der FwDV 8 „Tauchen" vor, allerdings ohne die Stufe 3. Einsatztaucher der Stufe 1 führen Rettungsaufgaben und einfache Unterwasserarbeiten ohne technische Hilfsmittel aus. Die Tauchtiefe ist auf 10 m beschränkt. Einsatztaucher der Stufe 2 führen Rettungsaufgaben und einfache Unterwasserarbeiten mit technischen Hilfsmitteln durch. Die Tauchtiefe ist auf 20 m, bei entsprechender Fortbildung auf 30 m beschränkt.

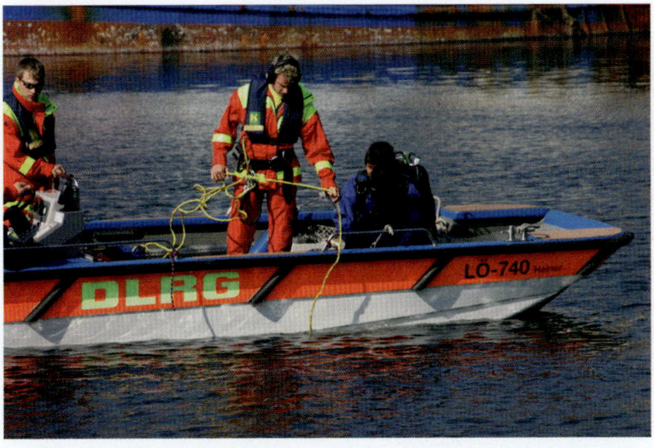

Abb. 11.2: Taucher der DLRG im Einsatz (Foto: Ihringer)

Signalmann. Anders als bei der Feuerwehr, wo der Signalmann prinzipiell ausgebildeter Taucher sein muss, besteht diese Verpflichtung bei den HiOrg nicht. Es gibt die Möglichkeit, den Signalmann in einer 20 Ausbildungseinheiten (AE) umfassenden Schulung separat auszubilden. Hintergrund: Für einen Tauchtrupp benötigt man so einen Taucher weniger. Neu ist seit April 2017, dass auch der Signalmann einer Eignungsuntersuchung zu unterziehen ist (s. Kap. 51).

11.3.1 Anforderungsprofil

Das Anforderungsprofil an einen Einsatztaucher entspricht im Wesentlichen dem eines Feuerwehrtauchers, natürlich ohne die feuerwehrspezifische Fachausbildung und eine eventuelle Ausbildung als Atemschutzgeräteträger (s. Kap. 22).

11.3.2 Ausbildungsdauer und Umfang

Die Ausbildungszeit Taucher Stufe 2 soll innerhalb von 24 Monaten abgeschlossen sein und beträgt insgesamt 105 Ausbildungseinheiten (AE à 45 min):

- 35 AE theoretische Ausbildung,
- 20 AE praktische Ausbildung an Land und
- 50 AE praktische Ausbildung im Wasser.

11.4 Ausrüstung

Die Mindestausrüstung (s. Kompaktinformation) eines Tauchers in einer HiOrg unterscheidet sich im Prinzip nicht von der eines Feuerwehrtauchers. Lediglich

Kompaktinformation

Ausrüstung

1. Tauchgerät: autonomes Leichttauchgerät nach DIN EN 250 mit Vollmaske oder Mundstück mit separater Tauchmaske; schlauchversorgtes Leichttauchgerät gem. DIN EN 15333; autonomes Leichttauchgerät mit Nitrox-Gasgemisch (Nitrox 32 oder Nitrox 36) und Sauerstoff gem. DIN EN 13949.
2. Signalleine (max. 50 m); im begründeten Einzelfall 80 m
3. Taucherflossen gem. DIN EN 16804.
4. Tauchermesser (oder vergleichbares Werkzeug).
5. Tauchanzüge gem. DIN EN 14225-1 (Nass) oder DIN EN 14225-2 (Trocken).
6. Gewichtssystem unter Wasser leicht ablegbar.
7. Auftriebsmittel: kombiniertes Tarier- und Rettungsmittel gem. DIN EN 12628 oder ein Tariermittel („Jacket") gem. DIN EN 1809.

beim Atemschluss lässt die DGUV Regel 105-002 eine neben der Vollmaske auch eine Mundstückgarnitur mit separater Tauchmaske zu. Grundsätzlich soll jedoch die Vollmaske verwendet werden. Nur wenn die Wasserverhältnisse keine gesundheitliche Gefährdung befürchten lassen, sind eine Tauchmaske mit Mundstück erlaubt.

Weiterführende Literatur

1. Bartmann H: Taucher-Handbuch. Stand 06/2019, 106. Erg.-Lfg. Landsberg: ecomed-storck, 2019
2. Bartmann H: Der perfekte Tauchanzug. Stuttgart: Gentner, 2008
3. Bartmann H, Graf K: Moderne Wasserrettung aus der Luft. Stuttgart: Gentner, 2009
5. Deutsche Gesetzliche Unfallversicherung (DGUV): DGUV Regel 105-002, Tauchen mit Leichttauchgeräten in Hilfeleistungsunternehmen. 2017
6. Bartmann H: Wasser- und Eisrettung in Deutschland: Auf dem Weg zu einem einheitlichen System? IM EINSATZ 2012; 19: 122–127
7. Handbuch des Rettungswesens. Stand 189. Erg-Lfg., 02/2019. Bochum: Mendel, 2019
8. Roth K: Struktur der medizinischen Notfallversorgung in Deutschland. 1. Aufl. Stuttgart: Kohlhammer, 2018

12 Tauchen in der Bundeswehr

A. Koch, V. Warninghoff, U. Tschauder

Das Tauchen stellt ein sehr vielgestaltiges Arbeitsgebiet in der Bundeswehr und speziell in der Marine dar. Dabei kommen verschiedene Tauchverfahren und -geräte, je nach Aufgabe, zum Einsatz. Die Tauchausbildung ist dem Bedarf der jeweiligen Verwendung als Taucher angepasst. Richtlinien der entsprechenden Teilstreitkräfte regeln die Ausbildung und den Einsatz sowie die gesundheitlichen Untersuchungen. Alle Taucher der Bundeswehr werden im Schifffahrtmedizinischen Institut der Marine auf ihre Tauglichkeit untersucht, wobei Nachuntersuchungen in Abhängigkeit von der Verwendung auch in den Einheiten erfolgen.

12.1 Hintergrundinformation

Taucher werden sowohl bei der Marine, beim Heer, aber auch bei den wehrtechnischen Dienststellen in vielen Bereichen eingesetzt, teils in Hauptfunktion oder auch im Nebenamt. Während beim Heer vor allem im Pionierbereich getaucht wird, finden sich bei der Marine Taucher in Nebenfunktion auf fast allen fahrenden Einheiten zu Unterstützungs- und Reparaturarbeiten am Boot oder Schiff, wohingegen die hauptamtlichen Taucher in der Regel zu den Schiffstauchern oder zu den Minentauchern und Kampfschwimmern gehören. Bei den wehrtechnischen Dienststellen werden die Taucher im Rahmen der Erprobung von neuen Tauchgeräten und Zubehör sowie im Rahmen von Befundungen eingesetzt. Vervollständigt wird die Gruppe der etwa 800 Taucher der Bundeswehr durch Soldaten, die gelegentlich Überdruck ausgesetzt sind, z. B. das ärztliche und nichtärztliche Sanitätspersonal an den Druckkammeranlagen von Marine und Heer und in einer Ausnahme bei der Luftwaffe am Flugmedizinischen Institut. Darüber hinaus verfügt die Marine noch über eine kleine Gruppe professioneller Apnoetaucher, die ihren Dienst als Sicherungstaucher in der U-Boot-Rettungsausbildung am Tieftauchtopf am Einsatzausbildungszentrum Schadensabwehr der Marine (EAZS M) in Neustadt/Holstein versehen, sowie Schwimmtaucher an der Marine Operationsschule, Abteilung „Überleben auf See". Hier werden Piloten und Flugbesatzungen für den Fall von Notwasserungen ausgebildet; die Taucher werden hier als Sicherheitspersonal eingesetzt.

Für alle medizinischen Aspekte des Tauchens in der gesamten Bundeswehr ist primär das Schifffahrtmedizinische Institut der Marine verantwortlich, das im Auftrag des Admiralarztes der Marine nicht nur die zentrale Hauptuntersuchungsstelle auf Tauchtauglichkeit ist, sondern darüber hinaus ein Tauchunfallbehandlungszentrum mit 24-Stunden-Bereitschaft für Tauchunfälle aller Art betreibt. Weiterhin erarbeitet das Institut die medizinischen Sicherheitsrichtlinien für das militärische Tauchen, unterstützt bei der Ursachenklärung von Tauchunfällen, begleitet Tauchgeräteentwicklungen und -erprobungen und forscht als Ressortforschungseinrichtung des Bundes aktiv im Bereich Tauch- und Überdruckmedizin.

Die praktische Tauchausbildung zunächst für alle Taucher sowie die spezielle Zusatzausbildung Schiffstaucher findet in der Marine am EAZS M in Neustadt statt, die spezielle Zusatzausbildung für Kampfschwimmer und Minentaucher im Marinestützpunkt Eckernförde.

12.2 Tauchrichtlinien der Bundeswehr

Das Tauchen bei der Bundeswehr ist eine grundsätzlich freiwillige Sondertätigkeit, wobei der allgemeine Tauchbetrieb bei der Marine nach der Bereichsvorschrift C1-258/0-3000 „Der Taucherdienst in der Marine“ durchgeführt wird. Diese Vorschrift gibt sowohl die operationellen Rahmenbedingungen und Weisungen für das Tauchen, die zu berücksichtigenden Sicherheitsbestimmungen und die bei Tauchunfall zu ergreifenden organisatorischen und medizinischen Maßnahmen und Dokumentationen vor.

Für den Tauchbetrieb beim Heer gilt Entsprechendes, hier bildet die C2-227/0-0-2115 „Tauchereinsatz der Pioniere“ die Rahmengrundlage für den dienstlichen Tauchbetrieb. Für den Tauchbetrieb der wehrtechnischen Dienststellen bildet die „Arbeitsanweisung Wehrtechnische Taucher“ die Rahmengrundlage für den dienstlichen Tauchbetrieb. Eine Zusammenführung der oben genannten Dokumente zu einer Tauchvorschrift der Bundeswehr ist derzeit in der Realisierung.

Grundsätzlich muss jeder militärische Tauchgang durch einen Tauchereinsatzleiter vorbereitet und verantwortlich beaufsichtigt werden. Dieser Tauchereinsatzleiter mit einer erweiterten Ausbildung und größerer Taucherfahrung stellt die Teams für das Tauchvorhaben zusammen, er legt das geplante Tauchprofil fest und nimmt in der Regel nicht selbst am Tauchgang teil, sondern beaufsichtigt den reibungslosen Ablauf des Vorhabens. Jeder Taucher führt ein Taucherdienstbuch, in das jeder Tauchgang mit maximaler Tiefe und Dauer eingetragen wird.

Im Unterschied zu Sporttauchgängen weisen die üblichen schiffstechnischen Arbeitstauchgänge überwiegend ein Rechteckprofil mit Abstieg auf die geplante Tiefe, Durchführung des Auftrags ohne wesentliche Tiefenwechsel und den Wiederaufstieg auf. Darüber hinaus werden die dienstlichen Tauchgänge der Bundeswehr grundsätzlich konservativ, also mit großer Sicherheit gemäß den Tauchtabellen der C1-258/0-3000 geplant. Eine Tauchergruppe besteht in der Regel aus mindestens einem Taucher, einem Sicherheitstaucher, einem Tauchereinsatzleiter und einer Person des tauchmedizinischen Assistenzpersonals (Rettungssanitäter oder Rettungsassistent mit entsprechender tauchmedizinischer Ausbildung). Am Tauchplatz muss entsprechendes Sanitätsgerät für z. B. die normobare Sauerstoffatmung bereitgehalten werden. Bei besonderen Tauchaktivitäten (Notaufstiegsübungen, risikobehaftetere Tauchgänge) ist zudem die Anwesenheit eines Taucherarztes am Tauchort erforderlich.

Zur weiteren Erhöhung der Sicherheit beim Tauchen und insbesondere zur Gewährleistung einer unverzüglichen Behandlungsmöglichkeit direkt vor Ort hält die Bundeswehr Behandlungsdruckkammern nicht nur am Schifffahrtmedizinischen Institut der Marine, sondern auch in mehreren Stützpunkten mit Tauchaktivitäten bereit. Darüber hinaus sorgen Druckkammern an Bord von fahrenden Einheiten (z. B. Tender, Minenjagd- und Tauchereinsatzboote) sowie mehrere containerisierte und damit transportable Druckkammern, die bei größeren geplanten Tauchvorhaben auch weit abseits des Festlandes mitgeführt werden können, für die Möglichkeit einer adäquaten und schnellen Tauchunfallbehandlung. Grundsätzlich muss bei geplanten Tauchaktivitäten eine Behandlungsdruckkammer innerhalb von 3 Stunden erreicht werden können. Nach der Erstbehandlung erfolgt die weitere Behandlung eines Tauchunfalles dann in spezialisierten landgebundenen Einrichtungen, primär dem Schifffahrtmedizinischen Institut der Marine.

12.3 Der Schiffstechnische Taucherdienst der Marine

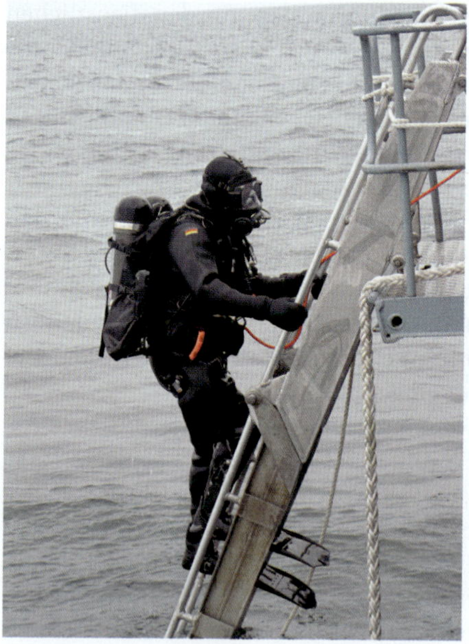

Der Schiffstechnische Taucherdienst der Marine umfasst die sog. „Schwimmtaucher", die an Bord überwiegend in Nebentätigkeit Tauchaufgaben wahrnehmen, und die Schiffstaucher.

12.3.1 Einsatzprofil der Schwimmtaucher

Der Einsatzbereich der Schwimmtaucher umfasst die Absuche von Schiffen sowie die Leck- und Schadensabwehr. Aus diesem Einsatzprofil ergibt sich

Abb. 12.1: Schwimmtaucher der Marine mit PTU 300 (mit freundlicher Genehmigung von U. Tschauder, SchiffMedInstM)

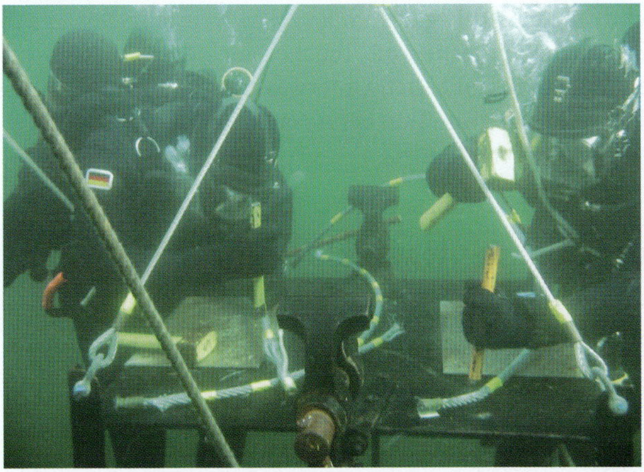

Abb. 12.2: Schwimmtaucher der Marine bei Unterwasserarbeiten mit PTU 300 (mit freundlicher Genehmigung von U. Tschauder, SchiffMedInstM)

eine maximal planbare Einsatztauchtiefe von 31 m; getaucht wird mit dem Presslufttauchgerät PTU 300 von Interspiro mit 300-bar-Technik.

Der Grundlehrgang für den Schwimmtaucher findet am EAZS M Neustadt statt und dauert sechs Wochen, die Weiterbildung zum Tauchereinsatzleiter für Schwimmtaucher weitere drei Wochen.

12.3.2 Einsatzprofil der Schiffstaucher

Der Schiffstaucherdienst stellt den Arbeitstaucherdienst der Marine dar: Schiffstaucher werden zu Unterwasserarbeiten eingesetzt, ebenso zu schwierigen Bergearbeiten, und versehen in den Marinestützpunkten ihren Dienst.

Das Einsatzprofil für Schiffstaucher sieht vor, Arbeiten in größeren Tiefe vorzunehmen als Schwimmtaucher, hier gilt als maximale Einsatztiefe 50 m mit Pressluft. Für die mannigfaltigen Aufgaben des Schiffstauchers kommt nun neben dem Presslufttauchgerät PTU 300 auch ein Helmtauchgerät mit Luftversorgung von der Oberfläche zum Einsatz.

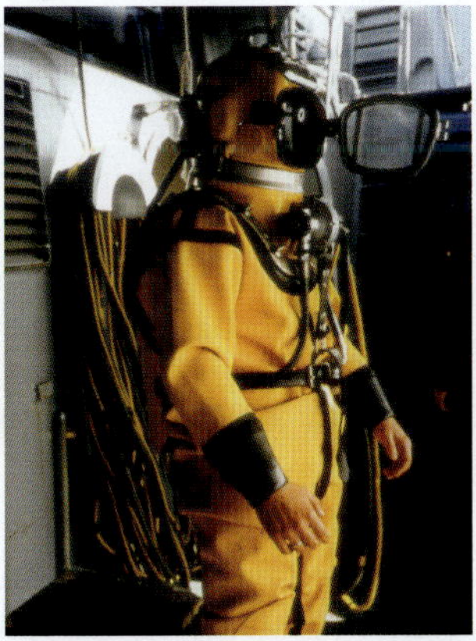

Abb. 12.3: Schiffstaucher mit DM 220 Helmtauchgerät (mit freundlicher Genehmigung von V. Warninghoff, SchiffMedInstM)

Die Ausbildung zum Schiffstaucher umfasst entsprechend den höheren Anforderungen an die Tätigkeit den erfolgreichen Abschluss der Schwimmtaucherausbildung und zusätzlich den speziellen 12-wöchigen Schiffstaucher-Lehrgang am EAZS M Neustadt. Neben der Spezialausbildung am Helmtauchgerät lernen die Taucher auch den Umgang mit schwerem Werkzeug unter Wasser einschließlich Unterwasserschweißen.

Die abschließende Weiterbildung zum Tauchereinsatzleiter „Schiffstaucher“ dauert noch einmal zusätzliche zwei Wochen.

12.4 Pioniertaucherdienst des Heeres

Der Pioniertaucher des Heeres stellt das Pendant zum Schiffstaucher der Marine dar. Grundabsuchen, Erkundungsaufgaben und Bergeaufgaben gehören zum Aufgabenbereich der Arbeitstaucher des Heeres, wobei eine Besonderheit das Tauchen auch in schnell fließenden Gewässern ist sowie in unterschiedlichen Höhenlagen entsprechend ihrem Einsatzgebiet.

Ausgebildet werden die Pioniertaucher in einem speziellen Pioniertaucherlehrgang in heereseigenen Ausbildungszentren in Percha und Havelberg.

Als Tauchgeräte werden, wie auch bei den Schiffstauchern, das PTU 300 und das Helmtauchgerät eingesetzt.

12.4.1 Einsatzprofil der Minentaucher

Der Haupteinsatzbereich der Minentaucher ist die Kampfmittelabwehr im maritimen Umfeld. Dies umfasst alle Maßnahmen zur Kampfmittelaufklärung (KpfmAufkl) und zur Beseitigung von Kampfmitteln (Kpfm) in den folgenden Bereichen:

- hohe See,
- Küstengewässer,
- Flussmündungen und Flüsse, bis hin zu für Seeschiffe befahrbare Häfen und Reeden,
- umliegende Hafeninfrastruktur (Hafenbecken, Liegeplätze, Kaianlagen, Schleusen, Pierbebauung etc.),
- Übergang von See nach Land und
- Flachwasser- und Strandbereich.

Für diese schwierigen und teilweise riskanten Aufgaben stehen den Tauchern verschiedene Tauchgeräte für einen Einsatz bis 54 m Einsatztiefe zur Verfügung, ein elektronisch gesteuertes, selbstmischendes Kreislauftauchgerät Divex Stealth-EOD-M zum Tauchen mit einem tiefenunabhängigen konstanten Sauerstoffpartialdruck von 1,3 bar, das als geschlossenes oder halbgeschlossenes Rebreather-System zu verwendende Dräger LAR VII Kombi mod, das je nach der erforderlichen Einsatztiefe mit reinem Sauerstoff oder einer festen O_2-/Stickstoff-Mischung (Nitrox) betrieben werden kann, und ergänzend das Presslufttauchgerät PTU 300, das von den Minentauchern als Sicherheitstauchgerät eingesetzt wird.

Die umfangreiche Ausbildung der Minentaucher beinhaltet nach erfolgreichem Abschluss der initialen Schwimmtaucherausbildung eine zusätzliche fünfwöchige Hallenvorausbildung zum Minentaucher sowie eine dreieinhalbmonatige Einsatzausbildung. Ergänzt werden die Lehrinhalte durch eine Sprenghelferausbildung, den Erwerb des Kraftbootführerscheins sowie eine anschließende neunmonatige Fachweiterbildung zum Bootsmann.

12.4.2 Einsatzprofil der Kampfschwimmer

Die Kampfschwimmer bilden eine kleine, aber hochtrainierte Einheit von Spezialisten, deren Aufgabenbereich am besten mit den Schlagworten „Aufklärung, Sicherung und spezielle Operationen" zu charakterisieren ist, also eine Art deutsches Pendant zu den amerikanischen Navy-SEALs.

Wie auch andere ähnliche Spezialeinheiten benutzen die Kampfschwimmer primär geschlossene Rebreather-Geräte, das Dräger LAR V adv., das mit reinem Sauerstoff arbeitet (Abb. 12.4). Im Hinblick einer Gefährdung durch die akute Sauerstofftintoxikation bei Nutzung von reinem Sauerstoff sind aus Sicherheitsgründen mit diesem Gerät nur 7 m als reguläre Einsatztiefe vorgesehen, größere Tiefen sind nur kurzzeitig und in bestimmten Situationen erlaubt. Das Tauchgerät ermöglicht neben dem Betrieb mit reinem Sauerstoff die zusätzliche Nutzung eines Nitrox-Gemisches, und dies erlaubt den Kampfschwimmern Tauchtiefen von bis zu 24 m.

Der zukünftige Kampfschwimmer der Marine erhält nach der bestandenen-Schwimmtaucherausbildung eine fünfwöchige Hallenvorausbildung in Eckernförde, an die sich dann die eigentliche Einsatz- und Spezialausbildung und die Ausbildung zum Bootsmann anschließen (Gesamtausbildungsdauer ca. 3 Jahre).

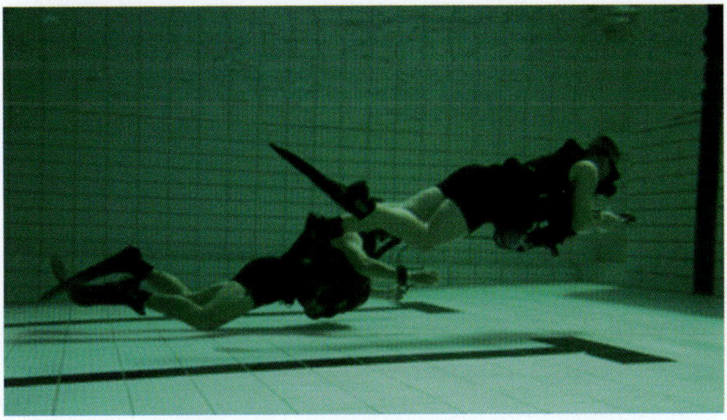

Abb. 12.4: Kampfschwimmer der Marine mit LAR V

12.5 U-Boot-Rettungstaucher am Einsatzausbildungszentrum Schadensabwehr Marine (EAZS) in Neustadt

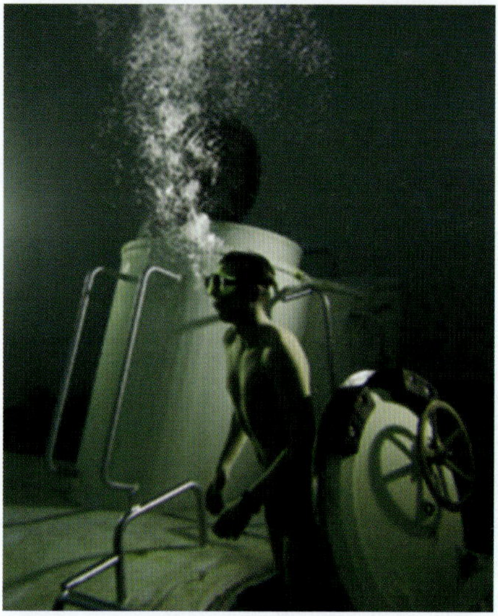

Abb. 12.5: Ausstieg aus U-Boot-Sektion im Tieftauchtopf am EAZS Neustadt

U-Boot-Rettungstaucher bilden eine kleine Gruppe spezialisierter Taucher, die vorwiegend in Apnoe tauchen. Sie nehmen die wichtigen Sicherungsaufgaben in der U-Boot-Rettungsausbildung der U-Boot-Besatzungen wahr. Neben dem Apnoetauchen bis 20 m Tiefe im Tieftauchtopf des EAZS M Neustadt (Abb. 12.5) und dem Aufenthalt in einer speziellen Tauchglocke und Blistern (seitliche Luftkammern in der Wandung des Tauchtopfes) auf verschiedenen Tauchtiefen während der U-Bootfahrer-Ausbildung nutzen die Taucher auch das Presslufttauchgerät PTU 300.

Die Ausbildung zum U-Boot-Rettungstaucher dauert zwei Jahre und umfasst neben der Schwimmtaucher- und Maatenausbildung eine spezielle Schulung im Apnoetauchen und eine längere Stationsausbildung am Tieftauchtopf in Neustadt.

12.6 Tauchersanitätsdienst

Die abschließende Gruppe der beruflich überdruckexponierten Soldaten der Bundeswehr bildet der Tauchersanitätsdienst selbst, der aus den Taucherärzten der Bundeswehr und dem nichtärztlichen tauchmedizinischen Assistenzpersonal besteht. Dieser Personenkreis erhält neben der umfassenden Schulung in den tauchmedizinischen Grundlagen, den spezifischen Problemfeldern bei der Betreuung von Tauchern und den organisatorischen und medizinischen Verfahrensweisen bei Tauchzwischenfällen und -unfällen ebenfalls eine orientierende Tauchgrundausbildung. Eingesetzt wird dieses Personal im Regelfall aber nur in einer Druckkammer bis zu einer simulierten Tauchtiefe von maximal 50 m (0,6 MPa absolut).

12.7 Gesundheitliche Voraussetzungen

Alle Soldaten der Bundeswehr, die dienstlich Überdruck ausgesetzt sind oder sein können (Taucher und Kampfschwimmer, alle U-Boot-Fahrer, die im Rahmen ihrer U-Boot-Rettungsausbildung Überdruck ausgesetzt sind, und das Personal des Tauchersanitätsdienstes), werden zentral im Schiffahrtmedizinischen Institut der Marine in Kronshagen bei Kiel regelmäßig auf ihre allgemeine Tauchtauglichkeit hin untersucht.

Bei der so genannten TUKV (Taucher-, U-Boot-Fahrer- und Kampfschwimmer-Verwendungsfähigkeitsuntersuchung), werden die zu beurteilenden Soldaten in teilweise aufwändigen Untersuchungsverfahren nach speziellen Maßstäben für ihre geplante Verwendung gemäß der Zentralvorschrift (ZDv) A1-831/0-4003 bewertet. Ein zukünftiger Kampfschwimmer oder Minentaucher der Marine muss z. B. eine deutlich höhere allgemeine körperliche Leistungsfähigkeit in der Ergospirometrie aufweisen als ein U-Boot-Fahrer oder ein Taucherarztgehilfe im Druckkammerdienst. Bestimmte festgelegte Grenzwerte in der TUKV dürfen allerdings von niemandem unter- bzw. überschritten werden; insbesondere das Röntgenbild der Lunge und die Lungenfunktionsprüfung mittels Bodyplethysmograph müssen strengen Kriterien genügen.

Nach Bestehen aller medizinischen Untersuchungen einschließlich einer augen-, HNO- und zahnärzlichen Begutachtung und einer gegebenenfalls zusätzlichen psychologischen Beurteilung des Probanden (vor der Verwendung als Waffentaucher oder in Verdachtsfällen z. B. auf Klaustrophobie), muss jeder TUKV-Proband abschließend einen Überdrucktest in der Druckkammer des Schiffahrtmedizinischen Institutes bis auf 20 m simulierter Tiefe absolvieren. Hier wird nochmals überprüft, ob der zukünftige oder auch schon aktive Taucher, Waffentaucher oder U-Boot-Fahrer einwandfrei einen Druckausgleich durchführen kann und somit der Erteilung

Kompaktinformation

Tauchgeräte/maximale Einsatztiefen in der Marine und beim Heer

- Schwimmtaucher
  PTU 300: Pressluft bis 31 m Tauchtiefe
- Schiffstaucher, Pioniertaucher:
  - DM 220 Helmtauchgerät: Pressluft bis 50 m Tauchtiefe
  - PTU 300 mit Luftversorgung von oben: Pressluft bis 50 m Tauchtiefe
- Minentaucher:
  - Stealth EOD-M: Nitrox mit konstant 1,3 bar pO_2, selbstmischend, bis 54 m Tauchtiefe
  - LAR VII Kombi: Nitrox (60 % O_2/40 % N_2) bis 24 m Tauchtiefe
  - PTU 300: bis maximal 50 m Tauchtiefe
- Kampfschwimmer: LAR V, LAR V-advanced: O_2 bzw. O_2 oder Nitrox bis maximal 7 m/24 m Tauchtiefe

der TUKV, der allgemeinen Tauch- oder Kampfschwimmerverwendungsfähigkeit, nichts mehr im Wege steht.

Die regelmäßige TUKV-Nachuntersuchung erfolgt jeweils jährlich im Geburtsmonat des Probanden durch einen Taucherarzt der betreuenden Einheit und in wiederkehrenden Zyklen am Schiffahrtmedizinischen Institut der Marine:

- „U“ (Ubootfahrer): alle drei Jahre,
- „TA 1“ (, Tauchersanitätsdienst): alle drei Jahre; über 40-Jährige jährlich,
- „TA 2“ (Schwimmtaucher, Schiffstaucher, Pioniertaucher, Erprobungstaucher): alle zwei Jahre, über 40-Jährige jährlich,
- „TA 3“ (Kampfschwimmer, Minentaucher, Ausbildungspersonal für den Tauchdienst, Ausbildungspersonal für den U-Boot-Rettungsdienst): alle zwei Jahre, U-Boot-Rettungstaucher/Ausbilder und über 35-Jährige jährlich.

13 Forschungstauchen

F. Werner

„Hier aber sei die Rede vom selbstlosen Naturforscher, der nur des wissenschaftlichen Gewinnes zuliebe taucht. Und das geschieht nicht nur gelegentlich, es geschah seit Urzeiten, wie Bilder und Schriften aus ältester Zeit erweisen. Der forschende Gelehrte aber ist ein schlechter Taucher. Zoologen und Botaniker sind meist keine Physiker und sie nutzen das Tauchergerät darum eben nur soweit, als es ihnen die mangelnden praktischen Kenntnisse erlauben. Das einfachste Gerät ist ihnen darum recht, einerseits weil es bequem ist ... andererseits der leichten Handhabung wegen" (Stelzner 1943, Taucher-Technik).

13.1 Bedarf

Seit den Pionieren des wissenschaftlichen Tauchens, wie z. B. Hass, Cousteau, Fricke etc., hat sich das wissenschaftliche Tauchen kontinuierlich weiter entwickelt. Während anfangs die Faszination der marinen (Meeres-) und limnischen (Süßwasser-) Unterwasserwelten Antrieb für die Weiterentwicklung des wissenschaftlichen Tauchens war, sind es heute oft hoch komplexe und international vernetzte wissenschaftliche Aufgabenstellungen. Das Forschungstauchen als wissenschaftliche Arbeitsmethode zum Erkenntnisgewinn unter Wasser hat hierbei dazu beigetragen, bewährte Forschungs- und Analysemethoden aus dem Bereich der landgebundenen Forschung in den Unterwasserbereich zu übertragen. Speziell ausgebildete und geprüfte Wissenschaftler und Studenten haben hierzu ihre taucherischen Fähigkeiten so weit trainiert, dass das Handling der Ausrüstung, das Tarieren und das Fortbewegen unter Wasser zur Nebensache werden und die Taucher ihre ganze Aufmerksamkeit der wissenschaftlichen Aufgabenstellung widmen können.

Die Gruppe der professionell arbeitenden Forschungstaucher in Deutschland und Europa ist – gemessen an den gewerblichen Tauchern – verhältnismäßig klein, wächst aber kontinuierlich. In ihr vertreten sind neben den klassischen Disziplinen, wie Biologie, Geologie und Archäologie, immer häufiger auch Ozeanographen, Schiffs- und Meerestechniker, Ingenieure sowie Mediziner und Physiker. Hierbei unterscheiden sich die wissenschaftlichen Aufgabenstellungen oft erheblich voneinander.

Neben den klassischen Aufgaben der Wissenschaftler unter Wasser, wie z. B. rein visuelle Erfassung und Beurteilung einer Unterwasserlandschaft, sind es immer häufiger Tätigkeiten, wie

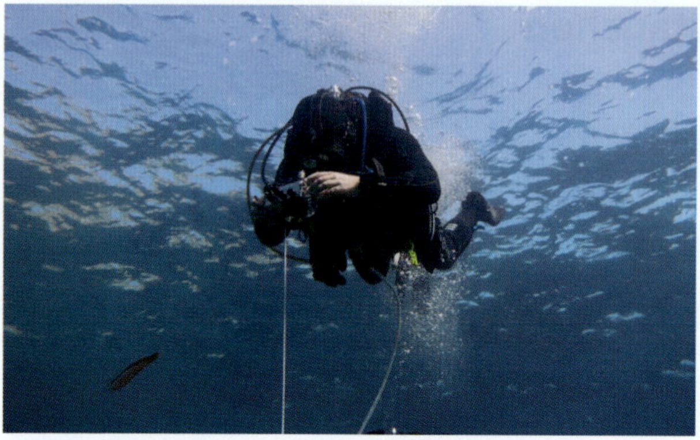

Abb. 13.1: Fotodokumentation unter Wasser (Foto: Ph. Fischer)

- Foto- und Videodokumentationen,
- Vermessungen und Kartierungen,
- Objekt- und Probensuche mit oft minimal-invasiver Probennahme,
- Aufbau, Überwachung/Betreuung, Abbau wissenschaftlicher UW-Experimente mit verschiedenster Gerätetechnik,
- archäologische Aufschlüsse unter Wasser,

die die Arbeit unter Wasser bestimmen. Hierbei sind die Forschungstaucher üblicherweise mit autonomen Leichttauchgeräten ausgestattet. In Abhängigkeit von der Arbeitsaufgabe und den sonstigen Randbedingungen kommen aber auch immer öfter schlauchversorgte Tauchgeräte zum Einsatz.

Bereits durch die sorgfältige Planung und Vorbereitung der Arbeiten gelingt es, den Aufenthalt der Wissenschaftler unter Wasser auf das sachlich notwendige Maß zu beschränken und so das gesundheitliche Risiko durch die Verringerung der hyperbaren Exposition deutlich zu senken.

Vorteile. Der Forschungstaucher nimmt die Unterwasserwelt mit nahezu allen Sinnen unmittelbar wahr und kann die Experimente oft direkt beeinflussen.

Nachteile. Gesundheitliche Risiken des Gerätetauchens sowie die besonderen Gefährdungen der Tauchstelle, wie z. B. mechanische Gefährdungen, Kontaminationen, erschwerte Rettung usw.

13.2 Vorschriften- und Regelwerk

Zwei tödliche Tauchunfälle im Unterwasserlaboratorium vor Helgoland (UWL) im Jahre 1969 führten, nachdem das Gerätetauchen an öffentlichen Forschungseinrichtungen vorübergehend nur noch Berufstauchern erlaubt war, zur Erarbeitung der „Richtlinien für den Einsatz von Forschungstauchern" (ZH1/540) des damaligen Hauptverbandes der gewerblichen Berufsgenossenschaften (HVBG) unter Federführung des Sachgebietes Taucherarbeiten im damaligen Fachausschuss Tiefbau (heute Sachgebiet Tiefbau im Fachbereich Bauwesen der DGUV). Dieser zeichnet auch für die Unfallverhütungsvorschrift (UVV) „Taucherarbeiten" (heute DGUV Vorschrift 40, früher BGV C23 bzw. VBG 39) fachlich verantwortlich.

In Anlehnung an die Bestimmungen der UVV „Taucherarbeiten" wurde damit ein eigenständiges Regelwerk entwickelt, das die Besonderheiten wissenschaftlicher Forschung mit einem optimalen Schutz der wissenschaftlichen Tauchergruppe verknüpfte.

Hinweis. DGUV Regel 101-023 „Einsatz von Forschungstauchern" (bisher BGR/GUV-R 2112), Abschn. 1.1 und 1.2: Diese Regeln für Sicherheit und Gesundheitsschutz finden Anwendung auf alle Tauchereinsätze mit wissenschaftlicher Zielsetzung, d.h. Forschungstauchereinsätze. Hierzu zählen auch Tauchereinsätze im Rahmen von Studien-, Semester-, Diplom- und diesen gleichgestellte Arbeiten.

Diese Regel findet keine Anwendung bei Taucherarbeiten, die in den Geltungsbereich der Unfallverhütungsvorschrift „Taucherarbeiten" fallen (DGUV Vorschrift 40, bisher BGV C23) sowie in Bereichen von Hilfeleistungsunternehmen, Feuerwehren und Polizei.

Frühere Bestrebungen zur EU-weiten Vereinheitlichung der Regelwerke zum wissenschaftlichen Tauchen mit dem Ziel einer länderübergreifenden aquatischen Forschung führten im Jahr 2000 in Banyuls-sur-Mer zur Abstimmung eines vorläufigen Ausbildungsstandards für den European Scientific Diver (ESD) und für den Advanced European Scientific Diver (AESD). Anders als anfangs erwartet, konnten diese Standards in den einzelnen EU-Mitgliedsstaaten aus verschiedensten Gründen nicht ratifiziert werden. Der Prozess geriet ins Stocken und kam zunächst zum Erliegen.

Insbesondere den Bemühungen der Kommission Forschungstauchen Deutschland (KFT) – des deutschen Berufsverbandes für Forschungstaucher – ist es zu verdanken, dass der Prozess im Jahr 2007 wieder auflebte. Im Rahmen eines wissenschaftlichen Symposiums für Forschungstauchen am Alfred Wegener Institut für Polar- und Meeresforschung in Bremerhaven wurde am 15. Oktober 2007 das European Scientific Diving Panel (ESDP) unter Beteiligung namhafter Wissenschaftlerinnen und Wissenschaftler aus zahlreichen EU-Mitgliedsstaaten mit dem Ziel gegründet, den Prozess von Banyuls-sur-Mer fortzuführen. Im Jahre 2007 erhielt das ESDP den Status eines Panels am Marineboard der Europäischen Forschungsgemeinschaft.

Bereits 2005 wurden die „Minimal Standards ESD/AESD" („Dokument von Banyuls-sur-Mer") bei der Überarbeitung der damaligen „Richtlinien für den Einsatz von Forschungstauchern" (ZH1/540) berücksichtigt und mit Inkrafttreten der neuen BGR/GUV-R 2112 „Einsatz von Forschungstauchern" (heute DGUV Regel 101-023) zum 1. Januar 2006 in Deutschland verbindlich eingeführt. Neben den fachlichen Inhalten der theoretischen und praktischen Ausbildung ist eine unabhängige Prüfung durch die Prüfungskommission für Forschungstaucher im Fachbereich Bauwesen (früher Fachausschuss Tiefbau) der Deutschen Gesetzlichen Unfallversicherung (DGUV) von Anfang an wesentliches Element des erfolgreichen Abschlusses der Ausbildung.

Darüber hinaus wurde es mit dem Inkrafttreten der BGR/GUV-R 2112 seit 2006 erstmals möglich, die Ausbildungszeit deutlich zu verkürzen, wenn im Zuge einer Eingangsprüfung gute und sehr gute taucherische und theoretische Kenntnisse nachgewiesen werden können. Maßstab hierfür sind die Kenntnisse, Fähigkeiten und Fertigkeiten für CMAS**-Sporttaucher oder eine mindestens gleichwertige Ausbildung, die im Rahmen eines Eingangstests im Ausbildungsbetrieb nachzuweisen sind.

13.3 Vorschriftenlage

Die Bestimmungen der DGUV Regel 101-023 „Einsatz von Forschungstauchern" (bisher BGR/GUV-R 2112) gelten für alle Taucherarbeiten mit wissenschaftlicher Zielsetzung, d. h. Forschungstauchereinsätze. Hierzu zählen gleichwertig Taucheinsätze im Rahmen von Diplom-, Semester-, Studien- und denen gleichgestellte Arbeiten. Sie finden keine Anwendung bei Taucherarbeiten, die in den Geltungsbereich der Unfallverhütungsvorschrift „Taucherarbeiten" (DGUV Vorschrift 40, bisher BGV C23) oder besonderer Vorschriften für Rettungs- und Hilfeleistungsunternehmen/Feuerwehr oder der Polizei/Bundeswehr fallen.

Forschungstauchereinsätze dürfen nach Maßgabe der Bestimmungen der DGUV Regel 101-023 nur von Personen durchgeführt werden, die neben einer gültigen arbeitsmedizinischen Vorsorge für Taucherarbeiten gemäß der Verordnung zur Arbeitsmedizinischen Vorsorge (ArbMedVV), Anhang Teil 3 (6), ihre Befähigung für die Durchführung von Forschungstaucherarbeiten durch ein anerkanntes Zeugnis nachgewiesen haben. Neben dem anerkannten Abschluss „Geprüfter Forschungstaucher" zählen hierzu insbesondere alle vom European Scientific Diving Panel des Marine Board der European Science Foundation (Europäische Forschungsgemeinschaft) anerkannten Ausbildungen, die auf Grundlage nationaler Gesetze, Verordnungen und Richtlinien eines EU-Mitgliedsstaates erworben wurden und in dem jeweiligen Mitgliedsstaat zur Durchführung von Forschungstaucherarbeiten berechtigen. Qualifikationen nationaler oder internationaler Sporttauchverbände und -organisationen sind den in der DGUV Regel 101-023 genannten Qualifikationen nicht gleichgestellt.

Verantwortlich für die Auswahl der für den jeweiligen Einsatz fachlich geeigneten Mitglieder der Forschungstauchergruppe ist der jeweilige Unternehmer bzw. der von diesem mit der Wahrnehmung der Unternehmerpflichten Beauftragte – oft der Institutsleiter. Hierbei sind neben der Grundqualifikation als Geprüfter Forschungstaucher gleichermaßen besondere Qualifikationen und Erfahrungen, wie z. B. der Umgang mit besonderen Arbeitsmitteln unter Wasser oder auch besondere Erfahrungen in größeren Tiefen, zu berücksichtigen. Hinzu kommen die gesundheitliche/körperliche Eignung der Taucherinnen und Taucher gemäß berufsgenossenschaftlichem Grundsatz G 31 Überdruck (vgl. Kap. 51) mit dem Nachweis einer gültigen arbeitsmedizinischen Vorsorge für Taucherarbeiten.

Wesentliches Element der Arbeitsvorbereitung auch für wissenschaftliche Tauchgänge ist eine Gefährdungsbeurteilung, die auf Grundlage des § 5 des Arbeitsschutzgesetzes (ArbSchG) grundsätzlich durchzuführen ist. In ihr werden die mit der Arbeitsaufgabe für alle Mitglieder der Tauchergruppe verbundenen Gefährdungen ermittelt und geeignete Schutzmaßnahmen festgelegt. Die Gefährdungsbeurteilung für Forschungstaucherarbeiten sollte zumindest zu folgenden Fragestellungen Auskunft geben:

- Gefährdungen an der Tauchstelle (Strömung, Gezeiten, Kontamination etc.),
- Tauchergruppe (Leitung/Aufsicht, gesundheitliche und fachliche Eignung, Arbeitsplätze etc.),
- Erste Hilfe (Ersthelfer, Erste-Hilfe- Material, besondere Einrichtungen zur Rettung, O_2-Atemstelle, Druckkammer, Taucherarzt etc.),
- Arbeitsverfahren (Inspektion, Vermessung, Kartierung, Montage von Messeinrichtungen, Probenahmen etc.),
- Tauchausrüstung (Tauchgerät, Atemgas, Schutzkleidung etc.),
- Tauchstelleneinrichtung (Erreichbarkeit, Arbeitsplätze, elektrische Anlagen, Beleuchtung, Ein- und Ausstiegsmöglichkeit, Witterungsschutz etc.)

und geeignete Schutzmaßnahmen festlegen.

Die Ergebnisse der Gefährdungsbeurteilung bilden die Grundlage für die Unterweisung der Tauchergruppe. Verantwortlich für die Durchführung der Gefährdungsbeurteilung ist der Unternehmer bzw. der von diesem beauftragte Vertreter.

Kommt es infolge grob fahrlässiger oder vorsätzlicher Verstöße gegen das bestehende Vorschriften- und Regelwerk zu einem Unfall, bei dem ein Beschäftigter verletzt oder sogar getötet wird, können die Träger der gesetzlichen Unfallversicherung (Berufsgenossenschaften/Unfallkassen) – ungeachtet einer möglichen strafrechtlichen Verfolgung der Verantwortlichen durch die Staatsanwaltschaft – Schadenersatzansprüche aus übergegangenem Recht gegen die Verantwortlichen geltend machen.

13.5 Prüfung

Die Prüfung zum anerkannten Abschluss „Geprüfter Forschungstaucher gliedert sich in drei Hauptteile und wird in der Regel an zwei aufeinander folgenden Tagen durchgeführt..

- Schwimmbad-Prüfung (taucherische Grundfertigkeiten, Apnoe-Übungen, Kondition),
- Freiwasser-Prüfung (Erledigung einer wissenschaftlichen Aufgabe innerhalb einer Tauchergruppe, Einsatz als Tauchereinsatzleiter, Reservetaucher und als Signalmann, Rettungsübungen, praktische Elemente der Tauchmedizin),
- Theoretische Prüfung als Prüfungsgespräch (Gesetzes- und Vorschriftenkunde, Gerätekunde und Tauchphysik, Tauchmedizin).

Das in der Regel dreiköpfige Prüferteam setzt sich wie folgt zusammen:

- Fachprüfer Tauchmedizin (Taucherarzt),
- Fachprüfer Gerätekunde und Tauchphysik,
- Fachprüfer Gesetzes- und Vorschriftenkunde.

Die Leitung der Prüfungskommission obliegt dem Vertreter des Fachbereichs Bauwesen der Deutschen Gesetzlichen Unfallversicherung (DGUV).

Der erfolgreiche Abschluss der Prüfung wird durch einen Eintrag der Prüfungskommission im Taucher-Dienstbuch und durch eine zusätzliche Bescheinigung bestätigt. Diese bilden die Grundlage für die Zertifizierung als European Scientific Diver (ESD), die auf Antrag des Geprüften Forschungstauchers durch die Kommission Forschungstauchen Deutschland e.V. durchgeführt wird.

13.6 Zusammenfassung

Anders als das Sporttauchen, das den Freizeitaktivitäten zuzuordnen ist, ist das Forschungstauchen dem professionellen Bereich zuzuordnen. Es ist eine Arbeitsmethode, um gezielte wissenschaftliche Aufgabenstellungen unter Wasser zu bearbeiten, die auf anderem Wege nicht oder nur mit einem nicht vertretbaren Aufwand zu bearbeiten wären.

Der deutsche Abschluss „Geprüfter Forschungstaucher“ ist zwischenzeitlich in vielen Ländern Europas, aber auch der ganzen Welt anerkannt und geschätzt. Den Bemühungen der Prüfungskommission für Forschungstaucher und des Fachbereichs Bauwesen der DGUV ist es zu verdanken, dass der Abschluss auf der in vielen Ländern der Welt anerkannten „HSE-Liste“ der britischen Arbeitsschutzbehörde (Health and Safety Executive, HSE) einen festen Platz gefunden hat.

Kompaktinformation

Unterschiede Forschungstauchen/Sporttauchen

Forschungstauchen

- Tauchen als Arbeitsmethode zur Durchführung wissenschaftlicher Aufgabenstellungen
- Ausbildung ausschließlich in berufsgenossenschaftlich anerkannten Ausbildungsbetrieben
- Ausbildung gemäß Ausbildungsplan (Anhang 4) der DGUV Regel 101-023, zusätzlich zur Tauchtheorie auch Gesetzes- und Vorschriftenkunde, wissenschaftliche Arbeitsmethoden
- Unabhängige Prüfungskommission der DGUV (3 Fachprüfer)
- Abschluss „Geprüfter Forschungstaucher"
- Arbeitsmedizinische Vorsorge (Taucherarbeiten) als Pflichtvorsorge gemäß ArbMedVV ist jährlich (vor Ablauf von 12 Monaten) nachzuweisen
- Tauchergruppe aus Taucher, Sicherungstaucher, und Signalmann unter Leitung des Tauchereinsatzleiters
- Schriftliche Gefährdungsbeurteilung und mündliche Unterweisung vor dem Taucheinsatz
- Signalverbindung zwischen Taucher und Signalmann mittels Signalleine oder Sprechverbindung
- maximale Einsatztiefe 50 m (DGUV Regel 101-023, Abs. 5.13.1)
- Austauchtabellen gelten verbindlich, Warnungen von Tauchcomputern sind zu beachten
- Einsätze mit geplanten Haltezeiten nach Tabelle möglich (oberflächenversorgt)
- Taucherdienstbuch

Sporttauchen

- Tauchen als Freizeitbeschäftigung/Hobby (Ausnahme gewerbliche Tauchlehrer und Guides)
- Ausbildung durch Tauchlehrer an einer Tauchschule oder im Tauchverein
- Ausbildung nach den Ausbildungs- und Sicherheitsrichtlinien einer Sporttaucherorganisation
- Prüfung durch Tauchlehrer
- Tauchbrevet je nach Verband und Ausbildungsstufe
- Tauchtauglichkeitsbescheinigung (z. B. nach GTÜM) alle drei Jahre, ab 40 Jahre jährlich
- Buddy-Team (meist 2 Personen)
- Mündliches Briefing vor dem Tauchgang
- In aller Regel keine Signalverbindung zur Oberfläche (beim Eistauchen Sicherungsleine)
- Maximal empfohlene Tauchtiefe 40 m
- Meist wird dem Tauchcomputer vertraut
- Von Dekompressionspflichtigen Tauchgängen im Sporttauchbereich wird von den meisten Ausbildungsorganisationen kategorisch abgeraten
- Logbuch

Im Rahmen eines Projekts des Bundesministeriums für Bildung und Forschung (BMBF) und mit Unterstützung der Kommission Forschungstauchen Deutschland e.V. (KFT) und der Prüfungskommission für Forschungstaucher ist es gelungen, die Ausbildung zum Geprüften Forschungstaucher im Rahmen der Langzeitdozentur eines deutschen Wissenschaftlers an der Universidad Austral de Chile (UACH) in Valdivia zu etablieren und damit den Grundstein für die gemeinsame tauchergestützte Forschung deutscher und chilenischer Wissenschaftler in der Antarktis zu ermöglichen.

Weiterführende Literatur

1. DGUV Regel 101-023 „Einsatz von Forschungstauchern“ (bisher BGR/GUV-R 2112). Berlin: Deutsche Gesetzliche Unfallversicherung e.V. (DGUV), 2011
2. Dean M, Ferrari B, Oxley I, Redknap M, Watson K (eds). Archaeology Underwater, The NAS Guide to Principles and Practice. Archetype Publications, 1992
3. DEGUWA (Hrsg.): In: Poseidons Reich, Archäologie unter Wasser. Mainz: Verlag Philipp von Zabern, 1995
4. Stelzner H: Tauchertechnik: Handbuch für Taucher über den Bau und die Anwendung von Tauchgeräten aller Art – Lehrbuch für Taucheranwärter. Lübeck: Colemann, 1943
5. von Grafenstein U, Böhmer P, Daut G, Mücke TV, Müller W, Prohaska J. Zur Geologie Helgolands: Unterwasser-Kartierung des Gebietes südwestlich der Insel. In: Schmid F, Späth C (Hrsg.): Die Kreide der Nordseeinsel Helgoland – Geologisches Jahrbuch Reihe A, Band A 120: 19–35, Hannover, 1991

Internetadressen

1. www.forschungstauchen-deutschland.de
2. www.awi.de/en/science/special-groups/scientific-diving.html
3. www.ifg.uni-kiel.de/forschungstauchzentrum.html
4. www.fotau.uni-rostock.de/
5. www.fisch.wzw.tum.de
6. www.icbm.de/geooekologie/forschungstauchen/
7. www.unterwasserarchaeologie.de/
8. www.leibniz-zmt.de/Zentrum_fuer_Forschungstauchen.html
9. https://www.ifm.uni-hamburg.de/de/education/diver.html

Unfälle und Erkrankungen beim Tauchen

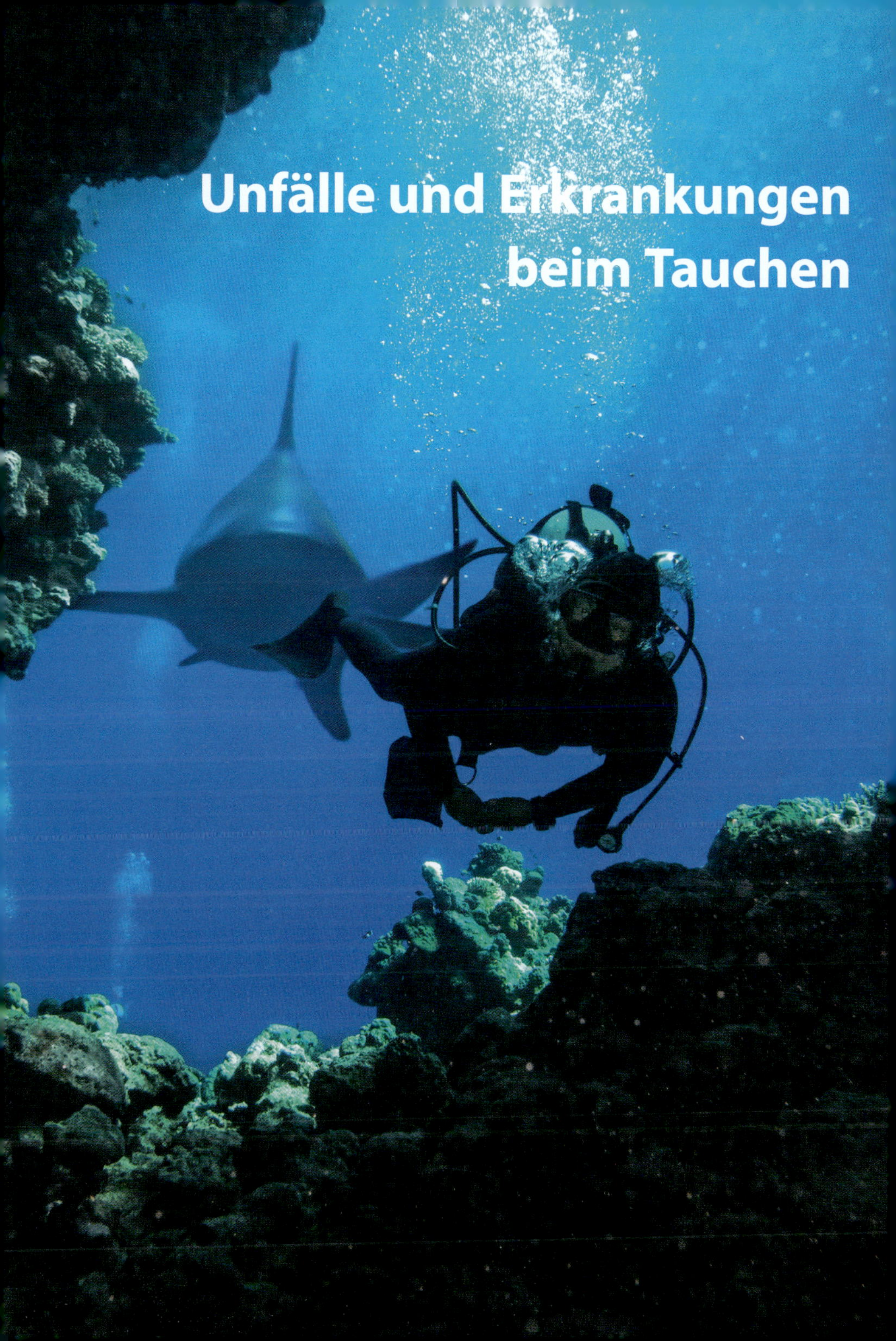

Foto Vorderseite: ultramarinfoto/Getty Images

14 Dekompressionsunfall, Dekompressionserkrankung

F. Hartig

Der Dekompressionsunfall bzw. die Dekompressionserkrankung ist die Folge von ausperlendem Gas im Gewebe oder Blut aufgrund von zu schneller Druckreduktion. Die Symptome reichen von nur leichten, voll reversiblen Beschwerden prinzipiell an allen Organen (Haut, Gelenke, Rückenmark, innere Organe etc.) über persistierende neurologische Ausfälle bis hin zum tödlichen Ausgang. Die Dekompressionserkrankung ist ein sehr komplexes Krankheitsbild und aufgrund ihrer Pathophysiologie grundsätzlich als systemische Erkrankung anzusehen.

14.1 Allgemeines

Die begriffliche Terminologie des Tauchunfalls oder Dekompressionsunfalls ist wie überall in der Tauchmedizin sehr uneinheitlich oder gar oft verwirrend. Für den Leser am einfachsten dürfte folgende Einteilung sein: Prinzipiell gelten alle Vorkommnisse die unter Wasser auftreten, als Tauchunfall. Dazu zählen unter Wasser auftretende medizinische Probleme, die im engeren Sinne nichts mit dem Tauchen an sich zu tun haben (z. B. Blutdruckkrisen, Herzinfarkte, Schlaganfälle, Panikattacken, Bronchospasmen etc.). Diese Gruppe dürfte bei sog. Tauchunfällen wahrscheinlich den größten Anteil ausmachen.

Die zweite Gruppe sind Unfälle bedingt durch Druckunterschiede, sog. **Barotraumen**. Dies sind Verletzungen durch sich ausdehnendes oder komprimierendes Gas in luftgefüllten Hohlräumen wie Lunge, Ohr, Nasennebenhöhlen etc. (z. B. Lungenriss, NNH-Barotraumen, Masken-Squeeze, Trommelfellruptur etc.). Barotraumen können also sowohl durch Unterdruck als auch durch Überdruck entstehen.

Die dritte Gruppe beschreibt Beschwerden, die durch Ausperlen von Inertgas bei zu rascher Dekompression oder durch Einstrom von Inertgas in bereits präexistente Bläschen mit konsekutiver Vergrößerung bedingt sind. Diese Gruppe wird als **Dekompressionsunfall bzw. -erkrankung** im engeren Sinne verstanden und wird in diesem Kapitel näher beschrieben.

Als entscheidender Faktor für die Entwicklung von Dekompressionssymptomen beim Tauchen wird das Entstehen von Inertgasblasen im Blut und in den Geweben beim Taucher angenommen. Beim Sporttauchen ist in der Regel der Stickstoff ursächlich, aber auch Helium kann bei technischen Tauchern als Inertgas eine DCS verursachen. Gasblasen entstehen beim Tauchen oder bei hypobaren Expositionen (Piloten, Astronauten – Extravehicular Activities) durch Druckreduktion aufgrund von Entsättigungsprozessen. Unter höherem Umgebungsdruck (also z. B. beim Abtauchen) werden über die Lunge nicht metabolisierbare Atemgase (üblicherweise Stickstoff oder Helium) eingeatmet, über das Blut zu den Körpergeweben transportiert und dort entsprechend dem Gesetz von Henry angereichert (Aufsättigung). Bei Druckreduktion (z. B. beim Auftauchen) werden diese Inertgase wieder von den Geweben abgegeben, über das venöse Blut zur Lunge transportiert und dort abgeatmet (Entsättigung). Unter extremsten Bedingungen jenseits des Sport- oder technischen Tauchens können auch biologisch aktive Gase wie Sauerstoff funktionell als Inertgas fungieren. Auf diese seltenen Phänomene wird hier jedoch nicht weiter eingegangen.

Bei Überschreitung bestimmter Übersättigungsgrenzen durch zu schnellen Druckabfall, d.h. der Umgebungsdruck wird im Verhältnis zum Gewebedruck zu schnell gesenkt, erreicht der Gewebedruck einen kritischen Punkt. Ab diesem kritischen Wert (sog. M-Wert: maximal tolerierbarer Gewebeüberdruck, kritische Gewebespannung) beginnt das gelöste Inertgas auszuperlen und geht in die Blasenform über (sog. freies Gas). Die Art, Größe und das Vorkommen der Gasblasen ist ursächlich für die Entstehung von Symptomen und äußert sich klinisch in Form eines Dekompressionsunfalls. Der M-Wert beschreibt also einen experimentell getesteten Schwellenwert zur klinisch spürbaren Inertgasausperlung.

Gasblasen lösen eine Reihe von physiologischen, biochemischen und hämodynamischen Veränderungen im Blut und in den Geweben aus. Sie beeinträchtigen durch mechanische Einwirkung, durch Aktivierung von Entzündungsreaktionen (Komplement- und Gerinnungskaskade) sowie durch Ödembildung die Funktion des Endothels bzw. der Gewebe und führen zu Ischämie (Hypoxie) der betroffenen Areale aufgrund der Verstopfung der Gefäße. Dieses rein mechanistische Bild dürfte in Wirklichkeit wesentlich komplexer sein, da oft nach Auflösung der Inertgasblase sekundär durch Anschwellung und Ödembildung nachfolgende Areale als sog. „second hit" kritisch unterversorgt werden. Vor allem große Blasen können zu arteriellen und venösen Gasembolien führen und je nach Lokalisation Lähmungen, Organausfälle, Hirnschäden oder sogar den Tod verursachen. Mittlerweile geht man davon aus, dass es einen engen Zusammenhang zwischen der Menge der im Blut zirkulierenden Blasen und dem Auftreten von klinischen Symptomen einer Dekompressionskrankheit gibt. Je höher das Blasenaufkommen, desto größer ist die Gefahr, Symptome einer Dekompressionserkrankung zu entwickeln und desto höher ist der Dekompressionsstress.

Dies bedeutet jedoch nicht, dass wenige Blasen keine Probleme verursachen. Bereits wenige Blasen, die aber während z.B. eines Notaufstiegs rasch anwachsen und eine kritische Blasengröße erreichen, können ebenfalls gravierende Ausfälle hervorrufen bei ansonsten relativ geringerem Blasenload. Demgegenüber gibt es sog. **„high bubbler"**, also Taucher, die mit großen Blasenmengen auftauchen, jedoch meist überhaupt keine klinischen Beschwerden aufweisen. Als Ursache vermutet man möglicherweise genetische Veränderungen bzw. eine veränderte Endothelfunktionen, so dass einerseits mehr Blasenkerne präexistieren und/oder andererseits Mikroblasen weniger effektiv eliminiert werden können.

Hinweis. Als Dekompressionsstress bezeichnet man die klinische Vorstufe einer Dekompressionserkrankung, die mit einem erhöhten Blasenload einhergeht und folglich bereits biochemische Prozesse über die Endothelaktivierung im Gange sind (Entzündungsreaktionen, Fremdkörperreaktion, Komplementaktivierung etc.). Der Übergang der klinischen Symptome in eine echte DCI ist fließend. So kann Müdigkeit, Schwäche oder Gereiztheit, Mattigkeit, Schlappheitsgefühl ein Zeichen von Dekompressionsstress sein und bei stärkerer Ausprägung dann in eine DCI übergehen.

Bei den meisten Tauchern lassen sich nach dem Tauchen trotz regelgerechtem Tauchprofil Gasblasen (vor allem venös) in der Zirkulation nachweisen, ohne dass diese das Befinden der Taucher beeinträchtigen (Mikroblasen, „Silent Bubbles"). **Mikroblasen** sind Blasen mit sehr variablen aber dennoch geringem Durchmesser (20–150 µm), die im Gewebe eines Tauchers bei nahezu jedem Tauchgang entstehen, obwohl innerhalb der empfohlenen M-Werte getaucht wurde. Da diese Blasen so klein sind, verursachen sie in der Regel keine klinischen Beschwerden und werden vom Körper gut toleriert. Bei tiefen oder langen Tauchgängen mit großen Inertgasaufsättigungen bzw. bei zu schnellen Aufstiegen kann jedoch gelöstes Gas aus den Geweben in diese Mikroblasen hinein diffundieren und, sofern der sog. kritische Blasenradius überschritten wird, sie zum Größenwachstum anregen. Verschiedene Dekompressionsmodelle zielen darauf ab, durch Einhaltung von tiefen Stopps („deep stops") diese Mikroblasen über die Lunge abzuatmen. Dadurch soll das weitere Blasenwachstum während des Aufstiegs verhindert werden, bevor diese eine problematische Größe erreichen und folglich Dekompressionssymptome verursachen.

Kleine Mikroblasen können meist die Lungenkapillaren passieren (in der Literatur wird der Lungenkapillarfilter mit 50 µm angegeben) und auf die arterielle Seite wechseln, größere Blasen bleiben hängen (man spricht daher auch vom sog. **Lungenfilter**) und werden dann abgeatmet. Bei Rechts/Links-Shunts (z. B. physiologischer Lungenshunt, IPAV-Anastomosen etc. oder PFO) können auch große Makroblasen auf die arterielle Seite übergehen und dort im ungünstigen Fall Gasembolien verursachen. Bei zu vielen Blasen kann der Lungenfilter auch „verstopfen". Dies kann zur Erhöhung der Druckverhältnisse im Lungenkreislauf und auch zu einem Blasenübertritt auf die arterielle Seite führen.

Hinweis. Die Lunge wird in tauchmedizinischen Kreisen oft als „Lungenfilter" bezeichnet. Inertgasblasen haben in der Regel einen größeren Radius als die Lungenkapillaren und werden daher in der Lunge zurückgehalten und in weiterer Folge abgeatmet. Dadurch wird nach heutiger Auffassung eine Arterialisierung von Gasblasen zum Großteil verhindert.

Ein weiterer gravierender Unterschied zwischen Mikroblasen und Makroblasen ist neben der Größe deren Oberflächenspannungseigenschaften und deren Kinetik im Blutstrom. Mikroblasen sind rund, werden bei Erhöhung des Umgebungsdrucks kleiner und bilden bei engen Passagen eher perlschnurartig angeordnete Blasenketten. Makroblasen sind eher länglich oval und werden durch einen erhöhten Umgebungsdruck etwas weniger länglich als wie kleiner im Querdurchmesser. Aus diesem Grund reicht eine reine Druckerhöhung (Rekompression) nach einem Dekompressionsunfall nicht aus! Diese länglichen Makroblasen würden zwar in der Länge etwas kürzer werden, nicht so sehr jedoch im Querdurchmesser und deshalb das Gefäß weiterhin verstopfen. Daher ist für die Behandlung eines Tauchunfalls zwingend eine Sauerstofftherapie erforderlich, am besten eine HBO (hyperbare Oxygenierung), um einerseits die Blasen zu verkleinern bzw. aufzulösen und gleichzeitig dabei die hypoxischen Bereiche aufgrund der verstopften Gefäße mit Sauerstoff versorgen zu können.

14.2 Definition

Im englischen Sprachraum wird zwischen „decompression illness" bzw. „decompression injury" (DCI) und „decompression sickness" (DCS) unterschieden. Dabei wird DCI in der Regel als Überbegriff für Dekompressionsunfälle verstanden, ohne eine pathophysiologische Differenzierung vorzunehmen. Hierzu zählt sowohl die Dekompressionserkrankung (DCS) im eigentlichen Sinne als auch die arterielle Gasembolie (AGE) nach Lungenüberdehnungen oder aufgrund von Rechts/Links-Shunts (auch paradoxe Embolie genannt). Der Begriff DCS hingegen wird dann gebraucht, wenn explizit die Übersättigung von Geweben mit Inertgas zur Gasblasenbildung und folglich zur Dekompressionserkrankung geführt hat. Da die Therapie für beide Erkrankungsformen identisch ist und darüber hinaus sich schwere Formen der DCS von einer arterielle Gasembolie nicht sicher unterscheiden lassen bzw. beide Krankheitsbilder zeitgleich auftreten können, ist es sinnvoll, akute Tauchunfälle jeder Ursache und Schwere international als DCI zu bezeichnen. In Analogie zum englischen „DCI" wird im Folgenden der Begriff des Dekompressionsunfalls allgemein als Überbegriff für alle akuten dysbaren Erkrankungen verwendet. Für pathophysiologisch differenziertere Diagnosen werden entsprechend die Abkürzungen DCS und AGE verwendet.

14.3 Klassifikation

14.3.1 Traditionelle Klassifikation („DCS-System")

Die immer noch weltweit gebräuchliche Klassifikation des Dekompressionsunfalls unterscheidet zwischen einer DCS I, DCS II sowie der AGE. Sie wurde 1960 auf der Basis von 685 Erkrankungsfällen bei Tunnelarbeiter entwickelt, um eine Differenzierung zwischen einer leichten und einer schweren Manifestation zu ermöglichen und dementsprechend Prognose und Therapie zu vereinfachen.

Bei einer **DCS I** kommt es zu klinischen Beeinträchtigungen im Bereich der Haut, der Muskulatur, der Knochen oder der Gelenke (Bewegungsapparat). Symptomatisch dafür sind Hautmanifestationen (Hautschwellungen, Berührungsempfindlichkeit, Marmorierungen oder Juckreiz/Taucherflöhe), Druckempfindlichkeit der Muskeln, Gelenkschmerzen und Bewegungseinschränkungen (Bends). Bei einer **DCS II** manifestieren sich Blasen im Zentralnervensystem (Gehirn, Rückenmark), Innenohr, Lunge und Herz-Kreislauf-System. Später wurde der Klassifikation noch eine **DCS III** hinzugefügt, die Langzeitschäden bei Tauchern wie die aseptische Knochennekrose (AON), Hörschädigungen, Netzhautschäden sowie neurologische Folgeschäden nicht behobener DCS Typ II beinhaltet.

Bei einer **AGE** gelangen Gasblasen in den arteriellen Blutkreislauf und können dann Embolien in den Endarterien prinzipiell aller Organe, aber empirisch am häufigsten des Gehirns (cAGE – zerebrale AGE), des Rückenmarks oder auch der Herzkranzgefäße verursachen. Ursprünglich wurde eine AGE nur als Folge eines Lungenbarotraumas gesehen. Hintergrund dafür sind Entlüftungsstörungen der Lunge, zu schnelle Notaufstiege oder willentliches Luftanhalten. Heute weiß man, dass die recht plastische Vorstellung von großen Lungenrissen und daraus folgenden Gasembolien etwas zu grob gedacht ist und dass vermutlich viel häufiger komplexe Shunts oder kleinere, mitunter bildgebend kaum sichtbare, pulmonale Einrisse ursächlich sein können. Dadurch kommt es zur Ausdehnung von Gas in Lungenbläschen und resultiert in einer Verletzung von Lungengewebe. Die Alveolarluft gelangt nun in das Gefäßsystem und wird über die Lungenvenen ins Herz bzw. in das arterielle System gebracht. Mittlerweile ist bekannt, dass sog. paradoxe Embolien weit häufiger vorkommen und der Hauptgrund für AGEs sind. Paradoxe Embolien sind Gasblasen, die über Rechts/Links-Shunts in das arterielle System übertreten können. Einer der bekanntesten Pathomechanismen dafür ist ein **persistierendes Foramen ovale** (PFO, s. Kap. 26). Aber auch verschiedene Formen von Lungenshunts (hier wurden in letzter Zeit viele neue Pathomechanismen ent-

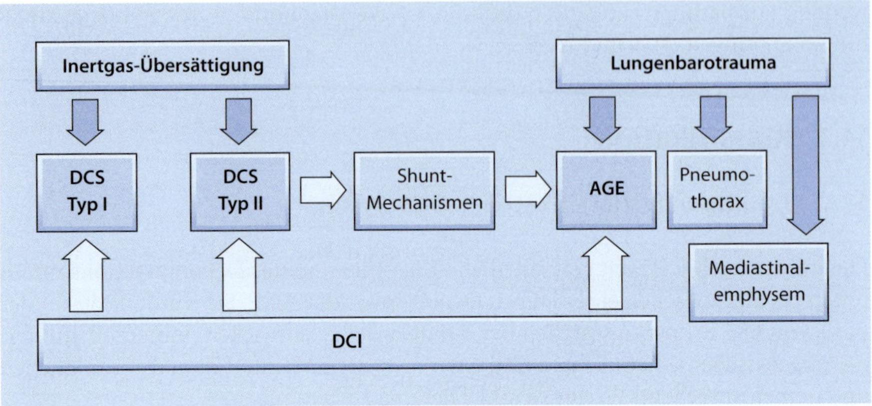

Abb. 14.1: Klassifikation von Tauchunfällen (mod. nach den Leitlinien der GTÜM e.V.)

deckt) oder Shunts z.B. im Bereich der Lebergefäße können zu AGEs führen. Die Symptome einer AGE können in allen Schweregraden auftreten, von stumm über mild bis sehr stark ausgeprägt und ähneln denen einer DCS II. Bildgebend finden sich im CT oft Nachweise von Lufteinschlüssen (z. B. Gaseinschlüsse in den Oberbauchorganen, im Intestinum, Gehirn, Hirnstamm etc.). Typisch sind neurologische Ausfälle (Sprach-, Seh- und Gleichgewichtsstörungen) sowie Halbseiten- und Querschnittslähmungen, Herz-Kreislauf-Störungen und Bewusstseinsverlust. Aber auch andere Organbeschwerden wie Oberbauchschmerzen (bei z. B. Gaseinschlüssen in der Leber und Milz) können auftreten. Ebenfalls typisch und häufig ist eine sog.

Kompaktinformation

Traditionelle Klassifikation („DCS-System")

- DCS I:
  - Beteiligung der Haut (z. B. Hautjucken, Hautausschlag, Hautrötung, Hautschwellung)
  - Beteiligung des Bewegungsapparats – „Bends" (z. B. Schmerzen in Muskeln, Knochen oder Gelenken)
- DCS II:
  - Beteiligung des Zentralnervensystems (z. B. neurologische Ausfälle, Bewusstlosigkeit)
  - Beteiligung des Innenohrs (z. B. Gleichgewichts- oder Hörstörungen)
  - Beteiligung der Lunge – „Chokes" (z. B. Husten, Atemnot)
  - Beteiligung des Herz-Kreislaufsystems (z. B. Brustschmerzen, Herzrhythmusstörungen, Schock)
  - Beteiligung anderer Organsysteme
- Arterielle Gasembolie (AGE)
  - Schwere und fortschreitende neurologische Symptomatik mit frühem Beginn

klinische Zweizeitigkeit, also zwei klinische Verlaufspeaks. Die initiale Auffälligkeit, bedingt durch die mechanische Okklusion eines Gefäßes durch eine Blase bzw. einer Blasenperlenkette, erfolgt während oder recht früh nach dem Auftauchen. Wird die Blase durch den Blutdruck weitergedrückt, kommt es vorübergehend zu einer Besserung. Aufgrund der Effekte der Blasen am Endothel (Anschwellung, „capillary leak" etc.) kommt es in Folge zu einer sekundär auftretenden Symptomatik. Im Falle einer zerebralen AGE (cAGE) wird dem Taucher oft kurz schwarz vor den Augen, dann bessert sich der Zustand wieder und anschließend entsteht sekundär eine langsame Eintrübung durch Anschwellung des Hirngewebes.

Die traditionelle Einteilung in DCS I, DCS II und AGE gilt als nicht mehr zeitgemäß, da sie einige Probleme aufwirft. Wie bereits erwähnt, handelt es sich bei einem Dekompressionsunfall um eine systemische Erkrankung, so dass eine Trennung zwischen einer lokal begrenzten und einer generalisierten Form schwierig ist. Darüber hinaus treten meist Mischformen auf. Ein z.B. lokal begrenzter Hautausschlag mit Sensibilitätsstörungen wie Kribbelparästhesien müsste dementsprechend als eine DCS I (Haut) und DCS II (Nervensystem) klassifiziert werden und hätte sowohl eine lokale als auch generalisierte Komponente. Auch die Unterteilung in DCS II und AGE ist problematisch, da hier suggeriert wird, dass zwischen einer zerebralen DCS und AGE grundsätzlich klinisch differenziert werden kann. Dies ist in aller Regel nicht möglich, da beide Syndrome rasch und mit neurologischen Symptomen ähnlichen Musters auftreten. **Auch ist eine exakte Differenzierung in der Notfallsituation von untergeordneter Bedeutung, da sich die Therapie in der Akutphase nicht unterscheidet.** Nicht zuletzt führt die Einteilung speziell in DCS I und DCS II oft zu einer Bagatellisierung der DCS I, da die Beteiligung von Haut, Muskeln und Gelenke als „harmlos" angesehen und nicht konsequent genug therapiert wird. Gerade bei Hautmanifestationen wird oft eine Beteiligung des Nervensystems übersehen, da Sensibilitätsstörungen wie Taubheitsgefühl und Kribbelparästhesien mit Hautjucken (Taucherflöhe) verwechselt wird. Darüber hinaus sind bestimmte Hautsymptome wie z.B. die Cutis marmorata oder die lymphatische Schwellung in aller Regel Ausdruck einer fortgeschrittenen und unmittelbar therapiebedürftigen Dekompressionserkrankung.

Hinweis. Bei der traditionellen DCS-Klassifikation ist die Gefahr groß, dass ernstzunehmende Symptome aufgrund von falschen Zuordnungen nicht oder nicht rechtzeitig als solche erkannt werden und dies zu falschen Therapieentscheidungen führt.

Bei einem Tauchunfall ist es in der Akutphase oft nicht möglich, nur anhand von Unfallhergang, Anamnese und klinische Untersuchung eine eindeutige Diagnose zu stellen. Gerade die klinische Unterscheidung zwischen einer DCS II mit zerebraler Symptomatik und einer AGE ist oft unmöglich.

14.3.2 Deskriptive Klassifikation („DCI-System)

Die Problematik des klassischen DCS-Systems hat zur Entwicklung eines neuen deskriptiven Klassifikationssystems geführt (Francis u. Smith 1991). Das klassische DCS-System versucht anhand von klinischen Symptomen, das betroffene Organ zu identifizieren. Bei der deskriptiven (symptomorientierten) Klassifikation hingegen werden die **Entwicklung der Erkrankung** und die betroffenen **Organsysteme bzw. Körperteile** beschrieben. Die deskriptive Klassifikation beinhaltet daher Informationen wie den Zeitpunkt des Beginns in Relation zum Ende des Tauchgangs, den zeitlichen Verlauf, die beteiligten Organsysteme und das mögliche Vorliegen eines Barotraumas. Darüber hinaus wird das Tauchprofil berücksichtigt, um die Belastung des Körpers mit Inertgas abzuschätzen. Dieses System eignet sich vor allem für medizinisches Personal, für Laien hat sich die Beurteilung ausschließlich in leichte und schwere Symptome bewährt (s. Kap. 37 – Erste Hilfe).

Fallbeispiel. Akute statische muskuloskeletale Dekompressionserkrankung (akute, gleichbleibende Dekompressionserkrankung mit Gelenkschmerzen – „Bends").

Akute rasch progrediente dermatologische und neurologische Dekompressionserkrankung (akute, sich schnell verschlechternde Dekompressionskrankheit mit Hautmarmorierungen, Kribbelparästhesien und Sehstörungen).

Der Begriff „akut" dient zur Unterscheidung von Langzeitschäden.

Kompaktinformation

Deskriptive Klassifikation („DCI-System")

Akute Dekompressionserkrankung

1. Entwicklung
   - spontan remittierend (wesentliche Besserung der Symptome)
   - stabil (keine wesentliche Änderung der Symptomatik)
   - schubförmig (erneute Verschlechterung nach einer vorübergehenden Besserung)
   - progredient (Verschlechterung bzw. sich weiter entwickelnde Symptome)
2. Organmanifestation
   - muskuloskeletal (Symptome im Bereich des Bewegungsapparats)
   - neurologisch (zentrales oder peripheres Nervensystem)
   - kardiopulmonal (Symptome im Bereich der Lunge und/oder Herzkreislaufsystems)
   - dermatologisch bzw. lymphatisch (Symptome im Bereich der Haut und Lymphe)
   - audiovestibulär (Innenohrsymptome)
   - konstitutionell (unspezifische Beschwerden z. B. grippales Krankheitsgefühl)

Weitere Kategorien

3. Beginn der Symptomatik (Dokumentation des zeitlichen Beginns nach dem Auftauchen)
4. Belastung des Körpers mit Inertgas (Schätzung der Gewebesättigungen aufgrund des Tauchprofils)
5. Vorliegen eines Barotraumas (Dokumentation sofern diagnostisch möglich)

14.4 Klinische Symptomatik

Das klinische Bild eines Dekompressionsunfalls ist sehr vielgestaltig und kann sich in verschiedenen Schweregraden präsentieren. Es können diskrete, schwere oder sogar fulminante Unfälle mit tödlichem Ausgang entstehen. Die Symptome können vordergründig nur lokal sein oder sogar mehrere Organsysteme betreffen und der Verlauf ist variabel. Nach Auftreten der ersten Symptome können sich diese sowohl spontan zurückbilden als auch verschlechtern. Darüber hinaus können aufgetretene Schäden sich vollkommen zurückbilden oder trotz maximaler Therapie bestehen bleiben. Zahlreiche Risikofaktoren spielen hierbei eine Rolle (siehe Risikofaktoren).

Hinweis. Der Verlauf eines Dekompressionsunfalls ist oft über mehrere Stunden fortschreitend. Auch bei anfangs nur leichten Symptomen kann im Verlauf ein bedrohliches Krankheitsbild entstehen.

Wie bereits erwähnt, ist der Dekompressionsunfall eine systemische Erkrankung. Dabei sollte bedacht werden, dass sich die Dekompressionserkrankung meist an mehreren Organsystemen manifestiert und dass das Auftreten bestimmter Symptome eine subklinische Schädigung in einem anderen Bereich nicht ausschließt. Aus didaktischen Gründen werden die möglichen Organbeteiligungen hier jedoch unabhängig voneinander beschrieben.

Hinweis. Aufgrund der großen Variabilität der klinischen Symptomatik, des Schweregrads und des Verlaufs eines Dekompressionsunfalls handelt es sich um eine systemische Erkrankung. Dies gilt in aller Regel auch, wenn nur leichte Symptome auftreten oder eine lokal begrenzte Manifestation vermutet wird.

14.4.1 Zeitlicher Verlauf

Symptome eines Dekompressionsunfalls können bereits während des Auftauchens beginnen, am häufigsten jedoch treten Symptome innerhalb von 3–6 Stunden nach dem Auftauchen auf. Viele erfahrene Taucherärzte kennen die sog. „golden hours of DCI“, wonach innerhalb der ersten Stunden typischerweise die klinische Symptomatik beginnt und sich im weiteren Verlauf oft progredient verhält. Die meisten Querschnittslähmungen fangen mit einem leichten Schwächegefühl in den Beinen oder mit diffusen tiefsitzenden Rückenschmerzen an, zu denen sich dann Bauchschmerzen und Unruhe (z. B. durch Harnverhalt) dazu gesellen. Der Erkrankungsbeginn hängt von vielen Faktoren wie dem Tauchprofil, der Inertgasvorsättigung (z. B. Wiederholungstauchgang) und dem Vorliegen von Risikofaktoren ab. Generell gilt, dass die Dekompressionserkrankung umso schneller auftritt, je stärker die Dekompressionsregeln verletzt worden sind. Eine Verletzung der Dekompressionspflicht von mehr als 20–30 min führt in der Regel zu schweren Verläufen. Auch ein deutlich zu schneller Notaufstieg an die Oberfläche, besonders aus größeren Tiefen, führt häufig zu Problemen.

Besonders früh manifestieren sich zumeist Symptome des zentralen Nervensystems. Neurologische Symptome treten oft schon unter Wasser oder direkt nach dem Auftauchen, meist aber innerhalb von zwei Stunden auf. Symptome im Bereich des Bewegungsapparats (z. B. „Bends“) manifestieren sich tendenziell etwas später und können in Ausnahmefällen auch erst 12–24 Stunden nach dem Tauchgang auftreten. Eine Aufsättigung der langsamen Gewebe durch viele Wiederholungstauchgänge über mehrere Tage oder vor allem durch technische Tauchgänge sind hierfür besonders prädisponierend. Tiefe Sporttauchgänge mit kurzen Grundzeiten („Bounce-Dives“) hingegen verursachen aufgrund der geringen Gewebeaufsättigungen häufiger neurologische Symptome bzw. arterielle Gasembolien. Schwere arterielle Gasembolien verursachen fulminante Verläufe mit einer meist zweizeitigen Symptomatik. Kurz nach dem Auftauchen verspürt der Patient für einen kurzen Moment ein synkopales oder präsynkopales Ereignis, dann erholt er sich wieder. Nach 30–60 min trübt er zunehmend ein und wird rasch intensivpflichtig.

Ein anderer Begriff ist die sog. „omitted decompression“, also die Situation einer gravierenden Verletzung der notwendigen Dekompressionsstopps. Auch bei noch fehlenden klinischen Beschwerden sollte ebenfalls prophylaktisch therapiert werden. Konkrete Zeitangaben fehlen hier, aber erfahrene Taucherärzte schätzen eine ausgelassene Dekompressionszeit von >20 min als durchaus riskant und mit einer hohen Wahrscheinlichkeit eines schweren Verlaufs ein.

Hinweis. Je gravierender die Regeln der Dekompression verletzt wurden (Deko-Zeit, Aufstiegsgeschwindigkeit), desto früher kommt es in der Regel zu ersten Symptomen. Nach Sättigungstauchgängen (besonders Wiederholungstauchgänge, technische Tauchgänge) können die Symptome verzögert, unter Umständen erst nach 24 h auftreten.

14.4.2 Häufigkeitsverteilung von Organmanifestationen

Die Häufigkeit von Organmanifestationen im Rahmen eines Dekompressionsunfalls wurde in großen Datenbanken, unter anderem von DAN (Divers Alert Network) und INM (Institute of Naval Medicine) erfasst. Dabei treten neurologische Manifestationen je nach Quelle am häufigsten auf:

- Neurologische Symptome: 40–78%
- Schmerzen im Bereich von Gelenken und Extremitäten: 22–57%,
- Unspezifische Symptome: 15–20%
- Symptome im Bereich der Haut: 3,5–20%
- Symptome des Innenohr: 12–20%
- Kardiopulmonale Symptome: 2–9%

Erwähnenswert ist hier ist Tatsache, dass die Dunkelziffer sehr hoch ist. Ergänzend hierzu sollte erwähnt werden, dass mit neueren bildgebenden Verfahren vielfach zusätzlich Organmanifestationen entdeckt werden. Beispielsweise finden sich in Zeiten von HRCT (High Resolution Computed Tomography) in Schwerpunktzentren immer wieder Gasansammlungen in den Oberbauchorganen, ohne dass man es klinisch zuordnen hätte können. Auch Inertgasansammlungen in den Koronarien oder im Sinus coronarius im Herzen dürften häufiger auftreten, als bisher angenommen. Die Häufigkeitsverteilung der Organmanifestationen von anerkannten Institutionen bezieht sich daher auf die Ergebnisse der klinischen Untersuchung. Bezieht man jedoch auch bildgebende Untersuchungen mit ein (nicht immer und überall möglich), so dürften Zahlen etwas anders aussehen.

Hinweis. Symptome eines Dekompressionsunfalls umfassen neurologische Störungen wie z. B. Lähmungen, Gefühls- und Gleichgewichtsstörungen, Schmerzen in Gelenken und Extremitäten, audiovestibuläre Störungen wie Schwindel, Übelkeit, Nystagmus und Hörstörungen, Hautveränderungen sowie kardiopulmonale Symptome (Brustschmerzen, Atemnot, Zyanose).

14.4.3 Allgemeinsymptome

Unspezifische Allgemeinsymptome wie Müdigkeit, Abgeschlagenheit, Kopfschmerzen, Gereiztheit, Hitze- oder Kältegefühl oder diffuse Schmerzen des Körpers treten im Rahmen eines Dekompressionsunfalls häufig auf. Ebenfalls beschrieben ist ein grippeähnliches Bild mit allgemeinem Krankheitsgefühl, generalisierten Muskelschmerzen, Appetitlosigkeit und gelegentlich Schüttelfrost. In leichten Fällen können Allgemeinsymptome nach einem Tauchgang bei Fehlen weiterer Beschwerden nicht immer eindeutig einer Dekompressionserkrankung zugeordnet werden. Diese Symptome können auch Ausdruck von z. B. körperlicher Überanstrengung, Blutdruckentgleisungen, Dehydratation oder Sparatmung (Kopfschmerzen) sein. Ist das

Auftreten von unspezifischen Symptomen die Folge von Dekompressionsstress, bilden sich die Beschwerden typischerweise bei Sauerstofftherapie bzw. im Zuge einer Druckkammerbehandlung bzw. nach mehreren Stunden spontan rasch zurück. Eine beginnende Verkühlung oder Gastroenteritis im tropischen Urlaub wird sich differenzialdiagnostisch zeitlich anders entwickeln.

14.4.4 Symptome im Bereich der Haut

Hautsymptome sind bei einem Dekompressionsunfall häufig und werden nach der traditionellen Klassifikation als DCS I eingestuft. Diese Abgrenzung ist problematisch, da oft im Rahmen von Hautbeschwerden auch neurologische Symptome auftreten. Die klinische Präsentation ist sehr vielgestaltig und kann von leichtem Hautjucken über milde, umschriebenen Rötungen bis zu einem generalisierten ausgeprägten Hautauschlag reichen.

Betrachtet man die Pathophysiologie der Kälteurtikaria (Kältenesselsucht) mit ihren fließenden klinischen Übergängen von reinem Juckreiz, Rötungen, schmerzloser bis schmerzhafter Schwellung bis hin zu Marmorierungen, so fällt es schwer, die klinischen Erscheinungsvarianten bei einem Dekompressionsunfall völlig unterschiedlichen Pathomechanismen zuzuordnen. In der klassischen Tauchmedizin werden jedoch diese verschiedenen Erscheinungsformen differenziert und dementsprechende Diagnosen gestellt. In Wirklichkeit dürften also nicht nur Inertgasübersättigungen oder kleinere Gasembolien der Hautgefäße oder Lymphgefäße vorliegen, sondern auch der Kälteurtikaria zugrunde liegende Pathophysiologien mit Vasodilationen, Histaminausschüttung durch Mastzelldegradation sowie substanzvermittelte Schmerz-Pathways auftreten.

Juckreiz

Zu den Leitsymptomen bei Hautbeschwerden zählt der Juckreiz (Pruritus), unter Tauchern auch als **„Taucherflöhe“** bekannt. Wahrscheinlich entsteht der Juckreiz durch eine lokale, kurzzeitige Inertgasübersättigung der Haut. Eine andere Theorie vermutet einen dominierenden Einfluss der Kälte mit dem klinischen Bild einer sog. Kälteurtikaria. Beim Abtauchen bzw. während der Grundzeit ist der Taucher aufgrund der Anstrengung (Tauchgangsvorbereitungen) oder der Umgebungstemperaturen noch aufgeheizt. Dadurch ist die Gefäßstellung weit und es kommt zur vermehrten Aufsättigung mit Inertgas (der perfusionsabhängige Kompartimentalgorithmus nach Bühlmann würde der Haut in diesem Zustand ein schnelleres, weil besser durchblutetes Kompartiment zuordnen). Im Laufe des Tauchgangs kühlt der Taucher aus und/oder bewegt sich während der Dekompression weniger, so dass sich die Gefäße zusammenziehen und die Perfusion sinkt. Beim Auftauchen kann deshalb nun weniger Stickstoff abgegeben werden, so dass es lokal zu kurzzeitigen Übersättigungen kommt, die den Juckreiz verursachen. Dieses Phänomen tritt auch häufig bei nicht therapeutischen Druckkammerfahrten auf, wo die Umgebungstemperatur aufgrund der Kompression deutlich ansteigt (man schwitzt) und in der Dekompressionsphase wieder stark abkühlt (man friert). Der Juckreiz beginnt üblicherweise rasch nach dem Auftauchen und bildet sich meist spontan zurück. Am häufigsten tritt der Juckreiz an Oberschenkeln, Unterarmen, Handgelenken, Händen, Nase und Ohren auf. Ein anderer Pathomechanismus könnte auch die akrale Kälte sein, wie man es nach einem Winterjoggingausflug an den identen Stellen auch kennt. Fehlen weitere Symptome, wird der Juckreiz zusammen mit auffallender Müdigkeit (siehe Allgemeinsymptome) zu den leichten Symptomen einer Dekompressionserkrankung gezählt und dementsprechend therapiert (s. Kap. 36).

Hautausschlag

Inertgasübersättigungen im Bereich der Haut können auch einen rötlichen Hautausschlag (Erythem) verursachen, der wahrscheinlich mit einer Histaminausschüttung im Zusammenhang steht. Er kann zunächst scharlachähnlich fein- bis grobfleckig aussehen und im Bereich von Brust, Schultern, Rücken, Bauch und Oberschenkeln auftreten In schwereren Fällen kommt es in gleicher Verteilung zu einem rötlich-erhabenen Ausschlag (makulopapulöses Exanthem), der sich in der Regel großflächig verbindet. Dieses Exanthem wird als Folge einer durch Gasblasen verursachten Störung des venösen Abflusses und damit als Zeichen einer generalisierten Dekompressionserkrankung angesehen.

Cutis marmorata

Die Cutis marmorata („marmorierte Haut“) tritt in der Regel unmittelbar nach dem Auftauchen auf. Ausgehend von einem umschriebenen rötlichen oder blassen Bereich, oft am Körperstamm oder seltener an den Oberarmen und Oberschenkeln, kommt es rasch zu einer Ausbreitung einer bläulich-gesprenkelten, von blassen Arealen umgebenen Schwellung, die an Marmor erinnert (Abb. 14.2). Diese Hauterscheinung ist ein ernstzunehmendes Symptom eines Dekompressionsunfalls, da sich die ödematöse Schwellung nicht nur an der Haut, sondern meist generalisiert manifestiert. Die Cutis marmorata ist daher ein relativ eindeutiges Zeichen eines schweren Tauchunfalls und sollte unverzüglich behandelt werden. Interessanterweise gibt es eine auffallende Korrelation zwischen einem symptomatischen PFO und Cutis marmorata. Daher werden Taucher nach einem Tauchunfall mit Cutis marmorata oft auf ein relevantes PFO untersucht, sofern es sich um einen „undeserved hit“ gehandelt haben sollte.

In der Dermatologie wird die Cutis marmorata auch als Livedo reticularis bezeichnet. Diese Livedo reticularis zeichnet sich durch regelmäßige netzförmige Effloreszenzen aus. Die Cutis marmorata beim Tauchunfall zeigt jedoch eine ganz andere Pathophysiologie und ähnelt tatsächlich einer Livedo racemosa. Interessanterweise ist die Livedo racemosa eine Pathologie der Arteriolen, was die Kohärenz mit dem Vorhandensein eines PFO sehr gut erklären würde.

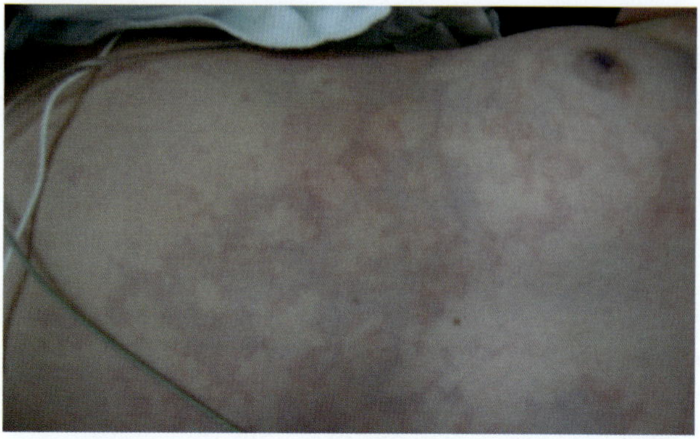

Abb. 141.2. Cutis marmorata (mit freundl. Genehmigung: Dr. A. Kemmer, Murnau)

Darüber hinaus gibt es auch Beobachtungen, wonach schwerste zerebrale Gasembolien beim Patienten und im Tierversuch eine eindeutige Cutis marmorata verursacht hatten. Dies führt zu Spekulationen, ob auch zentrale gasembolische Phänomene im Hirnstamm solche Marmorierungen auslösen können, ohne dass primär eine lokale Hautpathologie vorliegt. Der Hirnstamm ist der Sitz für die autonome nervöse Regulation der Gefäßstellung der Hautblutgefäße. Als Konsequenz dieser Hypothese sollte daher eine Cutis marmorata als eine ernste neurologische Form der Dekompressionserkrankung diagnostiziert und dementsprechend therapiert werden.

Hautschmerzen/lymphatische Schwellung

Regelmäßig finden sich bei DCI-Beschwerden Hautareale, die leicht geschwollen und überwärmt sind und die bei Berührung schmerzempfindlich reagieren. Die Beobachtung zeigt, dass vor allem jene Bereiche betroffen sind, an denen vermehrt Körperfett vorhanden ist (z.B. Brust, Gesäß, Oberschenkel etc.). Dies führt zu einer Hypothese, dass es entweder einen Zusammenhang mit den Lymphbahnen, mit dem Körperfett an sich oder aber ein Phänomen der niedrigen Hauttemperatur in diesen Bereichen geben könnte. Eine lokale Schwellung, deren Ursache möglicherweise eine lymphatische Abflussstörung ist, führt zu einem vergröberten Hautrelief, das an Orangenhaut erinnert. Eine lymphatische Schwellung ist ebenfalls ein indirektes Zeichen einer generalisierten Dekompressionserkrankung.

Hinweis. Für den praktisch tätigen Ersthelfer und Tauchmediziner ist die Hautmarmorierung das eindeutigste Symptom, gefolgt von schmerzhaften und überwärmten Hautarealen. Diese Symptome sind Anzeichen einer generalisierten Dekompressionserkrankung und sind therapiebedürftig.

14.4.5 Symptome im Bereich des Bewegungsapparats

Gelenke

Klinische Symptome im Bereich des Bewegungsapparats sind recht häufig. Als Leitsymptom treten Gelenkschmerzen auf, die im Englischen auch als „bends“ bezeichnet und nach der traditionellen Klassifikation der DCS I zugeordnet werden. Die Beschwerden beginnen häufig mit einem schlecht lokalisierbaren, ziehenden, dumpfen Gefühl und nehmen innerhalb von 1–2 Stunden an Intensität zu, bis hin zu einem heftigen, dumpfen, teils pochenden Schmerz. Oft treten diese Beschwerden auch in Verbindung mit einem Taubheitsgefühl im Bereich eines Gelenks oder eines Muskels auf. Typischerweise sind Bewegungen des betroffenen Gelenks schmerzhaft, so dass das Gelenk in einer meist gebeugten Schonhaltung gehalten wird.

Manche Gelenke sind in ihrer differenzialdiagnostischen Vielfalt sehr schwierig zu beurteilen und die Gefahr besteht, dass andere klinische Ursachen übersehen werden. Gerade bei Beschwerden an der Schulter oder am Nacken kann beim Risikopatienten tatsächlich auch eine koronarischämische Ursache vorliegen. Die Ausstrahlung über mehrere Gelenke kann aber auch Ausdruck einer radikulären oder pseudoradikulären Symptomatik sein. Insbesondere die Schulter mit ihrem Potenzial an tauchunabhängigen Verletzungen ist diagnostisch oft schwierig. Durch das Anlegen/Verstauen der Tauchausrüstung können im unaufgewärmten Schultergelenk leicht Zerrungen, Schleimbeutelentzündungen, Muskelfaserrisse oder Tendinitisaktivierungen verursacht werden. Diese sind klinisch von einer DCS der Schulter nur schwer zu differenzieren und treten vor allem oft gemeinsam auf. Ein Klassiker wäre also eine Zerrung der Schulter nach dem ersten Tauchgang und in Folge dann eine echte DCS derselben Schulter im zweiten Tauchgang. Suspekt für eine DCS der Schulter sind gleichzeitig auftretende Ausschläge oder Hyperalgesien der Haut.

> **Hinweis.** Regelmäßig liegen mehrere klinische Pathologien für die entsprechenden Beschwerden vor. Einige Taucher mit Schulterbends haben sonografisch zusätzlich kleine Muskelfaserrisse, die dann als alleinige Ursache für die Schulterschmerzen suspiziert werden. Durch das schwere Wuchten des Tauchgerätes können also Befunde wie Zerrungen etc. oft zusätzlich zu einer DCS vorliegen.

Die Dauer und der Verlauf der Symptome sind variabel. Am häufigsten sind bei technischen Tauchern und Berufstauchern das Schulter- und Kniegelenk betroffen. Es können aber ebenso Ellbogen-, Hand-, Hüft- oder Sprunggelenk beeinträchtigt sein. Die Schmerzen können sich auch an zwei oder mehreren Gelenken manifestieren. Entscheidend für die Symptomatik ist meist eine besondere Belastung der betroffenen Gelenke unter Wasser (z.B. Hantieren mit Stages, UW-Arbeiten) oder auch danach an der Oberfläche (Ausrüstung verstauen etc.). Oft sind die Kniegelenke bei Tauchern betroffen, die unter Wasser viel Strecke zurücklegen mussten oder eine lange Deko im Knien hinter sich haben (Höhlentaucher). Auch die Handgelenke oder Schultern sind kritische Bereiche (Stagehandling, Ventildrills etc.). Bei statischen Belastungen (Halten an einer Leine oder Tragen einer Kamera etc.) werden oft die Ellbogengelenke beeinträchtigt. Aber auch vorgeschädigte Gelenke neigen zu einer vermehrten Inertgasaufnahme. Viel diskutiert werden auch Grenzflächen wie z.B. bei künstlichen Prothesen, die im Versuch immer wieder deutliche Blasenansammlungen verursachen, jedoch im Taucheralltag nur selten eine klinisch apparente DCS verursachen.

Fallbeispiel. Der 46-jährige Taucher J. fährt übers Wochenende mit drei Tauchfreunden nach Österreich zum Bergseetauchen. Sie machen vier technische Tauchgänge an zwei Tagen im kalten Wasser auf bis zu 48 m Tiefe. Auf der Rückfahrt, etwa 2 Stunden nach dem letzten Tauchgang, verspürt J. ein Ziehen und leichte Schmerzen in der linken Schulter. Er vermutet zuerst eine Zerrung der Schulter aufgrund der Schlepperei der Stages aus dem Wasser. Außerdem ist äußerlich keine Rötung, Schwellung oder Veränderung zu sehen. Da die Schmerzen jedoch im Verlauf der nächsten Stunden so zunehmen, dass er den Arm nicht mehr bewegen kann, kontaktiert er einen Taucherarzt. Dieser verweist in an ein nahegelegenes Druckkammerzentrum, wo sich die Beschwerden unter HBO vollständig zurückbilden.

Diagnose: Akute progrediente muskuloskeletale Dekompressionserkrankung (DCS I, „bends").

Ein weiteres Phänomen einiger Taucher sind knacksende oder anderweitig geräuschverursachende Gelenke nach dem Tauchen. Oft sind diese Phänomene ohne jegliche klinische Schmerzen oder Einschränkungen und oft ist immer das gleiche Gelenk betroffen. Fakt ist, dass intraartikuläre Gasansammlungen in der Regel schmerzfrei sind. Über die Ursache dieser Knackgeräusche kann nur spekuliert werden. Früher wurde die plötzliche Lösung der Adhäsionskraft der Gelenkflächen vermutet, eine andere Theorie vertritt eine Art intraartikulären Implosionseffekt. Bei einem Taucher mit solchen Beschwerden sollte im Zweifel lieber eine HBO empfohlen werden als allzu rasch ein harmloses Gelenkknacken ohne weitere Konsequenzen zu diagnostizieren.

Die Volkskrankheit chronische Rückenschmerzen macht auch nicht vor dem Taucher halt. Viele Taucher haben während oder nach dem Tauchen Rückenschmerzen. Oft ist die Phase des Ausstiegs mit Änderung der schwebenden horizontalen lordoselastigen Wasserlage in die vertikale Schwerkraft auf instabilem Boden eine Hochrisikosituation für ein akutes Verreißen oder für dumpfe Schmerzen. Auch Nackenschmerzen treten oft bei Tauchern auf, die entweder durch die ungewohnte horizontale Wasserlage oder durch verkrampfte Atmung in solche Situationen kommen. Einen dumpfen harmlosen Rückenschmerz von einem drohenden Querschnitt mit Initialsymptom dumpfer Rückenschmerz zu unterscheiden, ist oft kaum möglich und verlangt sehr viel fachliche Kompetenz und Erfahrung des Untersuchers. Das Hantieren mit schwerer Tauchausrüstung und großen Hebelkräften in meist unaufgewärmtem Zustand und aus einer Fehlhaltung (Hauruckmethode) ist dafür verantwortlich, dass die überwiegenden Mehrzahl von erfahrenen Tauchern (bei gewerblichen Tauchlehrern und Guides > 80 %) mit chronischen Rückenschmerzen zu tun haben.

Muskeln

Inertgasübersättigungen machen sich oft in Muskelschmerzen bemerkbar. Hier ist zu erwähnen, dass es sich meistens um einen Ruheschmerz handelt, der bei gezielter Bewegung größer wird. Bedingt durch die Inertgasausperlung ist daher der ziehende Ruheschmerz eher suspekt als der rein bewegungsabhängige Bewegungsschmerz. Tauchen mit Muskelkater kann eine DCS provozieren. Als Ursache dafür werden hier Scherkräfte und vermehrte Mikroblasenkerne vermutet. Eine andere logische Erklärung ist die vermehrte Perfusion eines Muskels im Reparaturstatus und somit die veränderte Gewebekinetik in Hinblick in eine schnellere Kompartimentklasse nach Bühlmann.

Eine Beobachtung von Druckkammerärzten und die Beschreibung vieler Tauchunfallpatienten zeigt auch, dass die Muskelschmerzen bei einem Tauchunfall oft am schnellsten unter Druck sistieren (also keine Besserung unter normobarer Sauerstoffatmung aber rasche Besserung unter HBO), gefolgt von der Linderung der Gelenkschmerzen. Diese Beobachtung scheint dafür zu sprechen, dass es sich hier um relativ viel mechanische Bedrängung von Muskelstrukturen handeln könnte.

14.4.6 Symptome im Bereich des Nervensystems

Symptome im Bereich des Nervensystems treten sehr häufig auf. Hier muss jedoch eine Inertgasübersättigung des Nervensystems (DCS II nach traditioneller Klassifikation) von einer AGE abgegrenzt werden, die zwar die gleichen neurologischen Beschwerden verursacht, aber einen anderen Pathomechanismus aufweist. Im Gegensatz zu einer AGE kommt es vermutlich eher selten zu einer tatsächlichen kritischen Übersättigung im Bereich des Nervensystems.

Die AGE hingegen tritt sehr häufig und vor allem bei Sporttauchern auf. Mikroblasen oder Inertgasblasen treten über einen Rechts/Links-Shunt in das arterielle System über und verursachen je nach Größe bzw. Blasenwachstum entsprechende Symptome. Ein Rechts/Links-Shunt kann nicht nur ein PFO, sondern auch häufig ein physiologischer Lungenshunt sein, der bei entsprechenden Umgebungsbedingungen (Wasserlage, Kälte, Sauerstoff, Anstrengung etc.) einen Blasenübertritt zulässt.

Kompaktinformation

Zerebrale Symptome der Dekompressionserkrankung
- Bewusstseinsstörungen von Gähnen, Mattigkeit, Somnolenz bis Koma
- Orientierungsstörungen, Verwirrtheit
- Epileptische Anfälle (fokal oder generalisiert)
- Hemiparese (Halbseitenlähmungserscheinungen)
- Halbseitige Gefühlsstörungen
- Sehstörungen (Gesichtsfeldausfälle, Doppelbilder)
- Augenbewegungsstörungen und Pupillenstörungen
- Störungen höherer kortikaler Funktionen: Sprachstörungen (Aphasie), Lese-, Schreib- und Rechenstörungen, Wiedererkennen von Personen oder Objekten, Wahrnehmung von Körperfunktionen
- Kleinhirnzeichen: Koordinationsstörungen (Ataxie, Dysmetrie), Gangstörungen undeutliches Sprechen (Dysarthrie), Nystagmus, Schwindel (Vertigo)

Zentrale Manifestation

Das Gehirn zählt aufgrund der schnellen Perfusion zu den schnellen Geweben. Daher treten zerebrale Symptome meist relativ rasch beim oder nach Erreichen der Wasseroberfläche auf. Typisch für zentrale Symptome sind tiefe kurze Presslufttauchgänge (sog. Bounce Dives) mit nachfolgendem raschen Aufstieg ohne Deep Stops. Generell gilt: Je schneller die Symptome beginnen, desto schwerwiegender ist die Erkrankung bzw. der Verlauf und desto schlechter die Prognose. Zerebrale Symptome können sehr vielfältig sein und ähneln oft einem Schlaganfall (bzw. stellen einen Schlaganfall dar). Je nachdem welche Regionen des Gehirns betroffen sind, treten Lähmungen, Seh-, Sprach- oder Koordinationsstörungen bis hin zu Bewusstseinsstörungen und Koma auf.

Spinale Manifestation (Rückenmark)

Die Übersättigung des Rückenmarks mit Inertgas oder venöse bzw. arterielle Gasembolien führen zu einer spinalen Manifestation der Dekompressionserkrankung. Alte Untersuchungen an Ratten zeigen unterschiedliche Verteilungsmuster zwischen Vorderhorn, grauer und weißer Substanz, die aber vermutlich nicht ohne weiteres auf den Menschen übertragen werden können.

Klinisch macht sich das als inkomplette oder komplette Querschnittssymptomatik bemerkbar. Meist beginnt es mit einem inkompletten Querschnitt mit Schwäche, progredienten Lähmungen und Harnverhalt mit Bauchschmerzen und Unruhe. Auch ein tiefsitzender dumpfer Rückenschmerz (auch in Ruhe) ist Vorbote einer Querschnittslähmung und wird von den meisten Tauchunfallpatienten im Rollstuhl anamnestisch angegeben. Die genauen pathophysiologischen Abläufe im Rückenmark sind im Wesentlichen unklar. Am häufigsten ist der Rückenmarkbereich zwischen Th5–7 betroffen, weswegen manche Tauchmediziner auch das Azygosvenensystem, das hier nur sehr zart und fragil erscheint, anschuldigen und sog. venöse Abflussbehinderungen postulieren. Wichtig ist hier die Tatsache, dass so gut wie alle verschiedenen Theorien nur Theorien bleiben und sich daraus keine unmittelbaren therapeutischen oder prognostischen Konsequenzen ableiten lassen.

Fallbeispiel. Der 38-jährige Taucher E. macht einen kurzen Solotauchgang auf 40 m im Bergsee, da seine Kollegen noch nicht am Tauchplatz sind. Eine halbe Stunde nach dem Auftauchen macht er gemeinsam mit den anderen einen zweiten Tauchgang auf 42 m. Der Tauchcomputer zeigt ihm in der Tiefe 15 min Dekozeit an und leitet ihn auf 3 m Wassertiefe für den Dekostopp hoch. E. taucht mit normaler Geschwindigkeit auf die entsprechenden 3 m auf und macht ordnungsgemäß seinen Dekompressionsstopp. Nach etwa 10 min auf dieser Dekostufe verspürt er Schmerzen im Rückenbereich, die auch nach dem Auftauchen oder dem Ausziehen der Ausrüstung nicht weggehen. Seine Tauchkollegen geben ihm sicherheitshalber 30 min Sauerstoff zum Atmen und schicken ihn nach Hause, obwohl er mittlerweile leichte Lähmungserscheinungen verspürt. Da diese Lähmungen zunehmend stärker werden, kontaktiert er die Rettung und wird in ein lokales Krankenhaus gebracht. Dort kennt man sich mit Tauchunfällen nicht aus und schickt ihn weiter in eine Schwerpunktklinik. Hier wird sofort ein Weitertransport in die nächstgelegen Druckkammer organisiert, wo er nach inzwischen 12 h erstmalig rekomprimiert wird. Es kommt zwar zu einer leichten Besserung, aber trotz mehrfacher Druckkammerbehandlungen bleibt ein inkompletter Querschnitt. Leider verlief das Tauchunfallmanagement von Seiten der Taucher als auch des lokalen Krankenhauses suboptimal, so dass die enorm lange Zeitverzögerung bis zur ersten HBO-Behandlung vermutlich zur Schwere der bleibenden Schäden beigetragen hat. Die zwei kurzen „Bounce"-Tauchgänge ohne entsprechende tiefe Stopps lassen eher auf eine AGE als eine DCS II schließen.

Diagnose: Akute, progrediente spinale Dekompressionserkrankung (DCS II oder AGE).

Hinweis. Bei fulminant verlaufenden und schlussendlich fatalen Tauchunfällen sah man als Korrelat in den Kontrollaufnahmen im MRI trotz maximaler HBO-Therapie im Verlauf zunehmende Veränderungen im Halsmark und im Hirnstamm. Auch fanden sich bei all diesen Fällen ausgeprägte Hautmarmorierungen als Zeichen eines schweren Tauchunfalls.

Periphere Manifestation

Gasblasen im peripheren Nervensystem können ebenso Dekompressionssymptome hervorrufen. Meist sind die langen Nerven der Extremitäten betroffen, prinzipiell können aber auch Hirnnerven betroffen sein. Im Gegensatz jedoch zu der zerebralen oder spinalen Manifestation sind die Symptome lokal begrenzt und es fehlen Bewusstseins-, Sprach- und Gedächtnisstörungen oder Querschnittssyndrome. Diese Unterscheidung ist differenzialdiagnostisch und prognostisch von Bedeutung, obliegt aber dem erfahrenen Taucherarzt mit neurologischem Fachwissen.

Zu den typischen Symptomen gehören umschriebene Lähmungen, Taubheitsgefühl, Kribbelparästhesien und gelegentlich Schmerzen im Versorgungsgebiet eines oder mehrerer peripherer Nerven.

14.4.7 Symptome im Bereich des Innenohrs

Eine Dekompressionserkrankung im Bereich des Innenohrs tritt meistens nach tiefen Tauchgängen mit Mischgas auf. Leitsymptome sind Tinnitus, Drehschwindel, Nystagmus, Übelkeit, Erbrechen und Hörminderung. Auf eine genaue Abgrenzung einer Dekompressionserkrankung des Innenohrs zum Innenohrbarotrauma wird in Kap. 15 detailliert eingegangen. Die Unterscheidung zwischen Innenohrbarotrauma und Innenohr-DCI/DCS ist wichtig und meistens ausschließlich anamnestisch zu treffen (z.B. versuchter krampfhafter Druckausgleich versus Hebe-/Pressatmung als direkter Auslöser).

In einigen Fällen kann die differenzialdiagnostische Abgrenzung einer Innenohr-DCI zu einer Manifestation im Kleinhirn (zerebelläres Syndrom) Schwierigkeiten bereiten, was aber keine therapeutische Änderung zur Folge hat.

An dieser Stelle muss betont werden, dass oft bei einem akuten Tauchunfall vor Ort bzw. in der Klinik zu viel und zu lange Diagnostik gemacht wird. Die Leitlinie sagt ganz klar, dass der Patient mit einer DCI rasch und unmittelbar unter Druck gebracht werden muss. Langwierige Röntgen/CT-Untersuchungen, neurologische Fachkonsile etc. sind bei eine DCI-Klinik zu unterlassen und erst nach einer HBO anzudenken.

14.4.8 Symptome im Bereich des Verdauungssystems

Symptome im Bereich des Verdauungssystems sind selten, aber unter Umständen folgenschwer. Sie entstehen durch die Anwesenheit von Gasblasen im Gefäßsystem der Verdauungsorgane, v.a. des Darms. In schweren Fällen entstehen hämorrhagische Darminfekte, die zu einer Bauchfellentzündung (Peritonitis), bis hin zu einer Sepsis führen können. In leichten Fällen sind Übelkeit, Erbrechen, krampfartige Schmerzen und Durchfälle möglich. Bei Symptomen im Bereich des Verdauungssystems muss differenzialdiagnostisch auch immer an ein Barotrauma gedacht werden. Bei Obduktionen von tödlichen Tauchunfällen wurden im Einzelfall auch Rupturen von Oberbauchorganen gefunden. Es war jedoch nicht sicher, ob es sich um Bergeartefakte handelt (bei einer Bergung eines toten Taucher aus der Tiefe wird ja das Gas ebenfalls post mortem expandieren und kann Zerreißungen ohne Einblutungen verursachen).

14.4.9 Symptome im Bereich der Lunge

Pulmonale Symptome der Dekompressionserkrankung manifestieren sich in der Regel frühzeitig nach dem Auftauchen. Davon zu unterscheiden ist das klassische pulmonale Barotrauma, also ein Pneumothorax. Die pulmonale DCS entsteht durch eine Gasblasenlast in den Lungengefäßen, so dass der Gasaustausch zwischen Alveolen und Gefäßkapillaren meist gestört ist („der Lungenfilter verstopft"). Klinisch resultiert daraus eine flache, oberflächliche, schnelle Atmung (Tachypnoe) und Atemnot (Dyspnoe), begleitet von Husten und Tachykardie. Häufig werden diese Symptome von Schmerzen in der Brust begleitet, die bei starker Einatmung zunehmen (engl. „chokes"). Die Gründe sind vielschichtig. Es können sich durch Reduktion des Surfactants in der Lunge Atelektasen bilden oder es kann zu Lungenödemen mit Dyspnoe und Rasseln kommen. Durch die Drucksteigerung im Lungenfilter entsteht die Klinik einer Lungenembolie mit starken Brustschmerzen, die auf Dehnungs- und Schmerzrezeptoren in den großen Lungengefäßen zurückzuführen sind (die großen Pulmonalarterien haben viele Schmerzfasern). Der Pneumothorax kann mit starker Beeinträchtigung der Atmung und zu einer oberen Halsvenenstauung führen. Auch ein Hautemphysem ist mitunter in der klinischen Untersuchung zu tasten oder gar zu sehen.

Pulmonale Symptome der Dekompressionserkrankung sind immer sehr ernst zu nehmen und entsprechende Maßnahmen wie Überwachung, Sauerstoffgabe und Transport in ein Druckkammerzentrum unverzüglich notwendig. Unter Therapie kommt es zwar oft zur raschen Besserung der Beschwerden, möglich ist aber ebenso ein progredienter Verlauf mit Entwicklung eines Lungenödems bis hin zur „Schocklunge" (ARDS, „adult respiratory distress syndrome") und/oder eines Rechtsherzversagen.

14.4.10 Symptome im Bereich des Herz-Kreislauf-Systems

Herz, Herzrhythmusstörungen

Das Herz spielt bei der Dekompressionserkrankung eine besondere Rolle. Einerseits kann es ein direktes Zielorgan von Inertgasübersättigungen sein, andererseits können in den Koronarien arterielle Gasembolien entstehen und so Herzinfarkte verursachen. Zusätzlich muss das Herz bei einem Dekompressionsunfall vermehrt Arbeit leisten. Insbesondere ein Rechtsherzversagen bei Anstieg des Lungendrucks aufgrund eines „verstopften Lungenfilters" ist immer wieder bei schweren Tauchunfällen zu beobachten. Auch maligne Herzrhythmusstörungen können auftreten, die einerseits durch Okklusion von Koronarien (vorwiegend der rechten Koronararterien) und andererseits durch immersionsbedingte Effekte (Verlängerung der AV-Überleitungszeiten) verursacht werden können. Auch die bei Tauchunfällen anzutreffenden echten Herzschmerzen bzw. Thoraxschmerzen müssen nicht immer pulmonale Ursachen haben, sondern können auch vom Herzen direkt ausstrahlen.

Embolische Infarkte

Größere Gasblasen, insbesondere durch Rechts/Links-Shunts, können zu einem Gefäßverschluss (Embolie) organversorgender Arterien oder Arteriolen führen. Als es wieder, im Zweifel einen Tauchunfall richtig anzubehandeln und die Differenzialdiagnose ständig im Hinterkopf zu behalten sowie keine vorschnellen Diagnosen zu stellen. So mancher Bandscheibenvorfall entpuppte sich rasch zu einer DCS II mit hohem Querschnitt und vice versa! Migräne oder Kopfschmerzen können oft durch Tauchgänge ausgelöst werden und sind schwer von einer DCI zu unterscheiden. Epileptische Anfälle können von konvulsiven Synkopen oder anderen Zuständen mit Zuckungen vom medizinischen Laien nur schwer unterschieden werden und stellen unter Wasser absolut lebensgefährliche Zustände dar, die oft im Ertrinkungstod enden. Das Tauchen mit chronisch entzündlichen neurologischen Erkrankungen, wie beispielsweise mit MS, ist im Rahmen des Handicap-Tauchens geregelt.

14.5.3 Orthopädische, muskuloskelettale Differenzialdiagnosen

Akute Rückenschmerzen, Zerrungen der Schulter oder anderer Gelenke sind sehr häufige Befunde und gleichzeitig häufige Fehldiagnosen. Wichtig ist, dass eine DCI zusätzlich vorhanden sein kann und auch hier das Ansprechen auf eine Therapie und das Tauchprofil für die Differenzialdiagnose wichtig sind. Der Umgang mit der Tauchausrüstung ist sowohl über als auch unter Wasser sehr fordernd, weil schwere Gewichte und große Hebelkräfte wirken, die im ungünstigen Fall bei einem nicht trainierten, unterkühlten oder in Fehlhaltung begriffenen Körper schnell zum Problem werden. Durch das Heben oder Zerren von schweren Gewichten können aber simultan auch Gasembolien entstehen. Der richtige Umgang mit dem schweren Tauchgerät sollte daher rückenschonend bereits im Beginnerkurs vermittelt werden. Auch bei den technischen Tauchern, die wesentlich mehr Lasten bewegen müssen, sind orthopädische Verletzungen sehr häufig. Aus dekompressionsphysiologischer Sicht sollte an dieser Stelle erwähnt werden, dass auch in vorgeschädigten bzw. in entzündeten Regionen natürlich die Inertgaskinetik völlig anders abläuft. Ein Rheumapatient kann also in seinen entzündeten Gelenken tatsächlich eine DCS bekommen, wenn er im Schub progressiv taucht.

14.5.4 Psychologische, psychiatrische Differenzialdiagnosen

Interessanterweise sind bei Tauchzwischenfällen diese Differenzialdiagnosen oft Teil der Überlegungen, werden aber selten ausgesprochen. Eine latente Neigung zu Platzangst, Angst oder phobischer Schwindel im Blauwasser oder phobischer Schwindel im Allgemeinen sind ungewöhnlich häufig. Meist werden solche Beschwerden latent verschwiegen, bis sie dann ausbrechen und zum Zwischenfall führen. Auch Diagnosen wie ADHS, Depressionen oder alle Arten von Persönlichkeitsstörungen werden regelmäßig bei Tauchern angetroffen. Allein die entsprechend oft umfangreichen

Prämediaktionen verursachen kontroverse Diskussionen innerhalb der Tauchmediziner, inwieweit hier eine Tauchtauglichkeit gegeben sein kann. Häufige Auslöser für schwere DCI sind panikartiges Hochschießen. Der phobische Schwindel beispielsweise betrifft beinahe jeden zweiten technischen Taucher im Laufe seiner Taucherkarriere. Auslöser für einen solchen phobischen Schwindel können echte erlebte Zwischenfälle sein mit Schwindel, Übelkeit oder Angst vor Kontrollverlust. Für viele Taucher liegt der Reiz des Tauchens (oft des technischen Tauchens) im Spiel mit der Angst, weshalb wissenschaftlich gesehen viele Taucher zu den sog. „sensation seekers" (Einteilung nach Zuckermann Typ 1–4) zählen. Treibt man das Spiel mit den Katecholaminen und mit Dopamin zu weit, entsteht unter Wasser rasch eine Panikreaktion. Die Folge ist der Universaldrang beim Taucher nach oben, was oft zu einem unkontrollierten und tauchmedizinisch riskanten Notaufstieg führt.

14.6 Risikofaktoren

Zahlreiche Risikofaktoren spielen bei der Dekompression eine Rolle und können das Auftreten bzw. den Schweregrad einer Dekompressionserkrankung beeinflussen. Die meisten von ihnen bewirken eine Veränderung der Perfusion von Geweben und somit auch die Geschwindigkeit der Inertgasaufsättigung und -entsättigung. Aber auch das Verhalten beim Auftauchen bzw. danach an der Oberfläche hat großen Einfluss, ob vorhandene Blasen symptomatisch werden. In den letzten Jahren wurde begonnen, systematisch Daten über Risikofaktoren der Dekompressionserkrankung zu erfassen. Einige Faktoren sind zwar gesichert, meist ist aber nicht bekannt, wie stark oder unter welchen Bedingungen diese Faktoren das Risiko für eine DCI erhöhen.

Grundsätzlich können Risikofaktoren eingeteilt werden in Merkmale, die

- den Taucher selbst,
- die Tauchgangsbedingungen,
- das Tauchprofil oder
- das Verhalten nach dem Tauchgang betreffen.

Ein moderner Begriff in der Tauchmedizin ist der sog. „undeserved hit", also ein Dekompressionsunfall trotz Einhaltung aller gängigen Tauchregeln. Dazu muss erwähnt werden, dass der Begriff „gängige Regeln" sehr schwammig ist. Nur weil das Dekompressionsprofil eines Tauchcomputers grünes Licht gibt, kann die Dekompression trotzdem aufgrund der zahlreichen Risikofaktoren (Stress, Dehydrierung, Kälte, schlechte Fitness, nicht optimales Tauchprofil etc.) unzureichend erfolgt sein. Die Mehrzahl der Tauchunfälle passiert bei normalen Austauchprofilen. Nochmals Erwähnung finden sollte an dieser Stelle auch, dass die Dunkelziffer sehr hoch ist.

Kompaktinformation

Die wichtigsten Risikofaktoren für eine Dekompressionserkrankung

1. Den Taucher betreffend
   - Dehydratation (Flüssigkeitsmangel),
   - relevanter Rechts/Links-Shunt (z. B. PFO)
   - Alter, Übergewicht, fehlende Fitness
   - Vermutlich genetisch bedingter „High-bubbler"-Status
2. Die Tauchgangsbedingungen betreffend
   - Kälte, Kältezittern
   - Körperliche Arbeit, Anstrengung (Strömung, hoher Wellengang etc.)
   - Stress, Angst
3. Das Tauchprofil betreffend
   - Dekompressionspflichtige Tauchgänge
   - Zu schnelles Auftauchen auf den letzten 5 m bis zur Oberfläche
   - So genannte Jojo-Tauchgänge
   - Zu kurze Oberflächenpausen
   - Zu viele Wiederholungstauchgänge
4. Das Verhalten nach dem Tauchgang betreffend
   - Anstrengung bis 90 min nach dem Auftauchen
   - Heben, Zerren, Schieben von schwerer Ausrüstung
   - Fliegen oder Passfahrten nach dem Tauchen
   - Zu frühe Wiederholungstauchgänge innerhalb 2 h nach dem Tauchgang

14.6.1 Risikofaktoren, die den Taucher betreffen

Individuelle Risikofaktoren

Die individuelle Fitness spielt eine große Rolle für die Dekompression. Dazu zählen nicht nur die sportliche Fitness, sondern ebenso Übergewicht und Alter des Tauchers. Ein höheres Lebensalter gilt generell als Risikofaktor, weil damit oft ein Nachlassen der körperlichen Fitness, eine Zunahme des Körperfettanteils, eine schlechtere Gewebedurchblutung, eine verminderte Elastizität der Blutgefäße, Plaqueablagerungen in den Gefäßen oder eventuelle Vorschädigungen des Herz-Kreislauf-Systems, der Lunge oder sonstigen Organen einhergeht.

Die prädisponierende Rolle des Geschlechts für eine Dekompressionserkrankung ist umstritten. In der Vergangenheit wurde für Frauen ein erhöhtes Risiko berichtet. Als mögliche Ursachen wurden ein höherer Körperfettgehalt, Schwankungen im Flüssigkeitshaushalt und hormonelle Kontrazeption genannt. Neuere Studien fanden jedoch keinen Zusammenhang zwischen Geschlecht und Risiko für eine Dekompressionserkrankung. Tatsache ist, dass beim Auftreten von Dekompressionssymptomen im Bereich der Haut bei Frauen primär die Brust, Oberschenkel und Po betroffen sind. Dies bestärkt die Annahme, dass der Fettanteil einen Risikofaktor darstellt. Die Löslichkeit von Stickstoff in fetthaltigen Geweben ist etwa 4,5-mal höher als in Wasser. Darüber hinaus werden fettreiche Gewebe (Ausnahme Gehirn und Rückenmark) schlechter durchblutet. Ein höherer Fettanteil bzw. Übergewicht ist daher prädisponierend für eine Dekompressionserkrankung.

Im Umkehrschluss bedeutet dies, dass junge, gut durchtrainierte Taucher ein geringeres Risiko bei gleichem Tauchprofil haben. Dies ist von besonderer Bedeutung, da gerade ältere Tauchtabellen an jungen und fitten Marinetaucher validiert wurden und solche konstitutionelle Unterschiede meist nicht berücksichtigt werden. Neuere Untersuchungen lassen vermuten, dass ca. 5–10 % der Taucher ohne Beschwerden regelmäßig große Blasenlasten im venösen Blut aufweisen. Diese werden als sog. „high-bubblers" bezeichnet. Über die Ursachen weiß man zum heutigen Stand noch wenig. Man vermutet genetische Endothelveränderungen, die ggf. mit vermehrten Blasenkernen einhergehen und so die vielen Blasen generieren.

Andere mögliche Risikofaktoren könnten arterielle Hypertonie (durch den erhöhten Blutdruck kommt es zu mehr Scherkräften und ebenfalls zu Endothelveränderungen bzw. zu Veränderungen des NO-Pathways) oder Hyperlipidämie (vermehrtes Blasenaufkommen) sein.

Dehydratation (Flüssigkeitsmangel)

Ein Flüssigkeitsmangel im Gewebe führt zu einer schlechteren Perfusion und zu einem verminderten venösen Volumen und somit zu einem verminderten Abtransport von Stickstoff zur Lunge.

Beim Tauchen können mehrere Faktoren zum Flüssigkeitsmangel führen:

- unzureichende Flüssigkeitszufuhr (vor allem in den Tropen),
- Flüssigkeitsverlust über die Atmung (trockene Atemgase müssen in der Lunge angefeuchtet werden),
- Flüssigkeitsausscheidung aufgrund der Immersion (sog. Immersionsdiurese),
- körperliche Arbeit, vermehrtes Schwitzen (z. B. im Tauchanzug in der Sonne warten),
- Erkrankungen wie z. B. gastrointestinale Infekte (Magen-Darm),
- Alkohol- oder übermäßiger Kaffeegenuss.

Diese Faktoren treten oft gemeinsam auf und verstärken sich gegenseitig. Heutzutage geht man davon aus, dass die Dehydratation speziell in tropischen Umgebungen, einer der größten Risikofaktoren für die Entstehung einer Dekompressionserkrankung ist.

Ein mäßiger Flüssigkeitsmangel beim Gesunden führt nicht per se zu einer verminderten Gewebsdurchblutung. Ist aber eine Dekompressionserkrankung bereits in Gange, werden deren rheologische Effekte durch die Dehydratation verstärkt und umgekehrt, so dass eine erhöhte Blutviskosität und eine Reduktion des Blutflusses in wichtigen Organen die Folge ist. Durch den hohen Blasenload kommt es pathophysiologisch zu einem „capillary leak" und somit zu einer gravierenden intravasalen Volumendepletion und zu einer interstitiellen Ödembildung. Daher ist die Flüssigkeitszufuhr, gemeinsam mit der Sauerstoffgabe, die wichtigste Maßnahme vor Ort bei einem Tauchunfall.

Relevante Rechts/Links-Shunts

Das Vorhandensein eines relevanten Rechts/Links-Shunts ist ein weiterer wesentlicher Risikofaktor. Hier muss erwähnt werden, dass ein existierendes PFO o. Ä. per se noch kein Risikofaktor ist. Kleinere PFO oder ein PFO, das erst bei sehr großem intrakardialen Druck öffnet, werden bei normalen Tauchgängen kein wesentliches Problem darstellen. Erst wenn ein PFO tatsächlich aufgrund der Größe oder der Art leicht zum Blasenübertritt in das arterielle System führt, gilt es als problematisch. Die überwiegende Mehrheit der Taucher mit einem PFO tauchen lebenslang ohne jegliche Beschwerden! Ein bloßer PFO-Befund ohne Kenntnis der taucherischen Anamnese ist also völlig wertlos.

Bei einem diagnostizierten, jedoch klinisch unauffälligen PFO braucht der Taucher primär nichts an seinem Tauchverhalten ändern. Bei Auftreten von PFO-suspekten Beschwerden und Nachweis eines PFO sollte ein konservatives Tauchverhalten an den Tag gelegt werden. Dazu zählt das Tauchen mit Nitrox (im Luftmodus wohlgemerkt!), keine tiefen oder lange Tauchgänge, kein Tauchen an der Nullzeitgrenze, nicht mehr als zwei Tauchgänge pro Tag mit langen Oberflächenpausen dazwischen, Einhalten von tiefen Stopps, langsames Austauchen auf den letzten 10 m und vor allem keine Anstrengung während und nach dem Auftauchen (Heben, Zerren etc.). Sollte ein PFO jedoch wiederholt zu Beschwerden führen, muss ein interventioneller Verschluss oder das Beenden des Tauchsports in Erwägung gezogen werden.

14.6.2 Tauchgangsbedingungen

Kälte

Neben der Dehydratation (vor allem in tropischen Umgebungen) ist die Kälte der größte Risikofaktor für die Dekompression. Der Einfluss der Kälte auf das Entstehen der Dekompressionserkrankung ist komplex, da sie Auswirkungen sowohl auf die Durchblutung der Körperoberfläche als auch theoretisch auf die Gaslöslichkeit hat. Bezüglich der vermehrten Gaslöslichkeit bei Temperaturabfall dürfte jedoch eine klinische Relevanz eher anzuzweifeln sein und in erster Linie die Perfusionsveränderung klinische Auswirkungen haben. Eine niedrige Umgebungstemperatur führt zu einer verminderten Gewebeperfusion und (theoretisch) physikalisch auch zu einer höheren Gaslöslichkeit zumindest der Akren. Ein Tauchgang im Wasser (Temperatur <36 °C) führt über kurz oder lang immer zu einer Auskühlung. Im Kaltwasser geht diese Auskühlung auch bei optimalen Strategien wie Trockentauchanzüge, Unterzieher, Heizungssysteme dennoch überraschend schnell, bei Warmwassertauchgängen ist eine Unterkühlung immer wieder bei technischen Tauchern, die länger als 90 min tauchen und Nassanzüge verwenden, zu sehen. Eigene Untersuchungen in Tiroler Bergseen ergaben, dass bei Wassertemperaturen von ca. 4 °C nach langen

Tauchgängen die Körperkerntemperatur regelmäßig auf bis zu 34 °C absinkt, ohne dass der Taucher klinisch auffällige Symptome (außer einem Frösteln) nach dem Auftauchen verspürt. Bei einer geringeren Temperatur jedoch kann mehr Inertgas in Lösung gehen und durch die verminderte Durchblutung wird die Dauer der Gaselimination drastisch verlängert (doppelt bis fünfmal so lang). Üblicherweise geht der Taucher gut aufgewärmt oder aufgrund der Anstrengung sogar aufgeheizt ins Wasser. Bei längeren Tauchgängen kühlt der Taucher im Laufe der Grundzeit aus und beginnt spätestens während der Dekompressionsstopps zu zittern. Dies wirkt sich besonders schlecht auf die Dekompression aus, da Haut und Muskeln zu Beginn gut durchblutet sind und dementsprechend mehr Inertgas aufnehmen. Während der Dekompression kühlen diese Gewebe aus, so dass sich die Durchblutung verschlechtert und das Inertgas nur mehr langsam abgegeben werden kann. Taucht man mit einem Heizsystem, sollte man daher nicht automatisch gleich beim Abtauchen die Heizung anschalten, sondern erst im Laufe des Tauchgangs (sobald man die ersten Anzeichen von Kälte verspürt, was im kalten Bergsee auch schon nach 5 min der Fall sein kann). Man vermeidet so eine unnötige Aufsättigung während dem Abtauchen bzw. der Grundzeit und verbessert darüber hinaus wesentlich die Dekompression, da die entsprechenden Gewebe trotz des kalten Wassers warm und gut durchblutet sind.

Hinweis. Eine heiße Dusche oder ein Saunabesuch unmittelbar nach einem Tauchgang in kalten Gewässern ist in diesem Zusammenhang nicht zu empfehlen. Durch den gesteigerten Blutfluss an der Körperoberfläche und die gleichzeitig verminderte Gaslöslichkeit kann es zu lokalen Übersättigungen kommen und eine größere Menge an Gasbläschen freigesetzt werden.

Interessant ist die Tatsache, dass der Körper nach einer Auskühlung bis zu 48 h benötigt, um den Setpoint der Körperkerntemperatur wieder auf seinen Ausgangswert zu stellen, weswegen man oft auch am nächsten Tag noch ein leichtes Frösteln verspürt.

Körperliche Arbeit, Anstrengung

Körperliche Arbeit kann sehr unterschiedliche Effekte auf die Dekompression haben. In jedem Fall stellt körperliche Arbeit bzw. Anstrengung während oder nach dem Tauchgang einen Risikofaktor dar und sollte dementsprechend vermieden werden. Während der Kompressionsphase steigert körperliche Arbeit (Flossenarbeit, Strömung etc.) über eine erhöhte Blutzufuhr die Sättigung der Skelettmuskulatur mit Inertgas, so dass deutlich längere Austauchzeiten die Folge sind. Ebenso führt schwere körperliche Arbeit während oder nach der Dekompression zur vermehrten Bildung von Gasbläschen bzw. deren Freisetzung. Besonders vermieden werden sollte jegliches Heben und Zerren von schwerer Ausrüstung, da dies zu einem Übertritt vorhandener Gasbläschen durch den Lungenfilter oder einem Rechts/Links-Shunt führen kann.

Leichte körperliche Betätigung während der Dekompressionsphase hingegen führt zu einer verbesserten Gewebsdurchblutung und damit zu einer besseren Gaselimination. Nach dem Auftauchen wird allgemein eine Ruhephase empfohlen, um die Gewebeentsättigung nicht zu stören. Körperliche Anstrengung nach dem Auftauchen führt zu einer höheren Freisetzung von Gasbläschen, die bei einem entsprechend hohen Filtrationsdruck in der Lunge und/oder durch Erhöhung des intrathorakalen Drucks (Pressen, Heben etc.) über Shunt-Mechanismen von der venösen Seite in das arterielle System übertreten und dort Gasembolien verursachen können.

Mittlerweile weiß man, dass leichte sportliche Aktivität (Ausdauersport, kein Muskelkater) bis zu 24 h vor dem Tauchgang zu einer verbesserten Dekompression führt. Dies ist vermutlich auf die Aktivierung von Endothelfaktoren (z. B. NO-Synthetase) zurückzuführen, die die Entstehung von Gasbläschen vermindern.

14.6.3 Tauchprofil

Das Tauchprofil hat einen ganz wesentlichen Einfluss auf die Dekompression. Die Dauer, Tiefe und vor allem das Aufstiegsprotokoll gehören zu den äußeren Faktoren, die sich am leichtesten günstig modifizieren lassen. Empfehlungen zum sog. „low bubble diving“ dienen dazu, das Auftreten von Dekompressionsstress sowie Symptome einer DCI zu reduzieren. Zu diesen Empfehlungen zählen Tiefenbegrenzungen, Vermeidung von Deko- und Wiederholungstauchgängen, zusätzliche Sicherheitsstopps (Deep Stops) und die Verwendung von Nitrox in Kombination mit Luftalgorithmen. Je kürzer der Tauchgang ist, desto weniger ist das rein physikalische Dekompressionsprofil entscheidend. Ein kurzer Sporttauchgang ist mit einem mehrstündigen technischen Tauchgang bzgl. der Dekompressionsalgorithmen nicht vergleichbar. Dennoch kommt es gerade bei Sporttauchgängen, sog. Bounce Dives (schnelle tiefe Tauchgänge mit rascher Aufstiegsgeschwindigkeit), durch Stress auf die schnellen Gewebe typischerweise zu neurologischen DCI. Bei repetitiver Ausführung mit entsprechender Vorsättigung der langsamen Gewebe (No-limit-Tauchen im Urlaub über viele Tage) können auch trotz der kurzen Expositionen der mittleren und langsamen Gewebe „bends“ auftreten.

Untersuchungen auf Blasen im venösen System ergaben, dass besonders tiefere Stopps, sog. „deep stops“ (ca. 2–3 min auf halber Maximaltiefe bei TG tiefer als 20 m) eine signifikante Reduktion an Blasen zur Folge haben. Inwieweit dies jedoch auch mit einer niedrigeren DCI-Rate korreliert, ist noch nicht gänzlich bewiesen, wird aber postuliert. An dieser Stelle sollte ebenfalls erwähnt werden, dass die meisten Tauchunfälle bei Tauchprofilen ohne Verletzungen der gängigen Dekompressionsregeln auftreten.

Dekompressionspflichtige Tauchgänge

Tiefe Tauchgänge (> 30 m Tiefe), Tauchgänge mit langen Grundzeiten, dekompressionspflichtige Tauchgänge sowie Tauchgänge mit Mischgas sind mit einem höheren Risiko für einen Dekompressionsunfall verbunden. Besonders technische Tauchgänge mit meist tiefen und langen Grundzeiten und Verwendung von heliumreichen Atemgasgemischen sind mit einem höheren Risiko verbunden, wenn die Dekompressionsregeln verletzt werden. Dazu zählen nicht nur die korrekten, tiefenabhängigen Auftauchgeschwindigkeiten und die Einhaltung der entsprechenden Dekompressionsstopps, sondern auch die Verwendung der richtigen Gaskombinationen und das Verhalten unter Wasser und nach dem Auftauchen (horizontale Wasserlage, keine körperliche Anstrengung etc.).

Jojo-Tauchprofile

Unter Jojo-Tauchprofilen versteht man Tauchgänge mit mehreren Beinaheaufstiegen, d. h. mit großen repetitiven Tiefenänderungen (z. B. mehrmaliger Tiefenwechsel von 20 m bis 5 m Tiefe). Im Gegensatz zu Jojo-Tauchprofilen sind „Sägezahnprofile" weniger bis gar nicht problematisch. Bei einem sog. „Sägezahnprofil" kommt es auch zu wiederholten Tiefenänderungen, aber nur in einem kleineren Tiefenbereich (z. B. zwischen 20 und 25 m Tiefe). Durch die großen Druckschwankungen (v.a. auf den letzten 10 m bis zur Oberfläche) können Gasbläschen entstehen, die beim neuerlichen Abtauchen nur zu einem geringen Teil wieder in Lösung gehen. Dies führt zu einer deutlich größeren Menge an Gasbläschen zum Ende des Tauchgangs. Darüber hinaus können Gasblasen durch das erneute Abtauchen so weit komprimiert werden, dass sie den Lungenfilter passieren und auf die arterielle Seite wechseln. Dadurch erhöht sich das Risiko für eine Dekompressionserkrankung im Vergleich zum klassischen Rechtecktauchgang deutlich.

Auftauchen vom Sicherheitsstopp

Viele Taucher haben die Angewohnheit, nach Beendigung des Sicherheitsstopps auf 5 m zügig aufzutauchen („hochploppen"). Für sie ist der Tauchgang mit Ende des Sicherheitsstopps im Prinzip zu Ende. Manchmal führen auch Wellengang oder Strömung dazu, dass die letzten 5 m mit deutlich zu schneller Geschwindigkeit aufgetaucht werden. Insbesondere nach langen Tauchgängen kann diese drastische Druckreduktion zu Inertgasübersättigungen in unterschiedlichen Geweben und folglich zu Dekompressionssymptomen führen. Für Sporttaucher wird daher empfohlen, die letzten 5 m bis zur Oberfläche mit halber Aufstiegsgeschwindigkeit, d. h. mit 5 m/min aufzutauchen, technische Taucher tauchen ohnehin besonders langsam in diesem Tiefenbereich auf (ca. mit 1 m/min bei moderaten technischen Tauchgängen).

OST („oxygen surface time")

Eine mittlerweile zunehmend verwendete Strategie, insbesondere nach Kaltwassertauchgängen, ist das Atmen von Sauerstoff (ca. 5–10 min) nach dem Ausstieg am

Ufer. Entstanden und in der Praxis erprobt wurde diese Technik von der Tauchgruppe der Autoren in den Tiroler Bergseen, wo im Winter der Wasserstand geringer ist und somit die Ausstiege über eine Schottergeröllhalde äußerst anstrengend sind. Besonders nach komplexen Deko-Tauchgängen, aber auch nach tiefen Sporttauchgängen im 40-m-Bereich führt diese OST zu einem fast unmittelbar deutlich spürbar besseren Allgemeinbefinden und einem klaren Kopf. In den letzten Jahren wurde die OST auch auf die Sporttaucher der Region ausgeweitet und die Erfahrung bzw. das Feedback ist ebenso beeindruckend. Auch als protektive Maßnahme für Taucher mit einem taucherisch relevanten PFO dürfte diese OST sehr effektiv sein, um deren Blasenlast und damit das Risiko nach dem Auftauchen rasch zu reduzieren. Normalerweise werden 5–10 min Sauerstoff geatmet. Als Variante, insbesondere beim CCR-Tauchen, gilt bereits das Herausgehen aus dem Wasser unter Sauerstoffatmung. Zumindest der Ausstieg aus dem Wasser im Loop nach einem Sauerstoff-Flush wird bei manchen CCR-Tauchen schon seit Jahren praktiziert. Möglicherweise ist aber das Atmen nach einer Latenz von wenigen Minuten nach dem Ausstieg besonders effektiv, weil zu diesem Zeitpunkt sehr viele Blasen mobilisiert im Kreislauf zirkulieren. Physiologisch ist die OST durchaus erklärbar und sinnvoll. Es werden dadurch nicht nur Lungenshunts durch normobare Hyperoxie verschlossen, sondern auch die Blasenlast effektiv reduziert. Falls die 3-m-Deko im Winter durch Kältezittern nicht mehr sinnvoll beendet werden kann, dürfte es auch legitim sein, die OST-Zeit als alternative Dekozeit im 6-m-Segment zu akzeptieren. Man kann experimentell die OST-Zeit als 0-m-Stopp in den Dekompressionsalgorithmus einfügen und kann so auch rechnerisch dessen Effektivität belegen. Es gibt zwar kleinere Untersuchungen zur Sauerstoffatmung nach dem Tauchen, die eine deutliche Verringerung der Blasenlast zeigen, ob dieses Verfahren das Risiko einer DCI tatsächlich vermindern kann, ist zu diesem Zeitpunkt jedoch noch nicht abschließend geklärt.

Wiederholungstauchgänge, Oberflächenpause

Bei Wiederholungstauchgängen muss davon ausgegangen werden, dass die Gaselimination der Gewebe noch nicht vollständig abgeschlossen ist. Dies betrifft vor allem die sog. langsamen Gewebe mit hohem Lipidgehalt und geringer Durchblutung. Gasbläschen, die während des ersten Tauchgangs entstanden sind und noch nicht zu klinischen Symptomen geführt haben, können im Wiederholungstauchgang eine verstärkte Blasenbildung provozieren bzw. sich zu größeren Gasblasen vereinen und dann klinisch symptomatisch werden. Darüber hinaus können venöse Gasbläschen, die nach dem Auftauchen im Lungenfilter ankommen, bei neuerlichem Abtauchen direkt in den arteriellen Kreislauf gelangen. Dies betrifft vor allem Wiederholungstauchgänge, die innerhalb von zwei Stunden nach dem ersten Tauchgang stattfinden. Zwischen 30 und 90 min nach dem Auftauchen ist das Blasenaufkommen in der Lunge aufgrund der Entsättigungsvorgänge am größten. Wird in diesem Zeitraum erneut abgetaucht, können diese Bläschen wieder komprimiert und dadurch auf die arterielle Seite geshuntet werden. Folglich sollten Wiederholungstauchgänge frühestens nach einer Oberflächenpause von 2 h erfolgen.

Die Berechnung von Dekompressionsstufen bei Wiederholungstauchgängen beruht auf Dekompressionsalgorithmen, die die Entsättigung verschiedener theoretischer Gewebe berechnen. Trotz zahlreicher Sicherheitsvorkehrungen spiegeln diese Algorithmen nicht unbedingt die Realität wider, da jeder Taucher individuelle Risikofaktoren mitbringt, die vom Tauchcomputer nicht erfasst werden. Dies ist besonders beim „Non-Limit-Tauchen" von Bedeutung, bei dem es unter Umständen während eines Tauchurlaubs nicht mehr zu einer vollständigen Entsättigung aller Gewebe kommt. Aus diesem Grunde werden max. 2–3 Tauchgänge pro Tag und darüber hinaus alle 4–5 Tage ein tauchfreier Tag empfohlen.

14.6.4 Verhalten nach dem Tauchen

Anstrengung nach dem Auftauchen

Wie bereits mehrfach erwähnt, ist Anstrengung und körperliche Arbeit dekompressionsphysiologisch problematisch und sollte nach dem Tauchen vermieden werden. Dies beginnt bereits im Wasser nach dem Auftauchen. Viele Taucher haben Probleme, ihre festgesaugten Flossen auszuziehen und beginnen daran zu ziehen und zu zerren. Möglicherweise ist der Ausstieg aus einem Bergsee mit steilem Ufer oder der Einstieg ins Boot mit kompletter Ausrüstung (Hauruck-Methode) ebenso anstrengend und verleitet den Taucher dazu, mit Kraftaufwand und Heben/Zerren/Pressen das Wasser zu verlassen. Dies kann dazu führen, dass im Lungenfilter ankommende Gasbläschen aufgrund des hohen thorakalen Drucks über den Lungenfilter oder andere Rechts/Links-Shunts in den arteriellen Kreislauf wechseln und Symptome verursachen.

Daher sollte der Taucher Strategien entwickeln, um solche Situationen nach dem Auftauchen möglichst zu vermeiden. Dazu zählen unter anderem die richtige Technik des Flossenausziehens, das Ablegen des Bleisystems (oder des Tauchgeräts) vor dem Einstieg ins Boot, Erleichterung von schwierigen Ein-/Ausstiegen mit Seilen o. Ä. oder das stückweise Tragen seiner Ausrüstung zum Auto (nicht mehrere Stages gleichzeitig). Insbesondere in dem Zeitraum 30–90 min nach dem Auftauchen sind körperliche Arbeit und Anstrengung besonders problematisch aufgrund des größten Blasenaufkommens in der Lunge. Bei Bootsausfahrten oder auch nach Kaltwassertauchgängen kommt es gerade in diesem Zeitfenster häufig zu körperlicher Anstrengung, wenn die Ausrüstung im Hafen abgeladen werden muss oder wenn der Taucher nach dem Umziehen und Aufwärmen seine Ausrüstung vom Ufer zum Auto trägt.

Fliegen nach dem Tauchen

Eine Höhenexposition nach dem Tauchen, sei es ein Flug oder eine Passfahrt im Gebirge, stellt einen Risikofaktor für eine Dekompressionserkrankung dar. Der Körper, der unter Blasenlast einer Umgebungsdruckreduktion ausgesetzt ist, reagiert sehr empfindlich. Die Senkung des Umgebungsdrucks führt dabei zur Entstehung von Gasbläschen oder zu einer Vergrößerung von bereits existierenden, aber bislang asymptomatischen Bläschen. Nach vielen Wiederholungstauchgängen oder nach Sättigungstauchgängen kann es unter Umständen auch noch einige Tage nach dem Tauchen zum Auftreten von Symptomen kommen. Als Beispiel sei hier eine Pizzeria in einem Bergörtchen einer italienischen Insel genannt, die gerade einmal 400 m über Meeresniveau liegt. Der Besuch dieser Pizzeria führt regelmäßig zu Beschwerden bei Tauchern, da sie die Druckreduktion spüren.

In der Kabine eines Passagierflugzeugs wird der Umgebungsdruck üblicherweise zwischen ca. 0,7 und 0,8 bar gehalten und entspricht damit einem Aufenthalt in etwa 2200–2800 m Höhe. Darüber hinaus ist die Luftfeuchtigkeit in der Kabine sehr niedrig und kann bei längeren Flugstrecken zu einer Dehydratation führen. In Helikoptern wird der Kabinendruck nicht reguliert. Die übliche Flughöhe beträgt hier zwischen 300 und 3000 m. Bei Helikoptertransporten eines verunfallten Tauchers sollte daher die niedrigst mögliche Flughöhe angestrebt werden.

Oberflächenpause vor einer Flugreise

Generell gelten folgende Empfehlungen der UHMS (Undersea and Hyperbaric Medical Society) von 1989 zur Einhaltung von Oberflächenpausen vor Flugreisen:

- mind. 12 h nach nichtdekompressionspflichtigen Tauchgängen,
- mind. 24 h nach Wiederholungstauchgängen,
- mind. 24–48 h nach dekompressionspflichtigen Tauchgängen.

Eine große Untersuchung von DAN (2002) unterstützt die Empfehlung von 12 h Oberflächenpause nach einem einzelnen, nichtdekompressionspflichtigen Tauchgang. Es wird aber auch betont, dass das Einhalten dieser Regel keine absolute Sicherheit darstellt und dass längere Wartezeiten zu einer weiteren Risikoreduktion führen. Die Datenlage bei Wiederholungstauchgängen und dekompressionspflichtigen Tauchgängen ist weniger eindeutig, eine Oberflächenpause von deutlich über 18 h wird aber dringend empfohlen. Durch Atmung von normobarem Sauerstoff kann die Oberflächenpause verkürzt werden. Diese Methode wird speziell im militärischen Bereich verwendet und wird gegenwärtig wissenschaftlich untersucht.

Eine in den letzten Jahren sich herauskristallisierte Verhaltensmaßnahme sind 24 h Flugpause für Urlaubstaucher. Bei flachen Nullzeittauchgängen mit geringer Blasenlast kann auch ein 12-h-Intervall riskiert werden. Bei gewöhnlichen technischen Tauchern gibt es dekompressionsphysiologisch meist keinen Grund, die Flugpause auf mehr als 48 h zu verlängern, da sie durch ihre Trimix- und Dekogase und weniger Tauchgängen pro Tag in der Regel eine geringere Blasenlast haben als zum Beispiel tief tauchende Dekotaucher mit Luft.

Fliegen nach einem Tauchunfall

Ein unbehandelter Tauchunfall oder das Fliegen unmittelbar innerhalb 12 h nach einem Tauchgang kann häufig zu Symptomen bzw. bei einem Tauchunfall fast immer zu einer Symptomverschlechterung führen. Aufgrund der schlechten Datenlage gibt es keine eindeutigen Empfehlungen für das Fliegen nach einem Tauchunfall, Empfehlungen reichen von 72 h bis zu 4–6 Wochen.

Prinzipiell ist entscheidend, was für ein Tauchunfall stattgefunden hat und wie dieser therapiert worden ist. Nach mehreren Druckkammerbehandlungen mit hyperbarem Sauerstoff kann davon ausgegangen werden, dass auch beim Bestehen von Symptomen sich kein freies Gas mehr in den Geweben befindet und folglich in der Regel das Fliegen erlaubt wird. Allerdings kommt es immerhin auch nach erfolgreicher HBO-Therapie mit vollständiger Rückbildung der Symptome in 10 % der Fälle zu einem Rezidiv. Bei persistierenden Symptomen liegt die Rezidivrate sogar bei 71 %. Dies liegt jedoch primär am hypoxischen Effekt der Kabinenhöhe und kann in aller Regel durch Sauerstoffatmung rasch behoben werden. Eine häufige Situation ist also der nach Hause fliegende behandelte Tauchunfallpatient, dem der Druckkammerarzt Sauerstoff „standby" im Flieger empfiehlt.

Weiterführende Literatur

1. Francis TJR, Mitchell SJ: Pathophysiology of decompression sickness. Bennett and Elliott's Physiology and Medicine of Diving. 5th Ed. Toronto, 2003, S. 530–527
2. Muth CM, Shank ES: Gas embolism. N Engl J Med 2000; 342: 476–482
3. Reinertsen RF, Flook V, Koteng S, Brubakk AO: Effect of oxygen tension and rate of pressure reduction during decompression on central gas bubbles. J Appl Physiol 1985; 84: 351–356
4. Ljubkovic M, Dujic Z, Møllerløkken A, Bakovic D, Obad A, Breskovic T, Brubakk AO: Venous and arterial bubbles at rest after no-decompression air dives. Med Sci Sports Exerc 2011; 43: 990–995
5. Eckenhoff RG, Olstad CS, Carrod G: Human dose-response relationship for decompression and endogenous bubble formation. J Appl Physiol 1985; 69: 914–918
6. Tikuisis P, Gerth WA: Decompression theory. Bennett and Elliott's Physiology and Medicine of Diving. 5th Ed. Toronto, 20030 S. 419–436
7. Germonpre P, Balestra C, Obeid G, Caers D: Cutis Marmorata skin decompression sickness is a manifestation of brainstem bubble embolization, not of local skin bubbles. Med Hypotheses 2015; 85: 863–869
8. Sheffield PJ. Flying after diving guidelines. A review. Aviat Space Environ Med 1990; 61: 1130–1138
9. Gempp E, Blatteau JE, Pontier JM, Balestra C, Louge P: Preventive effect of pre-dive hydration on bubble formation in divers. Br J Sports Med 2009; 43: 224–228

Tipps zur Risikominimierung

1. Risikoarmes Tauchprofil (Tiefenbegrenzung auf max. 40 m, Nullzeit-TG, Rechteckprofil, Sicherheitsstopps, langsames Auftauchen etc.)
2. Tauchgang nach Trainingszustand und Können anpassen (körperliche und mentale Fitness)
3. Ausreichende Hydrierung und Kältevermeidung
4. Keine starke körperliche Anstrengung während und nach dem Tauchen
5. Oberflächenpause von mind. 2 h
6. Maximal 1–2 Wiederholungstauchgänge pro Tag und alle 4–5 Tage eine Tauchpause
7. Nitrox als Atemgas bei Verwendung von Luftalgorithmen

15 Hals-Nasen-Ohrenärztliche Erkrankungen

Ch. Klingmann

Erkrankungen der Ohren, der Nase und der Nasennebenhöhlen sowie der angrenzenden Bereiche spielen eine besondere Rolle für Taucher. Es gibt wahrscheinlich fast keinen Taucher, der nicht schon einmal Schwierigkeiten mit dem Druckausgleich, Ohrenschmerzen nach dem Tauchen oder zumindest einen Juckreiz im Gehörgang hatte. Ungefähr 80 % aller Erkrankungen und Unfälle, die beim Tauchen auftreten, betreffen das HNO-ärztliche Fachgebiet. Bei Kindern liegt diese Zahl mit 85 % sogar noch etwas darüber. Aus diesem Grund sind Fachkenntnisse auf diesem Gebiet für jeden Taucher von großem Vorteil.

15.1 Funktion und Anatomie

15.1.1 Ohren

Funktion des Ohres

Die Ohren dienen dem Hören und sind für die Ausübung dieser Funktion optimiert. Da der Mensch ein Landlebewesen ist, sind die Anatomie und Physiologie der Ohren und des Gehörs auf diese Lebensbedingungen ausgerichtet. Aber auch an Land herrschen Luftdruckschwankungen, die zu einer Beeinträchtigung des Hörens führen würden, hätte die Natur nicht Kompensationsmechanismen für Druckschwankungen vorgesehen. Das menschliche Gehör leistet Großartiges bei der Schallverstärkung sehr leiser Geräusche, die sich im Bereich unserer Hörschwelle abspielen, kann aber auch sehr laute Geräusche effektiv verarbeiten und das Gehör, in gewissen Grenzen, vor Hörschädigungen schützen. Es verstärkt Signale nicht nur, sondern filtert Störgeräusche aus und filtert Informationen heraus, die uns gerade wichtig erscheinen, denn es ist keine Selbstverständlichkeit, in einer Kneipe bei lauten Umgebungsgeräuschen seinen Gesprächspartner zu verstehen und sich mit ihm unterhalten zu können. Durch die beidseitige Schallverarbeitung und Messung der Zeitdifferenz zwischen dem Eintreffen eines Schallreizes zwischen linkem und rechten Ohr gelingt es dem Gehör außerdem, die Richtung einer Schallquelle zu orten. Darüber hinaus befindet sich das Gleichgewichtsorgan im Innenohr, das der räumlichen Orientierung dient und uns Beschleunigungsvorgänge aufzeigt. Alles in allem ist das menschliche Ohr ein kleines Wunderwerk, das sehr komplex aufgebaut ist und dadurch sehr viele Funktionen ausüben kann. Durch diesen komplexen Aufbau entstanden

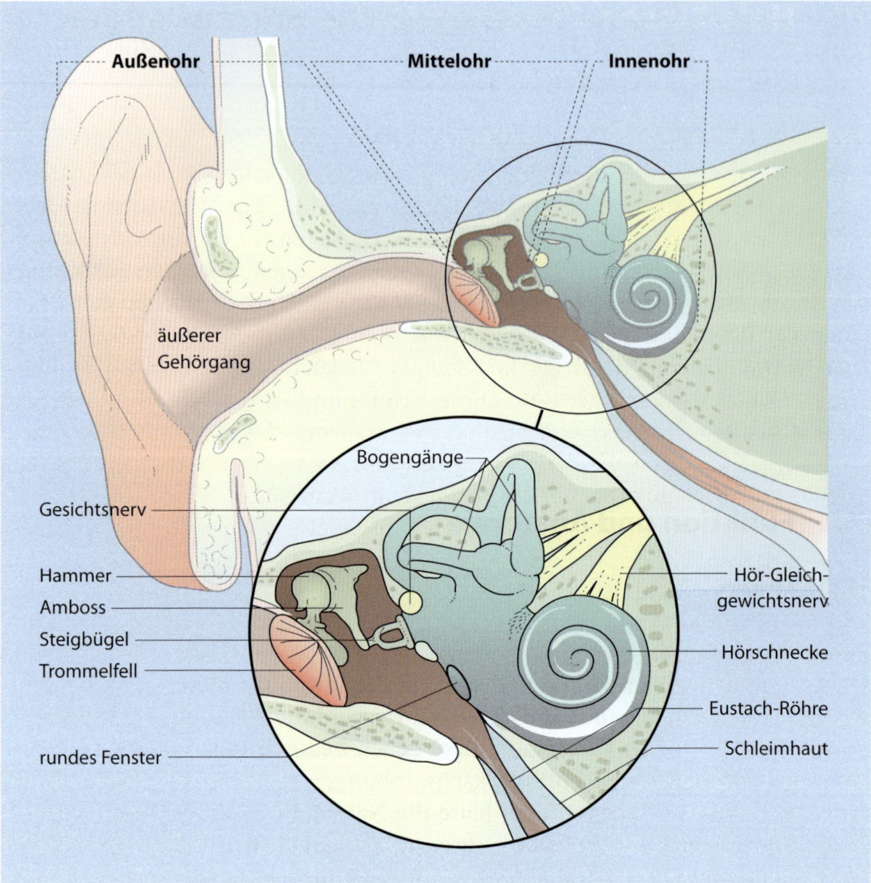

Abb. 15.1: Das Ohr wird in Außen-, Mittel- und Innenohr unterteilt werden. Außen- und Mittelohr sind luftgefüllt, das Innenohr flüssigkeitsgefüllt. Über die Eustach-Röhre wird das Mittelohr aus dem Nasenrachen belüftet, da das Trommelfell das Mittelohr vom Außenohr hermetisch abriegelt

jedoch auch Strukturen, die gerade beim Tauchen eine gewisse Störanfälligkeit aufweisen.

Anatomie des Ohres

Man unterteilt das Ohr in drei Abschnitte: Außenohr, Mittelohr und Innenohr. Außen- und Mittelohr sind normalerweise luftgefüllte Räume, während das Innenohr flüssigkeitsgefüllt ist. Über die Eustach-Röhre (auch Ohrtrompete oder Ohrtube genannt) ist das Mittelohr mit dem Nasenrachenraum verbunden (Abb. 15.1).

Außenohr. Das Außenohr reicht von der Ohrmuschel über den Gehörgang bis an den äußeren Teil des Trommelfells. Das Außenohr ist eigentlich ein luftgefüllter Raum, der sich beim Tauchen in der Regel mit Wasser füllt. Der äußere Teil des Gehörgangs ist knorpelig angelegt mit einer Länge von ca. 14 mm, der innere Anteil besteht aus einem knöchernen Kanal von ca. 10 mm Länge. Der Gehörgang ist von verhornendem Plattenepithel (der Gehörgangshaut) ausgekleidet, das dem Untergrund eng aufliegt, sensibel innerviert und dadurch sehr schmerzempfindlich ist. Zum Schutz der Gehörgangshaut wird Ohrenschmalz produziert. Dieses so genannte Cerumen besteht aus Fettsäuren und Zellresten und weist ein saures Milieu auf. Cerumen ist eine sehr wichtige Schutzbarriere gegen die Ansiedlung von Bakterien und Pilzen und sollte nicht entfernt werden. Der Gehörgang weist eine natürliche Krümmung auf, die das Trommelfell vor Verletzungen durch Einspießungen in den Gehörgang schützen soll. Diese Krümmung ist der Grund, warum das Trommelfell erst einsehbar wird, wenn man die Ohrmuschel nach hinten oben zieht und dadurch die natürliche Krümmung ausgleicht. Die Krümmung hat zur Folge, dass durch die „Reinigung" der Gehörgänge mit Wattestäbchen der Ohrenschmalz über die Krümmung geschoben wird und anschließend die Selbstreinigung des Gehörgangs nicht mehr stattfinden kann. Eine Reinigung des Gehörgangs ist in der Regel nicht notwendig, da sich der Gehörgang durch das stetige Wachstum der Trommelfell- und Gehörgangshaut nach außen selbst reinigt. Nur bei überschießender Cerumenproduktion sollte man den Gehörgang regelmäßig von einem HNO-Arzt reinigen lassen.

Mittelohr. Das Mittelohr ist ein luftgefüllter Hohlraum, der über die Ohrtrompete mit dem Nasenrachen in Verbindung steht. Es reicht vom Trommelfell bis an die knöcherne Abgrenzung des Innenohrs. Das Mittelohr dient der Schallübertragung und -verstärkung, durch die Hebelwirkung der Gehörknöchelchen und dem Größenunterschied des Trommelfells im Vergleich zum ovalem Fenster (dem Übergang zum Innenohr). Hinter der Pauke (Bereich hinter dem Trommelfell) beginnt das Mastoid (Warzenfortsatz). Hier gibt es mehr oder weniger luftgefüllte Knochenzellen, die durch die Pauke belüftet werden. Die Mastoidzellen kann man mit den luftgefüllten starren Nasennebenhöhlen vergleichen.

Das Mittelohr steht nur über die Ohrtrompete mit der Außenwelt, d. h. mit dem Nasenrachen in Verbindung. Der Aufbau des Mittelohrs ist deshalb so kompliziert, um bei jedem Luftdruck, also am Meer wie im Gebirge, eine optimale Belüftung und damit eine optimale Schwingungsfähigkeit des Schallleitungsapparats zu gewährleisten.

Das Mittelohr ist durch das Trommelfell luft- und wasserdicht vom Gehörgang abgegrenzt. Aus diesem Grund haben Ohrentropfen keine Wirkung auf Mittelohrentzündungen oder Mittelohrbelüftungsstörungen, denn das Trommelfell ist nicht durchlässig für die meisten Medikamente.

Die Ohrtrompete besteht aus einem knöchernen und einem knorpeligen Anteil, die von Schleimhaut ausgekleidet sind und eine Länge von 31–38 mm aufweisen. Das Öffnen der Ohrtrompete muss bei einer Druckerhöhung in der Umgebung (also beim Abtauchen) aktiv erfolgen, während ein Überdruck im Mittelohr passiv über die Ohrtrompete abgegeben wird (Auftauchen).

Innenohr. Das Innenohr ist ein flüssigkeitsgefülltes Sinnesorgan, das über das ovale und das runde Fenster mit dem Mittelohr in Verbindung steht. Die Flüssigkeit dient der Ernährung und Funktionserhaltung der Innenohrstrukturen. Das Hören wird durch die Haarzellen in der Hörschnecke vermittelt. Ein Verlust dieser Flüssigkeit kann zu permanenten Haarzellzerstörungen führen.

Im Innenohr befinden sich die Hörschnecke (Cochlea) und das Gleichgewichtsorgan (Bogengänge). Die Bedeutung des Hörens kann man sehr gut einschätzen, wenn man einmal versucht, einem Film im Fernsehen mit geschlossenen Augen zu folgen. Man wird feststellen, dass man die Handlung gut nachvollziehen kann. Der gleiche Versuch mit offenen Augen, aber verschlossenen Ohren zeigt, dass die Handlung fast nicht mehr zu begreifen ist. Diese Erfahrung machen auch Schwerhörige: Oft sind aus diesem Grund Isolierung und Vereinsamung die Folge.

Das Gleichgewichtsorgan besteht aus drei Bogengängen und zwei Verdickungen, die für die räumliche Orientierung im Raum notwendig sind. Der horizontale Bogengang liegt dem äußeren Gehörgang und der Pauke eng benachbart an, so dass eine Stimulierung dieses Bogengangs durch Spülung des Gehörgangs mit kaltem oder heißem Wasser möglich ist. Auch das Gleichgewichtsorgan stellt eine wichtige Sinneswahrnehmung zur Verfügung, da man unter Wasser, v. a. bei schlechter Sicht, darauf angewiesen sein kann, ohne Hilfe der Augen oben und unten unterscheiden zu müssen.

Das Innenohr ist über einen Kanal (Aquaeductus cochleae) mit dem Liquorraum (Flüssigkeitsraum um das Gehirn) verbunden, so dass Druckerhöhungen im Brustkorb über das Rückenmark und das Gehirn auf das Innenohr übertragen werden. Dieser Sachverhalt spielt eine große Rolle bei der Entstehung eines Innenohrbarotraumas.

15.1.2 Nase und Nasennebenhöhlen

Funktion des Nase und der Nasennebenhöhlen

Die Funktion der Nase besteht in der Anwärmung, Anfeuchtung sowie Reinigung der eingeatmeten Luft und der Geruchswahrnehmung. Die Funktion der Nasennebenhöhlen ist nicht bekannt. Zwar gibt es Vermutungen, dass die Nasennebenhöhlen der Gewichtsreduktion des Schädels dienen oder eine Rolle als Resonanzkörper für die Stimmbildung spielen, aber keine Hypothese konnte bestätigt werden.

Anatomie der Nase

Anders als man es sich vielleicht von außen vorstellt, ist die Nase kein schmaler Durchgang für die Atemluft. Es handelt sich vielmehr um ein komplexes System aus an- und abschwellender Schleimhaut, mehreren Nasenmuscheln (untere, mittlere und obere), der Nasenscheidewand, dem Ausführungsgang des Tränenkanals und den Verbindungsöffnungen zu den Nasennebenhöhlen. Die engste Stelle für den Atemstrom ist der Naseneingang und das erste Drittel der Nasenhöhle. Verkrümmungen und Verwachsungen in dieser Region sind von besonderer Bedeutung.

Anatomie der Nasennebenhöhlen

Die Nasennebenhöhlen sind starre Hohlräume, die der Nasenhaupthöhle benachbart liegen und mit Schleimhaut ausgekleidet sind. In einer gesunden Nasennebenhöhle befindet sich außer der Schleimhaut nur Luft. Es gibt die paarig angelegten Kieferhöhlen, Stirnhöhlen, Keilbeinhöhlen und die Siebbeinzellen. Über äußerst enge Öffnungen oder Spaltensysteme stehen sie mit der Nasenhaupthöhle in Verbindung. Der Durchmesser der Kieferhöhlenöffnung beträgt z. B. in Abhängigkeit von der Kopfposition maximal 4 mm^2.

Eine funktionstüchtige Verbindung zur Nasenhaupthöhle ist eine unabdingbare Voraussetzung, damit Druckschwankungen kompensiert werden können und der Sekrettransport aus den Nasennebenhöhlen ungestört ablaufen kann. Die Nasen-

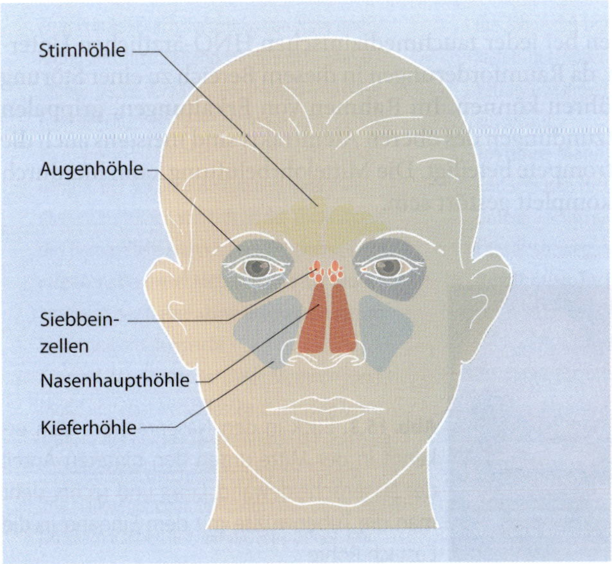

Abb. 15.2. Darstellung der Nasennebenhöhlen. Die Siebbeinzellen sind der Belüftung der weiteren Nasennebenhöhlen vorgeschaltet und nehmen deshalb eine besondere Stellung ein. Die Keilbeinhöhlen liegen in der Tiefe des Schädels und sind hier nicht abgebildet

Es gibt noch weitere Techniken, die aber ähnliche Bewegungsmuster kombinieren. Prinzipiell ist es wichtig, einen effektiven Druckausgleich durchzuführen. Es ist begrüßenswert, wenn der Taucher eine Technik verwendet, bei der kein erhöhter Druck in der Lunge aufgebaut wird. Ungefähr jeder zweite Taucher ist in der Lage, willentlich die Ohrtrompete zu öffnen.

15.2 Erkrankungen der Ohren

15.2.1 Erkrankungen des Außenohrs

Das Außenohr ist aufgrund des empfindlichen Gehörgangs sehr häufig Ursache für Beschwerden von Tauchern. Gehörgangsentzündungen stellen eine der häufigsten Beschwerden von Tauchern überhaupt dar. Im Gegensatz hierzu kommt das Barotrauma des Außenohrs verhältnismäßig selten vor, nicht zuletzt, da der Gehörgang üblicherweise mit Wasser gefüllt ist und deshalb keine Volumenschwankungen im Gehörgang stattfinden.

Gehörgangsentzündung

Taucher leiden häufig an Gehörgangsentzündungen. Nicht selten muss vorübergehend wegen einer Gehörgangsentzündung auf das Tauchen verzichtet werden. Manche Taucher haben sogar das Tauchen komplett aufgeben müssen, da sie an rezidivierenden (immer wiederkehrenden) Gehörgangsentzündungen leiden.

Grund für die häufigen Entzündungen sind zum einen die ständige Feuchtigkeit, dem das Ohr ausgesetzt ist, und zum anderen die Zugluft nach dem Tauchen durch den Wind am Wasser oder auf dem Boot. Aber auch übertriebene Hygiene führt zu wiederkehrenden Gehörgangsentzündungen: Durch Anwendung von Wattestäbchen wird das Cerumen, ein wichtiger Schutzfilm gegen Gehörgangsentzündungen, abgetragen und zusätzlich werden kleine Mikrotraumen, also kleine Verletzungen der Gehörgangshaut, verursacht. Hierdurch haben Bakterien oder Pilze ein leichtes Spiel, die Hautbarriere zu überwinden und sich im Gehörgang einzunisten (Abb. 15.4).

Symptome. Durch die Ansiedlung von pathogenen (krank machenden) Keimen kommt es zu einer Entzündungsreaktion in der Gehörgangshaut mit einer anschließenden Schwellung und Sekretion. Anfangs äußert sich eine Gehörgangsentzündung durch einen Juckreiz im Gehörgang. Es folgt eine Schwellung der Gehörgangshaut, die zu Schmerzen führt. Die Schwellung kann so weit zunehmen, dass der Gehörgang vollständig verlegt und auch die Ohrmuschel komplett geschwollen ist. Der Schmerzreiz kann erhebliche Ausmaße annehmen. Die Entzündung kann sich auf die Hals- und Gesichtsweichteile ausbreiten, so dass eine stationäre Behandlung mit Verabreichgung von Antibiotika über die Venen notwendig wird.

Man erkennt eine Gehörgangsentzündung daran, dass es zu Schmerzen bei der Bewegung der Ohrmuschel oder bei Druck auf den Tragus kommt. Der Tragus ist der Knorpel vor dem Gehörgangseingang, der den Eingang verdeckt (Abb. 15.5).

Entscheidend für die Diagnose ist der Spiegelbefund. Nur dadurch können eine Mittelohrentzündung, eine Warzenfortsatzentzündung oder ein Erysipel (Wundrose) ausgeschlossen werden. Es muss jedoch nicht immer eine bakterielle Besiedelung des Gehörgangs vorliegen. Es gibt auch Pilzbesiedelungen des Gehörgangs, die besonders hartnäckig zu therapieren sind.

Therapie. Je nach Ausmaß der Entzündung sollte man unterschiedlich vorgehen. Handelt es sich nur um einen geringen Juckreiz, kann zunächst abgewartet und das Ohr trocken gehalten werden. Befindet man sich jedoch im Urlaub oder fallen die Symptome stärker aus, sollten Ohrentropfen angewendet werden. Man kann verschiedene Fertigpräparate in der Apotheke kaufen. Rezepturen für eigene Mischungen sind ebenfalls erhältlich (siehe unter Vorbeugung). Bei stärker ausgeprägten Entzündungen sollte ein Arzt aufgesucht werden, wenn möglich ein HNO-Arzt. Ein HNO-Arzt hat die Möglichkeit, unter dem Mikroskop genau festzustellen, ob es sich um eine bakterielle Entzündung handelt oder ob ein Pilzbefall ursächlich ist. Er

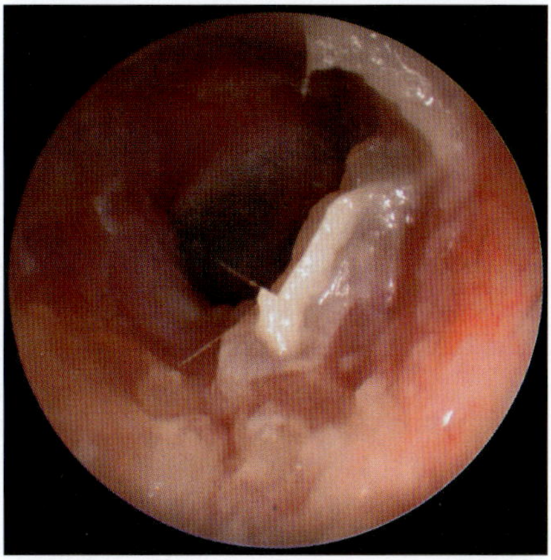

Abb. 15.4: Rötung der Gehörgangshaut, die mit weißlichem schmierigen Sekret belegt ist. Das Trommelfell im Hintergrund ist nur teilweise erkennbar, aber entzündungsfrei

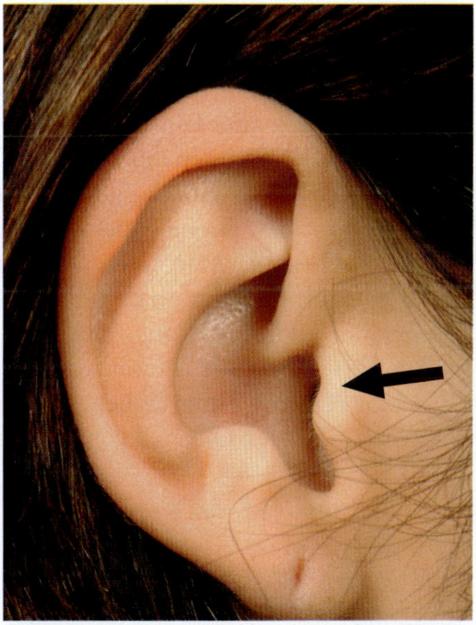

Abb. 15.5: Der Pfeil zeigt auf den Tragus. Druck auf diesen Knorpel oder Ziehen der Ohrmuschel ist bei einer Gehörgangsentzündung schmerzhaft

wird antibiotikahaltige Tropfen oder ein Mittel gegen Pilzbefall verordnen oder je nach Schwellungsgrad eine Streifentamponade einlegen, die mit einer Mischung aus Antibiotika und Kortisonsalbe getränkt ist. Wichtig ist auch die Verordnung gut wirksamer Schmerzmittel. Die Einlage einer Streifentamponade sollte dem Fachmann vorbehalten bleiben, denn leider treten regelmäßig Trommelfellverletzungen durch unsachgemäße Manipulationen im Gehörgang auf.

Vor der Anwendung von Ohrentropfen muss auch ein Loch im Trommelfell ausgeschlossen werden, da viele Ohrentropfen ototoxisch sind, d. h., sie können eine Schädigung des Innenohrs verursachen.

Prophylaxe. Eine Gehörgangsentzündung kann häufig vermieden werden. Entscheidend sind vorbeugende Maßnahmen:

- keine Ohrstäbchen verwenden,
- Ohr vor Wind schützen (Mütze tragen),
- Ohr trocken legen (z. B. nach dem Tauchgang föhnen),
- in hartnäckigen Fällen Ohr nach dem Tauchgang mit Süßwasser ausspülen (Vorsicht Verletzungen),
- ggf. vorbeugende Ohrentropfen,
- im schlimmsten Fall: Ohr während des Tauchens trocken halten, z. B. durch eine spezielle Maske (Oceanic Pro Ear).

Jeder Mensch hat eine etwas andere Gehörgangshaut. Das heißt, es gibt Menschen mit sehr feuchten oder fettigen Gehörgängen und Menschen mit zu trockenen Gehörgängen (z. B. Patienten mit Schuppenflechte). Letztere haben keinen Nutzen von säurehaltigen Tropfen, sondern eher von fetthaltigen Salben, um vor Entzündungen geschützt zu sein, während Patienten mit fettenden Gehörgängen von säurehaltigen Tropfen profitieren. Man sollte sich von seinem HNO-Arzt beraten lassen und beides ggf. ausprobieren. In den meisten Fällen reichen die oben genannten Maßnahmen der Vorbeugung aus.

Bewährt hat sich der Einsatz desinfizierender Ohrentropfen wie beispielsweise Otowaxol^{R}-Tropfen 3-mal täglich 3–5 Tropfen in die Gehörgänge und abends rückfetten mit 2 Tropfen Olivenöl vor dem Schlafengehen.

Fallbeispiel. Ein 17-jähriger Junge klagt über Ohrenschmerzen nach dem Tauchgang. Er befindet sich mit einer Gruppe von 12 Tauchern auf einer Tauchsafari im südlichen Ägypten. Während des Tauchgangs gab es keine Probleme bei der Durchführung des Druckausgleichs. Auch sonst kann er sich an keine Besonderheiten während des Tauchgangs erinnern. Nachdem trotz schmerzlindernder Medikamente keine Besserung eintritt und die Schmerzen zunehmen, verzichtet er auf weitere Tauchgänge. Am nächsten Morgen sind die Ohrmuschel und die Wange gerötet und geschwollen. Die Schmerzen werden unerträglich. Die Gruppe muss die Safari abbrechen und den nächsten Hafen anlaufen. Dort wird er ins Krankenhaus gefahren, wo die Diagnose einer Gehörgangsentzündung mit Ausbreitung auf die Wangenweichteile gestellt wird. Die örtlichen Lymphknoten sind geschwollen und der Junge hat Fieber. Durch eine örtliche Streifenbehandlung und systemische Antibiotikatherapie bessern sich die Beschwerden schnell. An weitere Tauchgänge ist aber in diesem Urlaub nicht zu denken.

Barotrauma des Außenohrs

Füllt sich das Ohr beim Tauchen mit Wasser, besteht keine Gefahr für ein Barotrauma des Außenohrs, da Flüssigkeiten nicht komprimierbar sind und sich ihr Volumen nicht ändert. Liegen jedoch Veränderungen am Gehörgang vor, die den Gehörgang luft- oder wasserdicht abschließen, kann es beim Abtauchen zu einer Gehörgangsverletzung oder sogar zu einer Trommelfellverletzung kommen. Solche Verschlüsse können durch Entzündungen, Gehörgangsexostosen (knöcherne Wucherungen im Gehörgang, s. Kap. 22, Tauchtauglichkeit) oder bei Verwendung von Ohrenstöpseln verursacht werden. Die häufigste Ursache für ein Barotrauma des Außenohrs ist jedoch eine zu eng anliegende Kopfhaube, die v. a. bei Trockentauchanzügen vorkommt. Wird der Gehörgang durch die genannten Ursachen von der Umgebung abgeschlossen und kann sich somit nicht mehr mit Wasser füllen, entsteht beim Abtauchen ein Druckanstieg, der zu einer Volumenverminderung der eingeschlossenen Luft im Gehörgang führt. Wird der Abtauchvorgang nicht unterbrochen oder die Kopfhaube nicht vom Kopf abgehoben, entsteht ein Außenohrbarotrauma.

Symptome. Der betroffene Taucher bemerkt beim Abtauchen Schmerzen im Gehörgang und gegebenenfalls den Druck der Kopfhaube auf dem Gehörgang bzw. der Ohrmuschel. Durch den Unterdruck können Schwellungen und Einblutungen auftreten, die als Blutung aus dem Gehörgang imponieren (Abb. 15.6). Gelegentlich kann das Trommelfell in den Gehörgang verlagert werden und einreißen. Man bemerkt eine solche Trommelfellruptur an aus dem Gehörgang austretender Luft bei Durchführung eines Druckausgleichs. Sehr selten treten Schädigungen des Innenohrs auf, wenn es zu einer schlagartigen Entlastung des Druckunterschieds kommt. Der Entstehungsmechanismus entspricht dem eines Innenohrbarotraumas.

Fallbeispiel. Ein 40-jähriger Taucher taucht mit einem neuen Trockentauchanzug auf 40 m Tiefe ab. Er bemerkt ein ziehendes Gefühl im rechten Ohr und führt wiederholt einen Druckausgleich durch, der problemlos gelingt. Auf 40 m Tiefe erinnert er sich an seine Ausbildung und hebt die Kopfhaube an, um Wasser in den Gehörgang strömen zu lassen. Er bemerkt einen kurzen stechenden Schmerz und anschließend einen Drehschwindel für 15 Sekunden. Am Abend fällt ihm ein Ohrgeräusch auf. Bei der Vorstellung beim HNO-Arzt werden eine Gehörgangsentzündung und ein Tinnitus festgestellt. Das Hörvermögen und das Gleichgewichtsorgan funktionieren regelrecht.

Diagnose: Barotrauma des Außenohrs mit konsekutiver Innenohrschädigung.

Therapie. Falls es zu einem Barotrauma des Gehörgangs gekommen ist, sollte, wenn möglich, ein HNO-Arzt aufgesucht werden. Im Urlaub ist dies leider nicht immer

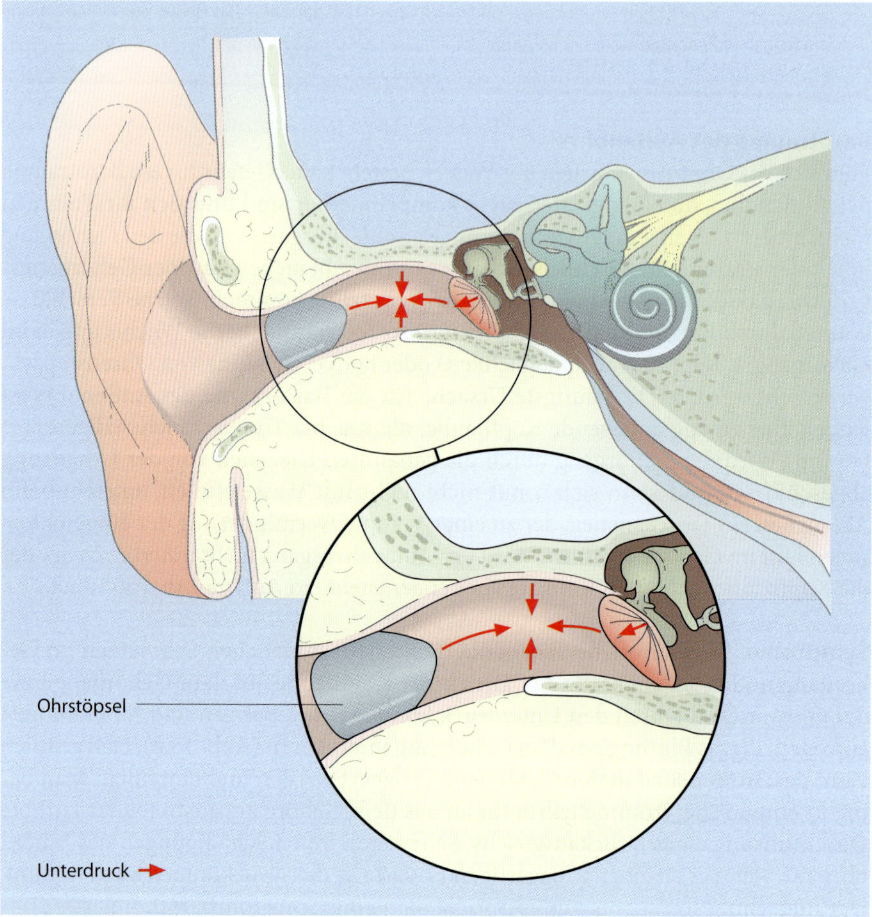

Abb. 15.6: Hinter dem Verschluss durch Ohrenschmalz (Cerumen) oder einem Fremdkörper entsteht ein abgeschlossener Hohlraum, der beim Abtauchen aufgrund des steigenden Drucks sein Volumen verringern möchte. Da er knöchern begrenzt ist, wird das Trommelfell in den Gehörgang eingezogen und die Gehörgangshaut schwillt an, oder es kommt zu Einblutungen in den Gehörgang

möglich. Dann empfiehlt es sich, das Tauchen zunächst einmal auszusetzen, da sich die Beschwerden meist innerhalb von Stunden bis Tagen zurückbilden. Kommt es in der Folge zu einer Gehörgangsentzündung, kann diese mit Ohrentropfen behandelt werden, sofern kein Loch im Trommelfell vorliegt. Ein Problem können Ohrenstöpsel darstellen, da sie in den Gehörgang eingezogen werden und dann schlecht zu entfernen sind (s. Tabelle 15.1).

Tabelle 15.1: Symptome und Therapie beim Barotrauma des Außenohrs

Symptome	Therapie	Vorbeugende Maßnahmen
Schmerzen	Tauchverbot	keine Ohrenstöpsel
Blutung aus dem Gehörgang	HNO-ärztliche Kontrolle	Kopfhaube perforieren
Druck auf der Kopfhaube im Bereich des Ohres	ggf. Ohrentropfen (Vorsicht bei Loch im Trommelfell!)	Ausschluss von relevanten Exostosen durch HNO-Arzt
Luft aus dem Gehörgang bei Druckausgleich (wenn ein Loch im Trommelfell vorliegt)		nicht Tauchen mit Gehörgangsentzündung

Prophylaxe. Vorbeugend kann man die Kopfhaube mit heißen Nadeln im Bereich der Ohren perforieren, so dass Wasser in den Gehörgang strömen kann. Ohrenstöpsel sind beim Tauchen nicht erlaubt. Exostosen stellen in der Regel keine Gefahr dar und äußern sich eher durch rezidivierende Gehörgangsentzündungen. Ohrenschmalz kann gelegentlich durch das Wasser aufquellen und zu einer Verlegung des Gehörgangs führen. Es sollte durch einen HNO-Arzt entfernt werden (Tabelle 15.1).

15.2.2 Erkrankungen des Mittelohrs

Barotrauma des Mittelohrs

Das Mittelohrbarotrauma ist eine häufige Erkrankung von Tauchern. Aber nicht nur Gerätetaucher, sondern gerade Apnoetaucher oder Schwimmer, die im Schwimmbad abtauchen, können eine Mittelohrschädigung erlangen. Ursache ist eine ungenügende Belüftung des Mittelohrs. Man unterscheidet das Mittelohrbarotrauma, das beim Abtauchen entsteht, von dem Mittelohrbarotrauma, das sich beim Auftauchen entwickelt. Letzteres wird im Englischen auch als „reversed ear" bezeichnet.

Entstehung. Barotrauma des Mittelohrs beim Abtauchen: Während des Abtauchens kommt es zu einer Drucksteigerung im Mittelohr. Nach dem Gesetz von Boyle-Mariotte führt diese Drucksteigerung zu einer Volumenverkleinerung im Mittelohr. Das Trommelfell schließt das Mittelohr dicht nach außen ab, so dass der Druckausgleich nur über die Ohrtrompete erfolgen kann. Da sich die Ohrtrompete nicht passiv beim Abtauchen öffnet, muss der Druckausgleich aktiv eingeleitet werden. Hierfür gibt es verschiedene Methoden, die bereits erklärt wurden. Wird der Druckausgleich unterlassen oder ist der Druckausgleich nicht im ausreichenden Maße durchführbar (d. h. es wird zu schnell abgetaucht), verkleinert sich das Volumen im Mittelohr (Abb. 15.7).

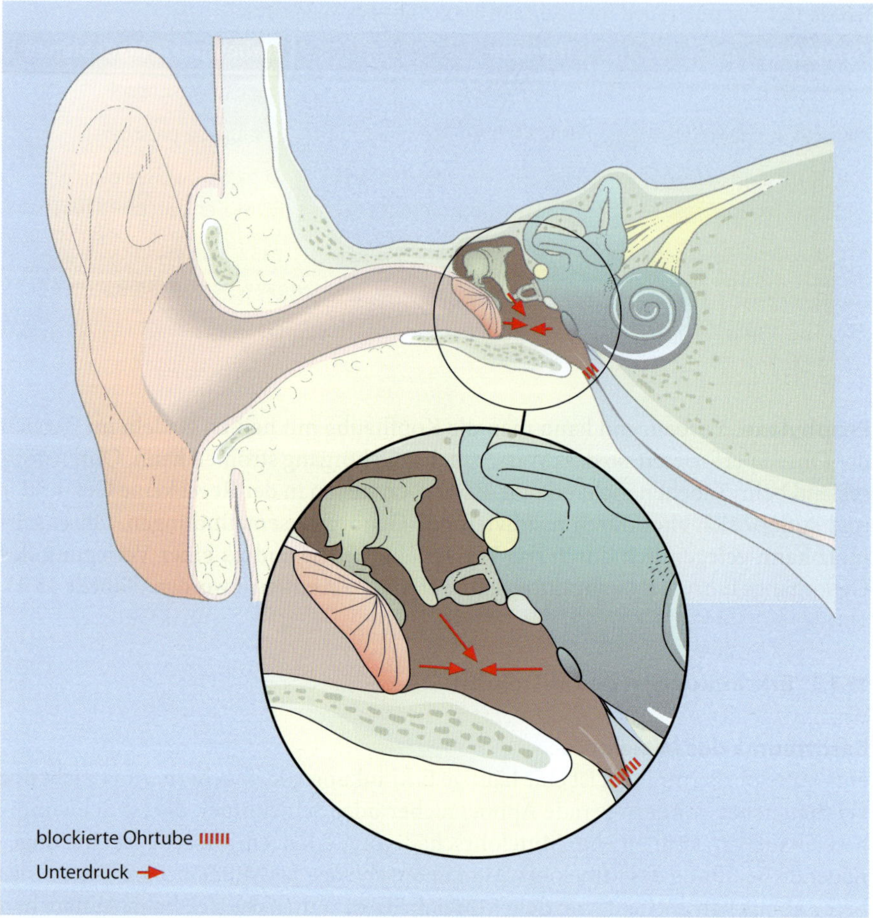

Abb. 15.7: Beim Abtauchen kommt es zu einer Drucksteigerung in der Umgebung und in den flüssigkeitsgefüllten Räumen des Körpers. Ist die Ohrtrompete blockiert, entsteht ein Unterdruck im Mittelohr, der zu einer Verletzung des Mittelohrs führt

Da das Mittelohr eine starre Höhle ist, kann diese Verkleinerung des Volumens nur auf folgende Arten ausgeglichen werden:

1. das Trommelfell wölbt sich nach innen,
2. es kommt zu einem „Ausschwitzen" von Gewebeflüssigkeit, um das Volumen der Pauke zu verkleinern,
3. es kommt zur Einblutung in die Pauke,

4. übersteigt die Trommelfelldehnung einen gewisses Maß, kann das Trommelfell einreißen: Hierdurch kann Wasser ins Mittelohr strömen und es findet schlagartig ein Druckausgleich statt.

Barotrauma des Mittelohrs beim Auftauchen: Während des Aufstiegs sinkt der Umgebungsdruck relativ zum Druck im Mittelohr. Nach dem Gesetz von Boyle-Mariotte führt dies zu einer Volumenvergrößerung im Mittelohr. Ist die Ohrtrompete voll funktionsfähig, strömt die Luft passiv über die Ohrtrompete in den Nasenrachen. Ist jedoch die Ohrtrompete verlegt, dehnt sich die Luft im Mittelohr aus. Diese Volumenvermehrung kann ausgeglichen werden, durch:

1. eine Vorwölbung des Trommelfells in den Gehörgang,
2. Aufpressen der Ohrtrompete

Ist der notwendige Öffnungsdruck der Ohrtrompete größer als die Stabilität des Trommelfells, kommt es zu einem Einriss des Trommelfells.

Nasentropfen. Besonders gefährdet für ein Barotrauma des Mittelohrs beim Auftauchen sind Taucher, die vor dem Tauchen Nasentropfen verwenden. In der Regel liegt eine Tubenbelüftungsstörung vor, die zur Einnahme von Nasentropfen führt. Das Abtauchen gelingt dank der Nasentropfen problemlos, jedoch kann die Wirkung der Nasentropfen im Lauf des Tauchgangs nachlassen. Da die Luft beim Abtauchen jedoch passiv aus dem Ohr strömen muss, die Ohrtrompete durch das Nachlassen der Wirkung der Nasentropfen jedoch erneut anschwillt, führt die resultierende Volumenausdehnung im Mittelohr zu einem Barotrauma des Mittelohrs. Aus diesem Grund dürfen bis 12 Stunden vor dem Tauchen keine Nasentropfen verwendet werden.

Symptome. Der Taucher bemerkt zunächst ein Druckgefühl im Bereich der Ohren. Gelingt der Druckausgleich nicht, entstehen Schmerzen. Manchmal kann ein „schmatzendes“ Geräusch im Ohr vernommen werden, das durch Flüssigkeit hinter dem Trommelfell verursacht wird. Werden diese Warnsymptome ignoriert, kann es zu einem Einriss des Trommelfells kommen. Der betroffene Taucher bemerkt in der Regel ein deutliches Nachlassen der Schmerzen. Da nun Wasser in das Mittelohr einströmt, das in der Regel kälter als 37 °C ist, kann es zu einem Drehschwindelgefühl kommen, da durch diesen kalorischen Reiz der horizontale Bogengang stimuliert wird (Teil des Gleichgewichtsorgans). Die Gefahr besteht darin, dass durch den Drehschwindel möglicherweise ein Orientierungsverlust eintritt, der zu einem panikartigen Aufstieg führen könnte. Würde der Taucher bei einem solchen Panikaufstieg nicht ausatmen, besteht die Gefahr eines Lungenbarotraumas. Ein Riss des Trommelfells als Folge eines Mittelohrbarotraumas ist jedoch eher selten und wird bei ca. 20 % aller Mittelohrbarotraumata beobachtet. Kommt es doch zur Ruptur

Kompaktinformation

Symptome des Mittelohrbarotraumas
1. Schmerzen
2. Drehschwindel
3. Luft aus dem Gehörgang beim Druckausgleich
4. Blutung aus dem Gehörgang
5. Schwerhörigkeit, ggf. Tinnitus
6. Im Intervall: pochende Schmerzen und Fieber (Infekt)

des Trommelfells, hält der auftretende Schwindel in der Regel nur wenige Sekunden bis Minuten an.

An der Oberfläche bemerkt der Taucher gegebenenfalls, dass bei Durchführung eines Druckausgleichs Luft aus dem Ohr zischt. Dies ist ein sicheres Zeichen für einen Riss des Trommelfells. Weitere Symptome eines Mittelohrbarotraumas sind Schmerzen, Blutungen aus dem Gehörgang oder Schwerhörigkeit mit möglichem Tinnitus (Ohrgeräusch).

Diese Symptome müssen nicht gemeinsam auftreten. Manche Taucher geben nur einen kurzen Schmerz im Ohr an, obwohl ein Riss des Trommelfells vorliegt. Besonders gefährdet für ein Barotrauma sind Tauchanfänger, da sie durch die technischen Abläufe abgelenkt sind, häufig zu spät die ersten Symptome bemerken und dann zu spät einen Druckausgleich durchführen.

Stadieneinteilung des Mittelohrbarotraumas. Nicht bei jedem Mittelohrbarotrauma liegt ein Loch im Trommelfell vor! Barotrauma bedeutet nur, dass es sich um eine druckbedingte Verletzung handelt. Es gibt v. a. im angloamerikanischen Raum verschiedene Einteilungen der Trommelfellbefunde (Edmonds et al. 1992), die sich jedoch im deutschen Raum nicht durchgesetzt haben. Es ist besser, sich an die Beschreibung des Trommelfellbefundes zu halten, die auch bei anderen Erkrankungen im Mittelohrbereich gelten (Abb. 15.8). Das Trommelfell und die Pauke können unterschiedlich stark betroffen sein:
- Rötung im Bereich des Hammergriffs,
- Einblutungen in das Trommelfell,
- seröse oder blutige Flüssigkeit in der Pauke,
- Trommelfellriss.

Therapie. Zunächst besteht ein absolutes Tauchverbot. Das Ausmaß der Schädigung kann am besten durch eine mikroskopische Trommelfellinspektion abgeschätzt werden. Ohrentropfen sollten vermieden werden, da diese in der Regel ototoxisch sind und bei einem Trommelfellriss das Innenohr schädigen können. Wenn Schmerzen entstehen, sollte ein Schmerzmittel eingenommen, jedoch unbedingt auf Aspirin verzichtet werden, da es zu erhöhter Blutungsneigung führt und eine gegebenenfalls notwendige ohrsanierende Operation behindern könnte. Bei Vorliegen eines Ergusses sollten abschwellende Nasentropfen verabreicht werden, um den Sekretabfluss zu verbessern.

Ist das Trommelfell verletzt und das Ohr nicht infiziert, kann abhängig von der Ausprägung des Befundes eine Trommelfellschienung durchgeführt werden. Dabei wird eine in Antibiotikatropfen eingelegte Silikonfolie auf den Defekt aufgelegt, nachdem er angefrischt und ggf. ausgekrempelt wurde. Durch eine Tamponade des Gehörgangs wird das Trommelfell gestützt und der Defekt kann sich entlang der Folie verschließen. Bei sehr großen Defekten muss direkt eine Tympanoplastik (Trommelfellverschluss-OP) durchgeführt werden. Manchmal kommt es durch einströmendes Wasser zu einer Infektion des Mittelohrs, so dass Antibiotika verabreicht werden müssen.

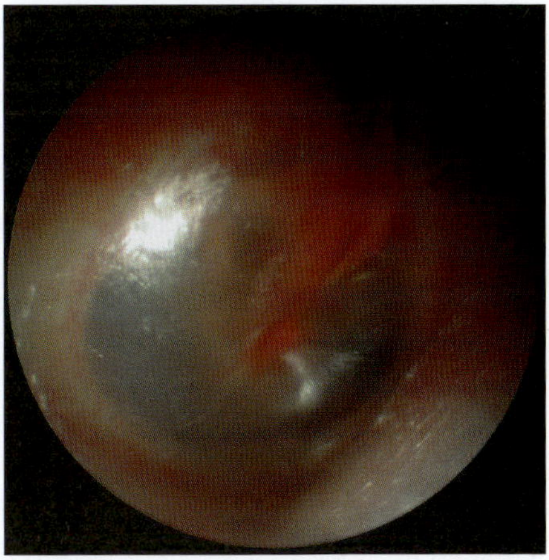

Abb. 15.8: Vorgewölbtes und gerötetes Trommelfell nach einem Mittelohrbarotrauma des Aufstiegs. Der Hammergriff (bei 1 Uhr) ist stark gerötet. Ein Mittelohrerguss liegt nicht vor und das Trommelfell ist intakt

Eine sichere Beurteilung eines Mittelohrbarotraumas ist nur durch einen HNO-Arzt möglich, der, falls es notwendig erscheint, eine Operation durchführen müsste. Man sollte bedenken, dass es wichtig ist, einen Trommelfelldefekt so früh wie möglich zu schienen und sich nicht erst nach Tagen beim Arzt vorzustellen. Schließlich hängt die weitere Tauchtauglichkeit von der Funktion des Trommelfells ab.

Lähmung des Gesichtsnervs nach dem Tauchen (Fazialisparese). Der Gesichtsnerv (Nervus facialis) kann durch kleine Knochenlücken in seinem Verlauf durch das Mittelohr Druckschwankungen unterworfen werden. Analog dem Barotrauma des Mittelohrs während des Aufstiegs kann eine blockierte Tube den Druck im Mittelohr erhöhen, so dass der Druck die Blutversorgung des Nerven

Kompaktinformation

Therapie des Mittelohrbarotraumas

1. Tauchverbot
2. kein Wasser ins Ohr bringen
3. keine Ohrentropfen ins Ohr vor der HNO-ärztlichen Kontrolle
4. Nasentropfen
5. Schmerzmittel
6. ggf. Antibiotika
7. HNO-ärztliche Kontrolle
8. ggf. Trommelfellschienung oder Trommelfell-OP

einschränkt. In der Folge tritt eine periphere Fazialisparese auf. Die auftretende Mikrozirkulationsstörung muss nicht notwendigerweise durch das Tauchen verursacht werden, sondern wurde auch schon nach Flugreisen und sogar nach dem Schnäuzen beobachtet.

Symptome. Diese sehr seltene Komplikation äußert sich durch die offensichtliche Lähmung des Gesichtsnervs, die häufig von Ohrenschmerzen begleitet wird. Die Ohrinspektion zeigt ein vorgewölbtes Trommelfell als Zeichen der Blockierung der Ohrtrompete.

Therapie. Therapeutisch führen abschwellende Maßnahmen und ggf. ein Schnitt ins Trommelfell zum Ziel. Dieser Schnitt verheilt in wenigen Tagen und muss nicht gefürchtet werden. Steht eine Druckkammer zur Verfügung, hilft die Rekompression des betroffenen Tauchers, bis die Druckverhältnisse im Mittelohr ausgeglichen sind. Bleibende Schädigungen wurden bisher nicht beschrieben.

15.2.3 Erkrankungen des Innenohrs

Schädigungen des Innenohrs durch das Tauchen kommen weitaus seltener vor als Mittelohrverletzungen. Das ist gut so, da Innenohrverletzungen deutlich gravierendere Folgen haben. Es kann durchaus sein, dass man durch ein Innenohrbarotrauma ertaubt, ein störendes Ohrgeräusch entsteht oder bleibende Schwindelanfälle resultieren. Eine Dekompressionserkrankung des Innenohrs kann ebenfalls zu bleibenden Innenohrschäden führen und darüber hinaus eine entscheidende Auswirkung auf die Tauchtauglichkeit haben. Aus diesen Gründen kommt den Erkrankungen des Innenohrs eine besondere Bedeutung zu.

Barotrauma des Innenohrs

Entstehung. Zugrunde liegt auch hier eine Tubenbelüftungsstörung, wie sie bei einem Mittelohrbarotrauma ursächlich ist. Man unterscheidet auch beim Innenohrbarotrauma ein Barotrauma des Innenohrs beim Auftauchen von einem Barotrauma des Innenohrs beim Abtauchen.

Barotrauma des Innenohrs beim Abtauchen: Durch eine schlecht funktionierende Ohrtrompete kommt es während des Abtauchens zu einem Unterdruck im Mittelohr. Als Kompensation wölbt sich das Trommelfell nach innen und lenkt über die Gehörknöchelchenkette das ovale Fenster in Richtung Innenohr aus. Versucht der Taucher einen forcierten Druckausgleich (er presst sehr stark beim Valsalva-Manöver), erhöht sich der Druck im Innenohr über einen Knochenkanal, dem Aquaeductus cochleae. Diese Drucksteigerung, kombiniert mit der Auslenkung der Innenohrstrukturen durch das nach innen gewölbte Trommelfell, kann zu einem Riss der

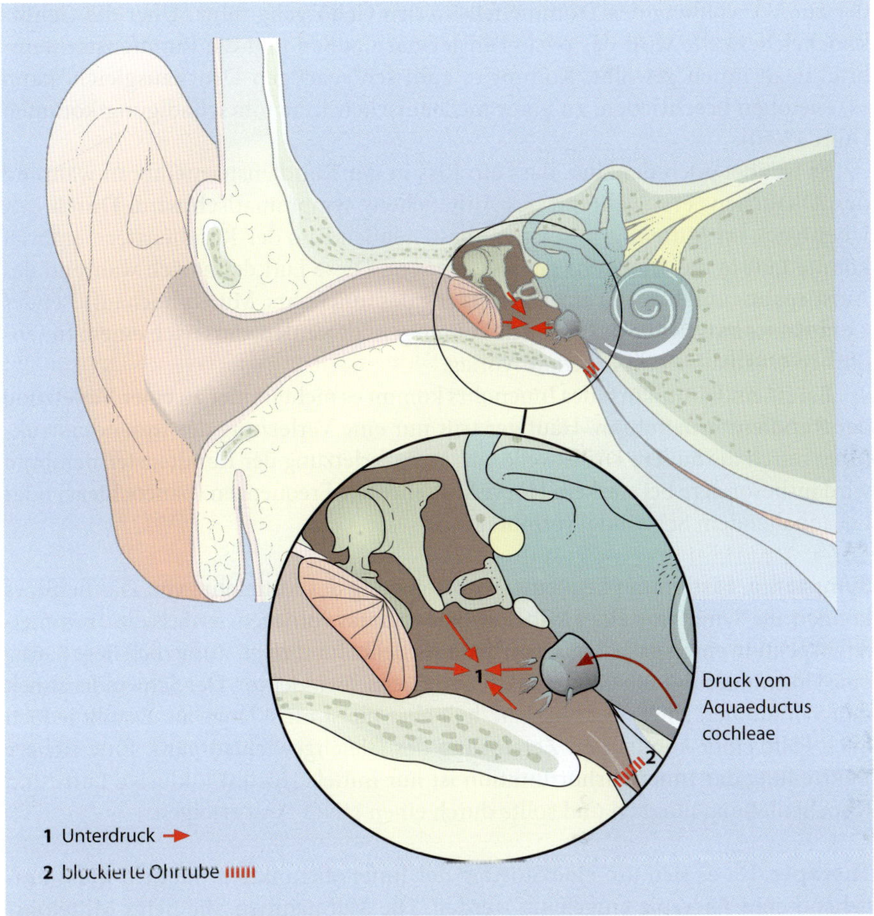

Abb. 15.9: Das Innenohrbarotrauma des Abstiegs entsteht meist durch einen forcierten Druckausgleich. Die Folge sind Druckwellen, die zur Schädigung der feinen Strukturen im Innenohr führen

Rundfenstermembran führen (Abb. 15.9). Es fließt Perilymphe aus dem Innenohr in Richtung Mittelohr und die Ernährung der Innenohrstrukturen ist gestört oder aufgehoben. Aber auch bei gelungenem Druckausgleich kann es zu einer schlagartigen Rückverlagerung der Innenohrmembranen kommen, so dass ein regelrechter Sturm durch das Innenohr fegt. In der Folge kommt es durch die Druckwelle zu einer Zerstörung von Innenohrstrukturen (s. Abb. 15.10).

Barotrauma des Innenohrs beim Auftauchen: Liegt eine behinderte Tubenfunktion beim Aufstieg vor, kann es zu einem Überdruck im Mittelohr kommen, der zur Vorwölbung des Trommelfells in den Gehörgang führt. Über die Gehörknöchelchenkette wird das ovale Fenster nach außen und die Rundfenstermembran nach innen gewölbt. Kommt es zum schlagartigen Druckausgleich, kann es, wie oben beschrieben, zu einer mechanischen Innenohrschädigung kommen (Abb. 15.10).

Es ist aber auch denkbar, dass ein Riss in der Rundfenstermembran während des Abtauchens erst während des Auftauchens symptomatisch wird. Durch den Überdruck im Mittelohr und einem bestehenden Riss der Rundfenstermembran könnte Luft in das Innenohr gepresst werden. Diese Luft dehnt sich während des Aufstiegs aus und führt zu einer Verletzung des Innenohrs. Mittels hochauflösender Computertomographie des Schädels konnte gezeigt werden, dass nach einem Innenohrbarotrauma Luft im Innenohr vorlag.

Bei einem Barotrauma des Innenohrs kommt es nicht immer zu einer Verletzung der Rundfenstermembran. Häufiger tritt nur eine Verletzung der Innenohrstrukturen durch die äußere Druckwelle auf. Eine Verletzung der Rundfenstermembran wird insbesondere bei starkem Hörverlust über alle Frequenzen (pancochleär) oder bei anhaltendem Schwindel vermutet.

Symptome. Fast immer liegt eine Mitbeteiligung des Mittelohrs vor. Das heißt, es können alle Symptome eines Mittelohrbarotraumas vorliegen, so dass die Trommelfellinspektion einen pathologischen Trommelfellbefund zeigt. Zusätzlich liegt häufig eine Hörminderung, ein Ohrgeräusch und Drehschwindel vor. Der Schwindel ähnelt den Symptomen einer Seekrankheit, hält aber meist nicht lange an. Es gibt jedoch auch Fälle einer kompletten Zerstörung des Gleichgewichtsorgans. Eine sichere Beurteilung der Innenohrhörfunktion ist nur mittels Hörtest inklusive Luft- und Knochenleitung möglich und sollte durch einen HNO-Arzt erfolgen.

Therapie. Da es sich um eine Störung der Innenohrfunktion handelt, muss umgehend eine Therapie eingeleitet werden. Die Maßnahmen, die beim Mittelohrbarotrauma durchgeführt werden, sind hilfreich, jedoch ist eine Therapie der Innenohrfunktion das Entscheidende für den weiteren Krankheitsverlauf. Es gibt verschiedene Therapiemöglichkeiten:

Kompaktinformation

Symptome des Innenohrbarotraumas

1. Hörverlust
2. Tinnitus
3. Drehschwindel
4. Schmerzen
5. Luft strömt während des Druckausgleichs aus dem Mittelohr (Trommelfellriss)
6. Blut aus Gehörgang
7. Gefühl der Flüssigkeit hinter dem Trommelfell

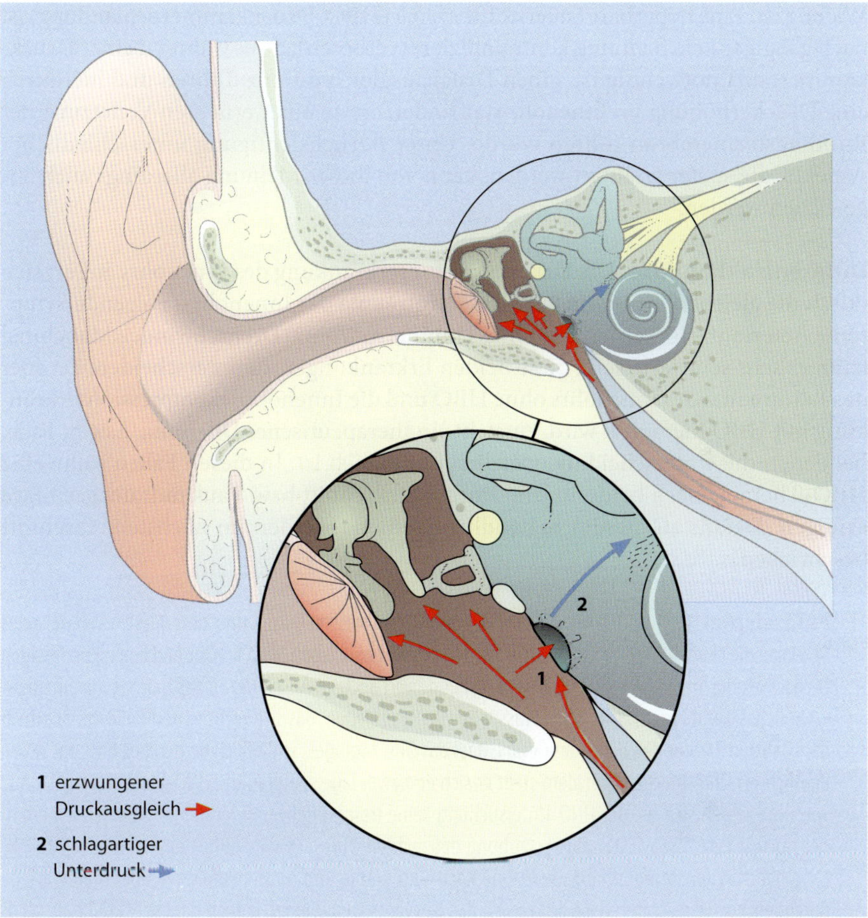

Abb. 15.10: Das Barotrauma des Innenohrs kann auch durch einen schlagartig erzwungenen Druckausgleich erfolgen, der zu einer unphysiologischen Trommelfell- und Gehörknöchelchenauslenkung führt, die eine Druckschädigung des Innenohrs zur Folge hat (Übertragung erfolgt über den Steigbügel). Es muss nicht immer zu einer Verletzung der Rundfenstermembran kommen

- Operation zur Abdichtung der Rundfenstermembran,
- durchblutungsfördernde Medikamente (z. B. Trental, Dusodril etc.),
- Infusionstherapie (z. B. stationäre Gabe von Longasteril oder Haes),
- Kortisongabe,
- Schwindeltraining.

Wichtig ist: Eine hyperbare Sauerstofftherapie (HBO, Druckkammerbehandlung) ist nach gängiger Lehrmeinung kontraindiziert (verboten), da es während einer Druckkammerfahrt notwendig ist, einen Druckausgleich durchzuführen und hierdurch eine Druckerhöhung im Innenohr stattfindet, die zu einer erneuten Verletzung der Rundfenstermembran führen würde. Unter Berücksichtigung unterschiedlicher Aspekte, die später erläutert werden, kann von dieser Meinung allerdings auch abgewichen werden.

Differenzialdiagnose. Die Dekompressionserkrankung des Innenohrs äußert sich durch die gleichen Symptome wie das Barotrauma des Innenohrs. Folgende Symptome treten auf: Hörverlust mit/ohne Tinnitus mit/ohne Drehschwindel. Manchmal kann es sehr schwierig sein, diese beiden Erkrankungen zu unterscheiden. Da aber das Barotrauma des Innenohrs ohne HBO und die Innenohrdekompressionserkrankung mit HBO therapiert wird, entsteht ein therapeutisches Dilemma. Es gibt Fälle, bei denen die Unterscheidung gänzlich unmöglich ist. In diesen Fällen sollte eine HBO-Therapie nach beidseitigem Trommelfellschnitt bzw. Paukendrainageeinlage erfolgen. Details zu diesem Behandlungsschema werden im nächsten Abschnitt beschrieben.

Fallbeispiel 1. Ein 38-jähriger Taucher spielt Unterwasser-Rugby und unterlässt während eines Spielakts die Durchführung des Druckausgleichs. Er spürt kurz einen Stich im Ohr und einen kurzfristigen Drehschwindel. Trotzdem setzt er das Spiel fort und spürt auch im Anschluss an das Training nur ein ungewöhnliches Gefühl im Ohr, als wäre „Wasser im Ohr" verblieben, das sich nicht entfernen lässt. Innerhalb der nächsten 24 Stunden hat er das Gefühl, dass das Ohr „zuginge". Schließlich bemerkt er, dass das Hören deutlich verschlechtert ist. Trotzdem stellt er sich erst zwei Tage später in der HNO-Tauchersprechstunde vor. Dort zeigen sich bei der HNO-Untersuchung keine Trommelfellveränderungen mehr, jedoch ergibt der Hörtest eine fast vollständige Ertaubung des rechten Ohres. Es wird sofort eine operative Abdichtung der Rundfenstermembran sowie eine Kortisontherapie und Infusionstherapie über mehrere Tage durchgeführt. Erfreulicherweise erholt sich das Hörvermögen wieder, jedoch dauert es mehr als sechs Monate, bis er wieder normal hören kann. Eine bleibende Schädigung des Gleichgewichtorgans ist nicht aufgetreten.

Fallbeispiel 2. Ein 27-jähriger Marinetaucher bemerkt bei einer Übung zum Rettungstauchschein Schwierigkeiten mit der Durchführung des Druckausgleichs. Er versucht, durch maximalen Druck eine Mittelohrbelüftung zu erzwingen und verspürt hierbei plötzlich Schmerzen auf dem linken Ohr. Außerdem tritt Drehschwindel auf, der aber nur wenige Minuten anhält. Er bricht die Übung ab und geht nicht weiter tauchen. Am Abend fühlt er sich unwohl und auch das Ohr fühlt sich „komisch" an. Am nächsten Morgen wacht er auf, weil es bei einer Drehung im Bett schlagartig zu einem massiven Drehschwindelgefühl mit Übelkeit und Erbrechen kommt. Er meldet sich sofort bei seinem Truppenarzt, der ihn in die nächste Klinik einweist. Dort wird eine Therapie mit Kortison und blutverdünnenden Infusionen begonnen. Der Schwindel wird in den nächsten Monaten nur langsam besser und bleibt in Dunkelheit auch 1,5 Jahre nach dem Ereignis bestehen. Eine Abklärung in der HNO-Tauchersprechstunde zeigt einen kompletten Ausfall des linken Gleichgewichtsorgans und eine Schädigung des Hörorgans in den hohen Frequenzen. Da der Soldat als Zivilist Maurer ist, muss nun, zur Beendigung seines Wehrdienstes, eine Umschulung durchgeführt werden, da das Gleichgewichtsorgan geschädigt bleibt und auch keine vollständige Kompensation durch die Gegenseite stattgefunden hat. Das Arbeiten auf Gerüsten wäre damit zu gefährlich.

Dekompressionserkrankung des Innenohrs

Ursache. Verantwortlich für die Entstehung einer Dekompressionserkrankung ist die Atmung eines Inertgases unter erhöhtem Druck. Das zugrunde liegende Gasgesetz ist das Gesetz von Henry. Bei Atmung von Pressluft werden ca. 78 % Stickstoff und 21 % Sauerstoff aufgenommen. Da Stickstoff nicht am Stoffwechsel teilnimmt, aber in den Körpergeweben gelöst wird (mit zunehmenden Druck und Dauer eine steigende Menge), muss während des Auftauchens der Stickstoff wieder aus dem Körper entfernt werden. Grundsätzlich gilt, dass bei fast allen Tauchgängen kleine Stickstoffbläschen im Gewebe und im venösen System entstehen, die asymptomatisch bleiben. Sie werden entweder lokal im Gewebe abgebaut oder in den Lungenkapillaren gefiltert und dort abgeatmet. Die Lunge hat eine große Reservekapazität für venöse Emboli, so dass hier nur bei grober Verletzung der Dekompressionsvorschriften oder massivem Anströmen venöser Gasbläschen Symptome entstehen. Übersteigt die Menge der Gewebeblasen oder der venösen Blasen bestimmte Grenzen, die individuell verschieden ausgeprägt sein können, oder werden zu viele Blasen arterialisiert (z. B. durch ein offenes Foramen ovale), kommt es zu Symptomen einer Dekompressionserkrankung.

Die Schädigung der Körperzellen entsteht auf verschiedene Weise. Zum einen üben Blasen einen mechanischen Druck auf Zellen aus. Weiterhin wird die Blutversorgung, d. h. der Antransport und Abtransport von Sauerstoff, Nährstoffen und Stoffwechselendprodukten, sowohl durch Druck der lokalen Blasen, aber auch durch Embolisation (also Verstopfung z. B. durch Luft) der zuführenden Gefäße, stark eingeschränkt bzw. aufgehoben. Es entsteht ein Sauerstoffmangel im Gewebe, der abhängig von der Art des Gewebes nach verschiedener Dauer zu einem Zelltod führt. Das Innenohr gehört zu den Geweben, die einen hohen Sauerstoffbedarf, aber eine Gefäßversorgung mit nur geringer Reservekapazität haben. Aus diesem Grund ist das Innenohr besonders empfindlich für Symptome einer Dekompressionserkrankung.

Außerdem lassen neue Erkenntnisse vermuten, dass Bläschen in der arteriellen Strombahn im Innenohr, das ein hohes Maß an Stickstoffaufsättigung aufweisen kann, zu wachsen beginnen und dort erst zu einer Schädigung führen. Dies ist möglicherweise der Grund, warum das Innenohr so häufig isoliert von einer Dekompressionserkrankung betroffen ist.

Symptome. Die Dekompressionserkrankung des Innenohrs zeigt folgende Symptome des Innenohrs:

- Drehschwindel (in der Regel sehr massiv),
- Hörminderung,
- ggf. Tinnitus.

Es können aber selbstverständlich sämtliche andere Symptome einer Dekompressionserkrankung auftreten. Häufige und bekannte Symptome sind Hautrötung und -juckreiz (so genannte Taucherflöhe), Gelenkschmerzen („bends"), Muskelschmerzen, Sensibilitätsstörungen, Muskelschwäche, Kopfschmerzen, Müdigkeit, Lähmungen, Bewusstlosigkeit und viele weitere Symptome. Weitere Ausführungen zu diesem Thema finden sich in Kap. 10, Dekompressionserkrankung.

Therapie. Jede Dekompressionserkrankung mit oder ohne Innenohrsymptome muss so schnell wie möglich einer hyperbaren Sauerstofftherapie zugeführt werden. Bereits vier Stunden nach einem Dekompressionsunfall reduziert sich die Chance einer kompletten Heilung auf 50 %. Welche Zeitverzögerung speziell für die Dekompressionserkrankung des Innenohrs gilt, ist noch nicht ausreichend bekannt.

Bisherige Lehrmeinung. Die Dekompressionserkrankung des Innenohrs (IEDCI, „inner ear decompression illness") wurde umfassend das erste Mal 1977 von Farmer (amerikanischer Otologe) beschrieben. Damals kam es bei Tauchgängen in Tiefen von mehr als 200 m und Verwendung von Helium und anderen Atemgasen häufig zu Symptomen einer IEDCI. Man machte eine lokale Übersättigung verschiedener Kompartimente des Innenohrs für das häufige Auftreten dieser Erkrankung verantwortlich. Bis in die 1990er Jahre war man überzeugt, dass eine IEDCI bei Sporttauchern praktisch nicht vorkäme und Tauchunfälle mit isolierter Innenohrerkrankung auf ein Barotrauma des Innenohrs zurückzuführen seien. In den 1990er Jahren wurden in der internationalen Fachliteratur einzelne Fallberichte publiziert, die Sporttaucher mit einer IEDCI bei Tauchgängen zwischen 25 und 50 m beschrieben. 2001 gab es eine Veröffentlichung aus Israel, in der die Behandlungen von Tauchern der letzten 12 Jahre zeigte, dass bei etwa einem Drittel der behandelten Taucher mit Dekompressionserkrankung vom Typ II Innenohrsymptome auftraten.

In der Heidelberger Tauchersprechstunde konnten wir diese Erfahrung bestätigen. Bis 2003 untersuchten wir neun Taucher mit elf Ereignissen, bei denen es zu Symptomen einer Innenohrdekompressionserkrankung kam. Mehr als 50 % der Taucher erhielten keine hyperbare Sauerstofftherapie (HBO), da man die Erkrankung nicht als Dekompressionserkrankung erkannte. Von 2003 bis 2008 untersuchten wir dreiundzwanzig weitere Taucher mit Innenohrdekompressionserkrankung. Von diesen erhielten nur drei Taucher keine HBO-Therapie. An diesen Zahlen zeigt sich deutlich die ständige Weiterentwicklung der Tauchmedizin.

Tabelle 15.2: Differenzialdiagnose Barotrauma und Dekompressionserkrankung des Innenohrs

Barotrauma des Innenohrs	Dekompressionserkrankung des Innenohrs
Während des Tauchgangs Probleme mit dem Druckausgleich	Während des Tauchgangs keine Druckausgleichs-probleme
auffälliger Trommelfellbefund	normaler Trommelfellbefund
häufig flache Tauchgänge	Tauchgang muss Dekompressionserkrankung möglich machen (keine Schwimmbadtauchgänge, sondern eher Wiederholungstauchgänge, Jojo-Tauchgänge, unterlassene Dekostopps)
Luft im Innenohr (z. B. CT)	ggf. begleitende Symptome (Hautjucken, Gelenk-schmerzen, Sensibilitätsstörungen etc.)
	Dehydratation
	Offenes Foramen ovale

Mittlerweile gibt es vier größere Fallserien von Patienten mit Innenohr-Dekompressionserkrankung mit insgesamt mehr als 100 betroffenen Tauchern. Aus diesem Grund ist es heute unstrittig, dass die Innenohr-DCI auch bei Sporttauchern auftritt.

Differenzialdiagnose. Die Unterscheidung zwischen Innenohrbarotrauma und Innenohr-DCI ist in der Regel recht einfach. Taucher mit Innenohrbarotrauma berichten über Ohrprobleme und die Hörminderung steht im Vordergrund. Taucher mit Innenohr-DCI leiden jedoch im Allgemeinen unter massivem Drehschwindel und können ihre Beschwerden nicht dem Ohr zuordnen.

Manchmal kann die Unterscheidung dieser beiden Erkrankungen jedoch sehr schwer oder auch unmöglich sein. Das Dilemma ist aber, dass man eine Dekompressionserkrankung mit einer hyperbaren Sauerstofftherapie behandeln muss, Taucher mit Innenohrbarotrauma aber nicht in die Druckkammer dürfen. Die Tabelle 15.2 kann dem behandelnden Arzt helfen, beide Erkrankungen zu unterscheiden.

Fallbeispiel. Ein 50-jähriger Taucher führt mehrere Tauchgänge im warmen tropischen Meer durch. Fünfzehn Minuten nach Beendigung seines 11. Tauchgang, der ihn auf 35 m Wassertiefe (Dauer 51 min) führte, bemerkt er einen heftigen Drehschwindel, den er zunächst auf eine Seekrankheit zurückführt. Auf der Heimfahrt kommt es zu keiner Besserung. Er bemerkt jetzt auch ein Druckgefühl auf dem linken Ohr und kann linksseitig nichts mehr hören. Weitere Symptome werden bei der Vorstellung bei einem Taucherarzt verneint. Druckausgleichsprobleme während des Tauchgangs traten nicht auf. Die Ohrinspektion zeigt beiderseits leicht gerötete Trommelfelle. Der Taucher wird mit Verdacht auf eine Dekom-

Entstehungsmechanismus. Die Nasennebenhöhlen unterliegen als starre luftgefüllte Hohlräume den gleichen Gasgesetzen wie das Mittelohr. Beim Abtauchen steigt der Druck, und das Volumen des Atemgases in den Nasennebenhöhlen verkleinert sich. Luft aus der Nasenhaupthöhle strömt durch enge Kanäle und Öffnungen in die Nasennebenhöhlen. Diese Luft stammt aus den Atemwegen oder der Tauchermaske. Wenn die Belüftungswege der Nasennebenhöhlen verlegt sind, entsteht ein Unterdruck, der zu einer Schwellung der Schleimhaut und zu einer Sekretabsonderung führt. Je nach Stärke des Unterdrucks kommt es zum Einreißen kleiner Blutgefäße mit einer Blutung in die Nasennebenhöhlen. Da Flüssigkeit nicht komprimierbar ist, findet auf diese Weise ein Druckausgleich statt. Apnoetaucher machen sich diesen Effekt zunutze, indem sie die Nebenhöhlen mit Wasser fluten, um die notwendige Menge Luft für den Druckausgleich der Nasennebenhöhlen einzusparen und mehr Luft für den Gasaustausch in der Lunge zur Verfügung steht. Beim Auftauchen dehnt sich die verbliebene Luft in den Nasennebenhöhlen aus und es entsteht ein Überdruck. In der Regel kommt es zu einem schnellen Druckausgleich, wenn der Überdruck in den Nebenhöhlen den Verschlussdruck der Schleimhaut überschreitet. Es resultiert ein explosionsartiger Schleim-/Blutabgang aus der Nase, der zu einer Schmerzerleichterung führt (Abb. 15.12).

Symptome. Der Taucher bemerkt Schmerzen während des Abtauchens über Stirn und Wange, aber auch am Hinterkopf und in beiden inneren Augenwinkeln. Beim

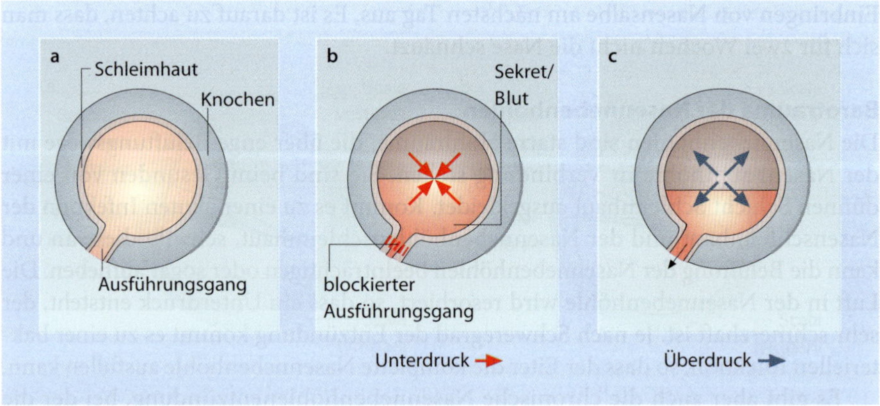

Abb. 15.12: Nasennebenhöhlen-Barotrauma: Durch eine Blockade des Ausführungsgangs kommt es zum Anschwellen der Schleimhaut und zur Einblutung in die Nasennebenhöhle. Hierdurch wird das Gasvolumen in der Nasennebenhöhle verringert und es findet ein Druckausgleich statt. Beim Auftauchen besteht dann aber ein relativer Überdruck in der „verkleinerten" Nasennebenhöhle und das überschüssige Sekret wird aus der Nase ausgetrieben

Auftauchen kommt es gelegentlich zu einer explosionsartigen Schleimlösung, die mehr oder minder stark mit Blut vermengt ist. Dem Taucher zeigt sich eine blutige Schleimansammlung in der Tauchermaske. In seltenen Fällen übersteigt der Verschlussdruck der Zugangswege zu den Nasennebenhöhlen die Widerstandskräfte der knöchernen Begrenzung der Nebenhöhlen. In der Folge kann sich die Luft in die umgebenden Weichteile oder die Augenhöhle ausdehnen. Tritt ein Knochenbruch der Nasennebenhöhlen auf, so dass sich die Luft und das Schleim-Blut-Gemisch in Richtung Augenhöhle oder Wangenweichteile (Emphysem) ausbreiten, resultiert ein geschwollenes Augenlid, eine Schwellung der Wangenweichteile und ggf. eine Sehstörung. Man kann spüren, wie die Luft unter der Haut knistert, ähnlich einem knitternden Butterbrotpapier. Ein Arztbesuch ist dann unerlässlich. Sehr wichtig ist es, dass der betroffene Taucher sich nicht mehr schnäuzt, damit nicht noch mehr Sekret in die Augenhöhle getrieben wird.

Sehr selten kann sogar die knöcherne Begrenzung zum Gehirn verletzt werden, so dass Luft in die Kopfhöhle gelangt. Da die Nase immer mit Bakterien besiedelt ist, besteht hierdurch Gefahr, eine Hirnhautentzündung zu entwickeln. Es liegt eine lebensbedrohliche Erkrankung vor.

Therapie. Zunächst gilt ein Tauchverbot. Kommt die Blutung zum Stehen, lässt der Schmerz nach und liegen keine Komplikationen vor (z. B. Luftansammlung im Gewebe), muss kein Arzt aufgesucht werden. Man sollte bis zum vollständigen Abklingen der verstopften Nase nicht tauchen.Abschwellende Nasentropfen sollen in diesem Fall verwendet werden, da sie die Belüftung der Nasennebenhöhlen sicherstellen und einer bakteriellen Infektion vorbeugen. Hilfreich ist eine Inhalation mit Kochsalzlösung. Antibiotika sind in der Regel nicht notwendig. Lassen die Schmerzen nicht nach, treten neue Schmerzen auf bzw. werden stärker oder kommt es zu Komplikationen, sollte unbedingt ein HNO-Arzt aufgesucht werden.

Sollten Komplikationen, wie eine Schwellung im Bereich der Augenlider, Sehstörungen oder unerträgliche Kopfschmerzen, aufgetreten sein, ist eine Computertomographie der Nasennebenhöhlen notwendig. Abhängig vom Befund können dann weitere Maßnahmen veranlasst werden, wie beispielsweise eine operative Druckentlastung der Luftansammlung in der Augenhöhle oder im Schädelinneren. Solche Komplikationen stellen jedoch eine echte Seltenheit dar.

Nasentropfen. Abschwellende Nasentropfen dürfen auch bei Nasennebenhöhlenbeschwerden nicht vor dem Tauchen angewendet werden. Denn lässt die Wirkung der Nasentropfen unter Wasser nach, kann es zu einem Verschluss der Nasennebenhöhlen kommen, so dass beim Aufstieg eine explosionsartige Ausdehnung der eingeschlossenen Luft Folge sein kann. Es besteht die Gefahr der Augen- und Gehirnverletzung.

Fallbeispiel. Eine 22-jährige Taucherin fährt am Wochenende in die Alpen zur Zwei-Stern-Prüfung. Sie ist leicht erkältet, möchte aber unbedingt ihre Prüfung absolvieren. Die ersten beiden Tauchgänge gelingen nach anfänglichen Kopfschmerzen im Bereich der Stirn ohne weitere Hindernisse. Am nächsten Tag fühlt sie sich noch etwas schlechter und wendet Nasentropfen an. Das Abtauchen gelingt ohne Probleme. Nach mehreren Aufstiegsübungen bemerkt sie beim Auftauchen auf den letzten 5 m stechende Kopfschmerzen. Die Schmerzen nehmen zu, sie wird aufgeregt und schießt an die Oberfläche. An der Oberfläche hat der Schmerz nachgelassen, aber die Maske ist mit Blut vollgelaufen. Sie ist sehr nervös und verunsichert. Weitere Schmerzen liegen nicht vor. Sie beendet das weitere Tauchen und stellt sich am nächsten Tag beim HNO-Arzt vor: Dieser stellt mittels Röntgenaufnahme eine Verschattung der Nasennebenhöhlen fest und verordnet ihr abschwellende Nasentropfen und ein Antibiotikum für 5 Tage. Nach einer Woche geht es ihr schon wieder sehr gut. Ihre ausstehenden Prüfungstauchgänge absolviert sie 2 Wochen später.

Fazit: Nasentropfen wegen Nasennebenhöhlenbeschwerden sind vor Tauchgängen ebenso tabu wie bei Beschwerden mit den Ohren. Das Barotrauma der Nasennebenhöhlen verläuft meist unkompliziert.

15.4 Barotrauma der Zähne

Bei völlig gesundem Zahnstatus kann es zu keinem Barotrauma der Zähne kommen. Liegt jedoch Karies vor, entstehen kleine luftgefüllte Hohlräume in den Zähnen. Diese Hohlräume unterliegen ebenfalls den Gasgesetzen von Boyle-Mariotte. Beim Abtauchen wird die Luft in dem Hohlraum komprimiert und es strömt Luft durch den Zahndefekt nach. Beim Auftauchen dehnt sich die Luft wieder aus und es entsteht kein Schaden. Probleme treten bei Vorliegen eines Ventilmechanismus auf: Kann die eingeströmte Luft nicht schnell genug entweichen, führt sie zur regelrechten Explosion des Zahns. Dieser Mechanismus ist auch bei nicht vollständig abschließenden Zahnfüllungen möglich. Daher ist immer auf einen sanierten Zahnstatus zu achten.

Weiterführende Literatur

1. Brubakk A, Neumann TS: Physiology and medicine of diving. Saunders, Edinburgh, 2003
2. Edmonds C, Lowry C, Pennefather J: Diving and subaquatic medicine. Butterworth-Heinemann, Oxford, 1992
3. Klingmann C, Wallner F: Tauchmedizinische Aspekte in der HNO-Heilkunde: Erkrankungen durch den Tauchsport. HNO 2004; 52: 757–767; Quiz 768–769
4. Klingmann C, Wallner F: Tauchmedizinische Aspekte in der HNO-Heilkunde: Tauchtauglichkeit. HNO 2004; 52: 845–849
5. Klingmann C, Schellinger PB, Helbig M, Knauth M: Behandlung akuter cochleovestibulärer Störungen nach dem Tauchen. HNO 2004; 52: 891–896
6. Nachum L, Shupak A, Spitzer O, Sharoni L, Poweck I, Gordon CR: Inner ear decompression sickness in sport compressed-air diving. Laryngoscope 2001; 111: 851–856

Tipps für Tauchlehrer

1. Die Ohren sind die „Achillesferse" aller Taucher. Tauchlehrer sollten nicht müde werden, ihre Schützlinge auf sorgsamen Umgang mit ihren Ohren hinzuweisen.
2. Das Tragen eines Windschutzes, der Verzicht auf Ohrenstäbchen und prophylaktische Ohrentropfen bzw. Spülungen mit Süßwasser und das Trockenhalten der Ohren helfen, das Auftreten einer Gehörgangsentzündung zu vermeiden.
3. Niemals den Druckausgleich erzwingen! Schäden des Mittel- und Innenohrs, der Hörschnecke bis zur Ertaubung und Schäden des Gleichgewichtorgans können die Folge sein.
4. Der Druckausgleich sollte von Beginn des Abstiegs an schonend durchgeführt werden, im flachen Wasser bis ca. 3 m Tiefe durchaus alle 30–50 cm.
5. Die Vermittlung des Feingefühls für den Druckausgleich bei Tauchanfängern erfordert von Seiten des Tauchlehrers oft viel Geduld. Hilfsstrukturen (z. B. Leine) erleichtern einen kontrollierten Abstieg.
6. Der Tauchlehrer sollte stets kurz nach Beginn des Abstiegs die Befindlichkeit seiner Schützlinge abfragen.
7. Gelingt der Druckausgleich des Mittelohrs oder der Nebenhöhlen nicht, wird der Tauchgang abgebrochen. Eine kurze Tauchpause (1–2 Tage) ist oft unvermeidlich – ggf. auch für das Personal einer Tauchbasis.
8. Therapeutische Ohrentropfen gehören in die Reiseapotheke eines jeden Tauchers, abschwellende Nasentropfen dürfen 12 Stunden vor einem Tauchgang nicht mehr verwendet werden.
9. Sollte es nach dem Tauchgang zu Beschwerden an den Ohren kommen, ist ein HNO-Arzt aufzusuchen, um eine Schädigung des Innenohrs auszuschließen.
10. Blut in der Maske ist ein Zeichen für eine Erkrankung der Nasennebenhöhlen. Tritt dies wiederholt auf, sollte man sich bei einem HNO-Arzt kontrollieren lassen.

16 Lungenüberdehnung und Lungenödem

K. Tetzlaff

Die Lunge ist als größter gasgefüllter Hohlraum des Körpers mit der größten Kontaktfläche zur Außenwelt in herausragender Weise von den Besonderheiten von Gasen unter veränderten physikalischen Bedingungen, wie sie beim Tauchen herrschen, betroffen. Diese Bedingungen haben zur Folge, dass die Lungenfunktion – und nicht die Herz-Kreislauf-Funktion – unter Wasser leistungsbegrenzend ist. Darum sollte auch der medizinische Laie, wenn er taucht, die Grundlagen des Aufbaus und der Funktion der Lunge – über und unter Wasser – kennen. Diese Kenntnis ist die beste Voraussetzung dafür, schwere Tauchunfälle durch eine Lungenüberdehnung oder eine eingeschränkte Leistungsfähigkeit der Lunge zu vermeiden.

16.1 Aufbau und Funktion des Atmungsorgans

Zum Atmungsorgan zählen anatomisch die Lunge im engeren Sinne sowie die oberen und unteren Atemwege. Zu den oberen Atemwegen gehören die Nase und der Rachenraum bis hin zum Kehlkopf mit den Stimmbändern, zu den unteren Atemwegen gehören die Luftröhre und die Bronchien bis hin zu den kleinsten Bronchien, den Bronchiolen (Abb. 16.1).

Die unteren Atemwege beginnen unterhalb der Stimmritze (Glottis), einem Spalt zwischen den beiden Stimmbändern. Hier beginnt die Luftröhre (Trachea). Sie ist etwa 10–12 cm lang und aus hufeisenförmigen Knorpelspangen aufgebaut, die durch elastisches Bindegewebe miteinander verbunden sind. Auf der Rückseite ist sie durch eine Membran aus Bindegewebe mit eingelagerter glatter Muskulatur verschlossen. In ihrem Inneren ist die Luftröhre mit einer Schleimhaut ausgekleidet, die vorwiegend Flimmerepithelzellen und wenige schleimbildende Becherzellen enthält. In Höhe des 5. Brustwirbels teilt sich die Luftröhre in den linken und rechten Stammbronchus, die sich wiederum links in zwei und rechts in drei Lappenbronchien verzweigen (Abb. 16.2).

Die Lappenbronchien verzweigen sich in immer kleinere Bronchien bis hin zu den Bronchiolen, so dass sich das Ganze zu einem so genannten Bronchialbaum zusammenfügt. Die Wände der Bronchien besitzen elastische Fasern und glatte Muskulatur mit unregelmäßig geformten Knorpeleinlagerungen. Letztere sind allerdings in den Bronchiolen nicht mehr vorhanden. Die Bronchiolen münden schließlich in die Lungenbläschen (Alveolen).

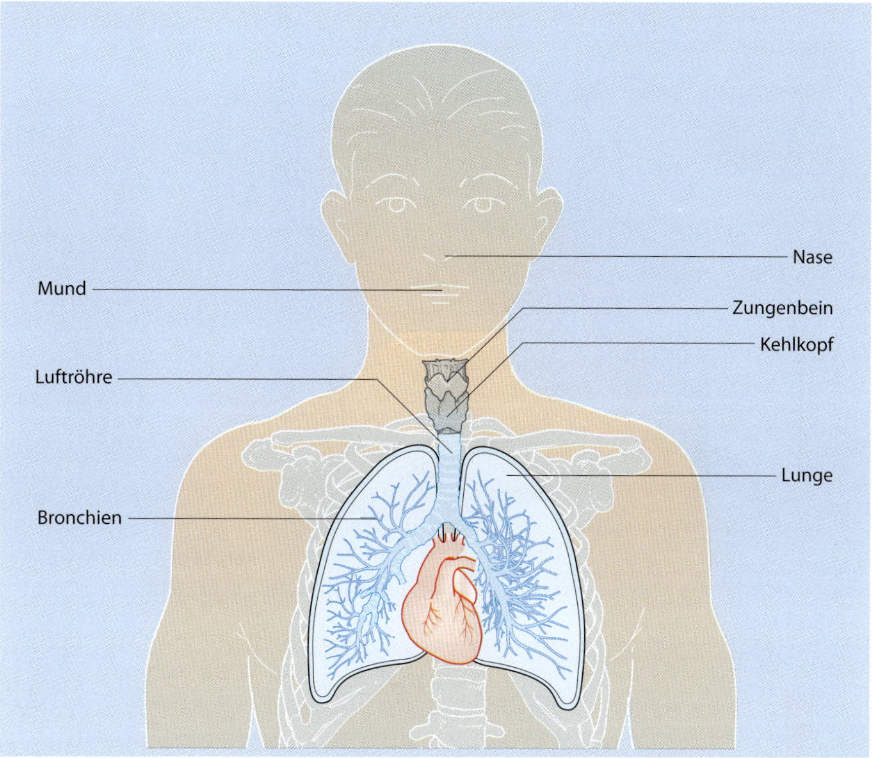

Abb. 16.1: Anatomie von Atemwegen und Lunge

Die Lunge besteht aus zwei Flügeln oder Lungen, die sich jeweils links in zwei und rechts in drei Lungenlappen gliedern. Die Lungenflügel sind umgeben vom Lungenfell (Pleura viszeralis), das durch einen schmalen Flüssigkeitssaum vom Rippenfell (Pleura parietalis), der inneren Auskleidung des Brustkorbs, abgegrenzt ist. Zwischen den Lungenflügeln befindet sich das Mittelfell (Mediastinum), das das Herz und die großen Körpergefäße umkleidet. Die etwa 300 Millionen Lungenbläschen ergeben mit einem jeweiligen Durchmesser von 0,3 mm eine Fläche von 85 m^2 (Abb. 16.3). Damit ist die Lunge in unserem Körper das Organ mit der größten Kontaktfläche zur Außenwelt!

Die Alveolen werden durch sehr dünne Epithelzellen, die so genannten Pneumozyten, begrenzt, die eine Flüssigkeitsschranke zum Blut bilden und ein bestimmtes Eiweiß, Surfactant genannt, bilden. Der Surfactant erzeugt die notwendige Oberflächenspannung, um einen Kollaps der Bläschen zu vermeiden. Umgeben werden die Alveolen von einem Netz von kleinsten Blutgefäßen, den Kapillaren, die die

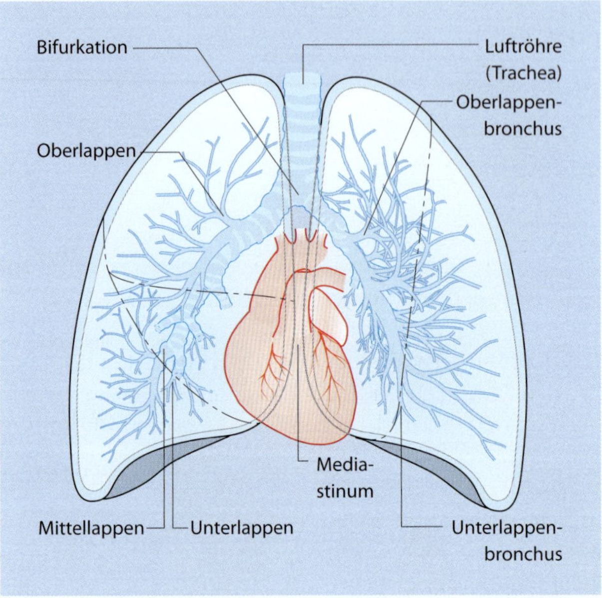

Abb. 16.2: Anatomie von Lunge und Bronchialbaum

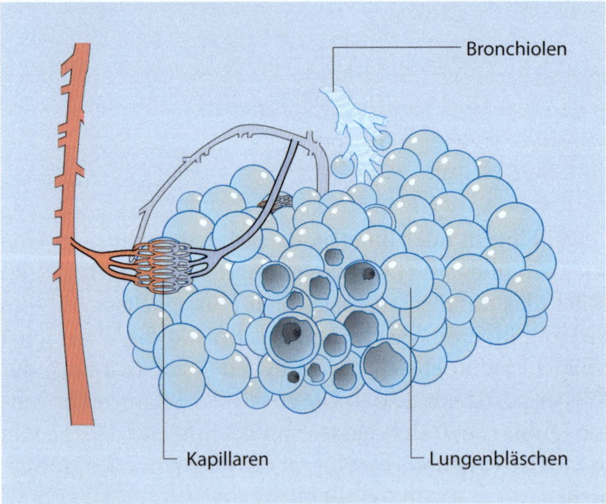

Abb. 16.3: Anatomie der Lungenbläschen

Verbindung darstellen zwischen den vom Herzen kommenden Blutgefäßen mit sauerstoffarmem Blut (Lungenarterien) und den zum Herzen führenden Gefäßen mit sauerstoffreichem Blut (Lungenvenen).

Über die extrem dünne Grenzfläche zwischen den Alveolen und den Kapillaren, der so genannten alveolokapillären Schranke, erfolgt der Gasaustausch zwischen dem Blut und der Atemluft.

16.2 Physiologie der Atmung

Die Hauptaufgabe des Atmungsorgans ist die Atmung. Diese ist ein lebensnotwendiger Vorgang und dient der Gewinnung von Energie. Man unterscheidet zwischen der so genannten äußeren und inneren Atmung.

Äußere Atmung. Zur äußeren Atmung gehören der Transport der Atemluft über die zuleitenden Atemwege zu den Alveolen (Ventilation genannt) sowie die Passage von Sauerstoff von den Alveolen ins Blut und Kohlendioxid aus dem Blut in die Alveolen (alveolärer Gasaustausch).

Innere Atmung. Als innere Atmung bezeichnet man den Übergang von Sauerstoff aus den kleinen Blutgefäßen in die jeweiligen Körpergewebe und Kohlendioxid aus den Geweben ins Blut (zellulärer Gasaustausch).

16.2.1 Ventilation

Die Ventilation dient dem Transport des Atemgases. Die Atembewegungen sind dabei gekennzeichnet durch die dauerhafte Abfolge von Einatmung (Inspiration) und Ausatmung (Exspiration). Bei der Einatmung ziehen sich die äußeren Zwischenrippenmuskeln zusammen und heben die Rippen an. Außerdem flacht sich das Zwerchfell aktiv ab und vergrößert damit den Brustraum.

Weiterhin können die Atemhilfsmuskeln unterstützend eingesetzt werden. Zu ihnen gehören alle Muskeln, die an der Hals- oder Brustwirbelsäule entspringen und an den Rippen ansetzen. Über den so erzeugten Unterdruck im Brustkorb wird sauerstoffreiche Luft in die Lungen gesogen. Bei der Ausatmung erschlaffen die äußeren Zwischenrippenmuskeln und die Rippen senken sich wieder, das Zwerchfell erschlafft und wölbt sich hoch. Durch den relativen Überdruck wird die nun sauerstoffarme Luft nach außen gepresst. Somit handelt es sich bei der normalen Ausatmung im Unterschied zur Einatmung um einen eher passiven Vorgang (Abb. 16.4).

Der Mensch atmet in Ruhe etwa 0,5 l Luft ein und aus (Atemzugvolumen, VT). Ein Erwachsener macht dies ca. 15-mal in der Minute, so dass sich ein Atemminutenvolumen von etwa 7,5 l ergibt. Allerdings erreicht nicht alles Gas den Bereich der Alveolen, denn etwa 150 ml verbleiben in den Bronchien (anatomischer Totraum).

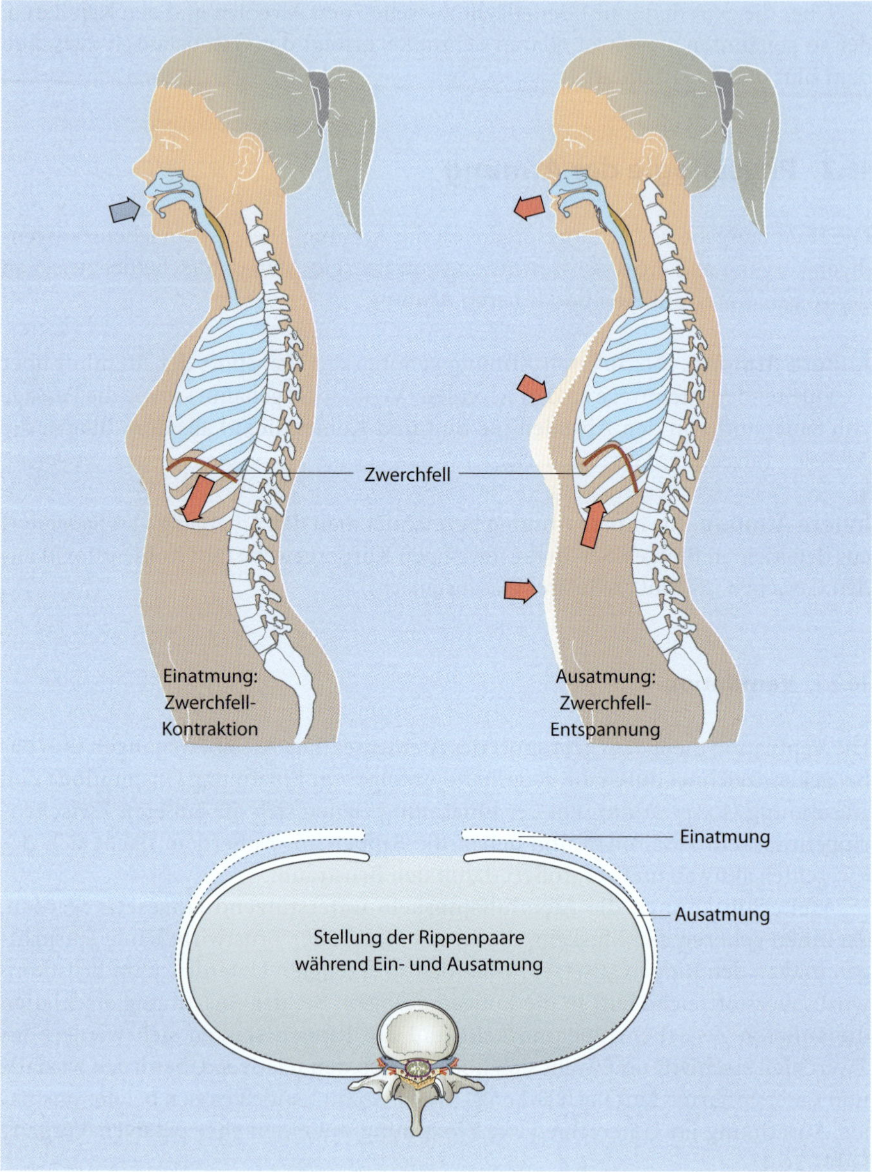

Abb. 16.4: Schematische Darstellung von Luftfluss und Muskelbewegungen bei Ein- und Ausatmung

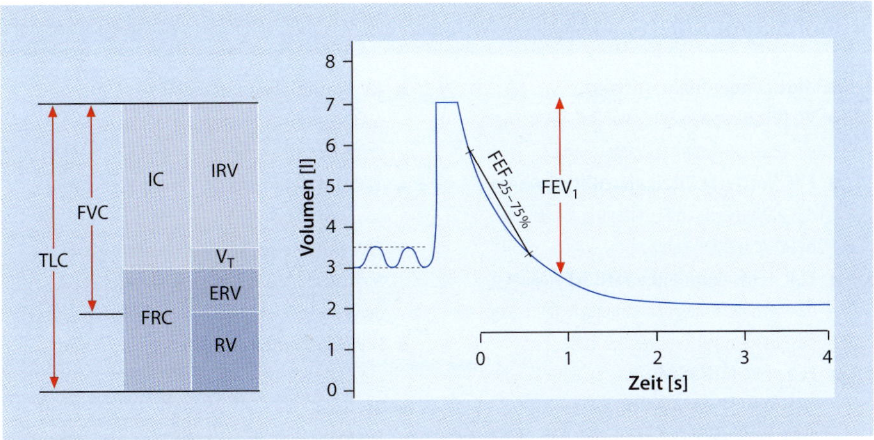

Abb. 16.5: Darstellung der verschiedenen Lungenvolumina (*links*) sowie der Aufzeichnung einer spirometrisch gemessenen Volumen-Zeit-Kurve bei zunächst ruhiger Atmung in Mittellage und anschließender forcierter Ausatmung vom Punkt maximaler Einatmung. Das FEV_1 ist mit *Pfeil* dargestellt als das nach einer Sekunde ausgeatmete Volumen (Erklärungen der Abkürzungen siehe Kompaktinfomation auf folgender Seite)

Bei starker körperlicher Belastung kann das Atemzugvolumen auf über 4 l ansteigen und bei ebenfalls erhöhter Atemfrequenz entsprechend ein Atemminutenvolumen von über 100 l ergeben.

Durch den Unterdruck zwischen dem Lungen- und Rippenfell bleibt die Lunge immer entfaltet und am Brustkorb haften. Ein bestimmtes Luftvolumen, das Residualvolumen (RV), bleibt daher auch nach maximaler Ausatmung in der Lunge. Das Volumen, das wir maximal ein- und ausatmen können, wird als Vitalkapazität bezeichnet (VC). Es ergibt zusammen mit dem Residualvolumen die totale Kapazität unserer Lunge (TLC).

Die einfachste Messung der Lungenfunktion erfolgt mit der so genannten Spirometrie. Hierunter versteht man die Messung der Lungenvolumina und Atemflüsse am Mund. Dazu gehören die Volumina VC, FVC, FEV_1, V_T, ERV und IRV und die Atemflüsse PEF und MEF (Abb. 16.5). Das Residualvolumen und damit auch die TLC können nur indirekt über aufwändigere Techniken wie die Messung in einem Ganzkörperplethysmographen oder die Heliumverdünnungsmethode bestimmt werden.

Eine Einschränkung der Lungenfunktion deutet somit auf eine Ventilationsstörung hin, die in Abhängigkeit von ihrem Ausmaß mit einer Verschlechterung der Versorgung des Körpers mit Sauerstoff einhergehen kann.

Kompaktinformation

Wichtige Lungenfunktionswerte
- **VC (Vitalkapazität):** Volumen, das maximal ein- oder ausgeatmet werden kann.
- **FVC (forcierte Vitalkapazität):** Volumen, das nach maximaler Einatmung forciert ausgeatmet werden kann.
- **FEV_1 (Einsekundenkapazität):** Volumen, das nach maximaler Einatmung in der ersten Sekunde ausgeatmet werden kann.
- **FEV_1/FVC (Tiffeneau-Wert):** Einsekundenkapazität in Prozent der Vitalkapazität
- **MEF_x (maximaler Ausatemfluss):** Atemstromstärke, wenn x % der forcierten Vitalkapazität noch auszuatmen sind.
- **PEF (Spitzenfluss):** Maximale Atemstromstärke bei forcierter Ausatmung.
- **RV (Residualvolumen):** Volumen, das nach maximaler Ausatmung in der Lunge verbleibt.
- **TLC (Totalkapazität):** Maximales Lungenvolumen (RV + VC).
- **ERV (Ausatemreserve):** Volumen, das nach normaler Ruheatmung noch ausgeatmet werden kann.
- **IRV (Einatemreserve):** Volumen, das nach normaler Ruheatmung noch eingeatmet werden kann.
- **V_T (Atemzugvolumen):** Volumen, das bei Ruheatmung ein- bzw. ausgeatmet wird.
- **R_{AW} (Atemwegswiderstand)**
- **DL_{CO} (Diffusionskapazität):** Kapazität der Lunge für den Gasaustausch.

16.2.2 Gasaustausch

Der Austausch der Atemgase in der Lunge findet zwischen Alveolen und Kapillaren statt. Dabei wird Sauerstoff (O_2) von den roten Blutköperchen (Erythrozyten) aufgenommen und über das Blut an den Ort des Verbrauchs, die Gewebe und Organe, transportiert. Kohlendioxid (CO_2) wird von den Erythrozyten und direkt aus dem Blut in den Alveolarraum abgegeben. Treibende Kraft dieses Austausches, der durch Diffusion stattfindet, sind die Konzentrationsunterschiede von Sauerstoff und Kohlendioxid zwischen dem Alveolarraum und dem Blut.

Die Teildrücke (Partialdrücke) der Atemgase unterscheiden sich bereits zwischen der Außenluft und dem Inneren der Lunge (Alveolarraum) erheblich, da dieser auch die Anteile der Lunge umfasst, die nicht mit Frischluft versorgt werden. Somit ist bereits der alveoläre Sauerstoffpartialdruck gegenüber dem der Einatemluft erniedrigt. Entscheidend für die Diffusion von O_2 und CO_2 sind die Unterschiede der jeweiligen Teildrücke dieser Gase im Blut und in der Alveole. Diese Unterschiede bestimmen den Gradienten, der die Diffusion vorantreibt.

Die eingeatmete Luft wird im Organismus auf ca. 37 °C erwärmt und nahezu 100 %ig mit Wasserdampf gesättigt. Durch den Verbrauch von Sauerstoff und die Abgabe von Kohlendioxid ist die Zusammensetzung der ausgeatmeten Luft unterschiedlich zu der eingeatmeten. Während Sauerstoff und Kohlendioxid am Stoffwechsel des Organismus teilnehmen, ist Stickstoff weitgehend inert, das heißt, er wird nicht verstoffwechselt und liegt in gelöster Form in den Körpergeweben vor. Unter normalem atmosphärischem Umgebungsdruck ist unser Körper mit Stickstoff gesättigt, so dass ein Konzentrationsausgleich zwischen den Stickstoffpartialdruck (pN_2) der Gewebe und dem der Außenluft besteht.

In Ruhe werden etwa 3,5 ml O_2/kg Körpergewicht pro Minute aufgenommen. Der lebensnotwendige Sauerstoff muss natürlich ständig nachgeliefert werden und der Verbrauch hängt vom Energiebedarf ab, der bei körperlicher Belastung deutlich ansteigt. Die maximale Sauerstoffaufnahme eines untrainierten normalgewichtigen Mannes liegt bei etwa 40 ml O_2/kg Körpergewicht pro Minute. Spitzenathleten erreichen hingegen Werte von 80 ml/kg pro Minute. Ihre ausdauertrainierten Muskelzellen können dem vorbeiströmenden Blut sehr viel mehr O_2 entnehmen als untrainierte Muskelzellen. Die maximale Sauerstoffaufnahme wird dabei begrenzt von der Ventilation, der Diffusionskapazität der Lunge und der Sauerstofftransportfähigkeit des Herz-Kreislauf-Systems.

16.2.3 Atmungssteuerung

Die Atmung wird gesteuert durch das Atemzentrum, das sich im verlängerten Rückenmark befindet. Über das Blut werden die Sauerstoff- und Kohlendioxidspannung sowie der pH ans Atemzentrum gemeldet. Ein starkes Signal zur Beschleunigung der Atmung ist der Anstieg der Kohlendioxidspannung (pCO_2) im Blut. Aber auch Dehnungsrezeptoren in Muskeln, Hormone, die Körpertemperatur und Einflüsse aus anderen Zentren des zentralen Nervensystems (Schmerzen, Angst, Reflexe) beeinflussen die Atmung.

16.3 Physiologie der Atmung unter Überdruck

Der Mensch ist nur bedingt in der Lage, seine Atemphysiologie auf die Bedingungen des Tauchens ohne Atemgasversorgung einzustellen. Im Wasser lebende Säugetiere mit Lungenatmung sind dagegen deutlich besser angepasst: Sie atmen vor einem Tauchgang maximal aus, was die Löslichkeit von Stickstoff in den Geweben stark einschränkt. Bei der Wedell-Robbe ist die Lunge ab 25 m Wassertiefe sogar total kollabiert und von der Durchblutung ausgeschlossen, so dass kein Gasaustausch mehr stattfindet. Die menschliche Lunge wird mit zunehmendem Druck zusammengepresst, wobei ihre feste Aufhängung im starren Brustkorb ihre Komprimierbarkeit begrenzt.

In Abhängigkeit von der Wassertiefe und der Relation des Residualvolumens zur totalen Lungenkapazität kann ein Unterdruckbarotrauma der Lunge auftreten.

16.3.1 Unterdruckbarotrauma der Lunge

Wenn im Rahmen des Abtauchens mit angehaltener Luft (Apnoe) bei zunehmendem Umgebungsdruck das in der Lunge befindliche Gasvolumen auf weniger als das Residualvolumen komprimiert wird, entsteht ein Unterdruck im Alveolarraum und im Bronchialsystem relativ zum hydrostatischen Druck. Normalerweise beträgt die Relation von Residualvolumen zur totalen Lungenkapazität etwa 1:4. Das heißt, dass bei einer TLC von 6 l und einem RV von 1,5 l bereits in 30 m Tiefe die kritische Situation erreicht würde, bei der das gesamte Lungenvolumen auf lediglich 1,5 l komprimiert ist und dem Residualvolumen entspricht (Abb. 16.6).

Bei – mit weiterer Tiefenzunahme – zunehmendem Unterdruck kann ein Barotrauma der Lunge auftreten mit Austritt von Gewebeflüssigkeit und Blut in den Alveolarraum und die Bronchiolen. Folge ist die Entwicklung eines Lungenödems. Diese Verletzung ist sehr selten, da das Atemanhaltevermögen eines untrainierten Menschen meistens ein Vordringen in Wassertiefen jenseits von 30 m gar nicht erst erlaubt. Sie kann aber in Abhängigkeit vom Einatemvolumen oder bestimmten Atemmanövern während des Atemanhaltens auch in geringeren Tiefen auftreten.

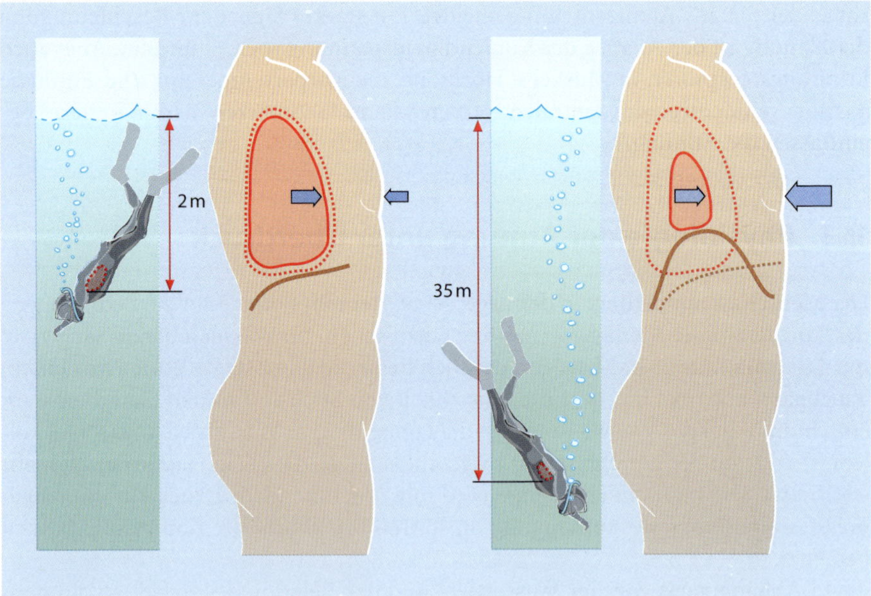

Abb. 16.6: Kompression des Lungenvolumens in Apnoe

Fallbeispiel. Ein 31-jähriger Mann mit neunjähriger Erfahrung im Apnoetauchen und einer bekannten persönlichen Tiefengrenze von 40–45 m unternimmt 20 Apnoetauchgänge hintereinander auf eine Tiefe von 15 m, wobei er jeweils etwa 2 min auf Tiefe verbleibt. Später macht er einen nochmaligen Tauchgang in Apnoe auf 15 m und bleibt diesmal zweieinhalb Minuten, wobei er, um die Luft länger anhalten zu können, mehrere willkürliche Zwerchfellanspannungen unternimmt. Nach dem Auftauchen beginnt er zu Husten und hat frisches Blut im Auswurf. Er hat ebenfalls leichte Luftnot, aber keine Schmerzen. Nach einer Viertelstunde bessern sich alle Beschwerden und er sucht keinen Arzt auf. Nach 14 Tagen fragt er doch in der taucherärztlichen Sprechstunde nach. Die dann durchgeführten Untersuchungen erbringen Normalbefunde. Er gibt zusätzlich an, bereits vor 3 Jahren eine ähnliche Symptomatik gehabt zu haben, nachdem er ebenfalls willkürliche Zwerchfellanspannungen durchgeführt hatte.

Der Grund, warum Rekordapnoetaucher trotzdem in Tiefen vorstoßen, die über dem durch die Lungenvolumina RV und TLC gegebenen theoretischen Maximum liegen, hat mit weiteren Phänomenen wie dem **Blood-Shift** und dem **Lung Packing** zu tun, die im Kap. 8, Apnoetauchen, erläutert werden. Diese Menschen haben letztlich eine übernormale Elastizität des Brustkorbs, die ihnen diese Belastungen erlaubt.

16.3.2 Atmung beim Tauchen mit Atemgas

Um länger unter Wasser bleiben zu können, muss der Mensch eine Versorgung mit Sauerstoff über die Atmung sicherstellen. Im Falle des Tauchens mit autonomen Drucklufttauchgeräten ist dies gewährleistet durch die Atmung von Luft entsprechend dem jeweils herrschenden Wasserdruck in der Tiefe. Ein wichtiger, die Ventilation beeinträchtigender Faktor ist dabei die Zunahme des Atemwiderstandes, bedingt durch die mit zunehmendem Druck ansteigende Dichte der Luft.

Normalerweise strömt die Luft gleichmäßig und harmonisch (laminar) in den großen Atemwegen bei verhältnismäßig geringem Strömungswiderstand (Abb. 16.7). Beim Tauchen nehmen nun die Dichte und damit die Zahl der Gasmoleküle zu; pro Zeiteinheit müssen mehr Gasmoleküle die Atemwege durchströmen. Es kommt zur Ausbildung örtlicher Turbulenzen. Diese Turbulenzen führen zur Erhöhung des Strömungswiderstandes und somit zur Bildung weiterer Turbulenzen. Eine örtliche Bildung von Unterduck infolge turbulenter Strömung kann aufgrund der elastischen Atemwegswände den Atemwegsquerschnitt einengen und somit den Widerstand weiter erhöhen.

Das maximal mögliche ventilierbare Volumen, der so genannte Atemgrenzwert, halbiert sich bereits in einer Wassertiefe von 30 m (vierfache Luftdichte gegenüber 0 m). Mit zunehmender Wassertiefe nimmt also das maximale Atemvolumen ab, weil

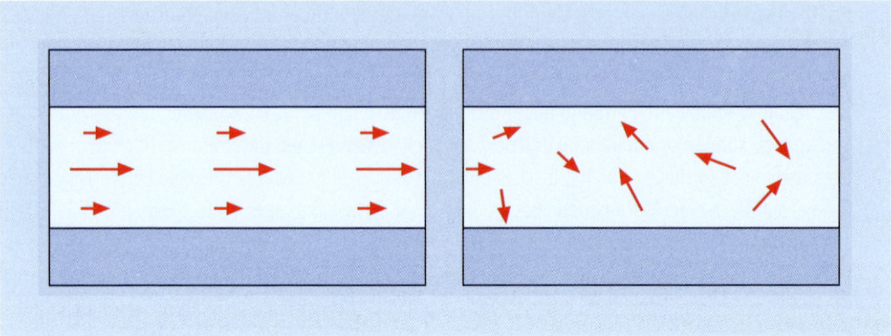

Abb. 16.7: Schematische Darstellung von laminarer (*links*) und turbulenter (*rechts*) Strömung in den Atemwegen

die Luft dichter wird. Die Folge des erhöhten Atemwiderstandes ist eine deutlich erschwerte Atemarbeit, die im Extremfall zu einer Verlangsamung und Abflachung der Atmung, einer so genannten alveolären Hypoventilation, führen kann. Dieser Vorgang kann durch einen (zu) engen Tauchanzug, der die Atemarbeit erhöht, den Widerstand des Atemreglers, bewusste Sparatmung etc. verstärkt werden mit der Gefahr einer ineffektiven Atmung im Bereich der Einatemreserve und nachfolgendem Anstieg des Kohlendioxidspiegels im Blut. Folge sind ein verstärkter Atemreiz und subjektive Luftnot. Dieser Pathomechanismus wird auch als Essoufflement bezeichnet.

Aus den oben genannten Überlegungen wird ersichtlich, dass sich Luft in großen Tiefen nicht mehr als Atemgas eignet, weil sie nur unter erheblicher Anstrengung geatmet werden kann. Da der Stickstoff (spezifische Dichte $\delta = 1{,}25\,g/l$) inert ist und zur Atmung nicht „gebraucht" wird, kann man ihn auch durch ein anderes Inertgas ersetzen. Hier bieten sich Gase mit geringerer Dichte wie Helium ($\delta = 0{,}18\,g/l$) oder Wasserstoff ($\delta = 0{,}09\,g/l$) an. Diese Gase werden daher – auch aufgrund anderer Vorzüge wie ihrer geringeren narkotischen Wirkung – für Tieftauchgänge verwendet.

Weitere Faktoren wie gerätetechnische Widerstände (Atemregler) und der beengende Tauchanzug können zusätzlich die Atemarbeit erschweren.

Die Partialdruckerhöhung des Sauerstoffs hat beim Tauchen mit Luft innerhalb der im Sporttauchbereich üblichen Wassertiefen keine nennenswerten physiologischen Konsequenzen. Beim Tauchen mit erhöhten Sauerstofffraktionen im Atemgas bzw. reinem Sauerstoff ist der Anteil so genannter freier reaktiver Sauerstoffmoleküle erhöht und verursacht entzündliche Reaktionen der Schleimhaut der Atemwege, die in der Regel aufgrund der nur kurzfristigen Intensität komplett rückgängig sind (s. auch Kap. 6).

16.4 Lungenverletzungen durch Tauchen mit Atemgas

16.4.1 Überdruckbarotrauma

Während die Lunge und die Atemwege problemlos einen sehr hohen absoluten Druck tolerieren, wie Tieftauchsimulationen in Druckkammern auf mehr als 600 m Wassertiefe gezeigt haben, können bereits relativ kleine abrupte Veränderungen des Umgebungsdrucks zu schwersten Verletzungen führen. Diese werden als Barotrauma der Lunge oder pulmonales Barotrauma (PBT) bezeichnet. Das PBT während der Dekompression, auch Überdruckbarotrauma oder schlicht Lungenüberdehnung genannt, ist eine gefürchtete Komplikation des Tauchens mit Atemgasen und stellt nach dem so genannten Ertrinken eine der häufigsten Ursachen für tödliche Tauchunfälle dar.

Grundlage des Überdruckbarotraumas der Lunge ist der Zusammenhang zwischen Druck und Volumen gemäß dem Gesetz von Boyle und Mariotte. Bei unserer Lunge handelt es sich um einen Gasraum, der in der Tiefe unter einem erhöhten

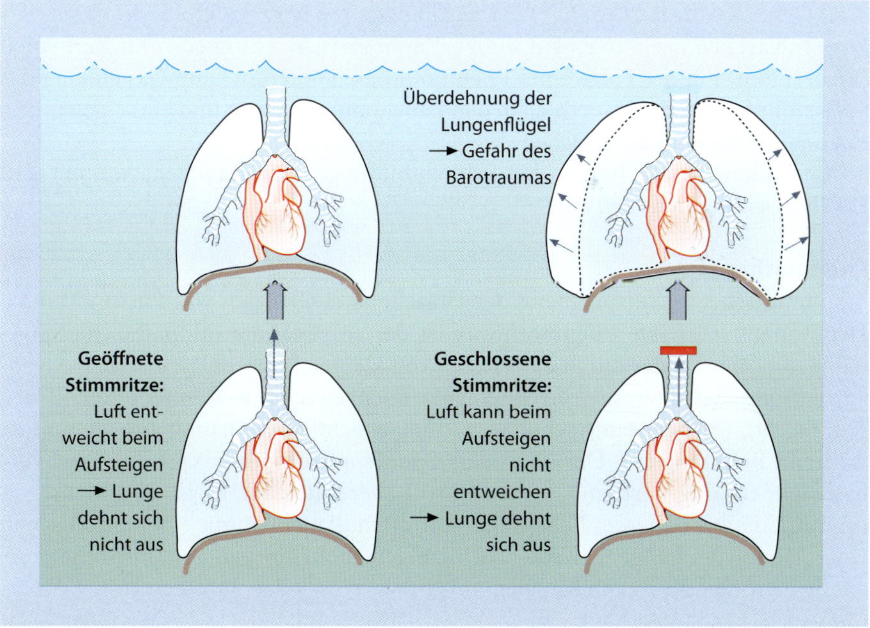

Abb. 16.8: Darstellung des Lungenvolumens in der Tiefe und an der Wasseroberfläche bei normaler Ausatmung beim Aufstieg (*links*) und bei Verschluss der Stimmritze (Glottisschluss) während des Auftauchens (*rechts*)

Druck mit Atemgas aus dem Tauchgerät gefüllt wird. Folglich muss das sich ausdehnende Gas in der Lunge während des Aufstiegs fortwährend abgeatmet werden. Wenn aber der Druckabfall schneller ist als die Gasmenge, die entsprechend über die Atemwege abgeatmet werden kann, so kann es zur Überdehnung von kleinen Bronchiolen oder Alveolen kommen mit der Folge eines Geweberisses, durch den das Gas entweicht. Ein Verschluss der oberen Atemwege durch Atemanhalten (Glottisschluss) oder eine Atemwegsverengung infolge von Lungen- oder Bronchialerkrankungen können das Risiko erhöhen (Abb. 16.8).

Air Trapping

Ein so genannter Luftstau (engl. „air trapping“) kann während des Aufstiegs in jeder Region in den Atemwegen auftreten und infolge des ansteigenden Drucks zu einer Überdehnung der betroffenen Atemwege führen. Letzteres führt dann zum Einriss der anatomisch sehr dünnwandigen Strukturen von Alveolen oder kleinen Bronchiolen. Das entweichende Gas wird dann in den die Bronchien umgebenden Raum gesogen. Es kann, bedingt durch die Atemmechanik, ins Gewebe entweichen und ein Pneumomediastinum bzw. Mediastinalemphysem (s. unten)verursachen. Gelangt es von dort bis unter die Haut, so spricht man von einem Hautemphysem. Oder es entweicht in Richtung des Lungenfells und dringt über Einrisse von Lungenbläschen am Lungenfell in den Raum zwischen Lungen- und Rippenfell (Pleuraraum) mit der Folge eines Pneumothorax. Weiterhin kann Gas entlang der Speiseröhre durch das Zwerchfell in den Bauchraum gelangen und ein so genanntes Pneumoperitoneum verursachen.

Besondere Gefahr besteht bei Schleimbildung durch Rauchen, Asthma und Erkältungen (s. auch Kap. 40).

Pneumothorax

Man unterscheidet entsprechend der Ursache zwei Gruppen von Pneumothorax. Der weitaus häufigste Pneumothorax ist der so genannte idiopathische Spontanpneumothorax, der durch das Platzen von kleinen Lungenbläschen, den Alveolen, entsteht. Betroffen sind meist schlanke hochgewachsene Männer unter 40 Jahren. Er tritt, wie der Name schon sagt, ohne ersichtlichen Grund, also auch nicht während Belastung auf. Der sekundäre Spontanpneumothorax ist die Folge vorbestehender Lungenerkrankungen und tritt eher selten auf. Meist sind Menschen im mittleren bis höherem Lebensalter betroffen. Patienten mit einer chronischen Überblähung des Lungengewebes, auch Lungenemphysem genannt, sind besonders häufig betroffen, aber auch Patienten mit Tuberkulose oder einzelnen großen Hohlräumen, so genannten Kavitäten, in der Lunge. Im Rahmen von Verletzungen kann es zur Entwicklung eines so genannten traumatischen Pneumothorax kommen. Dabei kann Luft über eine Verletzung der Brustwand, aber ebenso über eine Verletzung der Lunge in den Pleuraspalt eindringen (Abb. 16.9).

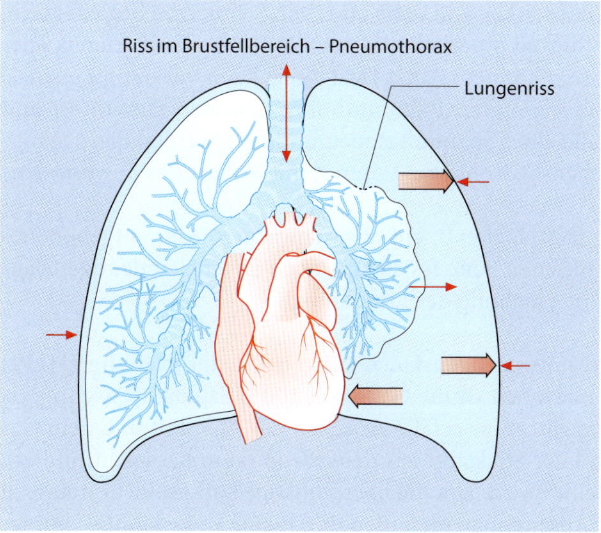

Abb. 16.9: Schematische Darstellung eines Pneumothorax der linken Lunge. Durch den Riss entweicht Luft in den Pleuraraum, und die vormals entfaltete Lunge fällt zusammen

Beim offenen Pneumothorax ist die Brustwand verletzt, so dass eine Verbindung zwischen der Außenluft und dem Pleuraspalt entsteht. Ein geschlossenener Pneumothorax liegt vor, wenn zwischen der Luft im Pleuraspalt und der Außenluft keine Verbindung war bzw. keine mehr besteht.

Ein Pneumothorax kann als Beatmungskomplikation bei Patienten mit einem akuten Atemnotsyndrom oder anderen Schwerkranken, die eine Beatmung benötigen, auftreten. Aber eben auch als Komplikation bei gesunden Menschen, die beim Tauchen eine Überdehnung der Lunge durch das sich ausdehnende Atemgas erleiden!

Spannungspneumothorax. Eine lebensgefährliche Komplikation ist ein Spannungs- oder auch Ventilpneumothorax, bei dem durch ein geplatztes Lungenbläschen zwar Luft in den Pleuraspalt eindringt, während der Ausatmung jedoch aufgrund eines Verschlusses der Öffnung nicht heraus kann, vergleichbar einem Ventil. Der Pleuraspalt füllt sich immer weiter mit Luft und der steigende Druck drängt dann das Mittelfell mit dem Herz zur gesunden Lunge, deren Atmung zunehmend eingeschränkt wird.

Symptome. Die Symptomatik kann die gesamte Bandbreite von fehlenden Symptomen bis hin zu lebensbedrohlicher Atemnot aufweisen. Wenn die verletzte Lunge nur wenig „zusammenfällt" und noch genügend Gasaustausch möglich ist, so kann dies gar keine oder nur eine diskrete Luftnot verursachen. Je nach Ausprägung des

Pneumothorax ist die Luftnot stärker und kann auch von Schmerzen begleitet sein, die sich häufig hinten am Rücken unterhalb des Schulterblatts manifestieren, aber auch anderswo lokalisiert sein können. Auch Hustenreiz kann vorkommen sowie blutiger Auswurf. Beim ausgeprägten Pneumothorax kommen Herzrasen und Angstgefühle hinzu. Im Falle eines Spannungspneumothorax werden diese Symptome rasant stärker und lebensbedrohliche Atemnot mit Verlust des Bewusstseins ist die Folge.

Bei der Untersuchung lässt sich evtl. ein abgeschwächtes oder aufgehobenes Atemgeräusch auf der betroffenen Seite feststellen, doch ist eine eindeutige Diagnose erst mittels Röntgenuntersuchung der Lunge möglich.

Therapie. Neben der ggf. notwendigen Herz-Lungen-Wiederbelebung (HLW) und Sicherung der Vitalfunktionen ist die Gabe von 100 % Sauerstoff wichtig, da es hierdurch zu einem Konzentrationsgefälle zwischen der Atemluft und dem Gas im Pleuraraum kommt und der Stickstoff aus dem Pleuraraum herausdiffundiert, der Pneumothorax also kleiner wird. Um die überschüssige Luft im Pleuraraum zu entfernen, ist jedoch eine Absaugung von außen durch eine so genannte Thoraxdrainage unumgänglich. Dies sollte allerdings unter ärztlicher Anleitung geschehen. Im Falle eines Spannungspneumothorax, bei dem mit jedem Atemzug neue Luft in den Pleuraraum gepresst wird, ist die Notfallpunktion angezeigt. Sie kann mit einer großlumigen Verweilkanüle zwischen der 3. und 4. Rippe in einer gedachten senkrechten Linie von der Mitte des Schlüsselbeins erfolgen.

Mediastinalemphysem

Ein Mediastinalemphysem entsteht, wenn Gas in den Raum des Mittelfells (Mediastinum) gelangt (Abb. 16.10). Dies kann durch einen Lungenriss oder eine Verletzung der Luftröhre oder der Bronchien passieren. Die Luft kann sich in die Halsregion ausbreiten und sich hier als Blähhals (Halsemphysem) bemerkbar machen. Dies führt zu einer weiteren Behinderung der Atmung und zu einer Belastung des Kreislaufs. Weiterhin besteht eine Infektionsgefahr. Liegt ein „Ventileffekt" vor, so füllt sich das Mediastinum immer mehr mit Luft und beeinträchtigt dadurch die Herzfunktion.

Kompaktinformation

Therapie des Pneumothorax und des Mediastinalemphysems

- Gabe von 100 % Sauerstoff über festsitzende Atemmaske
- Sicherung der Vitalfunktionen
- Alarmierung ärztlicher Hilfe
- Im Falle eines Spannungspneumothorax Notfallpunktion
- ggf. Schmerzmittel und hustenstillende Medikamente

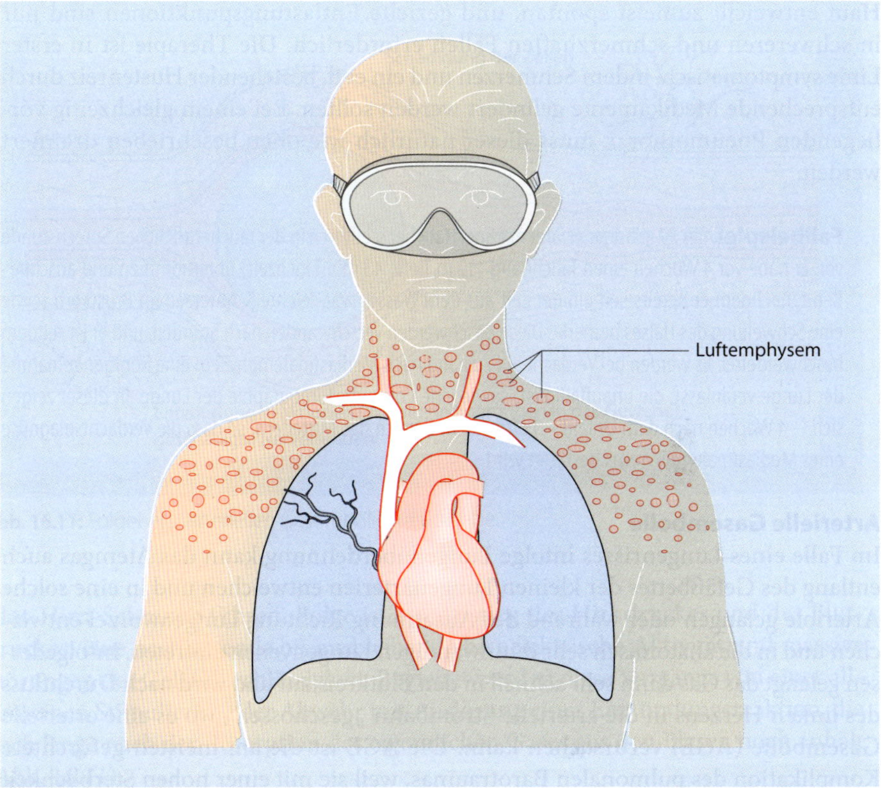

Abb. 16.10: Mediastinalemphysem mit Hautemphysem

Symptome. Wie im Falle des Pneumothorax ist auch die Symptomatik des Mediastinalemphysems von der Menge der ins Mittelfell ausgetretenen Luft abhängig. Durch lokale Kompression von Gewebestrukturen im Mittelfell kann es zu Schmerzen kommen, begleitet von Luftnot und evtl. blutigem Auswurf. Häufig ist ein Druckgefühl hinter dem Brustbein. Im Falle eines Hautemphysems bestehen so genannte teigige Hautschwellungen, insbesondere im Bereich der Halsweichteile. Beim Abtasten derartig betroffener Hautpartien hört man ein Knistern. Durch Druck von Luftpolstern auf den Stimmbandnerv kann es zu Heiserkeit kommen. Die Diagnose wird bei Vorliegen der vormals genannten typischen Symptome gestellt bzw. durch eine Röntgenuntersuchung gesichert.

Therapie. Erstmaßnahme ist neben der ggf. notwendigen HLW die Gabe von 100 % Sauerstoff und Sicherung der Vitalfunktionen. Die Luft im Bereich der

Kompaktinformation

Risikofaktoren für eine Lungenüberdehnung

1. Tauchverhalten
   - freier Aufstieg (ohne Gerät)
   - Notaufstieg (beschleunigt)
   - Aufstieg unter Wechselatmung
   - Aufstieg mit Rettungsmitteln
2. Medizinische Faktoren
   - Atemwegsverengungen
   - Lungenemphysem/emphysematöse Blasen
   - Verringertes Lungenvolumen
   - Pleuraverklebungen

Hinweis. Wegen des auch heutzutage teilweise noch verbreiteten Irrglaubens, dass schwere Tauchunfälle nicht im Flachwasser auftreten, verdient es besondere Erwähnung, dass das Risiko, ein Überdruckbarotrauma der Lunge zu erleiden, in den ersten 10 m unter der Wasseroberfläche am größten ist, da in diesem Bereich die größte relative Druckzunahme während des Aufstiegs erfolgt. Dementsprechend gibt es Fallberichte schwerer Atemgasembolien beim Tauchen im Schwimmbad oder im flachen Wasser zwischen 1–5 m Tiefe.

Häufigkeitsstatistiken deuten darauf hin, dass die Charakteristik des Aufstiegs und somit der Dekompression der hauptsächliche Risikofaktor für das Auftreten des Lungenbarotraumas ist. Dementsprechend kommt es in 0,04–0,06 % aller Fälle von U-Boot-Rettungsaufstiegen (beschleunigter Aufstieg mit Rettungsmittel ohne Tauchgerät) und nur 0,005 % aller „normalen" Tauchgänge zum Lungenbarotrauma, also 10-mal seltener!

Schlecht ventilierte Lungenbezirke wie Emphysemblasen oder Kavitäten können das so genannte „air trapping" begünstigen und damit die Gefahr eines Überdruckbarotraumas der Lunge erhöhen.

Fallbeispiel. Eine 26-jährige gesunde Sporttaucherin absolviert im Mittelmeer 5 Tauchgänge. Während die ersten drei Tauchgänge problemlos verlaufen, tritt nach dem 4. Tauchgang eine muskuläre Schwäche des rechten Armes und rechten Beines auf, die sich innerhalb einer halben Stunde zurückbildet. Am Folgetag verspürt sie Übelkeit und Schwindel während eines erneuten Tauchgangs und taucht nach eigenen Angaben „sehr schnell auf". Nach dem Erreichen der Wasseroberfläche werden ein Schwäche-gefühl und Missempfindungen in allen Gliedmaßen bemerkt, die Sprache ist verwaschen und zähflüssig. Die Patientin wird vor Ort mit 100 % Sauerstoff normobar versorgt. Darunter kommt es im Verlauf von 2 Stunden zu einer weitgehenden Rückbildung der Beschwerden. Auf weitere ärztliche Versorgung wird daraufhin verzichtet. Nach der Rückkehr nach Deutschland stellt sich die Patientin zur Abklärung vor. Auf nähere Befragung gibt sie an, dass 3 Jahre zuvor ebenfalls in Spanien, nach einem schnellen Aufstieg aus 25 m Tiefe, eine Bewusstlosigkeit und Lähmung sowie nachfolgend

Krampfanfälle aufgetreten waren. Nach der Behandlung war keine Computertomographie (CT) der Lunge gemacht worden. In der jetzt durchgeführten CT zeigt sich eine Emphysemblase von 2 cm Durchmesser.

Fazit: Wäre bereits nach der ersten AGE ein CT der Lunge gemacht worden, hätte sich der zweite Unfall vermeiden lassen, da die Taucherin mit einem solchen Befund nicht mehr tauchtauglich ist.

Symptome. Die Symptome der AGE hängen in erster Linie davon ab, wo und wie viel Luft bzw. Atemgas die Schlagadern verstopft. Im Falle der häufig vorliegenden arteriellen Gasembolie des Gehirns (CAGE) führen die Funktionsausfälle der betroffenen Gehirnhälfte zu einer „schlaganfallartigen" Halbseitensymptomatik. Die Symptome können von relativ mild (hängender Mundwinkel, verminderte Kraft in einer Hand) bis zur völligen Lähmung einer Körperhälfte reichen. Relativ häufig tritt auch eine zumindest vorübergehende Bewusstlosigkeit auf und ggf. Krampfanfälle. Im schlimmsten Fall kommt es zum Herz-Kreislauf-Stillstand. Es gibt aber auch Fälle einer AGE mit weniger typischer Symptomatik, so dass aus der Symptomatik allein nicht unbedingt die Diagnose einer AGE abgeleitet werden kann. Typisch für das Lungenbarotrauma mit nachfolgender AGE ist das schnelle Auftreten der Krankheitszeichen. In mehr als 90 % aller Fälle treten erste Symptome schlagartig bereits während des Auftauchens oder innerhalb von 10 min danach auf. Es können aber auch noch später Beschwerden einsetzen.

Hinweis. Zur Abgrenzung der AGE gegenüber anderen möglichen Ursachen der Beschwerden (z. B. Herzinfarkt, Schlaganfall, Hitzschlag, Dekompressionserkrankung usw.) sind der unmittelbare zeitliche Zusammenhang zum Tauchgang (Auftreten während und kurz nach dem Tauchgang) sowie das Tauchprofil (z. B. schneller Aufstieg, Aufstieg ohne Gerät) hilfreich.

Therapie. Wichtigste Maßnahme ist die schnellstmögliche Gabe von 100 % Sauerstoff unter normalen atmosphärischen Bedingungen. Diese soll bis zur Rekompression des verunglückten Tauchers in einer Druckkammer fortgesetzt werden. Die

Kompaktinformation

Häufigste Symptome der AGE infolge Lungenbarotrauma

- Bewusstlosigkeit
- Lähmungen
- Benommenheit
- Schwindel/Übelkeit
- Sehstörungen
- Krämpfe
- Kopfschmerzen
- im Falle von gleichzeitigem Pneumothorax und Mediastinalemphysem: Luftnot, Bluthusten

Sauerstoffgabe fördert die Diffusion von Stickstoff aus den Gasblasen und verbessert die Versorgung der durch die Verstopfung der betroffenen Schlagader minderdurchbluteten Gewebe mit Sauerstoff. Neben einer Sicherstellung der Vitalfunktionen ist aber auch die Gabe von Flüssigkeit wichtig. Bei ungetrübtem Bewusstsein sollten etwa 0,5–1 l Wasser oder Tee (keine hypertonen, alkohol- oder koffeinhaltigen Getränke!) pro Stunde getrunken werden, andernfalls hat die Flüssigkeitszufuhr als Infusion zu erfolgen. Die Lagerung des Verunfallten erfolgt bei Bewusstsein in Rückenlage, sonst in stabiler Seitenlage, wobei eine Unterkühlung zu vermeiden ist.

Die weiterführende Therapie der AGE besteht in der Rekompression mit so genannter hyperbarer Sauerstoffbehandlung und wird in Kap. 38 ausführlich dargestellt.

Hinweis. Für die Behandlung des schweren Tauchunfalls (Dekompressionsunfall) spielt es entsprechend den modernen Empfehlungen keine Rolle, ob es sich um eine arterielle Gasembolie oder eine Dekompressionskrankheit handelt. Diese beiden Unfälle sind hinsichtlich ihrer Symptomatik oft nicht eindeutig zu unterscheiden, weshalb eine zeitaufwändige Diagnostik nicht den Beginn der Rekompressionsbehandlung verzögern sollte!

16.4.2 Dekompressionskrankheit der Lunge

Die Dekompressionskrankheit (DCS) der Lunge oder pulmonale DCS ist selten im Rahmen von Tauchgängen zu beobachten. Sie wird ausgelöst durch ein massives Auftreten von Inertgasblasen in der Lungenstrombahn, die zur Verstopfung von größeren Bezirken des Lungenkreislaufs führen und nachfolgend den Gasaustausch beeinträchtigen. In Tierstudien konnte gezeigt werden, dass vor der vollen Ausprägung des klinischen Bildes einer pulmonalen DCS ein Hochdruck im Bereich der Lungenarterie und ein Abfall der Sauerstoffsättigung auftreten. Tierexperimentell ließ sich die pulmonale DCS am einfachsten durch anschließende Höhenexposition nach einem Tauchgang erzeugen. Interessanterweise tritt die pulmonale DCS bei Fliegern und Höhenexpositionen in Unterdruckkammern deutlich häufiger auf. Offensichtlich ist ein massives Auftreten von Gasblasen im Lungenkreislauf bei Höhenexposition häufiger.

Symptome. Typisch sind ein trockener Husten (so genannte „chokes“), Schmerzen hinter dem Brustbein und zunehmende Luftnot. Daneben bestehen mit hoher Wahrscheinlichkeit auch „übliche“ Beschwerden einer DCS wie Missempfindungen und Sensibilitätsstörungen bis hin zu Lähmungen der Gliedmaßen (s. Kap. 14).

Therapie. Die Therapie der pulmonalen DCS unterscheidet sich nicht von der Behandlung der Dekompressionskrankheit im Allgemeinen und wird dort beschrieben (s. Kap. 38).

16.5 Lungenverletzungen anderer Ursache beim Tauchen

16.5.1 Lungenödem

Unter einem Lungenödem versteht man die krankhafte Ansammlung von Flüssigkeit im Lungengewebe, die als Folge verschiedener Ursachen aus den Kapillargefäßen in die Lunge ausgetreten ist. Bekannte häufige Ursachen sind Herzschwäche (Herzinsuffizienz), gefolgt von Nierenerkrankungen mit eingeschränkter Nierenfunktion. Seltener treten ein toxisches Lungenödem als Folge des Einatmens giftiger Gase (z. B. Rauchgase bei Bränden, Chlor, Ammoniak, Phosgen, Sauerstoff) oder ein Höhenlungenödem auf.

In der Tauchmedizin ist das mögliche Auftreten eines Lungenödems als Folge von Tauchunfällen oder -zwischenfällen wie dem pulmonalem Unterdruckbarotrauma, der pulmonalen Dekompressionskrankheit oder als Folge des Ertrinkens schon seit langem bekannt. Eine weitere Form ist das primäre Auftreten eines tauchbedingten Lungenödems, auch Immersionslungenödem genannt. Da das Auftreten zunächst nur bei Tauchern berichtet wurde, die in kalten Gewässern tauchten, nahm man zunächst an, dass das tauchbedingte Lungenödem durch Kälte und Immersion verursacht wird. Hierfür sprachen in Untersuchungen an entsprechenden Patienten gefundene erhöhte Gefäßwiderstände und eine überschießende Gefäßreaktivität auf Kältereizung. Inzwischen sind auch Fälle von Auftreten in warmen Gewässern berichtet worden, so dass andere oder weitere Ursachen für die Entstehung verantwortlich sein müssen. Kardiogene Faktoren (z.B. ein arterieller Bluthochdruck) können das Auftreten eines Lungenödems begünstigen; es kann aber auch ohne Vorliegen solcher Faktoren auftreten.

Symptome. Typische Beschwerden sind Kurzatmigkeit bis hin zur Luftnot, Husten und weißlich-schaumigem Auswurf, zum Teil mit Blutbeimengungen. Diese Symptome treten dabei meist bereits während des Tauchgangs oder kurz danach auf. Die Diagnose wird aufgrund dieser typischen Symptome gestellt und kann durch Untersuchung und Röntgenthorax sowie Untersuchung der Blutgase und evtl. Lungenfunktionsdiagnostik abgesichert werden.

Die Symptomatik des tauchbedingten Lungenödems unterscheidet sich somit nicht wesentlich von der eines Lungenödems anderer Ursache. In den meisten berichteten Fällen ist die Symptomatik eher milde und eine komplette Genesung nach konventioneller Therapie zu verzeichnen, allerdings sind auch Todesfälle beschrieben.

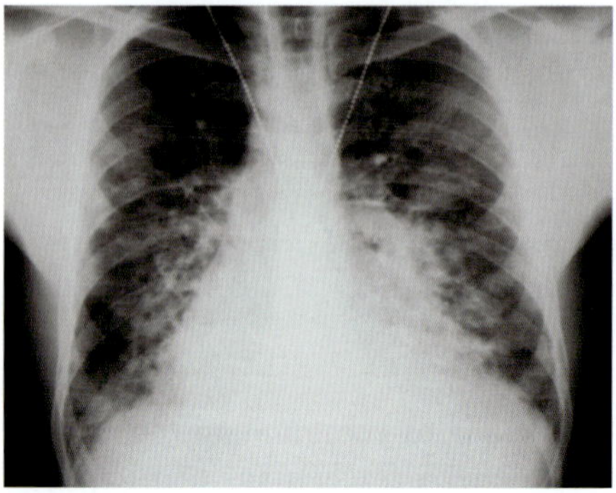

Abb. 16.12: Lungenödem bei einem 28-jährigen Kampfschwimmer der US-Marines nach 1 km Schwimmen auf Zeit in 14 °C kaltem Wasser

Möglicherweise wird das Auftreten eines tauchbedingten Lungenödems in seiner Häufigkeit unterschätzt, weil betroffene Taucher bei spontaner Rückbildung der Symptome nicht mehr ärztliche Hilfe in Anspruch nehmen.

Lungenödem beim Schwimmen

Eine besondere Form des Lungenödems wurde von Kampfschwimmern der israelischen und amerikanischen Marine berichtet, die während der Ausbildung in meist kalten Gewässern beim Schwimmen mit Flossen in Rücken- oder Seitenlage häufig ein Lungenödem erleiden (Abb. 16.12). Für diese Form des schwimmbedingten Lungenödems, die bei extremer körperlicher Anstrengung auftritt, wird ein Stressversagen der Luft-Blut-Schranke durch Erhöhung des Drucks in den Lungenkapillaren bei extremer Belastung angenommen, wie es beispielsweise von Rennpferden bekannt ist. Beim Menschen tritt dies unter normalen Umständen nicht auf, kann aber offenbar durch kombinierte Einwirkung von Immersion und Belastung und möglicherweise weiteren Faktoren wie Kälte entstehen. Eine diese Hypothese unterstützende Beobachtung ist das Auftreten eines Lungenödems auf der lageabhängig tieferen Lunge bei Kampfschwimmern, die in Seitenlage unter starker Belastung schwammen. In einigen Fällen trat ein Lungenödem sowohl beim Schwimmen als auch beim Tauchen mit Gerät auf, so dass eine gemeinsame Ursache anzunehmen ist.

Hinweis. Wichtig für den Taucher ist es, Symptome eines Lungenödems zu erkennen und medizinische Hilfe zu suchen, da es zu einer verzögerten schwerergradigen Ausprägung kommen kann und eine Neigung zum wiederholten Auftreten bekannt ist. Mögliche Risikofaktoren müssen ausgeschlossen werden und das weitere Tauchen, das durchaus möglich ist, muss entsprechend angepasst werden, indem starke Anstrengungen und Kälte sowie zu eng sitzende Tauchanzüge gemieden werden.

16.5.2 Andere Verletzungen

Zu den weiteren Ursachen für Verletzungen der Lunge beim Tauchen, die nicht durch das Tauchen selbst bedingt sind, gehören Verletzungen infolge Einwirkungen von außen, wie beispielsweise Explosionsverletzungen. Diese rufen durch die starke Fortleitung von Druckwellen durch das Medium Wasser in der Regel erhebliche Verletzungen mit Todesfolge hervor.

16.6 Lungenprobleme beim Tauchen

Viele Taucherinnen und Taucher berichten über Probleme seitens der Lunge und Atemwege, vor allem über Luftnot während des Tauchens. Dies kann verschiedene Ursachen haben: Einerseits können äußere Faktoren wie die erschwerte Atemarbeit beim Tauchen (s. Abschnitt 16.3.2) und besondere Faktoren des Tauchgangs wie vermehrte Anstrengung infolge Strömung etc. zu Luftnot führen, die in solchen Fällen Ausdruck einer Erschöpfung der Atemmuskulatur ist. Andererseits kann Luftnot auf der Grundlage vorbestehender Erkrankungen von Lunge und Atemwegen auftreten.

Viele Menschen haben eine Überempfindlichkeit (Hyperreagibilität) der Atemwege, ohne dass ihnen dies bekannt oder bewusst ist. Die Einatmung des extrem trockenen und kalten Atemgases aus dem Tauchgerät, insbesondere bei körperlicher Belastung, kann bei Menschen mit überempfindlichen Atemwegen zu Luftnot führen, weil es zu einer Verkrampfung der glatten Muskulatur der Atemwege und einer vermehrten Schleimsekretion kommt, wodurch die Ventilation beeinträchtigt wird. Ein wichtiges Frühsymptom vor dem Auftreten von Luftnot kann Reizhusten sein. Eine Atemwegsüberempfindlichkeit kann vorübergehend auftreten, wie zum Beispiel im Rahmen einer akuten Bronchitis, oder sie besteht dauerhaft, wie es beim Asthma der Fall ist. Aber auch Patienten mit Heuschnupfen oder allergischer Rhinitis ohne Asthma haben gehäuft überempfindliche Atemwege.

Hinweis. Wenn Luftnot gehäuft im Zusammenhang mit dem Tauchen auftritt, ist eine weitere Abklärung bei einem Lungenfacharzt dringend angezeigt.

Weiterführende Literatur

1. Lundgren CEG, Miller JN: The lung at depth. New York, Marcel Dekker, 1999
2. Tetzlaff K, Thorsen E: Breathing at depth: physiologic and clinical aspects of diving while breathing compressed gas. Clin Chest Med 2005; 26: 355–380

Tipps für Tauchlehrer

1. Das Atmen komprimierter Luft funktioniert beim Gerätetauchen meist entspannt und auf fast natürliche Weise. Dies darf nicht über die permanente Gefahr einer Lungenüberdehnung hinwegtäuschen.
2. Bubble maker: Sobald die 2. Stufe des Atemreglers den Mund verlässt, wird langsam ausgeatmet.
3. Der Tauchlehrer muss gerade bei der Ausbildung jederzeit damit rechnen, dass ein Schüler höher steigt und dabei mangelhaft ausatmet. Besonders im Flachwasser ist höchste Vorsicht geboten.
4. Übungen mit einem besonderen Gefahrenpotenzial in Sachen Lungenbarotrauma sind: Maske ausblasen, kontrollierter Notaufstieg, Freiwasseraufstiege, Aufstieg unter Wechselatmung, Rettungsübungen mit Gerät.
5. Bei der Rettung von Tauchern an die Oberfläche muss unbedingt der Kopf überstreckt werden.
6. Personen mit akuter Erkältung darf der Tauchlehrer das Tauchen mit Drucklufttauchgerät nicht gestatten. Die Tauchtauglichkeit, wenn auch grundsätzlich attestiert, ist aus medizinischer Sicht vorübergehend nicht gegeben.
7. Starken Rauchern sollte vom Gerätetauchen abgeraten werden.
8. Auch leichte Symptome einer Lungenüberdehnung sind unbedingt ernst zu nehmen und sollten eine weitere medizinische Abklärung veranlassen, da sich der Zustand verschlimmern kann bzw. nach Risikofaktoren gefahndet werden sollte.
9. Vom Tauchlehrer wird zu recht erwartet, dass er im Ernstfall rasch und richtig handelt: ggf. lebensrettende Sofortmaßnahmen, 100 % O_2 über Demandventil (muss jederzeit parat sein), Verlaufsprotokoll, Transport zur Druckkammer.

17 Ertrinkungsunfall

H. Liedtke

Ertrinken ist die häufigste Ursache tödlicher Tauchunfälle. Darüber hinaus ist es die häufigste Todesursache bei Kindern bis zum 4. Lebensjahr. Es starben 1990 jährlich weltweit mehr Menschen durch Ertrinken (504 000) als durch HIV (312 000) oder Kriege (502 000). In Deutschland ertrinken jedes Jahr ca. 600 Menschen. In unserer geografischen Lage ist nicht selten der Ertrinkungsunfall mit der Hypothermie verbunden. Die Zahl der Beinnaheertrunkenen ist unbekannt. Es müssen weltweit Anstrengungen unternommen werden, um die Zahl der Opfer, v. a. unter Kindern, zu verringern.

17.1 Definition

Das International Liaison Committee on Resuscitation (ILCOR) definiert Ertrinken als „einen Prozess, der in einer primären respiratorischen Verschlechterung durch Submersion/Immersion in einem flüssigen Medium resultiert. Voraussetzung ist eine Flüssigkeits-Luft-Grenzfläche am Eingang der Atemwege des Unfallopfers, die ein Luftholen verhindert. Nach diesem Ereignis kann das Unfallopfer überleben oder versterben, hat aber, unabhängig vom Outcome, einen Ertrinkungsunfall erlitten". Immersion ist als das Eintauchen des Gesichts in die Flüssigkeit (meist Wasser), Submersion als Eintauchen bzw. Untergehen des ganzen Körpers definiert. Die Begriffe Beinnaheertrinken, trockenes/nasses Ertrinken werden nicht mehr verwendet.

17.2 Anatomie, Physiologie und Pathophysiologie

Die Atemwege, bestehend aus Mund, Nase, Rachen, Kehlkopf, Luftröhre und Bronchien, führen das eingeatmete Atemgas an die Lungenbläschen (Alveolen).

Kompaktinformation

Der Ersten Hilfe kommt bei diesem Krankheitsbild eine Schlüsselstellung in der medizinischen Behandlung zu. Sind die Maßnahmen der Ersten Hilfe erfolgreich, sichern diese bereits allein das Überleben des Patienten. Andererseits können auch die modernsten intensivmedizinischen Bemühungen im Krankenhaus nicht die Folgen einer mangelhaften Ersten Hilfe beseitigen.

Dort kommt es zum Gasaustausch. Sauerstoff tritt entsprechend des Diffusionsgradienten durch die Alveolarmembran in das Blut der Lungenkapillaren über und CO_2 wird in entgegengesetzter Richtung vom Blut in die Alveole abgegeben, um dann ausgeatmet zu werden. Dieser Vorgang unterliegt einer ganzen Reihe hochkomplexer physiologischer und biochemischer Regelmechanismen.

Eine herausragende Bedeutung hat dabei eine körpereigene Substanz (Surfactant), die in den winzigen Lungenbläschen dafür sorgt, dass diese eine gewisse Oberflächenspannung haben und behalten. Ohne Surfactant fallen die Alveolen in sich zusammen und können keinen Gasaustausch ermöglichen. In großer Zahl führt das zu den so genannten Atelektasen (Lungeareale, die nicht mehr am Gasaustausch teilnehmen). Ist die Auswaschung von Surfactant sehr groß, so z. B. nach einem Ertrinkungsunfall (s. zweiten Fallbericht), resultiert ein Lungenversagen mit der Folge eines für den gesamten Organismus bedrohlichen Sauerstoffmangels (Hypoxie). Vor allem das Gehirn ist besonders empfindlich gegen Sauerstoffmangel. Hier führt die Hypoxie sehr schnell zur Bewusstlosigkeit, die unter Wasser, aber auch an der Oberfläche bei nicht ohnmachtssicherer Auftriebshilfe zur unmittelbar tödlichen Bedrohung wird.

Hinweis. Es spielt in der notfallmedizinischen Strategie bei Ertrinkungsunfällen entgegen der weitverbreiteten Ansicht keine Rolle, ob das Opfer in Meer- oder Süßwasser ertrunken ist, mit Ausnahme des Toten Meeres. Hier ist der Salzgehalt enorm hoch, so dass es gemäß des osmotischen Gradienten zu einem massiven Wasserübertritt aus der Blutbahn in die Lunge des Opfers kommt, wenn Wasser aspiriert wurde.

17.3 Ertrinken als häufigste Ursache tödlicher Tauchunfälle

Dem Ertrinken von Tauchern gehen in vielen Fällen Panikattacken voraus. 50 % aller ertrunkenen Taucher haben die Oberfläche vor dem Ertrinken erreicht, sind jedoch durch den nicht abgeworfenen Bleigurt oder andere nicht aktivierte Auftriebsmittel anschließend wieder unter Wasser geraten. Doch auch wenn sie an der Wasseroberfläche bleiben, ertrinken Taucher mitunter durch das Eintauchen des Gesichts bei Bewusstlosigkeit.

Es wäre wünschenswert, dass die Hersteller von Tarierwesten diese mit ohnmachtssicherer Konstruktion (Kragen) entwickeln, vertreiben und auch propagieren, um damit eine ganze Reihe von tödlichen Tauchunfällen verhindern zu können. Wie hoch der Nutzen einer solchen Tarierweste wäre, lässt sich durch die Daten aus Tabelle 17.1 nachvollziehen.

Tabelle 17.1: Todesursache aus verschiedenen Tauchunfallstatistiken

Ursache	NUADC	ANZ	DAN
Ertrinken	39 %	42 %	66 %
Dekompressionserkrankung II	22 %	16 %	1,9 %
Lungenbarotrauma	13 %	24 %	15 % davon 50 % sekundär ertrunken
Herzversagen	12 %	9 %	1,9 %, alle sekundär ertrunken
Aspiration	6 %	< 1 %	
Trauma	6 %	8 %	1,9 %, alle sekundär ertrunken
Asthma	1 %	keine Angaben	
Meereslebewesen	1 %	keine Angaben	
Unbekannt oder Leiche nicht geborgen	–	–	13,2 %

NUADC = National Underwater Accident Data Center, University of Rhode Island, ANZ = Edmonds C, Walker D: Scuba diving fatalities in Australia and New Zealand, 1999, DAN = Divers Alert Network Accident and Fatality Report 1990

Fallbeispiel. Ein 51-jähriger männlicher Tauchschüler begibt sich zu dem ersten Tauchgang seines Lebens mit einer Gruppe von 3 weiteren absoluten Tauchanfängern und einem Tauchlehrer zu einem „Schuppertauchgang" im seichten Wasser einer tropischen Lagune. Sicht ca. 10 m, Tiefe maximal 12 m, Wassertemperatur 29 °C, keine Strömung, kein Wellengang. Da der Taucher nach ca. 25 min seinen Luftvorrat verbraucht hat, wird er vom Tauchlehrer aus einer Wassertiefe von ca. 6 m an die Oberfläche geschickt. Anschließend setzt die Gruppe den Tauchgang in Richtung Strand fort. Dort nach ca. 15 min angekommen, bemerken sie das Fehlen des Tauchers. Zeugen berichten daraufhin, dass sie diesen auf dem Rücken in Richtung Strand schwimmend gesehen hätten. Als ein Motorboot in der Nähe vorbeigefahren sei, wäre dieser anschließend wieder abgetaucht. Als die Gruppe den Taucher zu suchen beginnt, finden sie diesen nach ca. 15 min in einer Wassertiefe von ca. 2,5 m leblos am Grund. Der Bleigurt war angelegt und die Tarierweste nicht aufgeblasen. Die sofortige Reanimation des geborgenen Tauchers verlief trotz aller Maßnahmen erfolglos. Die Ehefrau des toten Tauchers berichtete, dass ihr Mann nur schlecht schwimmen konnte und er dabei insbesondere Schwierigkeiten mit der Atmung hatte.

Fazit: Es ist hochwahrscheinlich, dass dieser Taucher auf dem Rücken schwimmend von der kleinen Welle eines Motorbootes überspült wurde, sich infolgedessen verschluckt hat, in Panik geraten ist und dann wegen des ungenügenden Auftriebes untergegangen und ertrunken ist.

Wie bei vielen tödlichen Tauchunfällen zeigt sich auch bei obigem Fallbeispiel eine Reihe von vermeidbaren Kofaktoren, die zu diesem fatalen Ausgang geführt haben.

1. Das „Buddy"-Prinzip wurde insbesondere von dem verantwortlichen Tauchlehrer in fahrlässiger Weise ignoriert.
2. Vollständiges Fehlen jeglicher taucherischer Erfahrungen, Kenntnisse und Fertigkeiten.
3. Ungünstiges, ja unzulässiges Zahlenverhältnis Tauchlehrer/Tauchschüler (4:1).
4. Fehlende tauchmedizinische Untersuchung und Beratung.

17.4 Therapie des Ertrinkungsunfalls mit dem 4-Phasen-Modell

17.4.1 Phase 1: Rettung

Die Rettung aus dem Wasser steht an erster Stelle. Diese sollte so schnell wie möglich und so schonend wie möglich erfolgen (s. auch Vorgehen bei Hypothermie). Wann immer notwendig und möglich, ist eine Atemspende im Wasser durchzuführen. Bei der Rettung aus dem Wasser muss auf eine Eigensicherung geachtet werden (Eisflächen, Strömungen, Schiffsverkehr). Wann immer möglich, sollte die Rettung durchgeführt werden, ohne dass die Retter selbst ins Wasser müssen. Sollte es unvermeidbar sein, die Rettung im Wasser durchzuführen, dann sollte besser zu zweit und möglichst mit Rettungsmitteln (Rettungsring, Rettungsweste) vorgegangen werden. Die Retter sollten keinen Sprung kopfüber ins Wasser machen, da sonst der Verlust des Sichtkontakts mit dem Opfer und eigene Verletzungen im unbekannten Gewässern drohen. Die Retter können durchaus Laien sein. Einsatzkräfte der Feuerwehr, Polizei, Rettungstaucher der Rettungsdienste und Rettungsboote sind professionell für das Retten von Ertrinkungsopfern ausgebildet und ausgerüstet.

Alle Ertrinkungsopfer, die nicht selbst atmen, müssen schnellstens aus dem Wasser. Die Frage, ob ein Wirbelsäulentrauma vorliegt oder nicht, hat sich dem unterzuordnen. Es genügt im Zweifelsfall, den Hals des Opfers so schonend wie möglich zu behandeln.

Es ist für die Rettung unerheblich, welche Ursache zum Ertrinkungsunfall geführt hat!

17.4.2 Phase 2: Basismaßnahmen (BLS – Basic Life Support)

Die Atemspende im Wasser kann die Überlebenschance des Opfers deutlich verbessern und sollte frühzeitig angewendet werden sofern die Sicherheit des Retters dies zulässt. Sofern die Retter entsprechend ausgebildet und ausgerüstet sind, kann während der Rettung mit der Herzdruckmassage begonnen werden. Da die Behandlung des Sauerstoffmangels Priorität hat, muss erstens vor Beginn der Herzdruckmassage die Beatmung durchgeführt werden und zweitens während der kardiopulmonalen Reanimation (CPR) auch beatmet werden.

In jedem Fall, dass heißt, auch bei scheinbar leichten Fällen, ist nach dem Freimachen der Atemwege die sofortige Atmung/Beatmung mit 100 % Sauerstoff dringend angezeigt. Nur dadurch kann die Hypoxie schnell und wirkungsvoll durchbrochen werden. Die Basismaßnahmen können und müssen ohne Zeitverzug noch vor Eintreffen der professionellen Rettungskräfte von Laienhelfern angewendet werden, um dem Ertrinkungsopfer eine gute Überlebenschance geben zu können.

Bei jedem Ertrinkungsunfall ist der Notarzt zu rufen und der Patient in einer Klinik vorzustellen.

17.4.3 Phase 3: Erweiterte lebensrettende Maßnahmen (ALS – Advanced Life Support)

Die automatische externe Defibrillation kann auch bereits durch Ersthelfer zum Einsatz kommen. Wichtig ist, dass der Brustkorb des Opfers vorher abgetrocknet wird.

Immer wieder gibt es Schwierigkeiten bei der Atemwegssicherung durch erbrochenen Mageninhalt, der, vermengt mit zum Teil erheblichen Mengen verschluckten Wassers, zur Verlegung der Atemwege führt. Seitenlage des Opfers und manuelles Freimachen der Atemwege sind aber durchaus erfolgreich. Keinesfalls sollten Versuche unternommen werden, den Magen durch Druck auf den Bauch zu entleeren.

So früh wie möglich Intubation und Beatmung mit Sauerstoff in der höchstmöglichen Konzentration durchführen.

Aus unserer Erfahrung als tauchmedizinisches Zentrum empfehlen wir dringend, die 100 % normobare Sauerstoffbehandlung bis zum Eintreffen in der Klinik fortzuführen. Nur so kann auch bei scheinbar ausreichender Oxygenation einer Verschlechterung des Zustands durch zunehmende Atelektasenbildung und/oder begleitender Gasblasenerkrankung (DCS, AGE) entgegengewirkt werden.

Bei der Beatmung sollte ein positiv endexpiratorischer Druck (PEEP) von 8–15 mmHg gewählt werden.

Es ist zu empfehlen, vor allem bei Kindern, eine Magensonde zu legen, da mitunter größere Mengen Wasser verschluckt wurden.

Hinweis. Auf Absaugmanöver der tieferen Atemwege sollte in dieser Phase unbedingt verzichtet werden, da diese die Atelektasenbildung sogar noch fördern.

Kompaktinformation

Die rasche Beseitigung der Hypoxie (Sauerstoffmangel) steht im Mittelpunkt der Maßnahmen bei der Behandlung von Beinaheertrunkenen. Dazu ist die 100 % normobare Sauerstoff(be)atmung das Verfahren der Wahl. Nach Ertrinkungsunfall, auch in scheinbar leichten Fällen, muss für 12–24 h eine Klinikeinweisung erfolgen.

Die Beendigung der Reanimationsmaßnahmen sollte nur durch professionelle Helfer entschieden werden. Die Entscheidung dazu ist jedem einzelnen Fall schwierig und nicht von einem einzigen Gesichtspunkt abhängig zu machen. Der Transport in eine Klinik unter Reanimation kann im seltenen Einzelfall angezeigt sein. Vor allem in Verbindung mit Unterkühlung des Opfers kann die Prognose durchaus auch nach langem Kreislaufstillstand gut sein.

Hinweis. Ist das Opfer ein Taucher, sollten so viel Informationen wie möglich zum Tauchprofil (max. Tiefe, Dauer, Aufstiegsgeschwindigkeit, verwendetes Atemgas, Besonderheiten etc.) gesammelt werden. Als Informationsquelle dienen etwaige Tauchpartner und der Tauchcomputer des Opfers. Es kommt immer wieder vor, dass die Ursache des Ertrinkungsunfalls ein Lungenbarotrauma nach Panikaufstieg mit resultierender zerebral arterieller Gasembolie ist. Dadurch ändert sich zwar nicht die notfallmedizinische Behandlung, doch ist bei solchen Patienten eine Erweiterung der intensivmedizinischen Maßnahmen in der Klinik durch eine Druckkammerbehandlung mit hyperbarem Sauerstoff angezeigt. Im Zweifelsfall über die Leitstelle einen Tauchmediziner kontaktieren!

17.4.3 Phase 4: Reanimationsnachsorge

Diese findet nach Wiedereinsetzen des spontanen Kreislaufs (ROSC, ReOnset of Spontaneous Circulation) auf der Intensivstation im Krankenhaus statt. Im Vordergrund stehen dabei Veränderungen der Lunge wie ARDS (s. zweites Fallbeispiel) und sekundäre Pneumonie. Daher sind künstliche Beatmung und in schwersten Fällen auch extrakorporale Membranoxygenationsverfahren (ECMO) indiziert.

Für alle Ertrinkungsunfälle ist eine Einweisung ins Krankenhaus unbedingt notwendig. Immer wieder ist zu beobachten, dass vor allem Kinder und Jugendliche kurz nach dem Ereignis eines Ertrinkungsunfalls kaum weitere Symptome als etwas Husten aufweisen und dann jedoch, deutlich zeitlich verzögert, ein lebensbedrohliches Lungenversagen ausbilden können. Daher ist in jedem Falle eine 12- bis 24-stündige medizinische Überwachung von Ertrinkungsunfällen absolut notwendig.

Hinweis. Noonan et al. (1996) konnten bei Kindern mit einem zunächst symptomlosen Ertrinkungsunfall bei 30 % der Fälle erst nach 8 h deutliche Lungenschädigungen nachweisen.

Ist es, wie im folgenden Fallbeispiel dargestellt, zu einem schweren Lungenversagen gekommen, erfordert die Behandlung dieses Krankheitsbildes alle Möglichkeiten moderner Intensivtherapie. Dennoch überleben viele Patienten nicht.

Fallbeispiel. Diese Kasuistik mit Darstellung des Tauchganges findet sich unter einem anderen Aspekt im Kap. 29, Psychologie (s. dort). An dieser Stelle wird der weitere Verlauf nach Erreichen der Intensivstation dargestellt.

Der Aufnahmestatus des 45-jährigen Tauchers (185 cm, 95 kg) nach einem Ertrinkungsunfall zeigte eine unmittelbar lebensbedrohliche Situation:

- schweres Kreislaufversagen, behandelt mit extrem hohen Dosen von Noradrenalin,
- schwere Azidose (Übersäuerung) des Blutes von 6,9 mmol/l,
- trotz maschineller Beatmung mit 100 % Sauerstoff nur ungenügende Oxygenation (Hypoxie),
- reichlich blutig schaumiges Sekret aus der Lunge,
- beide Nieren sind durch das schwere Schockgeschehen funktionslos.

Das Röntgenbild (Abb. 17.1a) zeigt mit großflächigen atelektatischen Verschattungen in den unteren Lungenabschnitten (helle Bereiche, Pfeile) typische Zeichen des Lungenversagens nach Ertrinkungsunfall. Rechts die deutliche Besserung nach 45 Tagen Intensivtherapie (Abb. 17.1b).

Noch deutlicher ist der Befund im Thorax-Computertomogramm zu erkennen (Abb. 17.2). Auf dem Bild links sind typischerweise die hinteren Lungenanteile im Sinne eines akuten Lungenversagens verändert (Pfeile). Diese Lungenabschnitte sind vom Gasaustausch weitgehend abgekoppelt mit dem Resultat einer schweren Hypoxie des gesamten Organismus.

Um die bedrohliche Situation beherrschen zu können, wurde dem Patienten künstlich Surfactant in die Lungen verabreicht. Durch diese extrem teure Behandlung (Surfactant für ca. 50 000 Euro) gelang es im Zusammenwirken aller Behandlungsverfahren, die Situation zu verbessern. Im Bild rechts zum Vergleich der Befund nach 45 Tagen.

Verlauf: Nach 45 Tagen komplikationsreichen Aufenthalts auf der Intensivstation und Aufbietung aller pharmakologischen und technischen Möglichkeiten wurde der Patient in eine Rehabilitationsklinik verlegt. Danach konnte er ohne wesentliche Einschränkung sein bisheriges Leben weiterführen. Er erklärte ein Jahr nach seinem Unfall dem Behandlungsteam der Intensivstation, nie wieder den Versuch des Tauchens unternehmen zu wollen.

Betrachtet man rückblickend den gesamten Verlauf der Rettungskette (s. auch Fallbeispiel in Kap. 29), ist festzustellen, dass die Tauchlehrerin mit der von ihr sofort durchgeführten Rettung und Reanimation den Grundstein für die am Ende erfolgreiche Behandlung gelegt hat.

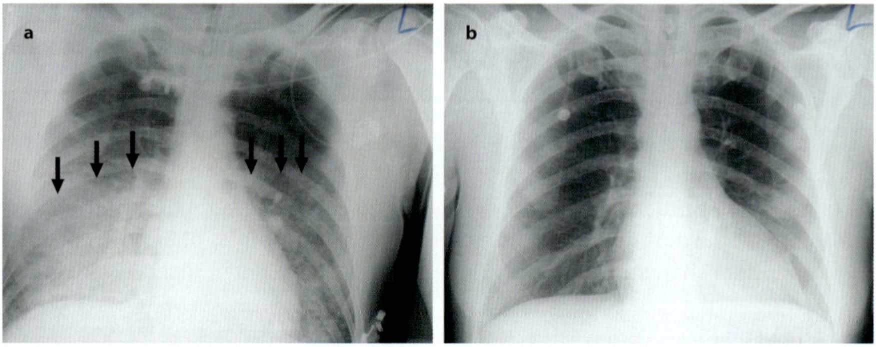

Abb. 17.1: **a** Typische Zeichen des Lungenversagens nach Ertrinkungsunfall. **b** Deutliche Besserung nach 45 Tagen Intensivtherapie

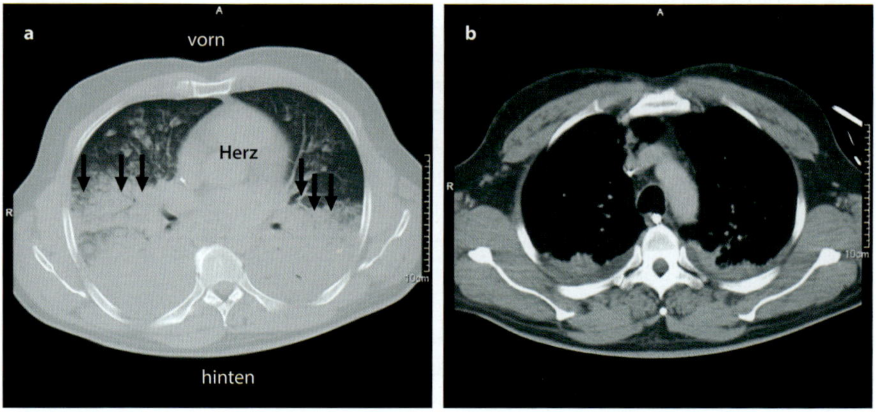

Abb. 17.2: **a** Typische Veränderungen der hinteren Lungenanteile im Sinne eines akuten Lungenversagens (*Pfeile*). **b** Befund nach 45 Tagen

Weiterführende Literatur

1. Edmonds C, Lowry C, Pennefather J: Diving and subaquatic medicine. Butterworth Heinemann, Oxford, 1992
2. European Resuscitation Council: Kreislaufstillstand unter besonderen Umständen: Elek-trolytstörungen, Vergiftungen, Ertrinken, Unterkühlung, Hitzekrankheit, Asthma, Anaphy-laxie, Herzchirurgie, Trauma, Schwangerschaft, Stromunfall Sektion 8 der Leitlinien zur Reanimation 2010 des European Resuscitation Council. Notfall Rettungsmedizin 2010; 13: 679–722
3. Noonan L, Howrey R, Ginsburg CM: Freshwater submersion injuries in children: a retrospective review of seventy-five hospitalized patients. Pediatrics 1996; 98:368–371
4. Bierens JJLM: Handbook on Drowning. Springer, Berlin, Heidelberg, New York, Tokyo, 2006

Tipps für Tauchlehrer

1. Oft unterschätzt wird die Gefahr des Ertrinkens an der Wasseroberfläche. Ein wesentlicher Inhalt der Ausbildung muss daher die „automatisierte" Auftriebserzeugung an der Wasseroberfläche sein: Vor dem Einstieg Jacket aufblasen, nach dem Tauchgang ist dies ebenfalls die erste Maßnahme.
2. Funktionskontrolle des Atemreglers im Wasser unmittelbar vor dem Abtauchen. Wenn das Gerät Wasser zieht, umgehend reinigen oder austauschen, da die Gefahr der Wasseraspiration besteht.
3. Wichtige Übung für den Notfall: 2. Stufe des Atemreglers aus dem Mund nehmen, fallen lassen, wieder finden und ausblasen (ggf. unter Verwendung des Luftduschenknopfs).
4. Ein „Luftnotfall" entsteht oft nach Verschlucken beim Maskeausblasen. Diese Übung ist nicht beliebt, sollte aber regelmäßig durchgeführt werden.
5. Ein Luftnotfall wird oft in Wechselatmung gelöst, was im Stress des Ernstfalles nicht selten für beide schief geht, daher: üben, üben, üben. Sicherer ist jedoch die alternative Luftversorgung via „Oktopus".
6. Ein aufmerksamer Tauchlehrer oder Tauchguide wird niemals in die Verlegenheit kommen, einen Schüler unter Wasser zu verlieren.
7. Mehr als 2 Tauchschüler kann ein Tauchlehrer – ehrlich beurteilt – unter Wasser nicht kontrollieren. Dies gilt speziell dann, wenn bei Schwierigkeiten eines Schülers die Aufmerksamkeit gebunden wird.
8. Zustände nach Ertrinkungsunfall oder massiver Wasseraspiration nicht bagatellisieren. Es ist zwar „noch mal gut gegangen", der Betroffene muss trotzdem zur Kontrolle in die Klinik.
9. Übungen zur Notfallluftversorgung sollten nur in ganz flachem Wasser durchgeführt werden, da die Gefahr von tödlichen Tauchunfällen besteht.

Tabelle 18.1: Anzeichen und Symptome einer Stickstoffnarkose auf verschiedenen Tiefen mit Druckluft

Tauchtiefe [m]	pN_2 [bar]	Narkose-schwelle	Anzeichen und Symptome
0–10	0,8–1,6		Keine oder geringe Anzeichen wie subtile Verhaltensänderungen
10–30	1,6–3,2		Milde Beeinträchtigung ungewohnter Tätigkeiten
30–50	3,2–4,7	25 % (3 bar)	Verzögerte Reaktionen auf visuelle und auditive Stimuli, Rechenfehler und Fehlentscheidungen, milde Amnesie, übermäßiges Selbstvertrauen, Euphorie oder Beklemmung/Ängstlichkeit
50–70	4,7–6,3		Konfusion und beeinträchtigtes Urteilsvermögen, Halluzinationen, verzögerte Reaktionen auf Anweisungen, Signale oder Stimuli, unkontrolliertes Gelächter (Druckkammer) und Hysterie, Todesangst
70–90	6,3–7,9	75 % (8 bar)	Geistesverwirrung, Gedächtnisverlust, Betäubung und Verlust des Urteilsvermögens
> 100	> 8,7	100 % (12 bar)	Bewusstlosigkeit, Reflexverlust, Tod

Hinweis. Achtung: Die Symptomassoziation mit den Tiefenangaben sind nur allgemeine Werte und können im Einzelfall erheblich abweichen.

18.3 Ausprägung und Einflussfaktoren

Symptome einer IGN treten überwiegend erst **ab Tauchtiefen von > 30 m** auf. Einige Taucher reagieren jedoch empfindlicher auf erhöhte Stickstoffpartialdrücke, so dass diese bereits auf geringeren Tauchtiefen Auswirkungen der IGN verspüren. Diese Symptome sind in der Regel allerdings nur leicht ausgeprägt und meist auch nur schwer zu bemerken. Mit zunehmender Tauchtiefe entwickeln sich die Symptome jedoch schneller und ausgeprägter, so dass oft recht plötzlich die Wahrnehmungsfähigkeit und Selbstkontrolle verloren geht und gefährliche Situationen entstehen. Der betroffene Taucher ist mehr oder weniger handlungsunfähig und auf die Hilfe seines Buddys angewiesen.

Die Anfälligkeit für eine IGN ist sehr **individuell**, d. h., während ein Taucher erst bei 50 m Tauchtiefe deutliche Symptome spürt, ist ein anderer Taucher bereits bei 30 m vollkommen handlungsunfähig. In diesem Zusammenhang ist zu erwähnen, dass psychisch und emotional stabile Personen weniger beeinträchtigt werden, als weniger stabile Personen. Auch spielt die momentane **Tagesverfassung** eine große Rolle, so dass auch ein routinierter Tieftaucher plötzlich auf 30 m Tiefe vollkommen beeinträchtigt sein kann. Darüber hinaus beeinflussen und verstärken folgende Faktoren eine IGN:

- Alkohol, Drogen, Medikamente,
- Müdigkeit, Schlafmangel,
- Anstrengung,
- Stress, Angst und Beklemmung,
- Kälte,
- Dunkelheit, schlechte Sicht,
- sowie jeglicher Anstieg von exogenem oder endogenem Kohlenstoffdioxid.

Vor allem Alkohol, Drogen oder Medikamente beeinflussen das Auftreten und die Symptomatik einer IGN sehr stark. Medikamente oder Drogen wie Scopolamin oder Methamphetamine verstärken die Symptomatik der IGN (Bennett 1962–1972). Besonders Scopolamin ist problematisch, da dieses Medikament gerne von Tauchern gegen die Seekrankheit eingenommen wird. Scopolamin wirkt bei niedriger Dosierung leicht beruhigend und hemmend auf das Brechzentrum im Gehirn.

Schlussendlich variiert auch die **Symptomatik** einer IGN. Während ein Taucher nicht für jeden Tag genau vorhersagen kann, ab welcher Tiefe Symptome einer IGN auftreten werden, sind die ersten Symptome für einen Taucher meist eher vorhersehbar und individueller. Bei vielen Tauchern (ähnlich wie beim Alkoholrausch) macht sich Euphorie und Agitiertheit bemerkbar, andere werden zunehmend ängstlicher, klaustrophobisch oder sogar panisch (Abb. 18.1). Manche Taucher bemerken

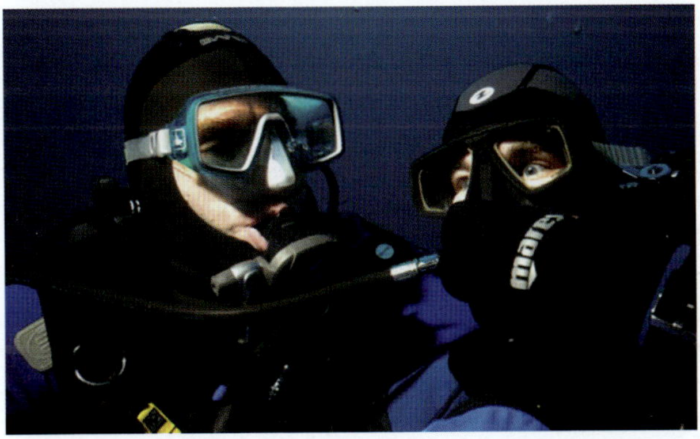

Abb. 18.1: Unterschiedliche Beeinträchtigung zweier Taucher durch die Inertgasnarkose (Benommenheit/Verlangsamung – linker Taucher, Angst und Beklemmung – rechter Taucher)

veränderte Ohrgeräusche oder einen metallischen Geschmack im Mund, andere wiederum bekommen einen Tunnelblick. Eine gute Tieftauchausbildung hilft unerfahrenen Tauchern, ihre persönlichen Erstsymptome frühzeitig feststellen zu lernen und so generell eine ausgeprägte Stickstoffnarkose zu verhindern.

Aufgrund der Ähnlichkeit des Tiefenrauschs mit einem Alkoholrausch wurde früher oft die so genannte „Martini-Regel“ zur Beschreibung des Tiefenrausches angeführt. Dabei sollte der Stickstoff pro 15 m Wassertiefe wie ein Martini wirken (auf 30 m Tiefe also 2 Martinis). Diese Regel ist allerdings nur als theoretische Beschreibung der Inertgasnarkose zu verstehen, da sich – ebenso wie beim Alkohol – die Ausprägung und Symptomatik sehr stark individuell unterscheidet und darüber hinaus von der Tagesverfassung abhängig ist.

18.4 Ursachen und Wirkungsmechanismus von Inertgasnarkosen

Obwohl der genaue Wirkungsmechanismus von IGN noch immer nicht vollständig aufgeklärt ist, gibt es eine Reihe von experimentell unterstützten Hypothesen, die auch für andere Edelgase und Anästhetika wie Xenon oder Lachgas gelten. Ohne Zweifel jedoch ist die Ursache der narkotischen Wirkung eine Beeinflussung der Synapsen im Gehirn.

Viele Versuche wurden gemacht, um das narkotische Potenzial dieser Gase mit verschiedenen Eigenschaften wie Lipidlöslichkeit, Verteilungskoeffizienten und Molekulargewicht, Adsorptionskoeffizienten, thermodynamische Aktivität oder die Bildung von Clathraten (Einschlussverbindungen bzw. Gashydrate) zu korrelieren. Lange Zeit wurde auch Kohlenstoffdioxid (CO_2) als Verursacher einer IGN angesehen. Da bei einer schnellen Kompression und hohen Gasdichten die Ventilation verschlechtert wird, kommt es zur Retention von CO_2 im Körper. Mittlerweile geht man allerdings davon aus, dass Kohlenstoffdioxid zur Inertgasnarkose allenfalls beiträgt, die IGN jedoch primär von anderen Faktoren verursacht wird.

Die bislang populärste Hypothese ist die Meyer-Overton-Hypothese bzw. das „critical volume concept“ (Meyer 1899; Overton 1901). Dieses legt nahe, dass das narkotische Potenzial eines Inhalationsanästhetikums bzw. Inertgases mit steigender Lipidlöslichkeit zunimmt. Aufgrund der Löslichkeit des Gases in der Lipidschicht der Zellmembranen nimmt das Membranvolumen zu. Übersteigt dieses Volumen einen kritischen Wert, können die elektrischen Potenziale der Reizweiterleitung nicht mehr übertragen werden und die narkotische Wirkung setzt ein. Dieses Phänomen kann durch ausreichend hohen hydrostatischen Druck rückgängig gemacht werden und galt lange Zeit als Beweis für diese Hypothese (Miller 1973). Darüber hinaus korreliert der isonarkotische Partialdruck (d. h. der Partialdruck, bei dem jedes Gas eine vergleichbare narkotische Wirkung zeigt) mit der Lipidlöslichkeit bzw. mit der Konzentration des gelösten Gases in der Lipidphase (Carpenter 1954). Allerdings gibt es einige Beobachtungen, die dieser Hypothese widersprechen. Basierend auf dem „critical volume concept“ sollte theoretisch das narkotische Potenzial linear mit steigendem Druck zunehmen und dieses Verhältnis für alle narkotischen Gase gleich sein (Halsey 1978). Tatsächlich ist dieses Druck-Narkose-Verhältnis kurvenförmig und für die verschiedenen Gase unterschiedlich (Smith 1979).

Mittlerweile geht man davon aus, dass zusätzlich zu dem lipidbasierten biophysischen Modell auch ein proteinbasiertes biochemisches Modell besteht. Frühere Studien an Zellen haben gezeigt, dass verschiedene Inertgase (Stickstoff, Argon, Neon) die Membranpermeabilität für Kationen (Kalium, Natrium) verändern (Bennett 1967). Mit der Entwicklung von neuen neurochemischen Untersuchungsmethoden konnte die Inertgasnarkose nun auch in komplexeren Strukturen wie den Basalganglien studiert werden. Die Basalganglien sind Teile des Extrapyramidalsystems im Gehirn und an der Regulation von motorischen und kognitiven Prozessen beteiligt, die durch die IGN beeinträchtigt werden. Forschungen in den letzten Jahren haben gezeigt, dass sowohl Inertgase als auch Inhalationsanästhetika an kleinste hydrophobische Räume in der 3-D-Struktur von Proteinen binden. Die Bindung an modulatorischen Seiten von z. B. Proteinrezeptoren, Enzymen, Transportern oder Ionenkanälen kann die Funktion dieser Proteine beeinflussen und aufgrund der Änderung der 3-D-Struktur zu allosterischen Effekten führen (Eckenhoff 2001). Das heißt, Inertgase bzw. Inhalationsanästhetika können postsynaptische inhibitorische Ionenkanäle wie GABA-Rezeptoren aktivieren bzw. exzitatorische Rezeptoren wie NMDA inhibieren und damit schlussendlich die Reizweiterleitung unterdrücken (Nicoll 1982; Balon 2003). Wie auch bei dem lipidbasierten Modell gibt es auch bei diesem biochemischen Ansatz einige widersprüchliche Hinweise.

Heutzutage geht man davon aus, dass die Inertgasnarkose nicht auf eine einzige Ursache zurückzuführen ist. Da das Auftreten und die Symptome einer IGN stark variieren, scheint es plausibel, dafür mehr Faktoren als nur die Lipidlöslichkeit oder aber Proteininteraktionen anzunehmen. Darüber hinaus beeinflussen Inertgase bzw. Inhalationsanästhetika (mit unterschiedlichen molekularen Strukturen) verschiedene Proteine, führen jedoch alle zum gleichen Endresultat einer Narkose. Zum jetzigen Zeitpunkt nimmt man daher an, dass der narkotische Effekt auf Teilen von beiden Theorien basiert. Dies ist auch mit der Tatsache zu erklären, dass in beiden Konzepten das Inertgas an hydrophobe Stellen (entweder in Zellmembranen oder in Proteinen) bindet. Möglicherweise bindet das Gas zuerst an zerebralen Proteinen mit großen hydrophoben Taschen und mit steigender Konzentration auch an spezifischere Rezeptoren mit kleineren hydrophoben Bereichen. Zeitgleich löst sich das Gas auch in den hydrophoben Zellmembranen. Dies würde einige kritische Ausnahmen in der Meyer-Overton-Regel bezüglich der Molekülgröße von Anästhetika oder das nichtlineare Druck-Narkose-Verhältnis erklären (Tabelle 18.2).

Tabelle 18.2: Narkotisches Potenzial von verschiedenen Gasen basierend auf der Lipidlöslichkeitstheorie

Gas	Löslichkeit bei 37 °C [mg/ml])		Relatives narkotisches Potenzial
	Wasser	Fett	
Helium (He)	0,009	0,015	0,2
Wasserstoff (H_2)	0,017	0,036	0,6
Stickstoff (N_2)	0,013	0,067	1,0
Sauerstoff (O_2)	0,022	0,110	1,7
Argon (Ar)	0,027	0,140	2,3
Kohlenstoffdioxid (CO_2)	0,838	1,340	20,0
Xenon (Xe)	0,085	1,700	25,6

18.5 Prävention und Maßnahmen

Um eine IGN generell zu vermeiden, werden für tiefere Tauchgänge Atemgasgemische mit reduziertem Stickstoffanteil verwendet. Bei diesen Gasgemischen (Trimix) wird ein Teil des Stickstoffs üblicherweise durch Helium ersetzt, um auf der Maximaltiefe einen Stickstoffpartialdruck von 3 bar nicht zu übersteigen. Helium hat so gut wie keine narkotische Wirkung und verringert darüber hinaus aufgrund der geringen spezifischen Dichte den Atemwiderstand. Auch das Inertgas Helium beeinflusst die Reizweiterleitung im Gehirn, jedoch in entgegengesetzter Art und Weise. Während Stickstoff narkotisch wirkt, verursacht Helium eine epilepsieähnliche Übererregung der Synapsen, allerdings erst in sehr großen Tauchtiefen (> 150 m). Auch die Verwendung von Nitrox scheint die Ausprägung einer IGN zu mildern (Germonpré 2017; Lafère 2010). Obwohl Sauerstoff entsprechend der Lipidlöslichkeitstheorie ein höheres narkotisches Potenzial als Stickstoff besitzt, verringern besonders sauerstoffreiche Nitrox-Gemische die kognitive Beeinträchtigung in der Tiefe. Dies deckt sich mit den Erfahrungen von vielen Tauchern und ist vermutlich unter anderem damit zu erklären, dass Sauerstoff kein Inertgas ist und sofort im Gewebe verstoffwechselt wird. Erst bei extremen Tauchprofilen jenseits des Sporttauchens kann Sauerstoff auch funktionelle Eigenschaften eines Inertgases aufweisen. Eine andere von Tauchern praktizierte Strategie zur Reduktion der IGN ist das etwas langsamere Abtauchen mit Einlegen von Zwischenstopps, die eine Art Gewöhnung bzw. Adaption an die IGN zur Folge haben soll.

Um bei einem Auftreten einer IGN die unerwünschten Symptome zu lindern bzw. rückgängig zu machen, reicht es in der Regel aus, auf flachere Tiefen (< 30 m Tiefe, < 3 bar pN_2) aufzutauchen. Dadurch verringert sich der Stickstoffpartialdruck im Blut sowie in den Geweben, wodurch die narkotischen Symptome rasch verschwinden. Allerdings gibt es Hinweise, dass manche der Symptome sogar bis nach dem Auftauchen persistieren können. Untersuchungen haben z. B. ergeben, dass nach einer einzelnen Exposition auf 33 m Tiefe die Messergebnisse des „Critical Flicker Fusion Frequency Tests" auch nach dem Auftauchen verändert blieben (Balestra 2012; Lafère 2016). Dieser visuelle Test ist ein sehr zuverlässiger und valider Parameter bei der Messung von medikamentös bedingter Sedierung bzw. für neurokognitive Performance. Die Behandlung mit 100 % Sauerstoff führte zu einer raschen Aufhebung dieser Symptome und deutet darauf hin, dass einige der durch die IGN verursachten neurologischen Veränderungen eine gewisse Erholungszeit wie nach einer Narkose benötigen.

18.6 Adaption und Gewöhnungseffekte

Die Erfahrung vieler Taucher zeigt, dass häufiges Tieftauchen die Ausprägungen der Inertgasnarkose reduziert. Bislang wurde jedoch kontrovers diskutiert, ob es sich hierbei nur um eine subjektive Anpassung an den Tiefenrausch handelt oder wiederholte Expositionen zu einer echten biologischen Adaption führen. Untersuchungen an Tieren im Bereich der proteinbasierten Bindungstherorie haben gezeigt, dass ein erhöhter Stickstoffpartialdruck die Glutamat- sowie Dopaminfreisetzung im Gehirn verringert (Rostain 2016). Einen ähnlichen Effekt zeigen sowohl Argon als auch das Inhalationsanästhetikum Lachgas (N_2O). Glutamat und Dopamin sind wichtige Neurotransmitter mit erregender Wirkung. Darüber hinaus erhöht Stickstoff die Aktivität von GABAA, einem Rezeptor mit hemmender Wirkung. Zusammengenommen führt Stickstoff daher zu einer verminderten Reizweiterleitung und verursacht so eine narkotischen Wirkung.

Wiederholte Expositionen bei einem erhöhten Stickstoffpartialdruck führen jedoch zu einer Reaktivierung der Reizweiterleitung aufgrund von Modifikationen an Neurotransmitterrezeptoren (Lavoute 2008, 2012). Darüber hinaus führte eine „Akklimatisation" von Mäusen bei hohem Druck über 14 Tage zu einer deutlichen Erhöhung der Narkoseschwelle (Brauer 1987). Diese Veränderung im neuronalen Reizleitungssystem nach wiederholten Expositionen legt nahe, dass es zu einer persistierenden neurochemischen Adaption kommt. Ob der Grund dafür eine echte biologische Anpassung ist oder eher die Folge einer toxischen oder sogar suchtähnlichen Wirkung von Stickstoff, bleibt abzuwarten.

Studien zeigen jedoch auch, dass wiederholte Expositionen zu keiner Verbesserung der psychomotorischen Koordination führen (Hamilton 1995). Nach 5facher Exposition hatte sich die Reaktionszeit nicht verbessert, aber die subjektive Einschätzung der Narkotisierung sowie Körperwahrnehmungen wie „Benommenheit, Rauschzustand oder Verträumtheit" nahmen deutlich ab. Kritiker mögen anmer-

Kompaktinformation

Inertgasnarkose – Fakten

- Schnelles Einsetzen und exponentielle Zunahme der Symptomatik mit zunehmender Tiefe
- Variable Symptomatik, aber häufig individuelle Leitsymptome
- Unterschiedliche Ausprägung (Tagesverfassung)
- Diverse Einflussfaktoren (Kälte, Anstrengung, Alkohol, Medikamente etc.)
- Schnelles Abklingen beim Auftauchen ($pN_2 < 3$ bar)
- Anpassung und Gewöhnung zum Teil möglich

ken, dass die Wiederholungsfrequenz von 5 vielleicht zu wenig sein dürfte, um eine echte Gewöhnung zu untersuchen. Da die Inertgasnarkose biochemisch sowie symptomatisch überschneidende Gemeinsamkeiten mit der Wirkungsweise von Alkohol hat (Monteiro 1996; Hobbs 2008), erklärt dies einen eventuellen Gewöhnungseffekt. Vieltrinker sind nachweislich auch länger handlungsfähiger und weniger beeinträchtigt als Wenigtrinker, trotzdem sind einige Fähigkeiten wie Reaktionsvermögen oder Koordination auch schon bei kleineren Mengen Alkohol reduziert. Leider ist die wissenschaftliche Lage dazu nicht klar und es gibt sowohl Hinweise für einen Gewöhnungseffekt als auch dagegen. Hamilton hat daher vorgeschlagen, dass dieses gemischte Ergebnis vermutlich das Resultat einer teilweisen Anpassung an die Inertgasnarkose ist. Wahrscheinlich können wiederholte Expositionen zu einer Erhöhung der Narkoseschwelle führen, so dass Körperwahrnehmungen wie Benommenheit oder Rauschzustände abnehmen. Unklar bleibt, ob sich die psychomotorische Koordination überhaupt verbessern lässt oder wie häufig bzw. wie tief und in welchen Abständen Expositionen erfolgen müssten, um eine Adaption feststellen zu können.

Fallbeispiel. Eine vierköpfige Tauchgruppe, bestehend aus zwei Tauchlehrern, einem befreundeten AOWD-Taucher und einem AOWD-Schüler, plant einen Ausbildungstauchgang auf 35 m Tiefe im Mittelmeer. Tauchlehrer 1 möchte mit dem AOWD-Schüler auf der Zieltiefe ein paar Übungen durchführen, Tauchlehrer 2 und der AOWD-Taucher begleiten die beiden. Es herrschen optimale Bedingungen – die Sicht ist gut, das Wasser hat eine Temperatur von 20°C und es gibt keine Strömung. Die Gruppe taucht langsam entlang einer Steilwand auf 35 m Tiefe ab und bewundert die üppigen Gorgonienwände. Auf der Zieltiefe bemerken beide Tauchlehrer eine veränderte Motorik bei dem AOWD-Taucher. Er flosselt hektisch und rudert mit den Händen. Tauchlehrer 2 will ihn beruhigen und fragt was los ist. Der AOWD-Taucher zeigt jedoch nur das „Okay"-Zeichen und dreht sich weg. Die beiden Tauchlehrer beschließen, mit der Gruppe etwas aufzutauchen und signalisieren dies den beiden anderen Tauchern. Gemeinsam beginnen sie mit dem Aufstieg, der AOWD-Taucher sinkt jedoch plötzlich rapide ab. Tauchlehrer 1 bleibt mit dem AOWD-Schüler auf 30 m stehen, der andere Tauchlehrer taucht dem AOWD-Taucher nach. Mittlerweile kniet der AOWD-Taucher auf 38 m Tiefe auf Grund und drückt immer wieder den Auslassknopf seines Inflators. Offensichtlich versucht er, Luft in sein Jacket zu blasen, vertauscht aber den Einlass- und Auslassknopf. Der Tauchlehrer fasst den AOWD-Taucher an seinem Jacket, betätigt seinen Inflator und steigt mit ihm zum Rest der Gruppe auf. Gemeinsam tauchen sie bis auf 20 m auf, wo sich der AOWD-Taucher zunehmend normalisiert. Der Tauchgang wird ganz normal beendet und im Anschluss ein ausführliches Debriefing gemacht. Typischerweise kann sich der AOWD-Taucher an nichts Besonderes mehr erinnern und meint, dass er nur „einen kleinen Absacker" gehabt habe.

Fazit: Eine Inertgasnarkose kann jeden treffen, auch wenn die Tauchgangsbedingungen optimal sind. Offensichtlich war der AOWD-Taucher jedoch noch nicht erfahren genug, um eine beginnende Inertgasnarkose an sich selbst festzustellen. Hätte die Steilwand nicht auf 38 m geendet bzw. wäre kein Tauchlehrer oder routinierter Taucher dabei gewesen, hätte der Tauchgang für ihn vermutlich fatal geendet. Entweder wäre der AOWD-Taucher durch die Fehlbedienung seines Jackets in die Tiefe abgesunken oder er hätte im Sand gekniet, bis ihm die Luft ausgegangen wäre. Typisch ist auch das fehlende Erinnerungsvermögen des betroffenen Tauchers und das mangelnde Bewusstsein für die Brisanz der Situation im Debriefing. Eine gute Ausbildung und entsprechende Erfahrung können zwar keinen Tiefenrausch verhindern, aber sie können dazu führen, dass der Taucher beginnende Symptome frühzeitig an sich selbst feststellen lernt und so ernsthafte Beeinträchtigungen vermeiden kann.

Tipps für Taucher und Tauchlehrer

1. Maximale Tauchtiefe von 30–40 m mit Druckluft ($pN_2 < 3–4$ bar)
2. Maximale Tauchtiefe abhängig von der Tagesverfassung und den Tauchgangsbedingungen machen (Kälte, schlechte Sicht, Strömung etc.)
3. Nicht alkoholisiert oder unter Medikamenteneinnahme tauchen gehen (Medikamente müssen von einem Taucherarzt freigegeben werden)
4. Bei tiefen Tauchgängen schnelle Abstiege vermeiden bzw. „Adaptionsstopps" einlegen
5. Ab 30 m Tiefe besondere Aufmerksamkeit auf das Auftreten von Symptomen richten
6. Bei ersten Anzeichen von Symptomen umgehend mindestens 10 m aufsteigen
7. Einem betroffenen Taucher Hilfestellung geben und bei nichtrationalen Handlungen sofort eingreifen
8. Im Debriefing die Situation besprechen und deutlich machen, dass die Inertgasnarkose jeden Taucher zu jeder Zeit treffen kann und ein Tauchgangsabbruch keine Schande ist.

19 Giftige und gefährliche Organismen unter Wasser

F. Brümmer

„Alle Dinge sind Gift und Nichts ist ohne Gift; allein die Dosis macht, dass ein Ding kein Gift ist!".

Dies lehrte schon der Philosoph, Theologe und Arzt Theophrastus Bombastus von Hohenheim (1493–1541), besser bekannt unter seinem „Künstlernamen" Paracelsus.

Auch unter Wasser ist das nicht anders! Auch hier geht es (oft) um Gift und Giftiges! Überall wehren sich Algen und winzige Einzeller, Pflanzen und Tiere durch den Einsatz von Giften vor dem Gefressenwerden oder verteidigen damit ihr Terrain. Selbst die Nachbarn können regelrecht vernichtet werden, um mehr Platz für die eigene Kolonie zu haben.

Aber auch mit physikalischen Raffinessen wehren sich Meeresbewohner und können uns „Besuchern" schwere Verletzungen zufügen.

19.1 Allgemeines

Es geht in diesem Kapitel, wie gesagt, um Giftiges und Gift, um Schlagkräftiges und Durchschlagendes! Ob wir als Taucher, Schnorchler oder „nur" als Badende ab und an einmal ins Wasser gehen, das eine oder andere Tier, die eine oder andere einzellige Alge könnte uns dieses Vergnügen vermiesen. Zu ihrem eigenen Schutz haben marine Organismen eine ganze Reihe von Vorkehrungen getroffen, vom Sta-

Kompaktinformation

Allgemeine Maßnahmen bei Verletzungen

- Wichtigste Maßnahme ist die Rettung des verletzten Tauchers aus der Gefahrenzone
- Auf Eigenschutz achten! Man denke nur an die stark nesselnden Tentakeln einer Feuerqualle
- Patient beruhigen
- Kreislauf und Atmung überwachen
- Wärme- und Kälteschutz durchführen
- Frühzeitig Arzt alarmieren
- Flach lagern
- Flüssigkeitsgabe bei vollständig orientierten Patienten
- Sauerstoffgabe bei Atem- und Kreislaufbeschwerden
- Bei stärkeren Symptomen: intravenöser Zugang und Flüssigkeitsgabe über die Vene

chel oder dornenbewehrten Flossen, über giftige Pfeile und implodierende Kavitationsblasen bis hin zu heimtückischen Giftstoffen, die ins Wasser abgegeben werden können.

Es muss natürlich nicht sein, dass wir als Urlauber mit dem Gift oder dem Giftapparat immer gleich in Kontakt kommen und uns vergiften. Eine alte Weisheit von Weitgereisten heißt daher auch sehr zutreffend: „Man sieht nur, was man weiß". Im Falle der giftigen und gefährlichen Meeresorganismen hilft das Wissen über die Art und Weise der „Gift- und Waffeneinsätze", über die Art der Gifte und ihre Wirkung und wie man, sollte doch einmal etwas passiert sein, sich helfen kann. Dazu möchte dieses Kapitel einen Beitrag leisten.

19.2 Marine Biodiversität als Naturstoffquelle

Bevor wir uns den Giften und den „Schlägern" widmen, sei ein kleiner Blick auf die enorme Vielfalt unter Wasser erlaubt. Denn ob ein Naturstoff ein Gift ist, hängt neben der Dosis auch von der jeweiligen Sichtweise und dem Blickwinkel ab!

Unsere Erde ist zu fast drei Viertel von Meer bedeckt. Hinzu kommt, dass die organismische Vielfalt in den Weltmeeren immens groß ist und deren Erforschung eigentlich erst richtig begonnen hat. Immer noch werden neue Lebensräume und neue Lebensformen entdeckt. Wagt man eine Gegenüberstellung von Festland- und Meeresfauna, so ist die überwiegende Mehrheit der Organismengruppen im Meer vertreten. Auf der Grundlage großer systematischer Gruppen, wie zum Beispiel der Stämme, kommen 26 von 27 im marinen Bereich vor; von 79 anerkannten Klassen im Tier- und Pflanzenreich sind es gar 72, die ganz oder teilweise im Meer vorkommen. Immerhin sind 43 Klassen ausschließlich im Meer heimisch! So ist es nicht verwunderlich, dass gerade marine Organismen eine Fülle von Naturstoffen produzieren (Tabelle 19.1).

In der Tat zeigen sich die im Meer lebende Organismen, insbesondere Bakterien, Pilze und wirbellose Tiere (z. B. Schwämme, Korallen, Muscheln, Moostierchen und Manteltiere) als ergiebige Quelle für die Gewinnung neuer Naturstoffe, die als Wirk- und Werkstoffe für den Menschen von Nutzen sein können und den Organismen im Kampf um den Lebensraum und als Schutz vor dem Gefressenwerden dienen können.

In den letzten Jahrzehnten ist die Zahl der aus marinen Organismen isolierten bekannten Naturstoffe auf über 10000 gestiegen (Tabelle 19.2). Aber nicht nur die überzeugenden Erfolge einzelner Substanzen, die ständig wachsende Anzahl neuer Leitstrukturen, gepaart mit neuen chemischen Untersuchungsverfahren waren und sind dafür verantwortlich, auch neue Technologien wie das autonome Tauchen mit Druckluft ermöglichten erst ein gezieltes und reproduzierbares Auffinden der

Tabelle 19.1: Übersicht über die Organismenstämme mit besonderem Hinweis auf die Stämme die ausschließlich im Meer vorkommen (mit + gekennzeichnet). Stämme ohne marine Vertreter sind mit einem – gekennzeichnet.

Stamm (wissenschaftliche Bezeichnung)	Stamm (deutschsprachige Bezeichnung)	Vorkommen im Meer (+), im Süßwasser (–)	Artenzahl (ungefähr)
Protista	Urtierchen	+/–	65 000
Placozoa	Placozoen	+	2
Porifera	Schwämme	+/–	7500
Cnidaria	Nesseltiere	+/–	8000
Ctenophora	Rippenquallen	+	80
Plathelminthes	Plattwürmer	+/–	16 500
Nemertini	Schnurwürmer	+/–	850
Entoprocta	Kelchwürmer	+/–	100
Nemathelminthes	Rundwürmer	+/–	50 000
Priapulida	Priapswürmer	+	12
Loricifera	Panzertierchen	+	10
Mollusca	Weichtiere	+/–	130 000
Sipunculida	Spritzwürmer	+	320
Echiurida	Igelwürmer	+	140
Annelida	Ringelwürmer	+/–	17 000
Onychophora	Stummelfüßer	–	100
Tardigrada	Bärtierchen	+/–	950
Pentastomida	Zungenwürmer	–	>100
Arthropoda	Gliederfüßer	+/–	1 010 000
Tentaculata	Kranzfühler	+/–	4500
Chaetognatha	Pfeilwürmer	+	100
Pogonophora	Bartwürmer	+	120
Echinodermata	Stachelhäuter	+	6500
Hemichordata	Kragentiere	+	80
Chordata	Schädel-/Chordatiere	+/–	48 600

Organismen und die Entdeckung neuer, Erfolg versprechender Organismen. Zwar wurde die Tauchmethode für wissenschaftliche Zwecke bereits um 1780 im Golf von Neapel und vermehrt dann im vorigen Jahrhundert verwendet, doch populär wurde

Tabelle 19.2: Übersicht über die Anzahl neu entdeckter und beschriebener mariner Naturstoffe von 1995 bis 2004, gegliedert nach Organismengruppen

	1995	1996	1997	1998	1999	2000	2001	2002	2003	2004
Total	766	809	757	841	885	869	793	756	718	767
Mikroorganismen	86	55	73	99	118	140	119	120	125	112
Grünalgen	5	8	5	5	3	8	6	14	13	2
Braunalgen	26	12	39	27	34	10	13	16	35	34
Rotalgen	34	33	55	43	33	39	49	38	32	21
Schwämme	304	326	305	366	385	316	303	275	207	299
Hohltiere	134	168	100	127	170	193	155	162	167	170
Moostierchen	10	16	12	5	13	7	4	10	3	11
Weichtiere	37	62	54	43	53	45	64	23	40	24
Manteltiere	72	55	79	72	62	74	59	51	46	37
Stachelhäuter	39	67	31	40	9	24	21	44	47	54
Sonstige	19	7	4	14	5	13	0	3	3	3

sie erst durch die Entwicklung der Aqualunge. Heut zutage werden selbst bemannte Unterseeboote zur Auffindung neuer Naturstoffquellen eingesetzt.

In den letzten zehn Jahren wurden jährlich etwa 800 neue Substanzen aus marinen Organismen entdeckt und beschrieben. Generell stellen dabei die wirbellosen Meeresbewohner (marine Invertebraten) den Hauptanteil der neuen Substanzen; allein die Schwämme tragen jedes Jahr mit ca. 40 % dazu bei.

19.3 Vorsicht! – Gefahren im und am Wasser

Meist beginnen Übersichten über Gefahren im Wasser mit der Aufzählung von gefährlichen Tieren, die zu allerlei Verletzungen führen können. Doch bevor hier einige Organismen und deren Gifte und „Waffen" näher betrachtet werden, ist festzustellen, dass Tauchen, Schnorcheln und Baden im Meer nicht gefährlicher ist als jede andere Sportausübung in freier Natur. Wichtig ist, und das sei nochmals mit aller Dringlichkeit erwähnt, dass man sich vorher über die Biologie und Lebensweise von „gefährlichen Tieren" informiert. Häufig stellen diese Tiere nur dann eine Gefahr dar, wenn der Taucher oder die Schnorchlerin ihnen zu nahe kommen oder sie unbeabsichtigt berühren. Dies zu vermeiden, hilft das Wissen um ihre Lebensgewohnheiten und ihren Aufenthaltsort. Ein paar generelle Anmerkungen und Tipps sollen zudem für unbeschwerte Urlaubsfreude sorgen.

19.3.1 Zu viel Sonne, zu wenig Wasser!

Eine der häufigsten, wenn nicht gar die häufigste Verletzung im Tauch- und Badeurlaub kommt von oben durch die Sonne, die uns unsere Haut verbrennt und Sonnenbrand verursacht! Am, im oder auf dem Wasser werden große Teile der Sonnenstrahlen noch durch die Wasseroberfläche reflektiert. Es kommt so zu einer stärkeren Einstrahlung auf unseren Körper, die durch Wassertröpfchen auf der Körperoberfläche noch zusätzlich verstärkt wird. Es ist daher dringend angeraten, z. B. beim Schnorcheln ein T-Shirt oder auch eine lange Hose zu tragen und entsprechende Sonnencremes zu benutzen. Dies gilt besonders für „Bleichgesichter", die noch keine schützende Bräune (Pigmentierung) gebildet haben.

Wichtig beim Aufenthalt in der Sonne ist neben einem ausreichenden UV-Schutz auch die Flüssigkeitszufuhr. Um unsere Körpertemperatur im Körperkern auf 37 °C konstant zu halten, muss bei einer höheren Wärmebelastung von außen der Körper gekühlt werden. Wir schwitzen und dieser Wasserverlust, der bei hohen Temperaturen und körperlichen Anstrengungen mehrere Liter Wasser pro Tag betragen kann, muss ausgeglichen werden. Daher sollte man immer kontrolliert und ausreichend trinken, mindestens 3 l Mineralwasser am Tag! Das reine Durstgefühl reicht hier nicht aus. Ausreichende Flüssigkeitszufuhr hilft auch, leichte Symptome wie Übelkeit, Durchfall und Kopfschmerzen in den ersten Tagen des Urlaubs, an denen wir uns an das warme Klima gewöhnen, zu verhindern. Bewährt haben sich in Reiseländern in den Tropen Zusätze von Mineralien im Trinkwasser. Diese gibt es selbst in Ägypten („Rehydran") oder auf Galapagos in Apotheken und Drogerien für wenig Geld! Oder man bringt entsprechende Brausetabletten von zuhause mit.

19.3.2 Biss- und Stichverletzungen

Mit ein paar einfachen Grundregeln lassen sich derartige Verletzungen fast zur Gänze vermeiden. Im Wasser können wir uns zwar durchaus an einigen Tieren verletzen, sofern wir sie berühren oder uns unachtsam an einem Fels abstützen und dabei z. B. in einen Seeigel greifen. Aktiv gefährlich werden hingegen nur ganz wenige Tiere. Hierzu zählen sicher bestimmte Haifischarten, auch wenn zum Beispiel selbst der Weiße Hai nicht die grausame Bestie ist, als die er uns gemeinhin präsentiert wird. Viel häufiger kommt es vor, dass wir uns beim Schnorcheln oder Baden an Tieren verletzen, die beispielsweise im Sand leben. Hierzu zählen vor allem „bodenständige" Fische wie das Petermännchen und der Himmelsgucker. Sie besitzen Giftstachel in den Rückenflossen bzw. am Kiemendeckel. Durch ihre halb eingegrabene Lebensweise sind sie nur schwer zu erkennen. Zur Vermeidung solcher Stichverletzungen hilft nur das Tragen von Badeschuhen oder Schnorcheln bereits im flachen Wasser über Sandgrund. Weitere Vertreter der Fische mit Giftstacheln sind die Drachenköpfe, die mit Algen bewachsene Felsen bevorzugen. Beim Abstützen sollten wir uns also vorher vergewissern, dass sich kein Drachenkopf auf dem Felsen versteckt hat oder besser nur blanke Stellen am Fels zum Festhalten nutzen.

Seeigel

Auch Seeigel halten sich an bewachsenen Felsen auf, da diese ihre „Weidegründe" sind, wo sie ausreichend Nahrung finden. Meist sieht man sie schon frühzeitig. Doch so mancher Vertreter der Seeigel tarnt sich, indem er sich Muschelschalenreste sowie Pflanzen- und Algenreste auf die Schale packt. Dann erkennen wir ihn erst, wenn es wehtut.

Borstenwürmer

Wunderschön anzusehen sind gewisse farbenfrohe Borstenwürmer. Ihnen begegnen wir im flachen Wasser und so mancher Schnorchler hat schon seine Fitness unter Beweis gestellt, indem er aus einigen Metern Tiefe einen Borstenwurm geborgen hat. Doch dies wird er nur ein einziges Mal tun: Der deutsche Namen für diesen Borstenwurm ist nicht umsonst Feuerwurm. Sein Körper ist dicht besetzt mit feinen Borsten, die sich in die Haut bohren und abbrechen. Auch sie besitzen, wie die Seeigelstachel, kleine Widerhaken. Doch im Gegensatz zu den Seeigeln sind es hier nicht zwei oder drei Stachel, die wir in unserem Finger finden, sondern Hunderte. Diese zu entfernen ist nicht nur eine mühsame Aufgabe, sondern es gelingt nie vollständig. Manchmal hilft ein stark haftendes Klebeband. Die Einstichstellen entzünden sich (Sekundärinfektion), sie beginnen zu jucken und der schöne Urlaub kann dadurch stark beeinträchtigt werden.

Auch Muränen sind z. B. nur dann gefährlich, wenn man ihnen zunahe kommt, wenn sie sich angegriffen oder bedroht fühlen. Auch hier gilt, genügend Abstand zu halten, nur zu beobachten und nicht zu versuchen, die Tiere anzufassen. Für rücksichtsvolle Taucher und Schnorchler ist nur die zufällige Berührung gefährlich. Hier hilft immer, vorher zu schauen und sich entsprechend zu bewegen oder abzustützen!

Aus der Vielzahl giftiger Meeresbewohner und der enormen Vielfalt von Abwehr- und Verteidigungsstrategien sollen hier einige näher betrachtet und erläutert werden. Die Bakterien stehen dabei am Anfang, es folgen die einzelligen und wirbellosen Organismen und mit den Fischen soll dieser Überblick, der keinerlei Anspruch auf Vollständigkeit erhebt, beendet werden.

Kompaktinformation

Maßnahmen bei Biss- und Stichverletzungen
- Blutung durch Kompression stoppen
- Extremität nicht abbinden
- Wundreinigung und -desinfektion durchführen
- Fremdkörper entfernen. Falls sich zum Beispiel Seeigelstachel nicht entfernen lassen, hilft Zitronensäure, das Kalkskelett der Stachel aufzulösen.
- Wunddebridement (Wundtoilette: Entfernen abgestorbener Bereiche)
- Kein primärer Wundverschluss aufgrund der Infektionsgefahr, außer im Gesichtsbereich
- Ausreichend Schmerzmittelgabe (Schmerzen können lebensbedrohlich sein)
- Bei Allgemeinsymptomen: intravenöser Zugang und Flüssigkeitsgabe
- Antibiotischer Schutz
- Tetanusschutz kontrollieren
- Falls möglich, das auslösende Tier klassifizieren und den weiterbehandelnden Ärzten mitteilen; ggf. Informationen bei Vergiftungszentralen einholen (Adressen z. B. im Internet unter www.vergiftungszentrale.de/vergz.html)

19.4 Bakterien

Immer dann, wenn es um Infektionen oder Entzündungen geht, sind diese kleinsten Winzlinge – die Bakterien – im Spiel. Aber Bakterien spielen auch eine wichtige Rolle innerhalb der ökologischen Stoffkreisläufe. Sie kommen überall im Meerwasser vor, doch dürfen sie keineswegs immer und generell mit Krankheitserregern gleichgesetzt werden. Wichtigste Aufgabe der Bakterien ist es, Tier- und Pflanzenreste – also organisches Material – restlos umzusetzen. Damit wird die Freisetzung dringend benötigter Nährstoffe gewährleistet. Bestimmte Bakterienarten sind als Leuchtbakterien bekannt. Sie leben dazu als Symbionten beispielsweise in Fischen (Leuchtfische) und erzeugen ein recht kräftiges Leuchten durch die Fähigkeit, chemische Energie in Lichtenergie umzuwandeln. Dieses Leuchten wird als Biolumineszenz bezeichnet. Andere Bakterien sind für die Produktion bestimmter Naturstoffe (s. oben) verantwortlich und können im Zusammenspiel mit Schwämmen zum Beispiel chemische Substanzen mit antibakterieller Wirkung produzieren.

19.5 Algen und Einzeller

Unter Algen werden vorwiegend große, mit bloßem Auge erkennbare Formen verstanden. Diese besitzen wie die höheren Pflanzen (z. B. auch die Seegräser) Chlorophyll und sind damit ebenfalls zur Photosynthese befähigt. Nach ihrem Aufbau lässt sich aber keine Unterteilung in Wurzel, Spross und Blüte treffen. Die Einteilung erfolgt aufgrund der vorhandenen Blattfarbstoffe in Grün-, Rot- und Braunalgen (s. Tabelle 19.3).

19.5.1 Grünalgen

Neben der bekannten Schirmchenalge (*Acetabularia mediterranea*) kennt man vor allem die größeren, auffälligen Grünalgen wie die Meerkette (*Halimeda tuna*), die ginkgoartige *Udotea petiolata* sowie der häufig faustgroße, kugelförmige Meerball (*Codium bursa*).

Killeralge

Im Zusammenhang mit giftigen Inhaltsstoffen ist die Grünalgengattung Caulerpa zu erwähnen. Mit meterlangen Ausläufern auf dem Boden und ihren kräftig hellgrün gefärbten Trieben bildet sie ganze „Wiesen". Trotz ihrer Abmessungen und komplexen Organisation besteht sie nur aus einer einzigen, vielfach verzweigten Zelle. *Caulerpa prolifera*, die Art, die im Mittelmeer heimisch ist, steht für nährstoffreicheres Wasser. Unter optimalen Bedingungen können sich die Ausläufer pro Tag bis zu 5 mm verlängern. In jüngster Zeit macht sich eine weitere Caulerpa-Art (*C. taxifolia*) im Mittelmeer breit (Abb. 19.1). Forscher fanden durch DNA-Untersuchungen heraus, dass die Killeralge ursprünglich von der Ostküste Australiens stammt. *Caulerpa taxifolia* wurde wegen ihrer leuchtenden Farbe, der unkomplizierten Pflege und als Nahrungsquelle vieler tropischer Fische als Aquarienbegrünung angepflanzt. Durch die Wasserfilter des Ozeanographischen Instituts von Monaco gelangte die Alge aller Wahrscheinlichkeit nach ins Mittelmeer. Dabei setzte und setzt sie sich auch weiter im Kampf um Besiedlungsfläche überaus erfolgreich gegen die Konkurrenz, wie z. B. Seegräser, durch. Die „Eibenblättrige" kann sich aus kleinen abgerissenen Bruchstücken regenerieren und ist unter anderem deshalb so erfolgreich in ihrer Ausbreitung. Zusätzlich produziert die Alge verschiedene Gifte (Caulerpenyn, Caulerpin), die vor allem Seegurken, herbivore (pflanzen- und algenfressende) Fische und andere Pflanzen schädigen, aber auch die Seeigel vom Abweiden der Algenwiesen abhalten. Damit ist die *C. taxifolia* quasi ohne Fressfeinde und kann sich ungestört ausbreiten!

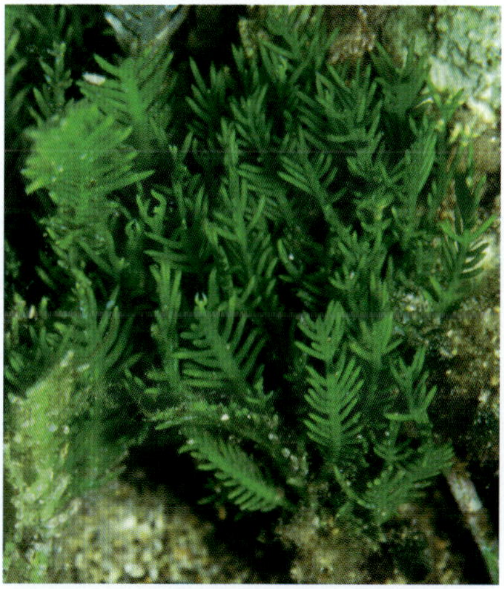

Abb. 19.1: Innerhalb weniger Jahre nach ihrer Einschleppung ins Mittelmeer hat sich die Schlauchalge *Caulerpa taxifolia* großflächig z.B. in den küstennahen Bereichen Frankreichs und Italiens ausgebreitet und bedroht besonders die Seegraswiesen

19.5.2 Protista und Animalia – eukaryotische Einzeller und vielzellige Tiere

Generell lassen sich hier die nichtbakteriellen, eukaryotischen Einzeller und die Vielzeller unterscheiden. Bei den Einzellern besteht der Körper nur aus einer einzigen Zelle. Dieser Gruppe werden die vielzelligen Organismen gegenübergestellt, deren Zellen (fast immer) zu Geweben und Organen vereinigt sind.

Einzeller (Protista, Urtierchen)

Protisten bestehen lediglich aus einer einzigen Zelle. Sie sind meist nur wenige Mikrometer groß. Die Zelle wird von einer Membran umhüllt und beinhaltet einen oder mehrere Kerne (eukaryotische Zelle). Allerlei Gehäusebildungen schützen den Körper. Die Algen, die hier gemeint sind, sind mikroskopisch kleine pflanzliche Organismen, die frei im Wasser schweben. Es sind meist einzellige Organismen, die aber auch als Kolonien vorkommen und zwischen wenigen Mikrometern und einigen Millimetern „groß“ werden. Alle im Wasser frei schwebenden Algen werden als Phytoplankton bezeichnet.

Phytoplankton

Phytoplankton steht am Anfang der Nahrungskette, besser des Nahrungsnetzes, und ist die Grundlage jeglichen Lebens in einem Gewässer, sowohl im Süßwasser als auch im Ozean. Algen nehmen gelöste anorganische Nährstoffe auf, wachsen und gedeihen, bilden dadurch organische Substanzen, die dann als Nahrung für tierische Organismen (Zooplankton, Fische) dienen.

Algenblüte

Einzellige Algen können durch eine Massenvermehrung in enormen Zellzahlen auftreten und so genannte „Algenblüten“ erzeugen. Als Algenblüte (Planktonblüte oder gelegentlich auch Wasserblüte) bezeichnet man eine plötzliche, massenhafte Vermehrung von Algen. Algenblüten sind natürliche Ereignisse, die regelmäßig in fast allen Gewässern vorkommen. Zwar sind Algenblüten in den letzten Jahren häufiger geworden, doch das Phänomen der Algenblüte ist nicht neu: Toxische Algenblüten scheint es schon seit einigen Hunderten, ja gar Tausenden von Jahren zu geben. Der älteste Hinweis ist wohl in der Bibel zu finden als der erste Fluch, den Gott durch Moses über die Ägypter brachte, um den Pharao dazu zu bewegen, die Israeliten aus Ägypten ziehen zu lassen. Auch wird der Name „Rotes Meer“ hiermit in Verbindung gebracht.

Durch die Algenblüte kann sich die Wasseroberfläche grün, in besonderen Fällen auch blau oder rot verfärben und das Wasser wird trüb und „wolkig“. In diesem Zusammenhang soll der Begriff „Red Tide“ erwähnt werden. Damit wird auf Englisch eine rote oder bräunliche Verfärbung der Meeresoberfläche bezeichnet, die durch das Massenvorkommen von einzelligen Algen verursacht wird. Eine „Red Tide" tötete im Jahr 2003 sechzig Seekühe (Manatees) an der Küste Floridas!

An sehr vielen Küsten der Erde kommt es immer wieder und bevorzugt bei bestimmten Wetterlagen saisonal zu Algenblüten im Meerwasser (Abb. 19.2). Dabei werden grundsätzlich zwei Arten unterschieden: zum einen die Algenblüten, bei denen „nur" die Biomasse der Algen stark erhöht wird und keine Gifte entstehen, und zum anderen solche Blüten, die giftig sein können (engl.: HAB – „harmful algae bloom") In der Folge kann es zu massivem Fischsterben kommen, aber auch Krebse und gar Wale sind gefährdet sowie über die Nahrungskette der Mensch: Die Gifte lagern sich in Schalentieren ein, vor allem in Planktonfiltrierern wie Muscheln. Der Verzehr dieser Muscheln kann beim Menschen schwere, selten auch tödliche Vergiftungserscheinungen hervorrufen. Auch gute und beliebte Speisefische können dadurch ungenießbar werden. Außerdem verursachen giftige Algenblüten ökonomische Schäden in Ländern, in denen die Fisch- und Muschelindustrie ein wichtiger Teil der Wirtschaft ist, wie z. B. in China, Südafrika und in den USA.

Als Hauptursache für das Auftreten von Algenblüten wird eine Überdüngung des Gewässers mit Phosphat angenommen, häufig im Zusammenhang mit Aquakulturen und hoher industrieller Verschmutzung. Auch könnte die Erwärmung des Meeres eine zusätzliche Rolle spielen.

Es gibt etwa 5000 verschiedene Algenarten. Nur ein sehr geringer Anteil, etwa 300 Arten, sind in der Lage, sich massenhaft zu vermehren und davon sind nur etwa 80 bis 100 Algenarten in der Lage, Gifte zu bilden. Der Giftgehalt einer einzigen, winzigen Algenzelle ist sehr gering und daher kaum wirksam. Durch die Bildung der Algenblüten mit Konzentrationen von tausend Zellen pro Milliliter kann es zu hohen Giftkonzentrationen im Wasser kommen. Werden bei einer Algenblüte keine Gifte produziert, so kann es trotzdem zu empfindlichen Störungen innerhalb der betroffenen Lebensgemeinschaften kommen. So sinken die absterbenden oder bereits abgestorbenen Algen zu Boden und „begraben" dort die festsitzenden Pflanzen und Tiere wie beispielsweise Grünalgen, Gorgonien, Schwämme und Moostierchen. Am Ende bleibt regelrecht ein „Friedhof" zurück!

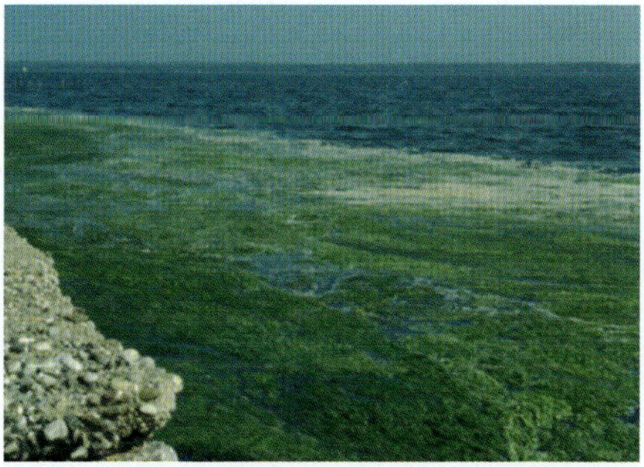

Abb. 19.2: Durch erhöhten Nährstoffeintrag kommt es immer wieder, wie hier in der Lagune von Orbetello, Italien, zu Algenblüten, bei denen „nur" die Biomasse der Algen stark erhöht wird und keine Gifte entstehen. Jedoch sind betroffene Strände nicht mehr zum Baden geeignet

Tabelle 19.3: Klassen und Vertreter toxinbildender Algen und die Bezeichnung ihrer Toxine

Klasse	Mögliche Algenarten	Verbreitung	Toxin-klasse*	Toxine
Blaualgen (Cyano-phyceae)	*Microcystis aeruginosa* *Anabaena circinalis* *Aphanizomenon flosaquae* *Nodularia spumigena* *Oscillatoria sp.*	Seen u. Flüsse Küstengewässer	CTP Hepato-toxine NSP PSP	Microcystin Anatoxin Nodularin Oscillatoriatoxin Saxitoxin
Dinoflagellaten (Dinophyceae)	*Alexandrinum spec.* *Coolia monotis* *Dinophysis spec.* *Gonyaulx tamarensis* *Gymnodinium cantenatum* *Gymnodinuim breve* *Prorocentrum spec.* *Pfiesteria spec.*	Ozeane	NSP DSP PSP CFP EAS	Saxitoxin Neosaxitoxin Okadarsäure Brevetoxin Ciguatoxin u.a.
Kieselalgen (Bacillario-phyceae)	*Pseudonitzschia pungens* *Chaetoceros convolutus*	Ozeane	ASP	Domoinsäure
Prymnesio-phyceae	*Chrysochromulina spec.* *Prymnesium parvum* *Phaeocystic spec.*	Nordsee, Beltsee	Ichtyo-toxine	Fischgifte

*Erklärung der Abkürzungen siehe Kompaktinformation auf folgender Seite

Giftbildende Algen gehören vier verschiedenen Klassen an (vgl. Tabelle 19.3):

1. Blaualgen (Cyanophyceae): giftige Algenblüten im Süßwasser und im Brackwasser,
2. Panzergeißler (Dinoflagellaten oder Dinophyceae): giftige Algenblüten im Meer,
3. Kieselalgen (Bacillariophyceae): Algenblüten im Ozean und Seen,
4. Prymnesiophyceae: ebenfalls Algenblüten im Ozean und in Seen.

Die Gifte (Toxine) lassen sich nach den Organismen definieren, von denen sie gebildet werden und aus denen sie isoliert wurden. Danach unterscheidet man je nach Giftwirkung in Menschen, Säugetieren und Vögeln.

Algen wachsen und vermehren sich im Wasser. Dort werden sie z. B. von Fischen (Nahrungskette/Nahrungsnetz) oder direkt von Muscheln aufgenommen. Bei diesem Prozess kommt es zu einer Anreicherung von Algen und damit auch von Toxinen in diesen Organismen. Die gängigen Begriffe „Muschelvergiftung" oder „Fischvergif-

Kompaktinformation

Definition der Gifte

- Paralytische Muschelvergiftung (PSP = paralytic shellfish poisoning)
- Diarrhoe erzeugende Muschelvergiftungen (DSP = diarrhetic shellfish poisoning)
- Amnesie verusachende Muschelvergiftung (ASP = amnesic shellfish poisoning)
- Vergiftungen durch Fischeiweiß (CFP = ciguatera fish poisoning)
- Neurotoxische Muschelvergiftungen (NSP = neurotoxic shellfish poisoning)
- von Cyanobakterien verursachte Vergiftungen (CTP = cyanobacterial toxin poisoning)
- in Estuaren (Flussmündungen ins Meer) vorkommende Syndrome (EAS = estuarine-associated syndrome)
- Leber schädigende Toxine (Hepatotoxine)
- Ichtyotoxine, Gifte, die Fischsterben verursachen

tung" weisen darauf hin, dass die Gifte über den Verzehr von verseuchten Muscheln oder Fischen durch den Menschen aufgenommen werden können. Die Vergiftungserscheinungen sind dosisabhängig: Je mehr Gift aufgenommen wird, desto größer sind die Ausfallerscheinungen von Organen und desto stärker die Krankheitssymptome (Tabelle 19.4). Einige Beispiele:

Dinoflagellaten

Durch eine starke Vermehrung und damit einer hohen Zellzahl verfärbt der kleine Dinoflagellat *Karenia brevis* (früher: *Gymnodinium breve*) das Wasser rötlich. *K. brevis* kommt öfters an den Küsten Mexikos und Floridas vor und produziert das Gift Brevetoxin, das PSP („paralytic shellfish poisinig") hervorrufen kann. Blüten von *K. brevis* können Massensterben bei Fischen über die Lähmung des Atemsystems verursachen und sogar marine Säugetiere wie Delphine oder Seekühe gefährden.

Ging man bisher davon aus, dass die wesentlichen Gefahren und Probleme von den giftigen planktischen Vertretern der Dinoflagellaten ausgehen, also von den Zellen, die im freien Wasser schwimmen und sich vermehren (Wasserverfärbung!), so müssen wir dieses einseitige Bild auch im Zusammenhang mit potenzieller Gefährdung von Menschen etwas korrigieren.

Fallbeispiel. Im Sommer 2005 kam es zu einer Anhäufung von Krankheitsfällen an den Stränden der Stadt Genua, in deren Folge über 200 Menschen medizinisch versorgt werden mussten. Über 10 % Prozent der Betroffenen mussten längere Zeit stationär in Krankenhäuser betreut werden. Alle hatten zuvor „lediglich" im Meer gebadet hatten. Die Betroffenen klagten über Kopfschmerzen und Unwohlsein, manche auch über Fieber. Erkennbare Symptome waren Rhinitis und Asthma-ähnliche respiratorische Auffälligkeiten.

Als Verursacher für die Vergiftungen konnte nach aufwändigen Untersuchungen eine starke Vermehrung des Dinoflagellaten der Gattung Ostreopsis (vermutlich die Gattung O. ovata) festgestellt werden. Doch handelt es sich hier nicht um die Vermehrung im freien Wasser als Planktonalge, sondern Ostreopsis konnte in großer Zellzahl auf Makroalgen (vornehmlich Braunalgen) aufsitzend gefunden werden. Die Aufnahme der Gifte, die von Ostreopsis produziert werden und bekannt sind, erfolgte demzufolge beim Schwimmen über Aerosole.

Es ist die erste konkrete Beschreibung der Gefährdung von Badenden und Schwimmern durch eine benthische Alge über Aerosole.

Kurz gesagt, die Dinoflagellaten – in diesem Fall Arten der Gattung Ostreopsis – leben als Biofilm auf Braunalgen zum Beispiel Cystoseira und anderen Makroalgen und produzieren Ovatoxin und Palytoxin als Giftstoffe. Das sind die potentesten marinen Nicht-Protein-Gifte, die wir kennen. Das Gift kann in diesem Fall auch als Aerosol vom Menschen aufgenommen werden.

Die Gifte wirken auf Na-Ka-Kanäle und führen zu Muskelkrämpfen in allen Geweben und bei hohen Konzentrationen zum Gewebsuntergang.

Erste Symptome nach Inhalation sind, wie bereits gesagt, Rhinitis und Asthmaähnliche respiratorische Beschwerden.

In den vergangenen Jahren verbreiteten sich diese Algen im Mittelmeer und hier vor allem in der Adria. Die Art Ostreopsis ovata war bis vor kurzem ausschließlich in tropischen Meeren zu Hause. Ihre Vermehrung und Asubreitung wird von Wissenschaftlern mit steigenden Wassertemperaturen sowie der Meeresverschmutzung (hohe Nährstoffbelastung) in Zusammenhang gebracht.

Symptome. Menschen kommen v. a. zu Schaden, wenn sie mit Brevetoxin vergiftete Meeresfrüchte essen. Auffällige Symptome nach Genuss von vergifteten Muscheln und Fischen sind Taubheit und Brennen der Lippen, der Finger und Hände, gefolgt von Schwindel, Ohnmacht, Magenschmerzen sowie Erbrechen. Erhitzen zerstört das Toxin nicht! Selbst das bloße Einatmen der wasserhaltigen Luft am Strand (Spritzwasser und Gischt) kann zur Reizung der Atemwege und Augen führen.

Muschelvergiftung

An der Westküste Amerikas kommt es immer wieder zu Algenblüten durch *Gonyaulax apiculata*. In solchen Blüten kommt das Gift Saxitoxin vor, das durch Verzehr von verseuchten Muscheln für den Menschen tödlich sein kann! Saxitoxin, ein Alkaloid, gehört zu den Nervengiften und blockiert die Natriumkanäle der Nervenzellen und damit auch die Fortleitung von Nervenreizen in den Nerven!

Symptome. Der Verzehr von mit Saxitoxin verseuchten Meerestieren führt beim Menschen zuerst zu Erbrechen, Schwindel, Koordinationsstörungen, Kopfschmerzen, zeitweiligem Verlust des Sehvermögens und Muskelschwäche. Wird auch die Atemmuskulatur gelähmt, kann es zu Atemstillstand mit Todesfolge kommen (Prognose: 8 % der Patienten versterben an einer Atemlähmung). Der Patient muss rechtzeitig künstlich beatmet werden.

Tabelle 19.4: Klinische Symptome verschiedener Vergiftungen durch Algentoxine

Toxinklasse	Betroffene Bereiche und Organe	Symptome	Mögliche Behandlung
PSP, paralytische Form	Atemwege, Lippen, Nacken, Verdauungstrakt	Taubheit der Finger, Kopfschmerzen, Übelkeit, Erbrechen, Durchfall, Darmkrämpfe, Gastroenteritis, Atemlähmungen, Atembeschwerden	Magenentleerung Künstliche Beatmung
DSP, gastrointestinale Form	Verdauungstrakt	Übelkeit, Erbrechen, Durchfall, Darmkrämpfe	Erholung meist nach 3 Tagen
ASP, amnestische oder zentralnervöse Form	Verdauungstrakt	Übelkeit, Erbrechen, Durchfall, Darmkrämpfe, Desorientierung, Halluzinationen, Gedächtnisschwund	Volumengabe (Infusionen), Medikamente gegen Übelkeit u. Erbrechen sowie zur Beruhigung (z. B. Valium®)
NSP, neurotoxische Form	Verdauungstrakt, Nervensystem, Muskel	Kopfschmerzen, Übelkeit, Erbrechen, Durchfall, Darmkrämpfe, Gastroenteritis, Atemlähmungen, Atembeschwerden Schüttelfrost, Gedächtnisschwund, Sprechprobleme, Atemlähmungen Atembeschwerden	Intensivmedizinische Behandlung
CFP, Ciguatera	Verdauungstrakt Nervensystem	Kopfschmerzen, Übelkeit, Erbrechen, Durchfall, Darmkrämpfe, Gleichgewichtsstörungen, Kreislaufprobleme, Atemlähmungen, Atembeschwerden. Im Extremfall: Tod	Kein Gegengift oder spezielle Behandlung zurzeit verfügbar! Neurologische Probleme können Monate bis Jahre andauern! Calcium und Mannitol werden zur Linderung gegeben

Ein weiterer, winziger und gefährlicher Panzergeißler (Dinoflagellat) ist *Dinophysis acuminata*. Schon wenige Exemplare reichen, um Muscheln giftig zu machen. Die Muschel selbst ist unempfindlich gegenüber dem Dinophysis-Gift!

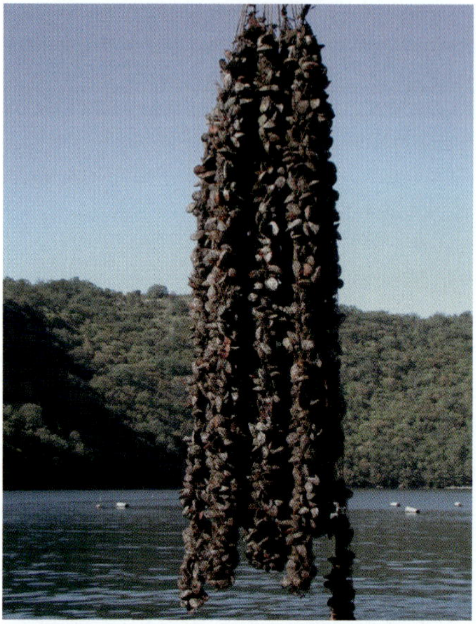

Abb. 19.3: Miesmuscheln (*Mytilus galloprovincialis*) werden in Hängekulturen in den flachen Meeresgebieten, wie hier in der Nordadria, gezüchtet. Junge, etwa 1 cm große Muscheln („die Muschelsaat") kommen dazu in lange schmale Netze, werden im Wasser aufgehängt und nach etwa 2 Jahren für die Fischmärkte geerntet

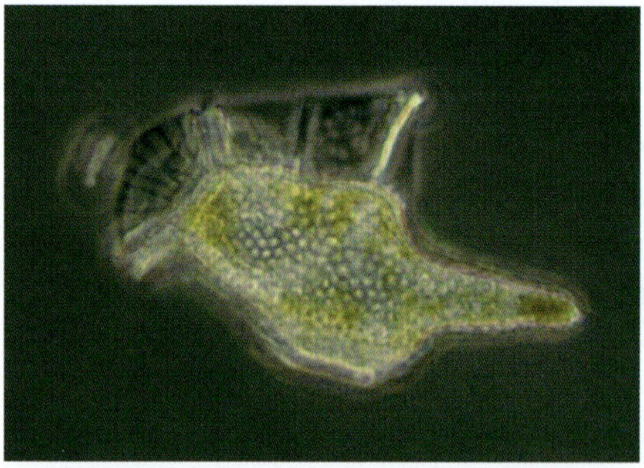

Abb. 19.4: Die Zellen von *Dinophysis sp.*, einem giftigen Dinoflagellat, sind nur etwa 60–100 µm groß. Sie werden von Muscheln aufgenommen und können nach Verzehr der Muschel zu heftigem Durchfall führen

Dinophysis-Zellen werden zusammen mit anderen Planktonalgen von den Miesmuscheln als Nahrung aus dem Wasser herausfiltriert (Abb. 19.3).

Werden nun Muscheln mit Dinophysis-Gift gegessen, so kommt es zu Bauchschmerzen und meist heftigem Durchfall (Diarrhoe; Abb. 19.4). Man spricht deshalb von DSP oder von „Diarrhetic Mussel Poisoning". Zum Glück ist die Vergiftung nicht tödlich!

Blaualgentoxine

Blaualgentoxine gelangen über einen anderen, direkten Weg in Säugetiere und Vögel: Sie werden aufgenommen, wenn die Tiere aus Gewässern mit toxischen Algenblüten Wasser trinken!

Biologisch gesehen handelt es sich bei dieser Algenblüte nicht um Algen, sondern um Cyanobakterien. Früher waren die Bezeichnungen Blaualgen und Blaugrüne Algen gebräuchlich. Cyanobakterien gehören sicher zu den ältesten Lebewesen auf unserem Planeten, da man vermutet, dass schon vor 2,5 bis 3,5 Milliarden Jahren erste Cyanobakterien auftauchten. Im Süßwasser ist besonders die Gattung Microcystis als toxische „Blaualge" verbreitet. Andere Vertreter gehören zu den Gattungen Anabaena, Planktothrix und Nostoc. *Nodularia spumigena* ist dagegen im Salz- und Brackwasser zu finden und dominiert die toxischen Cyanobakterienblüten der Nord- und Ostsee.

Symptome. Die häufigsten Cyanobakterientoxine sind Microcystine, wobei es sich um Lebergifte handelt! Akute

Vergiftungen führen in wenigen Stunden zu einem hämorrhagischen Schock, da sich die Leber auflöst. Nach Untersuchungen in China soll eine chronische Exposition eine tumorfördernde Wirkung, vor allem von Lebertumoren, haben. In extrem mit Cyanobakterien verseuchten Gewässern, können bereits 50–500 ml der Cyanobakteriensuspension für ein Kind von 20 kg Körpermasse eine letale Dosis darstellen. In der Trinkwasserverordnung sind Toxine aus Cyanobakterien nicht erwähnt; seitens des Umweltbundesamtes existiert ein Leitwert von 25 µg/l Microcystin für Badegewässer; die Weltgesundheitsorganisation (WHO) schlägt 1 µg/l in Trinkwasser als Obergrenze vor.

In einer ausgedehnten Studie im Jahre 1999 an über 150 Gewässern (natürliche Seen, Baggerseen, Staustufen) in Süddeutschland wurde festgestellt, dass in fast der Hälfte der untersuchten Gewässer (45 %) Cyanobakterien eine bedeutende Rolle spielen. Vor allem muss, so die Studie, in der Badesaison mit gefährlichen Cyanobakterienentwicklungen gerechnet werden. Auch das Toxin Microcystin selbst wurde nachgewiesen. In vier der untersuchten Gewässer lagen die Werte für Microcystin deutlich über den Empfehlungen, so dass hier „mit gesundheitsschädlichen Wirkungen, wie Hautirritationen, gastrointestinalen Beschwerden und Leberschädigungen zu rechnen" ist.

In erster Linie sind Badende und Wassersportler gefährdet, die direkt in Kontakt mit toxischen Cyanobakterien kommen (z. B. in Baggerseen). Allerdings kann auch Trinkwasser aus Oberflächengewässern (besonders Stauseen) Toxinspuren enthalten.

Cyanobakterielle Toxine werden, wie auch Algentoxine, als Biowaffe eingestuft, obwohl bis heute kein entsprechender Einsatz bekannt geworden ist. Da es schwierig und teuer ist, diese Toxine herzustellen, ist eine terroristische Anwendung aber eher unwahrscheinlich.

Prophylaxe. Als Vorsorge kann nur empfohlen werden, in den betroffenen Regionen Fische, die sich von Plankton ernähren (z. B. Makrelen und Sardinen) und Muscheln (z. B. Venusmuscheln, Austern, Herzmuscheln und Miesmuscheln) unbekannten Ursprunges zu meiden. Üblicherweise werden Muscheln und Meeresgetier aus diesen Gebieten entsprechenden Tests auf Algentoxine unterzogen und der Handel mit verseuchten Organismen verhindert. Seit einigen Jahren gibt es in Niedersachsen und Schleswig-Holstein sowie in den Nachbarländern „Früherkennungssysteme" für Giftalgen. So kann rechtzeitig gewarnt werden, wenn z. B. Dinophysis im Plankton auftritt, und die Muschelernte aus dem Wattenmeer wird gestoppt.

Auch Badende, Schnorchler und Taucher können für ihre Gesundheit selbst etwas tun: Wenn eine an der Wasserverfärbung erkennbare „Red Tide" am Strand festzustellen ist, sollte man vorsichtshalber nicht ins Wasser gehen. Miesmuscheln sollte man nicht selbst sammeln, sondern nur im Fischladen kaufen. Nur dort bekommt man Muscheln, die regelmäßig kontrolliert werden!

Fallbeispiel. Die Symptome einer Miesmuschelvergiftung hat schon Rudolf Virchow, der berühmte Pathologe, anschaulich beschrieben. „Die Zähne werden stumpf, als ob man in einen sauren Apfel gebissen hätte, in den Händen wird Prickeln und Brennen empfunden, später auch in den Füßen, Duseligkeit im Kopfe, jedoch kein Kopfschmerz, ein Gefühl, als ob sich die Glieder hüben, als man fliegen wolle, die Beine nicht herabdrücken könne ..." (Zitiert aus: Rudolf Virchow: Ueber die Vergiftungen durch Miesmuscheln in Wilhelmshaven. Berliner Klinische Wochenschrift – Organ für practische Aerzte. Nr. 48, Montag, den 30. November 1885).

19.5.3 Schwämme (Porifera)

Schwämme stellen die ältesten vielzelligen Organismen dar. Von diesem Tierstamm existieren heute noch ca. 7500 Vertreter, die im Tierstamm Porifera zusammengefasst werden. Die Position der Schwämme im Ordnungssystem der Organismen war lange umstritten. So galten sie lange als „würkliche Pflanzen" oder als „Pflanzenthiere" bis sie letzlich als „Schwammthiere" bei den echten Vielzellern (Metazoa) eingeordnet wurden. Erst 1836 erhielten sie den noch heute gültigen Namen Porifera, was so viel bedeutet wie „Poren tragend" (lat. porus = Pore, ferre = tragen).

Schwämme leben festsitzend und von kleinstem „Geschwebsel". Schwämme (Stamm Porifera) sind aquatische Vielzeller mit einem einfachen Bauplan ohne Nervenzellen, jedoch mit Epithelien (Deckgeweben). Schwämme sind primär marine, festsitzende Tiere, die sekundär auch das Süßwasser erreicht haben. Etwa 250 Arten aus einer Familie (Spongillidae) besiedeln Seen und Flüsse. Eine fast unüberschaubare Anzahl von Erscheinungsformen zeichnet diese Gruppe aus. So können Schwämme als dünne Krusten ausgebildet sein oder über eine schlauch-, becher- oder trichterförmige Gestalt zu einer beachtlichen Größe heranwachsen. Baum-, geweih- und strauchförmige Formen sind ebenso keine Seltenheit. Neben der Gestaltsvielfalt sind die kräftigen Farben – rot, gelb, blau – auffallend.

Einen Schwamm kann man sich – stark vereinfacht – als Flasche vorstellen, wobei die geschlossene Seite, der Flaschenboden, auf einer Unterlage festsitzt. Die äußere Schicht, ein einlagiges, dünnes Plattenepithel (Pinacoderm), schließt den Schwammkörper nach außen hin ab, im Innern ist der Schwammhohlraum (Spongocoel) ebenfalls mit einer einfachen Epithelschicht ausgekleidet. Zwischen diesen beiden Grenzschichten befindet sich eine gelatinöse Matrix (Mesohyl oder Mesogloea), die die Hauptmasse des Schwammkörpers darstellt. Wichtige Funktionen, wie Skelettbildung, Aufbau der Grundsubstanz, Nahrungstransport, Defäkation, Wachstum und Regeneration finden hier statt.

Als Nahrung dienen Schwämmen schwebende Partikel im Wasser (Suspensionsfresser). Hierzu zählt neben einzelligen Algen und Bakterien auch organischer Abfall (Detritus). Bis zu 40 % der Biomasse eines Schwammes können Bakterien sein, die mit dem Schwamm in enger Assoziation leben.

Versuch einer Ordnung

Die Porifera werden in drei Klassen eingeteilt: die Horn- oder Kieselschwämme (Demospongiae), die Glasschwämme (Hexactinellida) und die Kalkschwämme (Calcarea). Diese systematische Zuordnung erfolgt überwiegend anhand der in fast allen Schwämmen vorhandenen mineralischen Skelettelemente, den Nadeln (Spicula, Skleren). In den Kieselschwämmen sind sie aus Kieselsäure (Siliciumdioxid) aufgebaut, in den Kalkschwämmen als Kalkkristalle (Kalziumkarbonat). Die Skleren der Glasschwämme sind ebenfalls aus Kieselsäure, aber im Gegensatz zu den Kieselschwammnadeln von sechsstrahliger Geometrie.

Der Besitz dieser mineralischen, mikroskopisch kleinen Nadeln, ist für eine genaue Artbestimmung wichtig – genauer gesagt, die Kombination der Nadeln – und trägt wesentlich zum Aufbau des Schwammkörpers bei. Sie stellen zudem einen wirksamen Schutz gegen Angriffe anderer Tiere und gegen das Gefressenwerden dar. Nur wenige Spezialisten, wie z. B. Nacktschnecken, ernähren sich von Schwämmen.

Nutzen der Schwämme

Unter „Schwamm“ stellt sich der Laie im Allgemeinen nicht selten ausschließlich den „Badeschwamm“ vor. Schon bei Aristoteles ist von Badeschwämmen die Rede. Betrachtet man die ursprüngliche Benutzung, so ist dies leicht zu verstehen. Jahrzehntelang wurden Schwämme als „saubere, saugfähige und hygienische Hilfsmittel“ angewandt. Diese Eigenschaft – das Auf- und Wegsaugen – führte wohl auch zu dem häufig verwendeten Ausspruch „Schwamm drüber“!

Doch nicht nur als Badeschwamm im engeren Sinne findet der Schwamm Verwendung. Ein Blick in einen Katalog eines Schwammlieferanten zeigt eine Auflistung von über 40 möglichen Verwendungszwecken: vom Abbeizschwamm über Ohrenschwämmchen bis hin zum Zeichenschwamm. Auch in der Medizin wurden „Naturschwämme“ vielfach verwendet: als Kompressen zur Blutstillung und Wundreinigung oder als Implantat nach Brustoperationen; auch als Schwammpessar wurden sie zur Empfängnisverhütung eingesetzt.

Aufgrund ihrer interessanten Inhaltsstoffe eignen sich Schwämme aber zu mehr als nur zu Bade- und Wischschwämmen. So ist Schwammpulver – die Asche verkohlter Badeschwämme – vor allem wegen seines hohen Jodgehalts als wirksames Mittel gegen Kropfbildung bekannt. Interessanterweise beruhte der Gebrauch von Süßwasserschwämmen gerade auf dem Vorhandensein der Nadeln. Am bekanntesten ist hier das so genannte Badiagapulver. Dazu wurden getrocknete und gut gereinigte Süßwasserschwämme zu Pulver gemahlen. Dieses wurde dann in die Haut eingerieben. Die dadurch hervorgerufene Wärmebildung sollte bei rheumatischen Leiden Hilfe leisten. In Osteuropa wurde dieses Pulver auch als hautrötende Schminke benutzt („Rouge-Schwämmchen“). In beiden Fällen hielt sich das Vergnügen wohl in Grenzen, verursachten doch die Kieselnadeln oder Bruchstücke davon

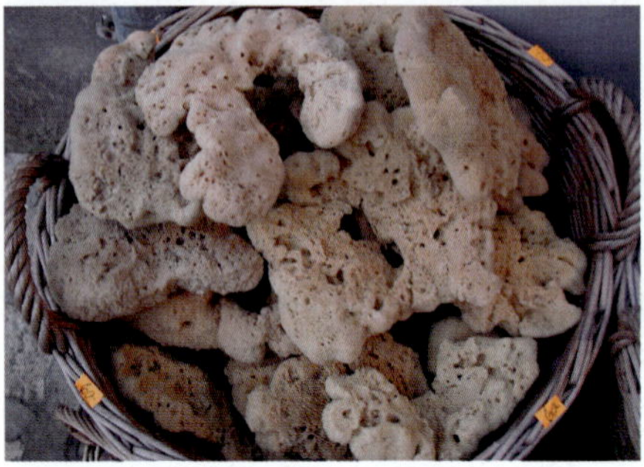

Abb. 19.5: Badeschwämme als Souvenir

außer der Rötung und einer ersten wohligen Wärme wohl auch ein unangenehmes Jucken bis hin zu starken Hautreizungen und Schwellungen. Besonders deutlich wird dies vor dem Hintergrund, das derartiges Pulver auch als Polier- und Schleifmittel von Messing-, Silber- und Kupfergegenständen benutzt wurde. Schwämme wurden früher außerdem zur Erhöhung der Bruchfestigkeit in Keramiken („Schwammkeramiken") genutzt.

Übrigens: Badeschwämme sind selbstverständlich frei von Nadeln (Spicula); genutzt wird nur das tote Faserskelett. Lebend ist „der Badeschwamm" (*Spongia officinalis*) unscheinbar und schwarz gefärbt. Die hellbraune Farbe der im Handel angebotenen Badeschwämme kommt durch eine chemische Behandlung zustande, die dem Abtöten und dem Entfernen der Schwammzellen dient (Abb. 19.5).

Aus einer Übersicht zu den letzten 10 Jahren wird deutlich, dass Schwämme die Naturstofflieferanten schlechthin sind. Der Badeschwamm, den jeder kennt und fast jeder hat, ist also nur eine der zahlreichen Nutzungen: Schwämme produzieren eine Vielzahl bioaktiver Substanzen, die für eine Reihe von Anwendungen und von hohem pharmazeutischem Wert sind. Im Meer, von wo sie uns Tauchern und Schnorchler als farbenfrohe, aber eher langweilige Geschöpfe bekannt sind, schützen sich die festgewachsenen Schwämme dadurch vor dem Gefressen- und Überwachsenwerden. Aber auch beim Kampf um einen neuen Lebensraum zum Beispiel im dicht besiedelten Korallenriff werden diese chemischen „Kampfstoffe" eingesetzt.

Diesen hochinteressanten Substanzen gilt nicht nur die Aufmerksamkeit der Forscher, sondern die eine oder andere dieser chemischen Substanzen ist es auch, die uns beim Berühren der Schwämme beim Tauchen beeindrucken können.

„Don't-touch-me"-Schwamm"

Der „Don't-touch-me"-Schwamm weist durch seinen Namen schon auf seine Gefährlichkeit hin. *Neofibularia nolitangere*, so die ebenfalls eindeutige wissenschaftliche Bezeichnung, kommt in der Karibik als massiger und mit unregelmäßigen Öffnungen (Oscula) versehener Schwamm in Tiefen bis zu 30 m vor. Seine meist braune Farbe ist eher unauffällig und gleicht eher einem Stein als einem lebenden Tier (Abb. 19.6). Vielleicht kommt es ja deshalb immer wieder zu schmerzhaften Begegnungen zwischen Schwamm und Taucher.

Symptome. Fasst man den Schwamm an – was man ja nicht tun sollte – kann es zu einer sehr schmerzhaften Hautreizung kommen, beginnend mit einer Hautrötung bis hin zu Schwellungen und Schmerzen bei der Bewegung der Finger. Zwar ist auch aus *Neofibularia nolitangere* eine ganze Reihe sekundärer Metabolite isoliert und beschrieben worden, doch bisher lässt sich keine Substanz identifizieren, die für diese Hautreizung verantwortlich sein könnte. Verstärkt wird die Hautreizung noch durch das Eindringen der Skelettnadeln in die Haut. Neofibularia gehört zu den Kieselschwämmen (Hornschwämmen; Demospongiae) und besitzt jede Menge kleinster Nadeln aus Silikat, die zu feinsten Verletzungen der Haut führen können.

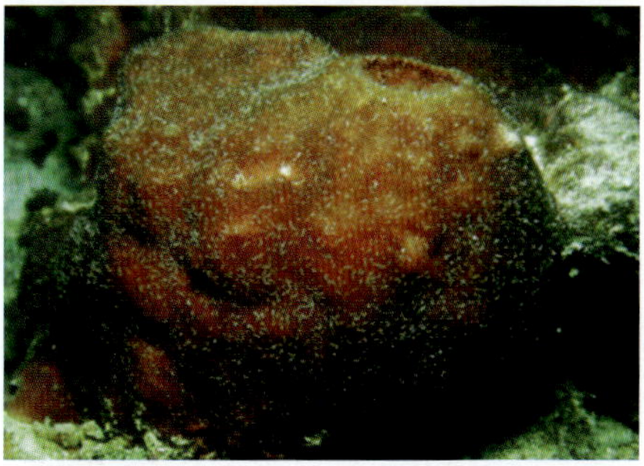

Abb. 19.6: „Don't-touch-me"-Schwamm

Feuerschwämme

Auch bei den weiteren Beispielen liefert der Name – sowohl in Deutsch als auch in Englisch – einen eindeutigen Hinweis, wie beispielsweise beim Feuerschwamm, „fire sponge". Dazu zählen unter anderem Vertreter der Gattungen Latrunculia und Tedania.

Der Gattung Latrunculia werden heute 27 Arten zugeordnet, die sowohl im Indopazifik, im Roten Meer als auch in der Karibik und dem Golf vom Mexiko vorkommen. Sie sind meist sehr auffällig gefärbt – in rot – und zeichnen sich durch eine baumförmige Wuchsform aus.

Wie fast alle Kieselschwämme enthalten auch die Latrunculia-Arten mikroskopisch kleine Skelettnadeln, die beim Anfassen in die Haut dringen können. Durch diese feinsten Verletzungen wird das Eindringen von Giften begünstigt und starke Hautreizungen ausgelöst.

Im Falle von *Latrunculia magnifica* (Abb. 19.7), einem leuchtend roten Vertreter aus dem Roten Meer, wurden in den letzten Jahren mehrere chemische Substanzen isoliert, darunter auch Latrunculin A und B. Diese Substanzen sind für die extrem hohe Fischgiftigkeit des Schwamms verantwortlich: Quetscht man den Schwamm aus und gibt die rötliche Flüssigkeit

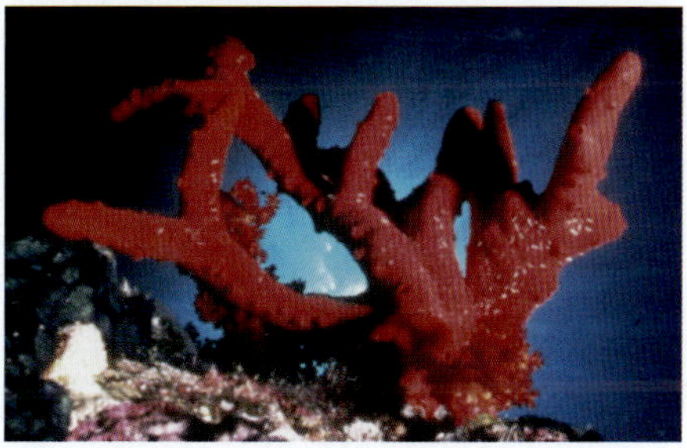

Abb. 19.7: *Latrunculia magnifica*

einem mit Fischen besetzten Aquarium hinzu, so verlieren die Fische innerhalb kurzer Zeit nicht nur ihr Gleichgewicht, sondern beginnen heftig zu zittern und sind nach etwa vier bis sechs Minuten tot. Dies erklärt auch die Beobachtung, dass man noch nie Fraßspuren von Fischen an diesen Schwämmen beobachten konnte. Aus Untersuchungen an Zellkulturen weiß man, dass selbst geringste Mengen an Latrunculin A und B das Aussehen von Zellen vollständig, aber reversibel verändern. In der Zwischenzeit hat man das Zellskelett, genauer die Aktinfasern, als Wirkort ausgemacht und Latrunculin wird heute sehr erfolgreich in der zell- und tumorbiologischen Grundlagenforschung eingesetzt. Neben diesen heftigen Fischgiften, die wohl auch für die Hautreizungen verantwortlich sein können, produziert eine erst kürzlich endeckte neue Latrunculia-Art aus Neuseeland die Substanz Discorhabdin, die eine hohe Wirkung gegen Tumor- und Bakterienzellen zeigt.

Zu den Feuerschwämmen werden auch die Vertreter der Gattung Tedania gerechnet, die in der Karibik, dem Pazifik und dem Roten Meer, aber auch im Mittelmeer vorkommen. Der bekannteste Vertreter ist *Tedania ignis*, der Feuerschwamm schlechthin. Er kommt vornehmlich im Flachwasserbereich vor, auch in der Gezeitenzone. Er ist ebenfalls nicht besonders auffällig, sieht man von der manchmal vorkommenden roten Farbe ab, von runder, massiger Gestalt und kann bis zu 40 cm Durchmesser erreichen.

Auch hier kommt es zu Hautreizungen nach dem Anfassen, die sich je nach Intensität aber deutlich verschlimmern können, bis hin zur starken Schwellung und Ödemen der betroffenen Hautregionen. Sogar bis zur Bildung von Hautblasen und tage-, ja wochenlangem Schmerz beim Bewegen der Finger kann es kommen.

Erwähnenswert ist ein Vorkommen des Feuerschwammes im Mittelmeer. Hier ist es *Tedania anhelans*, der die Gruppe der Feuerschwämme vertritt. Oft findet man beim Tauchen *T. anhelans* in Bruchstücken und ist dann verleitet, diese anzufassen. Allerdings vergisst man diese Berührung nicht so schnell! Bis zu drei Wochen nach der Berührung können die Fingergelenke der betroffenen Hand geschwollen sein und bei jeder Bewegung der Finger wird man durch den stechenden Schmerz an den Feuerschwamm und den Tauchgang erinnert!

19.6 Nesseltiere

Zu den überwiegend im Meer lebenden Nesseltieren gehören vier Klassen sehr unterschiedlich aussehender Organismen:

1. Blumentiere (Anthozoa),
2. Würfelquallen (Cubozoa),
3. Schirmquallen (Scyphozoa) und die
4. Hydrozoen (Hydrozoa).

Alle Vertreter dieses Stammes lassen sich auf eine gemeinsame Stammform zurückführen: den Polypen. In aller Regel mit der Fußscheibe festsitzend, besitzt dieser schlauch- und sackförmige Organismus am oberen Ende eine als Mund und After fungierende Körperöffnung, die von Tentakeln umgeben ist. Der Aufbau ist denkbar einfach: Der Schlauch besteht aus zwei Epithelien (Ekto- und Entoderm), die durch eine Zwischenschicht (Mesogloea) verbunden sind. Die Epithelien sind für bestimmte Körperfunktionen verantwortlich, wie etwa Atmung und Exkretion und zudem enthalten sie Muskel-, Nessel- und netzartig verknüpfte Nervenzellen. Das Körperinnere besteht aus einem durch Längsfalten (Septen) gegliederten Hohlraum, dem Gastralraum.

19.6.1 Quallen

Von diesem Aufbau abgeleitet ist die Organisation der Meduse (Qualle): Sie ist im Grunde genommen ein auf den Kopf gestellter, freischwimmender Polyp. Fußscheibe und Körper werden zur Oberseite (Exumbrella) des Schirms (Umbrella), das Mundfeld wird zur Unterseite (Subumbrella). Die Mesogloea ist hier viel mächtiger ausgebildet. Der Rand des Schirms trägt Tentakel und Sinnesorgane. Die Körperöffnung liegt auf einem Stiel (Manubrium), der in den Gastralraum führt. Die Meduse schwimmt durch rhythmisches Zusammenziehen des Schirms.

Nesseltiere pflanzen sich geschlechtlich und ungeschlechtlich fort. Bei den Blumentieren übernimmt der Polyp beide Formen, hier gibt es keine Medusengeneration. Bei den übrigen drei Klassen gibt es einen so genannten Generationswechsel (Metagenese): Der Polyp schnürt ungeschlechtliche Medusen (Quallen) ab, die für die geschlechtliche Fortpflanzung zuständig sind. Es entsteht eine Larve (Planula), die zu einem neuen Polypen heranwächst. Während Larven und Medusen immer freibewegliche Einzelindividuen sind, bilden Polypen infolge der ungeschlechtlichen Vermehrung oft Kolonien.

Namengebend für den ganzen Tierstamm sind die Nesselzellen (Nematocyten). Sie liegen vorwiegend in der Außenhaut und besonders zahlreich in den Tentakeln. In den Nesselzellen werden Nesselkapseln (Cnidocysten) gebildet und abhängig von der Funktion unterscheidet man die Typen Durchschlags-, Kleb- und Wickelkapseln. Von diesen Grundformen gibt es viele verschiedene Ausführungen und bei den meisten Nesseltieren finden sich mehrere Nesselkapseltypen. Die Gesamtheit der Nesselkapseln (Cnidom) wird zur Artbestimmung mit herangezogen.

Am Beispiel einer Durchschlagskapsel soll die Funktion einer Nesselzelle dargestellt werden: Jeder Nesselzelle ist mit einem sensorischen Stift (Cnidocil) ausgestattet, der chemisch und mechanisch gereizt werden kann. Die Kapsel selbst besteht aus einer starken äußeren und einer zarten inneren Wand. Erstere bildet einen absprengbaren Deckel, Letztere ist als teilweise eingerollter Schlauch ins Innere der

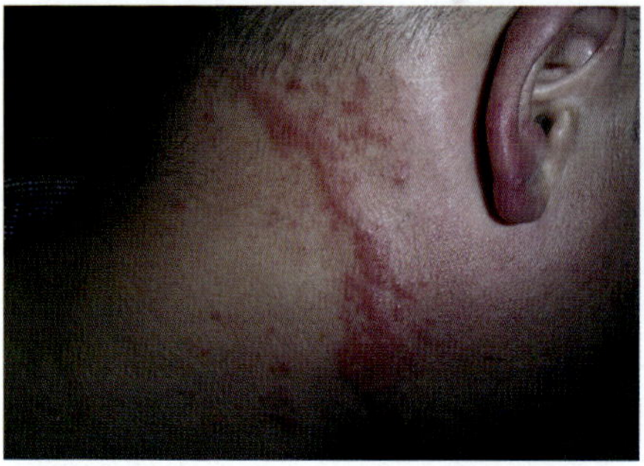

Abb. 19.8: Beispiel einer Nesselverletzung durch eine Spanische Galeere. Dieser Schwimmer hatte noch einmal Glück und hat nur einen geringen Nesselschaden genommen. Häufig kommt es durch eine spanische Galeere zu Nesselverletzungen im Bereich der gesamten Körperoberfläche (Foto: Dr. Hendrik Liedtke).

Kapsel eingestülpt. Der Schlauch gliedert sich in den mit Stiletten bewehrten Schaft und den Faden. Nach Reizung des Cnidocils explodiert die Kapsel: Der Innendruck steigt auf etwa 150 bar (!) an, und mit einer zigfachen Erdbeschleunigung (g) werden die Stilette in nur 700 Nanosekunden abgeschossen und durchschlagen mühelos die Haut der Beute (Abb. 19.8).

Bisher ging man davon aus, dass die Beschleunigung der Pfeilspitze beim Abschuss mit mindestens der 40 000fachen Erdbeschleunigung erfolgen muss. Neueste Untersuchungen mit einer Höchstgeschwindigkeitskamera und der Möglichkeit, bis zu 1,4 Millionen Bilder pro Sekunde aufzunehmen, ergaben, dass der Giftpfeil mit etwa 5 Millionen-facher Erdbeschleunigung abgefeuert wird. Oder umgerechnet: nur 0,0000007 Sekunden werden benötigt, um eine Geschwindigkeit von etwa 135 Kilometer pro Stunde zu erreichen! (Zum Vergleich: Eine Pistolenkugel einer durchschnittlichen Waffe beschleunigt im Laufinneren mit ca. 7000 g.) Erwähnt werden muss, dass nur durch eine derart extrem hohe Beschleunigung das Geschoss (Nesselkapsel) mit einer Masse von etwa einem Nanogramm eine entsprechende Durchschlagskraft zum Beuteerwerb erreichen kann! Dann ziehen sich die Stilette zurück, der Schlauch wird in das Beutetier ausgestülpt, das Gift tritt aus und lähmt bzw. tötet die Beute. Die explodierte Nesselkapsel hat damit ihre Aufgabe erfüllt und geht mit der Nesselzelle zugrunde. Dies bedeutet, dass ständig neue Nesselzellen gebildet werden und in die richtige (Abschuss-)Position gebracht werden müssen.

19.6.2 Korallen

Unter „Korallen“ werden meist die Steinkorallen (Scleractinia) bzw. die Riff bildenden, hermatypischen Korallen verstanden. Aber zu der mit über 6100 Spezies sehr artenreichen Nesseltierklasse der Blumentiere (Anthozoa) gehören, wie schon erwähnt, auch z. B. die Lederkorallen (Alcyonaria), die Hornkorallen (Gorgonaria), die Zylinderrosen (Ceriantharia), die Seeanemonen (Actiniaria) und die Krusten-

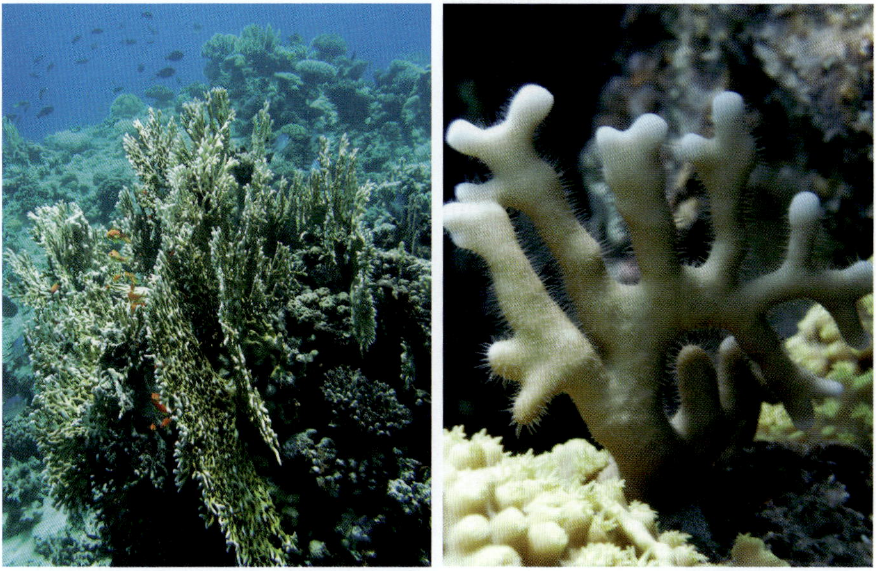

Abb. 19.9: Feuerkorallen wie die Netz-Feuerkoralle (*Millepora dichotoma*) besitzen ein kräftiges Kalkskelett und gehören zu den Hydrozoen (Hydrozoa). Sie wachsen quer zur Strömungsrichtung, um möglichst viel Nahrung (Plankton) herauszufiltern. Bei Berührung werden die starke Gifte enthaltenden Nesselzellen ausgeschleudert

anemonen (Zooantharia). Darunter befinden sich z. B. mit *Palythoa sp.* (Toxin: Palytoxin) die giftigsten Meeresbewohner überhaupt!

19.6.3 Leuchtquallen

Immer wieder kommt es zu massenhaften Auftreten der Leuchtqualle (*Pelagia noctiluca*), die nicht nur Badende, Schnorchler und selbst Taucher im Neopren gefährden, sondern auch Fischern beim Einholen ihrer Netze Nesselverletzungen an Händen und Armen zufügen (Abb. 19.10, 19.11). Es sind bei *P. noctiluca*, wie bei allen Quallen, vor allem die langen, und teilweise extrem dünnen Tentakelfäden, die dicht mit Nesselzellen besetzt sind und bei Berührung abgeschossen werden. Neben den winzigen „Einstichen" sind es v. a. die Gifte (Proteintoxine), die für Probleme sorgen.

Symptome. Es kommt bei Berührung neben einem stark stechenden Schmerz zur Bildung von Quaddeln und zur Hautrötung (Abb. 19.11). Zwar heilen diese Verletzungen meist eher schlecht ab, doch überwiegend kommt es zu keinen größeren

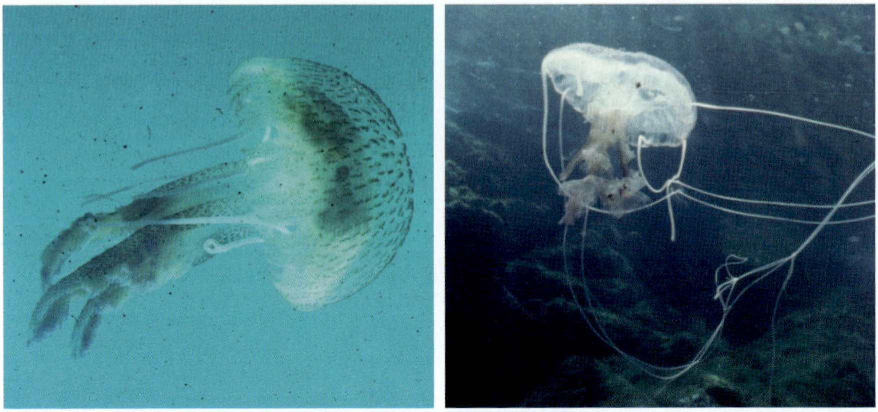

Abb. 19.10: Leuchtqualle (*Pelagia noctiluca*)

Komplikationen. Es sei denn, größere Hautpartien sind davon betroffen, was bei Badenden in einem Schwarm von Leuchtquallen durchaus vorkommen kann. Dann bleiben Übelkeit, Erbrechen, Kopfschmerzen bis hin zur Bewusstlosigkeit nicht aus! Zurück bleiben in solch schweren Fällen Nekrosen und Narben.

19.6.4 Seeanemonen

Im flachen Wasser treffen Badende, aber auch Taucher immer wieder auf Vertreter der Seeanemonen, wie zum Beispiel Wachsrosen (*Anemonia sulcata*; Abb. 19.12). Immer wieder wird auch von „heftigen Verletzungen, teils an delikaten Stellen" von Nacktbadenden berichtet und es gibt sogar die klinische Bezeichnung „Cnidarismus nudorum" dafür.

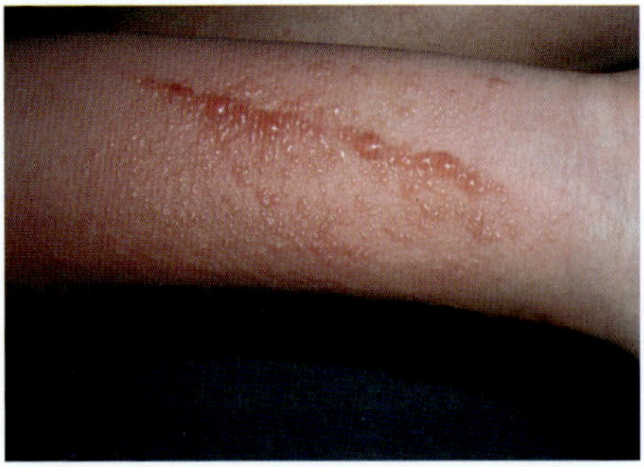

Abb. 19.11: Nesselverletzungen durch Quallen treten häufig auf. Sie führen zu einem brennenden Gefühl auf der Haut sowie zu Schwellung und Blasenbildung der betroffenen Hautpartien. Die Schmerzen, aber vor allem der Juckreiz halten mehrere Tage an (Foto: Dr. Ch. Klingmann)

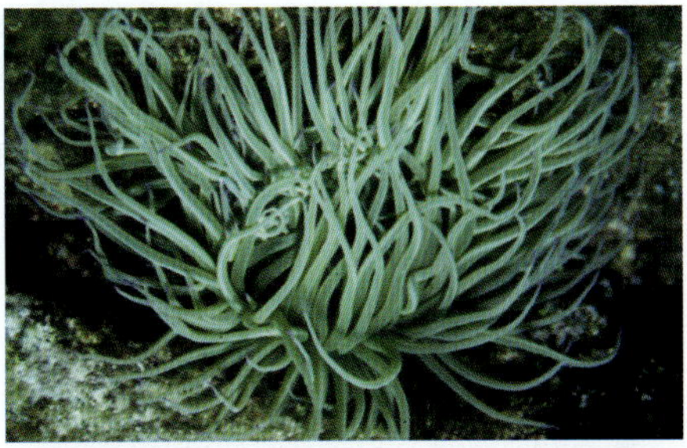

Abb. 19.12: Bevorzugte Standorte der Wachsrose sind lichtexponierte Felsen und Blockfelder im Seichtwasser. Die Tentakeln der Wachsrose (*Anemonia sulcata*) sind stark nesselnd. Ihre grünliche Färbung entsteht durch die mit ihr vergesellschafteten Algen

Interessant ist es, den Beutefang der Wachsrose zu beobachten. Wachsrosen sind ohne Probleme in der Lage, einen kleinen Fisch, z. B. eine Grundel, zu „erlegen". Gerät der Fisch erst einmal in die Tentakel der Anemone, so wird er heftigst genesselt – die Nesselkapseln sind in regelrechten Geschossbatterien angeordnet – und es ist innerhalb weniger Minuten um ihn geschehen. Auch Badende werden bei Berührung der Tentakel genesselt.

Symptome. Es kommt zu einem brennenden und schmerzhaften Gefühl auf der betroffenen Hautstelle, es bilden sich Quaddeln und je nach Schwere können auch Blasen entstehen. Beteiligt sind daran auch Proteintoxine, die die Wachsrosen produzieren. Auch enthalten Seeanemonen Neurotoxine, die Anemoniatoxine (ATX), die sehr spezifisch mit Natriumkanälen reagieren und deren Schließen verhindern, was zu einer Dauererregung der Nerven führt. Für Menschen sind sie wegen ihrer geringen Toxizität ungefährlich, bieten aber in der physiologischen Forschung die Möglichkeit, nervöse Mechanismen und Ionenkanaleigenschaften zu untersuchen. Auch die Schwammfischer-Krankheit kommt von einer Seeanemone (*Sagartia rosea*) und nicht von einem Schwamm! Die Anemone kommt oft an der Schwammbasis vor und kann beim Schwammsammeln zu Nesselverletzungen führen.

19.6.5 Prophylaxe

Um Nesselverletzungen gerade von Quallen zu vermeiden, kann man uneingeschränkt diesen Ratschlag geben: erst schauen, dann bewegen. Besonders sollte man auch ins freie Wasser blicken und nicht immer nur bodenorientiert tauchen und schnorcheln! Ein gelegentlicher Rund-um-Blick hilft, beispielsweise Quallen frühzeitig zu erkennen. Quallen besitzen gerade in ihren langen Tentakeln viele Nesselzellen, die sie zum Beutefang einsetzen. Aber durch den Wellengang und die Strömung werden auch kleine und kleinste Teile der Tentakel abgerissen. Diese treiben dann im Wasser und können die wenigen freien Hautpartien, z. B. im Gesicht eines Tauchers, verletzen! Analog zu den Feuerwürmern kennen wir bei den Nesseltieren eine Feuerqualle, deren Nesselkapseln nicht nur heftig brennen, sondern bisweilen auch zu sehr schlecht heilenden Wunden führen können.

Kompaktinformation

Maßnahmen bei Nesselverletzungen

- Bei Vernesselungen müssen noch aktive Nesselkapseln entfernt werden.
- Spülen mit Salzwasser ist erlaubt, aber niemals mit Süßwasser oder Alkohol! Dadurch werden die Kapseln regelrecht gereizt.
- Am günstigsten ist eine Spülung mit Essiglösung.
- Rasierschaum hat sich ebenfalls bewährt.
- Desinfektion
- Bei Kreislauf und Atembeschwerden frühzeitig intravenösen Zugang legen und Flüssigkeit verabreichen. Arzt rufen. Verlegung in Klinik organisieren.
- Antihistaminika und Kortisonpräparate helfen, lokal die Entzündung zurückzudrängen und können auch systemisch gegeben werden. Oftmals ist der Juckreiz nach einer Quallenverletzung das unangenehmste Symptom.
- Bei starken Schmerzen müssen ausreichend Schmerzmittel verabreicht werden. Je nach Dosierung der Schmerzmittel muss der Patient künstlich beatmet werden.
- Tetanusschutz kontrollieren
- Wunden locker verbinden

19.6.6 Therapie

Bei Kontakt mit Nesseltieren bleiben häufig Tentakelreste an der Haut hängen. Diese müssen entfernt werden! Dazu sollte der Helfer Handschuhe tragen. Am besten eignet sich Salmiaklösung oder 5 % Essiglösung zur Spülung der betroffen Hautpartien. Hierdurch werden die Nesselzellen betäubt bzw. deaktiviert und weitere Nesselkapselentladungen verhindert. Erst danach werden die verbliebenen Tentakelreste entfernt! Niemals Wasser verwenden oder einfach abreiben!

Hinweis. Bei Nesselverletzungen ist es sehr wichtig, die betroffenen Stellen nicht mit Süßwasser zu reinigen, sondern mittels Essig- oder Salmiaklösung.

19.7 Krebstiere (Crustacea)

Vertreter der Krebse kennen die meisten nur als gutes Essen wie Hummer und Languste bzw. als Krabbencocktail oder -brötchen. Doch marine Krebse bieten zum einen mehr als nur vorzüglichen Geschmack, zum anderen können sie kräftig zubeißen und sehr schlagkräftig sein.

Krebstiere (Crustacea) sind die einzige Klasse der Zweiantennentiere (Diantennata) und bilden zusammen mit den Antennentieren (Antennata), zu denen die große Zahl der Insekten gehört, die Gruppe der Mandibeltragenden (Mandibulata). Diese besitzen als charakteristische Gliedmaßen die gelenkigen Mandibeln („kauende" Mundwerkzeuge). Fast 50 000 Arten sind bekannt, die überwiegend in marinen Lebensräumen vorkommen.

Bei vielen Krebstieren kann der Rumpf in Brust (Thorax) und Hinterleib (Abdomen) gegliedert werden. Das Abdomen hat oft reduzierte oder gar keine Extremitäten. Man spricht – Rumpf und Kopf zusammennehmend – vom Cephalothorax („Kopfbrust"). Der Körper der Krebse ist wie bei allen Gliederfüßern (Arthropoda) von einem „Panzer" umgeben, der aus einer chitinhaltigen Cuticula aufgebaut ist. Bislang wurde diese Hülle als wertloses Abfallprodukt, z. B. beim Krabbenpulen, entsorgt. Durch die Entdeckung und Entwicklung von Chitosan hat sich dies grundlegend geändert und die „Abfälle der Krabbenfischerei" werden dadurch zu hochwertigen Produkten weiterverarbeitet. Derartige Produkte finden in der Wundversorgung ebenso Verwendung wie als „Fettfalle" zur Körpergewichtsreduktion oder in Zahnpasten.

Krebse stellen den überwiegenden Anteil an tierischem Plankton im Meer dar. Am bekanntesten ist sicherlich der Krill, der zu den Leuchtkrebsen gehört, in großen Schwärmen im offenen Meer lebt und innerhalb der Nahrungskette – insbesondere für Wale – von immenser Bedeutung ist. Was für den Wal der Krill (*Euphausia superba*), ist für den einen oder anderen Urlauber die Languste oder der Taschenkrebs. Alle gehören sie, wie auch die Fangschreckenkrebse, zu der großen Gruppe der Zehnfußkrebse (Decapoda), d. h. sie besitzen fünf Laufbeinpaare.

Innerhalb der Decapoda kann man eine, zugegeben oberflächliche Einteilung nach der Art der Fortbewegung vornehmen: Die Garnelenartigen werden zu den Schwimmern (Natantia) und die auf dem Boden kriechenden (Langusten, Bärenkrebse, Hummerartige, Einsiedlerkrebse und Krabben) werden zu den Kriechern (Reptantia) gerechnet. Entsprechend der Fortbewegung ist auch der jeweilige Körperbau. Natantia haben einen schlanken, lang gestreckten Körperbau; Reptantia sind durch plötzliches Unterschlagen des Abdomens zum schnellen Rückwärtsschwimmen befähigt. Sie haben zudem einen kräftigen Panzer („Panzerkrebse") und kräftige Scheren. Diese setzen sie auch gekonnt zur Abwehr von Feinden ein.

Gerne werden Krebse von Schnorchlern und Tauchern mit der Hand gefangen, um sie in Ruhe betrachten zu können. Und schon ist es passiert: Eine kleine Unachtsamkeit hat die Krabbe genutzt und mit der Schere in den Finger gezwickt und eine unangenehme Verletzung zugefügt. Meist sind es „nur" Quetschungen mit Blutergüssen, aber es kann auch Blut fließen. In sehr seltenen Fällen sollen auch schon Fingerglieder abgetrennt worden sein. Auch ist von durch Krebsen zerschlagenen Tauchermasken und zertrümmerten Kamera-Domports berichtet worden.

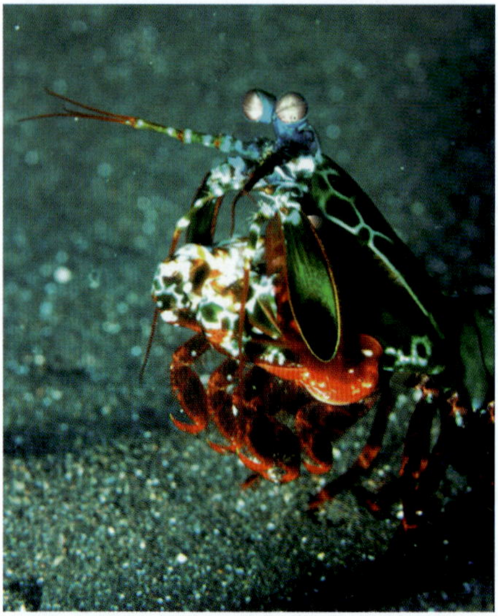

Abb. 19.13: Fangschreckenkrebse wie z. B. *Odontodactylus scyllarus* können ihre Vorderbeine extrem schnell und mit hoher Schlagkraft vorschnellen lassen. Damit sind sie in der Lage, Schneckenschalen, die sie sich zuvor auf einer harten Unterlage zurecht legen, zu zertrümmern

Beispiele

Bei so mancher Krabbe wie z. B. der Korallenkrabbe (*Carpilius convexus*) oder dem Taschenkrebs (*Cancer pagurus*) fallen die großen und kräftigen Scheren auf und schon beim Anblick dieser Werkzeuge sollte man gewarnt sein. Kommt man den Krebsen durch Unterschreitung des Sicherheitsabstandes zu nahe und kneifen sie zu, können üble Quetschungen, massive Blutergüsse und blauen Flecken auftreten. Hier hilft nur: immer Abstand halten!

Von besonderer „Schlagfertigkeit" sind die Fangschreckenkrebse (z. B. *Odontodactylus scyllarus*; Abb. 19.13). Ihnen wird eine ungeheuere Schlagkraft zugeschrieben, die ausreichen soll, neben Tauchermasken auch Unterwasserkamera-Ports zu zerschlagen. Nicht von ungefähr wird der Krebs auch „der Schmetterer" genannt! Wie kommt es dazu?

Fangschreckenkrebse verdanken ihren Namen der Ähnlichkeit mit Fangschrecken wie Gottesanbeterinnen. Beiden gemein ist die Fähigkeit, ihre in Lauerstellung angewinkelten Vorderbeine blitzartig vorschnellen zu lassen, um damit Beute zu machen. Während Fische und anderes weichhäutige Getier dabei mit den Fangbeinen selbst oder den seitlichen Dornen aufgespießt werden, zerschlagen sie regelrecht die Schalen von Schnecken. Sie „schlagen" dazu gleich zweimal zu: Hierfür platzieren sie ihre Beute auf einer harten Unterlage, zum Beispiel auf einem Stein. Dann werden die Vorderbeine mit einer Art Hakenverschluss arretiert, um die Muskel quasi wie eine Feder extrem anspannen zu können. Wird die Arretierung gelöst, dann drischt der Schmetterer mit einer extrem schnellen Bewegung der Vorderbeine auf die Beute ein. Dabei wird die etwa 8000fache Erdbeschleunigung und bis zu 80 km pro Stunde – unter Wasser! – erreicht. Das Fangbein prallt dann so schnell von der harten Schale zurück, dass das Wasser zwischen dem Hindernis und dem Fangbein aufreißt. Dieser Hohlraum kollabiert in Bruchteilen von Sekunden, er implodiert und dabei werden enorme Druckwellen erzeugt. Dies ist der zweite „Schmetterschlag" für die Beute!

Zwar wird dieses Phänomen der Kavitation auch von anderen Krebsen wie beispielsweise von den Pistolenkrebsen (Knallgeräusche!) eingesetzt, doch das Tierreich kennt vermutlich keinen weiteren Schlägertypen wie den *Odontodactylus scyllarus*!

19.8 Stachelhäuter (Echinodermata)

Stachelhäuter kommen nur im Meer vor, sind also rein marine Lebewesen. Sie bewohnen alle Lebensräume in sämtlichen Meeren, von der Küste bis in die Tiefsee. Häufig – und hier liegt aber auch die Gefahr und die Gefährlichkeit – sind sie im flachen Wasser zu beobachten.

Tiere, die zu den Stachelhäutern gerechnet werden, weisen u. a. folgende typische Merkmale auf: Der Körper ist in fünf mehr oder weniger stark ausgeprägte Teile zu unterteilen (fünfstrahlige Symmetrie; Pentamerie), sie besitzen ein inneres Wassergefäßsystem und ein Innenskelett aus Kalziumkarbonat mit Stacheln (s. Name!). Von dem Wassergefäßsystem sind äußerlich die hydraulisch kontrollierten Füßchen zu sehen, die der Fortbewegung und dem Gasaustausch dienen. Wenn auch vom äußeren Erscheinungsbild die Fünfstrahligkeit nicht immer zu erkennen ist, so trifft dies immer für das Wassergefäßsystem zu.

Insgesamt gibt es etwa 7000 Arten der Stachelhäuter, die den Seelilien und Haarsternen (Crinoida), den Seesternen (Asteroida), den Schlangensternen und Medusenhäuptern (Ophiurida), den Seegurken (Holothuroida) und den Seeigeln (Echinoida) sowie den erst 1986 in über 1000 m Meerestiefe entdeckten Seegänseblümchen (Concentricycloida) zugeordnet werden.

Seeigel gehören zu den Tieren, mit denen viele Urlauber auf eine unangenehme Art und Weise bereits Bekanntschaft gemacht haben; sie haben sich an den Stacheln verletzt. Obwohl die Stacheln hohl sind, bohren sich diese durch Neopren in Hand und Fuß und verursachen neben dem eigentlichen Schmerz des Stichs durch Toxine zusätzliche teilweise sehr starke Schmerzen (Abb. 19.14). Über die Natur dieser Gifte ist bislang noch wenig bekannt.

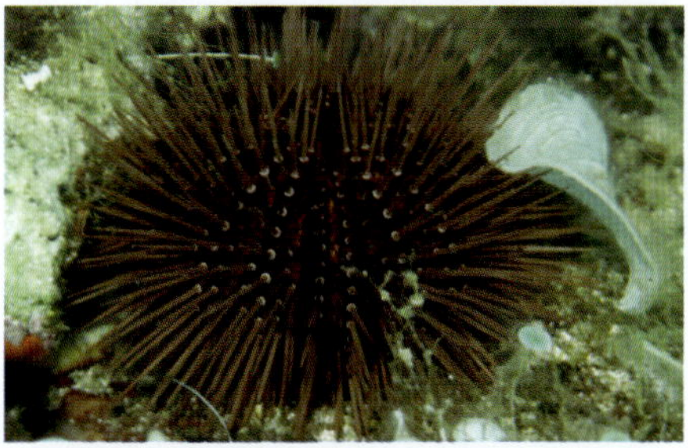

Abb. 19.14: Der Seeigel (*Paracentrotus lividus*) als „Weidegänger" in den oberen lichtreichen Wasserschichten

Seesterne zeichnen sich durch massive Arme aus. An der Unterseite der Arme befinden sich die Ambulacra füßchen, die den Seesternen teilweise eine erstaunliche Geschwindigkeit bei ihrer Beutesuche verleihen. Die meisten Seesterne sind Aasfresser und Räuber.

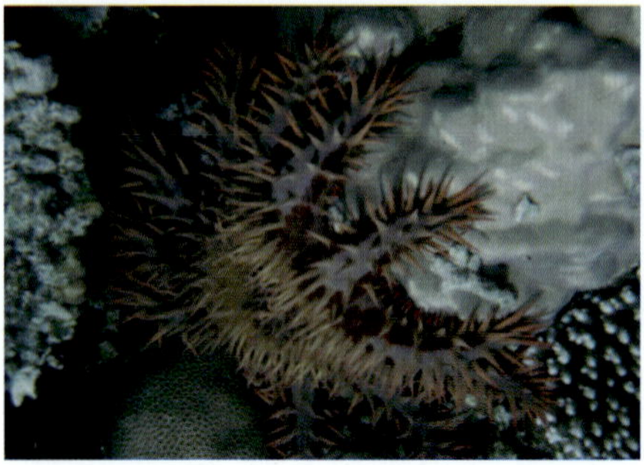

Abb. 19.15: Die Dornenkrone (*Acanthaster planci*) ist einer der größten Seesterne im Korallenriff. Erwachsene Tiere weiden hauptsächlich die Korallenpolypen ab und führen zu starken Zerstörungen von ganzen Riffgebieten. Die Stacheln der Dornenkrone können äußerst schmerzhafte Verletzungen verursachen

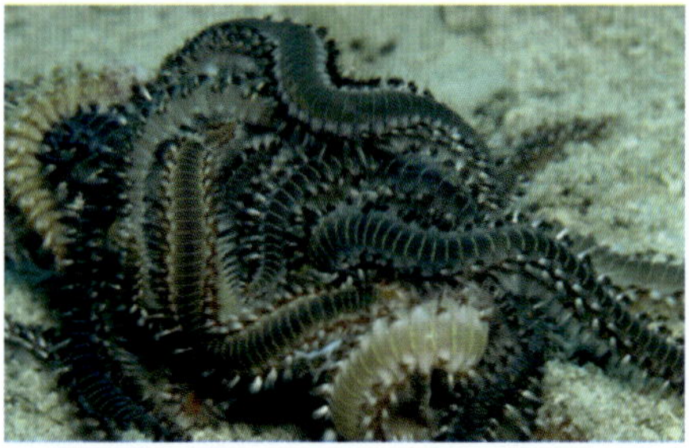

Abb. 19.16: Der Feuerwurm, *Hermodice caruncu-lata*, gehört zu den Borstenwürmern (Polychaeta, Errantia) und wird bis zu 30 cm lang und fingerdick. Er kommt im Mittelmeer, im Atlantik und auch in Korallenriffen vor. Auf jedem seiner bis zu 125 Körpersegmente trägt er zwei Büschel weißer Borsten. Diese dringen leicht in die menschliche Haut ein, brechen ab und verursachen einen brennenden Schmerz, der wochenlang andauern kann – daher der Name „Feuerwurm"! Mit einem Klebeband kann man zwar versuchen, die Borsten herauszubekommen, alle wird man jedoch nie entfernen

Sie haben keine Mundwerkzeuge und trotzdem zählen Muscheln zu den Lieblingsspeisen. Dazu verschlingt der Seestern die Muschel entweder ganz oder er öffnet die Schalen mit seinen Saugfüßchen. Auch ist der Seestern in der Lage, seinen „Magen" über das Beutetier zu stülpen und durch Einsatz von Enzymen die Muscheln zu „knacken". Der eigentliche Weichkörper wird dann verdaut, die übrig gebliebenen Hartteile der Schale bleiben zurück. Häufig kann man solche „Seesterngelageplätze" erkennen.

Der bekannteste Seestern bezüglich Giftigkeit ist sicherlich die Dornenkrone (*Acanthaster planci*; Abb. 19.15). Ganze Riffe werden von den Dornenkronen kahl gefressen und zurück bleiben nur die weißen Kalkskelette der Korallen. Dies erweckt oft den Anschein eines Leichentuchs! Für Taucher und Schnorchler ist weniger die Fresslust der Dornenkronen gefährlich, als vielmehr ihre dicht stehenden zentimeterlangen Stacheln auf dem Rücken. Bei Berühren dieser Stacheln wird das mit Drüsen durchsetzte Gewebe verletzt, die Giftstoffe werden frei und gelangen z. B. in die Handfläche oder das Knie, was zu starken Schmerzen führt.

Die Seegurken schlagen etwas aus der „Art" der Stachelhäuter, denn bei ihnen ist nichts von der Pentamerie zu sehen. Doch folgt, wie bereits erwähnt, der innere Aufbau diesem Plan. Im Inneren sind bei den Seegurken ebenfalls „Abwehrmechanismen" zu finden, die sie zur Verteidigung einsetzen, denn schnelles Fliehen oder

Vergraben ist den Seegurken nicht möglich. So sind Seegurken in der Lage, mit den Cuvier'schen Schläuchen oder über die Haut bestimmte Giftstoffe abzugeben, die jeden Fressfeind erfolgreich in die Flucht schlagen. Dazu gehören auch die bekannten „klebrigen Fäden", die einem Fisch entgegengeschleudert werden und seine Kiemen über einen seifenlaugenähnlichen Effekt stark in Mitleidenschaft ziehen. Nicht selten erstickt der Angreifer!

Der im Mittelmeer und Atlantik heimische Feuerwurm trägt zwei Büschel weißer Borsten auf jedem seiner Körpersegmente (Abb. 19.16). Dringen sie in die Haut und brechen ab, verursachen sie brennende Schmerzen.

19.9 Weichtiere (Mollusca)

Weichtiere sind einer der erfolgreichsten Stämme im Tierreich. Mit über 130 000 heute lebenden Arten werden sie in ihrer Vielfalt nur noch von den Gliederfüßern (Arthropoda), zu denen das riesige Heer der Insekten gehört, übertroffen. Die Überlegenheit verdanken die Weichtiere in erster Linie zwei Organen: der im Vorderdarm liegenden Reibeplatte (Radula) und der harten Schale. Mit Hilfe der Radula wird die Nahrung abgeraspelt und zerkleinert, aber auch neue Nahrungsquellen erschlossen. Zusammen mit der schützenden Schale waren die Weichtiere damit in der Lage, unterschiedlichste Lebensräume im Meer, im Süßwasser und an Land zu erobern. Ihr Körper ist stets unsegmentiert, meist massig, muskulös und, da kein inneres Stützskelett vorhanden ist, weich!

Es werden acht Weichtierklassen unterschieden, von denen die Schnecken (Gastropoda) mit fast 110 000 Arten die umfangreichste und die Kopffüßer (Cephalopoda) die höchstentwickelte Klasse sind.

19.9.1 Kegelschnecken

Einige Gruppen innerhalb der Schnecken sind besonders wertvoll. So haben unter den für Sammler interessanten Meeresschnecken die Kegelschnecken schon seit langem einen festen Platz und werden gesammelt, getauscht und teilweise zahlt man zur Vervollständigung der eigenen Sammlung hohe Preise.

Kegelschnecken haben 5–15 cm große, wunderschön gezeichnete Gehäuse. Und gerade diese schön gezeichneten Gehäuse sind die Objekte der Begierde, dazu kommt der Wunsch, möglichst viele der 900 verschiedenen Arten der Gattung Conus zu besitzen. Alle Kegelschnecken sind hoch spezialisierte Raubtiere; viele jagen Würmer oder andere Schnecken. Ungefähr 70 Arten haben sich auf die Jagd nach Fischen spezialisiert. Sie erlegen ihre Beute durch Injektion eines hochwirksamen Giftes. Dazu ist es für die Schnecken notwendig, den Beutefisch schnell mit

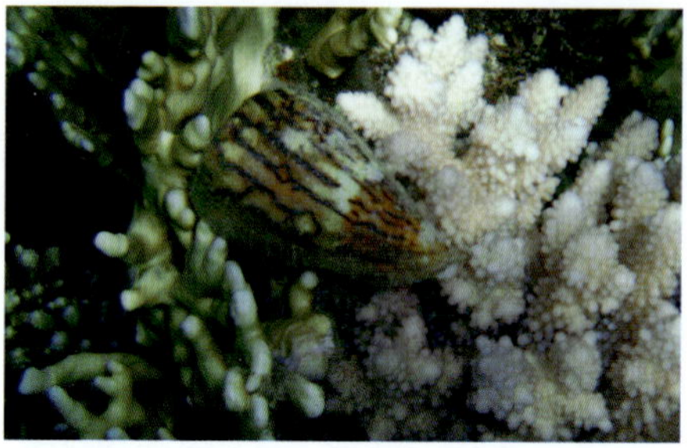

Abb. 19.17: Alle Kegelschnecken besitzen eine hochspezialisierte Radula, die zu einem Giftpfeilapparat umgebildet ist und zum Beutefang eingesetzt wird. So auch von *Conus vexillum*, die Würmer und gelegentlich auch Fische jagt. Aus *C. vexillum* konnten mehrere neue Toxine (Conotoxine) isoliert werden

der Harpune zu erreichen, das Gift zu applizieren und den Fisch so schnell wie möglich zu lähmen, um noch etwas von der Beute zu bekommen. Die mit diesen starken Giften ausgestatteten Arten wie *Conus geographus* und *Conus textile* sind die einzigen Schnecken (insgesamt ca. 6–7 Arten), die auch dem Menschen ernsthaft gefährlich werden, sogar für einen Menschen tödlich sein können.

Der Giftapparat der Kegelschnecken (Abb. 19.17) ist aus demselben Organ aufgebaut, wie die Raspelzunge (Radula) einer Weinbergschnecke. Die Radulazähne sind zu einem flachen scharfkantigen Blatt umgebildet, das zu einer hohlen Harpune mit Widerhaken zusammengerollt ist. Das spitze Ende der Harpune dient dazu, in den Körper der Beute zu stechen, das andere Ende steht mit einer zur Giftdrüse umgewandelten Speicheldrüse in Verbindung. So wird das Gift, das die Kegelschnecke produziert, beim Stich dem Beutetier injiziert.

Die Gifte der Kegelschnecke, die sog. Conotoxine, sind relativ kleine, basische Oligopeptide, aus wenigen Aminosäuren bestehende Eiweißmoleküle, die als Nervengifte wirken. Das Gift einer Kegelschneckenart setzt sich aus unterschiedlichen Peptidbausteinen zusammen, die dann gleichzeitig auf verschiedene Teile des Nervensystems der Beute wirken. Die Biochemie unterscheidet fünf Familien von Conotoxinen, die jeweils spezifisch auf bestimmte Ionenkanäle des Nervensystems wirken und nach gemeinsamen Zielproteinen im Beuteorganismus gruppiert werden. So binden μ-Conotoxine an muskuläre Natrium-Kanäle. Bestimmte Conotoxine können bei geringer Dosierung auch als Schmerzmittel eingesetzt werden. Diese Gifte sind für die Medizin vor allem deshalb interessant, weil sie bei Langzeitanwendung (z. B. bei chronischen Erkrankungen und Krebspatienten) weniger Nebenwirkungen zeigen als Morphinderivate, die sonst üblicherweise als Schmerzmittel eingesetzt werden. Offensichtlich ist auch das Suchtrisiko erheblich geringer.

19.9.2 Kraken – keine Spielgesellen!

Kraken sind wegen ihres Spielverhaltens bei Tauchern sehr beliebt, und immer wieder werden Unterwasserbilder mit recht verspielten Kraken veröffentlicht. Dabei kann es – im schlimmsten Fall – zu einem „Knutschfleck“ durch die Saugnäpfe kommen, die an ihren acht Armen sitzen oder der Octopus flutet kurz die Tauchmaske. Zur Nahrungsaufnahme benutzen die Kraken einen Schnabel, mit dem sie kräftig kneifen können. Doch längst nicht alle Kraken sind geeignete Spielkameraden! Es gibt zwei Arten des Blaugeringelten Octopus (*Hapalochlaena maculosa*; *H. lunulata*), die äußerst giftig, beziehungsweise deren Speichelsekrete stark toxisch sind!

Der Blaugeringelte Octopus kommt vor allem an den Küstengewässern Australiens vor. Er lebt, wie auch die anderen Octopusse, am Boden und bewegt sich kriechend oder schwimmend fort. Er bevorzugt felsiges Gelände mit ausreichend Versteckmöglichkeiten und baut zusätzlich aus Nahrungsresten (Muschelschalen) so genannte Wohnburgen. Diese Octopus-Behausungen sind gut zu erkennen. So lange man ausreichend Abstand hält, wird nichts passieren.

Von Natur aus sind Octopusse eher scheu, allerdings durchaus auch neugierig. Octopusse sind Meister der Tarnung; ihre Farbe passt sich sehr schnell der Farbe des Untergrundes an. Verfolgern können sie durchaus eine Tintenwolke entgegenblasen und sie so abschütteln.

Symptome. Zu Verletzungen durch Blaugeringelte Octopusse kommt es den Berichten nach immer dann, wenn der „kleine, niedliche Krake" auf die Hand oder den Arm gesetzt wird. Von dem Biss merkt man meistens nichts, man fühlt sich plötzlich – schon nach 30 Minuten – unwohl, man hat Atembeschwerden und spürt ein Prickeln im Gesicht. Schluckbeschwerden bis zur völligen Lähmung der Zungen- und Schlundmuskulatur kommen im späteren Verlauf hinzu und es kann zur Lähmung der Atemmuskulatur bis hin zum Atemstillstand kommen.

Das verantwortliche Gift, das Maculotoxin, stellte sich als mit dem Toxin (Tetrodotoxin/TTX) des Kugelfisches identisch heraus. Es blockiert also die Natriumkanäle erregbarer Membranen und führt so zur Unerregbarkeit, was z. B. am Nerven die Fortleitung des Impulses verhindert. TTX wirkt damit sehr ähnlich wie das Saxitoxin der Dinoflagellaten. Von den in Japan registrierten TTX-Vergiftungen verliefen über 60 % tödlich!

Im Vergleich zu der „klassischen Fischvergiftung" verläuft die Vergiftung nach dem Biss des Octopus allerdings wesentlich schneller, da das Gift direkt injiziert wird und damit rascher in den Kreislauf gelangt!

Der Blaugeringelte Octopus selbst ist erstaunlich resistent gegenüber dem TTX, was sein Nervensystem betrifft. Bisher ist allerdings nicht bekannt, wie dies bewerkstelligt wird.

Tetrodotoxin kommt in zahlreichen Meerestieren vor, so u. a. in Kugelfischen, in Grundeln, im Kaiserfisch, in einem Seestern, in einigen Meeresschnecken und in den Blaugeringelten Octopussen. Letztere sind aber die einzigen Tiere, die das Gift aktiv zum Beuteerwerb einsetzen!

19.10 Fische – mit Knorpeln und Knochen

19.10.1 Knorpelfische

Fische lassen sich grob in Knorpel- und Knochenfische unterteilen. Zu den Knorpelfischen zählen die Rochen und die Haie. Eindeutiges Unterscheidungsmerkmal zwischen Haien und Rochen ist die Lage der Kiemenspalten. Bei den Haien befinden sich diese seitlich, bei den Rochen auf der Körperunterseite. Knorpelfische besitzen, wie ihr Name schon sagt, ein aus Knorpel aufgebautes Skelett. Ihre Haut ist mit unzähligen kleinen Hautzähnchen besetzt, die als Placoidschuppen bezeichnet werden. Der Begriff Hautzähnchen verdeutlicht, dass sie aus Zahnbein (Dentin) bestehen. Haie sind in ihrer hydrodynamischen Form bzw. Oberflächenbeschaffenheit durch die Hautzähnchen extrem gut angepasst. Nicht umsonst sind sie eine der erfolgreichsten Gruppen unter den Fischen.

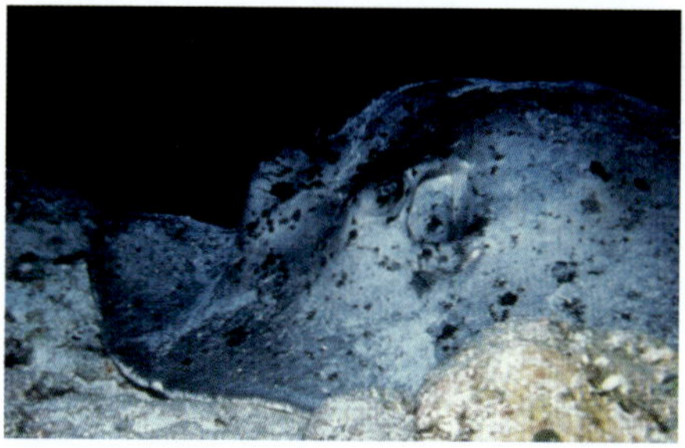

Abb. 19.18: Der Schwarzpunkt-Stachelrochen (*Taeniura meyani*)

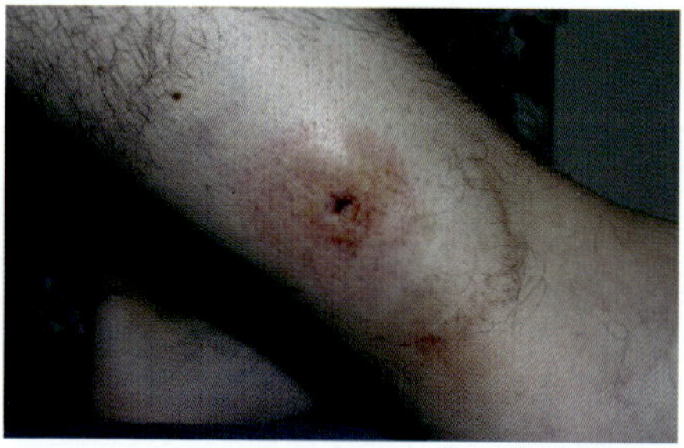

Abb. 19.19: Stichverletzungen durch Rochen sehen lokal häufig harmlos und klein aus. Sie sind allerdings extrem schmerzhaft, können zu massivem Anschwellen der Extremität führen und wochen- bis lebenslange Beschwerden verursachen. (Foto: Dr. Hendrik Liedtke)

Bedingt durch ihr ausgezeichnetes Schwimmvermögen gepaart mit exzellenten Fähigkeiten, Beute zu orten, gehören Haie an der Spitze des Nahrungsnetzes zu den „Top-Räubern" der Meere. Allerdings sind es keine Bestien, die wahllos und wild einfach um sich beißen und attackieren. Dennoch: Man darf nie, bei allen neuen Erkenntnissen, vergessen, dass z. B. der Weiße Hai nicht nur ein furchterregendes Gebiss besitzt, sondern dieses auch einzusetzen weiß – und nicht erst seit dem Kinoerfolg!

Bei Rochen, die in seichten Gewässern auf Sandgrund leben und sich dort von wirbellosen Bodentieren ernähren, verhält es sich ähnlich: Fühlen sie sich bedroht, kommt man ihnen also zu nahe oder tritt man gar auf sie, so wissen auch sie sich sehr wohl zu verteidigen (Abb. 19.18). Stachel- oder Stechrochen besitzen hierzu in der Nähe der Schwanzwurzel ein bis zwei widerhakenbewehrte Stachel mit Giftdrüsen. Der Schwanz mit dem Stachel wird seitlich oder auch über den Kopf geschlagen und durchdringt mit enormer Wucht Neopren oder Gummistiefel (Abb. 19.19).

Fallbeispiel. Eine 21-jährige Schweizerin läuft barfuß durch das seichte Wasser auf den Malediven. Plötzlich spürt sie einen kurzen Schmerz am Knöchel, der von einem verheerenden brennenden Gefühl gefolgt wird. Trotz der nur relativ kleinen Schnittverletzung am Knöchel, schwillt der ganze Fuß innerhalb kurzer Zeit an und der Schmerz zieht hinauf bis in die Hüften. Sie muss mit stärksten Schmerzmitteln behandelt werden und trotz sofortiger Wundreinigung und antibiotischer Therapie hat sie mehrere Wochen mit der Wunde zu kämpfen. Erst nach zwei Wochen ist die in der Lage, ohne Krücken zu gehen.

Die Ursache für den Einstich und die Komplikationen war der Stich eines Stachelrochens.

Manche Arten von Rochen besitzen keine Giftstacheln. Diese Vertreter müssen deshalb noch lange nicht ungefährlich sein, denn es könnte sich um „elektrische" Rochen, Zitterrochen, handeln. Sie besitzen spezialisierte Organe, mit denen sie elektrische Entladungen von hohen Spannungen – von bis zu 200 Volt wird berichtet – ins Wasser abgeben können. Zitterrochen sind meist gut getarnt und manche Vertreter wie z. B. der Marmor-Zitterrochen (*Torpedo marmorata*) im Mittelmeer kommen durchaus im flacheren Bereichen vor. Dadurch kommt es immer wieder bei Tauchern zu unerwarteten und unangenehmen „Elektroschocks" mit einem meist heftigen Schreck als direkte Folge.

Hinweis. Tödliche Unfälle durch Stachelrochen sind eine absolute Seltenheit (vgl. auch Tabelle 19.4). Trotzdem kam es am 4. September 2006 bei Dreharbeiten zu einer Dokumentation über das Great Barrier Reef in Australien zu einem tödlichen Unfall durch einen Rochen. Der als „Crocodile Hunter" bekannt gewordene Zoobesitzer und Dokumentarfilmer Steve Irwin wurde von einem Rochen während der Filmaufnahmen unter Wasser gestochen und verstarb noch unter Wasser.

19.10.2 Knochenfische

Knochenfische – auch hier steht der Name für das Skelett – besitzen ein mehr oder weniger stark verknöchertes Stützskelett. Der Besitz von Schuppen ist ein weiteres charakteristisches Merkmal von Knochenfischen, auch wenn diese bei manchen Gruppen fehlen. Über den Schuppen befindet sich eine Schleimschicht, die den Fisch vor Infektionen durch Bakterien und Pilze schützt. Gleichzeitig wird der Reibungswiderstand herabgesetzt. Zur Erkennung einzelner Arten ist häufig ein auffallendes Farb- und/oder Streifenmuster behilflich. Dieses kommt von Pigmentzellen, die unter der Haut liegen.

Tabelle 19.5: Todesfälle durch Gifttiere in den USA (2002)

Tiere	Anzahl	%
Insekten	86	40,0
– Bienen	52	24,2
– Wespen	21	9,8
– Yellow jackets	7	3,2
– Hornissen	5	2,3
– Ameisen	1	0,5
Giftschlangen	71	33,0
– Klapperschlangen	55	25,6
– Moccassins	2	0,9
– Korallenschlangen	1	0,5
– Unbestimmt	13	6,0
Spinnen	39	18,1
Skorpione	5	2,3
Nesseltieren	1	0,5
Stachelrochen	1	0,5
Unbestimmt	12	5,6
Total	**215**	

Wie die Taucher ihre Tarierweste, so nutzen die Fische ihre Schwimmblase, um sich den Druckverhältnissen in unterschiedlicher Tiefe anzupassen. Für bodenlebende Fische ist diese Einrichtung unwichtig geworden und deshalb zurückgebildet.

Für ihre Fortbewegung besitzen die Knochenfische üblicherweise Brust- und Bauchflossen – je ein Paar – und jeweils eine Rücken-, Schwanz- und Afterflosse. Die Flossenstellung, deren Form und Größe, aber auch die Form des Mauls sind wichtige Bestimmungskriterien zur Erkennung einzelner Arten. Doch die Flossen haben es auch – im wahrsten Sinne des Wortes – in sich – nämlich das Gift! Besonders bei den bodenlebenden Fischen!

Petermännchen

Gut getarnt und nicht so selten liegen Petermännchen (z. B. das Große Petermännchen *Trachinus draco*) halb eingegraben im Sand (Abb. 19.20). Sie sind daher nur sehr schwer zu erkennen; nur die hoch am Kopf stehenden Augen sind auszumachen. Selbst das schräg stehende, nach oben hin offene Maul ist nicht zu sehen. Auch die Rückenflossen sind am Körper angelegt. Die erste Rückenflosse besteht aus vier bis acht Hartstrahlen, die sehr spitz zulaufen und die Giftdrüse enthalten. Diese Flossenstrahlen können durch Muskeln senkrecht aufgestellt werden. Auf den Kiemendeckeln befindet sich bei den Petermännchen je ein nach unten gerichteter Dorn. Diese enthalten ebenfalls Giftdrüsen (Abb. 19.21). Werden Petermännchen aufgeschreckt, so setzen sie ihre Giftstacheln ein und stechen zu. Der Einstich verursacht sofort einen starken Schmerz und an der Einstichstelle kommt es zu einer lokalen Gewebsnekrose. Diese nimmt in der Folgezeit noch erheblich zu und es entwickelt sich schnell ein Ödem. Die starken Schmerzen können bis zu 24 Stunden andauern und nicht selten mit weiteren Symptomen wie Übelkeit, Schweißausbrüchen und Krämpfen gepaart sein. Bei dem Giftsekret handelt sich um mehrere Toxine, u. a. hitzelabile Eiweißgifte und Trachinin.

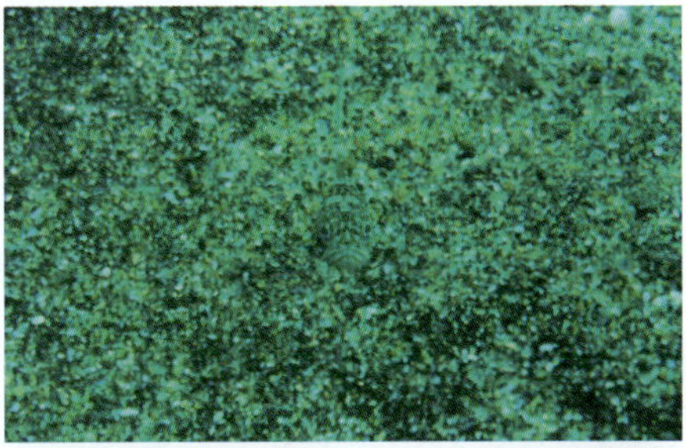

Abb. 19.20: Großes Petermännchen (*Trachinus draco*), „perfekt" eingegraben

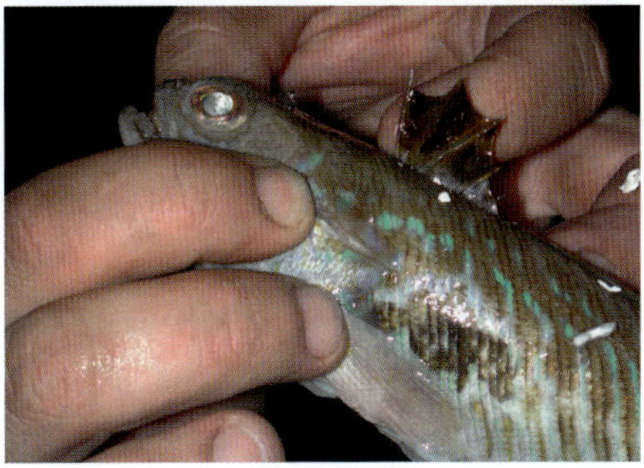

Abb. 19.21: Die Hartstrahlen der Rückenflossen mit den Giftdrüsen beim Großen Petermännchen

Gerade bei Badenden im Mittelmeerbereich ist die Stichverletzung durch Petermännchen alljährlich eine der häufigsten Urlaubsverletzungen. Als Vorsichtsmaßnahme hilft hier ein schlürfender Gang im flachen Wasser über Sand.

Steinfische

Steinfische sind unübertroffene Meister der Tarnung, wie der Name schon deutlich macht! Ihre Körperoberfläche trägt dicke Warzen, es wachsen nicht selten sogar Algen auf ihnen. Der Steinfisch (*Synanceia verrucosa*) lebt u. a. im Roten Meer, kann bis zu 50 cm groß werden und durch seinen dicken Kopf wirkt die gesamte Gestalt des Steinfischs eher bullig. Die Augen liegen hoch am Kopf, die Mundspalte ist steil nach oben gerichtet. Die ersten 13 Strahlen der einteiligen Rückenflosse tragen Giftdrüsen, ebenso wie drei Afterflossenstrahlen und zwei Bauchflossenstrahlen. In den Drüsen befindet sich die Giftflüssigkeit, ein Gemisch aus hochmolekularen Proteinen.

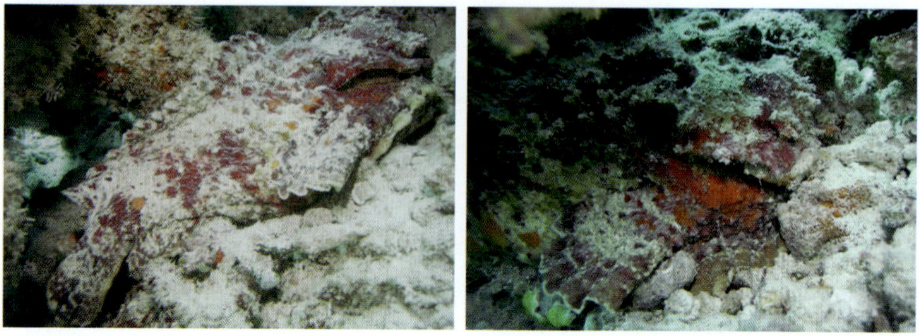

Abb. 19.22: Steinfische sind extrem gut getarnt und werden deshalb häufig übersehen, bis es zu einer Stichverletzung kommt. Auf dem linken Bild kann man die Kontur des Fisches noch sehr gut erkennen. Rechts verschmilzt er fast gänzlich mit seiner Umgebung (Foto: Dr. Hendrik Liedtke)

Symptome. Das Steinfischgift verursacht neben Herzproblemen (Kammerflimmern) auch eine Lähmung der Skelettmuskulatur. Bei Vergiftungen durch Steinfische steht, zumindest in Australien, ein Antiserum zur Verfügung. Die meisten Unfälle geschehen auch hier beim Waten durch das flache Wasser der Rifflagune oder des Rückriffs. Auch kommt es immer wieder vor, dass sich Schnorchler oder Taucher an dem vermeintlichen Stein festhalten. Fasst oder tritt man in die aufgerichteten Stacheln, so kommt es zu extremen, stark brennenden Schmerzen. Diese starken Schmerzen können sich in den folgenden Stunden erhöhen.

Die Einstichstelle wird heiß und schwillt auch extrem an; es bildet sich ein Ödem. Mit den starken Schmerzen einhergehend sind extreme Übelkeit, Erbrechen bis hin zu Blutdruckabfall und Herzstillstand.

19.11 Schlussbemerkung

Dieser kleine Einblick in die „giftige" und „schlagkräftige" Unterwasserwelt erhebt keinerlei Anspruch auf Vollständigkeit. Vielmehr soll er zum weiteren eigenen Nachlesen und Nachforschen zur Lebensweise der faszinierenden Unterwasserwelt anregen. Es sollte auch nicht der Eindruck entstehen, dass es nur so an Gefahren und Giften unter Wasser sprüht. In den meisten Fällen werden die Gifte und Abwehrmechanismen nur zur Verteidigung eingesetzt, also eher passiv. Dort, wo aktiver Gifteinsatz stattfindet, verhilft das Wissen um diese Verhaltensweisen zu einem ungetrübten und oft einzigartigen Unterwassererlebnis.

„Verhängnisvoller als alle Gifte, alle Raubzüge unter den Fischschwärmen und aller Müll im Meer, ist die Unwissenheit der Menschheit über die Ozeane!" (Sylvia Earle, amerikanische Meeresforscherin der US National Oceanic and Atmospheric Association [NOAA]).

Kompaktinformation

Zu unterlassende Maßnahmen bei Verletzungen durch Meerestiere und -pflanzen

- Die Wunde niemals auspressen, aussaugen oder einschneiden.
- Abbinden wird in den seltensten Fällen richtig durchgeführt und verschlechtert oft die Prognose. Nur bei Verblutungsgefahr ist es erlaubt: Dann muss durch das Abbinden die Blutung auch stoppen. Sonst wurde sie nicht richtig durchgeführt.
- Heißwassermethode: Es ist absolut verboten, betroffene Bereiche mit heißem oder gar kochendem Wasser zu spülen, um Proteine und Giftstoffe zu denaturieren. Zum einen gibt es hitzestabile Giftstoffe und zum anderen denaturiert man in erster Linie den Patienten.
- Kein Süßwasser und Alkohol auf Nesselwunden!
- Bei Allgemeinsymptomen wie Atemnot und Kreislaufschwäche keine Nahrung und Flüssigkeit zuführen. Es besteht die Gefahr des Erbrechens und der Aspiration.
- Wunden niemals abreiben.

Tipps für Tauchlehrer

1. Mechanische Verletzungen, Nesselungen oder Giftstiche/-bisse sind sehr unwahrscheinlich, wenn der Taucher Gestalt, Aufenthaltsort und Verhalten gefährlicher Tiere kennt.
2. Ein umsichtiger Tauchlehrer/Tauchbasisleiter wird für sein Urlaubsziel/Tauchrevier eine Abbildungstafel mit den relevanten „gefährlichen" Tieren vorbereiten und beim ersten Briefing durchsprechen.
3. Hoch geschlossen: Zum eigenen Schutz empfiehlt es sich, grundsätzlich mit langer Tauchbekleidung zu tauchen (auch in den Tropen).
4. Füßlinge mit fester Sohle sind Standard im Gerätetauchen. So genannte „Schwimmbadflossen", in die man barfuß einsteigt, sind weder im kalten, noch im warmen Wasser zu empfehlen.
5. Besonders gefährdet sind Kinder im Flachwasser (Petermännchen, Steinfisch, Seeigel, Blauring-Oktopus und diverse Quallen).
6. Der gesundheits- und umweltbewusste Taucher wird sich (gefährlichen) Tieren sehr vorsichtig nähern und sie nicht provozieren/füttern. Aufmerksamkeit und gute Tarierfähigkeit sind ebenfalls sehr gefragt.
7. Nützliches für die Taucherapotheke: feine Pinzette, Klebeband, Essig, Wunddesinfektionsmittel.
8. Bei bestimmten Stichen, Bissen und Nesselungen ist schnelles Handeln angesagt (Notfallplan, Telefonnummern): Person ruhig lagern, umgehender Transport in die Klinik (ggf. zur Beatmung).

Weiterführende Literatur

1. Brümmer F, Koch I, Niederhöfer H-J: Wirbellose Meeresbewohner. Stuttgarter Beiträge zur Naturkunde – Serie C – Nr. 37. Staatliches Museum für Naturkunde Stuttgart, 1994
2. Jochem FJ: Tod in der Schweinebucht – Geheimnisvolle Mikroorganismen bringen Küstenstriche im Osten der USA in Gefahr. MARE 1997; 20–27
3. Luckas B: Selektive Erfassung von Algentoxinen aus Krusten- und Schalentieren. Chemie in unserer Zeit 1995; 29: 68–75
4. Mebs D: Gifttiere – Ein Handbuch für Biologen, Toxikologen, Ärzte und Apotheker. Stuttgart: Wissenschaftliche Verlagsgesellschaft, 2000
5. Munzinger P, Odewald L: Achtung gefährlich – Alles, was im Meer beißt, nesselt, brennt und sticht. uw-media-produktion, Freiburg, 2004.
6. Proksch P, Edrada-Ebel RA, Ebel R: Apotheke am Meeresgrund: Bioaktive Naturstoffe aus marinen Schwämmen. Biologie in unserer Zeit 2006; 36:150–159
7. Putzier I, Frings S: Vom Jagdgift zur neuen Schmerztherapie. Tiergifte in der biomedizinischen Forschung. Biologie in unserer Zeit 2002; 32: 148–158

Tauchtauglichkeit

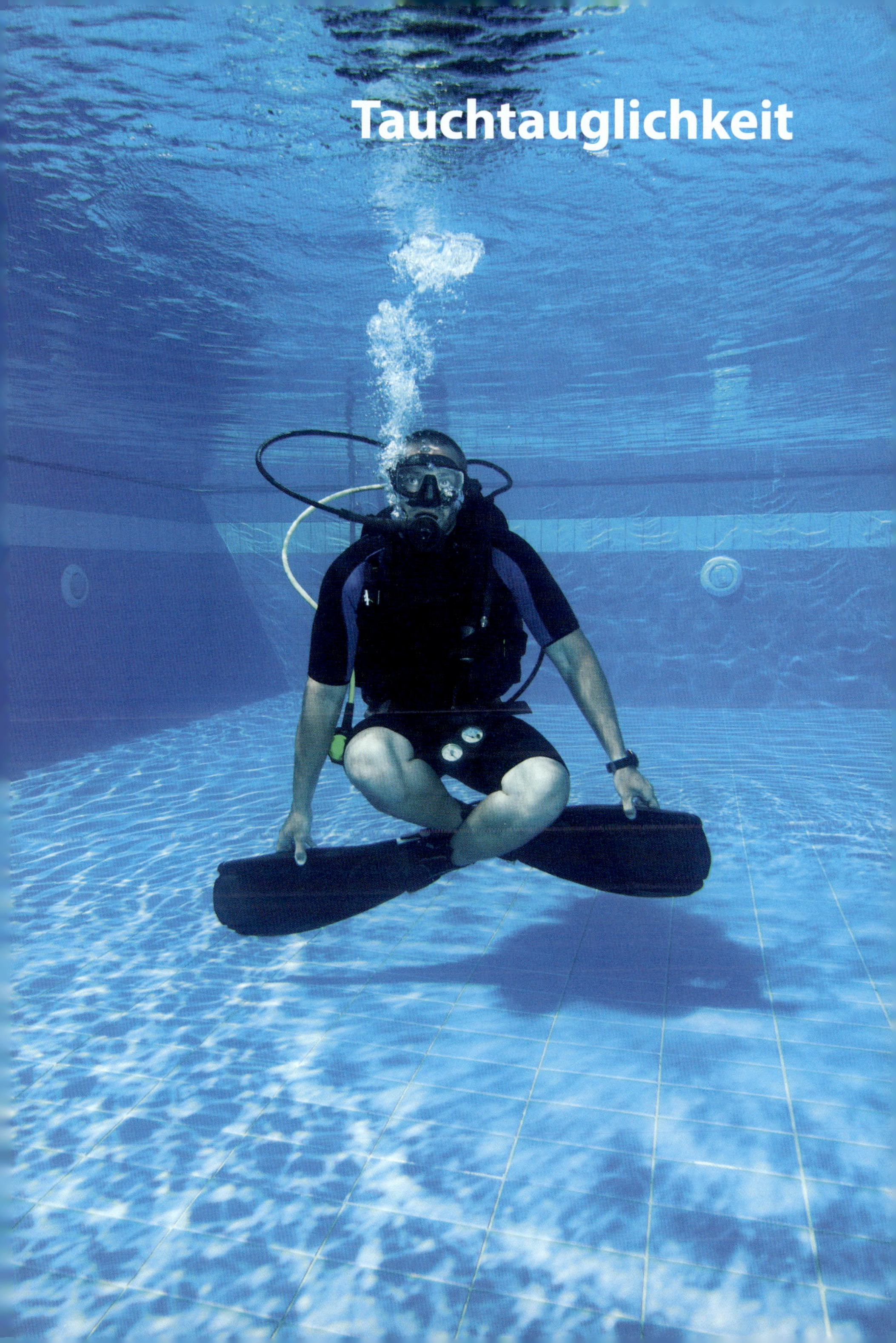

Foto Vorderseite: diverroy/Getty Images

20 Neurologie

R. Kern

Erkrankungen des Nervensystems können mit signifikanten Beeinträchtigungen motorischer, sensorischer, vegetativer, koordinativer, kognitiver und neuropsychologischer Funktionen und des Bewusstseins einhergehen. Daher können bei einigen neurologischen Erkrankungen vorübergehend oder sogar dauerhaft Einschränkungen der Tauchtauglichkeit resultieren. Das folgende Kapitel stellt die wichtigsten neurologischen Erkrankungen, die die Tauchtauglichkeit beeinflussen können, kurz vor.

20.1 Aufbau und Funktionsweise des Nervensystems

Das Nervensystem ist verantwortlich für die „Nachrichtenübermittlung" im Körper und steuert Willkürmotorik und Verarbeitung von Sinnesreizen. Für die schnelle und reibungslose Informationsverarbeitung und -weitergabe sorgen Millionen von Nervenzellen (Neurone), die mit ihren Verlängerungen und Verzweigungen eine Vielzahl von Verbindungen untereinander bilden.

Man unterscheidet das zentrale Nervensystem, das Gehirn und Rückenmark umfasst, vom peripheren Nervensystem. Zudem gibt es ein vegetatives Nervensystem, das wesentliche Einflüsse auf die Funktion von Organen und Körperfunktionen und deren Anpassung an äußere Umstände hat.

20.1.1 Zentrales Nervensystem

Gehirn

Das Gehirn wiegt etwa 1500 Gramm und ist durch die Lage im Schädelknochen vor äußeren Verletzungen geschützt. Zusätzlich ist das Gehirn von drei Gehirnhäuten (Meningen) umhüllt und „schwimmt" in einer Flüssigkeit, dem so genannten Liquor. Das Gehirn lässt sich vereinfacht einteilen in Großhirn, Kleinhirn und Hirnstamm. Unterschieden wird die graue Substanz, in der sich zahlreiche Zellkerne der Neurone befinden, von der weißen Substanz, die hauptsächlich aus Faserverbindungen von Neuronen besteht. Zur grauen Substanz gehören die Hirnrinde des Großhirns und tiefer gelegene Kerngebiete, die so genannten Basalganglien (Abb. 20.1). Das Großhirn besteht aus zwei miteinander verbundenen Hirnhälften (Hemisphären), in denen wichtige Funktionen wie Sprachfunktion, Gedächtnis, Emotion, abstraktes Denken, Rechnen, Verarbeitung von Sinnesreizen und Steuerung der Moto-

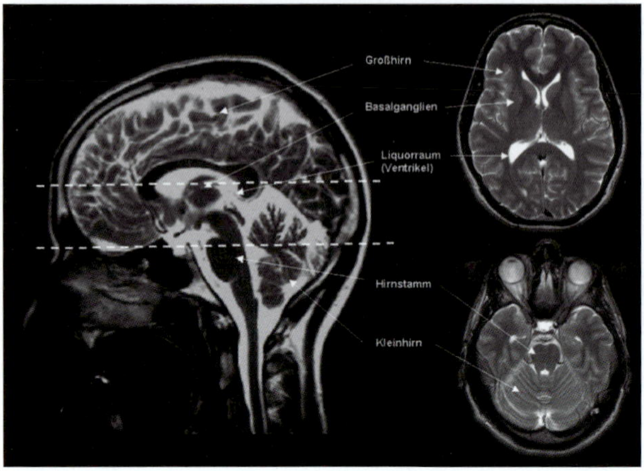

Abb. 20.1: Magnetresonanztomographie (MRT) des Gehirns. Links ein Längsschnitt, rechts zwei Querschnitte auf Höhe der gestrichelten weißen Linien

rik repräsentiert sind. Das Kleinhirn (Zerebellum) hat unter anderem Bedeutung bei der Koordination von Bewegungsabläufen. Es erhält Informationen aus dem Gleichgewichtsorgan und den sensiblen Nervenfasern. Der Hirnstamm stellt die Verbindung zum Rückenmark her und enthält somit auf engstem Raum fast alle Nervenfasern, die vom Gehirn in die Peripherie und umgekehrt ziehen. Im Hirnstamm befinden sich außerdem lebenswichtige Regulationszentren für Atmung und Kreislauf sowie die Kerngebiete der Hirnnerven, die als Träger von Informationen aus den Sinnesorganen fungieren und die Gesichts- sowie die Schlundmuskulatur steuern.

Aufgrund des hohen Sauerstoffbedarfs wird das Gehirn sehr gut durchblutet. Der Anteil am Herzminutenvolumen (Menge des vom Herzen transportierten Blutes) in Ruhe beträgt etwa 25 %. Die Durchblutung des Gehirns wird weitgehend unabhängig vom arteriellen Blutdruck durch einen Selbstregulationsmechanismus konstant gehalten. Erst bei Unter- oder Überschreiten kritischer Grenzen kommt es zu einer Störung der Blutversorgung mit Sauerstoffmangel des Gehirns.

Rückenmark

Das Rückenmark (Myelon) verbindet Gehirn und Spinalnerven miteinander. Es beginnt unterhalb des verlängerten Marks des Hirnstamms, verläuft im Inneren des Wirbelkanals und ist je nach Körpergröße etwa 45 cm lang (Abb. 20.2). Man unterscheidet Halsmark, Brustmark, Lenden- und Kreuzmark, wobei die tatsächliche Lage der Rückenmarksabschnitte jedoch nicht den Wirbelsäulenabschnitten entspricht. Das Rückenmark endet auf Höhe des zweiten Lendenwirbelkörpers. Unterhalb des zweiten Lendenwirbelkörpers verlaufen die Nervenfasern aus den unteren Rückenmarksbereichen im Wirbelkanal. Im Inneren des Rückenmarks be-

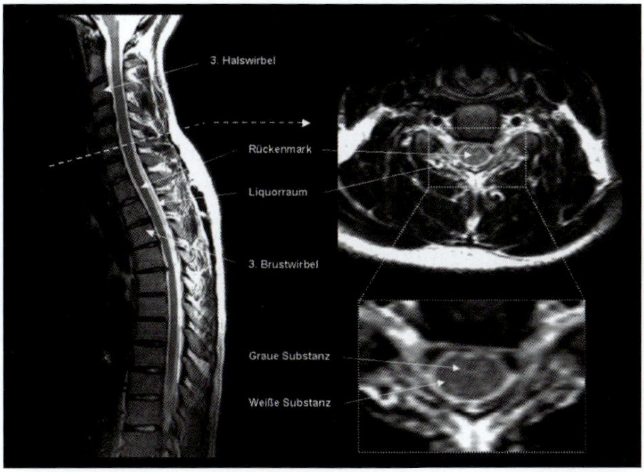

Abb. 20.2: Spinales MRT. *Links:* Längsschnitt bis zur Höhe des 10. Brustwirbels. Das Rückenmark verläuft im Wirbelkanal und ist vom Liquorraum umgeben. Im vergrößerten Querschnitt rechts unten ist die Schmetterlingsform der grauen Substanz des Rückenmarks angedeutet erkennbar

findet sich die graue Substanz, die im Querschnitt wie ein Schmetterling geformt ist, sie besteht aus eng aneinander liegenden Nervenzellkörpern. Die graue Substanz ist von der weißen Substanz umgeben, die die Nervenzellfasern enthält.

Genau wie das Gehirn ist auch das Rückenmark durch drei Rückenmarkshäute und durch einen Flüssigkeitsmantel umgeben, die es bei Bewegungen und Stößen vor Verletzungen schützen. Die arterielle Blutversorgung des Rückenmarks erfolgt über ein verzweigtes Netz von Spinalarterien. Im Vergleich zum Gehirn ist der Sauerstoffbedarf des Rückenmarks deutlich niedriger, daher hat dessen Blutversorgung nur einen geringen Anteil am Herzzeitvolumen.

20.1.2 Peripheres Nervensystem

Motorisches und sensibles Nervensystem

Neben den 12 Hirnnervenpaaren gibt es 33 Nervenwurzelpaare, die auf Höhe jedes Wirbelkörpers das Rückenmark verlassen. Die vordere Nervenwurzel enthält motorische Fasern, in der hinteren Nervenwurzel gelangen sensible Fasern in das Rückenmark. Kurz nach dem Verlassen des Rückenmarks vereinigen sich die vordere und die hintere Nervenwurzel zum Spinalnerven. Spinalnerven führen somit motorische und sensible Nervenfasern mit sich.

Die motorischen Nerven sind verantwortlich für die Reizübertragung auf die Muskulatur, und sind somit eine Art Nachrichtenübermittler für Willkürbewegungen. Die sensiblen Nerven übermitteln Informationen über Druck-, Berührungs-, Schmerz- und Temperaturempfinden aus der Haut sowie über den Lagesinn, d.h. die Stellung von Körperteilen im Raum, an das zentrale Nervensystem.

Vegetatives Nervensystem

Neben dem Nervensystem, das für willkürliche Aktivitäten zuständig ist, steuert das vegetative oder autonome Nervensystem verschiedene unwillkürliche Funktionen des Körpers, z. B. Herzschlag und Verdauung. Es bedient sich zweier gegensätzlicher Systeme, die auf unterschiedliche äußere Einflüsse reagieren können. Der Sympathikus hat anregende und mobilisierende Funktionen; er steuert unter anderem die Fluchtreaktion und bewirkt eine Steigerung des Herzzeitvolumens. Mit dem Parasympathikus werden Herz-Kreislauf-Funktionen beruhigt bzw. gebremst und die Verdauung angeregt.

20.2 Neurologische Untersuchung

Die Erhebung des neurologischen Untersuchungsbefunds ist unverzichtbarer Bestandteil einer Tauchtauglichkeitsuntersuchung. Diese umfasst die Prüfung der wichtigsten Hirnnerven. Bei der Untersuchung der Motorik ist auf das Vorliegen von Lähmungen oder Atrophien zu achten, die Reflexe sollten symmetrisch auslösbar sein, das Babinski-Zeichen negativ. Die Sensibilitätsprüfung erfolgt in aller Regel orientierend, außer bei Angabe von Beschwerden. Zur Untersuchung der Koordination werden Zeigeversuche, Prüfung repetitiver Abfolgen (Diadochokinese) und eine Gangprüfung durchgeführt.

In Taucherkreisen gut bekannt ist der „5-Minuten-Neuro-Check" der DAN (Divers Alert Network), der für Laien zur orientierenden Dokumentation neurologischer Symptome von Tauchunfällen entwickelt wurde (Tabelle 20.1). Dieser Untersuchungsablauf, ergänzt durch den Reflexstatus, kann auch für den neurologischen Teil der ärztlichen Tauchtauglichkeitsuntersuchung verwendet werden.

Hinweis. Da bei Tauchunfällen ebenfalls häufig neurologische Symptome auftreten, sind Kenntnisse der neurologischen Befunderhebung für Tauchlehrer und Tauchmediziner wichtig.

Entsprechend dem Aufbau und der Funktionsweise des Nervensystems wird zwischen zerebralen, spinalen und peripheren neurologischen Syndromen unterschieden. Für eine zerebrale Manifestation sprechen halbseitige Lähmungen (Hemiparese) mit oder ohne halbseitige Gefühlsstörungen (Hemihypästhesie), Sprachstörungen (Aphasie) oder andere neuropsychologische Störungen wie Neglect, Apraxie oder Agnosie, in schweren Fällen auch Bewusstseinsstörungen. Weitere zerebrale Symptome sind Gesichtsfelddefekte, Doppelbilder, Koordinations- und Gangstörungen. Das häufigste spinale Syndrom ist das inkomplette oder komplette Querschnitts-

Tabelle 20.1: 5-Minuten-Neuro-Check (modifiziert nach DAN Europe)

Orientierung	– Ist der Taucher zur Person orientiert (Name, Alter)? – Ist der Taucher örtlich orientiert (derzeitiger Aufenthaltsort)? – Ist der Taucher zeitlich orientiert (aktuelle Zeit, Datum)?
Augen (Hirnnerven 2,3,4, 6)	– Sehvermögen: Kann der Taucher die ihm vorgehaltene Anzahl von Fingern wahrnehmen? Kann der Taucher ein entferntes Objekt identifizieren? (Prüfung für beide Augen getrennt) – Augenfolgebewegung: Der Taucher wird aufgefordert, dem Finger des Untersuchers, der in ca. 50 cm Abstand langsam von rechts nach links und von oben nach unten bewegt wird, mit den Augen zu folgen. Zu achten ist auf eine glatte und gleichsinnige Bewegung beider Augen. Es sollte nicht zu Doppelbildern oder Nystagmen kommen. – Sind die Pupillen des Tauchers rund und isokor? Reagieren sie direkt und konsensuell auf Licht?
Gesicht (Hirnnerven 5 u. 7)	– Motorik: Der Taucher wird aufgefordert zu pfeifen, „die Zähne zu zeigen" und die Augen fest zu schließen. Auf eine symmetrische Bewegung beider Gesichtshälften und auf seitengleiche Muskelspannung ist zu achten. – Sensibilität: Abwechselnd werden dann die linke und rechte Hälfte seiner Stirn und des Gesichts berührt und der Taucher gefragt, ob die Gefühlswahrnehmungen seitengleich sind.
Gehör (Hirnnerv 8)	Hörvermögen: Der Taucher wird aufgefordert, seine Augen zu schließen. Dann werden in ca. 50 cm Entfernung vom rechten, anschließend vom linken Ohr des Tauchers Daumen und Zeigefinger aneinander gerieben und der Taucher gefragt, ob er das Geräusch seitengleich wahrnimmt.
Schluckreflex (Hirnnerven 9 u. 10)	Der Taucher wird aufgefordert zu schlucken. Zu beobachten ist, ob sich sein Adamsapfel gleichmäßig auf- und abwärts bewegt.
Zunge (Hirnnerv 12)	Zungenbeweglichkeit: Der Taucher wird aufgefordert, seine Zunge gerade herauszustrecken. Zu beachten ist, ob sie sich genau in der Mitte befindet oder Abweichungen nach rechts oder links zeigt.
Sensibilität	Der Taucher wird aufgefordert, die Augen zu schließen. Abwechselnd werden dann im Seitenvergleich die linke und rechte Hälfte des Rumpfes, dann die Außen- und Innenseiten seiner Extremitäten berührt und der Taucher gefragt, ob seine Gefühlswahrnehmungen seitengleich sind. Das Ergebnis der Untersuchung muss für jede Körperregion beurteilt und aufgezeichnet werden.

Tabelle 20.1: *Fortsetzung*

Motorik	– Der Taucher wird aufgefordert, beide Schultern hochzuziehen, während ihnen mit den Handflächen des Untersuchenden ein Widerstand entgegengesetzt wird. Dadurch ist leicht zu überprüfen, ob er beidseits die gleiche Kraft entwickeln kann oder ob Seitenunterschiede vorliegen. (Hirnnerv 11) – Der Taucher wird aufgefordert, die Arme in den Ellenbogengelenken rechtwinkelig zu beugen. Er wird dann angewiesen, seine Hände nach oben, nach unten und zur Seite zu bewegen, während seinen Bewegungen durch die Hände des Untersuchenden ein Widerstand entgegengesetzt wird. Zu beurteilen sind eventuelle Seitenunterschiede der groben Kraft. – Der Taucher wird aufgefordert, sich flach auf den Rücken zu legen. Er wird dann angewiesen, seine Knie gegen den Widerstand der Hände des Untersuchenden zu heben bzw. die Sprunggelenke gegen Widerstand auf- und ab zu bewegen.
Gleichgewicht und Koordination	– Romberg-Test: Der Taucher wird aufgefordert aufzustehen, die Füße parallel zusammen zu stellen, die Arme nach vorne zu strecken, die Handflächen nach oben zu richten und die Augen zu schließen. Der Taucher sollte in der Lage sein, das Gleichgewicht zu halten, wenn der Boden unbewegt ist. – Finger-Nase-Versuch: Der Taucher wird aufgefordert, die Augen zu schließen. Er wird dann angewiesen, seine Arme nach vorne zu strecken und abwechselnd mit seinen Zeigefingern seine Nasenspitze zu berühren. Zu beurteilen sind evtl. Seitenunterschiede. – Knie-Hacke-Versuch: Der Taucher wird aufgefordert, sich flach auf den Rücken zu legen. Er wird angewiesen, abwechselnd eine Ferse über die vordere Schienenbeinkante des anderen Beines zu bewegen. Zu beachten sind evtl. Seitenunterschiede.

syndrom mit sensomotorischer Tetra- oder Paraparese unterhalb des betroffenen Rückenmarkssegments, häufig auch mit einer Störung der Blasen- und Mastdarmfunktion. Periphere Syndrome äußern sich in ausstrahlenden Schmerzen, Sensibilitätsstörungen und in schweren Fällen schlaffen Lähmungen, die sich dem Versorgungsgebiet eines oder mehrerer peripherer Nerven oder Nervenwurzeln zuordnen lassen.

20.3 Spezielle neurologische Erkrankungen

20.3.1 Anfallserkrankungen

Epilepsie

Die Epilepsie ist definiert durch das wiederholte Auftreten epileptischer Anfälle oder nach einen einmaligen epileptischen Anfall durch ein erhöhtes Risiko, weitere Anfälle zu erleiden. Bedingt durch abnorme, synchrone und sich selbst beendende elektrische Entladungen von Nervenzellen des Gehirns führen epileptische Anfälle zu einer plötzlich beginnenden, in aller Regel spontan wieder abklingenden neurologischen Funktionsstörung.

Epileptische Anfälle können verschiedene Ursachen haben; unterschieden werden genuine Epilepsien mit genetischem Hintergrund (die also „angeboren" sind), die meist im Kindes- oder Jugendalter beginnen, und symptomatische Epilepsien, denen eine Störung der Integrität des Gehirngewebes zugrunde liegt. Dazu zählen unter anderem eine frühkindliche Hirnschädigung, Schädel-Hirn-Verletzungen, Infektionen des Gehirns, Hirntumoren, Durchblutungsstörungen, Hirnblutungen und toxische (Einfluss von Giftstoffen) Ursachen. Epileptische Anfälle lassen sich anhand der klinischen Präsentation einteilen.

Der „klassische" generalisierte tonisch-klonische Anfall führt zu Bewusstlosigkeit, zentraler Apnoe, Verkrampfung der Muskulatur gefolgt von rhythmischen motorischen Entäußerungen für die Dauer von etwa 3–5 min. Meist kommt es zu Zungenbiss, Einnässen und zu einer prolongierten Reorientierungsphase von ca. 30 min nach dem Anfall. Neben generalisierten Anfällen kommen verschiedene Formen fokaler Anfälle mit oder ohne erhaltenem Bewusstsein und motorischen und nichtmotorischen Symptomen vor. Solche fokalen Anfälle können sich beispielsweise durch eine Art „Abwesenheit", d. h. eine kurzzeitig veränderte Reaktion auf äußere Reize und durch komplexe unwillkürliche Verhaltensabläufe (Automatismen) äußern.

Da das klinische Leitsymptom epileptischer Anfälle eine anfallsartig auftretende Bewusstseinsstörung ist, stellt das Vorliegen einer Epilepsie eine absolute Kontraindikation gegen das Tauchen dar. Auch fokale Anfälle ohne eingeschränktes Bewusstsein sind ernst zu nehmen, weil ihnen häufig eine strukturelle Gehirnschädigung zugrunde liegt und sie in einen generalisierten Anfall übergehen können.

Hinweis. Die Anamnese unprovozierter epileptischer Anfälle in der näheren Vergangenheit ist mit der Ausübung des Tauchsports nicht vereinbar.

Die restriktive Haltung bei der Beurteilung der Tauchtauglichkeit hat in diesem Zusammenhang mehrere Gründe. Zwar ist nicht sicher, ob ein Pressluftauchgang bei

Tabelle 20.2: Tauchtauglichkeit bei Anfallserkrankungen (Quelle: Checkliste Tauchtauglichkeit)

Absolute Kontraindikationen	Relative Kontraindikationen	Keine Kontraindikation
– Manifeste Epilepsie – Therapie mit sedierenden Antiepileptika – Polytherapie mit Antiepileptika – Eindosierung oder Reduktion von Antiepileptika	– Epilepsie mit mehrjähriger Anfallsfreiheit (etwa 5 Jahre) ohne Medikation – Epilepsie mit mehrjähriger Anfallsfreiheit (etwa 5 Jahre) mit niedrig dosierter Monotherapie eines nicht sedierenden Antiepileptikums	– Einzelne Anfälle in der Kindheit ohne neurologische Grunderkrankung – Stattgehabter Gelegenheitsanfall mit Anfallsfreiheit über 6 Monate, sofern Provokationsfaktor nicht fortbesteht

entsprechender Veranlagung das Risiko für einen epileptischen Anfall erhöht, weil die Sauerstoffpartialdrücke bei Presslufttauchen – im Gegensatz zur Atmung von hyperbarem Sauerstoff – wahrscheinlich nicht hoch genug sind, um eine Senkung der zentralnervösen Reizschwelle zu bewirken. Kommt es aber zu einem epileptischen Anfall im bzw. unter Wasser, so besteht erhebliche Lebensgefahr durch Aspiration und Ertrinken. Zudem kann die während eines generalisierten Anfalls auftretende Apnoe eine Lungenüberdehnung mit nachfolgendem Pneumothorax oder einer arteriellen Gasembolie begünstigen. Nicht zu vernachlässigen ist außerdem die Gefährdung der Tauchpartner, bei einem Rettungsversuch ebenfalls zu verunglücken.

Die Tauchtauglichkeit ist auch dann nicht gegeben, wenn eine antiepileptische Medikation zu Anfallsfreiheit geführt hat. Dies hat zwei Gründe: Erstens führen Antiepileptika lediglich zu einer Senkung der Wahrscheinlichkeit, Anfälle zu erleiden; die Erkrankung besteht dennoch fort. Zweitens haben Antiepileptika direkte zentralnervöse Effekte und können die Reaktionszeit verlängern. Diese Nebenwirkung kann sich unter dem Einfluss höherer Atemgaspartialdrücke verstärken.

Weniger eindeutig ist die Vorgehensweise bei einer Vorgeschichte lang zurückliegender Anfälle. Als Faustregel kann gelten, dass ein mehrjähriges, etwa fünfjähriges anfallsfreies Intervall ohne Medikation vorliegen muss, bevor über die Tauchtauglichkeit diskutiert werden sollte. Dieses Intervall entspricht auch den gängigen Richtlinien zur Kraftfahrtauglichkeit für LKW. Dennoch bleibt das Risiko für ein Anfallsrezidiv auch über einen solchen Zeitraum hinaus erhöht gegenüber der Normalbevölkerung. Derartige Situationen können nur im Einzelfall entschieden werden, eine detaillierte Untersuchung durch einen Neurologen und einen erfahrenen Tauchmediziner sind ebenso erforderlich wie die Aufklärung des Betroffenen über das individuelle Risiko. Eine Entscheidungshilfe gibt Tabelle 20.2

Einzelne epileptische Anfälle

Das Auftreten eines einzelnen epileptischen Anfalls unter bestimmten Bedingungen wird auch als „Gelegenheitsanfall" bezeichnet und sollte von einer Epilepsie abgegrenzt werden. Einige Provokationsfaktoren wie z. B. Schlafmangel, Flackerlicht, grippale Infekte, Alkoholentzug oder bestimmte Medikamente können ohne das Vorliegen einer Epilepsie zu einem Gelegenheitsanfall führen. Die Ursache eines solchen Anfalls sollte in jedem Fall geklärt werden. Dazu gehört eine gründliche neurologische Untersuchung mit Zusatzdiagnostik, v. a. EEG (Elektroenzephalographie [„Hirnstrommessung"]) und MRT (Magnetresonanztomographie) des Gehirns, um eine erhöhte Anfallsbereitschaft auszuschließen.

Genaue Richtlinien, wie die Tauchtauglichkeit nach einem Gelegenheitsanfall bewertet werden soll, liegen nicht vor. Bei unauffälliger neurologischer Diagnostik und Vorliegen eines klar definierten Provokationsfaktors kann die Tauchtauglichkeit nach einem anfallsfreien Intervall von 6 Monaten gegeben sein, sofern der anfallsbegünstigende Provokationsfaktor nicht mehr vorliegt. Außerdem sollten der Taucher und seine Tauchpartner über das im Vergleich zur Normalbevölkerung höhere Risiko, erneut einen Anfall zu erleiden, aufgeklärt sein.

Fallbeispiel. Die 28-jährige Bürokauffrau S. erlitt vor 2 Jahren zwei generalisierte epileptische Anfälle innerhalb von drei Monaten. Seither ist sie in neurologischer Behandlung und nimmt regelmäßig ein Antiepileptikum in niedriger Dosis ein, das sie gut verträgt. Alle Zusatzuntersuchungen einschließlich EEG und MRT waren unauffällig. Anfälle sind seit dieser Zeit nicht mehr aufgetreten; nach Ablauf einer 12-monatigen anfallsfreien Zeit wurde ihr wieder erlaubt, Auto zu fahren. Im Rahmen eines Maledivenurlaubs möchte sie nun einen Tauchkurs machen.

Praktisches Vorgehen: Vom Tauchen sollte unter Berücksichtigung des vitalen Risikos und der potenziellen Gefährdung der Tauchpartner bei einem Rettungsversuch noch abgeraten werden. Das anfallsfreie Intervall sollte mehrere, etwa 5 Jahre betragen.

Synkopen und andere Formen anfallsartiger Bewusstlosigkeit

Wesentlich häufiger als epileptische Anfälle sind nichtepileptische Ursachen anfallsartiger Bewusstseinsstörungen. Dazu zählen insbesondere die Synkopen (Ohnmächtigwerden), bei denen es durch einen systemischen Blutdruckabfall zu einer kurzzeitigen Störung der Gehirndurchblutung kommt.

Ursachen für Synkopen können sein:

- kardial, z. B. bei Herzrhythmusstörungen,
- vasovagal (Blutdruckabfall durch Stimulierung des vegetativen Nervensystems), z. B. durch langes Stehen, Hitze, unangenehme Eindrücke, starke Schmerzen,
- orthostatisch beim Aufstehen nach längerem Liegen oder Sitzen,
- pressorisch, z. B. bei heftigen Hustenattacken,
- zerebral, z. B. im Rahmen eines vorübergehenden Gefäßverschlusses im Gehirn; Bewusstseinsstörung dann meist von anderen neurologischen Ausfällen begleitet.

Klinisch kommt es zunächst zu einem Schwindel- und Schwächegefühl, Schweißausbruch, teils begleitet von Verschwommensehen oder Übelkeit, gefolgt von einer kurz andauernden Bewusstlosigkeit mit kaum messbarem Puls und Blutdruck.

Andere Differenzialdiagnosen von Bewusstseinsstörungen sind Hypoglykämien (Abfall des Blutzuckerspiegels), Hyperventilationstetanien (s. Kap. 14), die Narkolepsie (eine relative seltene Erkrankung mit plötzlich auftretenden Einschlafattacken) und psychogene Ursachen. Die Beurteilung der Tauchtauglichkeit hängt in diesen Fällen stark von der Ursache des Bewusstseinsverlusts ab. Ist die Ursache unklar, darf bis auf weiteres nicht getaucht werden. Ist bei Synkopen die Ursache geklärt und kann diese behoben werden, darf nach einer ausreichend langen Beobachtungszeit (in der Regel 3 Monate) wieder getaucht werden. Eine einzelne unkomplizierte situationsabhängige, z. B. vasovagale Synkope schränkt die Tauchtauglichkeit nicht ein.

Hinweis. Personen mit wiederkehrenden anfallsartigen Bewusstseinsstörungen sind nicht tauchtauglich, unabhängig von deren Ursache. Eine genaue Diagnosestellung ist für die weitere Entscheidung unerlässlich.

20.3.2 Schädel-Hirn-Verletzungen

Schädel-Hirn-Verletzungen werden nach ihrem klinischen Schweregrad in leichte, mittelschwere und schwere Formen unterteilt. Für die Einteilung sind die Dauer der Bewusstlosigkeit nach dem Unfall und das Vorliegen neurologischer Ausfälle wichtig. Die Gehirnerschütterung (Commotio cerebri) bezeichnet eine leichte Form des Schädel-Hirn-Traumas, bei der die Bewusstlosigkeit nur Sekunden bis Minuten anhält und keine neurologischen Ausfälle auftreten. Definitionsgemäß entsteht bei einer Gehirnerschütterung kein morphologisch fassbarer Gewebeschaden. Schwerere Schädel-Hirn-Verletzungen führen zu einer länger andauernden Bewusstseinsstörung, unterschiedlich schweren neurologischen oder neuropsychologischen Ausfällen und zu einer offenen oder geschlossenen Verletzung von Gehirngewebe.

Der Schweregrad der Schädel-Hirn-Verletzung ist für die Beurteilung der Tauchtauglichkeit von Bedeutung. Nach einer Gehirnerschütterung kann nach Ablauf von etwa 3 Monaten wieder getaucht werden. Bei schwereren Schädel-Hirn-Verletzungen hängt die weitere Tauchtauglichkeit davon ab, ob symptomatische epileptische Anfälle aufgetreten und neurologische Defizite zurückgeblieben sind. Dabei ist auch auf Gedächtnisstörungen und andere neuropsychologische Funktionseinbußen zu achten. Nach dem Unfall sollte eine ausreichend lange Wartezeit von etwa 2–3 Jahren eingehalten werden. Eine Beurteilung jedes Einzelfalls durch einen erfahrenen Taucherarzt gemeinsam mit dem behandelnden Neurochirurgen oder Neurologen ist erforderlich (Tabelle 20.3).

Tabelle 20.3: Tauchtauglichkeit bei Schädel-Hirn-Trauma (Quelle: Checkliste Tauchtauglichkeit)

Absolute Kontraindikationen	Relative Kontraindikationen	Keine Kontraindikation
– Stattgehabtes schweres Schädel-Hirn-Trauma mit bleibendem neurologischen Defizit – Bleibende offene Schädelverletzung – Symptomatische Epilepsie bzw. pathologisches EEG nach Schädel-Hirn-Trauma	– Stattgehabtes Schädel-Hirn-Trauma nach vollständiger Erholung ohne neurologisches und neuropsychologisches Defizit, keine Epilepsie (gründliche Untersuchung erforderlich)	– Stattgehabte Commotio cerebri mit vollständiger Erholung, normalem EEG und CT/MRT. Wartezeit ca. 3 Monate

Hinweis. Die Beurteilung der Tauchtauglichkeit richtet sich nach der Schwere des Schädel-Hirn-Traumas. Außer in (vermeintlich) leichten Fällen sollte eine eingehende neurologische Untersuchung und eventuell neuropsychologische Testung erfolgen, bevor wieder getaucht werden darf.

20.3.3 Schlaganfall

Schlaganfälle führen aufgrund einer gestörten Blutversorgung zu einer Beeinträchtigung des zerebralen Stoffwechsels bis hin zu einem Gewebsuntergang unterschiedlich großer Bereiche des Gehirns. Man unterscheidet:

- zerebrale Ischämien (Hirninfarkte), bei denen es durch einen arteriellen Verschluss zu einer Störung der Blutzufuhr mit Sauerstoffmangel im Gewebe kommt,
- intrazerebrale Blutungen, bei denen eine Gewebsschädigung durch Druckwirkung und Verdrängung von Gehirngewebe infolge eines Blutaustritt aus Arterien entsteht,
- Subarachnoidalblutungen, bedingt durch die Ruptur eines Aneursymas (Gefäßaussackung), und
- andere seltenere Ursachen.

Klinisches Leitsymptom sind akut auftretende neurologische Ausfälle wie beispielsweise halbseitige Lähmungen (Hemiparese) mit oder ohne halbseitige Gefühlsstörungen (Hemihypästhesie), Sprachstörungen (Aphasie) oder andere neuropsychologische Störungen, halbseitige Sehstörungen (homonyme Hemianopsie),

Doppelbilder, Koordinationsstörungen (Ataxie), und in schweren Fällen auch Bewusstseinsstörungen. Welche Symptome auftreten, hängt von der Größe und Lokalisation der betroffenen Gehirnregion und der Ursache der Durchblutungsstörung bzw. der Einblutung ins Gehirn ab. Eine Sonderform stellt die Subarachnoidalblutung infolge Ruptur eines Hirnaneurysmas dar. Die betroffenen Patienten leiden meist unter plötzlich einsetzenden, heftigsten Kopfschmerzen.

Berufstaucher dürfen nach einem Schlaganfall ihren Beruf nicht mehr ausüben, wenn neurologische Ausfälle fortbestehen. Bei Sporttauchern ist das unter Umständen im Rahmen einer eingeschränkten Tauchtauglichkeit möglich. Liegt das Ereignis lange zurück, kann die Tauchtauglichkeit gegeben sein, sofern der Taucher mit seiner körperlichen Einschränkung, z. B. einer Halbseitenlähmung, vertraut ist und mit ihr umgehen kann. Die Handhabung der Ausrüstung und eine ausreichende körperliche Leistungsfähigkeit in kritischen Situationen sollten gewährleistet sein. In jedem Fall ist es wichtig, die Tauchpartner mit einzubeziehen. Diese sollten das Ausmaß der neurologischen Defizite kennen, um sie in Notfallsituationen von neurologischen Symptomen einer Dekompressionserkrankung unterscheiden zu können. Zu berücksichtigen ist auch, dass Schlaganfälle unter Wasser gelegentlich mit neurologischen Symptomen einer Dekompressionserkrankung verwechselt werden. Bei schweren körperlichen Behinderungen kann an Programmen für Tauchen mit beschränkter Leistungsfähigkeit teilgenommen werden (s. auch Kap. 28).

Das Ausmaß der neurologischen Funktionseinschränkung bestimmt die Tauchtauglichkeit nach einem Schlaganfall aber nicht allein. Durchblutungsstörungen des Gehirns sind in vielen Fällen mit einer Gefäßerkrankung (Arteriosklerose) verbunden; oft bestehen Begleiterkrankungen wie Bluthochdruck, Diabetes mellitus („Zuckerkrankheit") oder Herzrhythmusstörungen, die wiederum relative oder absolute Kontraindikationen zum Tauchen darstellen können. Nach einer Aneurysmablutung ist auch erforderlich, dass das Aneurysma vollständig operativ verschlossen wurde und keine weiteren größeren Aneurysmen vorliegen.

Fallbeispiel. Der 62-jährige Tauchlehrer H. bemerkt plötzlich ein taubes Gefühl im linken Unterarm, er kann Gegenstände nicht mehr mit der linken Hand halten und stellt im Spiegel einen hängenden Mundwinkel fest. In der Klinik wird ein „leichter Schlaganfall" und eine „hochgradige Verengung der rechten Halsschlagader" festgestellt. Wenige Tage später wird die Halsschlagader operiert. Nach drei Monaten hat H. keinerlei Beschwerden mehr, auch die Narbe am Hals ist vollständig verheilt. Er möchte wieder tauchen.
Diagnose: Symptomatische Karotisstenose rechts.

Praktisches Vorgehen: Für die Beurteilung der Tauchtauglichkeit sind mehr Informationen erforderlich. Nach einem Schlaganfall (gerade in der so genannten nichtdominanten, rechten Gehirnhälfte) ist es möglich, dass Gehirngewebe weitgehend unbemerkt zugrunde gegangen ist. Besonders neuropsychologische Störungen wie z. B. Gedächtnisstörungen oder Störungen der Urteilsfähigkeit fallen oft erst in einer gezielten neuropsychologischen Untersuchung auf. Außerdem sind

Verengungen der Halsschlagader meist Ausdruck einer Arteriosklerose, so dass zusätzlich andere Gefäßveränderungen im Körper vorliegen können. Häufig sind die Herzkranzgefäße (Koronararterien) betroffen. Aus diesem Grund sollte vor der Beurteilung der Tauchtauglichkeit eine kardiologische Untersuchung durchgeführt werden. Auch die Kenntnis weiterer Begleiterkrankungen wie Bluthochdruck und Diabetes mellitus ist wichtig.

20.3.4 Hirntumoren, Hirnabzesse und Zustand nach Gehirnoperationen

Der Begriff Hirntumor bezeichnet sowohl allgemein Tumoren im Kopf (intrakranielle Tumoren) als auch Tumoren des Gehirns (intrazerebrale Tumoren). Art, Lage und Größe des Hirntumors bestimmen die klinische Symptomatik, die Behandlungsmöglichkeiten und die Prognose. So gibt es einige gutartige Tumoren wie z. B. Adenome der Hirnanhangdrüse (Hypophyse) oder die von den Hirnhäuten ausgehenden Meningeome, die im Frühstadium mit guter Heilungsaussicht operiert werden können. Andererseits führen maligne (bösartige) Tumoren wie das Glioblastom oder bestimmte Metastasen trotz Therapiemaßnahmen innerhalb kurzer Zeit zum Tod. Hirnabszesse sind abgekapselte bakterielle Infektionen des Hirngewebes, die zu einer eiterbildenden Einschmelzung des betroffenen Gewebes führen.

Das Vorliegen von neurologischen oder neuropsychologischen Defiziten bei Vorliegen eines Hirntumors oder eines Hirnabszesses stellt eine absolute Kontraindikation zum Tauchen dar, ebenso eine symptomatische Epilepsie. In aller Regel sollte bei Vorliegen eines intrazerebralen Tumors oder eines Hirnabszesses vom Tauchen abgeraten werden. Kleine asymptomatische gutartige Tumoren stellen keine Kontraindikation dar. Die operative Entfernung eines Hirntumors in der Vorgeschichte ist eine relative Kontraindikation, eine Wartezeit von etwa 2–3 Jahren ist einzuhalten.

Es sollte berücksichtigt werden, dass auch nach einer Operation neurologische Defizite fortbestehen und epileptische Anfälle auftreten können sowie ein erneutes Tumorwachstum möglich ist. Aufgrund der vorbestehenden Schädigung des Gehirns könnten im Falle einer Dekompressionserkrankung oder einer arteriellen Gasembolie neurologische Symptome deutlich schwerer ausfallen und sich unter Umständen schlechter zurückbilden. Nur bei definitiver Deckung eines knöchernen Defekts und vollständig verheilter Wunde ist Tauchen möglich. Spezielle mechanische Schutzmaßnahmen können erforderlich sein.

Liegt ein Schädeldefekt mit einer Knochenlücke vor, darf nicht getaucht werden. Wurde ein transnasaler Operationszugang (durch die Nase) gewählt, wie es bei manchen Tumoren üblich ist, so besteht möglicherweise ein erhöhtes Risiko für ein Barotrauma der Nasennebenhöhlen. Mit einem Ventrikelshunt (Ableitung für Liquor) kann bei guter Shuntfunktion frühestens nach 6 Monaten wieder getaucht werden. Aufgrund besonderer Aspekte sollte in solchen Fällen eine enge Absprache mit dem behandelnden Arzt erfolgen und die Shuntfunktion regelmäßig überprüft werden.

20.3.5 Morbus Parkinson, Demenz

Der Morbus Parkinson ist eine neurologische Erkrankung mit dem Leitsymptom Bradykinese, d. h. einer allgemeinen Verlangsamung von Bewegungsabläufen. Weitere Symptome sind Rigor (Tonuserhöhung mit Steifigkeit der Muskulatur), Ruhetremor (Zittern) und autonome Störungen. Die Erkrankung ist im Frühstadium medikamentös gut behandelbar, schreitet aber fort.

Eine weitere häufig vorkommende degenerative Erkrankung des Nervensystems ist die Demenz vom Alzheimer-Typ, die selten auch schon vor dem 60. Lebensjahr beginnen kann. Weiterhin gibt es eine Vielzahl weiterer so genannter neurodegenerativer Erkrankungen mit unterschiedlichen Symptomen und Erkrankungsverläufen.

Aufgrund der Verlangsamung von Bewegungsabläufen mit verlängerter Reaktionszeit stellt der M. Parkinson eine Kontraindikation zum Tauchen dar. Ausnahmen sind im frühen Stadium der Erkrankung möglich, wenn unter Medikation ein unauffälliger neurologischer Befund vorliegt. Regelmäßige Kontrollen (etwa alle 6 Monate) sind erforderlich. Manche Parkinsonmedikamente können zu einer vermehrten Tagesmüdigkeit führen, daher darf bei Einnahme solcher Präparate nicht getaucht werden. Eine Alzheimer-Erkrankung ist eine absolute Kontraindikation zum Tauchen. Auch die sonstigen degenerativen Erkrankungen des zentralen Nervensystems führen in aller Regel zum Ausschluss vom Tauchen.

20.3.6 Multiple Sklerose (MS)

Die Multiple Sklerose wird auch als Encephalomyelitis disseminata bezeichnet und ist eine immunologisch vermittelte entzündliche Erkrankung des zentralen Nervensystems. Sie ist eine der häufigsten neurologischen Erkrankungen überhaupt und beginnt meist im jungen Erwachsenenalter. Die vertüpfelt auftretenden Entzündungsherde in Gehirn und Rückenmark führen in der Regel zu schubförmigem Auftreten neurologischer Ausfälle, wobei Sehstörungen, sensible Störungen, Gangunsicherheit, Koordinationsstörungen, Doppelbilder, Lähmungserscheinungen und Blasenentleerungsstörungen besonders häufig sind.

Hinweise, dass die Erkrankung durch das Tauchen ungünstig beeinflusst wird, gibt es nicht. Unter Berücksichtigung der körperlichen Beeinträchtigung bestehen daher keine prinzipiellen Einschränkungen der Tauchtauglichkeit. Während eines akuten Erkrankungsschubs darf nicht getaucht werden. Auch Symptome, die zu einer Beeinträchtigung von Orientierung, Gleichgewicht, Atmung und Handhabung der Geräte führen, müssen ausgeschlossen sein.

Symptome der Multiplen Sklerose können sich außerdem durch eine Erhöhung der Körpertemperatur, z. B. durch Fieber, ein heißes Bad, hohe Außentemperaturen oder durch exzessive Muskelarbeit verschlechtern (Uthoff-Phänomen). Betroffene Patienten sollten daher besondere Tauchgangsvorbereitungen treffen wie beispielsweise angemessene Kleidung, Vermeiden von Überanstrengung und heißem Wasser.

20.3.7 Migräne und andere Kopfschmerzformen

Die Migräne äußert sich mit attackenartig auftretenden, stechenden oder pulsierenden, meist halbseitigen Kopfschmerzen, die von Lichtscheu, Übelkeit und gelegentlich von den Kopfschmerzen vorausgehendem Flimmersehen (Migräneaura) begleitet sein können. Die Migräne führt in aller Regel nicht zu einer Einschränkung der Tauchtauglichkeit. Hinweise, dass Migräneanfälle durch Tauchen ausgelöst werden, liegen nicht vor. Angesichts der Häufigkeit der Erkrankung kann es bei Migränepatienten naturgemäß auch während oder nach dem Tauchgang zu einer Migräneattacke kommen. Hat eine Migräneattacke bereits begonnen, sollte nicht getaucht werden. In seltenen Fällen treten im Rahmen der Migräneaura auch neurologische Ausfälle wie halbseitige Sensibilitätsstörungen, Sprachstörungen oder sogar Lähmungserscheinungen auf, dann ist eine Verwechslung mit einer zerebralen Dekompressionserkrankung möglich (s. auch Kap. 14). Bei häufigem Auftreten derart schwerer Migräneauren sollte vom Tauchen abgeraten werden.

Bei anderen Kopfschmerzformen ist ähnlich zu verfahren. Kommt es zu noch nie in dieser Art erlebten heftigen Kopfschmerzen, sollte unbedingt ein Arzt aufgesucht werden.

20.3.8 Rückenmarkserkrankungen, Bandscheibenvorfälle

Verletzungen des Rückenmarks können zu einer so genannten Querschnittslähmung führen. Klinisch gehört zum Querschnittssyndrom eine Lähmung der Muskulatur und eine Gefühlsstörung unterhalb des betroffenen Rückenmarkssegments, häufig auch eine Störung der Blasen- und Mastdarmfunktion. Bei einem Querschnittssyndrom auf Höhe des Brustmarks sind beide Beine (spastische Paraparese), auf Höhe des Halsmarks alle vier Extremitäten (spastische Tetraparese) betroffen.

Im akuten Stadium einer Querschnittslähmung und nach nicht abgeschlossener Rehabilitation darf unter keinen Umständen getaucht werden. In jedem Fall ist eine ausreichend lange Wartezeit von einigen Jahren erforderlich. Auch im chronischen Stadium ist die Ausübung des Tauchsports bei Vorliegen einer Tetraparese nicht möglich. Bei einer hohen zervikalen Querschnittslähmung kann die Atemhilfsmuskulatur mit betroffen sein, ebenfalls einer absoluten Kontraindikation entsprechend. Bei einer tiefer gelegenen Querschnittslähmung mit Paraparese ist Tauchen unter Berücksichtigung der Empfehlungen zum Tauchen mit körperlichen Einschränkungen prinzipiell möglich (s. auch Kap. 28). Ähnliches gilt für andere Ursachen schwerer, aber stabiler neurologischer Störungen wie z. B. eine abgelaufene Poliomyelitis.

Aufgrund der Häufigkeit von Bandscheibenvorfällen kommen diese natürlich auch bei Sporttauchern vor; das Tragen schwerer Lasten stellt einen Risikofaktor dar. Das typische klinische Bild sind in das Bein ausstrahlende Rückenschmerzen, die dem Versorgungsgebiet einer Nervenwurzel folgen (= radikuläre Verteilung). Je nach Ausmaß der Schädigung können neurologische Ausfälle wie Sensibilitätsstörungen und Lähmungen hinzu kommen. Bei den selteneren großen medianen Bandscheibenvorfällen kann es akut zu einem Querschnittssyndrom kommen; dann handelt es sich um einen ernsten neurologischen Notfall.

Bei einem akuten Bandscheibenvorfall soll nicht getaucht werden. Auch nach unvollständiger Erholung kann das Tragen der Ausrüstung die Symptome verschlimmern. Nach vollständiger Erholung kann in aller Regel wieder uneingeschränkt getaucht werden. Bei bleibenden, aber stabilen neurologischen Defiziten liegt eine relative Kontraindikation vor. Eine Bandscheibenoperation in der Vorgeschichte spricht nicht gegen die Tauchtauglichkeit, sofern eine ausreichende Wartezeit eingehalten wird.

20.3.9 Erkrankungen des peripheren Nervensystems und der Muskulatur

Periphere Nervenläsionen

Läsionen eines oder mehrerer peripherer Nerven können durch Druck, Verletzung oder bei bestimmten infektiösen Erkrankungen entstehen. Klinische Leitsymptome sind Schmerzen, Sensibilitätsstörungen und schlaffe Lähmungen im Versorgungsgebiet eines peripheren Nervs. Im akuten Stadium einer peripheren Nervenläsion sollte nicht getaucht werden. Nach vollständiger Remission oder bei stabilem neurologischem Defizit kann die Tauchtauglichkeit wiedererlangt werden, sofern die Handhabung der Geräte sichergestellt ist. Im Falle eines Residuums sollte die neurologische Störung auch dem Tauchpartner genau bekannt sein, um Verwechslungen mit der Dekompressionserkrankung zu vermeiden.

Periphere Fazialisparese

Bei einer Lähmung des VII. Hirnnerven (N. facialis) kommt es zu einer halbseitigen schlaffen Lähmung der Gesichtsmuskulatur, der Lidschluss ist zudem vermindert. Im akuten Stadium einer Fazialisparese darf nicht getaucht werden. Nach vollständiger Remission und anschließender Wartezeit für etwa einen weiteren Monat kann in aller Regel wieder getaucht werden. Bei stabilen Restsymptomen nach peripherer Fazialisparese sollte sichergestellt sein, dass das Mundstück gut im Mund gehalten werden kann.

Polyneuropathie

Eine Polyneuropathie bezeichnet eine generalisierte Erkrankung mehrerer peripherer Nerven, es gibt symmetrische und asymmetrische Verteilungstypen. Polyneuropathien können vielen verschiedenen Ursachen zugrunde liegen. Klinisch äußern sich periphere Neuropathien durch sensible, motorische, und/oder autonome Störungen. Sensible Störungen führen bei Polyneuropathien v. a. an den Füßen zu einer erhöhten Anfälligkeit für unentdeckte Hautverletzungen, die sich im weiteren Verlauf infizieren können. Die Temperaturwahrnehmung kann ebenfalls gestört sein, bis hin zu unbemerkten Verbrennungen. Zur Bewertung der Tauchtauglichkeit sollte die Ursache der Polyneuropathie möglichst geklärt sein. In manchen Fällen ist die Grunderkrankung für die Beurteilung der Tauchtauglichkeit wichtiger als Polyneuropathie selbst; ein Beispiel ist die Polyneuropathie bei Diabetes mellitus (Zuckerkrankheit). Bei stabiler und leichtgradiger Symptomatik kann in der Regel getaucht werden, wobei die Haut intakt und ausgeprägte autonome Störungen ausgeschlossen sein sollen.

Erkrankungen der Muskulatur

Das Leitsymptom von Muskelerkrankungen ist eine motorische Schwäche mit oder ohne Schmerzen. Beispiele sind Muskeldystrophien, die amyotrophe Lateralsklerose und die Myasthenia gravis. Aufgrund der motorischen Schwäche mit möglicher Mitbeteilung der Atemhilfsmuskulatur besteht bei neuromuskulären Erkrankungen in den meisten Fällen eine absolute Kontraindikation zum Tauchen.

Weiterführende Literatur

1. Almeida M do R, Bell GS, Sander JW: Epilepsy and recreational scuba diving: an absolute contraindication or can there be exceptions? A call for discussion. Epilepsia. 2007; 48: 851–858
2. Bartsch T, Cordes P, Keil R, Reuter M, Hutzelmann A, Tetzlaff K, Deuschl G: Cervico-thoracic disc protrusions in controlled compressed-air diving: clinical and MRI findings. J Neurol 2001; 248: 514–516
3. Boussuges A, Blanc F, Carturan D: Hemodynamic changes induced by recreational scuba diving. Chest 2006; 129: 1337–1343
4. Diener HC, Gerloff C, Dieterich M: Therapie und Verlauf neurologischer Erkrankungen. 7. Aufl. Stuttgart: W. Kohlhammer, 2017
5. Bartsch T, Cordes P, Keil R, Reuter M, Hutzelmann A, Tetzlaff K, Deuschl G: Cervico-thoracic disc protrusions in controlled compressed-air diving: clinical and MRI findings. J Neurol 2001; 248: 514–516

6. Brubakk A, Neumann TS: Bennet and Elliot's physiology and medicine of diving. Edinburgh: Saunders, 2003
7. Edmonds C, Lowry C, Pennefather J, Walker R: Diving and subaquatic medicine. London: Arnold Publishers, 2015
8. Gesellschaft für Tauch- und Überdruckmedizin (GTÜM) e. V., Österreichische Gesellschaft für Tauch- und Hyperbarmedizin (ÖGTH): Checkliste Tauchtauglichkeit. 2. Aufl. Stuttgart: Gentner, 2014.
9. Halsey MJ: Effects of high pressure on the central nervous system. Physiol Rev 1982; 62: 1341–1377
10. Huang ET, Hardy KR, Stubbs JM, Lowe RA, Thom SR: Ventriculo-peritoneal shunt performance under hyperbaric conditions. Undersea Hyperb Med 2000; 27: 191–194
11. Kohshi K, Morimatsu Y, Tamaki H, Murata Y, Kohshi K, Ishitake T, Denoble PJ: Cerebrospinal vascular diseases misdiagnosed as decompression illness: the importance of considering other neurological diagnoses. Undersea Hyperb Med 2017; 44: 309–313
12. Parker J: The sports diving medical. A guide to medical conditions relevant to scuba diving. Melbourne: J.L. Publications, 1994
13. Smart D, Lippmann J: Epilepsy, scuba diving and risk assessment. Near misses and the need for ongoing vigilance. Diving Hyperb Med 2013; 43: 37–41
14. Trepel M: Neuroanatomie. Struktur und Funktion. 7. Aufl. München: Urban & Fischer, 2017

Internetadressen

1. http://www.dgn.org (Leitlinien zu Neurologischer Diagnostik und Therapie)
2. http://www.neuropat.dote.hu (Linkseite zu Anatomie und Pathologie des Nervensystems)
3. http://www.daneurope.org (Divers Alert Network)

Tipps für Tauchlehrer

1. Der Tauchlehrer benötigt Grundwissen in Neurologie für den „Neurocheck" zur Protokollierung des Befindens der Verunfallten bis zum Eintreffen von Arzt und Rettungsdienst.
2. Ein Tauchunfall mit nicht reversiblen Schäden des Nervensystems ist i. d. R. das „Aus" für die Taucherkarriere des Betroffenen – Verfügbarkeit von Druckkammern darf nicht die Risikobereitschaft steigern!

21 Augen

D. Schnell

Das Sehen stellt beim Sporttauchen die wichtigste Sinnesfunktion dar. Nicht nur das Erkennen von Gegenständen und Lebewesen, sondern auch die Orientierung über und unter Wasser ist von überragender Bedeutung, ja mitunter lebensrettend. Daher erscheint es besonders wichtig, dass ein Taucher über das Sehen, die einzelnen Sehfunktionen, zumindest im Groben, informiert ist. Des Weiteren sollte er wissen, wie er sein Sehen optimieren kann, ja, muss, um den bestmöglichen Erfolg zu haben und keine Gefahren für Leib und Leben heraufzubeschwören. Schließlich spielt auch die Tauchtauglichkeit aus augenärztlicher Sicht für den Taucher eine Rolle. Augenkrankheiten und -operationen können das Tauchen problematisch, oft gefährlich gestalten, weil sich Sehfunktionen und Krankheiten verschlechtern können.

21.1 Anatomie und Physiologie des Sehorgans

21.1.1 Wie sieht der Mensch?

Das Abbild eines Objekts trifft auf die mehrschichtige Hornhaut, wo seine parallel ankommenden Strahlen gebündelt (zentriert) werden. Diese durchqueren die mit Kammerwasser gefüllte vordere Augenkammer und die als Blende dienende Pupille, werden in der dicht dahinter liegenden Augenlinse weiter gebündelt (konzentriert), gelangen durch den Glaskörper hindurch und werden, beim normsichtigen (emmetropen) Auge scharf, im Netzhautzentrum (Makula lutea und Fovea centralis) abgebildet (Abb. 21.1). Dort nehmen die nach hinten gerichteten Stäbchen die Helligkeit und die ebenfalls vom Licht abgewandten Zapfen die Farben sowie die scharfen Konturen (Kontraste) auf. Die Stäbchen vermitteln (schwarz-weiße) Lichtwahrnehmung in der Nacht, Zapfen durch 3 verschiedene Zapfenarten ein Farbsehen am Tage. Die dahinter liegende pigmentierte Schicht (retinales Pigmentepithel genannt) steht mit beiden Lichtempfangsorganarten in enger Verbindung, ernährt sie und transportiert abgestorbenes Gewebe ab. Außerdem dient diese Schicht als Lichtfilter.

Die Stäbchen und Zapfen (auch Sinneszellen oder Fotorezeptoren genannt) werden durch die ankommenden Lichtreize (Lichtteilchen) aktiviert, die entstehenden Nervenreize werden in den vor der Netzhaut liegenden Schaltstellen (Synapsen, Ganglienzellen) umgeschaltet, über ebenfalls vor der Netzhaut liegende Bahnen

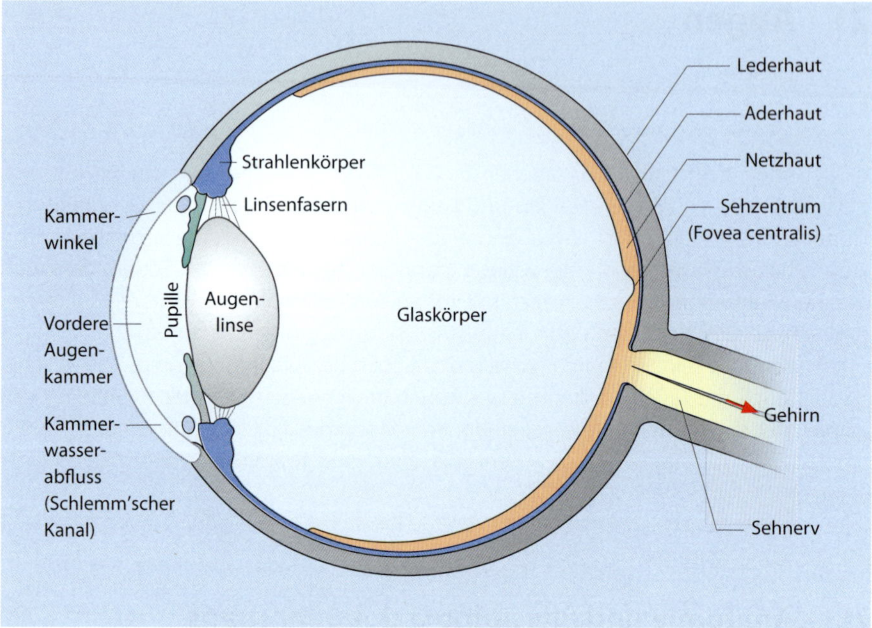

Abb. 21.1: Das menschliche Auge (schematisch)

in den Sehnerv und das Gehirn geleitet, dort selektiert, in verschiedenen Zentren geprüft, verglichen, und schließlich den Zentren der Identifikation sowie des Gedächtnisses zugeführt.

Ein Großteil der Objektstrahlen muss also, bevor er in die Sinneszellen der Netzhaut gelangt, durch alle Schaltstellen und Bahnen hindurch. Nur das Sehzentrum ist frei von (Ganglien-)Zellen und Bahnen; diese werden um die Fovea centralis herumgeleitet.

Zentrum und Peripherie der Netzhaut haben völlig unterschiedliche Aufgaben beim Sehakt. Das Zentrum sieht scharf, kontrastreich, erkennt Farben, trägt aber kaum etwas zur Orientierung bei. Die Peripherie erlaubt hauptsächlich die Orientierung, das Sehen im Dunklen und eine gute zeitliche Auflösung schnell hintereinander folgender Impulse (hohe Flimmerverschmelzungsfrequenz für größere Objekte).

Da die zentrale Sehgrube (Fovea centralis) nur Zapfen besitzt, ist sie im Dunkeln blind: Fixiert man am unbewölkten Nachthimmel einen kleinen Stern, so verschwindet der, schaut man jedoch leicht daneben (Stäbchensehen), so erkennt man ihn. Das scharfe Sehen ist auf einen zentralen Kreis von 2–3° begrenzt. 10° neben dem Zentrum liegt die Sehschärfe bei 20 %, 20° daneben bei 10 %.

Das Sehen bei Tag, das „photopische Sehen", ist weitgehend Aufgabe der Zapfen. Es gibt Zapfenarten für langwelliges, mittel- und kurzwelliges Licht. Beim Sehen mittlerer Helligkeiten (zwischen 1 und 0,01 Candela/qm (cd/m^{-2}) sind beide Arten der Sinneszellen – Stäbchen und Zapfen – aktiv. Man nennt dies „mesopisches Sehen".

Die Stäbchen bewerkstelligen das Sehen im Dunkeln, das „skotopische Sehen", das beim Tauchen oft eine große Rolle spielt. Die Stäbchen stehen 30–40° neben dem Zentrum am dichtesten, hier befindet sich das Maximum an Helligkeitsempfindlichkeit, peripher davon verringert sich ihre Zahl. Farben werden ab einer bestimmten Dunkelheit nicht mehr gesehen, und so heißt es zu Recht: „Nachts sind alle Katzen grau". Bei Hellanpassung der Augen werden die Lichtunterschiedsempfindlichkeit und die Sehschärfe (räumliche Auflösung) zur Peripherie hin geringer.

Je besser Zentrum und Peripherie der Augen mit dem Gehirn zusammenwirken, desto koordinierter und effektiver ist das Sehen, vor allem von Bewegung, auch unter Wasser.

21.2 Physikalische und physiologische Grundlagen des Sehens unter Wasser

Das Sehen unter Wasser ist abhängig von dessen Beschaffenheit. Es treten die verschiedensten optischen Phänomene, aber auch Beeinträchtigungen des Sehorgans und seiner Funktionen unter Wasser auf, je nachdem, ob es sich um sauberes Quell- oder verunreinigtes Industriewasser, um Süß-, Salz- oder beispielsweise Chlorwasser handelt.

Wasser hat gegenüber der Luft eine um 1/3 größere optische Dichte (1,33 zu 1,0). Daraus resultiert: Das Gesehene scheint unter Wasser um 1/3 größer zu sein und um 1/4 näher zu liegen als dies tatsächlich der Fall ist. Jeder Lichtstrahl wird zum Einfallslot hin gebrochen; je peripherer dies geschieht, desto stärker. Senkrechte Strahlen erfahren keine Brechung (Abb. 21.2). Ein schräger Durchblick durch die Taucherbrille unter Wasser vergrößert die optische Täuschung noch.

Beim Blick aus der Tiefe zur Wasseroberfläche erkennt man Dinge, die sich in der Luft über dem Wasser befinden, durch eine Art rundes Fenster. In diesem Fenster von 97° (2-mal 48,5°) bündeln sich alle Lichtstrahlen, die steiler als ca. 10° auf das Wasser treffen (flacher auftreffende Strahlen werden nicht gesehen, weil sie zu dunkel sind).

Somit erkennt man im Fenster alle Dinge, die sich in einer Ausdehnung von 160° rundum über dem Wasser befinden (s. Abb. 21.2 und 21.3), falls sie hell genug sind. Je peripherer sich die Objekte befinden, desto stärker verlagert erscheinen sie. Die Ente in Abb. 21.3 wird senkrecht über dem Taucher am richtigen Ort wahrgenommen. Je größer die Tiefe ist, aus der der Taucher bei klarem Wasser zur Wasseroberfläche schaut, desto größer wird sein Fenster zur Welt über dem Wasser. Durch die Total-

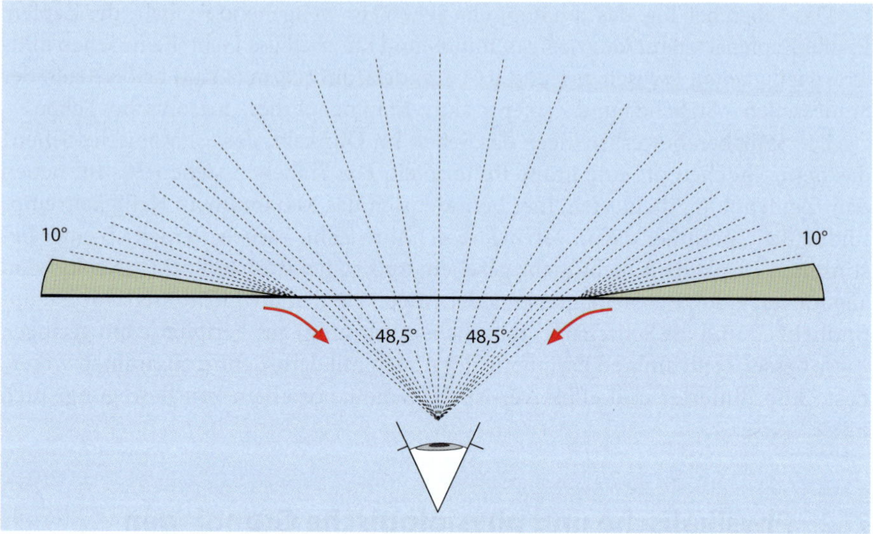

Abb. 21.2: Wahrnehmung von Dingen über dem Wasser durch das Fenster (nach Clarke u. Goddard 1998)

reflexion des Wassers, an der Grenze vom dichteren (Wasser) zum weniger dichten Medium (Luft), wirkt die Wasseroberfläche um dieses Fenster herum wie ein Spiegel (Abb. 21.3 und 21.4). Zwischen Fenster und Spiegel befindet sich eine schmale Kreislinie, die bei ruhigem Wasser in den Regenbogenfarben schillert – der so genannte Snell'sche Kreis. Ursache sind prismatische Effekte (Schnell 1999, 2002, 2003).

Die Totalreflexion ist auch die Ursache dafür, dass man beim Blick von mehr als 48,5° von der Seite die Augen des Mittauchers hinter der Tauchermaske nicht erkennen kann (s. Abb. 21.4), sondern die Maskenscheiben die Umwelt widerspiegeln.

Die Sehschärfe liegt beim Eintauchen der Augen in Wasser nur etwa bei „Fingerzählen in 20 cm", weil dieses Medium eine Fehlsichtigkeit von etwa 45 dpt erzeugt (Holland 2001, 2009a,b; Kalthoff 1991; Schnell 1999, 2002, 2003a,b). Das Wasser hebt nämlich die Brechkraft der Hornhautvorderfläche von ca. +45 dpt völlig auf. Um scharf zu sehen, muss man entweder eine Pluslinse von ca. 45 dpt als Korrektur vorsetzen (diese hätte nur ein minimales Gesichtsfeld) oder einen luftgefüllten Raum. Da Letzteres praktikabler ist, dient die Tauchermaske schon dem Normsichtigen (Emmetropen) als unverzichtbares Korrektiv.

Die „Augenfische", die mit Hilfe der Augen jagen, besitzen eine Kugellinse mit hoher Brechkraft und großer Tiefenschärfe. Eine „Kugelkontaktlinse" aus wasserhaltigem Weichlinsenmaterial hat der Augenoptikermeister Holland aus Hamburg für Apnoetaucher entwickelt (s. Abb. 21.6).

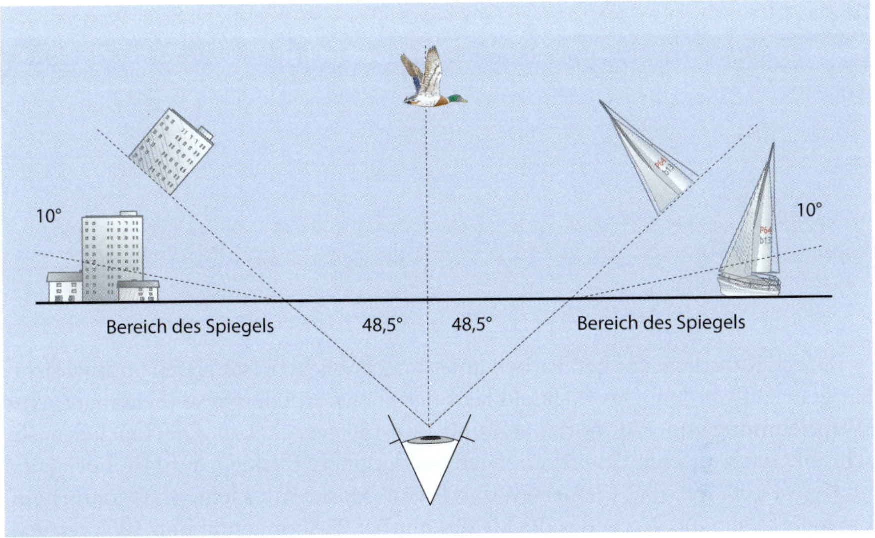

Abb. 21.3: Wahrnehmung von Dingen über dem Wasser durch das Fenster und Spiegelung von Objekten unter dem Wasser durch Totalreflexion an der Wasserunterfläche (nach Clarke u. Goddard 1998)

Je dichter das Wasser, desto schwächer ist der Kontrast und umso stärker wird die Sicht beeinträchtigt. Auch die Trübung durch Schwebeteilchen mindert das (Kontrast-)Sehen. Sichtweiten von etwa 70–90 m gelten bei sauberem Wasser als hervorragend. Die Dichte des Wassers und dessen Trübung durch Schwebeteilchen bedingen auch eine Minderung von Lichtmenge und Farbumfang. Mit der Abnahme von Farbumfang und Helligkeit schwindet auch die Sehschärfe und zwar, nach unserer Erfahrung, umso rascher, je niedriger die Ausgangssehschärfe ist. Da das Licht im Quadrat der Entfernung abnimmt, wird auch die Sichtweite bei zunehmender Trübung in gleicher Weise minimiert. Daher ist es wichtig, eine möglichst hohe Ausgangssehleistung zum Tauchen mitzubringen. Auch eine vom Wert her ausreichende Sehschärfe sollte nach unserer Erfahrung immer optimiert werden. Helligkeit und Farbintensität nehmen mit zunehmender Tiefe um so rascher ab, je mehr das Wasser verunreinigt und je langwelliger das Licht ist (Tabelle 21.1).

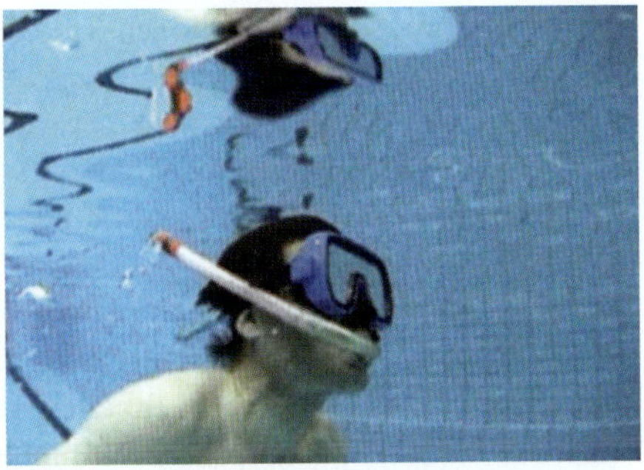

Abb. 21.4: Spiegelungen an der Wasserunterfläche und den Tauchermaskenscheiben

Tabelle 21.1: Verschwinden der einzelnen Farben in den Tiefen eines relativ sauberen Wassers

Farbe	Farbverlust bei
Rot	5– 8 m
Gelb	20–25 m
Grün	25–30 m
Blau	30–35 m
Violett	Sichtbarkeitsgrenze

Durch Kunstlicht können Farben unter Wasser bis in tiefste Tiefen optimal sichtbar gemacht werden. Das Blickfeld lässt peripher normalerweise (beidäugig) eine Wahrnehmung von 270° horizontal und 110–130° vertikal zu. Die Tauchermaske schränkt nach unseren Untersuchungen das periphere Blickfeld auf 110° horizontal und etwa 100° vertikal (gemessen durch eine Maske mit kleinem Totraum) ein. Einäugig liegen die Werte des Blickfeldes nur bei 95° horizontal und 100° vertikal. Der Taucher nimmt diese Einschränkungen nicht bewusst wahr, weil er durch Drehungen von Kopf und Körper alles rundum erkennen kann.

21.3 Optische Korrektur unter Wasser

Es werden in der Tauchliteratur immer wieder Fälle beschrieben, in denen es durch Sehprobleme zu Notaufstiegen und durch diese zu Tauchunfällen kam, die teilweise zum Tode führten. Daher muss auf eine möglichst optimale optische Korrektur der größte Wert gelegt werden. Grundsätzlich gibt es zwei Arten der Korrektur von Fehlsichtigkeiten beim Tauchen (Holland 2001, 2009a,b):

1. die korrigierte (bzw. korrigierende) Tauchermaske,
2. das Tragen von Kontaktlinsen (unter der Maske).

Korrigiert man die Tauchermaske optisch, so gibt es wiederum zwei Wege:

1. der Schliff der Tauchermaskenfrontscheiben selbst oder
2. die Korrektur durch innen auf die Frontscheibe geklebte Gläser.

Da der Taucher über Wasser sowohl in der Ferne das Tauchbegleitboot und eventuelle Mittaucher als auch in mittlerer Entfernung deren Luftblasen sowie in der Nähe über und unter Wasser Tabellen und Instrumente (Tiefenmesser, Uhr, Austauchtabellen, Tauchcomputer, Finimeter usw.) erkennen können muss, bedarf es einer Korrektur von der Ferne bis zur Nähe.

Kurzsichtigkeit (Myopie). Kurzsichtigkeit, die ja durch einen zu langen Augapfel oder eine zu stark brechende Augenlinse bedingt sein kann, sollte, wenn beidäugig vorhanden, voll ausgeglichen werden. Einseitig ist sie, bei Gewöhnung an den Zustand, nicht in jedem Falle korrekturbedürftig (das kurzsichtige Auge sieht gut in der Nähe).

Weitsichtigkeit (Hyperopie). Weitsichtigkeit, bei der entweder das Auge zu kurz oder die Linse zu schwach ist, muss nur bei schlechter subjektiver Ausgleichsfähigkeit (Akkommodation) korrigiert werden. Dabei sollte man daran denken, dass sich unter Wasser Weitsichtigkeiten, vor allem für Ältere, stärker auswirken.

Hornhautverkrümmung (Astigmatismus). Im Gegensatz zu früher lassen sich heute auch Zylindergläser (bis etwa 6 dpt) zur Korrektur von Hornhautradienunterschieden in Tauchermasken einbauen. Wir empfehlen eine solche Korrektur dann, wenn sie die Sehschärfe um mindestens 0,2 (somit 2 Stufen oder Zeilen) verbessert.

Alterssichtigkeit (Presbyopie). Bei Alterssichtigkeit korrigieren wir Taucher schon ab einer Nahkorrektur von +0,5 bis +1,0 dpt. Sie kann in Form eines reinen Nahglases oder bifokal erfolgen. Presbyopien werden bis etwa +4 dpt (auch mit Zylinder) ausgeglichen. Mitunter kann auch eine einäugige Presbyopie(nah)korrektur sinnvoll sein, die dann auf der Seite getragen werden muss, auf der sich die Instrumente befinden (so genannte Monovision).

Prismenkorrektur. Bei verborgenem (latentem) Schielen wird oft eine Prismenkorrektur empfohlen und es werden somit Prismen in die Tagesbrille eingebaut. In der Tauchermaske ist dies recht schwierig, im Allgemeinen nicht notwendig und selten sinnvoll.

21.3.1 Tauchermaskenkorrektur

Tauchermaskenkorrekturen können, wie erwähnt, auf der Rückseite der Maskenscheibe aufgeklebt oder durch Schliff der Frontscheiben vorgenommen werden (s. Abb. 21.4). Bei Weitsichtigkeiten sind Korrekturen bis +10 dpt und bei Kurzsichtigkeiten bis –22 dpt möglich. Aufgeklebte Gläser müssen beim gesamten Tauchgang weit genug vom Auge entfernt bleiben, auch bei unterschiedlichem Maskeninnendruck und damit wechselndem Abstand der Maskenrückfläche von den Augen. Der Druckausgleich in der Maske muss bei stärkeren aufgeklebten Gläsern oft früher erfolgen. Mitunter hilft hier auch eine Maske mit einem etwas größeren Totraum.

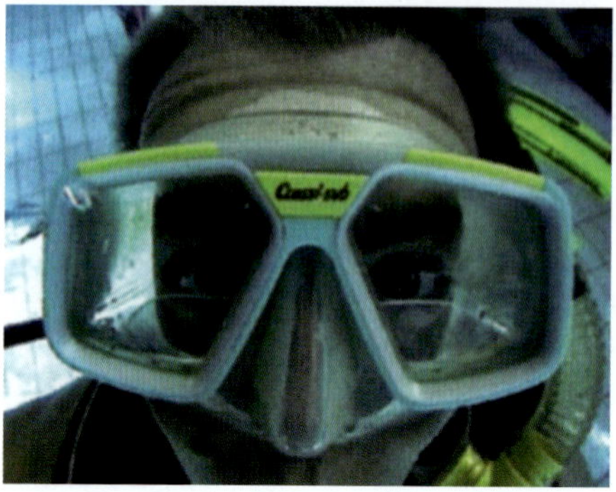

Abb. 21.5: Tauchermaskenkorrektur

Wegen z. T. recht unterschiedlicher Druckgradienten an der Innen- und Außenfläche der Maske unter Wasser (bei schlechtem Druckausgleich in der Maske) ist bei einer in die Scheibe selbst integrierten Korrektur höherer Myopie (wegen Berstungsgefahr) darauf zu achten, dass das Zentrum des Glases nicht zu dünn wird.

Das Einkleben der Korrekturgläser in die Maske muss vom versierten Augenoptiker vorgenommen werden, damit die Gläser blasenfrei geklebt werden und möglichst wenig beschlagen (Abb. 21.5). Bei der Maskenkorrektur des Tauchers berücksichtigt der erfahrene Augenoptiker Hornhautscheitelabstand und Pupillendistanz des Tauchers. Der Augenarzt sollte deshalb bei höheren Korrekturen stets den Hornhautscheitelabstand angeben, bei dem der Wert gemessen wurde.

Hinweis. Es ist nach wie vor zu empfehlen, die Scheiben der Tauchermaske vor dem Tauchgang mit Speichel zu benetzen und mit Wasser nachzuspülen, damit sie unter Wasser nicht beschlagen. Wir fanden bisher kein Antibeschlagpräparat, das optimal nutzt und die Augen nicht reizt! Durch die eingeklebten Gläser ist diese Speichelbenetzung oft schwierig, was zum Beschlagen der Maskenscheiben und der eingeklebten Gläser führen kann.

21.3.2 Kontaktlinsenkorrektur

Bei Sporttauchern, die schon längere Zeit Kontaktlinsen tragen oder bei denen das Einkleben von Gläsern in die Tauchermaske nicht möglich bzw. sinnvoll erscheint, kommen auch zum Tauchen Kontaktlinsen infrage. Im Allgemeinen sind weiche Linsen im Wasser die erste Wahl. Wir bevorzugen die modernen hochgasdurchlässigen Silikon-Hydrogellinsen. Sie gehen beim Tauchen selten verloren, werden jedoch bei Unterspülung mit Wasser leicht dezentriert, was das Sehen je nach Brechkraft mehr oder weniger stark beeinträchtigt. Aus diesem Grunde sollte beim Tauchen möglichst kein Wasser an das geöffnete Auge kommen. Da es üblich ist, die Tauchermaske über der Wasseroberfläche anzuziehen, könnte lediglich das Ausblasen der Maske unter Wasser zu Linsenproblemen führen. In diesen Fällen muss der Linsenträger die Augen beim Ausblasen der Maske schließen. Wegen nur relativ kurzer Tragezeiten und da ein Verlust nicht teuer ist, sind auch, vor allem bei Tauchanfängern, durchaus weniger gasdurchlässige Eintageslinsen zuzulassen.

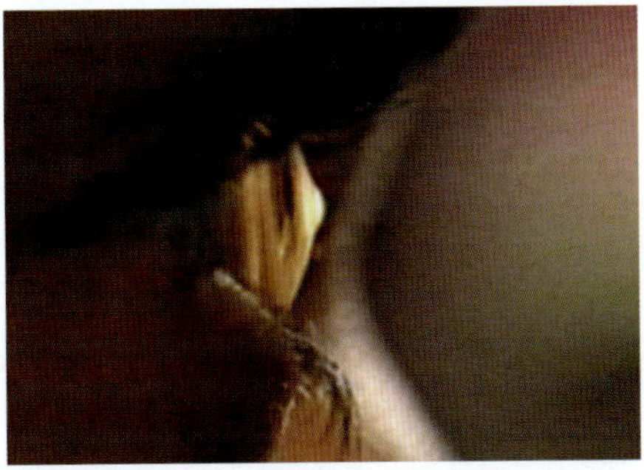

Abb. 21.6: Die SEA-U-Linse des Augenoptikermeisters Holland (2001, 2009b)

Wie bereits erwähnt, fertigte der Augenoptikermeister Rainer Holland (Hamburg) eine weiche Kontaktlinse mit dem Namen „Sea-U" (Abb. 21.6) an, die ein kleines kugeliges Zentrum auf einer weichen wasserhaltigen Kontaktlinse besitzt, durch das man unter Wasser scharf sehen kann (Holland 2001, 2009a,b; Schnell 2003b, 2012a,b; Schnell et al. 2013). Diese Linse benötigt wegen ihres hohen Wasseranteils eine Stärke von über 250 dpt, um eine etwa 45 dpt höhere Brechkraft gegenüber Wasser zu erreichen. So viel Brechkraft verliert das Auge (genauer die Hornhaut) beim Eintauchen in Wasser. Apnoetaucher, profitieren von dieser Erfindung, denn sie können damit ohne Maske unter Wasser scharf sehen. Dennoch tragen sie zum Schutz unter Wasser und zum Sehen über Wasser eine flüssigkeitsgefüllte Tauchermaske.

Auch formstabile Linsen (Hartlinsen) werden zum Tauchen benutzt. Da jedoch durch die geringere Haftfläche eine größere Verlustgefahr besteht, sollten nur erfahrene Hartlinsenträger (nach intensivem Vortraining aller tauchtechnischen Handgriffe in Schwimmbädern) beim Tauchen formstabile hochgaspermeable Linsen tragen.

Unter Hartlinsen treten oft schon bei geringen Tauchtiefen neben dem Zentrum, bei größeren Tiefen im zentralen Bereich, Gasbläschen auf, die sich zu Beginn durch den Lidschlag meist relativ leicht beseitigen lassen (Abb. 21.7). Bei sehr langen Tauchgängen ohne ausreichende Berücksichtigung der vorgeschriebenen Austauchzeiten, ist die Beseitigung der Bläschen unter Hartlinsen im Allgemeinen kaum noch möglich, weil bei beginnender Dekompression oder Caisson-Krankheit immer neue Bläschen entstehen (Bennett et al. 2001; Holland 2009a; Scholz et al. 1991).

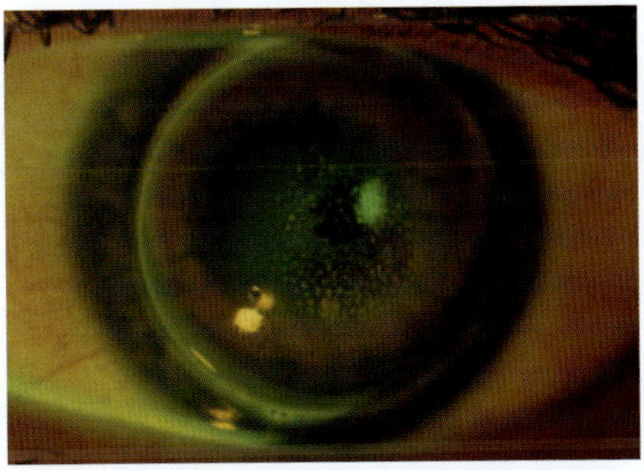

Abb. 21.7: Gasbläschen unter der Hartlinse (Druckkammerversuch)

Sehstörungen durch ausperlendes Gas (Abb. 27.7) können nach unseren

Erfahrungen und denen anderer Autoren wichtige Hinweise für zu kurze Austauchzeiten und für eine beginnende Dekompressionskrankheit sein. Die Sehminderung wird durch das Gas und kreisrunde Eindrücke (Imprägnationen) in die Hornhaut verursacht, die die Gasbläschen hervorrufen. Nach Absetzen der Kontaktlinse sieht man viele kleine Eindellungen, die sich innerhalb von 30–60 min zurückbilden (Schnell 1997; Schnell 2003b).

Wir haben erfahrene Hartlinsenträger gesehen, die an der Wasseroberfläche die Bläschen unter der Linse durch Seitwärtsschieben der Linse (bei geschlossenem Auge durch das Lid hindurch) und „Wieder-Auf-die Hornhaut-Schieben" der Linse beseitigt haben. Da sich danach keinerlei Luft mehr zwischen Linse und Hornhaut befindet und somit die Linse die vordere Fläche des optischen Systems darstellt, ist, trotz der Imprägnationen, die Sehschärfe bald wieder annähernd normal (Schnell 2003b).

21.4 Die Untersuchung der Tauchtauglichkeit

Für das Sporttauchen gibt es, im Gegensatz zum Berufstauchen, keine gesetzliche Vorschrift, die Tauchwillige dazu zwingt, vor Tauchgängen eine ärztliche Tauchtauglichkeitsuntersuchung durchführen zu lassen. Alle Verantwortlichen halten dennoch eine Tauchtauglichkeitsuntersuchung für notwendig und fordern sie.

Folgendes Vorgehen wird zur Feststellung der Tauchtauglichkeit der Augen empfohlen:

Augenärztliche Tauchtauglichkeitsuntersuchung

- Notwendig:
  - Anamneseerhebung, allgemein-augenärztlich und tauchsportophthalmologisch,
  - Inspektion der Augen und ihrer Anhangsgebilde,
  - Kontrolle der vorhandenen Sehhilfen (Brillen, Kontaktlinsen, Tauchermasken),
  - Prüfung der Sehschärfe, ohne, ggf. mit vorhandener (Tauch-)Sehhilfe, beide Augen getrennt,
  - objektive und subjektive Refraktionsbestimmung (ab dem 45. Lebensjahr auch in der Nähe), evtl. Festlegung der optimalen Tauchkorrektur in der Ferne (ab 45. Lebensjahr auch für die Nähe), monokular, binokular,
  - Prüfung der Augenstellung und -Beweglichkeit,
  - Spaltlampenuntersuchung der vorderen und mittleren Augenabschnitte,
  - Kammerwinkel-Untersuchung (Gonioskopie),
  - Tonometrie (ab 40 Jahren, bei engem Kammerwinkel, Glaukomverdacht und Disposition),
  - Prüfung auf Pupillenstörung,
  - Untersuchung des zentralen Augenhintergrundes.

Kompaktinformation

Augenscreening im Rahmen einer allgemeinen Tauchtauglichkeitsuntersuchung (von jedem Arzt durchführbar)

- Anamnese:
  Der Erhebung der Anamnese kommt eine ganz besondere Bedeutung bei, weil es sich oft hier schon entscheidet, ob ein Augenarzt zur Tauchtauglichkeitsuntersuchung hinzugezogen werden soll oder muss.
- Fragen im Bereich des Sehorgans:
  - Sehstörungen?
  - Korrektur (Art und Stärke)?
  - Schielstellung?
  - Augenkrankheiten?
  - Unfälle (auch beim Tauchen)?
  - Augeninnendruckerhöhung (familiär)?
  - Gesichtsfeldausfälle?
  - Operationen?
  - Letzte Kontrolle beim Augenarzt?

Bei unauffälliger Vorgeschichte und völliger Beschwerdefreiheit:

- Informelle Augenuntersuchung (von jedem Arzt durchführbar): Makroskopische Inspektion der Augen und ihrer Anhangsgebilde (Adnexe)
- Sehschärfe (z. B. mittels Visustafeln) ohne und evtl. mit Korrektur in der Ferne (bei über 45-Jährigen auch in der Nähe)

- Im Einzelfall notwendig:
  - Kontaktlinsenanpassung mit entsprechenden Kontrollen,
  - Binokularstatus,
  - objektive Refraktionsbestimmung in Zykloplegie,
  - Beratung über refraktiv-chirurgische Maßnahmen,
  - Gesichtsfelduntersuchung (bei Beschwerden, nach Dekompressionskrankheit etc.),
  - Blickfelduntersuchung,
  - Untersuchung des zentralen und peripheren Augenhintergrundes in Mydriasis mit Kontaktglas: Bei Myopie, familiärer und früherer individueller Netzhautproblematik, nach Tauchunfällen, bei Beschwerden,
  - Untersuchung der Hell-Dunkel-Adaptation, Blendungsempfindlichkeit,
  - Prüfung des Kontrastsehens,
  - Farbsehprüfung.
- Speziell notwendig (z. B. bei Sehstörungen nach Dekompressionstrauma):
  - Fluoreszenzangiographie,
  - statische Perimetrie,
  - VEP (visuell hervorgerufene Potenziale),
  - visuelle Reaktionszeit,
  - elektroretino- und okulographische Untersuchungen (ERG, EOG),
  - CT und/oder Kernspintomographie (MRT),
  - PCT („pupil cycle time“) (Day 1994),
  - Blau-Sinn-Untersuchungen u. a. (Scholz et al. 1991).

Kompaktinformation

Allgemeine Tauchtauglichkeitsuntersuchungsintervalle

- Eingangsuntersuchung vor dem ersten Tauchgang: Hier sind alle wichtigen allgemeinen, HNO- und Augen-Risiken auszuschließen (der Augenarzt hat auszuschließen: Visus < 1,0, enger Kammerwinkel, Kunstauge)
- Danach:
  - Alle drei Jahre bei unter 40-Jährigen (bei unauffälligem Befund)
  - über 40 Jahre jährlich
  - bei Einschränkungen und entsprechenden Befunden sind kürzere Intervalle festzulegen

Eine augenärztliche (Mit-)Kontrolle sollte erfolgen
- bei allen Sehproblemen,
- bei bestmöglicher Sehschärfe unter 1,0 (die Norm liegt bei etwa 2,0)
- bei Fehlsichtigkeiten sowie
- bei Weitsichtigkeit ab dem 40. Lebensjahr
- regelmäßig ab dem 50. Lebensjahr (Augeninnendruckkontrolle etc.)
- bei Augenkrankheiten (z. B. Glaukom familiär, vermutet oder bekannt),
- nach Augenoperationen,
- nach Augenunfällen (z. B. Baro- und Dekompressionstraumen)

- Nach der jeweiligen Untersuchung:
  - Dokumentation,
  - Befundbesprechung und Beratung,
  - evtl. Kommunikation mit dem Hausarzt, Sportarzt und/oder dem Tauchlehrer/Trainer.

21.5 Gegenanzeigen (Kontraindikationen) der Augen im Tauchsport

Im Gegensatz zu vielen anderen Sportarten kann es beim Tauchen schnell zu tödlichen Gefahren für Leib und Leben kommen. Das Sehen spielt dabei meist eine entscheidende Rolle. Daher erscheint es besonders wichtig, optimale visuelle Voraussetzungen für das Tauchen zu schaffen und diese zu erhalten. Funktionsminderungen und Befundverschlechterungen während oder gar durch das Tauchen müssen vermieden werden. Diesem Zweck dienen die relativen und absoluten Tauchkontraindikationen des Sehorgans.

21.5.1 Relative augenärztliche Tauchkontraindikationen (Tezlaff et al. 2009)

1. Sehschärfe 0,5 bis 0,7 (50–70 %) mit oder ohne Korrektur, Untersuchung beim Augenarzt und optische Korrektur erforderlich.

2. Abgeheilte Kataraktoperation mit ausreichender Sehfunktion (> 4 Wochen postoperativ bei Kleinschnitttechnik, ansonsten längere Karenz abhängig vom OP-Verfahren), Beurteilung vom Augenarzt empfohlen.
3. Engwinkelglaukom mit offener Iridotomie/Iridektomie und gut eingestelltem Augeninnendruck ohne Sehnervenschaden bzw. Gesichtsfeldausfällen.
4. Offenwinkelglaukom mit gut reguliertem Augeninnendruck ohne Sehnervenschaden bzw. Gesichtsfeldausfälle (cave: Art der Augentropfen, Progredienz des Glaukoms möglich!), Tauchtauglichkeit muss vom Augenarzt bescheinigt werden!
5. Stabil verheilter Befund nach Netzhautoperation.
6. Stabil verheilte refraktive OP.
7. Beginnende Gefäßveränderungen und stabil verheilte Gefäßverschlüsse ohne Komplikationen. Cave: Progredienz möglich.
8. Zustand nach schweren Augenverletzungen.
9. Gesichtsfeldeinschränkungen auf weniger als 60° horizontal und 50° vertikal in den Außengrenzen sowie binokulare, deckungsgleiche Ausfälle im zentralen Gesichtsfeld innerhalb von 30°.

Im Zweifel entscheidet der Augenarzt über die Tauchtauglichkeit!

21.5.2 Absolute augenärztliche Tauchkontraindikationen

1. Sehschärfe kleiner als 0,5 (50 %) in der Ferne und/oder Nähe mit oder ohne Korrektur.
2. Zustand nach Katarakt-OP (Kleinschnitttechnik) innerhalb der ersten 4 Wochen.
3. Engwinkelglaukom.
4. Jedes Glaukom mit vorhandenem Sehnervenschaden und Gesichtsfeldausfällen.
5. Nicht abgeheilte Netzhaut-OP (Tauchkarenz unterschiedlich, je nach vorliegender Erkrankung, durchgeführter OP und postoperativem Befund, z. B. nach (Netzhaut-)Laserbehandlung mindestens 1 Woche, nach Vitrektomie mind. 3 Monate).
6. Zustand nach refraktivem Eingriff innerhalb der ersten 3 Monate.
7. Fortgeschrittene Gefäßveränderungen, unabhängig von der Ursache.
8. Nicht abgeheilte Augenverletzungen.
9. Tauchen mit Augenprothesen. Nach Entfernung besteht Tauchtauglichkeit!
10. Akute oder nicht abgeheilte schwere Infektionen.
11. Nach allen Augenoperationen bis zum endgültigen Verheilen.
12. Alle fortgeschrittenen Gefäßerkrankungen der Netz- und Aderhaut (z. B. Veränderungen bei Diabetes mellitus, sklerotische oder entzündliche Gefäßveränderungen, Folgen von Embolien oder Thrombosen etc.).
13. Alle fortgeschrittenen degenerativen Veränderungen (z. B. altersabhängige Makuladegeneration [AMD] etc.).

14. Schwere Hornhauterkrankungen, Strahlenkörper-, Netzhaut- und Sehnervenerkrankungen.
15. Funktionsverlust eines Auges bis zur Gewöhnung an die Einäugigkeit.

Leider noch nicht berücksichtigt in den Bestimmungen der Tauchtauglichkeit („Checkliste Tauchtauglichkeit" 2014) ist eine Gesichtsfeldeinschränkung auf weniger als 60° horizontal und 50° vertikal. Bei einem Gesichtsfeld dieser Größe ist nach unserer Erfahrung die Grenze der eigenständigen Orientierung erreicht. Bei größeren Ausfällen kann das Tauchen nur noch unter Behindertentauchbedingungen gefahrlos erlaubt werden.

Einzelne Kommentare zu einigen absoluten Kontraindikationen

Zu 1. Diese Sehschärfe stellt nach unserer Erfahrung bei normaler Sicht die Grenze der notwendigen vollen Erkennbarkeit aller Vorgänge um das Tauchen dar.

Zu 3. Enge Kammerwinkel verursachen selten vor einem Glaukomanfall subjektive Beschwerden und längst nicht immer Augeninnendruckerhöhungen.

In der Abtauchphase wurden bei Menschen mit engem Kammerwinkel, wohl durch Pupillenerweiterung bei zunehmender Dunkelheit, ebenso Glaukomanfälle festgestellt wie in der Auf- oder Austauchphase, vor allem bei Notaufstiegen, auch ohne zuvor bekanntes Glaukom. Glaukomanfälle sind extrem schmerzhaft und führen nicht selten zu Erblindungen. Bei engem Kammerwinkel abzuwarten, bis ein Anfall auftritt, ist daher nicht zu verantworten.

Die Anfallsgefahr beim Tauchen macht es erforderlich, dass der Kammerwinkel (KW) aller Tauchwilligen mit engem Kammerwinkel vor dem ersten Tauchgang untersucht wird. Gefährdet sind vor allem Weitsichtige, bei denen ein enger KW doppelt so häufig vorkommt als bei Norm- und Kurzsichtigen. Ein Kammerwinkel verengt sich nur in ganz seltenen Fällen im Laufe des Lebens (bei Linsenquellungen, z. B. nach Prellungen). Nach einer Regenbogenhautoperation (Iridektomie, Iridotomie mit Messer oder Laser) ist wieder Tauchtauglichkeit gegeben.

Zu 7, 11 und 13. Schwer erkrankte und degenerativ veränderte Gefäße (z. B. bei Diabetes) neigen zu Blutaustritten und Ödemen, Gerinnungsstörungen, ferner (z. B. bei Sklerose, Pigmentosa) zu Thrombosen, Embolien (auch vorübergehenden) oder Degenerationen (z. B. beim Glaukom etc.), auch und gerade bei Belastungen, wie sie das Tauchen darstellen. Dadurch auftretende akute oder chronische Funktionsverschlechterungen des Sehorgans unter Wasser können lebensgefährlich werden!

Zu 6, 8 und 11. Noch nicht verheilte Verletzungs- oder Operationswunden der Augen können sich beim Tauchen entzünden, Schmerzen bereiten und zu Funktionsminderungen führen. Durch Berühren der Wunden beim Tauchen kann es zu Wundöffnungen etc. kommen. Nur der Augenarzt kann hier nach dem Befund über die Tauchtauglichkeit entscheiden.

Zu 9. Durch das Zerbrechen des Kunstauges (geschieht meist bei doppelwandigen Prothesen) kann die Augenhöhle schwer verletzt werden. Einwandige Prothesen, die die Augenhöhle dicht abschließen, können ein Barotrauma verursachen (Isenberg u. Diamant 1985).

Zu 10. Entzündungen schränken oft die Sehfunktionen ein und verschlimmern sich unter Wasser häufig. Mitunter stellen sie auch Infektionsquellen dar (in Hallenbädern). Sie beeinträchtigen das Tauchen oft derart intensiv, psychisch und physisch, dass Fehler vorprogrammiert sind!

Zu 15. Da die Gewöhnung an die Einäugigkeit sehr unterschiedlich lange dauert, sollte der Augenarzt zusammen mit dem Taucher den Zeitpunkt der Tauchtauglichkeit festlegen. Der Tauchpartner sollte über die Einäugigkeit informiert sein und auf der Seite des gesunden Auges des Einäugigen tauchen. Die abzulesenden Instrumente sind ebenfalls auf der gesunden Seite zu tragen.

Hinweis. Nur ein Augenarzt kann bei oder nach Augenkrankheiten oder -verletzungen den Befund beurteilen. Über die Tauchfähigkeit sollte er zusammen mit dem Taucher und/oder Tauchlehrer entscheiden.

21.6 Verletzungen und Erkrankungen der Augen im Tauchsport

Noch immer sind nicht alle Ursachen für Schäden nach Tauchunfällen geklärt und noch immer rätselt man, wie bestimmte Befunde zustande kommen. Aus diesem Grund erscheint es angebracht, mit besonderer Vorsicht und unter Einräumung von Sicherheitszonen Vorschriften und Regeln für das Tauchen aufzustellen.

21.6.1 Chlorschäden

Da viele Taucher ihre ersten Erfahrungen in Schwimmbädern sammeln, kommt es mitunter zu leichten Hornhautverätzungen durch das Chlor, mit dem das Wasser desinfiziert wird, weil die schützende Tauchermaske zu Übungszwecken (Maske ausblasen etc.) öfter abgenommen wird. Trübes Sehen und ein raues Gefühl sind die Folgen.

Innerhalb von 2–3 Tagen verschwinden im Allgemeinen alle Symptome. Spätschäden wurden nicht beobachtet.

21.6.2 Lid-, Binde- und Hornhautverletzungen

Direkte Augenverletzungen beim Tauchen sind extrem selten. Die Tauchermaske schützt die Augen über und unter Wasser weitgehend vor Verletzungen. Daher empfehlen wir, sie schon relativ früh vor dem Tauchgang aufzuziehen. Zu berücksichtigen ist dabei allerdings, dass sie beim Tragen über Wasser schnell beschlägt. Die weitaus häufigsten Verletzungen der Augen sind Erosionen und Prellungen des vorderen Augenabschnitts und seiner Anhangsgebilde (Lider, Tränenorgane) durch die eigene Hand bzw. die Tauchermaske beim Auf- oder Absetzen derselben. Hierbei verrutschen nicht selten auch die Kontaktlinsen.

Erosionen der Hornhaut sind oft extrem schmerzhaft, sie heilen, je nach Ausdehnung, im Allgemeinen innerhalb 3–10 Tagen ab. Bei großer Ausdehnung und starken Schmerzen können (hoch gasdurchlässige) therapeutische Kontaktlinsen (Verbandlinsen) zur Schmerzfreiheit und besseren Heilung beitragen.

Beim Tauchen in pflanzenbewachsenen Teichen oder Wracks beobachtet man mitunter Verletzungen an der Maske vorbei. Dabei schieben sich Zweige oder Metallteile unter die Maske oder durchbohren sie in seltenen Fällen. Die hierdurch entstandenen Verletzungen können schwer sein und sogar einer chirurgischen Intervention bedürfen.

21.6.3 Maskenbarotrauma des Gesichts und der Augen

Beim Abtauchen ist es erforderlich, den Druck in der Tauchermaske dem Wasserdruck anzugleichen. Unterbleibt der dazu notwendige Druckausgleich oder wird er nur unvollkommen ausgeführt, so entsteht ein Unterdruck in der Maske. Die dadurch entstehende Sogwirkung kann zu Blutungen im maskenbedeckten Teil des Gesichtes und der Augen mit seinen Anhangsgebilden führen.

So gefährlich ein Barotrauma der Gesichtshaut und der Augen, mit Einblutungen in die Lider und Bindehäute, auch aussieht: Dieser Zustand ist im Allgemeinen harmlos und bildet sich in wenigen Tage zurück. Die beste Prophylaxe ist natürlich der möglichst kontinuierliche Druckausgleich unter der Maske in der Abtauchphase (Abb. 21.8).

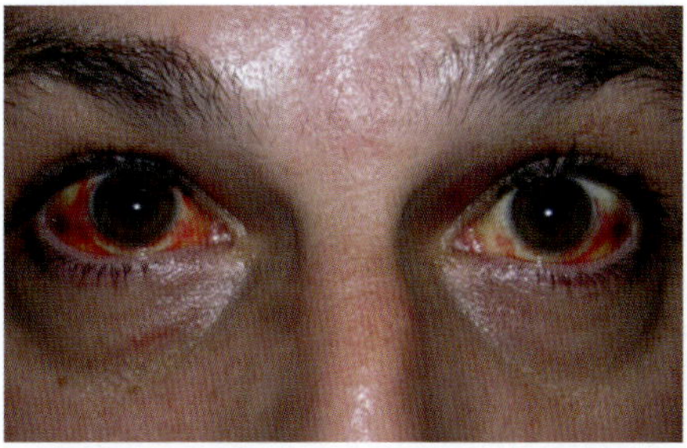

Abb. 21.8: Wird während des Abtauchens das Belüften der Maske vergessen, kommt es durch ein Barotrauma zu einer Einblutung in die Bindehaut. Dies sieht zwar dramatisch aus, verschwindet aber nach wenigen Tagen wieder ohne Folgeschäden (Foto: Dr. H. Liedtke)

Tauchen mit Schwimmbrille

In diesem Zusammenhang ist von Interesse zu diskutieren, ab welcher Tauchtiefe Barotraumen auftreten, wenn kein Druckausgleich unter der Brille oder Maske möglich ist, z. B. bei Schwimmbrillen.

In Schulen und Schwimmvereinen war es schon von jeher üblich, Kinder und Erwachsene mit Schwimmbrillen in mäßige Tiefen tauchen zu lassen. In den letzten Jahren traten Zweifel an der Ungefährlichkeit des Tauchens mit Schwimmbrillen auf, die eine gewisse Berechtigung haben. Der beim Tauchen durch zunehmenden Wasserdruck entstehende Sog in der Brille kann ja wegen fehlendem Nasenerker nicht ausgeglichen werden, dadurch ist ab einer gewissen Tauchtiefe mit einem Barotrauma des Bereichs, den die Brille abdeckt, zu rechnen.

Eine Empfehlung der Deutschen Lebensrettungsgesellschaft (DLRG) im Jahre 2005, wegen dieser Gefahr mit Schwimmbrille nicht tiefer als 60 cm zu tauchen, hatte zur Folge, dass alle die, die nicht ohne Schwimmbrille tauchen wollten oder konnten (wegen Allergien oder wegen der geringen Sehschärfe), beim Tauchen auf der Bank saßen. Dies wiederum veranlasste den Autor, mit seinem Arbeitskreis Tauchversuche zu unternehmen, um festzustellen, wo die Grenze der Gefahren für Haut und Augen unter der Schwimmbrille liegt. Verwendung fanden zwei kleine Schwimmbrillen, wie sie wegen ihres geringen Wasserwiderstandes bei Schwimmwettkämpfen vorwiegend getragen und auf den Augengeweben selbst durch meist starkes Anziehen der kopfumgreifenden Elastikbänder abgedichtet werden. Daneben wurden zwei große Schwimmbrillen eingesetzt, die sich an der knöchernen Augenhöhle abstützen und somit keinen Druck auf die Augen selbst ausüben.

Während bei den kleinen Brillen schon über Wasser ein, je nach Brillenart, mehr oder weniger starker Druck auf die Augen spürbar war und an der Spaltlampe z. T. Gefäßerweiterungen sichtbar wurden, entstanden bei den großen kaum Beeinträchtigungen. Unter Wasser wurden bis 2 m Tauchtiefe keinerlei Zunahmen der über Wasser verspürten Beschwerden geklagt und auch bei der Spaltlampenuntersuchung keine zusätzlichen Befunde erhoben. 230 Versuche von 11 Erwachsenen und 4 Jugendlichen (12–14 Jahre alt) zeigten, dass durch mangelnden Druckausgleich in den Schwimmbrillen bis 3 m Tauchtiefe keine und bis 5 m nur geringe temporäre subjektive und objektive Beeinträchtigungen auftreten. Da die kleinen Schwimmbrillen durch Druck auf die Augen Probleme machen können, werden vor allem für Kinder- und Jugendliche größere Schwimmbrillen empfohlen, die keinen Druck auf die Augen ausüben. Nachdem das Team die DLRG über ihre Versuchsergebnisse in Kenntnis gesetzt hatte, gestattete diese ab 2006 wieder das kurzzeitige Tauchen mit Schwimmbrillen bis 2 m Tiefe (Schnell et al. 2008; Schnell 2011).

21.6.4 Allgemeine Probleme durch Druck auf die Augen

Der kontinuierliche Druckausgleich in der Tauchermaske ist nicht nur aus ophthalmologischer Sicht wichtig (Barotrauma der Augen, Augeninnendruckschwankungen), sondern auch aus allgemeinärztlicher. Ein plötzlich stärkerer Druck auf den Augapfel kann nämlich zu Kreislaufproblemen führen: Durch den so genannten „Valsalva-Bulbusdruck-Effekt" kommt es zu Pulsverlangsamungen (Bradykardie) sowie zu peripheren und zentralen Gefäßverengungen (Vasokonstriktionen). Daraus resultieren nicht selten eine verminderte Durchblutung und Blutdruckänderungen.

21.6.5 Druckbedingte Augenprobleme

Das Auge besitzt keine Hohlräume, sondern ist flüssigkeitsgefüllt und damit nicht kompressibel. Der beim Abtauchen zunehmende Druck von außen ruft keinerlei sicht- und spürbare Veränderungen am Auge hervor. Der Augeninnendruck nimmt beim Abtauchen ab (eigene Druckkammerbeobachtungen) und beim Auftauchen wieder zu. Die dadurch hervorgerufenen Druckschwankungen können bei Glaukomkranken in seltenen Fällen Probleme machen.

Unsere Befürchtungen, dass nach fistulierenden Grünen-Star-Operationen (Fistel zwischen Vorderkammer und Raum unter der Bindehaut zur Druckentlastung) beim Abtauchen die Filterzonen geschädigt werden, haben sich nicht bestätigt.

Druckbe- und -entlastungen beim Ab- und Auftauchen könnten theoretisch auch Netzhautprobleme auslösen; bislang gibt es aber keine Berichte von Netzhautkomplikationen im Zusammenhang mit dem Tauchen.

21.6.6 Dekompressionstrauma im Bereich der Augen

Die Folgen von Dekompressionstraumen oder -krankheiten (Dekotraumen) gehören sicherlich zu den gefährlichsten Zuständen, die Taucher erleben können. Dies gilt auch für das Sehorgan! Da das Auge ein vorgeschobener Gehirnteil ist, spielen sich ähnliche Prozesse bei Dekotraumen in beiden Bereichen ab. Ausperlender Stickstoff übt Druck auf das (Nerven-)Gewebe aus und führt zu Durchblutungsstörungen sowie zu Gasembolien in den Gefäßen. Die Folgen sind Schäden an Gefäßen, Netz- und Aderhaut, Sehnerv sowie den betroffenen Arealen des Gehirns. Liegen die Schädigungen in stummen (peripheren) Bereichen, so können sie ohne subjektive Störungen verlaufen, bei Veränderungen in wichtigen Zentren werden die Ausfälle spür- und sichtbar. Bei zentralen Netzhaut- und bei Sehnervenschäden droht die Erblindung (Holden et al. 1992; Kalthoff 1985, 1991; Ostochowics 1987; Polkinghorne et al. 1988; Schnell 1997, 1999, 2002, 2003a,b, 2011, 2012).

Amerikanische und englische Untersucher stellten fest, dass Taucher, die stets innerhalb der Nullzeit blieben, keinerlei Schäden im Augenbereich aufwiesen. Bei Tauchenden, die schon einmal Dekompressionsymptome hatten, fanden die Autoren in über 50 % der Fälle Gefäßveränderungen und vaskuläre Augenschäden in Form von verengten, erweiterten oder verhärteten Arteriolen sowie Mikroaneurysmen oder Makuladegenerationen (Holden et al. 1992; Ostochowics 1987; Polkinghorne et al. 1988).

Hinweis. Auch aus augenärztlicher Sicht gilt: Wer sicher tauchen will, tauche innerhalb der Nullzeit. Wer unbedingt länger und/oder tiefer tauchen möchte, sollte die Austauchzeiten maximieren.

21.7 (Sport-)Ophthalmologische Tauchberatung und -betreuung

Die Betreuung von Sporttauchern darf sich nicht auf die Untersuchung und Befundmitteilung beschränken, sondern muss auch eine eingehende Beratung beinhalten.

21.7.1 Allgemeines

Bei der Abwägung der Tauchrisiken ist neben den Augenproblemen immer auch die besondere Situation und Persönlichkeit des Tauchwilligen in die Beurteilung mit einzubeziehen. Obwohl ein Restrisiko nie ausgeschlossen werden kann, ist stets darauf hinzuweisen, dass die absoluten Kontraindikationen im Bereich des Sehorgans streng beachtet werden müssen. Großzügiger kann man, vor allem bei relativen Gegenanzeigen, dann urteilen, wenn man den Taucher regelmäßig, vor allem nach Tauchgängen, untersucht und betreut.

21.7.2 Optische Korrektur

Ist eine optische Korrektur notwendig, so muss mit dem Taucher erörtert werden, ob diese in die Tauchermaske eingeklebt werden oder mittels Kontaktlinsen erfolgen soll. Eine weitere wichtige zu klärende Frage ist, ob beide Augen fern und nah korrigiert werden sollen oder das eine fern, das andere nah (so genannte Monovision)! Besonders wichtig erscheint es in diesem Zusammenhang, einen Augenoptiker in der Nähe zu haben, der sich mit dem Einkleben von Gläsern in die Tauchermaske, was viel Erfahrung erfordert, auskennt. Oft weiß der nächstgelegene Augenoptiker zumindest, wer von seinen Kollegen in der näheren oder weiteren Umgebung derartige Arbeiten durchführt. Oft ist es sinnvoll, gleich zwei Masken optisch ausstatten zu lassen. Schon einmaliges Herunterfallen kann die Maske samt Korrektur zerstören, was vor allem im Ausland jeden weiteren Tauchgang unmöglich macht. Korrigierende Gläser müssen den Augenabstand berücksichtigen und optimal zentriert sein. Das Tauchermaskengesichtsfeld sollte so groß wie möglich sein.

Trägt der Taucher Kontaktlinsen, so sollte man, vor allem bei größeren, meist sehr teuren Tauchreisen, neben mehreren Paaren Ersatzlinsen immer auch eine korrigierte Tauchermaske zusätzlich mitführen, falls die Linsen wegen Entzündungen, UV-Lichtschäden u. a. nicht getragen werden können.

Bei Nachuntersuchungen ist in jedem Falle die (korrigierte) Tauchermaske zu kontrollieren und durch sie die Sehschärfe, fern und nah, zu prüfen.

21.7.3 Funktionsminderungen der Augen

Angeborene oder erworbene Funktionsminderungen des Sehorgans müssen vom Augenarzt genau geklärt, dem Patienten beschrieben und die daraus erwachsenden Probleme und Gefahren erläutert werden. So ist ein praktisch oder tatsächlich einäugiger Taucher darauf hinzuweisen, dass er unter Wasser kein Stereosehen und nur ein schlechtes Raumsehen hat, somit Abstände noch schlechter einschätzen kann als ein Taucher mit normalem beidäugigem Sehen.

Wie erwähnt, ist ein Taucher bei Einäugigkeit darauf hinzuweisen, dass sich Tauchpartner, Uhren, Austauchtabellen und abzulesende Instrumente (Uhren, Tiefenmesser, Finimeter etc.) beim Tauchgang stets auf der Seite des funktionstüchtigen (u. U. auch nah korrigierten) Auges befinden müssen.

21.7.4 Tauchunfallprophylaxe

Ein möglichst kontinuierlicher Druckausgleich in der Tauchermaske beim Abtauchen hilft zum einen ein Gesichts- und Augenbarotrauma und zum andern allgemeine Kreislaufprobleme durch den „Valsalva-Effekt“ zu vermeiden. Sicher ist es auch sonst für die Augen besser, keine großen Druckschwankungen zu erleiden.

Zur Dekompressionstrauma-Vorsorge sollten Taucher, wie ebenfalls bereits erwähnt, möglichst innerhalb der Nullzeit tauchen und, wenn länger und/oder tiefer, die Austauchzeiten streng einhalten, ja eher noch verlängern (unter möglichst genauer Berechnung des gesamten Sauerstoffverbrauchs!).

21.7.5 Verletzungen und Erkrankungen der Augen

Risiken durch Augenkrankheiten, nach Augenoperationen etc. müssen dem Patienten möglichst genau, am besten schriftlich erklärt werden. Die Tauchtauglichkeit nach Augenoperationen ist nur individuell festzustellen. Im Zweifel sollte man die postoperativen Tauchkarenzzeiten lieber etwas länger wählen und die Untersuchungsintervalle kürzer.

21.8 Anmerkungen zum berufsgenossenschaftlichen Grundsatz 31 aus augenärztlicher Sicht

Während sich das bisher Gesagte auf das Amateur-(Sport-)Tauchen bezog, befasst sich der Grundsatz G 31 mit dem Berufstauchen. Grundsätzlich müssen hier einmal im Jahr ähnliche Untersuchungen durchgeführt werden, und es gelten vergleichbare Kontraindikationen und Vorsichtsmaßnahmen wie beim Sporttauchen, zumal die Bedingungen in vielen Fällen gleich oder ähnlich sind. Einige Unterschiede gibt es jedoch:

21.8.1 Grundsätzliches

Berufliches Tauchen in Caissons, in Trockentauchanzügen, mit Pressluft, Sauerstoff-Edelgas-Gemischen, geschlossenen Systemen etc. erfolgt, im Gegensatz zum Sporttauchen, nach arbeitsrechtlichen Grundsätzen. Die Maßstäbe sind dabei andere. Vorübergehende absolute Tauchkontraindikation heißt hier Arbeitsunfähigkeit, dauernde bedeutet Berufsunfähigkeit.

21.8.2 Gefahren

Für Arbeiten, die mit Erschütterungen (durch Pressluft- oder Dampfhammerarbeiten) einhergehen und durch die Netzhautablösungen drohen, sind gefährdende Netzhautdegenerationen auszuschließen oder zu beseitigen.

Der im BG-Grundsatz 31 (G 31 2019) verankerte Ausschluss von Menschen, die „hochgradige Myopien mit Veränderungen des Augenhintergrundes“ aufweisen, der noch 2010 galt, gilt mittlerweile nicht mehr. Schließlich kommt es zum einen entscheidend auf die Art der Degenerationen an und zum zweiten kann nach Ausheilung von fixierenden Laserungen wieder getaucht werden. Außerdem liegt nachgewiesenermaßen die Zahl der Netzhautablösungen bei mittleren Myopien nicht wesentlich niedriger.

Stunden- bis tagelange Arbeiten im Überdruckmilieu können eher zu ausgeprägten Dekompressionstraumen führen als die kurzen Drucklufttauchgänge. Deshalb erscheinen intensive Untersuchungen einmal im Jahr, auch der Augen, sinnvoll und notwendig.

Die Sehschärfe (Visus) und damit auch die Korrektur muss bei Präzisionsarbeiten, im Gegensatz zu Freizeitaktivitäten unter Wasser, so optimal wie möglich sein. Dabei sollte erwähnt werden, dass in den letzten Jahren im G 31 die Grenzsehschärfe von 0,5 auf 0,7 bei Beidäugigkeit und 0,8 bei Einäugigkeit hochgestuft wurde, was als sehr positiv zu werten ist.

Bei Tätigkeiten „im Trockenen“ (Überdruck-Caisson) sind für die Arbeit normale Brillenkorrekturen möglich, bei Arbeiten im Wasser sollte mittels eingeklebter Gläser in der Tauchermaske oder Kontaktlinsen unter der Maske die bestmögliche Sehschärfe angestrebt werden.

Der Ausschluss von Menschen mit „erheblichem Nystagmus“ (G 31) ist ebenfalls aus den Bedingungen verschwunden.. Die genannte Grenzsehschärfe erscheint auch hier als Kriterium erheblich besser geeignet.

21.8.3 Sehfunktionsminderungen und Tauchkontraindikationen

Die relativen und absoluten Tauchkontraindikationen der Sporttaucher (s. oben) sollten auch für das Beruftauchen gelten, wobei ein Restgesichtsfeld von 60° horizontal und 50° vertikal, wie es beim Sporttauchen als Grenzwert gilt, für Berufstaucher als nicht angesehen werden muss, vor allem, wenn kein beidäugiges Sehen besteht. Zustände nach frischen Augenoperationen bis zur Wundheilung, schwere Entzündungen, enge Kammerwinkel stellen unseres Erachtens einen Grund dar, die Patienten krank zu schreiben.

Weiterführende Literatur

1. Bennett MH, Doolette DJ, Heffernan N: Ocular tear film bubble counts after recreational compressed air diving.Undersea and hyperbaric medicine.Journal of the Undersea and Hyperbaric Medical Society 2001; 28: 1–7
2. Clarke B, Goddard J: Die Forelle und die Fliege. Cham, Schweiz: Verlag Müller Rüschlikon, 1998

3. Day RT: Pupil cycle time in the long-term neurologic assessment of divers. Undersea and Hyperbaric Med 1994; 21: 31–41
4. Gesellschaft für Tauch- und Überdruckmedizin (GTÜM) e. V., Österreichische Gesellschaft für Tauch- und Hyperbarmedizin (ÖGTH): Checkliste Tauchtauglichkeit. 2. Aufl. Stuttgart: Gentner, 2014
5. Holden R, Morsman CD, Lane CM: Ocular fundus lesions in sports divers using safe diving practices. Brit J Sports Medicine 1992; 26: 90–92
6. Holland R: Tauchen mit Kontaktlinsen. NOJ 2001; 7(8): 47–56
7. Holland R: Tauchen mit Kontaktlinsen? Teil 1. Akt Kontaktol 2009a; 13: 18–25
8. Holland R: Tauchen mit Kontaktlinsen? Teil 2. Akt Kontaktol 2009b; 14: 22–25
9. Isenberg SJ, Diamant A: Scuba diving after enucleation. Am J Ophthalmol 1985; 100: 616–617
10. Kalthoff H: Auge und Tauchen. Z Prakt Augenheilkd 1985; 6: 1–3, 153–158, 189–194, 397–403
11. Kalthoff H: Tauchmedizin für Augenärzte. Augenarzt 1991; 25: 193–197
12. Ostochowics MZ: History of the ophthalmological investigations in decompression sickness. Bulletin of the Institute of Maritime and tropical Medicine in Gdynia 1987; 38: 207–209
13. Polkinghorne PJ, Sehmi K, Cross MR, Minassian D, Bird AC: Ocular fundus lesions in divers. Lancet 1988; 2: 1381–1383
14. Schnell D: Das kann ins Auge gehen. Verlag Sport und Buch Strauß, 1997
15. Schnell D: Auge und Tauchsport. In: Roggenbach HJ (Hrsg.): Tauchmedizinische Fortbildung. Verlag Stephanie Naglschmid, 1999, S. 267–282Tipps für Tauchlehrer
16. Schnell D: Sportophthalmologische Aspekte des Tauchsports. Teil 1. Z Prakt Augenheilkd 2002; 23: 457–462
17. Schnell D: Sportophthalmologische Aspekte des Tauchsports. Teil 2. Z Prakt Augenheilkd 2003a; 23: 27–34
18. Schnell D: Sport mit Kontaktlinsen. Z Prakt Augenheilkd (Sonderveröffentlichung) 2003b: 1
19. Schnell D, Hoffmann U, Scheuten K, Schnell HJ, Radermacher M, Pingel E: Tauchen mit Schwimmbrillen. Dtsch Z Sportmed 2008; 59: 68–72
20. Schnell D: Eyes. In: Engelhardt M, Dorr A (eds.): Sports Orthopedics. Berlin: Neunplus 1, 2011, S. 181–198
21. Schnell D: Auge. In: Graf C (Hrsg.): Lehrbuch Sportmedizin. Köln, Deutscher Ärzteverlag, 2012a, S. 645–666
22. Schnell D: Augen. In: Klingmann C, Tetzlaff K (Hrsg.): Moderne Tauchmedizin – Handbuch für Tauchlehrer, Taucher und Ärzte. 2. Aufl. Stuttgart: Gentner, 2012b, S. 483–506
23. Schnell D, Khaireddin R: Hornhautstoffwechsel unter Kontaktlinsen im Sport. Ophthalmologe 2013; 110: 502–510
24. Scholz R, Hofmann H, Duncker G: Reihenuntersuchungen des Blausinnes bei Tauchern mit dem desaturierten Lanthony-15-Hue-Test. Fortschr Ophthalmol 1991; 88: 505–506
25. Socks JF: Rigid gaspermeable contact lenses in hyperbaric environments. Am J Optometry 1988; 12
26. „Überdruck" – Berufsgenossenschaftlicher Grundsatz G 31. Quellen (2019): https://www.mesino-arbeitsschutz.de/work/arbeitsmedizinische-untersuchung-g-31 sowie https://publikationen.dguv.de/dguv/pdf/10002/i-504-31.pdf

Tipps für Tauchlehrer

1. Fehlsichtige Tauchschüler sollten mit korrigierter Tauchermaske oder mit Kontaktlinsen unter der Maske tauchen. Das Ausblasen der Maske mit Kontaktlinsen sollte, zur Vermeidung von Linsenverlusten, im Hallenbad geübt werden.
2. Kontaktlinsentragende Fehlsichtige sollten, v. a. bei weiteren Tauchreisen und längeren Tauchzeiten, immer zusätzlich eine korrigierte Tauchermaske mitführen.
3. Sehen und gesehen werden: Leuchtend gelbe oder grüne Ausrüstungsgegenstände (Jacket, Flossen, Flasche) sind ein Beitrag zur Sicherheit unter Wasser. Ein Tauchlehrer, schwarz in schwarz gekleidet, ist kein sonderlich gutes Vorbild.
4. Es werde Licht: Leistungsstarke Tauchlampen lassen die Unterwasserwelt in unvermuteter Farbenfülle erscheinen – auch tagsüber!
5. Für Nachttauchgänge muss **jeder** Taucher einer Tauchgruppe mit 2 Lampen ausgerüstet werden.

22 Tauchtauglichkeit auf dem Hals-Nasen-Ohren-Gebiet

Ch. Klingmann

Mehr als 80 % aller Erkrankungen von Tauchern fallen in das HNO-Gebiet. In den frühen Jahren des Tauchens, das sich vor allem im Militär- und Hochseebereich abspielte, durften nur Taucher ohne HNO-ärztliche Vorerkrankungen tauchen. Inzwischen hat sich der Tauchsport zu einem Breitensport entwickelt, den auch Interessierte durchführen wollen, die schon einmal am Ohr, der Nase oder im Rachen operiert wurden.

In diesem Kapitel geht es um die Einschätzung, aber auch um die Wiedererlangung der Tauchtauglichkeit. Viele Taucher entwickeln erst im Laufe ihrer Tauchkarriere ein HNO-Problem. Hier werden Möglichkeiten aufgezeigt, die Tauchtauglichkeit wieder herzustellen.

22.1 Einleitung

Viele Taucher müssen das Tauchen aufgrund von Problemen im HNO-Bereich aufgeben. Andere können das Tauchen erst gar nicht beginnen, oft wegen Schwierigkeiten mit der Belüftung des Ohres. Es gibt sehr viele Erkrankungen im HNO-Bereich, die mit einer vorübergehenden Tauchtauglichkeit nicht vereinbar sind oder sogar ein absolutes Tauchverbot nach sich ziehen.

In diesem Kapitel werden akute Erkrankungen oder Probleme beschrieben, die zu einer vorübergehenden oder permanenten Tauchuntauglichkeit führen, sowie Zustände nach Unfällen oder Operationen, die eine Gefährdung bei der Ausübung des Tauchsports darstellen können.

22.2 Ohr

22.2.1 Äußeres Ohr

Abbildung 22.1 zeigt einen normal angelegten Gehörgang.

Einengungen des Gehörgangs

Es gibt vorübergehende Verengungen und permanente Einengungen der Gehörgangs. Erstere führen zu einer vorübergehenden Tauchuntauglichkeit, während Letztere,

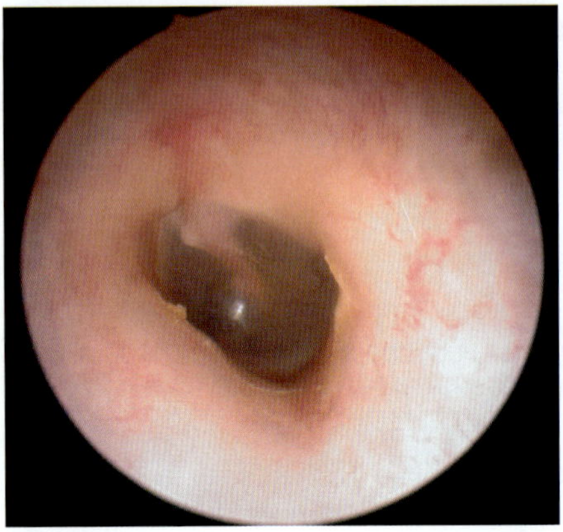

Abb. 22.1: Endoskopisches Bild des Gehörgangs und des Trommelfells. Es handelt sich um ein linkes Ohr. Man erkennt das an dem nach links zeigenden Hammergriff, der ungefähr bei 11 Uhr von der Mitte des Trommelfells nach links zieht. Der Gehörgang ist nicht gerötet, geschwollen oder eingeengt

abhängig vom Maß der Einengung, bleibende Tauchuntauglichkeit nach sich ziehen können.

Permanente Einengungen des Gehörgangs. Die häufigsten Einengungen des Gehörgangs bei Tauchern und Schwimmern werden durch Exostosen (s. u.) verursacht. Selten gibt es angeborene Fehlbildungen des Gehörgangs, nur teilangelegte Gehörgänge oder es kommt durch chronische Entzündungen zu einem bindegewebigen Verschluss des Gehörgangs.

Vorübergehende Einengung des Gehörgangs. Die häufigste Ursache für Ohrprobleme überhaupt stellt die **Gehörgangsentzündung** dar. Gerade in tropischen Gewässern klagen manche Taucher nach jedem Tauchgang über quälenden Juckreiz des Gehörgangs. Schreitet die Entzündung fort, so schwillt der Gehörgang an oder es tritt eine Schwellung der gesamten Ohrmuschel auf. Um zu verhindern, dass die Entzündung weiter fortschreitet, sollte man schon bei beginnenden Symptomen auf das Tauchen verzichten. Bei einer Schwellung des Gehörgangs ist die Belüftung gestört und die Tauchtauglichkeit vorübergehend aufgehoben.

Mehr zur Gehörgangsentzündung, ihrer Therapie und vor allem der Prophylaxe siehe Kapitel 15.

Cerumen (Ohrenschmalz) kann den Gehörgang komplett verlegen, so dass ein Barotrauma des Außenohrs entstehen kann. Patienten, die zu starker Ohrenschmalzproduktion neigen, ist anzuraten, sich das Ohr vor dem Tauchurlaub kontrollieren und gegebenenfalls reinigen zu lassen.

Ohrenstöpsel verschließen den Gehörgang. Beim Abtauchen kommt es zu einer Volumenverringerung der eingeschlossenen Luft im Gehörgang. Folge ist eine Schädigung der Gehörgangshaut, eine Einblutung in den Gehörgang und möglicherweise eine Trommelfellverletzung. Aus diesem Grund sind Ohrenstöpsel beim Tauchen absolut verboten. Der gleiche Effekt tritt bei **Fremdkörpern** im Gehörgang auf, die diesen hermetisch abschließen.

Eng anliegende Kopfhaube: Auch hierbei kommt es beim Abtauchen zu einer Volumenminderung im Gehörgang, so dass Schmerzen, Blutungen und schlimmstenfalls sogar eine Verletzung des Trommelfells die Folge sein können. Man sollte diesem Problem durch Perforation der Kopfhaube im Bereich des Gehörgangs vorbeugen, wenn die Kopfhaube zu einem hermetischen Abschluss des Gehörgangs führt.

Hinweis. Ohrenstöpsel und eng anliegende Kopfhauben verursachen eine druckbedingte Schädigung des Gehörgangs beim Abtauchen. Schmerzen, Blutungen oder sogar ein Trommelfellriss drohen. Ohrenstöpsel sind deshalb beim Tauchen verboten und Kopfhauben sollten im Bereich des Ohres mit einer heißen Stricknadel perforiert werden.

Gehörgangsexostosen

Exostosen treten bei Tauchern gehäuft auf, da sie wiederholt kaltem Wasser ausgesetzt sind und meist auch schon in der Kindheit viel Wasserkontakt hatten. Es handelt sich bei Exostosen um gutartige Knochenwucherungen mit langsamer Wachstumstendenz, die aus kompakten Knochen bestehen und oft breitbasig der Gehörgangswand anliegen. Sie kommen vielfach beidseitig vor. Meist fallen Exostosen als Zufallsbefund bei einer HNO-ärztlichen Untersuchung auf und verursachen beim Patienten keine Probleme (Abb. 22.2). Exostosen können jedoch eine Größe erreichen, die zu einer fast vollständigen Verlegung des Gehörgangs führt. Dann treten wiederkehrende Gehörgangsentzündungen auf, Hörverschlechterungen oder ein Barotrauma des Außenohrs. Man erkennt auch bei der Ohrinspektion den unterschiedlichen Aspekt der Gehörgangshaut, die häufig gerötet und gereizt erscheint (Abb. 22.3).

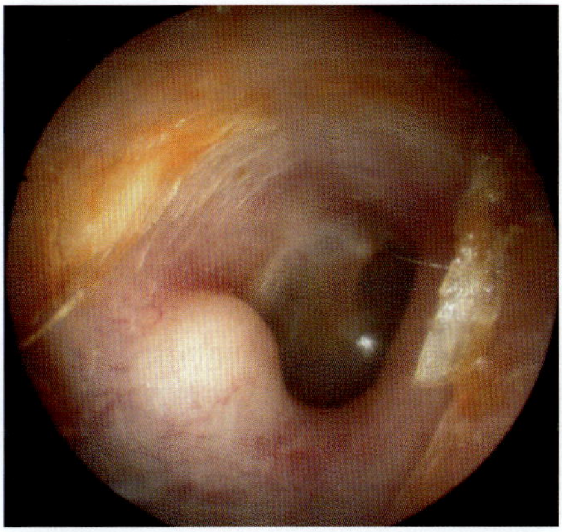

Abb. 22.2: Bei 7 Uhr ist eine kleine Exostose zu erkennen, die keinen Krankheitswert hat. Am Eingang des Gehörgangs erkennt man etwas Ohrenschmalz, der dem Schutz des Gehörgangs vor Infektionen dient

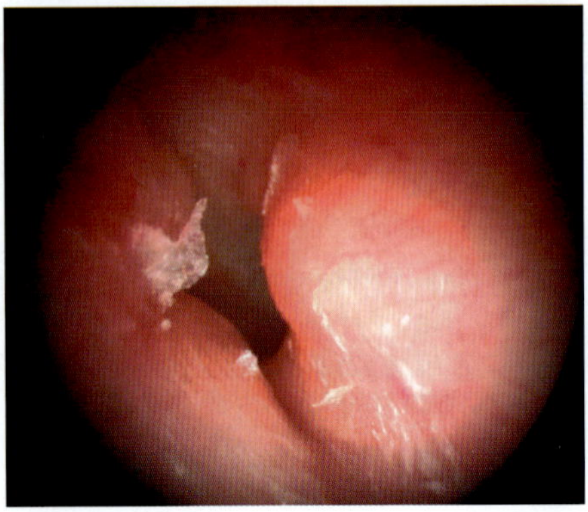

Abb. 22.3: Bei dieser ausgeprägten Form der Exostosenbildung kann man das Trommelfell kaum mehr erkennen. Zusätzlich fällt die Rötung der Gehörgangshaut auf, die die chronische Reizung widerspiegelt. Kommt es zu Belüftungsstörungen oder wiederkehrenden Infektionen, sollten die Exostosen abgetragen werden

Therapie. Werden Exostosen symptomatisch, so können sie in örtlicher Betäubung oder in Vollnarkose abgetragen werden. Hierzu muss die Haut von der Exostose gelöst werden, um den überschießenden Knochen mit dem Bohrer oder Meißel zu entfernen. Anschließend wird die Gehörgangshaut zurückgeschlagen und der Gehörgang für 3 Wochen mit einer Tamponade ausgefüllt.

Hinweis. Gehörgangsexostosen treten häufig auf, stellen aber selten ein Problem dar. Nur bei immer wiederkehrenden Infektionen oder Belüftungsstörungen des Gehörgangs müssen sie operativ abgetragen werden.

22.2.2 Mittelohr

Grundsätzlich gilt jeder Taucher ohne ausreichende Belüftung des Mittelohrs als tauchuntauglich. Belüftungsstörungen können vorübergehender Natur oder durch permanente krankhafte Veränderungen verursacht sein.

Tubenbelüftungsstörungen (Probleme mit dem Druckausgleich)

Fast jeder Taucher musste schon einmal das Tauchen wegen Problemen mit dem Druckausgleich abbrechen. Jeder vierte Taucher der Heidelberger Tauchersprechstunde stellte sich wegen Druckausgleichsproblemen beim Tauchen vor.

Druckausgleichsproblemen liegen fast immer Störungen der Tubenfunktion zugrunde, die zu einer erschwerten oder unmöglichen Belüftung der Pauke führen. Selten führen Raumforderungen im Nasenrachen zu einer mechanischen Kompression der Ohrtrompete.

Grundsätzliches Problem der Ohrtrompete ist die verhältnismäßig kurze Zeit, in der große Volumenschwankungen im Mittelohr stattfinden und durch die Ohrtrompete ausgeglichen werden müssen. Die Ohrtrompete ist an ein „normales" Leben über Wasser angepasst, aber nicht an die Anforderungen der schnellen Druckzunahme unter Wasser. Tauchende Säugetiere haben dieses Problem gelöst, da sie einen Gefäßschwamm im Mittelohr besitzen, der sich beim Abtauchen mit Blut füllt und so die Notwendigkeit, das Mittelohr mit Luft zu füllen, unnötig macht. Als tauchender Mensch ist man jedoch auf eine gut funktionierende Ohrtrompete angewiesen.

Maßnahmen unter Wasser. Mindestens so wichtig wie medizinische Maßnahmen sind die korrekten Verhaltensweisen unter Wasser. Grundsätzlich sollte man mit den Füßen zuerst abtauchen, denn hierdurch reduziert sich der venöse Druck im Kopf und dessen Schleimhäuten, so dass sie weniger geschwollen sind. Man sollte den Druckausgleich schon an der Wasseroberfläche beginnen und die ersten Meter alle 30 cm Wassertiefe durchführen. Wichtig ist es, langsam abzutauchen! Es empfiehlt sich, besser ein bis zwei Kilo mehr Blei mitzunehmen, damit man langsam und sicher abtauchen kann.

Jeder Taucher kennt das Gesetz von Boyle-Mariotte, doch setzen Taucher mit Druckausgleichsproblemen diese Erkenntnisse häufig nicht um. Entscheidend ist, dass im Bereich bis 5 m Wassertiefe die größten Druckschwankungen auftreten. Daher sollte man in diesem Bereich beim Tauchen besonders aufmerksam den Druckausgleich durchführen.

Das Ohr und die Ohrtrompete vergessen keinen Druckausgleich, der zu spät durchgeführt wurde. Jeder unterlassene Druckausgleich führt zu einer kleinen Entzündung und Schwellung der Schleimhaut, weshalb viele Taucher im Verlauf des Urlaubs eine schlechter werdende Tubenfunktion aufweisen. Aus diesem Grund muss der Druckausgleich immer frühzeitig durchgeführt werden (s. auch Kompaktinformation).

Hinweis. Abschwellende Nasentropfen dürfen auf keinen Fall zur Verbesserung der Tubenfunktion eingesetzt werden. Sie sind bis 12 Stunden vor dem Tauchen verboten. Andernfalls kann eine Umkehrblockierung auftreten, die das Auftauchen verhindert.

Klinische Untersuchung. Lassen sich durch oben genannte Maßnahmen die Schwierigkeiten mit der Ausübung des Druckausgleichs nicht beheben, sollte auf jeden Fall eine HNO-ärztliche Untersuchung durchgeführt werden, da hierbei seltenere Ursachen wie z. B. Zysten im Nasenrachen (Abb. 22.4), Tumoren, chronische Nebenhöhlenentzündungen, Zustände nach Verschluss einer Gaumen-Lippen-Kieferspalte oder Adenoide (so genannte „Polypen") ausgeschlossen wer-

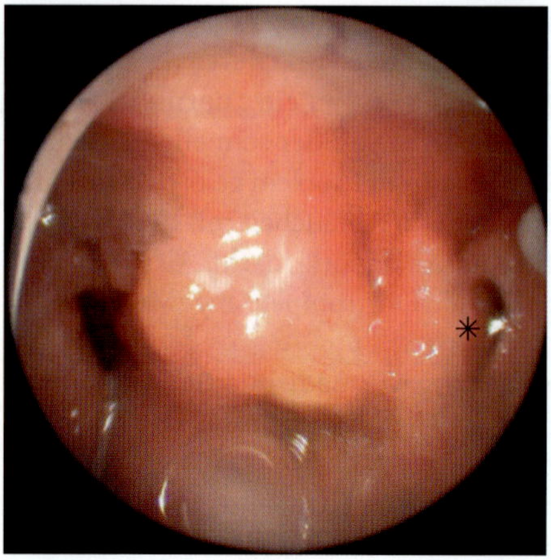

Abb. 22.4: Endoskopischer Blick durch die Nasenhaupthöhle in den Nasenrachen. Man erkennt eine Nasenrachenzyste, die den Eingang in die linke Ohrtrompete (Sternchen auf der rechten Bildseite) einengt

den können. Der HNO-Arzt inspiziert mikroskopisch das Trommelfell und blickt mit dem Endoskop in den Nasenrachen. Außerdem führt er eine Tympanometrie durch, also einen Funktionstest der Ohrtrompete. Fällt der Test normal aus, so heißt das nicht, dass die Tube für das Tauchen ausreichend gut funktioniert, sondern lediglich, dass keine schwerwiegende Funktionsstörung vorliegt. Die Ursache für Tubenbelüftungsstörungen von Tauchern ist in vielen Fällen eine chronische Entzündung der Schleimhaut der oberen Atemwege.

Fallbeispiel. Eine 38-jährige Tauchlehrerin von den Seychellen klagt über seit Jahren zunehmende Druckausgleichsbeschwerden. Inzwischen ginge es soweit, dass sie nur noch an besonders guten Tagen einen Tauchgang machen könne. An Tauchausbildung sei nicht mehr zu denken und sie arbeite nur noch am Schalter der Tauchbasis. In ihrer Vorgeschichte gäbe es keine besondere Ereignisse oder Erkrankungen. Der HNO-ärztliche Untersuchungsbefund zeigte keine Auffälligkeiten. Sie wurde angewiesen, ein Tubentraining durchzuführen: 50-mal Druckausgleich am Tag, 3-mal täglich Inhalationen und Nasenspülungen mit Kochsalzlösung, die Trinkmenge auf mindestens 2 l am Tag erhöhen und für 3 Monate die Verwendung eines örtlich wirkenden Kortisonsprays. Schon bald anschließend kommt die erste E-Mail von den Seychellen, in der die Tauchlehrerin berichtet, sie könne inzwischen jeden Tag einen Ausbildungstauchgang durchführen. Ein Jahr später schreibt sie, dass der Zustand nicht komplett normalisiert sei, aber sie wieder zwei Tauchgänge am Tag ausüben könne.

Verdachtsdiagnose: chronische Reizung der Schleimhaut der Ohrtrompete (Epipharyngitis chronica).

Therapeutische Maßnahmen. Fällt die HNO-ärztliche Untersuchung normal aus, aber der Taucher leidet trotzdem unter Tubenbelüftungsstörungen, können verschiedene Maßnahmen durchgeführt werden. Die Ohrtrompete kann regelrecht trainiert und gepflegt werden. Zuerst sollte die Trinkmenge auf mindestens 2 l Flüs-

Kompaktinformation

Verhaltensmaßregeln unter Wasser

1. Mit den Füßen zuerst abtauchen
2. Druckausgleich an der Oberfläche beginnen
3. Die ersten Meter beim Abtauchen alle 30 cm Wassertiefe Druckausgleich durchführen
4. Nicht im Flachwasserbereich Jojo-Profile tauchen
5. Tiefer als 5 m bleiben
6. Wenn möglich, längere tauchfreie Pausen
7. Keine Nasentropfen

sigkeit (kein Alkohol, kein Schwarztee, kein Kaffee) am Tag erhöht werden. Mehrmalige Inhalationen mit Kochsalz (einen Esslöffel Kochsalz pro Liter Wasser) über 10 min befeuchten die Schleimhaut und reduzieren den Entzündungsreiz.

Eine Steigerung stellt die Nasenspülung dar. Ist das Inhalationswasser abgekühlt, kann man es lauwarm durch die Nasen einziehen und durch den Mund ausspucken. Das klingt zwar wenig appetitlich, pflegt die Nasenschleimhaut jedoch ungemein.

Am wichtigsten ist jedoch ein fortlaufendes Training der Ohrtrompete. Mithilfe der Durchführung eines Druckausgleichs alle 10 min und mindestens 50-mal am Tag wird die Muskulatur der Ohrtrompete trainiert. Durch diese Maßnahmen kommt es mit der Zeit zu einer immer besser funktionierenden Tubenfunktion.

Hinweis. Wichtigste Maßnahme bei Tubenbelüftungsproblemen ist das regelmäßige Durchführen eines Druckausgleichs. Man kann damit keinen Schaden anrichten und trainiert hierbei die Muskulatur der Ohrtrompete, ähnlich wie die Muskulatur des Bewegungsapparats beim Laufen trainiert wird.

Eine weitere medikamentöse Therapieoption stellt die Anwendung eines örtlich wirkenden Kortisonsprays für die Nase dar. Es wird über einen längeren Zeitraum angewendet (mindestens 6 Wochen) und beginnt erst nach ca. 1–2 Wochen zu wirken. Man braucht sich keine Sorgen wegen der Nebenwirkungen zu machen, da moderne Kortisonsprays nur an der Schleimhaut der oberen Atemwege und nicht

Kompaktinformation

Maßnahmen bei Tubenbelüftungsproblemen

1. Trinkmenge mindestens 2 l
2. Inhalation 3-mal täglich mit Kochsalz
3. Nasenspülung mit Kochsalzlösung
4. Tubentraining (alle 10 min, mind. 50-mal/Tag)
5. ggf. abschwellende Nasentropfen für 1 Woche (Tauchverbot)
6. ggf. örtlich wirkendes Kortisonspray
7. HNO-ärztliche Kontrolle!

systemisch wirken. Es ist jedoch unerlässlich, einen HNO-Arzt aufzusuchen, bevor man diese Maßnahmen durchführt, da es andere Ursachen für Druckausgleichsprobleme geben kann.

Operative Möglichkeiten (Ballontuboplastie). Führen die oben genannten konservativen Maßnahmen nicht zu einer ausreichenden Tubenbelüftung kann ein weiteres Verfahren in Betracht gezogen werden. Seit wenigen Jahren gibt es ein Ballonkatheterverfahren, bei dem die Tube mittels eines Katheters, wie er auch bei der Erweiterung der Herzkranzgefäße verwendet wird, gedehnt wird. Dieses Verfahren erfolgt in Vollnarkose und kann ohne Schnitt von außen durch die Nase durchgeführt werden. Der Katheter wird mit einer Einführhilfe durch die Nase vor den Tubenwulst geschoben und dort in die Ohrtube vorgeschoben (Abb. 22.5). Anschließend wird er für zwei Minuten auf 10 bar aufgepumpt und anschließend entfernt. Das Verfahren muss in Vollnarkose durchgeführt werden.

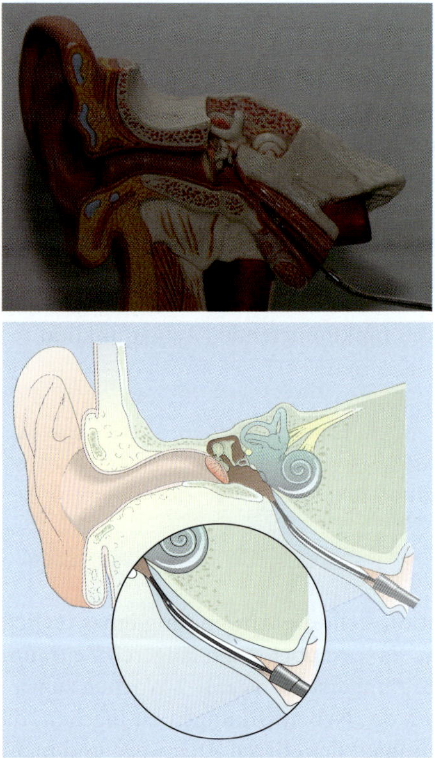

Abb. 22.5: *Oben:* Der Katheter wird durch die Nase mittels Einführhilfe in die Ohrtrompete eingeführt. Im Modell erkennt man, wie der Katheter noch nicht aufgeblasen in der Ohrtrompete liegt. *Unten:* Die grafische Darstellung zeigt den Katheter in der Ohrtrompete. Er wird er für zwei Minuten auf 10 bar aufgepumpt, so dass er mit einem Außendurchmesser von 3,28 mm die Ohrtrompete dauerhaft erweitern soll

Da das Verfahren noch sehr neu ist, gibt es bisher keine Erfahrung, ob die Ballontuboplastie auch bei Tauchern funktioniert. Um dies zu überprüfen, wird im Rahmen der Tauchersprechstunde des Autors (www.tauchersprechstunde.de) zum Zeitpunkt der Drucklegung der zweiten Auflage der „Modernen Tauchmedizin" eine Studie durchgeführt, die untersucht, ob die Ballontuboplastie bei Tauchern funktioniert und wie sich der Langzeiterfolg darstellt. Erste Behandlungen sind sehr vielversprechend. Langzeitbeobachtungen fehlen jedoch bisher.

Die Ballontuboplastie stellt eine interessante Option für Taucher dar, die allerdings noch zeigen muss, dass sie funktioniert und wie der Langzeiterfolg ist. Aktuelle Informationen zu diesem Verfahren findet man im Internet unter www.tauchersprechstunde.de.

Weitere Mittelohrbelüftungsstörungen

Akute Mittelohrentzündungen kommen häufig vor. Meistens führt eine Erkältung zu einer Verlegung der Ohrtrompete, so dass ein Unterdruck im Mittelohr entsteht. Durch eine bakterielle oder virale Keimbesiedlung, die durch die Ohrtrompete aufsteigt, können heftige Schmerzen auftreten.

Therapiert wird eine Mittelohrentzündung durch abschwellende Nasentropfen, Inhalation, gegebenenfalls Antibiotikagabe und ausreichende Schmerzmittelverabreichung. Als Komplikation können Zellgifte der Infektion auf das Innenohr übertreten, so dass eine Hörminderung, ein Ohrgeräusch und/oder Drehschwindel entstehen. In diesen Fällen muss ein Trommelfellschnitt (Parazentese) durchgeführt und durchblutungsfördernde Medikamente verabreicht werden.

Während des akuten Infekts besteht ein Tauchverbot. Häufig verbleibt nach der akuten Infektion noch ein Erguss hinter dem Trommelfell, der ebenfalls vollständig abgeklungen sein muss.

Paukenerguss. Durch eine chronische Tubenbelüftungsstörung kann es unabhängig von einer akuten Infektion zu einer Ergussbildung hinter dem Trommelfell kommen (Abb. 22.6). Wichtig ist in diesen Fällen eine Inspektion des Nasenrachens,

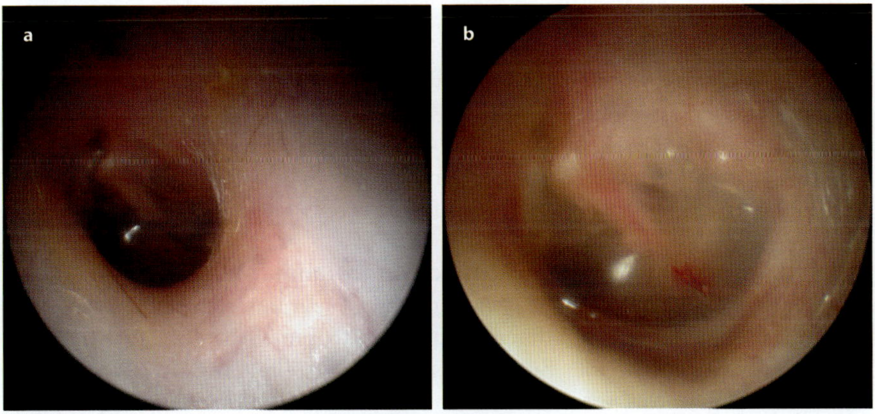

Abb. 22.6: a Blick auf das linke Trommelfell. Der Taucher hat durch einen unterlassenen Druckausgleich eine Reizung der Mittelohrschleimhaut verursacht. Dadurch hat sich ein bernsteinfarbenes Sekret gebildet, das das Hören und die Mittelohrbelüftung einschränkt. Man erkennt, dass das Mittelohr zur Hälfte gefüllt ist. **b** Nach dem Trommelfellschnitt, der noch als kleine Blutung in das Trommelfell zu erkennen ist (bei 5 Uhr), normalisiert sich das Hörvermögen sofort. Der Trommelfellschnitt schließt sich innerhalb weniger Stunden wieder

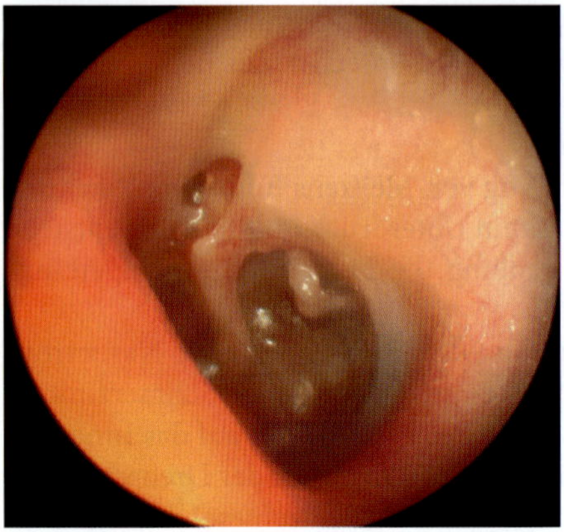

Abb. 22.7: Durch eine chronische Tubenbelüftungsstörung hat sich das Trommelfell in Richtung Mittelohr verlagert und liegt dem Amboss-Steigbügelgelenk an (bei 1 Uhr). Dieser Befund ist Ausdruck der schlechten Funktion der Ohrtrompete

um eine Verlegung der Ohrtrompete auszuschließen. Bis wieder eine regelrechte Mittelohrbelüftung herrscht, darf nicht getaucht werden.

Paukenröhrchen. Bei chronischen Tubenbelüftungsstörungen werden gelegentlich Paukenröhrchen angewendet. Es handelt sich hierbei um kleine Kunststoff- oder Goldröhrchen, die in das Trommelfell eingelegt werden und innen hohl sind, so dass Luft in die Paukenhöhle strömen kann. Dies bedeutet aber auch, dass beim Tauchen Wasser in das Mittelohr strömen würde mit der Gefahr eines Schwindelanfalls. Zusätzlich kann es bei Einströmen von Wasser zu Infektionen des Mittelohrs kommen. Bis zur Entfernung der Paukenröhrchen sowie einer kompletten Ausheilung und Wiederherstellung der Mittelohrbelüftung darf deshalb nicht getaucht werden.

Adhäsivprozess. Durch eine chronische Tubenbelüftungsstörung kann das Trommelfell in Richtung Mittelohr verlagert werden und sich den Gehörknöchelchen oder direkt der Paukenwand anlegen. Es besteht dann eine mehr oder minder ausgeprägte Schallleitungsstörung. Das Trommelfell ist durch den chronischen Unterdruck im Mittelohr meist ausgedünnt (atroph; siehe auch Trommelfellnarben; Abb. 22.7). In solchen Fällen besteht ein Tauchverbot.

Tauchtauglichkeit nach einem Mittelohrbarotrauma. Wie lange nach einem Mittelohrbarotrauma ein Tauchverbot herrscht, ist sehr unterschiedlich. Man kann sagen, dass bei einer leichtgradigen Rötung des Trommelfells das Tauchen direkt wieder möglich ist. Bei einer Blutung ins Mittelohr sollte mind. 1–2 Wochen mit dem Tauchen gewartet werden. Ein Trommelfellriss sollte nach einem spontanen oder operativen Verschluss mind. 6 Wochen nicht belastet werden. Entscheidend sind die Stabilität des Trommelfells und die ausreichende Belüftung des Mittelohrs. Liegt beides vor, kann wieder getaucht werden.

Es stellt sich regelmäßig die Frage, was man machen soll, wenn es bereits am Anfang eines Urlaubs zu Problemen kommt. Schließlich möchte man nicht auf die schönen Tauchgänge des teuren Urlaubs verzichten. Risiken sollte man jedoch nicht eingehen, da eine bleibende Trommelfellschädigung die Tauchkarriere beenden und das Hörvermögen verschlechtern kann.

Trommelfellnarben

Trommelfellnarben können verschiedene Ursachen haben: durchlittene Mittelohrentzündungen, traumatische Trommelfellverletzungen (z. B. durch das Tauchen oder einen Schlag auf das Ohr), Operationen in der Vergangenheit, chronische Tubenbelüftungsstörungen, Knocheneiterungen (Otitis media chronica epitympanalis) und vieles mehr.

Risiko beim Tauchen. Kommt es beim Tauchen zu einem Einriss des Trommelfells, dringt Wasser aus dem Gehörgang in das Mittelohr ein. Hierdurch wird das Gleichgewichtsorgan einseitig stimuliert. Es können Drehschwindel, Übelkeit und Erbrechen sowie Orientierungslosigkeit auftreten. Diese Symptome können den Taucher zu Panikreaktionen veranlassen, so dass die Gefahr eines unkontrollierten Notaufstiegs mit anschließendem Lungenbarotrauma besteht. Konsequent weitergedacht besteht dann, bei Auftreten einer Gasembolie, die Gefahr einer arteriellen Embolie, die zum Tod führen kann.

Aber auch wenn der Trommelfelleinriss „nur" zu einer Verletzung des Trommelfells führt, ist zumindest der Tauchurlaub beendet, und je nach Ausprägung des Befundes ist die Tauchtauglichkeit auf längere Sicht oder schlimmstenfalls für immer aufgehoben. Deshalb sollte bei jeder Tauchtauglichkeitsuntersuchung eine gründliche Ohrinspektion stattfinden.

Hinweis. Durch ein Loch im Trommelfell kann es zu Drehschwindel, Übelkeit und Orientierungslosigkeit kommen. Reagiert der Taucher mit Panik und führt einen unkontrollierten Notaufstieg durch, besteht die Gefahr eines schweren Tauchunfalls.

Für die Beurteilung der Tauchtauglichkeit ist es entscheidend, ob das Trommelfell den Druckschwankungen, die beim Tauchen auftreten können, standhält. Diese Frage ist nicht immer leicht zu beantworten. Das Trommelfell muss inspiziert werden und die Tubenfunktion durch ein Valsalva- und Toynbee-Manöver überprüft werden. Man darf jedoch aufgrund einer mangelnden Trommelfellbeweglichkeit noch nicht darauf schließen, dass das Mittelohr nicht belüftet ist, da Trommelfellbewegungen so diskret sein können, dass sie selbst unter dem Mikroskop nicht sicher beurteilbar sind.

Mit Hilfe einer Tympanometrie kann durch einen kurzen Test die Compliance (Beweglichkeit) des Trommelfells beurteilt werden. Während einer Tympanometrie wird das Ohr mit einem Prüfton bei unterschiedlichen Druckverhältnissen im

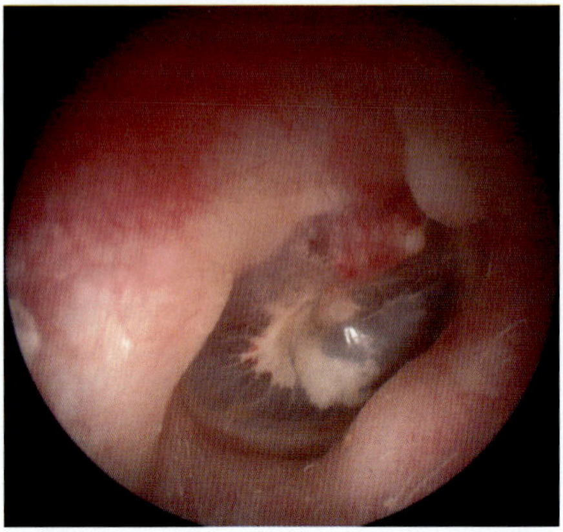

Abb. 22.8: Auf diesem Bild erkennt man ein ausgedünntes Trommelfell, das zentral noch eine Verkalkung aufweist. Als Nebenbefund zeigen sich Exostosen des Gehörgangs

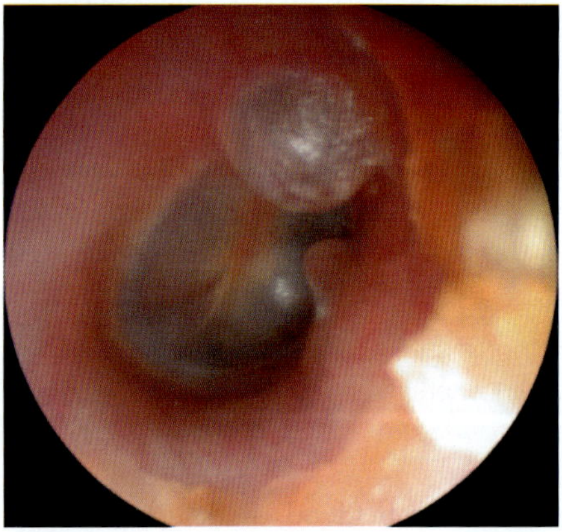

Abb. 22.9: Atrophe vorwölbende Trommelfellnarbe

Gehörgang beschallt, und durch Aufzeichnung der Schallantwort können Rückschlüsse über die Trommelfellbeweglichkeit und die Belüftung des Mittelohrs gezogen werden. Das Problem der Tympanometrie ist jedoch, dass sie häufig normal ausfällt, der Taucher jedoch trotzdem über eine behinderte Mittelohrbelüftung klagt. Manchmal kann man das Problem nicht anders bewältigen, als dass man den Taucher einen Probetauchgang in der Druckkammer oder im Schwimmbad durchführen lässt.

Eine genaue Messung der Mittelohrbelüftung ist mittels Tubenmanometrie oder Tubensonometrie möglich. Diese Verfahren stehen aber nur in spezialisierten Zentren zur Verfügung.

Atrophe Narben. Bei atrophen Narben handelt es sich um Schwachstellen des Trommelfells, bei denen ein Trommelfelldefekt durch „minderwertiges" Bindegewebe ersetzt wurde, so dass das Trommelfell an dieser Stelle instabil ist. Es kommt auch vor, dass ein chronischer Unterdruck im Mittelohr das Trommelfell verändert, so dass atrophe Bereiche (ausgedünnte Stellen) entstehen (Abb. 22.8). Dann kann es sogar beim Schnäuzen zu einem Loch im Trommelfell kommen.

Wann ein Trommelfell als atroph gilt bzw. noch ausreichend stabil ist, ist schwer zu beurteilen und benötigt sehr viel Erfahrung. Im Zweifel ist die Vorstellung beim Spezialisten mit Taucherfahrung empfehlenswert. Wölbt sich das Trommelfell an einer atrophen Stelle während des Druckausgleichs vor, spricht man von einer **instabilen** atrophen Narbe (Abb. 22.9). Ein solches Trommelfell ist den Belastungen beim Tauchen nicht gewachsen und deshalb nicht mit dem Tauchen zu vereinbaren. Allerdings kann man ein atrophes Trommelfell operativ stabilisieren (s. u.).

Fallbeispiel. Ein 45-jähriger Tauchlehrer von den Malediven stellt sich wegen mehrfach wiederkehrender Trommelfellrisse auf der linken Seite in der Heidelberger Tauchersprehstunde vor. Er beklagt, dass er vor 2 Jahren das erste Mal einen Trommelfellriss hatte, als er einem Tauchschüler zur Hilfe eilen musste. Seitdem käme es bei unspektakulären Tauchgängen immer wieder zum Riss des Trommelfells. Dies werde nicht als schmerzhaft empfunden, sondern falle ihm nur durch den Luftaustritt aus dem Gehörgang auf. Erst innerhalb von Stunden würden sich starke Ohrenschmerzen entwickeln. Die mikroskopische Untersuchung des Trommelfells zeigt eine atrophe Narbe, die ungefähr ein Viertel des Trommelfells ausmacht. Es wird ein ambulanter Operationstermin vereinbart, um das Trommelfell an dieser Stelle in örtlicher Betäubung zu unterfüttern. Die Operation verläuft problemlos und vier Wochen später fliegt der Tauchlehrer zurück auf die Malediven. Acht Wochen danach führt er den ersten komplikationslosen Tauchgang durch. Seit der Operation kam es zu keinen Trommelfellrupturen mehr.
Diagnose: atrophes Trommelfell.

Retraktion des Trommelfells. Liegt eine chronische Belüftungsstörung des Mittelohrs vor, so kann sich durch den permanenten Unterdruck eine so genannte Trommelfellretraktion bilden. Hierbei handelt es sich um ein Einziehen des Trommelfells aus seiner ursprünglichen Ebene in das Mittelohr hinein. Dabei können die Gehörknöchelchen verkippen und das Trommelfell kann sich komplett der Mittelohrinnenseite anlegen, d. h. auf den Bereich der Hörschnecke. Das Trommelfell verliert dabei seine Stabilität, und es entstehen nicht belüftete Bezirke im Mittelohr. Darüber hinaus entwickelt sich eine mehr oder minder stark ausgeprägte Schallleitungsstörung, da der Schall nicht vollständig auf das Innenohr übertragen wird. Patienten mit einer Trommelfellretraktion sind nicht tauchtauglich (s. auch Abb. 22.7). Allerdings kann das Trommelfell durch eine Operation stabilisiert werden. Gegebenenfalls muss auch die Gehörknöchelchenkette ersetzt werden.

Trommelfellperforationen (Loch im Trommelfell)

Man unterscheidet akute und chronische Trommelfellperforationen.

Akute Trommelfellperforationen. Diese akuten Einrisse des Trommelfells entstehen z. B. beim Tauchen (s. Mittelohrbarotrauma), durch Manipulationen im Gehörgang (hier stehen Ohrstäbchen an erster Stelle), durch Krafteinwirkung, wie Schläge auf die Ohrmuschel oder Explosionen, sie können aber auch durch Entzündungen entstehen. Akute Trommelfellperforationen (Abb. 22.10) haben eine sehr gute Heilungstendenz, da das zuvor gesunde Trommelfell nicht durch Entzündungen vorgeschädigt ist.

Entstand eine Trommelfellperforation durch ein Trauma, so sollte, abhängig von der Größe des Defekts, eine Trommelfellschienung erfolgen. Hierbei wird das Trommelfell mit einer Silikonfolie oder einem dünnen Papier bedeckt, an dem sich neues gesundes Gewebe entlangschieben kann. Nach einer Trommelfellperforation, unabhängig davon, ob eine Schienung durchgeführt wurde, muss jeder Druckanstieg im

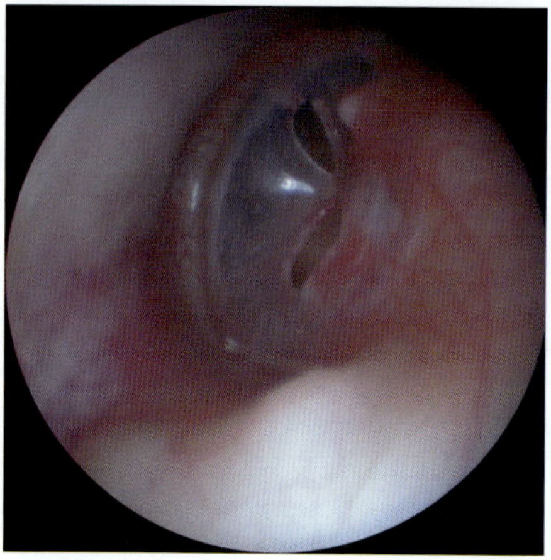

Abb. 22.10: Akute Trommelfellperforation: Der schlitzförmige Einriss bei 11 Uhr und bei 6 Uhr ist gut zu erkennen. Solche akuten Verletzungen haben eine gute Heilungstendenz, die durch eine Trommelfellschienung noch verbessert werden kann

Mittelohr vermieden werden, da sonst das frisch vernarbte Trommelfell wieder einreißen kann. Höhenpassagen und Flüge sind, ebenso wie Naseschnäuzen, nicht erlaubt.

In aller Regel reicht ein Tauchverbot von 4–6 Wochen bis zur kompletten Ausheilung aus. Man sollte jedoch das Trommelfell vor dem ersten Tauchgang kontrollieren lassen, um sicher zu gehen, dass es verschlossen ist und sich keine instabile Narbe gebildet hat (atrophe Bereiche, s. o.). Leider kommt es manchmal vor, dass sich akute Trommelfellperforationen nicht wieder verschließen. Dann ist eine Operation unvermeidlich, die eine längere Tauchuntauglichkeit nach sich zieht (s. u.).

Chronische Trommellfellperforationen. Anders als bei den akuten Trommelfellperforationen stellen die chronischen Trommelfellperforationen ein größeres Problem für den Taucher dar. Entsteht eine chronische Trommelfellperforation als Folge eines Traumas (z. B. nach einem Schlag auf das Ohr oder nach einem Mittelohrbarotrauma) liegen günstigste Verhältnisse vor, da das Trommelfell grundsätzlich gesund ist. In solchen Fällen führt eine Operation des Trommelfells in der Regel zu einer problemlosen Abheilung und nach spätestens drei Monaten kann wieder getaucht werden. Entstehen chronische Trommelfellperforationen jedoch aufgrund einer schlechten oder unmöglichen Mittelohrbelüftung oder liegt gar eine chronische Knocheneiterung (Otitis media chronica epitympanalis) vor, muss die Tauchtauglichkeit sehr viel kritischer betrachtet werden.

Otitis media chronica mesotympanalis (mittelständiger Defekt des Trommelfells). Ein komplizierter Ausdruck für eine einfache Sache: Aufgrund eines Traumas, einer Entzündung oder eines Tauchunfalls entsteht ein Loch im Trommelfell, das sich nicht von allein verschließt (Abb. 22.11). Ein solches Trommelfell sollte operiert

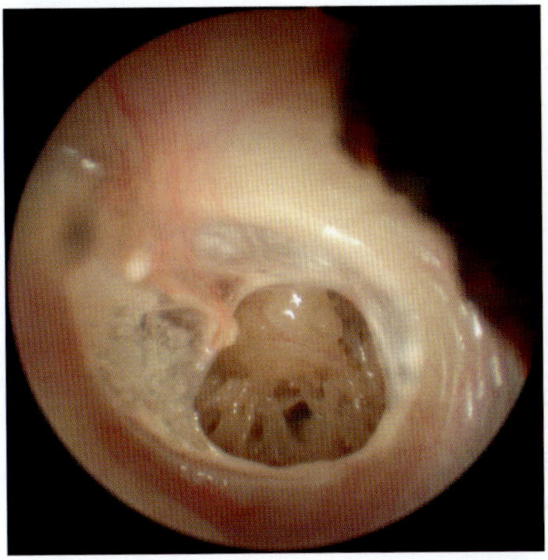

Abb. 22.11: Im Gegensatz zur akuten Trommelfellperforation sind die Ränder der chronischen Perforation nicht mehr aktiv und weisen keinen Wachstumsreiz auf. Durch diese sehr große Perforation kann man in das Mittelohr hineinsehen. Das restliche Trommelfell zeigt sich durch die wiederkehrenden Infekte atroph

werden und nach Abheilung (in der Regel 6 Wochen bis 3 Monate) kann wieder getaucht werden. Bei Löchern im Trommelfell, die spontan entstanden, darf die Ursachenforschung nicht vergessen werden. Manchmal sind chronische Nebenhöhlenentzündungen oder ein chronischer Schnupfen Ursache einer Tubenbelüftungsstörung, die zu Unterdruck im Mittelohr führt. Als Folge kann es zu einem spontanen Einriss des Trommelfells kommen. Die Mittelohrbelüftung kann dabei so weit gestört sein, dass an Tauchen nicht zu denken ist. Es gibt leider auch vereinzelte Fälle, in denen es unmöglich ist, das Trommelfell operativ wieder zu verschließen.

Otitis media chronica epitympanalis (randständiger Defekt des Trommelfells, Knocheneiterung). Bei dieser Form einer chronischen Mittelohrentzündung kommt es nicht zu einem Loch im zentralen Bereich des Trommelfells, sondern das Loch bildet sich im Randbereich des Trommelfells, am Übergang zum Gehörgang. Ursachen sind in der Regel chronische Mittelohrbelüftungsstörungen, vorausgegangene Verletzungen, Operationen und andere seltene Ursachen.

Die Gefahr besteht bei dieser Erkrankung in der so genannten Cholesteatombildung (Perlgeschwulst). Durch Einwachsen von Gehörgangshaut in das Mittelohr bildet sich eine chronische Entzündung, die an Größe zunimmt und durch Verdrängung und aggressive Entzündungsstoffe die Umgebung zerstört. Dieser Vorgang läuft sehr langsam ab, so dass manchmal Jahre vergehen, bis es zu ernsthaften Symptomen kommt.

Die chronische Knocheneiterung stellt sich durch einen permanenten Sekretfluss aus dem Ohr dar, der unangenehm riecht, da das Sekret durch Bakterien zersetzt wird. Die Symptome reichen von einem Hörverlust über Schwindel, Gesichtsnervlähmung bis zu Komplikationen im Bereich des Gehirns (Meningitis, Hirnabszess).

Eine chronische Knocheneiterung muss immer operiert werden. Es handelt sich hierbei um teilweise sehr ausgeprägte Operationen, die manchmal mehrfach wiederholt werden müssen, bis die komplette Entzündung entfernt ist.

Nach solchen Operationen sollte die Beurteilung der Tauchtauglichkeit in die Hand des HNO-Facharztes gelegt werden, da sie unter anderem von der gewählten Operationsmethode und dem Ergebnis der Operation abhängig ist.

Operationen am Mittelohr

Operationen des Trommelfells werden Tympanoplastik genannt. Dieser Ausdruck setzt sich aus den Begriffen Tympanon (griechisch für Pauke) und Plastik (Wiederherstellung) zusammen. Der berühmte deutsche Ohrchirurg Wullstein unterteilte die Tympanoplastiken in 5 verschiedene Typen, von denen heute aber fast ausschließlich die Typen I, II und III angewendet werden. Die Tympanoplastik wird nach einem weiteren bekannten deutschen Ohrchirurgen namens Kley in einen Typ IIIa, IIIb und IIIc eingeteilt. Diese Unterteilung wird auf die verwendete Methode der Rekonstruktion der Gehörknöchelchenkette zurückgeführt und spielt eine wichtige Rolle für die Beurteilung der Tauchtauglichkeit nach einer Ohroperation (Abb. 22.12 und 22.13).

Tympanoplastik Typ I. Liegt nur ein Defekt des Trommelfells vor, die Gehörknöchelchenkette ist aber intakt, kann das Trommelfell durch Bindegewebe oder Knorpeltransplantat von innen verschlossen und stabilisiert werden. Dazu wird das Trommelfell durch den Gehörgang oder von retroaurikulär (von hinter dem Ohr) dargestellt, umgeschlagen und das Transplantat der Innenseite des Trommelfells aufgelegt. Dies hat den Vorteil, dass bei einem Überdruck im Mittelohr das Transplantat an das Trommelfell gepresst wird und sich nicht abheben kann. Das Trommelfell wird anschließend von außen mit einer Silikonfolie stabilisiert und der Gehörgang tamponiert. Nach drei Wochen werden die Tamponade und der Silikonstreifen entfernt. Jetzt sollte das Trommelfell verschlossen sein; es kommt jedoch bei sehr großen Trommelfelldefekten vor, dass eine weitere Operation notwendig wird.

Tympanoplastik Typ II. Bei diesem Verfahren wird wie bei einer Typ I Tympanoplastik das Trommelfell wieder aufgebaut und die Gehörknöchelchen mittels spezieller Prothesen oder Zement rekonstruiert.

Tympanoplastik Typ III. Bei der Tympanoplastik des Typs III handelt es sich um eine sehr häufig eingesetzte Methode, die verwendet wird, wenn die Gehörknöchelchen teilweise oder ganz zerstört sind. Die Operation setzt sich zusammen aus einer Rekonstruktion der Gehörknöchelchen und einem Verschluss des Trommelfells, wie er in oben genannter Weise schon beschrieben wurde. Bei der Tympanoplastik **Typ IIIa** wird das Trommelfell auf das Niveau des Steigbügelköpfchens abgesenkt,

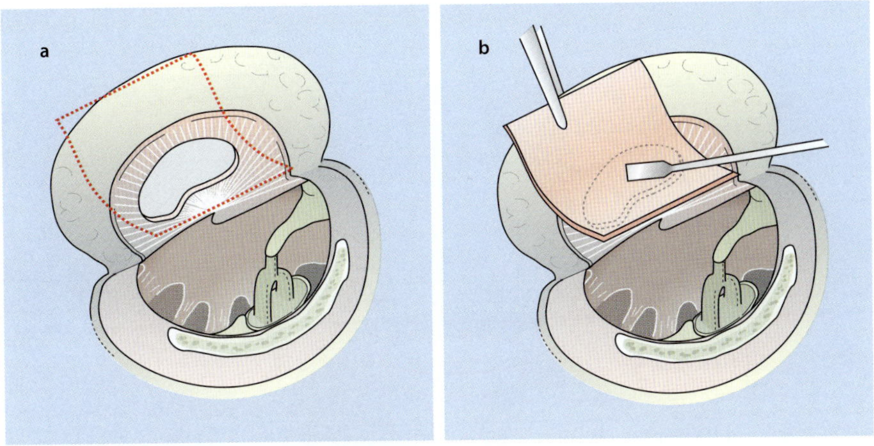

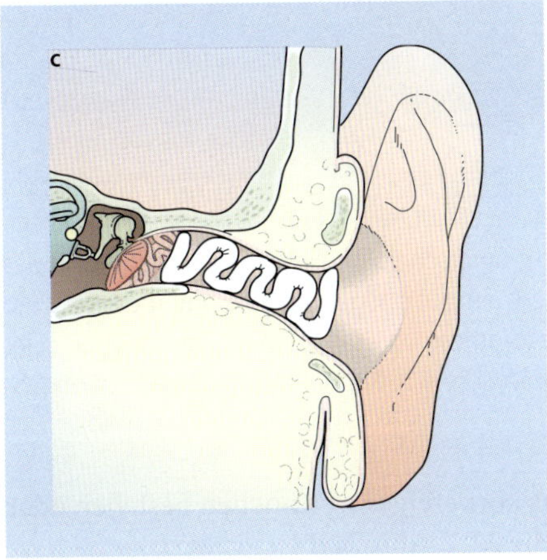

Abb. 22.12: a Prinzip der Tympanoplastik Typ I ist die Unterfütterung des Trommelfells mit einem körpereigenen Transplantat (beispielsweise Muskelfaszie oder Knorpelhaut). Hierzu muss das Trommelfell umgeklappt werden. **b** Das Transplantat muss das Loch im Trommelfell allseits überragen, da es noch etwas schrumpft. **c** Damit das Transplantat nicht verrutscht, wird es mit Silikonfolie abgedeckt und mittels antibiotikagetränkter Tamponade wird der Gehörgang für drei Wochen versiegelt. Nach 6–12 Wochen ist das Trommelfell wieder belastungs- und tauchstabil

da Teile des Hammers und Amboß zerstört wurden. Alternativ wird bei der Tympanoplastik **Typ IIIb** eine Teilprothese (**PORP**) zwischen Steigbügelköpfchen und Trommelfell gestellt. Ist auch der Steigbügel zerstört, muss eine Totalprothese (**TORP**) zwischen ovalem Fenster und Trommelfell eingesetzt werden. Dieses Operationsverfahren wird als Tympanoplastik **Typ IIIc** bezeichnet. Nachteil der Totalprothese stellt die Übertragung des Drucks aus dem Gehörgang auf das Innenohr dar. Die Gehörknöchelchen haben die Eigenschaft, Druckschwankungen im Gehörgang auszugleichen und das Innenohr vor übermäßigen Kräften zu schützen. Sind jedoch alle Gehörknöchelchen zerstört und müssen durch Prothesen ersetzt werden, kann eine Druckerhöhung im Gehörgang zu einer Verletzung der ovalen Fußplatte führen. Der betroffene Taucher würde Schwindel verspüren und evtl. ertauben.

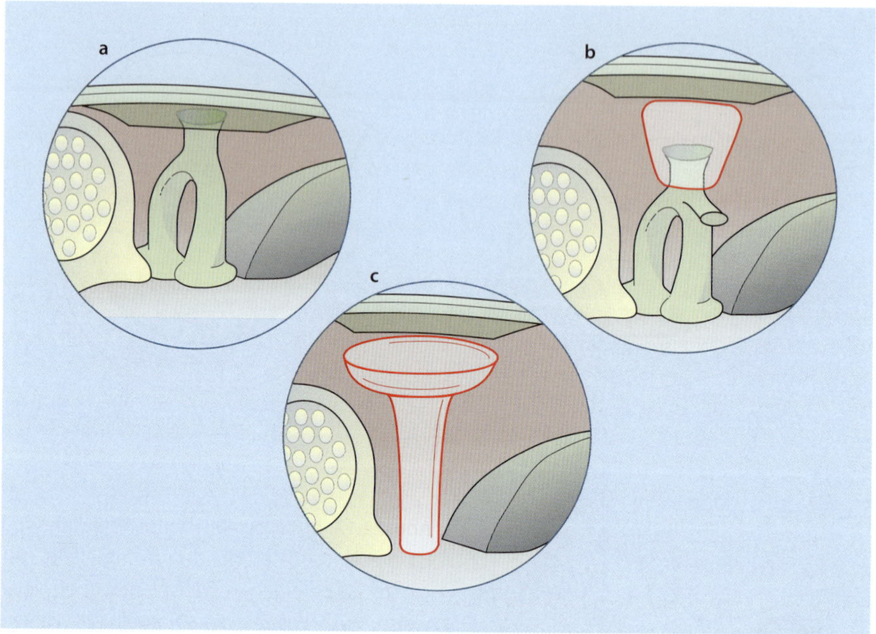

Abb. 22.13a–c: Die Tympanoplastik Typ III a, b und c unterscheidet sich in der Rekonstruktion des Trommelfells. **a** Typ IIIa: Auflegen des Trommelfells auf den Steigbügel, **b** Typ IIIb: Interposition einer Prothese zwischen Steigbügel und Trommelfell (Teilprothese = PORP), **c** Typ IIIc: Interposition einer Prothese zwischen Fußplatte und Trommelfell (Vollprothese = TORP)

Die verwendeten Prothesen können aus körpereigenen Knochen bestehen oder aus Materialien wie Gold oder Titan (Tabelle 22.1, Abb. 22.14).

Die Größe der Prothesen, die bei der Mittelohrchirurgie zur Anwendung kommen, zeigt Abb. 22.15. Die Ein-Cent-Münze verdeutlicht die Größendimension eines Gehörknöchelchens. Hier erkennt man den Amboss, also den mittleren der drei Gehörknöchelchen.

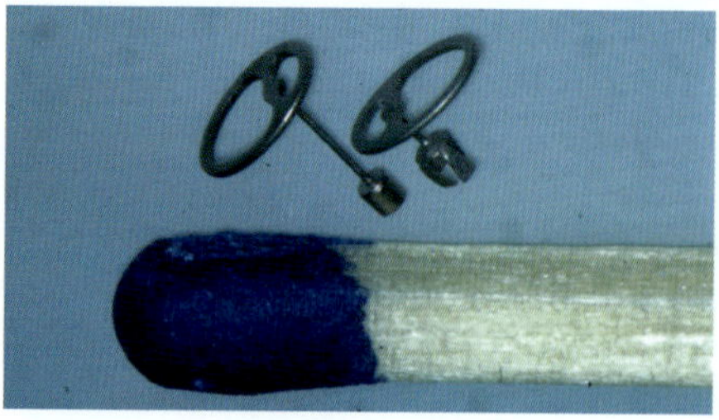

Abb. 22.14: Am Beispiel des Streichholzes erkennt man wie klein Hörprothesen sind. Sie werden heute vornehmlich aus Titan gebildet. Die kurze Prothese entspricht einer Teilprothese (PORP) und die Längere einer Vollprothese (TORP)

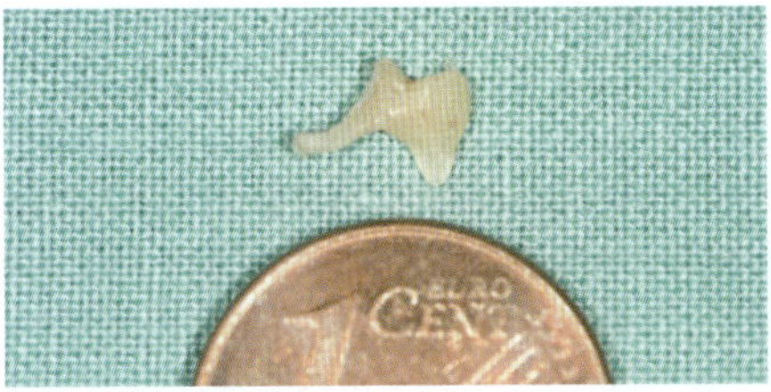

Abb. 22.15: Größenrelation der Gehörknöchelchen. Hier ist der Amboss im Verhältnis zu einer Ein-Cent-Münze dargestellt (Foto: Dr. M. Praetorius)

Tauchtauglichkeit nach Operationen am Trommelfell und der Gehörknöchelchenkette

Tympanoplastik Typ I, Typ II, Typ IIIa, Typ IIIb und Typ IIIc. Bezüglich der Tauchtauglichkeit nach den verschiedenen Arten einer Tympanoplastik besteht seit 2009 entsprechend den Empfehlungen der Deutschen Gesellschaft für Tauch- und Überdruckmedizin sowie der Österreichischen Gesellschaft für Tauch- und Hyperbarmedizin Konsens. Nach jeder Operation muss ein HNO-Arzt das Trommelfell und die Mittelohrbelüftung beurteilen. Ist das Trommelfell problemlos abgeheilt, haben sich keine instabilen Narben gebildet (atrophe Bereiche, s. o.) und das Mittelohr lässt sich ohne Schwierigkeiten mittels Druckausgleich belüften, so besteht nach einer Tympanoplastik Typ I, Typ II, Typ IIIa, Typ IIIb und Typ IIIc keine Einschränkung der Tauchtauglichkeit.

Tympanoplastik Typ IIIc. Nach einer Tympanoplastik Typ IIIc, also nach Einsetzen einer Totalprothese, besteht die Gefahr, dass Druckerhöhungen im Gehörgang direkt auf die Fußplatte, also der Abdichtungsstelle zum Innenohr, übertragen werden. Bei Zerstörung dieser Fußplatte käme es auf jeden Fall zu Schwindel und

Tabelle 22.1: Trommelfellrekonstruktion. Heutzutage sind nur noch Tympanoplastiken nach dem Typ I, II und III üblich. Abhängig von der Art der Trommelfellrekonstruktion ergeben sich unterschiedliche Konsequenzen für die Tauchtauglichkeit

Tympanoplastik	Methode
Typ I:	Wiederherstellung des Trommelfells
Typ II:	Wiederherstellung des Trommelfells und der Gehörknöchelchenkette in ihrer natürlichen Bauweise
Typ III:	Wiederherstellung des Trommelfells und der Gehörknöchelchenkette
– Typ IIIa	Absenken des Trommelfells auf das Niveau des Steigbügelköpfchens
– Typ IIIb	Einsetzen einer Teilprothese (PORP) zwischen Trommelfell und Steigbügelköpfchen
– Typ IIIc	Einsetzen einer Totalprothese (TORP) zwischen Trommelfell und Fußplatte

Orientierungslosigkeit; also zu einem lebensbedrohlichen Zustand unter Wasser. Darüber hinaus würde Innenohrflüssigkeit (Perilymphe) austreten und damit zu einer Zerstörung des Innenohrs führen. Die Folge könnte eine komplette Ertaubung sein! Aus diesen beiden Gründen empfiehlt die Schweizerische Gesellschaft für Unterwasser- und Hyperbarmedizin (SUHMS) nach Tympanoplastik Typ IIIc auf das Tauchen zu verzichten. In Deutschland und Österreich wird davon abweichend ein Belastungstest vor dem ersten Tauchgang empfohlen. Über diesen Test findet man in der nächsten Rubrik (Stapesplastik) mehr Informationen.

Grundsätzlich kann man sagen: Je besser das Hörergebnis ist, umso eher werden Druckschwankungen aus dem Gehörgang auf das Innenohr übertragen. Je schlechter das Hörergebnis ist, umso besser ist das Innenohr vor Druckschwankungen im Gehörgang und Mittelohr geschützt.

Operation des Steigbügels bei Otosklerose (Stapesplastik). Bei der Otosklerose handelt es sich um eine zunehmende Verknöcherung der Steigbügelfußplatte. Daraus resultiert eine zunehmende Schwerhörigkeit, da die schallverstärkende Wirkung des Trommelfells und der Gehörknöchelchen komplett verloren geht.

Diese Schallleitungsstörung kann operativ behoben werden. Hierzu entfernt man operativ den Steigbügeloberbau oder den kompletten Steigbügel und setzt eine Prothese in den Bereich der Fußplatte ein. Die Prothese überträgt den Schall vom Amboss auf das Innenohr und wirkt als Ersatz für den verknöcherten Steigbügel. Die Schwingungsfähigkeit der Gehörknöchelchenkette wird also wiederhergestellt. Die vorübergehende Eröffnung des Innenohrs wird während der Operation mit Bindegewebe abgedichtet und stellt in der Regel nach der Operation keine Schwierigkeiten mehr dar. Dieses Operationsverfahren wird Stapesplastik genannt (Abb. 22.16).

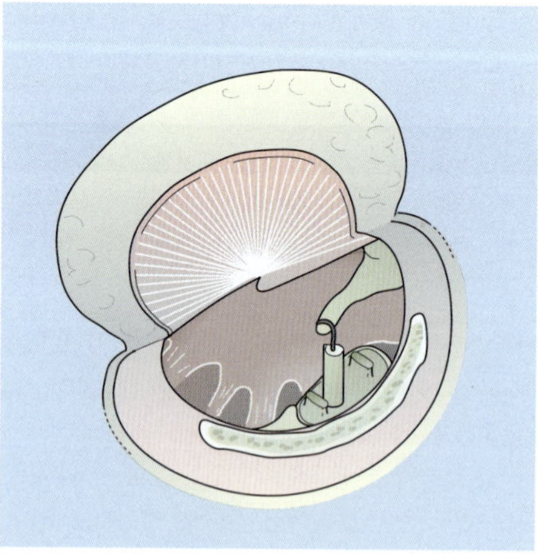

Abb. 22.16: Bei einer Stapesplastik wird das Innenohr eröffnet und eine Prothese zwischen Amboss und Innenohr gestellt. Dadurch wird das normale Hören wieder möglich, allerdings besteht die Gefahr, dass große Druckschwankungen im Gehörgang und Mittelohr zu einer Prothesendislokation führen oder das Gleichgewichtsorgan stimuliert wird und Schwindel unter Wasser entsteht. Ebenso kann der Patient beim Tauchen ertauben

Die Probleme beim Tauchen entstehen nach einer Stapesplastik durch die Druckunterschiede zwischen Gehörgang und Mittelohr, die zu extremen Trommelfellbewegungen führen können. Da die Bewegung des Trommelfells einerseits die Prothese aus dem Innenohr hebeln oder andererseits die Prothese zu tief in das Innenohr drücken könnte, besteht die Gefahr der Innenohrverletzung. Ähnlich wie bei der Tympanoplastik Typ IIIc beschrieben, besteht ein Risiko durch Auftreten von akutem Schwindel unter Wasser und andererseits in der Möglichkeit, eine langfristige Hörminderung bis hin zur Ertaubung zu erleiden.

Aus diesen Gründen wurde bis vor wenigen Jahren das Tauchen nach Stapesplastik nicht gestattet. Neue Studien haben jedoch gezeigt, dass es bei Tauchern und Fallschirmspringern nach Operationen am Steigbügel nicht zu einer Innenohrschädigung kam. Dies kann man sich durch die Mechanik der Gehörknöchelchenkette erklären, da Hammer und Amboss noch intakt sind, die die Trommelfellbewegung reduzieren und die Schwingungsamplitude im Bereich des Steigbügels bzw. der neu eingesetzten Prothese deutlich erniedrigen.

Provokationstest. Um Taucher nach Stapesplastik keinem unnötigen Risiko auszusetzen, sollte ein Provokationstest durchgeführt werden. Bei diesem Test übt man einen Über- und Unterdruck im Gehörgang aus und registriert, ob der Taucher Schwindel spürt bzw. misst zusätzlich unwillkürliche Augenbewegungen, die bei einer Reizung des Gleichgewichtsorgans entstehen würden (Nystagmen). Durch diesen Test kann eine Komplikation beim Tauchen nicht hundertprozentig ausgeschlossen werden, jedoch sehen Ohrspezialisten das Risiko heute als vertretbar an. Aber auch nach Stapesplastik sollte die Tauchtauglichkeit durch einen HNO-Arzt und Taucharzt beurteilt werden und eine Aufklärung über die möglichen Risiken erfolgen.

Radikalhöhlenanlage. Eine Radikalhöhlenanlage wird durchgeführt als Therapie der fortgeschritten Knocheneiterung (Otitis media chronica epitympanalis). Bei dieser Form der Operation werden die lufthaltigen Zellen des Felsenbeins (Mastoidzellen) operativ mittels Bohrtechnik entfernt. Das Mastoid ist sehr gut auf CT-Aufnahmen zu erkennen (Abb. 22.17). Zusätzlich wird die hintere Gehörgangswand abgeschliffen und so eine Verbindung des Gehörgangs zum Mastoid geschaffen. Dadurch wird die Gefahr einer erneuten Knocheneiterung deutlich reduziert. Nachteil der Radikalhöhlenanlage ist jedoch, dass bei diesem Verfahren das Gleichgewichtsorgan freigelegt wird. Strömt kaltes Wasser in den Gehörgang – und als kalt zählt auch Wasser von einer Temperatur von 28 °C, da es im Vergleich zur Körpertemperatur deutlich kälter ist –, wird das Gleichgewichtsorgan stimuliert. Es besteht die Gefahr der kalorischen Reizung, die Schwindel und Orientierungslosigkeit auslösen kann. Daher sind Patienten nach Anlage einer Radikalhöhle häufig nicht tauchtauglich.

Rundfenstermembran hatten, eine anatomische Variante gäbe, die zu einer Verletzung der Rundfenstermembran neigt (z. B. einen sehr weiten Ductus perilymphaticus, einem Verbindungskanal in das Schädelinnere).

Bei der Nachbeobachtung von Tauchern, die gegen ärztlichen Rat den Tauchsport weiter betrieben, stellte sich jedoch heraus, dass keine weiteren Verletzungen im Bereich der Rundfenstermembran auftraten. Aus diesem Grund wird die Tauchtauglichkeit nach Ruptur der Rundfenstermembran heute wesentlich großzügiger beurteilt.

Grundsätzlich sollte man aber unterscheiden, ob es zu einer kompletten Ertaubung auf einer Seite kam oder ob nur geringgradigere Hörverluste vorliegen. Ist der Hörverlust geringer ausgeprägt, würde eine erneute Ruptur der Rundfenstermembran eine andere Auswirkung haben als bei einer Person, die einseitig ertaubt ist. Durch einen erneuten Tauchunfall würde nämlich das verbleibende Hörvermögen verloren gehen. Aus diesem Grund ist die Beurteilung der Tauchtauglichkeit nach Operationen an der runden oder ovalen Fenstermembran immer eine Einzelfallentscheidung, die durch einen tauchmedizinisch erfahrenen HNO-Arzt erfolgen sollte (Tabelle 22.2).

22.2.3 Innenohr

Tauchen nach Hörsturz oder mit Tinnitus

Bis vor wenigen Jahren empfahl man Tauchern, nach einem Hörsturz mindestens drei Monate auf das Tauchen zu verzichten. Hintergrund war die Annahme, dass Tauchen auch unabhängig von akuten Tauchunfällen zu einer Hörverschlechterung führen würde. Man nahm eine chronische Schädigung des Innenohrs durch die erhöhten Inertgasdrücke an sowie schädliche Auswirkungen der Druckschwankungen, die auf das Innenohr einwirkten. Heutzutage geht man jedoch eher davon aus, dass Tauchen keine schädliche Wirkung auf das Hörorgan hat (s. Kap. 42). Nach einem Hörsturz besteht deshalb keine Einschränkung der Tauchtauglichkeit. Für das Vorhandensein von Ohrgeräuschen (Tinnitus) besteht dieselbe Annahme. Es gibt keine gesicherten Hinweise, dass sich ein Tinnitus während des Tauchens verschlechtert. Häufig geben Taucher sogar eine Besserung der Beschwerden während des Tauchens an – vermutlich aufgrund der Ablenkung und der Entspannung, die durch das Tauchen verursacht werden kann.

Schwerhörigkeit

Grundsätzlich schränkt eine Schwerhörigkeit die Tauchtauglichkeit nicht ein. Das Risiko besteht jedoch in der Möglichkeit, einen Tauchunfall im Bereich der Ohren zu erleiden, der das Hörvermögen des Patienten stark beeinträchtigen könnte. Bei beidseitiger Schwerhörigkeit würde der Verlust des Hörvermögens einer Seite zu einer Verschlechterung des Gesamthörvermögens führen. Das Risiko einer einseitigen Ertaubung durch ein Barotrauma des Innenohrs oder eine Dekompressionserkrankung des Innenohrs ist jedoch relativ gering. Aus diesem Grund kann die Tauchtauglichkeit bei beidseitiger Schwerhörigkeit großzügig erteilt werden. Es ist Aufgabe des Taucherarztes, die Patienten zu beraten und mit ihnen die Risiken zu besprechen. Ob der Taucher dieses Risiko eingehen möchte, kann er dann selbst entscheiden.

Hörgeräteträger. Es gibt verschiedene Typen von Hörgeräten, die entweder hinter dem Ohr, auf dem Brillengestell oder im Gehörgang Platz finden und den Schall verstärken. Diese Patienten können ihr Hörgerät während des Tauchens abnehmen und entsprechend dem oben Gesagten tauchen. Durch das Tragen eines Hörgeräts treten bei einem Teil der Patienten gehäuft Gehörgangsentzündungen auf. Es gibt auch knochenverankerte Hörgeräte (BAHA). Bei diesem Typ wird der Schall nicht in den Gehörgang übertragen, sondern über eine knochenverankerte Schraube auf das Innenohr übertragen. Auch diese Geräte lassen sich abnehmen und schränken die Tauchtauglichkeit nicht ein. Einzig für implantierte Hörgeräte gelten eigene Bedingungen. Genau wie bei Trägern von Cochlea-Implantaten (s. u.) kann keine allgemein gültige Aussage getroffen werden, und man muss einen HNO-Arzt mit tauchmedizinischen Kenntnissen und den Hersteller zu Rate ziehen, da nur vereinzelte Hersteller die Tauchtauglichkeit ihrer Geräte überprüft haben.

Taubheit

Einseitige Ertaubung. Bei einseitig Ertaubten stellt sich die Situation strenger dar. Käme es bei solchen Tauchern zu einem Innenohrbarotrauma mit Ertaubung der gesunden Seite, würde aus einem Patienten mit Höreinschränkung ein komplett gehörloser Patient. Eine einseitige Ertaubung ist ein Verlust von Lebensqualität. Eine beidseitige Ertaubung entspricht jedoch einer deutlichen Behinderung! Einseitig Ertaubte haben zum Beispiel eine Minderung der Erwerbsfähigkeit von 10 %, bei einer kompletten Ertaubung liegt sie dagegen bei 80 %. Aus diesem Grund ist die Tauchtauglichkeit bei einseitig Ertaubten zurückhaltend zu erteilen. Der Taucher muss auf jeden Fall im vollen Umfang auf die Risiken hingewiesen werden. Die Empfehlungen der GTÜM und der OGTH sehen eine relative Einschränkung der Tauchtauglichkeit bei einseitig Ertaubten vor.

Beidseitige Ertaubung. Ist ein Patient vollständig gehörlos, stellt dieser Zustand weniger ein medizinisches als ein organisatorisches Problem dar. Ist es dem Tauchlehrer möglich, eine suffiziente Ausbildung durchzuführen (z. B. durch Gebärdensprache), steht dem Tauchen nichts im Wege. Da unter Wasser der Schall wesentlich schneller (ca. 4,5fach) fortgeleitet wird als an der Luft und so kein Richtungshören möglich ist, können auch Normalhörende das Hörvermögen nur bedingt gebrauchen. Taube Patienten haben unter Wasser sogar deutliche Vorteile, wenn sie die Gebärdensprache beherrschen, denn sie können sich problemlos verständigen und auch komplexe Sachverhalte kommunizieren.

Beim Tauchen sollte jedoch beachtet werden, dass ein Normalhörender die Tauchgruppe begleitet, da er Gefahren, wenn nicht orten, so wenigstens wahrnehmen kann. Zusätzlich müssen optische Warnmittel mitgeführt werden.

Cochlea-Implantate. Man kann heute Ertaubte mittels eines Innenohrhörgeräts (Cochlea-Implantat; Abb. 22.18) versorgen, das in der Regel ein gutes Sprachverständnis ermöglichen. Dieses Hören kommt nicht ganz unserer Schallwahrnehmung gleich, da das menschliche Gehör wesentlich mehr leisten kann, als man heutzutage mit Cochlea-Implantaten erreichen kann. Trotzdem war die Erfindung

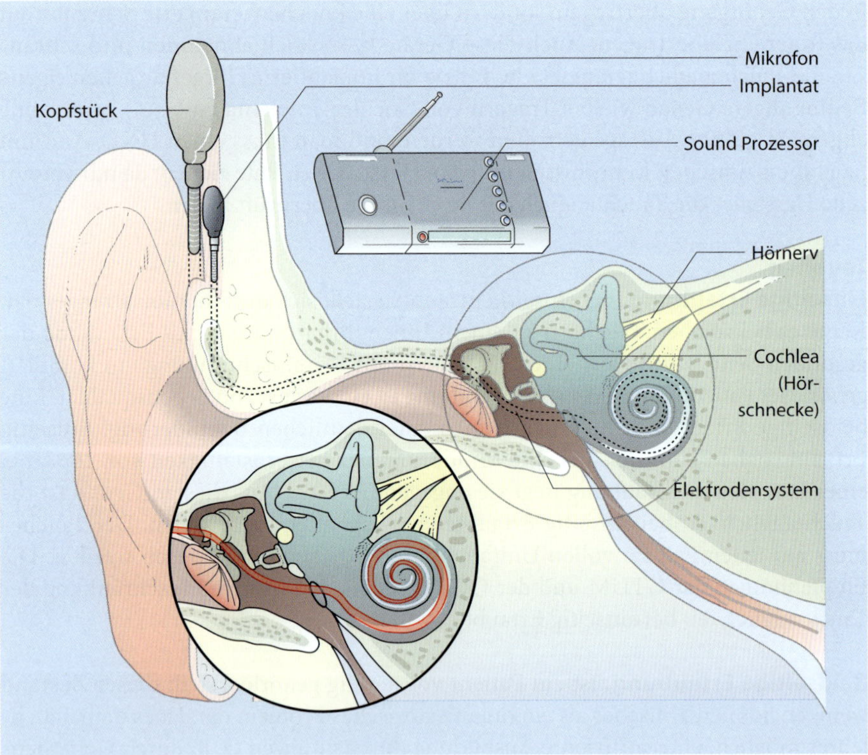

Abb. 22.18: Schema eines Cochlea-Implantats. Ein Empfänger wird in ein Knochenbett unter die Haut eingesetzt. Über eine Elektrode, die in die Hörschnecke führt, wird der Hörnerv direkt stimuliert. Der auf der Haut sitzende äußere Teil kann beim Tauchen abgesetzt werden

ein Meilenstein in der Behandlung gehörloser Menschen. Cochlea-Implantate sind inzwischen so fortgeschritten, dass sie schwer hörgeschädigten Patienten, die aber noch nicht ertaubt sind, eingesetzt werden und zu einer Verbesserung des Hörens führen. Auch einseitig Ertaubte werden heutzutage immer öfter mit einem Cochlea-Implantat versorgt

Technisch gesehen wird ein Stimulationsdraht in die Hörschnecke (Cochlea) eingeführt, der den Hörnerv elektrisch stimuliert. Das Gerät zur Stimulation sitzt zum Teil unter der Haut hinter dem Ohr und ein anderer Teil wird auf der Haut hinter dem Ohr getragen. Es gibt Hersteller, die das Tauchen mit einem Cochlea-Implantat mit Tiefenbeschränkungen zulassen. Es muss jedoch für jedes implantierte Cochlea-Implantat beim Hersteller wegen der Tauchtauglichkeit nachgefragt werden.

Gleichgewichtsstörungen beim Tauchen

Das Gleichgewichtssystem spielt eine wichtige Rolle beim Tauchen. Da es vor allem bei schlechter Sicht schwierig sein kann, sich zu orientieren, ist man als Taucher sehr auf die räumliche Wahrnehmung durch das Gleichgewichtsorgan angewiesen. Da es durch plötzliches Auftreten von Schwindelsymptomen unter Wasser zu gefährlichen Situationen kommen kann, z. B. wenn ein betroffener Taucher einen Notaufstieg einleiten würde, der zu Lungenverletzungen oder Verletzung der Dekompressionsvorschriften führen könnte, besteht bei Erkrankungen des Gleichgewichtsorgans grundsätzlich Tauchuntauglichkeit. Auch nach Erkrankungen des Gleichgewichtsorgans muss mindestens ein Intervall von sechs Monaten ohne erneutes Auftreten von Schwindel abgewartet werden. Darüber hinaus muss vor dem Erteilen der Tauchtauglichkeit durch geeignete Tests das Gleichgewichtsorgan überprüft werden und eine klinische Prüfung erfolgen, ob nicht noch Restsymptome unter Belastung bestehen.

> **Hinweis.** Jeder Patient mit Schwindelattacken und/oder Orientierungsverlust gilt als tauchuntauglich, bis er mindestens sechs Monate symptomfrei war.

Im Folgenden sollen häufige Erkrankungen des Gleichgewichtsorgans beschrieben werden.

Neuropathia vestibularis. Bei dieser Erkrankung handelt es sich um eine Erkrankung des peripheren Gleichgewichtsorgans (des Innenohrs), das mit Drehschwindel, Erbrechen und Übelkeit einhergeht. Das Hörorgan ist definitionsgemäß nicht betroffen. Die Ursache für die Neuropathia vestibularis ist unbekannt. Sie tritt in der Regel schlagartig auf und geht mit starken vegetativen Symptomen einher. Bei den meisten Patienten bessern sich die heftigen Beschwerden innerhalb weniger Tage. Es kann aber Monate dauern, bis der Gleichgewichtssinn wieder hergestellt ist.

Hörsturz mit vestibulärer Komponente. Ein Hörsturz kann mit einer Mitbeteiligung des Gleichgewichtsorgans auftreten. Der Patient bemerkt neben einer Hörminderung und/oder einem Tinnitus ein Drehschwindelgefühl oder einen Schwank- und Liftschwindel. Auch bei dieser Erkrankung wird über die Entstehung noch spekuliert.

Morbus Menière. Bei der Menière-Krankheit wird zu viel Endolymphe produziert, so dass es zu einem Einreißen von Innenohrstrukturen kommt. Die Patienten klagen über Hörstörungen im Tieftonbereich, Tinnitus und vor allem anfallsartigen Schwindelattacken. Während des Anfalls geht es den Patienten sehr schlecht, ähnlich wie bei der Neuropathia vestibularis. Die Menière-Krankheit kann chronifizieren und zu immer häufigeren Schwindelattacken führen.

Benigner paroxysmaler Lagerungsschwindel. Hier handelt es sich um eine spezielle Form einer Erkrankung des Gleichgewichtsorgans, bei der sich kleine Kristalle in den Bogengängen lösen, frei durch das Gleichgewichtsorgan schweben und die Rezeptoren für die Orientierung im Raum reizen. Es kommt vor allem bei Körperbewegungen und in bestimmten Körperlagen zu Schwindelsymptomen.

Vertebragener Schwindel. Diese Schwindelform geht von der Wirbelsäule aus und kann bei bestimmten Kopfhaltungen auftreten. Da gerade beim Tauchen ungewöhnliche Kopf- und Körperhaltungen eingenommen werden, ist diese Form des Schwindels, der in der Regel eher etwas schwächer ausfällt, trotzdem ein Grund auf das Tauchen zu verzichten.

Zentrale Gleichgewichtstörungen. Schlaganfälle, Multiple Sklerose, Kleinhirnverletzungen und andere Erkrankungen des Gehirns lassen sich manchmal nur schwierig von Erkrankungen des peripheren Gleichgewichtsorgans unterscheiden. Grundsätzlich gilt jede Person als tauchuntauglich, solange sie an Schwindelbeschwerden leidet.

Tauchen nach Innenohrbarotrauma

Für das Tauchen nach Innenohrbarotrauma gilt das unter „Abdichtung der Rundfenstermembran“, „Schwerhörigkeit“ und „Taubheit“ Gesagte. Es gibt im Moment keine Hinweise, dass Patienten nach einem Innenohrbarotrauma besonders gefährdet sind, ein erneutes Innenohrbarotrauma zu erleiden. Entscheidend ist das Resthörvermögen und das Risiko, das der Taucher eingehen möchte. Außerdem muss kontrolliert werden, ob die Gleichgewichtsfunktion ausreichend ist.

Zur Vermeidung eines erneuten Barotraumas sollte ein Tubentraining durchgeführt werden, da eine Belüftungsstörung des Mittelohrs während des Tauchens für die Entstehung des Innenohrbarotraumas verantwortlich ist.

Tauchen nach Innenohrdekompressionserkrankung

Auch nach einer Innenohrdekompressionserkrankung ist das Tauchen vom Resthörvermögen und von der Gleichgewichtsfunktion abhängig. Gerade das Gleichgewichtsorgan ist häufig irreversibel geschädigt und es muss eine ausreichende Kompensation durch die Gegenseite erfolgt sein.

Entscheidender für die Tauchtauglichkeit ist jedoch, ob beim Taucher ein Rechts-Links-Shunt vorliegt (PFO, s. Kap. 26) und ob der Unfall durch Verletzungen der Auftauchvorschriften ausgelöst wurde, z. B. weil die Atemluft zu Ende ging oder ein Tarierproblem entstand. Meistens tritt eine Innenohrdekompressionserkrankung nach einer Reihe von Tauchgängen auf, bei denen es zu keinen Besonderheiten kam. Bei Vorliegen eines Rechts-Links-Shunts und dem Auftreten einer Dekompressionserkrankung ohne Verletzung der Tauchvorschriften ist ensprechend den Empfehlungen aus Kap. 26 vorzugehen.

Es gibt drei Möglichkeiten: Die Sicherste ist, das Tauchen aufzugeben. Die zweite Möglichkeit besteht darin, einen Verschluss des Rechts-Links Shunts durchführen zu lassen. Die dritte Möglichkeit ist die Reduktion der Inertgassättigung. Für dieses Vorgehen gibt es offizielle Empfehlungen der deutschen, österreichischen und Schweizer Tauchmedizingesellschaften: das so genannte „low bubble diving". Betroffene Taucher sollen den Tauchgang am Tag auf der maximalen Tiefe beginnen und keine Jojo-Tauchgänge durchführen. Sie sollen Nitrox als Atemgas verwenden und weiter nach Lufttabelle tauchen. Die Aufstiegsgeschwindigkeit soll in den oberen 10 m auf 5 m/min reduziert werden. Außerdem: Sicherheitsstopp bei 3–5 m für 5–10 min, keine Dekotauchgänge, mindestens 4 Stunden Oberflächenintervall, maximal 2 Tauchgänge am Tag, 2 Stunden warten vor Höhenwechsel, Hauterwärmung, Kälte, Dehydration und Rauchen vermeiden (s. Kap. 26, PFO und Tauchen). Dieses Vorgehen reduziert die Wahrscheinlichkeit, einen erneuten Tauchunfall zu erleiden, deutlich. Das Restrisiko muss mit dem betroffenen Taucher besprochen werden.

Fallbeispiel. Ein 38-jähriger Taucher möchte gerne seine Drei-Stern-Prüfung ablegen, für die ihm noch tiefe Tauchgänge fehlen. Er führt einen Tauchgang auf 40 m Tiefe durch, gefolgt von einem Tauchgang auf 42 m nach einer Oberflächpause von wenigen Minuten. Die Grundzeiten betrugen in beiden Tauchgängen wenige Minuten. 90 min nach seinem 2. Tauchgang führt er einen dritten Tauchgang auf 40 m durch. Ungefähr 30 min nach dem Tauchgang, nachdem die Tauchausrüstung verstaut ist, erlebt er einen schlagartig einsetzenden Drehschwindel, der zu Erbrechen führt und es ihm unmöglich macht, auf den Beinen zu bleiben. Das Bewusstsein geht nicht verloren. Er wird in das nächste Krankenhaus und von dort in die nächste Druckkammer transportiert. Etwa 3 Stunden nach dem Tauchgang beginnt die erste Behandlung nach US-Navy-Tabelle 6. Weitere 10 Kammerfahrten folgen, da der Patient noch unter beträchtlichem Schwindel leidet. Er stellt sich zur Tauchunfallabklärung in der Heidelberger Taucherspreсhstunde vor. Die Untersuchung auf einen Rechts-Links-Shunt verläuft negativ. Die Überprüfung des Hörvermögens zeigt einen regelrechten Befund, nachdem er initial einen Hörverlust von 30 dB aufwies. Die Gleichgewichtsprüfung ergibt den Komplettausfall des rechten Gleichgewichtsorgans. Mehrere Nachuntersuchungen zeigen nach ungefähr drei Monaten an, dass der Gleichgewichtssinn wieder ausreichend funktioniert, das Gleichgewichtsorgan der rechten Seite ist jedoch unwiederbringlich zerstört. Da kein Rechts-Links-Shunt vorlag und der Tauchunfall auf die extremen Tauchprofile zurückzuführen ist, wird dem Taucher die Tauchtauglichkeit erteilt. **Diagnose:** Dekompressionserkrankung des Innenohrs.

Druckdifferenzschwindel

Der Druckdifferenzschwindel ist keine Erkrankung des Gleichgewichtsorgans, sondern ein häufiges Symptom bei Sporttauchern. Ungefähr jeder dritte Taucher hat schon einmal einen Druckdifferenzschwindel erlebt. Interessanterweise haben aber die wenigsten Taucher von diesem Phänomen schon einmal gehört.

Ursache. Durch unterschiedliche Druckverhältnisse im Mittelohr wird das Innenohr und damit das Gleichgewichtsorgan gereizt. Es arbeitet gewissermaßen als Druckrezeptor. Die Druckdifferenz wird über das runde und ovale Fenster auf das Innenohr übertragen und das Gleichgewichtsorgan stimuliert. Bei einer seitendifferenten Reizung des Gleichgewichtsorgans treten Schwindelsymptome auf, da das Gehirn unterschiedliche, sich widersprechende Signale von beiden Seiten des Gleichgewichtsorgans erhält. Es kommt zu einem Verarbeitungsproblem, worauf der Körper mit Schwindel reagiert. Bei der Seekrankheit handelt es sich um ein ähnliches Phänomen: Unterschiedliche Signale des Gleichgewichtsorgans und der optischen Wahrnehmung führen zu einer Fehlinterpretation, woraufhin Schwindel und Übelkeit entstehen. Da eine Druckdifferenz für die Entstehung des Druckdifferenzschwindels notwendig ist, kann dieser nur während des Auf- oder Abstiegs auftreten.

Symptome. Während des Aufstiegs (90 %) oder Abstiegs (10 %) bemerkt der Taucher plötzlich eintretenden Dreh- oder Schwankschwindel. Hinzu können Übelkeit und Brechreiz treten. Durch den Schwindel kann es zur kurzfristigen Orientierungslosigkeit kommen, so dass im schlimmsten Fall ein Notaufstieg eingeleitet werden könnte, der die Gefahr eines Dekompressionsunfalls birgt. Der Schwindel hält in der Regel zwischen 10 Sekunden und mehreren Minuten an. Hält sich der Taucher konstant auf einer Tiefe, lässt der Schwindel nach, sobald ausgeglichene Druckverhältnisse in beiden Ohren herrschen. Durch Tauchen in die Gegenrichtung (oder Druckausgleich, bei einem Druckdifferenzschwindel während des Abtauchens) kann der Schwindel frühzeitig unterbrochen werden. Nicht jeder Taucher ist empfindlich für Druckdifferenzen des Mittelohrs: Nur ca. 30 % der Taucher erleben einen Druckdifferenzschwindel. Ebenso variiert die Häufigkeit des Auftretens des Druckdifferenzschwindels sehr stark zwischen den betroffenen Tauchern. Manche Taucher erleben ihn einmal im Leben und andere erleben ihn bei jedem zweiten Tauchgang. Besonders häufig tritt er bei Tauchern mit eingeschränkter Tubenfunktion auf, z. B. bei einer Erkältung, da dann die Mittelohrbelüftung gestört ist.

Therapie. Der Druckdifferenzschwindel bedarf keiner Therapie, da die Symptome selbstständig enden. Hilfreich ist das Tauchen in die Gegenrichtung oder das Fixieren eines Punktes (z. B. das Ankerseil).

Untersuchungsmethoden. Eine Studie der Heidelberger Universitäts-HNO-Klinik zeigte, dass sich durch eine HNO-Untersuchung, auch unter Verwendung apparativer Tests, ein Druckdifferenzschwindel nicht vorhersagen lässt. Die HNO-ärztliche Untersuchung dient deshalb dem Ausschluss anderer Erkrankungen des Gleichgewichtsorgans.

Hinweis. Der Druckdifferenzschwindel ist keine Erkrankung. Es ist aber sehr wichtig, Tauchbeginner auf dieses Phänomen hinzuweisen, um Panikreaktionen zu vermeiden.

22.3 Nase und Nasennebenhöhlen

Beschwerden im Bereich der Nase und Nasennebenhöhlen machen ungefähr 15 % der Erkrankungen von Tauchern auf dem HNO-ärztlichen Gebiet aus. Dies liegt zum einen daran, dass häufig allergische Erkrankungen in der Bevölkerung vorkommen, und zum anderen an der Anatomie der Nasennebenhöhlen, bei denen es sich um starre knöcherne Hohlräume handelt, die nur durch enge Belüftungswege belüftet werden.

22.3.1 Nase

Verkrümmung der Nasescheidewand (Septumdeviation)

Die Nasenscheidewand liegt genau in der Mitte der Nasenhaupthöhle und trennt sie in eine rechte und eine linke Nasenhöhle. Man kann einen Blick auf den vordersten Anteil der Nase werfen, wenn man vor einem Spiegel den Kopf in den Nacken legt und das Naseninnere ausleuchtet. Nur die wenigsten Menschen haben eine gerade Nasenscheidewand. Eine Verkrümmung der Nasenscheidewand ist für sich gesehen also noch kein krankhafter Zustand. Kommt aber eine Reizung der Schleim-

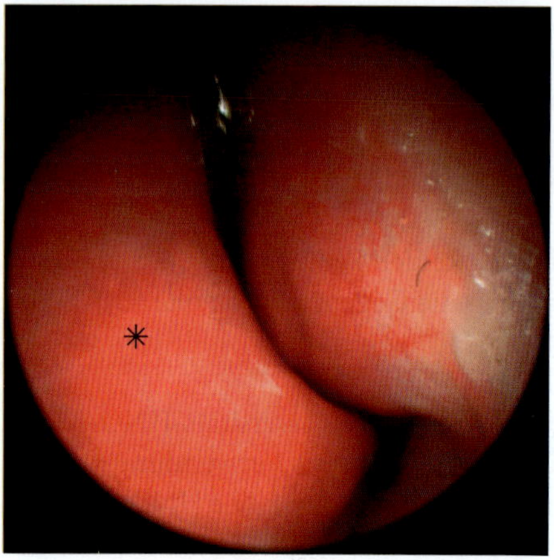

Abb. 22.19: Aufgrund der Verkrümmung der Nasenscheidewand (Stern) kann fast keine Luft mehr durch diese Seite der Nase strömen. Ein solch ausgeprägter Befund ist in der Regel ohne Operation nicht zu therapieren

haut, durch eine Allergie oder einen Infekt hinzu, dann kann es zu einer behinderten Nasenluftpassage kommen. Bei einer sehr stark ausgeprägten Verkrümmung der Nase kann, in Ausnahmefällen, die Belüftung der Nasennebenhöhlen eingeschränkt werden. Der Druckausgleich wird durch eine Septumdeviation nur in den seltensten Fällen beeinträchtigt. Leidet der Taucher an Druckausgleichsbeschwerden, was immerhin ca. 25 % der in der Heidelberger Tauchersprechstunde behandelten Fälle entspricht, so ist eine Verkrümmung der Nasenscheidewand nur sehr selten die Ursache. Aber fast jeder Mensch hat eine krumme Nasenscheidewand, so dass leicht die Diagnose Septumdeviation gestellt und dem Patienten eine Operation angeraten wird. Diese sollte aber nur durchgeführt werden, wenn die Maßnahmen im Kapitel Tubenbelüftungsstörungen nicht halfen und der Patient über eine behinderte Nasenluftpassage klagt (Abb. 22.19).

Heuschnupfen (allergische Rhinitis)

In Europa sind ungefähr 10–15 % der Bevölkerung von einer allergischen Rhinitis (Entzündung der Nasenschleimhaut) betroffen. Typische Symptome der saisonalen chronischen Rhinitis, also des Heuschnupfens, sind eine verstopfte Nase, Nies- und Juckreiz, tränende Augen und ständiges Nasenlaufen.

Entstehung des Heuschnupfens. Eine Überempfindlichkeit der Schleimhaut der Nase, der Nasennebenhöhlen und des Rachens führt zu einer über das Immunsystem vermittelten Entzündungsreaktion im Gewebe. In der Folge kommt es zu einer Ausschüttung von verschiedenen körpereigenen Entzündungsbotenstoffen, wie zum Beispiel Histamin. Unter normalen Umständen lernt unser Immunsystem, körperfremde Stoffe zu erkennen und entwickelt Abwehrstrategien, um einen Befall des Körpers zu verhindern. Hierzu wird der Fremdkörper (Antigen) von Helferzellen aufgenommen und den antikörperproduzierenden Abwehrzellen präsentiert. Der Körper bildet verschiedene Abwehrstoffe und Antikörper, die bei einem erneuten Kontakt mit dem Allergen eine Infektion verhindern sollen. Solche Antigene können Viren und Bakterien sein, aber auch Pollen, Pilze, Hausstaubmilben und

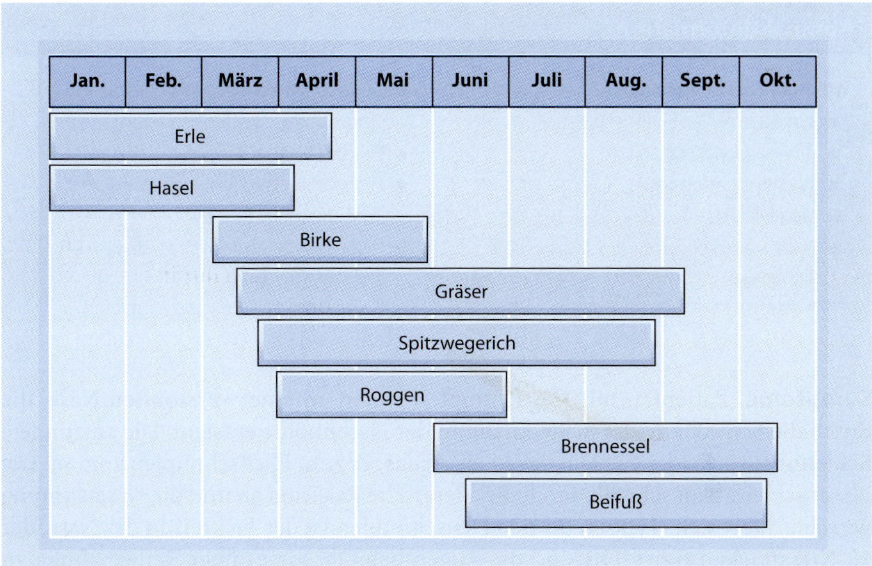

Abb. 22.20: Pollenflug verschiedener Allergene. Die Blütezeiten können regional und wetterabhängig schwanken

viele andere Stoffe. Reagiert der Körper jedoch nicht mit einer gesunden Immunantwort auf ein Antigen, sondern kommt es zu einer überschießenden Immunantwort, spricht man von einer Allergie. Der auslösende Stoff wird als Allergen bezeichnet.

Die wichtigsten Allergene für einen Heuschnupfen sind (Abb. 22.20):

- Weide, Haselnuss, Erle (Januar bis März),
- Birke (April bis Mai),
- Gräser und Roggen (Juni bis August),
- Beifuß und Wegerich (August bis September).

Wenn die Symptome nicht auf einen Zeitraum begrenzt auftreten, sondern die Patienten ganzjährig an Beschwerden leiden, nennt man das Krankheitsbild nicht mehr Heuschnupfen, sondern ganzjährige chronische allergische Rhinitis. Bei dieser Form der Allergie treten die Beschwerden in der Regel schwächer auf. Die ganzjährige allergische Rhinitis wird durch folgende Allergene ausgelöst:

- Hausstaubmilben (in Betten, Sitzbezügen, Autositzen etc.),
- Schimmelpilzsporen (in feuchten Umgebungen),
- Tierallergene (Katze, Hund, Nager, Pferd u. a.),
- Nahrungsmittel,
- Berufsallergene (Mehl bei Bäckern, Holz bei Schreinern u. a.).

Kompaktinformation

Symptome bei Heuschnupfen
- Juckreiz in der Nase und den Augen
- Auftreten von Niesattacken
- Wässriges Nasenlaufen
- Verstopfte Nase
- Druck auf den Ohren (durch Schwellung der Ohrtrompete)
- Druck über den Nasennebenhöhlen (Stirn, Wange, zwischen den Augen)
- Engegefühl in der Brust (Vorsicht Asthma!)
- Luftnot bei Belastung mit offenem Mund (Vorsicht Asthma!)
- Nächtliches Aufwachen mit Atemnot (Vorsicht Asthma!)

Symptome. Patienten mit Heuschnupfen leiden an einer verstopften Nase, die durch die Schwellung der Schleimhaut in der Nasenhöhle entsteht. Die entzündete Schleimhaut scheidet viel Flüssigkeit ab, so dass es zum Fließschnupfen kommt. Die Nasenschleimhaut schwillt durch die allergische Reaktion an und die Nasenatmung verschlechtert sich. Typisch für den Heuschnupfen ist der Juckreiz in der Nase, der zu Niesattacken führt. Oft sind die Augen beteiligt, da es über Reflexbahnen zu einer Mitreizung der Bindehäute kommt. Die Augen können auch direkt durch die Allergene gereizt werden. Meistens erkennt man Patienten mit Heuschnupfen schon an ihren geröteten und geschwollen Augen und der roten Nase.

Im Rahmen einer allergischen Rhinitis kommt es häufig zur Mitbeteiligung der Schleimhaut in den Nasennebenhöhlen. Da die Nebenhöhlen nur durch enge Zugangswege mit der Nasenhaupthöhle verbunden sind, kann die Schleimhautschwellung zu einem Verschluss der Zugangswege zu den Nasennebenhöhlen führen und es entsteht eine akute Nasennebenhöhlenentzündung. Diese äußert sich durch ein Druckgefühl über den Nebenhöhlen (meistens im Bereich der Wange, zwischen den Augen oder über der Stirn) und Kopfschmerzen. Tritt zusätzlich eine bakterielle oder virale Besiedlung auf, kommt es zu Fieber und schwerem Krankheitsgefühl. Das Nasensekret wird zähflüssig, beginnt sich zu verfärben und wird gelblich bis grün.

Da die Belüftung der Ohren durch die Ohrtrompete im Nasenrachen ermöglicht wird, führt der Heuschnupfen häufig zu Problemen mit dem Druckausgleich. Da oft nicht nur die oberen Atemwege betroffen sind, klagen viele Patienten mit Heuschnupfen zusätzlich über eine Engegefühl in der Brust, nächtliche Atemnot, laute Atemgeräusche bei Anstrengungen und eine ungewöhnliche Kurzatmigkeit. Diese Symptome sind Ausdruck einer Beteiligung der Bronchien und können als beginnendes oder schon bestehendes Asthma interpretiert werden. Sie sind sehr ernst zu nehmen.

Krankheitsverlauf. Entscheidend für die Symptome ist der erste Allergenkontakt. Es gibt die verschiedensten Allergien, die zu völlig unterschiedlichen Jahreszeiten auftreten können (s. o.). Durch die ständige Arbeit des Immunsystems und die gesteigerte Ausschüttung von Entzündungsstoffen klagen viele Patienten mit Heuschnupfen über eine gesteigerte Müdigkeit und Konzentrationsstörungen, da sie nachts aufgrund der Beschwerden schlechter schlafen können.

Häufig entwickeln sich weitere Allergien, die zu Beginn der Erkrankung nicht vorlagen und den Krankheitsverlauf verlängern. Die Symptome des Heuschnupfens können sich über die Jahre steigern und bei jedem dritten Patienten entwickelt sich eine ganzjährige Rhinitis. Bei den ganzjährigen allergischen Erkrankungen der Nasenschleimhaut steht eine behinderte Nasenatmung und ein Trockenheitsgefühl im Rachen im Vordergrund der Beschwerden. Diese Patienten klagen seltener über Nies- und Juckreiz.

Eine große Gefahr der allergischen Rhinitis stellt der Etagenwechsel dar: bei 20–30 % der Patienten mit allergischer Rhinitis bildet sich im Laufe der Jahre ein Asthma aus! Das ist ein wichtiger Grund, diese Erkrankung sehr ernst zu nehmen und frühzeitig zu behandeln.

Hinweis. Bei 20–30 % der Patienten mit allergischer Erkrankung der Nasenschleimhaut entwickelt sich innerhalb von Jahren ein Asthma. Aus diesem Grund sollte man sich von einem Allergologen beraten lassen.

Diagnostik. Einen großen Anteil zur Diagnosefindung stellt die Erhebung der Krankengeschichte dar. Es ist entscheidend, den Patienten nach Art und Zeit des Auftretens von Symptomen zu fragen. Der nächste Schritt ist die HNO-ärztliche Untersuchung, die einen Hinweis auf Ausmaß und eventuelle Begleiterkrankungen gibt. Besteht der Verdacht auf das Vorliegen einer allergischen Erkrankung, können verschiedene Hauttests und Antikörperbestimmungen im Blut durchgeführt werden. Ist das auslösende Antigen erst einmal identifiziert, kann man noch einen Belastungstest durchführen.

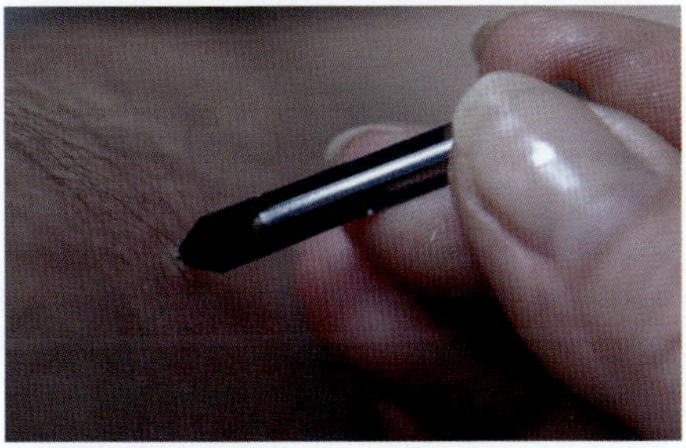

Abb. 22.21: Durch Applikation eines Allergens kann überprüft werden, ob eine überschießende Immunreaktion auftritt. Der Prick-Test eignet sich für eine schnelle Übersichtdiagnostik auf häufig vorkommende Allergene (Foto: Medienzentrum Heidelberg)

Wenn begleitende Erkrankungen der Nasennebenhöhlen vorliegen, sollte eine Computertomographie (Röntgenschichtuntersuchung der Nasennebenhöhlen) durchgeführt werden. Bei Hinweisen auf eine Beteiligung der Lunge muss unbedingt eine Untersuchung der Lungenfunktion beim Lungenfacharzt erfolgen (Abb. 22.21).

Therapie. Es gibt verschiedene Ansätze in der Behandlung der allergischen Rhinitis: eine ursächliche und eine symptombezogene Therapie. Vorzugsweise sollte natürlich eine kausale Therapie durchgeführt werden, also eine Therapie, die nicht nur die Beschwerden beseitigt, sondern die Krankheitsursache behandelt.

Kausale Therapie: Als Erstes wird eine Allergenkarenz versucht, d. h., man meidet das allergieauslösende Antigen. Während diese Strategie bei ganzjährigen Allergien leichter durchzuführen ist (z. B. Katzenhaarallergie, Hausstaubmilbenallergie), ist es sehr schwierig, sich vor dem Pollenflug zu schützen. Es gibt jedoch verschiedene Möglichkeiten, die Belastung durch Pollen und andere freifliegende Allergien zu reduzieren (s. Kompaktinformation).

Ist das auslösende Allergen identifiziert, kann man eine Hyposensibilisierung durchführen. Bei dieser Methode wird in der symptomfreien Zeit, zu Beginn einmal wöchentlich, eine zu steigernde Menge des Allergens unter die Haut gespritzt oder täglich unter die Zunge getropft bzw. als Tablette unter die Zunge gelegt. Nach der Aufsättigungsphase wird in vier- bis achtwöchigen Abständen das Allergen gespritzt. Ziel dieser Behandlung ist die langsame Gewöhnung des Körpers an das Allergen. Der Vorteil dieser Methode ist die Möglichkeit, die Erkrankung komplett zur Ausheilung zu bringen. Durch die Hyposensibilisierung wird auch die Gefahr eines Etagenwechsels, d. h. die Entwicklung eines Asthmas, reduziert. Der Nachteil dieser Methode ist die lange Dauer der Therapie von zwei bis zu fünf Jahren. Inzwischen kann eine Hyposensibilisierung auch mittels sublingualer (unter

Kompaktinformation

Maßnahmen zur Reduktion der Pollenbelastung

- Vermeidung von Spaziergängen im Freien, vor allem während der Saison.
- Erfragen der Pollendaten über Polleninformationsdienste und Pollenflugkalender. Pollenbelastungen von 25–50 Pollen/m³ und mehr verursachen Beschwerden.
- Lüftung der Wohnung spätabends, wenn die Pollenkonzentration in der Luft niedrig ist. Fenster morgens (2–3 Stunden nach Sonnenaufgang) und am Nachmittag geschlossen halten.
- Haarewaschen vor dem Zubettgehen. Keine getragenen Kleider ins Schlafzimmer mitnehmen
- Während der Autofahrt Fenster geschlossen und die Lüftung ausgeschaltet lassen. Alternative: Pollenfilter einbauen lassen.
- Arbeiten im Freien während der Pollensaison vermeiden
- Gezielte Urlaubswahl: Jahresurlaub am Meer oder im Gebirge in die Zeit des Pollenflugs legen, da dort der Pollenflug sehr gering ist

Kompaktinformation

Kausale Therapie

- Allergenkarenz (schwierig bei Pollen)
- Hyposensibilisierung (langwierig aber erfolgreich in der Vermeidung von Asthma)

Die kausale Therapie kann eine Entwicklung von Asthma verhindern und die Erkrankung vollständig zur Ausheilung bringen.

Symptomatische Therapie

- Antihistaminika (nur wenn nicht getaucht wird): schnell wirksam
- Cromoglicinsäure bei schwachen Symptomen
- Örtliche Kortisonpräparate: sehr wirksam und dürfen auch vor Tauchgängen angewendet werden
- Abschwellende Nasentropfen: kurzfristig anwendbar, jedoch nicht vor dem Tauchen!

Die symptomatische Therapie hilft gut gegen die akuten Beschwerden und reduziert den Leidensdruck. Eine Chronifizierung der Beschwerden wird aber nicht verhindert.

der Zunge) Anwendung oder in Tablettenform erfolgen. Dabei kann auf Spritzen verzichtet werden und man kann die regelmäßige Dosis selbstständig zuhause anwenden. Allerdings scheint der Effekt der Therapie schwächer auszufallen als bei der Spritzentherapie.

Zum Vergleich der beiden Methoden laufen mehrere klinische Studien. Inzwischen gibt es auch eine Kurzzeit-Immuntherapie, die in vier bis sieben Wochen in Spritzenform verabreicht werden kann. Welche Therapie für welchen Allergiker in Frage kommt, sollte mit dem behandelnden Allergologen besprochen werden. Für Taucher bietet sich die Hyposensibilisierung allerdings besonders an, da keine Nebenwirkungen beim Tauchen durch die Anwendung von Medikamenten zu erwarten sind.

Symptomatische Therapie: Begleitend zu kausalen Therapieansätzen wird in der Regel zusätzlich eine symptomatische Therapie durchgeführt. Hier kommen verschiedene Wirkstoffe zum Einsatz, die alle die überschießende Immunantwort reduzieren sollen. Häufig eingesetzte Präparate sind die Antihistaminika. Sie werden als Tablette oder Spray einmal täglich eingenommen und lindern schnell und effektiv insbesondere die Symptome Juck- und Niesreiz, weniger die verstopfte Nase. Nachteil der Antihistaminika ist die Entwicklung von Müdigkeit. Auch wenn manche Präparate in der Werbung mit dem Slogan „für Piloten zugelassen“ vertreten sind, können sie für Taucher nicht bedenkenlos empfohlen werden, da noch keine ausreichenden Erkenntnisse bezüglich der Nebenwirkung beim Tauchen vorliegen. Es besteht vor allem die Gefahr eines verfrühten Tiefenrauschs, der erhöhten Toxizität von Sauerstoff und verlangsamter Reaktionen unter Wasser. Deshalb sollten Antihistaminika von dem Taucher schon einmal getestet worden sein, um seine individuelle Reaktion auf das Medikament zu kennen. Außerdem sollte man tiefe Tauchgänge wegen der Gefahr des verfrühten Tiefenrauschs vermeiden. Unabhängig vom Tauchen sind die Antihistaminika jedoch sehr empfehlenswert bei der Behandlung des Heuschnupfens.

Eine für Taucher sehr sinnvolle Therapie sind örtlich anzuwendende Kortisonsprays. Sie haben einen guten Effekt auf den Schwellungszustand der Nase und sorgen somit für eine Belüftung der Nasennebenhöhlen, was für Taucher unabdingbar ist. Sie wirken ebenfalls sehr gut gegen den Juck- und Niesreiz in der Nase und helfen gegen Symptome im Bereich der Augen, da diese oft nur durch eine Reizung der Nasenschleimhaut verursacht werden. Der Nachteil der Kortisonpräparate besteht in dem langsameren Wirkungseintritt als bei den Antihistaminika, so dass sie frühzeitiger und vorbeugend eingesetzt werden müssen. Keine Angst muss man vor systemischen Nebenwirkungen der Kortisonpräparate haben. Moderne Sprays wirken ausschließlich in der Nasenschleimhaut und führen zu keinen systemischen Nebenwirkungen. Sie sind teilweise für die Behandlung von Kindern ab 2 Jahren zugelassen.

Leider gibt es noch immer große Abneigungen gegen Kortisonpräparate, obwohl sie hochwirksam und sehr nebenwirkungsarm sind. Während des Sporttauchens sind nur örtliche Kortisonpräparate zu empfehlen.

Abschwellende Nasentropfen sind leider manchmal unvermeidlich, wenn die Beschwerden trotz umfangreicher Therapie nicht besser werden. Sie dürfen maximal 10 Tage angewendet werden und sind mindestens 12 Stunden vor dem Tauchen abzusetzen.

Tauchtauglichkeit. Eine pauschale Antwort zur Tauchtauglichkeit bei Patienten mit Heuschnupfen gibt es nicht. Der behandelnde Arzt muss zusammen mit dem Taucher das Ausmaß der Erkrankung bestimmen, um die Tauchtauglichkeit zu beurteilen. Weiterhin muss beachtet werden, ob die Tauchtauglichkeit für die heimischen Seen oder für ein nahezu pollenfreies Land wie Ägypten bestimmt werden soll. Patienten, die in Deutschland fast keine Luft durch die Nase bekommen und vielleicht komplett verlegte Nasennebenhöhlen haben, können in Ägypten völlig beschwerdefrei sein.

Abhängig vom Ausmaß der Symptome kann die Tauchtauglichkeit bescheinigt werden, wenn der Taucher nur leichtgradige Symptome angibt, z. B. etwas Juckreiz und Nasenlaufen, die Tubenfunktion vollständig erhalten ist und keine Beschwerden im Bereich der Nasennebenhöhlen vorliegen. Prinzipiell ist ein Probetauchgang in einer Druckkammer oder im Schwimmbad sinnvoll. Liegt eine stärkere Beeinträchtigung der Nasenluftpassage vor, klagt der Taucher über ein Druckgefühl in den Nasennebenhöhlen oder hat er Probleme mit dem Druckausgleich, darf nicht getaucht werden.

Nach Abklingen der Symptome (also nach der Pollenflugzeit oder in einer pollenfreien Zone) kann man tauchen, sofern es nicht zu einer Chronifizierung der Symptome gekommen ist (z. B. durch Ausbildung von Polypen in der Nase) (Abb. 22.22).

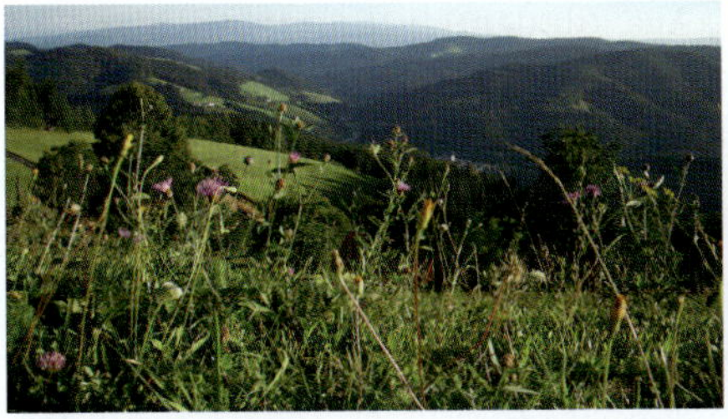
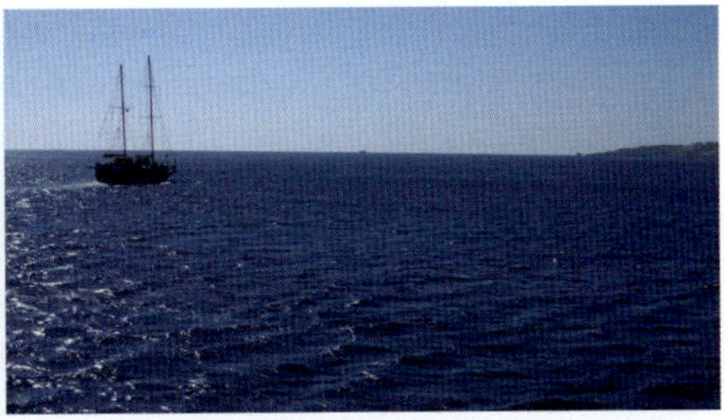

Abb. 22.22: *Links:* Während ein Pollenallergiker in dieser Umgebung heftigste Beschwerden haben kann und vollkommen tauchuntauglich ist, kann er am Meer (*rechts*), in der Wüste oder in tropischer Umgebung völlig beschwerdefrei sein. Daher ist die Tauchtauglichkeit an die Umgebung anzupassen

Hinweis. Die Tauchtauglichkeit ist abhängig von der Jahreszeit und dem Gebiet, in dem getaucht werden soll, zu bestimmen.

Nasennebenhöhlenerkrankungen (chronische Sinusitis)

Die Nasennebenhöhlen sind starrwandige, von Schleimhaut ausgekleidete Hohlräume (Abb. 22.23). Sie stehen mit der Nasenhöhle und dem Nasenrachenraum in Verbindung. Entsprechend dem Gesetz von Boyle-Mariotte müssen Druckschwankungen beim Ab- und Auftauchen durch passiven Druckausgleich kompensiert werden, um Schäden zu vermeiden. Ein funktionstüchtiges und gut belüftetes Nasennebenhöhlensystem ist Grundvoraussetzung zur Ausübung des Tauchsports.

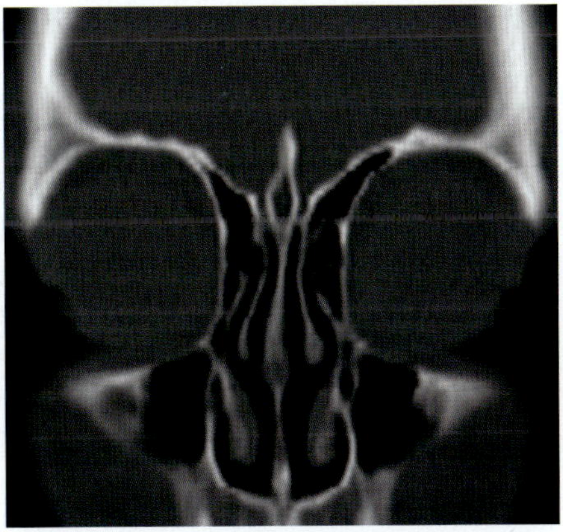

Abb. 22.23: Computertomographie des Nebenhöhlensystems. Knochen wird weiß dargestellt, Luft ist schwarz und Weichgewebe grau. Man erkennt die Augen, die Kieferhöhlen, das Siebbeinzellsystem und den Eingang in die Stirnhöhlen (Befund eines Gesunden)

Unbehandelte, chronische Nasennebenhöhlenerkrankungen schließen bei Anfängern die Tauchtauglichkeit aus, bis die Belüftung der Nasennebenhöhlen sichergestellt ist. Probleme können sich jedoch auch im Laufe der Ausübung des Tauchsports durch außergewöhnliche Belastungen wie z. B. Kaltwasserreiz und häufige rasche Druckänderungen über Jahre hinweg entwickeln. Chronische Erkrankungen müssen nicht zwangsläufig für immer ein „Aus" für den Tauchsport bedeuten. Ziel jeder Behandlung bei Tauchern ist nicht nur die Beschwerdefreiheit der Betroffenen. Bei entsprechender Abklärung und Behandlung kann in der Mehrzahl der Fälle der Taucher wieder zurück unter Wasser und den Tauchsport auch weiterhin ausüben.

Insbesondere bei Tauchern ist die Nasennebenhöhlenschleimhaut außergewöhnlichen Strapazen ausgesetzt: Unterkühlungen, ständige oftmals rasche Druckwechsel bei Tiefenänderungen (Apnoetauchen, Jojo-Tauchgänge), Schleimhautschwellungen infolge von Reizungen durch Chlor in Hallenbädern sowie infiziertes Badewasser sind schwere Belastungen. Sie führen durch Schwellungen zu Blockaden der Siebbeinzellen, Stirn- und Kieferhöhle, wodurch ein passiver Druckausgleich – im Gegensatz zum aktiven Druckausgleich beim Mittelohr – nicht mehr stattfindet und auch aktiv nicht erzielt werden kann. Die Folgen sind ein Barotrauma beim Ab- oder, noch unangenehmer, beim Auftauchen: Schmerzen, Schleimhautschwellungen und Schleimhautblutungen treten auf. Aufgrund der anatomischen Gegebenheiten sind in erster Linie das Siebbeinzellsystem und die Stirn- und Kieferhöhle betroffen, seltener die Keilbeinhöhle.

Definition der Sinusitis. Akute Entzündungen bessern sich auf medikamentöse Behandlungen meist innerhalb von 10 Tagen bis maximal 12 Wochen. Als chronisch werden Erkrankungen bezeichnet, die länger als 12 Wochen dauern oder viermal pro Jahr akut auftreten. Sie bessern sich oft nicht durch eine medikamentöse Behandlung und erfordern häufig einen operativen Eingriff.

Diagnostik. Oftmals geben bereits die Vorgeschichte und die Symptome des betroffenen Tauchers die entscheidenden Hinweise: Kopfschmerzen, insbesondere zwischen den Augen und im Bereich der Nasenwurzel sowie im Stirn- und Wangenbereich. Die Schmerzen werden diffus im Gesichtsbereich verteilt oder auch örtlich begrenzt und als stechend angegeben. Sie treten beim Ab- oder Auftauchen auf, in fortgeschrittenen Stadien auch unabhängig vom Tauchen.

Weiterhin weisen Nasenbluten nach dem Tauchen, immer wiederkehrende akute Entzündungen der Nasennebenhöhlen, Sekretfluss in den Rachen, chronische Ohrprobleme, Rachenentzündungen, Husten, Räusperzwang und Bronchitis auf eine Nasennebenhöhlenerkrankung hin.

Vor allem die oft schmerzlose Blutung in die Maske zeigt, dass der Taucher an einer chronischen Nasennebenhöhlenentzündung leidet. Durch die Schleimhautschwellung kommt es zu einer Verlegung der Nasennebenhöhleneingänge, so dass beim Abtauchen keine Luft nachströmen kann und der entstehende Unterdruck zu einer Einblutung in der Nasennebenhöhle führt. Da hierdurch das Volumen in der Nasennebenhöhle verkleinert wird, findet ein Druckausgleich statt, der erklärt, weshalb die betroffenen Taucher häufig ein Nachlassen des Schmerzes während des Tau-

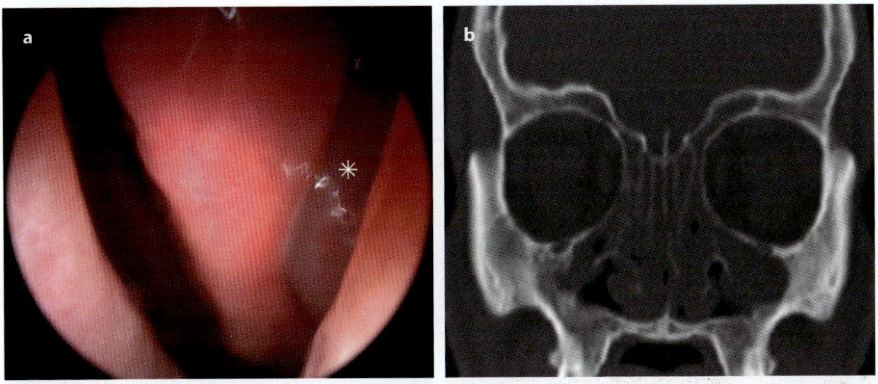

Abb. 22.24: a Der endoskopische Blick in die Nase offenbart einen Nasennebenhöhlenpolyp (*Stern*). Dieser ist ein sicheres Zeichen einer chronischen Sinusitis. Solch ein Polyp verhindert die Belüftung der Nasennebenhöhlen. **b** Auf der Computertomographie erkennt man die chronische Sinusitis. Alle abgebildeten Nasennebenhöhlen sind verschattet und mit chronischer Schleimhautschwellung ausgekleidet. Eine Belüftung der Nasennebenhöhlen wird somit verhindert. Es resultiert Tauchuntauglichkeit

chens bemerken. Beim Auftauchen dehnt sich die Luft in der Nasennebenhöhle aus und das Schleim-Blut-Gemisch wird aus der Nasennebenhöhle ausgetrieben und führt zu einer Blutung in die Tauchmaske.

Entscheidendes Instrument für die Diagnostik von Nasennebenhöhlenentzündungen ist das Endoskop. Mit dem Endoskop kann man tief in die Nase hineinschauen und krankhafte Veränderungen der Nasenschleimhaut können erkannt werden.

Die Nasennebenhöhlen selbst lassen sich allerdings durch die endoskopische Untersuchung nur in den seltensten Fällen untersuchen, so dass bei einem klinischen Verdacht auf Vorliegen einer chronischen Sinusitis eine Computertomographie der Nasennebenhöhlen durchgeführt werden muss (Abb. 22.24). Auf den gewonnenen Bildern lassen sich Veränderungen der Schleimhaut, anatomische Engstellen, Sekretspiegel oder Verkalkungen erkennen.

Konservative Behandlung. Berichtet ein Patient über die typischen Symptome einer chronischen Nasennebenhöhlenentzündung und zeigt die HNO- und Röntgenuntersuchung das Bild einer chronischen Sinusitis, gibt es verschiedene Wege, den betroffenen Taucher zu behandeln. Insbesondere wenn sich noch nicht das Vollbild der chronischen Nasennebenhöhlenentzündung zeigt, kann häufig ein konservativer Behandlungsversuch zu einer Beseitigung der Beschwerden führen. Als konservative Maßnahmen bieten sich Inhalationen und regelmäßige Nasenspülungen mit

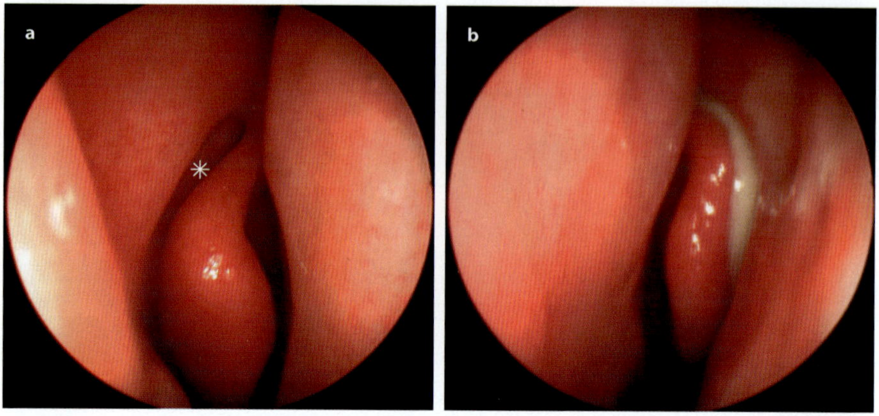

Abb. 22.25: a Blick in den rechten mittleren Nasengang. Man erkennt auf der rechten Bildseite die Nasenscheidewand und in der Bildmitte eine gesunde mittlere Nasenmuschel. Der Spalt zwischen Nasenmuschel und äußerer Nasenwand ist der Eingang in das Nasennebenhöhlensystem (*Stern*). **b** Auf dieser Abbildung tritt Eiter aus dem Nasennebenhöhlensystem in dem mittleren Nasengang aus. Dies kann Folge eines Barotraumas der Nasennebenhöhlen sein. Ist die Nasenschleimhaut durch eine Allergie gereizt, ist sie anfälliger für Infektionen und Entzündungen

Kochsalzlösung an. Der betroffene Taucher sollte mindestens 2 l am Tag trinken, um die Schleimhaut feucht zu halten und hierdurch zu pflegen. Bei bakteriellen Begleitinfektionen (eitrige Sekretion) sollten Antibiotika über mindestens 10–14 Tage verabreicht werden (Abb. 22.25). Die Behandlung wird durch die Gabe eines örtlich wirkenden Kortisonpräparats ergänzt. An dieser Stelle soll erneut darauf hingewiesen werden, dass Kortison kein gefährliches Medikament ist, sondern gerade als örtlich wirkendes Medikament den Patienten vor irreversiblen Schädigungen schützt und keinesfalls schädigt.

Operative Behandlung. Um bei chronischen oder kurzfristig immer wiederkehrenden akuten Nasennebenhöhlenentzündungen eine langfristige Besserung zu erzielen, ist oft ein operativer Eingriff erforderlich. Auf endoskopischem Weg ist es möglich, über die Nasenhöhle, ohne sichtbaren Schnitt von außen, die zuvor als erkrankt identifizierten Areale zu entfernen und die Belüftung der Nasennebenhöhlen wieder herzustellen. Dieser Eingriff ist meist wenig belastend und wird in Vollnarkose durchgeführt. Das Ausmaß der Operation ist individuell der Erkrankung des betroffenen Tauchers angepasst. Das Grundprinzip der Operation ist, nur erkrankte Schleimhaut und Knochenstrukturen zu entfernen und regenerationsfähige Schleimhaut und selbstverständlich auch gesunde Schleimhaut zu belassen. Die Verbindung der Nasennebenhöhlen zur Nasenhaupthöhle wird erweitert.

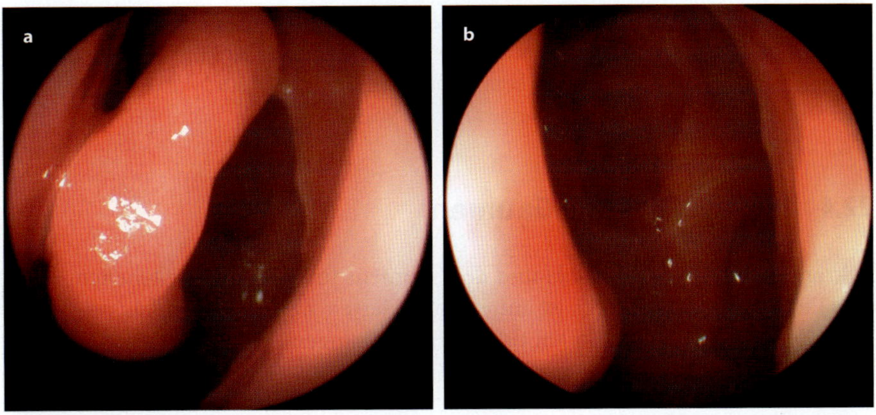

Abb. 22.26: a Ergebnis der Operation. Man nähert sich dem Nasennebenhöhlensystem und erkennt, dass der Belüftungsweg schon deutlich größer ist. **b** Wenn man in das Nasennebenhöhlensystem weiter hineingeht, sieht man, dass eine große belüftete Zone geschaffen wurde. Diese Taucherin ist wieder tauchtauglich

Diese Art der Chirurgie wird auch als minimal-invasive Mikrochirurgie bezeichnet (Abb. 22.26).

Nachbehandlung. Die Regeneration und Nachbehandlung nimmt im Normalfall 6–12 Wochen in Anspruch. Regelmäßige Kontrollen und, je nach Ausmaß der ursprünglichen Erkrankung, medikamentöse Nachbehandlungen sind erforderlich. Durch regelmäßige Kochsalz-Nasenspülungen kann der Betroffene den Heilungsverlauf verbessern. In diesem Zeitraum sollten Flugreisen vermieden werden.

Nach 6–12 Wochen kann mit einem Wiederausheilen des Operationsgebietes gerechnet werden. Nach einer Abschlusskontrolle ist der Taucher wieder tauchtauglich.

Fallbeispiel. Ein 30-jähriger Taucher berichtet über regelmäßige Kopfschmerzen zwischen den Augen und der Stirn beim Abtauchen. Nach dem Tauchen habe er bei jedem dritten Tauchgang Blut in der Maske. Auch unabhängig vom Tauchen leide er häufiger an Nasennebenhöhlenentzündungen und die Nase sei immer verstopft. Die endoskopische Untersuchung der Nase zeigt einen Polypen im mittleren Nasengang; die Schleimhaut der Nase sieht insgesamt gereizt aus. Ein durchgeführter Allergietest weist auf keine Allergien hin. Die computertomographische Untersuchung der Nasennebenhöhlen zeigt eine chronische Entzündung der Siebbeinzellen und der Kieferhöhlen. Zunächst werden eine örtliche Kortisontherapie und pflegende Maßnahmen der Nasenschleimaut empfohlen. Darunter berichtet der Taucher über eine Verbesserung der behinderten Nasenluftpassage, allerdings komme es immer noch zu Schmerzen beim Tauchen, wenn auch seltener. In Vollnarkose wird eine minimal-invasive Nasennebenhöhlenoperation durch die Nase durchgeführt. Schon 6 Wochen nach der Operation ist die Wundheilung abgeschlossen und der erste Tauchgang wird durchgeführt. Dieser verläuft unproblematisch. Auch in den nächsten Jahren treten keine weiteren Probleme beim Tauchen auf. Zusätzlich fühle sich der Taucher auch in seinem „Normalleben" deutlich besser. **Diagnose:** chronische Sinusitis.

22.4 Mundhöhle und Gaumen

Erkrankungen der Mundhöhle und des Gaumens führen nur in seltenenen Fällen zur Tauchuntauglichkeit. Es ist auf einen sanierten Zahnstatus und ausreichende Mundhygiene zu achten. Selten führen Erkrankungen in diesem Bereich zu Problemen.

Schleimhauterkrankungen

Veränderungen der Schleimhaut, z. B. durch Pusteln, Bläschen oder Verletzungen, führen zu Schmerzen beim Halten des Mundstücks. In der Regel zeigen diese Erkrankungen jedoch einen selbstlimitierenden Verlauf und sind schnell vorüber. Treten sie immer wieder auf, sollte man sich von einem HNO-Arzt untersuchen lassen.

Mandeloperationen (Tonsillektomie)

Direkt nach einer Mandeloperation wird niemand Lust verspüren, Tauchen zu gehen. Die Schmerzen und das allgemeine Unwohlsein verhindern jede Lust, sich unter Wasser zu begeben. Außerdem besteht ein Nachblutungsrisiko. In der Regel kann ca. drei Wochen nach der Operation wieder getaucht werden. Es muss nur abgewartet werden, bis sich alle Beläge abgestoßen haben und sich neue Schleimhaut gebildet hat. Der Taucher muss außerdem körperlich wieder belastbar sein.

Polypenentfernung (Adenotomie)

Im Volksmund wird die Adenotomie als Polypenoperation bezeichnet. Der Facharzt versteht unter einem Polypen etwas anderes, da sich der Begriff aber durchgesetzt hat, soll er hier auch verwendet werden. Die Adenoide sind Abwehrgewebe im Nasenrachen, die vor allem bei Kindern sehr groß sein können. Aber auch junge Erwachsene weisen manchmal zu große Adenoide auf, die den Druckausgleich behindern. Nach einer Operation kann innerhalb von 2 Wochen wieder getaucht werden.

Schnarchoperation mit Gaumensegelverkürzung

Der korrekte Ausdruck, von dem hier die Rede ist, lautet Uvulo-Palato-Pharyngo-Plastik (UPPP). Diese Operation wird beim schnarchenden Patienten durchgeführt, die ein zu großes und zu schlaffes Gaumensegel aufweisen, das im Schlaf vibriert. Wird bei dieser Operation zu viel des Gaumensegels abgetragen, so kommt es zu einem fehlenden Verschluss des Nasenrachens. Dadurch wird der Druckausgleich erschwert oder sogar unmöglich gemacht. Vor einer solchen Operation muss man den Operateur also auf das Hobby-Tauchen hinweisen, und bei der Tauchtauglichkeitsuntersuchung sollte das Gaumensegel inspiziert werden.

22.5 Kehlkopf und Luftröhre

22.5.1 Kehlkopf

Akute Infektionen des Kehlkopfs

Während einer akuten Infektion gilt ein Tauchverbot, denn es besteht die Gefahr, dass durch die Reizung der kranken Schleimhaut durch die kalte Einatemluft ein Stimmritzenkrampf entsteht. Nach Abheilen des Infekts (keine Heiserkeit und kein Kratzgefühl mehr) kann wieder getaucht werden.

Gutartige Veränderungen der Kehlkopfschleimhaut

Gutartige Veränderungen wie Stimmbandpolypen, Schleimhautschwellungen oder kleinere Vernarbungen stellen kein Problem für das Tauchen dar. Kommt es zur Einschränkung des Luftstroms, muss auf das Tauchen verzichtet werden.

Stimmlippenlähmung

Durch Operationen im Bereich des Kopfes, Halses und der Lunge kann es zu einer Stimmlippenlähmung kommen. Sie tritt aber auch spontan auf oder aufgrund eines Tumorwachstums. Deshalb muss jede Heiserkeit nach spätestens 4 Wochen von einem HNO-Arzt abgeklärt werden. Sind ernsthafte Störungen ausgeschlossen, so kann bei einer einseitigen Stimmlippenlähmung problemlos getaucht werden, bei einer beidseitigen Stimmlippenlähmung sollte nicht getaucht werden. Zur Sicherheit muss eine Atemstrommessung (Lungenfunktionsprüfung) erfolgen.

22.5.2 Luftröhre

Luftröhrenschnitt

Bei einem Luftröhrenschnitt wird die Luftröhre an den Hals nach außen geleitet. Es gibt vorübergehende Luftröhrenschnitte, die wieder verschlossen werden können und permanente Luftröhrenschnitte, die aufgrund der Grunderkrankung (z. B. wegen Kehlkopfkrebs) dauerhaft verbleiben müssen. Solange ein Luftröhrenschnitt besteht, darf auf keinen Fall getaucht, gebadet oder geschnorchelt werden, da die Lunge direkt mit Wasser volllaufen würde.

Luftröhrenverengung

Verengungen der Luftröhre stellen erst ab einer Verengung von 50–70 % ein relevantes Atemhindernis dar. Tritt eine Einschränkung des gemessenen Atemstroms auf, darf nicht getaucht werden.

22.6 Hals und Wirbelsäule

Bewegungseinschränkungen

Es kann aufgrund von Verbrennungen, Voroperationen oder krankhaften Veränderungen der Muskulatur und Wirbelsäule zu einer Bewegungseinschränkung des Halses kommen. In der Regel ist das Tauchen problemlos möglich. Bei sehr ausgeprägten Bewegungseinschränkungen muss eine Einzelfallentscheidung getroffen werden.

Operationen am Hals

Operationen am Hals und im Gesicht verheilen ausgesprochen gut und führen nur selten zu einer Beeinträchtigung der Bewegung oder Stabilität. Sie sind deshalb auch nach ausgedehnten Operationen kein Grund, nicht tauchen zu können.

22.7 Hirnnerven

Die Erkrankungen der Hirnnerven werden in den einzelnen Kapiteln abgehandelt, sofern sie eine Relevanz für das Tauchen haben. Hier soll nur kurz auf die Gesichtsnervlähmung eingegangen werden.

Gesichtsnervlähmung

Der Gesichtsnerv kann durch das Tauchen beeinträchtig werden (s. Kap. Erkrankungen) oder aufgrund anderer Ursachen ausfallen. Es resultiert eine Lähmung der Gesichtsmuskulatur. Ist der Augenschluss möglich, kann der Atemregler im Mund gehalten werden, ohne dass Wasser eindringt, und lässt sich ein Druckausgleich ausüben, besteht Tauchtauglichkeit.

Weiterführende Literatur

1. Klingmann C, Wallner F: Tauchmedizinische Aspekte in der HNO-Heilkunde: Tauchtauglichkeit. HNO 2004; 52(9): 845–849
2. Skevas T, Baumann I, Bruckner T, Clifton N, Plinkert PK, Klingmann C: Medical and surgical treatment in divers with chronic rhinosinusitis and paranasal sinus barotrauma. Europ Arch Otorhinolaryng 2011, Sep 8 [Epub ahead of print]

3. Tetzlaff K, Klingmann C, Muth CM, Piepho T, Welslau W. Checkliste Tauchtauglichkeit. Stuttgart: Gentner, 2009
4. Weidauer H, Klingmann C: Tauchmedizin aktuell. Stuttgart: Gentner, 2004

Internetadressen

1. www.tauchersprechstunde.de
2. www.hno.org
3. www.scuba-doc.com
4. www.barotrauma.de

Tipps für Tauchlehrer

1. Dauerhafte Gegenanzeigen gegen den Tauchsport aus dem HNO-Bereich sind eher selten, temporäre treten dagegen häufig auf (Druckausgleichprobleme durch Erkältung oder Heuschnupfen, Otitis externa oder media). Der Tauchlehrer muss in diesen Fällen entschieden Tauchpausen verordnen – für Schüler, Gäste, Mitarbeiter und ggf. für sich selbst.
2. Ein medizinisch eingewiesener Tauchlehrer kann durch Begutachten des Trommelfells Tauchpausen verhängen.
3. Abschwellende Nasentropfen können einen Genesungsprozess beschleunigen, dürfen aber 12 Stunden vor einem Tauchgang nicht mehr verwendet werden. Therapeutische Ohrentropfen nur bei eindeutig intaktem Trommelfell verwenden.
4. Druckausgleich niemals forcieren. Sollte es nach dem Tauchgang zu Beschwerden der Ohren kommen, ist ein HNO-Arzt aufzusuchen, um eine Schädigung des Innenohrs auszuschließen.
5. Tauchschülerkandidaten mit einseitiger Schwerhörigkeit sollten zur Tauchausbildung – wenn überhaupt – nur nach Beratungsgespräch mit einem taucherfahrenen HNO-Arzt zugelassen werden

23 Kiefergelenk- und Kaumuskelschmerzen beim Tauchen

M. Schmitter

Das Kiefergelenk und die Gesichts-/Kaumuskulatur sind bei vielen sportlichen Aktivitäten besonderen Belastungen ausgesetzt, so auch während des Tauchens. Nicht nur das Festhalten des Mundstücks in unterschiedlich temperiertem Wasser, sondern auch das Zusammenpressen der Zähne in Stresssituationen während des Tauchens können die Belastungsgrenzen des Kiefergelenks und der Gesichts- und Kaumuskulatur erreichen oder gar überschreiten. Jedoch treten Schmerzen und/oder Funktionseinschränkungen nicht bei allen Tauchern/innen auf, was auf eine unterschiedliche „Anfälligkeit" hindeutet. Das folgende Kapitel beleuchtet anatomische und funktionelle Besonderheiten des Kausystems. Zusätzlich sollen Symptome von Funktionsstörungen dargestellt und therapeutische Ansätze diskutiert werden.

23.1 Anatomische Grundlagen

23.1.1 Kiefergelenk

Das menschliche Kiefergelenk ist ein Spaltgelenk, das heißt, es besteht aus zwei knorpelbedeckten Gelenkflächen, die durch einen Spalt voneinander getrennt sind (Abb. 23.1).Zwischen diesen beiden Strukturen ist eine Gelenkscheibe (Discus articularis) interponiert, die das Kiefergelenk in zwei mit Synovialflüssigkeit („Gelenkschmiere") gefüllte Gelenkkammern teilt. Diese Zweiteilung erlaubt die Realisation komplexer Bewegungsvorgänge und ordnet das Kiefergelenk den Doppelgelenken zu. Der Discus articularis ist durch elastische und kollagenfaserreiche Bänder sowohl an der Schädelbasis als auch am Unterkiefer befestigt. Zusätzlich inserieren Fasern des M. pterygoideus lateralis (Kaumuskulatur) in diskusnahe Strukturen. Bei der Kieferöffnung gleitet der Discus articularis zusammen mit dem Gelenkköpfchen auf einer schrägen Bahn nach vorne und unten. Dies ermöglicht eine Kieferöffnung von mehr als 40 mm.

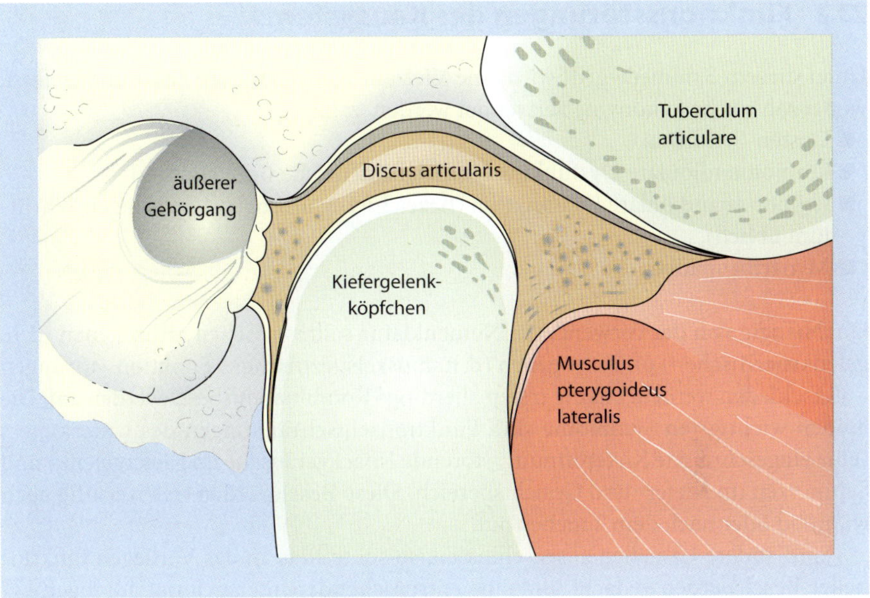

Abb. 23.1: Anatomie des menschlichen Kiefergelenks

23.1.2 Kaumuskulatur

Eine Vielzahl von Muskeln ist bei der Bewegung des Unterkiefers und beim Kauen beteiligt. Insbesondere der Massetermuskel und der Schläfenmuskel (M. temporalis) sind von außen gut zu erkennen und zu tasten und im Gegensatz zu vielen anderen Muskeln heterotop aktivierbar. Das bedeutet, dass nicht nur der ganze Muskel kontrahieren oder entspannen kann, sondern einzelne Anteile des Muskels getrennt voneinander. Zu den Kaumuskeln gehören auch die Flügelmuskeln (Mm. pterygoideus medialis und lateralis).

Hinweis. Das Kiefergelenk ist als Spaltgelenk bzw. als Doppelgelenk zu bezeichnen und bildet zusammen mit der heterotop (einzelne Fasern ansteuerbar) aktivierbaren Muskulatur eine funktionelle Einheit.

23.2 Funktionsstörungen des Kausystems

Unter diesem Sammelbegriff wird eine Vielzahl von Diagnosen zusammengefasst, wobei zahlreiche Synonyme verwendet werden, z. B.:

- Costen-Syndrom,
- kraniomandibuläre Dysfunktion (offizielle deutsche Bezeichnung),
- temporomandibuläre Dysfunktion (Bezeichnung im englischsprachigen Schrifttum üblich),
- Myoarthropathie.

Unabhängig von der verwendeten Nomenklatur sollte zwischen arthrogenen (d. h. gelenkspezifischen) und myogenen (d. h. muskelspezifischen) Funktionsstörungen unterschieden werden. Häufig treten allerdings Kombinationsbeschwerden auf. Die beiden wichtigsten Symptome sind Funktionseinschränkungen des Unterkiefers (eine eingeschränkte Kieferöffnung, störende Knackgeräusche im Kiefergelenk) und Schmerzen im Kiefer- und Gesichtsbereich. Diese Beschwerden treten häufig auch während oder nach dem Tauchen auf.

Sind andere Ursachen ausgeschlossen, so sollte stets an das Vorliegen funktioneller Beschwerden gedacht und eine entsprechende Untersuchung durchgeführt werden.

23.3 Untersuchung des Kauapparates

23.3.1 Kaumuskel

Bei der Untersuchung der Kaumuskulatur spielt die Palpation (d. h. das Abtasten) eine entscheidende Rolle. Hierbei ist der Palpationsdruck von Bedeutung: Bei übermäßig starkem Druck lässt sich bei jedem Untersuchten ein Schmerz provozieren. Daher empfiehlt sich die Verwendung eines standardisierten Untersuchungsprotokolls, das sowohl den Palpationsdruck als auch den Ort der Palpation exakt vorschreibt. Sind mehrere druckschmerzhafte Stellen vorhanden, so lässt sich die Diagnose myofaszialer Schmerz (Muskelschmerz) stellen. Hierbei kann die Mundöffnung limitiert sein, häufig liegt jedoch keine Bewegungseinschränkung vor – der Betroffene klagt vielmehr über Schmerzen und ein schnelles „Ermüden“ der Muskulatur.

Abbildung 23.2a zeigt die Palpation des M. masseter. Die Palpationskraft sollte ca. 10 N mit zwei Fingern betragen, wobei beide Gesichtshälften nacheinander untersucht werden.

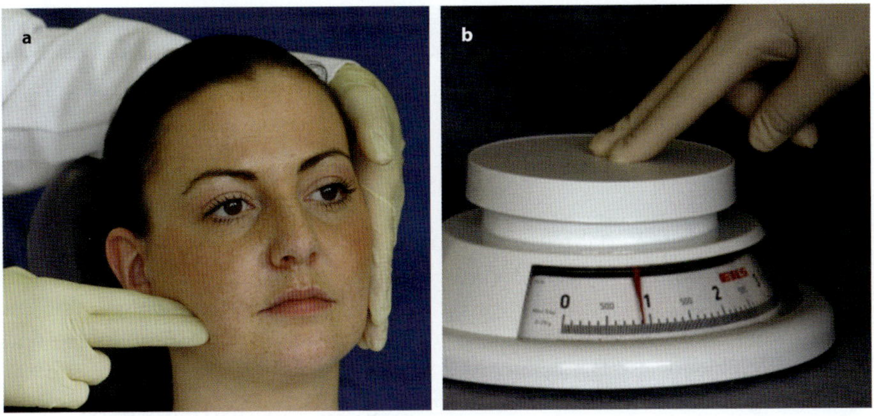

Abb. 23.2 : a Palpation des M. masseter. **b** Messung der Palpationskraft

23.3.2 Kiefergelenk

Klinische Untersuchung

Bei der klinischen Untersuchung der Kiefergelenke stehen drei Faktoren im Mittelpunkt, die auf eine Veränderung im Kiefergelenk hindeuten:

- Bewegungsschmerz,
- Palpationsschmerz,
- Kiefergelenkgeräusche.

Auftretender Bewegungsschmerz sollte bei allen Unterkieferbewegungen erfasst werden (Öffnen, Schließen, Seitwärtsbewegung). Bei der Palpation muss auch hier auf die Ausübung eines angemessenen Drucks geachtet werden (5 N mit einem Finger: entspricht ungefähr einem Gewicht von 500 g), wobei das Kiefergelenk von seitlich (lateral) und von hinten (posterior) getastet wird. Der laterale Palpationspunkt befindet sich in Höhe des linken Ohrs bei 9 Uhr (Abb. 23.2b).

Bei der Erfassung der Kiefergelenkgeräusche muss zwischen Reiben und Knacken unterschieden werden. Hierbei genügt es, die Gelenkgeräusche zu tasten, die Verwendung eines Stethoskops ist nicht notwendig.

Bildgebende Untersuchung

Mehrere bildgebende Verfahren sind zur Darstellung des Kiefergelenks geeignet:

- Röntgen,
- Computertomographie (CT) oder digitale Volumentomographie (DVT),
- Magnetresonanztomographie (MRT),
- Gelenkspiegelung (Arthroskopie).

Kompaktinformation

- Die klinische Untersuchung der Kaumuskulatur und der Kiefergelenke sollte nach einem standardisierten Protokoll erfolgen.
- Bei der bildgebenden Untersuchung der Kiefergelenke nimmt die Magnetresonanztomographie einen besonderen Stellenwert ein.

Soll das bildgebende Verfahren zur Diagnose von kiefergelenkspezifischen Funktionsstörungen herangezogen werden, so kommt der Magnetresonanztomographie ein besonderer Stellenwert zu. Dieses Verfahren verwendet keine Röntgenstrahlen, kann sowohl Hart- als auch Weichgewebe mit guter Kontrastschärfe abbilden und erlaubt die schichtweise Darstellung der Strukturen. Röntgenaufnahmen sind zur Beurteilung der Kiefergelenke aus funktionsdiagnostischer Sicht nicht geeignet. Ihr Einsatzgebiet ist die Frakturdiagnostik. Die Computertomographie bzw. die digitale Volumentomographie dienen vor allem dem Nachweis knöcherner Veränderungen. Die Arthroskopie (Gelenkspiegelung) als invasives Verfahren ist nur in Kombination mit einem therapeutischen Vorgehen angebracht.

23.4 Wann empfiehlt sich eine Untersuchung des Kauapparates?

23.4.1 Allgemein

Bei Schmerzen im Kaumuskelbereich und/oder im Bereich der Ohren, bei Bewegungseinschränkungen des Unterkiefers und bei permanent auftretenden Kiefergelenkgeräuschen sollte an eine funktionsdiagnostische Untersuchung beim Zahnarzt gedacht werden.

23.4.2 Untersuchung bei Tauchern

Wenn Schmerzen im Kiefer- und Gesichtsbereich vor oder nach dem Tauchen auftreten, sollte eine funktionsdiagnostische Untersuchung in Betracht gezogen werden. Doch auch im Vorfeld eines geplanten Tauchgangs kann durch den Taucher selbst eine Einschätzung erfolgen, ob er/sie zu der Risikogruppe gehört, die Schmerzen in der Muskulatur oder dem Kiefergelenk nach/während dem Tauchen entwickelt. Folgende Risikofaktoren sind bekannt:

- Zähnepressen und Zähneknirschen (tagsüber und/oder nachts),
- eingeschränkte Mundöffnung (kleiner als 40 mm),
- Geschlecht (Frauen sind häufiger betroffen als Männer).

Die Anzahl der Tauchgänge und die Taucherfahrung stellen hingegen keine Risikofaktoren dar.

23.5 Zahnärztliche Therapie von Funktionsstörungen

Dem Zahnarzt stehen hauptsächlich zwei Therapieformen zur Verfügung:
- physikalische Verfahren (z. B. Schienentherapie etc.),
- medikamentöse Verfahren.

Zusätzlich ist eine Vielzahl weiterer Verfahren beschrieben, deren Wirksamkeit jedoch in vielen Fällen nicht nachgewiesen ist (z. B. Akupunktur).

23.6 Ist eine Prävention bei Tauchern möglich?

Ein auslösender Faktor für Beschwerden vor/nach dem Tauchen scheint die Gestaltung des Mundstücks zu sein, das durch die Zähne und die Lippen fixiert wird. Dies stellt eine Belastung für das Kiefergelenk und die Kaumuskulatur dar. Bei einer bestehenden Vorschädigung dieser Strukturen können durch diese zusätzliche Belastung Beschwerden provoziert werden. Insbesondere bei (angehenden) Tauchern, die bereits Beschwerden in der Kaumuskulatur/den Kiefergelenken aufweisen, sollte aus diesem Grund an eine zahnärztlich-funktionsdiagnostische Untersuchung gedacht werden. Sollten Risikofaktoren und/oder klinische Befunde vorliegen, so empfiehlt es sich, die Belastung während des Tauchens zu reduzieren und gleichmäßig auf die beteiligten Strukturen zu verteilen. Dies lässt sich durch die Herstellung eines individualisierten Mundstücks, das nicht nur bis zu den vorderen Backenzähnen (Prämolaren) reicht, sondern bis zu den hinteren Backenzähnen (Molaren), erreichen. Hierfür stehen Polyolefin und Ethylen-Vinylazetat-Kopolymere zur Verfügung, die beide gleichermaßen geeignet sind.

23.7 Karies, defekte Füllungen/Kronen und Wurzelkanalbehandlungen beim Tauchen

Neben Schmerzen im Kiefer- und Gesichtsbereich aufgrund funktioneller Beschwerden können auch andere Komplikationen im Kauapparat auftreten. Bei der Barodontalgie (Häufigkeit ca. 15 %) kommt es aufgrund der Druckänderung zu Zahnschmerzen. Hierbei liegen meist kariöse Läsionen, insuffiziente Restaurationen (wie z. B. Kronen) oder nicht abgeschlossene Wurzelkanalbehandlungen vor. Selten kann es während des Auftauchens zu Zahnfrakturen (Odontocrexis) kommen (Häufig-

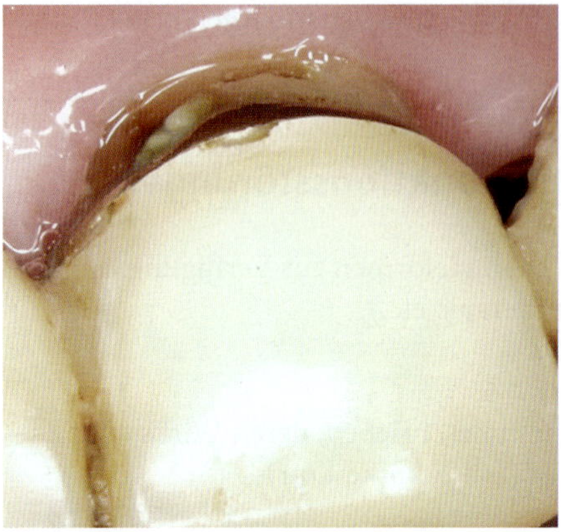

Abb. 23.3: Erneuerungsbedürftige Schneidezahnkrone

keit < 1 %. Dies geschieht jedoch nur, wenn minderwertige Füllungen oder Kronen vorhanden sind. In seltenen Fällen (Häufigkeit < 1 %) kann es auch zum Verlust von Zahnfüllungen während des Tauchens kommen.

Um diese unerwünschten Effekte zu vermeiden, sollten Taucher in besonderem Maße darauf achten, die jährlichen zahnärztlichen Kontrolltermine wahrzunehmen und ggf. vor einem bevorstehenden Tauchurlaub zusätzlich den Zahnarzt zu konsultieren (Abb. 23.3).

23.8 Herausnehmbarer Zahnersatz beim Tauchen

Diesbezüglich sind verschiedene Meinungen in der Literatur zu finden: Einige Autoren empfehlen, Prothesen vor dem Tauchen zu entfernen, andere Autoren raten, gut verankerte Prothesen beim Tauchen zu tragen. Jeder Taucher sollte selbst entscheiden, welches Vorgehen für ihn angenehmer ist. In der Regel wird man sich für das Tragen der Prothese entscheiden.

23.9 Implantation und Tauchen?

Bei der zahnärztlichen Implantation werden künstliche Zahnwurzeln (meist aus Titan) in den Kieferknochen eingesetzt. Nach einer variablen Einheilungszeit (meist mehrere Monate, in Ausnahmefällen direkt nach der Implantation) werden auf diese künstlichen Wurzeln Zähne aufgesetzt. Generell sollte nach einer Implantation bis zum Abschluss der Wundheilung auf das Tauchen verzichtet werden. Eine besondere Situation stellt die Implantation mit Sinuslift dar. Hierbei wird der Knochen, in dem das Implantat verankert werden soll, in seiner vertikalen Ausdehnung aufgebaut. Dazu wird entweder die Kieferhöhle eröffnet oder es ist möglich, das Knochenmaterial von der Mundhöhle aus in den Boden der Kieferhöhle zu bringen. Beim gleichen Eingriff wird noch das Implantat in den Knochen eingebracht, das aber zunächst noch nicht belastungsstabil ist. Nach diesem Eingriff muss die knöcherne Einheilung des Implantats abgewartet werden, was mit mind. mit 3 Monaten zu veranschlagen ist. Vor dem Tauchen muss sicher eine Fistel ausgeschlossen werden.

Tipps für Tauchlehrer

1. Taucher sollten ihren Zahnarzt auf die Notwendigkeit gasdichter Zahnfüllungen hinweisen.
2. Der Tauchlehrer kann helfen, kieferbedingten Problemen seiner Schüler entgegenzuwirken: ausreichender Kälteschutz und begrenzte Tauchzeit im kalten Wasser, passende Kopfhaube, entspannter Tauchgangsablauf.
3. Ein zu kurzer Mitteldruckschlauch, ein zu schwerer Atemregler (2. Stufe) oder ein Mundstück mit durchgebissenen Beißwarzen erfordert verstärktes „Zubeißen" und führt zu Verkrampfungen.
4. Für „schwierige Fälle" gibt es Entlastungsmundstücke mit langen Beißflächen, die dem individuellen Gebissabdruck angepasst werden können.
5. Ersatzmundstücke verschiedener Form (incl. Kabelbinder) sollten für jede Tauchausbildung verfügbar sein.

Weiterführende Literatur

1. Aldridge RD, Fenlon MR: Prevalence of temporomandibular dysfunction in a group of scuba divers. Br J Sports Med 2004; 38: 69–73
2. Jagger RG, Jackson SJ, Jagger DC: In at the deep end – an insight into scuba diving and related dental problems for the GDP. Brit Dent J 1997; 183: 380–382
3. Koob A, Ohlmann B, Gabbert O, Klingmann C, Rammelsberg P, Schmitter M: Temporomandibular Disorders in Association With Scuba Diving. Clin J Sport Med 2005; 15: 359–363
4. Persson LG, Kiliaridis S: Dental injuries, temporomandibular disorders, and caries in wrestlers. Scand J Dent Res 1994; 102: 367–371

Internetadressen

1. http://www.scuba-doc.com/dentprbs.html
2. http://www.rdc-tmdinternational.org/

24 Lunge

K. Tetzlaff

Da krankhafte Veränderungen von Lunge und Atemwegen eine wesentliche Rolle bei der Verursachung schwerer Tauchunfälle spielen können, verdient die Beurteilung der Lunge und ihrer Funktion besondere Aufmerksamkeit im Rahmen der medizinischen Untersuchung zum Tauchen. Dies gilt umso mehr, als Lungen- und Atemwegserkrankungen wie Asthma und die chronische obstruktive Lungenerkrankung (COPD) in der Bevölkerung so häufig wie Diabetes oder Bluthochdruck sind und zunehmend an diesen Erkrankungen leidende Menschen auch tauchen wollen. Grundsätzlich verbieten akute Lungenerkrankungen und/oder eine eingeschränkte Lungenfunktion das Tauchen.

24.1 Untersuchung der Lunge und ihrer Funktion

24.1.1 Normale Untersuchung

Die Befragung nach eventuell vorliegenden Lungen- und Bronchialerkrankungen sowie die Untersuchung der Lungenfunktion müssen unbedingter Bestandteil eines tauchmedizinischen „Fitnesschecks" sein. Weiterführende Untersuchungen, wie z. B. die Anfertigung eines Röntgenbildes des Brustkorbs, sind dann angezeigt, wenn sich aus der Vorgeschichte oder der Lungenfunktionsuntersuchung abklärungsbedürftige Befunde ergeben.

Befragung

Eventuell vorliegende Lungen- und Bronchialerkrankungen bzw. Beschwerden aus diesem Bereich sollten erfragt bzw. berichtet werden, und zwar sowohl beim Tauchkandidaten selbst vorliegende als auch in dessen Familie bestehende. Hierzu gehören auch Angaben zu den Rauchgewohnheiten.

Untersuchung

Der untersuchende Arzt sollte die Atembewegungen des Brustkorbs inspizieren und diesen abklopfen, um aus dem Klopfschall Rückschlüsse auf das Lungengewebe ziehen zu können. Das Abhorchen dient der Beurteilung der Qualität der Atemgeräusche. Zusätzlich zur körperlichen Untersuchung soll auch die Lungenfunktion gemessen werden. Dies geschieht heutzutage mittels Spirometrie.

Spirometrie

Unter der Spirometrie versteht man die Messung der ganz und teilweise mobilisierbaren Volumina am Mund. Hierbei atmet der zu Untersuchende während aufrechten Sitzens mit verschlossener Nase (Nasenklemme) in Ruhelage zunächst einige Male ein und aus, um dann auf Kommando so tief wie möglich einzuatmen und danach mit größtmöglicher Stärke alles auszuatmen, bis keine Luft mehr ausgeatmet werden kann. Die Ausatemzeit sollte 6 Sekunden betragen. Dieses Manöver sollte dreimal wiederholt und die besten Werte dokumentiert werden, wobei moderne Geräte Letzteres über ihre Rechenprogramme bereits automatisch tun. Der Ausdruck der Lungenfunktion zeigt dann die Lungenvolumina und die Atemflüsse entweder als Volumen-Zeit- oder als Fluss-Volumen-Kurve sowie die einzelnen Messwerte als absolute (gemessene) Werte und als Prozentwerte von den Sollwerten. Diese Sollwerte beziehen sich auf Rechenformeln, die anhand von Messungen an bestimmten Bevölkerungsgruppen gewonnen wurden. Bei der Interpretation der Lungenfunktion ist also zu beachten, welche Sollwertformeln benutzt werden (Abb. 24.1).

Hinweis. Für eine Tauchtauglichkeit sollten die gemessenen Werte der Einsekundenkapazität FEV_1 und der Vitalkapazität VC sowie des Spitzenflusses PEF jeweils besser als 80 % der entsprechenden Sollwerte sein. Der Quotient FEV_1/FVC sollte größer 0,7 sein.

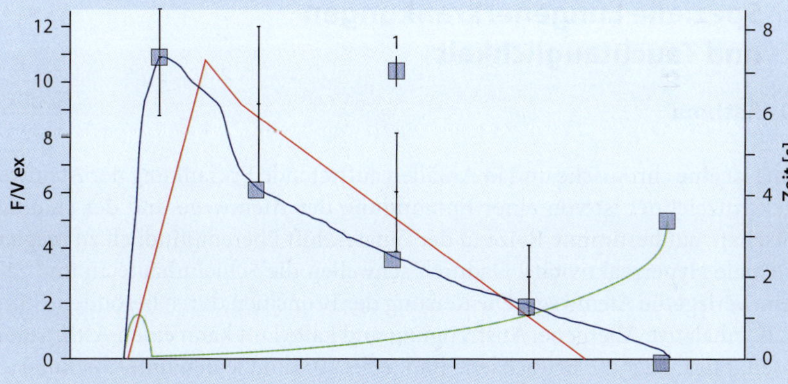

Abb. 24.1: Beispiel für eine normale Lungenfunktion im mittleren Alter: Dargestellt ist die forcierte Ausatemkurve als Fluss-Volumen- (*blau*) und Volumen-Zeit-Kurve (*grün*). Erkennbar sind anhand der eingezeichneten Sollkurve (*rote Linie*) ein normaler Spitzenfluss und überdurchschnittliche Lungenvolumina bei im unteren Sollbereich gelegenen mittleren Atemflüssen

24.1.2 Weitergehende Untersuchung

Wenn aktuelle Beschwerden (z. B. Husten, Auswurf, Luftnot, Schmerzen) bestehen oder eine Erkrankung bzw. eine Verletzung von Lunge und Atemwegen bestanden hat oder besteht, ist eine weitergehende Abklärung notwendig. Diese besteht zunächst in der Durchführung einer Röntgenaufnahme der Lunge. Ist diese normal, so kann, wenn auch die Lungenfunktion und die Leistungsfähigkeit normal sind, gegebenenfalls „grünes Licht" gegeben werden.

Für die erweiterte Lungenfunktionsdiagnostik bieten sich die Ganzkörperplethysmographie und Diffusionsmessung sowie eine Untersuchung der Lungenfunktion unter körperlicher Belastung (Ergospirometrie) an. Mit der Ganzkörperplethysmographie können der Atemwiderstand und das Residualvolumen bestimmt werden, und über die Diffusionsmessung lässt sich der Gasaustausch in Ruhe ermitteln. Die Ergospirometrie liefert Erkenntnisse zur Ventilation und zum Gasaustausch während standardisierter Belastung, z. B. auf einem Fahrradergometer. Dies ist wichtig, weil die Lungenfunktion bei vielen Lungenerkrankungen in Ruhe oftmals noch normal sein kann, während sich fast immer eine Einschränkung bei Belastung zeigt. Diese Untersuchungen werden in der Regel bei einem Facharzt (Innere Medizin/Pneumologie) durchgeführt. Weitergehende Untersuchungen wie beispielsweise eine Computertomographie der Lunge und ein inhalativer Provokationstest können sich bei bestimmten Fragestellungen ergeben.

24.2 Spezielle Lungenerkrankungen und Tauchtauglichkeit

24.2.1 Asthma

Asthma ist eine chronische und in Anfällen auftretende Erkrankung der Atemwege, die gekennzeichnet ist von einer Entzündung der Atemwege und der ständigen Bereitschaft, auf bestimmte Reize in der Einatemluft überempfindlich zu reagieren (bronchiale Hyperreaktivität). Dadurch schwellen die Schleimhäute an und zäher Schleim verlegt die Atemwege. Die Reizung der Bronchien durch besondere Stimuli wie z. B. inhalative Allergene, Anstrengung und kalte Luft kann einen Asthmaanfall auslösen. Etwa jeder 20. Erwachsene und jedes 10. Kind leiden unter Asthma!

Im Asthmaanfall verkrampft sich die Muskulatur in den Atemwegen (Bronchialmuskulatur) und verengt damit die Atemwege. Schleim verstopft diese zusätzlich. Das löst Husten, Luftnot und krampfhaftes Atmen aus.

Asthma wird entsprechend internationaler Therapieempfehlungen in nur vorübergehend auftretendes mildes Asthma und dauerhaft vorhandenes Asthma eingeteilt, wobei Letzteres mild bis schwer sein kann.

Tabelle 24.1: Status der Asthmakontrolle

Status der Asthmakontrolle	Kontrolliert	Teilweise Kontrolliert	Unkontrolliert
Symptome tagsüber	Keine (bis zu 2-mal wöchentlich)	Mehr als 2-mal wöchentlich	Drei oder mehr Merkmale des partiell kontrollierten Asthmas pro Woche
Einschränkung von Aktivitäten	Keine	Vorhanden	
Nächtliche Symptome	Keine	Vorhanden	
Notwendigkeit von Notfallinhalationen	Keine (bis zu 2-mal wöchentlich)	Mehr als 2-mal wöchentlich	
Lungenfunktion	Normal	< 80 % vom Sollwert/ Bestwert	
Exazerbationen	Keine	> 1-mal jährlich	> 1-mal wöchentlich

Das Problem für Asthmapatienten beim Tauchen besteht insbesondere in dem erhöhten Risiko einer Lungenüberdehnung, da Asthma mit einem vermehrten „Air Trapping" (siehe Kap. 16) einhergeht. Zusätzlich stellt die sehr trockene und in der Regel auch kalte Luft aus den Tauchflaschen einen bronchialen Reiz dar, der bei entsprechender Überempfindlichkeit der Atemwege zum Asthmaanfall führen kann. Hohe Strömungsgeschwindigkeiten des Atemgases auch in den kleinen Atemwegen bewirken ihrerseits eine Einengung der Atemwege. Diese Mechanismen können durch Anstrengung beim Tauchen noch verstärkt werden.

Ausschlaggebend für die Beurteilung der Tauchtauglichkeit von Patienten mit Asthma ist der Zustand der Asthmakontrolle. Entsprechend der neuen Klassifikation des Asthmaschweregrades, die den Zustand der Asthmakontrolle einbezieht (Tabelle 24.1), sind Patienten mit unkontrolliertem Asthma generell nicht tauchtauglich, weil das Tauchunfallrisiko als deutlich erhöht angesehen werden muss.

Demgegenüber können Patienten mit kontrolliertem Asthma, auch wenn sie einer dauerhaften Einnahme von Medikamenten bedürfen, potenziell tauchen. Voraussetzung ist, dass sie unter der Medikation beschwerdefrei sind und die Lungenfunktion normal (Einsekundenkapazität mindestens 80 % des Sollwerts bzw. Peak-Flow über 80 % des persönlichen Bestwerts) ist. Sollten trotz dauerhafter Medikation dennoch Beschwerden auftreten bzw. ein Asthmaanfall, dann darf solange nicht getaucht werden, bis sich die Lungenfunktion wieder stabilisiert hat und der Peak-Flow-Wert über 80 % des Bestwerts liegt. Über die notwendige Dauer der Stabilisierung gibt es keine sicheren Erkenntnisse; jedoch ist zu empfehlen, wenigstens 24 Stunden bis zum nächsten Tauchen zu warten. In diesem Zusammenhang sei nochmals darauf hingewiesen, dass Asthmapatienten vor jedem Tauchgang den Peak-Flow messen sollten. Nach einem schweren Asthmaanfall besteht vorübergehend keine Tauchtauglichkeit und es sollte erst wieder getaucht werden, wenn das Asthma als gut kontrolliert eingestuft werden kann.

Allerdings sollten Asthmapatienten mit deutlicher anstrengungs- oder kälteinduzierter Krankheitskomponente nicht tauchen, da die Anstrengung und die Atmung kalter Luft aus den Druckluftflaschen während des Tauchgangs die Situation der Atemwege trotz Medikation verschlechtern kann. Patienten, die seit Jahren beschwerdefrei sind (z. B. Zustand nach kindlichem Asthma) oder auch nur unregelmäßig und verhältnismäßig selten Beschwerden haben (mildes intermittierendes Asthma), können tauchen, wenn die Lungenfunktion normal ist und eine nur leichte Überempfindlichkeit der Atemwege besteht. Diese ist durch einen Facharzt oder eine Fachabteilung mittels einer inhalativen Provokationstestung messbar.

Schwierig ist die Beurteilung für Patienten mit nur teilweise kontrolliertem Asthma: Prinzipiell ist ihnen vom Tauchen abzuraten. Wird dennoch getaucht, so ist eine Voraussetzung, dass der vor dem Tauchgang gemessene Peak-Flow über 80 % vom Bestwert liegt und etwa 15 min vor Beginn des Tauchgangs ein bronchialerweiterendes Medikament inhaliert wurde. Anstrengungen (sowohl körperlicher als auch psychischer Natur) beim Tauchgang müssen unbedingt vermieden werden und die Auftauchgeschwindigkeit sollte so langsam wie möglich sein.

Hinweis. Für tauchende Asthmatiker sind die Krankheitseinsicht und der gewissenhafte Umgang mit der Erkrankung wichtig. Dazu gehören eine gute Selbsteinschätzung der Luftnot unter regelmäßiger Selbstmessung des Spitzenflusses mit einem Peak-flow-Meter und die geeignete Handhabung der Medikamente. Als Prophylaxe ist die Einnahme eines schnell wirksamen bronchialerweiternden Medikamentes – eines $beta_2$-Rezeptoragonisten – 15 min vor Beginn eines Tauchgangs anzuraten.

24.2.2 Chronisch obstruktive Lungenerkrankung (COPD)

Heutzutage werden die chronische Bronchitis und das Lungenemphysem als chronisch obstruktive Lungenerkrankung zusammengefasst. Sie ist neben dem Asthma die häufigste Lungenerkrankung unter den Bewohnern der westlichen Welt. Vor allem Zigarettenraucher und Menschen, deren Atemluft stark schadstoffbelastet ist, sind von der Krankheit betroffen.

Chronische Bronchitis

Die chronische Bronchitis ist definiert als Auftreten von Husten und Auswurf über mindestens drei Monate während zweier aufeinander folgender Jahre.

Lungenemphysem

Beim Lungenemphysem kommt es zur Überblähung des Lungengewebes mit irreparabler Zerstörung der kleinen Lungenbläschen und einer Abnahme der Elastizität der Lunge (Abb. 24.2).

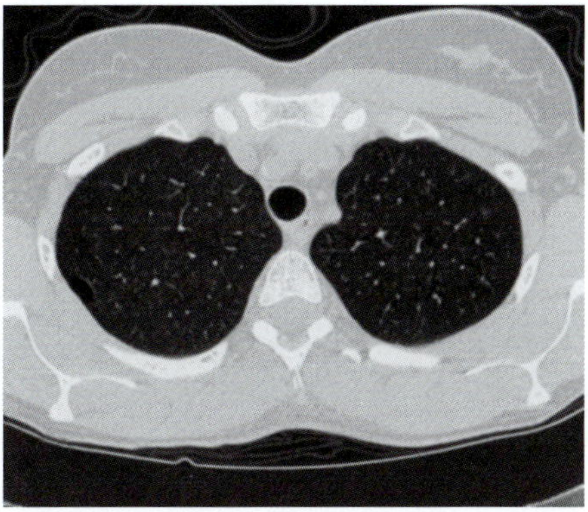

Abb. 24.2: Computertomographische Darstellung einer kleinen am Rippenfell gelegenen Emphysemblase in der rechten Lunge bei einer Sporttaucherin (linke Bildhälfte bei 8 Uhr)

Verlauf und Entstehung der COPD sind sehr vielfältig. Das Krankheitsbild reicht von chronischem Husten (einfache chronische Bronchitis) über heftige Hustenanfälle mit eitrigem Auswurf und Verengung der Atemwege infolge Muskelkrampf und übermäßiger Schleimproduktion (obstruktive chronische Bronchitis) bis zu schweren Veränderungen des Lungengewebes (Emphysem) und ebenso schweren Verlusten an Leistungsfähigkeit der Lunge. Die COPD ist gekennzeichnet durch eine andauernde Entzündung der Bronchialschleimhaut unter stark vermehrter Schleimbildung und dauerhaftem Muskelspasmus. Sie zwingt daher zu anhaltendem Husten mit mehr oder weniger starkem Auswurf. Die Krankheit entsteht langsam und schreitet mit einer irreparablen Einschränkung der Lungenfunktion fort.

Die COPD wird in unterschiedliche Schweregrade eingeteilt. Bei milder COPD ist nur der Tiffenau-Quotient $FEV_1/FVC < 70\,\%$ erniedrigt bei sonst normalen Lungenvolumina. Ab der mäßiggradigen COPD ist dann auch das FEV_1 eingeschränkt, und zwar im Unterschied zum Asthma dauerhaft und auch durch Medikamente nur noch teilweise zu verbessern.

Die Gefahren für Patienten mit COPD beim Tauchen bestehen in einem erhöhten Risiko für eine Lungenüberdehnung und einer verminderten Leistungsfähigkeit. Da die COPD mit einer fortschreitenden Zerstörung und einem Umbau des Lungengewebes einhergeht, sollten betroffene Patienten nicht tauchen, wenn eine COPD besteht und die Lungenfunktion eingeschränkt ist.

Ein eingeschränkter Quotient FEV_1/FVC ($< 70\,\%$) ist ein deutliches Signal für eine beginnende Einschränkung der Lungenfunktion und sollte spätestens dann Anlass genug sein, das Rauchen (!) aufzugeben, denn dies ist die einzige Möglichkeit, die fortschreitende Lungenfunktionseinschränkung aufzuhalten. Eine Ausnahme sind eingeschränkte Tiffeneau-Quotienten bei Gesunden, die eine übernormal große FVC haben. Wenn eine COPD oder beginnende obstruktive Ventilationsstörung ausgeschlossen sind, können diese Kandidaten tauchen. Ein bestehendes Lungenemphysem schließt eine Tauchtauglichkeit sicher aus, weil es hier bei Druckanstiegen in der Lunge leichter zum Lungenriss kommen kann. Auch örtlich begrenzte emphysematöse Veränderungen oder einzelne erweiterte und vergrößerte Lungenbläschen schließen eine Tauchtauglichkeit aus.

Hinweis. Für Patienten mit einfacher chronischer Bronchitis (ohne Einschränkung der Lungenfunktion) besteht nur eine relative Kontraindikation zum Tauchen, indem sie möglicherweise eine Überempfindlichkeit der Atemwege haben und damit ein theoretisch erhöhtes Risiko zum „Air Trapping".

24.2.3 Akute Bronchitis

Bei der akuten Bronchitis sind die Schleimhäute der Atemwege akut entzündet, wobei die gesamten Atemwege von der Luftröhre bis zu den fein verzweigten Bronchiolen betroffen sein können.

Die akute Bronchitis ist eine der häufigsten Erkrankungen der Atemwege. Sie tritt gehäuft in der kalten Jahreszeit auf und entsteht oft in Zusammenhang mit einer Erkältung. Die ersten zwei bis drei Tage bestehen ein allgemeines Krankheitsgefühl, Schnupfen und die typischen Gliederschmerzen, gefolgt von zumeist trockenen Husten. Dieser kann dann mit Auswurf einhergehen, evtl. auch mit einer Temperaturerhöhung, die bis über 39 °C reichen kann. Das Fieber kann mehrere Tage andauern. Die Menge des ausgehusteten zähen Sekrets nimmt im Verlauf der Krankheit zu und kann dabei Farbe und Beschaffenheit ändern. Zunächst ist es weißlich und schleimig, später durch weiße Blutkörperchen gelblich gefärbt. Grünlicher Farbeinschlag entsteht durch Beimengung von Eiter und kann für eine bakterielle Infektion sprechen. Bräunliche Färbung entsteht durch Blutbeimengung. Im unkomplizierten Fall heilt die akute Bronchitis wieder spontan ab, doch können auch Komplikationen wie eine Lungenentzündung oder eine dauerhafte Bronchitis entstehen.

Hinsichtlich des Tauchens besteht prinzipiell das Risiko einer Lungenüberdehnung, da eine akute Bronchitis oft mit einer vorübergehenden Überempfindlichkeit der Atemwege einhergeht. Daher sollte bis zur kompletten Abheilung nicht getaucht werden.

24.2.4 Lungenentzündung

Die Lungenentzündung (Pneumonie) ist eine infektiöse Entzündung des Lungengewebes. Sehr häufig sind Bakterien die Erreger der Infektion. Aber auch Viren, Pilze und Parasiten können eine Lungenentzündung hervorrufen. Die so genannte typische

Lungenentzündung beginnt meistens plötzlich mit starkem Fieber und dauert bei unkompliziertem Verlauf zwei bis drei Wochen. Eine Lungenentzündung kann allerdings auch als so genannte sekundäre Pneumonie auf eine bereits vorhandene Erkrankung der Lunge folgen.

Die Therapie der Wahl bei bakterieller Pneumonie ist die Gabe von Antibiotika, auf die die Bakterien möglichst empfindlich und nicht resistent sind (Keimbestimmung). Bei normalem Verlauf heilt eine Lungenentzündung in der Regel folgenlos ab.

Im akuten Stadium einer Lungenentzündung sollte nicht getaucht werden, da durch die Entzündung von Lungengewebe und Atemwegen die Gefahr des „Air Trapping" erhöht und die Leistungsfähigkeit eingeschränkt ist.

Hinweis. Nach folgenloser Abheilung einer Pneumonie kann getaucht werden. Nach schwereren Verläufen oder Rippenfellbeteiligung empfiehlt sich die Anfertigung einer Röntgenaufnahme der Lunge, um eventuelle narbige Verwachsungen/Pleuraverklebungen auszuschließen.

24.2.5 Tuberkulose

Die Lungentuberkulose ist eine infektiöse Entzündung des Lungengewebes oder der Lymphknoten mit Tuberkulosebakterien. Die Übertragung des Erregers erfolgt meist durch Tröpfcheninfektion, wenn die Bakterien von bereits infizierten Menschen ausgehustet und verbreitet werden. Werden die Bakterien eingeatmet, besiedeln sie zumeist die Lungenbläschen des Betroffenen. Das Einatmen der Erreger bedeutet jedoch nicht, dass die Krankheit notwendigerweise auch ausbricht. Normalerweise ist das menschliche Immunsystem stark genug, um zu verhindern, dass trotz Kontakt mit den Tuberkuloseerregern die Krankheit ausbricht. Der Betroffene ist dann zwar infiziert und somit Keimträger, erkrankt aber selbst nicht. Im Falle einer Erkrankung kommt es jedoch zur Zerstörung von Lungengewebe. Dabei können so genannte Kavernen (Hohlräume) entstehen.

Oft sind die Beschwerden, die von einer Tuberkuloseerkrankung verursacht werden, über längere Zeit untypisch. Wenn die Lunge infiziert ist, kommt es zu chronischem Husten mit Auswurf, dem gelblich grüner bis blutiger Schleim beigemengt sein kann. Dazu kommen Fieber, Schmerzen in der Brust, nächtliche Schweißausbrüche, Verlust an Appetit und Körpergewicht bis hin zum allgemeinen Kräfteverfall. Dank moderner antituberkulöser Medikamente ist die Tuberkulose in der westlichen Welt sehr selten geworden.

Im Falle einer aktiven Tuberkulose bzw. bei narbiger Abheilung mit Pleuraverklebungen, Gewebenarben oder Kavernen sollte nicht getaucht werden.

Hinweis. Nach Abschluss der medikamentösen Behandlung einer Tuberkulose kann getaucht werden, wenn die Lungenfunktion und die Röntgenuntersuchung der Lunge normal sind.

24.2.6 Sarkoidose

Die Sarkoidose ist eine chronische, entzündliche Erkrankung, die auch als Morbus Boeck bezeichnet wird. Sie entsteht, wenn sich Entzündungszellen, die aus dem Immunsystem stammen, zu kleinen Zellhaufen sammeln, die Granulome genannt werden. Die Sarkoidose kann alle Organe betreffen und dort Granulome bilden. Sie können zu Krankheitserscheinungen führen, müssen es aber nicht. In der Lunge sind häufig die Lymphknoten betroffen; es kann aber auch das Lungengewebe beteiligt sein mit der Folge einer Einschränkung der ventilierbaren Lungenvolumina und des Gasaustausches. im Sinne einer fortschreitenden Fibrose. Vorwiegend sind junge Erwachsene betroffen und in den meisten Fällen heilt die Erkrankung ohne weitere Therapie spontan aus.

Bei aktiver Sarkoidose der Lungen sollte wegen des Risikos einer Lungenüberdehnung nicht getaucht werden. So ist der Fall einer AGE bei einem tauchenden Arzt mit einer Sarkoidose beschrieben worden, der entgegen ärztlichem Rat weitertauchte und nochmals eine AGE erlitt! Bei Beteiligung des Herzens im Rahmen einer Sarkoidose kann es zu Herzrhythmusstörungen kommen, so dass auch diese das Tauchen verbieten.

Hinweis. Nach Abheilung einer Sarkoidose bzw. Nachweis der Inaktivität der Erkrankung und normaler Lungenfunktion kann getaucht werden.

24.2.7 Lungenfibrose

Als Lungenfibrose bezeichnet man den bindegewebigen Umbau mit Vernarbung von chronisch entzündetem Lungengewebe. Sie betrifft das Lungenbindegewebe und auch die feinen Wände der Lungenbläschen. Sie kann Folge von chronischen Lungenerkrankungen, Erkrankungen anderer Ursache mit Lungenbeteiligung oder Folge der Einatmung von organischen und anorganischen Stäuben sein (z. B. Asbestose nach Asbestexposition). In einigen Fällen gibt es keine erkennbare Ursache (idiopathische Lungenfibrose). Bei fortschreitender Krankheit steht durch die narbigen Veränderungen immer weniger funktionstüchtiges Lungengewebe für die Sauerstoffaufnahme zur Verfügung. Die Folge sind Atemstörungen, Atemnot, trockener Reizhusten und Fieber. Die Lungenfunktion zeigt eine Abnahme der Vitalkapazität und eine Gasaustauschstörung (erniedrigte Diffusionskapazität) sowie eine verminderte Dehnbarkeit.

Hinweis. Bei Vorliegen einer Lungenfibrose besteht unabhängig von deren Ursache ein Tauchverbot, da in Studien gezeigt werden konnte, dass eine verminderte Lungendehnbarbeit mit dem Risiko einer Lungenüberdehnung beim Tauchen einhergeht!

24.2.8 Mukoviszidose

Die Mukoviszidose (auch zystische Fibrose genannt) ist eine erbliche Stoffwechselstörung, die durch Produktion von zähem Schleim zu Schäden v. a. an Lunge und Bauchspeicheldrüse, aber auch an Leber und Hoden führt. Sie ist eine der häufigsten Erbkrankheiten. Ursache ist ein Gendefekt, der zu einer Fehlfunktion der Membranpumpen führt, die normalerweise Chlorid aus den Zellen heraustransportieren, mit der Folge einer Produktion zähflüssiger Sekrete. Dabei ist die Lunge besonders betroffen, deren Bronchien von abnorm zähem Schleim besiedelt sind. Dies führt zur Verstopfung der Atemwege und zu fortschreitendem Verlust von Lungengewebe. Die Folgen sind Atemnot, Sauerstoffmangel sowie eine zunehmend eingeschränkte Leistungsfähigkeit. Es gibt allerdings unterschiedliche Verlaufsformen der Mukoviszidose und eine Lungenbeteiligung kann erst später auftreten.

Hinweis. Eine Mukoviszidose mit Lungenbeteiligung stellt insbesondere wegen des Risikos einer Lungenüberdehnung eine absolute Kontraindikation zum Tauchen dar. Bei fehlender Lungenbeteiligung und normaler Lungenfunktion kann im Einzelfall das Tauchen möglich sein.

Bronchiektasen

Hierbei handelt es sich um sackförmige Ausweitungen der Bronchien mit Veränderung des Durchmessers der Atemwege und der Lungenbläschen. Sie sind gehäuft bei Mukoviszidose vorhanden, können aber auch im Rahmen anderer Erkrankungen wie der chronischen Bronchitis und auch als einzelne Befunde vorkommen. Besonders morgens oder bei Lagewechsel im Bett kommt es zu reichlichem, meist eitrigem Auswurf und Husten. Bei klinischem und/oder radiologischem Nachweis derartiger Veränderungen in der Lunge darf nicht getaucht werden.

24.3 Tauchtauglichkeit nach Erkrankungen/ Verletzungen der Lunge

24.3.1 Pneumothorax

Der Pneumothorax (s. auch Kap. 16) stellt ein Risiko während des Tauchens dar, weil sich die Luft im Pleuraraum während des Aufstiegs entsprechend dem Boyle-Mariotte-Gesetz ausdehnt und somit zu einem Spannungspneumothorax führt.

Patienten, die einen Spontanpneumothorax erlitten haben, sollten nicht tauchen, da eine relativ große Wahrscheinlichkeit des Wiederauftretens – bei 35 % aller Fälle kommt es zu einem nochmaligen Ereignis – besteht und die wahrscheinliche Ursache in kleinsten Veränderungen des Lungengewebes wie z. B. kleinen Emphysemblasen liegt. Allerdings sehen einige Experten eine Tauchtauglichkeit dann für gegeben, wenn eine operative künstliche Verklebung von Lungen- und Rippenfell durchgeführt wurde und die Computertomographie der Lunge drei Monate später einen normalen Befund erbringt. Problematisch sind dabei sicherlich das (Rest-) Risiko eines Mediastinalemphysems bzw. einer AGE beim Tauchen mit derartigen Veränderungen und ein erhöhtes Risiko durch den operativen Eingriff selbst. Aufgrund des theoretisch erhöhten Risikos einer Lungenüberdehnung bei Vorgeschichte eines Pneumothorax sollte Tauchanfängern in jedem Fall vom Tauchen abgeraten werden.

Hinweis. Das Tauchen ist nach einem sekundären Pneumothorax (z. B. infolge eines Unfalls) möglich, wenn die Lungenfunktion und die Computertomographie der Lunge nach 12 Wochen einen Normalbefund erbringen.

24.3.2 Zustand nach Operationen im Brustkorb/an der Lunge

Operative Eingriffe am Brustkorb können aus vielerlei Gründen und in unterschiedlicher Weise stattfinden. Problematisch ist die Tauchtauglichkeit insbesondere dann zu sehen, wenn die Lunge bzw. das Lungenfell verletzt wurden, da hierbei die Gefahr einer Bildung von Lungengewebsnarben oder Pleuranarben besteht und damit das Risiko für ein „Air Trapping" erhöht wird.

Die Tauchunfallstatistiken zeigen, dass sich unter denjenigen Unfällen mit einer AGE infolge Lungenüberdehnung gehäuft Fälle mit einer Vorgeschichte von Lungenoperationen finden.

Schwierig ist die Entscheidung bei chirurgischer Entfernung von einzelnen Emphysemblasen. Dies ist heutzutage sogar endoskopisch möglich, das heißt, dass über ein optisches Instrument, das in örtlicher Betäubung in den Raum zwischen Lungen- und Rippenfell eingeführt wird (Thorakoskopie), ein „krankes" Stück Lunge herausgeschnitten wird. Wenn dies ohne weitere Gewebeverletzung geschieht und ohne Narbenbildung abheilt, so ist denkbar, dass das Risiko für einen Tauchunfall nicht erhöht ist. Voraussetzung ist eine normale Lungenfunktion sowie eine unauffällige Computertomographie der Lunge, die in einem solchen Fall unbedingt zur Bewertung der Tauchtauglichkeit erforderlich ist.

Hinweis. Nach Operationen im Brustkorb bzw. an der Lunge ist eine weitergehende lungenfunktionelle (Ganzkörperyplethysmographie) und röntgenologische (Computertomographie) Abklärung erforderlich. Ergeben sich hieraus keine Hinweise für Pleura- oder Gewebenarben, so kann prinzipiell getaucht werden.

Lungenembolie

Die Lungenembolie ist keine Lungenerkrankung und soll hier nur kurz erwähnt werden: Ein plötzlicher Verschluss einer Lungenarterie, hervorgerufen durch Blutgerinnsel aus den tiefen Bein- oder Beckenvenen, führt zu einer Einengung des Gefäßquerschnittes mit nachfolgender Druckerhöhung und Rückstau im rechten Herzen mit Unterversorgung auch des linken Herzens. Im ausgeprägten Fall kommt es zu Atemnot, schneller Atmung, Herzrasen, atemabhängigen Brustschmerzen, Blässe der Haut, Husten, Schweißausbruch und Angst. Als Folge kann es zum Absterben von Lungengewebe kommen (Lungeninfarkt).

Die Bildung von Thromben wird besonders nach Operationen, bei Herzinsuffizienz, Varikose, Blutgerinnungsstörungen und Immobilität gefördert. Weitere Risikofaktoren sind eine individuelle Neigung zur Thrombosebildung, Entbindungen, Schwangerschaft, Einnahme der Pille, Rauchen oder auch stundenlanges Sitzen ohne Bewegung (z. B. im Flugzeug). Beim Tauchen kann eine Lungenembolie durch den Verschluss von Blutgefäßen durch Inertgasblasen entstehen.

Hinweis. Nach einer Lungenembolie kann nach 12 Wochen getaucht werden, wenn diese ohne nachhaltige Folgeschäden an der Lunge bzw. dem Herz-Kreislauf-System abheilt. Eine Therapie mit blutverdünnenden Medikamenten (Antikoagulanzien) ist keine Kontraindikation zum Tauchen; allerdings sollten mögliche Nebenwirkungen wie beispielsweise eine erhöhte Blutungsgefahr bei Druckausgleichsproblemen beachtet werden.

Kompaktinformation

Absolute Kontraindikationen zum Tauchen aus pneumologischer Sicht

- Akute Verengung der Atemwege (Obstruktion) mit einer FEV_1 < 80 % vom Soll, VC < 80 % vom Soll und FEV_1/FVC < 0,7
- Bullöse Lungenveränderungen/Lungenemphysem
- Zustand nach Spontanpneumothorax
- Unkontrolliertes oder teilweise kontrolliertes Asthma bronchiale
- Schwere Atemwegsüberempfindlichkeit
- Anstrengungsasthma
- Aktive infektiöse Lungenerkrankungen
- Nichtinfektiöse Lungenerkrankungen mit Einschränkung der Lungenfunktion
- Mukoviszidose mit Lungenbeteiligung
- Eingeschränkte Lungenfunktion unter Belastung
- Zustand nach Lungenüberdehnung

24.3.3 Zustand nach Lungenüberdehnung

Es ist nicht immer möglich, eine Lungenüberdehnung als solche sicher festzustellen, da oftmals nur die Symptomatik und ihr zeitliches Auftreten Hinweise auf eine AGE liefern und krankhafte Befunde zum Beispiel in der Röntgenuntersuchung oder sogar der Computertomographie der Lunge nicht nachzuweisen sind. In solchen Fällen ist die Beurteilung schwierig und es gibt Experten, die eine Tauchtauglichkeit dann für gegeben halten, wenn die Lungenfunktion und die Computertomographie Normalbefunde ergeben. Eine gewisse Risikoerhöhung ist hier aber nicht auszuschließen, da es denkbare morphologische Veränderungen der Lunge gibt, die unterhalb der Auflösungskraft der Computertomographie liegen und somit nicht erfasst werden.

Anders stellt es sich bei nachweisbaren Befunden z. B. in der Computertomographie der Lunge (s. Abb. 24.2) dar: In diesen Fällen sollte in keinem Falle mehr getaucht werden!

24.4 Rauchen und Tauchen

Umfragen unter Sporttauchern zeigen, dass bis zu 40 % aller Taucherinnen und Taucher Raucher sind oder waren. Dies ist insofern erschreckend, als der Anteil der Raucher in der Allgemeinbevölkerung inzwischen dank der weltweiten Maßnahmen zur Bekämpfung des Rauchens bei etwa 25–30 % liegt. Rauchen ist also nach wie vor ein „heißes" Thema unter Tauchern.

Was sollte man zum Rauchen wissen? Die Frage nach den schädlichen Folgen des Rauchens an dieser Stelle zu beantworten, wäre müßig, doch stellt sich hier die Frage nach möglichen schädlichen Aspekten des Rauchens auf das Tauchen.

Tatsache ist: Rauchen hat keine positiven Einflüsse auf das Tauchen! Dies muss leider betont werden, denn es gibt immer wieder Meldungen wie die folgende (zu finden im Internet über Stichworteingabe Rauchen und Tauchen), die sicher nicht ganz ernst zu nehmen ist: *„Beim Rauchen verengen sich die Blutgefäße, insbesondere der Kapillaren. Sind diese verengt, kann das umliegende Gewebe weniger N_2 aufnehmen. Alkohol wirkt dem entgegen, die Gefäße erweitern sich, es findet eine verbesserte Entsättigung statt. Daraus folgt logischerweise: Vor dem Tauchen rauchen und das sog. Dekobier erhält eine sinnreiche Bedeutung.“*

Wie sind nun die Fakten? Rauchen trägt zur Entstehung einer Überempfindlichkeit der Atemwege bei, und so findet sich selbst unter Rauchern mit normaler Lungenfunktion gehäuft eine Atemwegshyperreaktivität. Mehr als die Hälfte aller Raucher entwickelt die so genannte „Raucherbronchitis“, die eine Folge der andauernden Belastung der Atemwege mit Schadstoffen aus dem Zigarettenrauch ist. Selbst wenn keine Einschränkung der Lungenfunktion messbar ist – also noch nicht die Diagnose einer chronisch obstruktiven Lungenerkrankung besteht – kann es durch die vermehrte Schleimbildung zu regionalen Verengungen und Verstopfungen kommen, die wiederum zum „Air Trapping“ beim Auftauchen führen. Ferner wird mit dem Tabakrauch die Einatemluft neben dem Zellgift Nikotin auch mit Kohlenmonoxid angereichert, so dass in Abhängigkeit von Menge und Rauchgewohnheit ein nicht unwesentlicher Anteil des Hämoglobins für den Sauerstofftransport blockiert ist.

Wie sieht nun das Risiko für Raucher aus, einen Tauchunfall zu erleiden? Eine große amerikanische Studie untersuchte die Daten von 4350 Dekompressionsunfällen, die Divers Alert Network über 10 Jahre gemeldet wurden. Aus den Daten konnte zwar keine allgemeine Aussage zum Unfallrisiko von Rauchern gemacht werden, da die Datenbank keine unfallfreien Tauchgänge von Rauchern und Nichtrauchern umfasste, jedoch fand sich ein statistisch signifikant höheres Risiko für schwere Raucher, schwere Symptome eines Dekompressionsunfalls zu erleiden.

Hinweis. Vom Tauchen und Rauchen ist abzuraten, da ein theoretisch erhöhtes Risiko einer Lungenüberdehnung besteht und aus Unfallstatistiken Zusammenhänge zwischen dem Rauchen und dem Schweregrad eines Dekompressionsunfalls nachweisbar sind.

Weiterführende Literatur

1. British Thoracic Society fitness to dive group, a subgroup of the British Thoracic Society standards of care committee: British Thoracic Society guidelines on respiratory aspects of fitness for diving. Thorax 2003; 58: 3–13

2. Muth CM, Radermacher P: Kompendium der Tauchmedizin. Köln: Deutscher Ärzteverlag, 2005
3. Muth CM, Wendling J, Tetzlaff K: Tauchtauglichkeitsuntersuchungen bei Sporttauchern mit besonderer Berücksichtigung medizinischer Grenzfälle. Dtsch Z Sportmed 2002; 53: 170–176
4. Tetzlaff K: Tauchen mit Asthma. In: Weidauer H, Klingmann C Tauchmedizin aktuell. Stuttgart: Gentner Verlag, 2004, S 175–185
5. Tetzlaff K, Muth CM, Waldhauser LK: A review of asthma and scuba diving. J Asthma 2002; 39: 557–566
6. Tetzlaff K, Reuter M: Pneumologische Aspekte der Tauchmedizin. Pneumologie 1998; 52: 489–500

Tipps für Tauchlehrer

1. Ausdauersport und Apnoetraining halten die Lunge fit. Besonders ältere Taucher können so dem unvermeidbaren Elastizitätsverlust ihrer Lunge etwas gegensteuern.
2. Nicht jeder Mensch muss tauchen: Die Entscheidung, ob z. B. ein Asthmatiker eine Tauchausbildung absolvieren darf, sollte der Arzt und nicht der Tauchlehrer treffen.
3. Bei akuter Bronchitis darf nicht getaucht werden – Gefahr der Atemgasembolie infolge „Air trapping". Der Tauchlehrer sollte einem starken Raucher ggf. vom Tauchen abraten, insbesondere wenn bereits eine chronische Bronchitis „Raucherbronchitis" besteht.
4. Auch wenn sich viele Tauchunfälle erfolgreich therapieren lassen – nach einer Lungenverletzung ist ggf. eine Tauchtauglichkeit nicht wieder attestierbar und ein Dekounfall kann die Taucherkarriere beenden.

25 Herz und Kreislauf

M. Kister

Herz-Kreislauf-Erkrankungen sind mit zunehmendem Alter Grund für plötzlich eintretende lebensbedrohliche Zustände. Bis zu 20 % aller Todesfälle bei Tauchern sind mit Herzerkrankungen verbunden. Die steigende Anzahl älterer Taucher macht es notwendig, besondere Anforderungen an die Beurteilung der Tauchtauglichkeit zu stellen, um ein Krankheitsrisiko abschätzen zu können. Bei unerkannter Erkrankung besteht sonst die Gefahr des Auftretens bedrohlicher Herzrhythmusstörungen, insbesondere des Kammerflimmerns mit plötzlichem Herztod, des akuten Linksherzversagens sowie des Auftretens von Symptomen wie Angina pectoris (Brennen und Engegefühl im Brustkorb aufgrund einer Durchblutungsstörung im Herz), die über Panik zu Zwischenfällen führen können.

Herz-Kreislauf-Erkrankungen sind die häufigste Ursache für plötzliche Todesfälle beim Sport. Bei jungen Sportlern stehen unerkannte Herzmuskelerkrankungen an erster Stelle, die meist über akute Herzrhythmusstörungen zum plötzlichen Herztod führen. Bei älteren Sportlern überwiegen Durchblutungsstörungen am Herzen mit dem Herzinfarkt als bedrohlichster Komplikation. Taucher unterscheiden sich hinsichtlich dieser Risiken nicht von anderen Sportlergruppen. Die Besonderheit des Tauchens liegt in der Belastung durch Immersion, Kälte und psychischen Stress, wodurch Beschwerden und Komplikationen der Erkrankungen ausgelöst werden können. Da diese beim Tauchen nicht sofort behandelbar sind, droht letztlich der Tod durch Ertrinken.

25.1 Einflüsse des Tauchens auf Herz und Kreislauf

Die Auswirkungen der Immersion bedingen über verschiedene Faktoren eine unmittelbare Beeinflussung des Herz-/Gefäßsystems. Das Eintauchen führt zu einer Zunahme des Blutvolumens im Brustkorb und darüber zu einem Anstieg des Lungengefäßdruckes. Die Vorhöfe werden volumenbelastet und gedehnt, wodurch Herzrhythmusstörungen ausgelöst werden können. Bei eingeschränkter Pumpfunktion der Herzkammer kann die Volumen- und Druckbelastung zu Luftnot bis hin zum Lungenödem (Wasser in der Lunge) bzw. zum kardiogenen Schock führen. Besondere Beachtung erfordert auch der Tauchreflex, der bei Tauchern, die Herzrhythmusstörungen mit langsamem Puls haben oder den Puls reduzierende Medikamente (z. B. Betablocker) einnehmen, einen kritischen Abfall der Herzfrequenz mit Ohnmacht auslösen kann.

Bei Tauchern mit einer Herz-Kreislauf-Erkrankung sind die damit einhergehenden Risiken durch erweiterte Untersuchungen (insbesondere Belastungs-EKG und Herzultraschall [transthorakale Echokardiographie]) einzugrenzen und bei der Beurteilung der Tauchtauglichkeit zu berücksichtigen.

Bei allen im Folgenden besprochenen Erkrankungen können jährliche Tauchtauglichkeitsuntersuchungen auch bei Tauchern unter 40 Jahren sinnvoll sein. Ärzten sei auch die detailliertere Darstellung im gleichlautenden Kapitel der „Checkliste Tauchtauglichkeit“ (s. Literatur) empfohlen.

25.2 Herzinsuffizienz

Die Herzinsuffizienz (Herzpumpschwäche mit Luftnot) ist immer ein Symptom einer Grunderkrankung. Die Folgen können Erweiterung der Herzkammern, Erhöhung des Füllungsdruckes und Strukturveränderungen des Herzmuskels sein.

Die Gefahr beim Tauchen mit eingeschränkter Pumpfunktion des Herzens liegt im Auftreten eines akuten Linksherzversagens mit Lungenödem, eines kardiogenen Schocks und bedrohlichen Herzrhythmusstörungen bis hin zum Kammerflimmern mit der Folge des plötzlichen Herztodes.

Eine akutes Linksherzversagen kann durch die Immersion (Zunahme der Vorlast der Herzkammern), körperliche Überanstrengung beim Tauchen, Bluthochdruckkrisen und Herzrhythmusstörungen (Tauchreflex) ausgelöst werden.

Hinweis. Bei allen Formen der Herzinsuffizienz besteht keine Tauchtauglichkeit.

25.3 Bluthochdruck

Als arterielle Hypertonie (Bluthochdruck) wird eine Erhöhung des systolischen und/oder diastolischen Blutdrucks im großen Kreislauf über festgelegte Normalwerte bezeichnet. Erhöhte Blutdruckwerte gehen mit einem gesteigerten Risiko für Erkrankung und Tod durch Schlaganfall, Herzinfarkt, Herzinsuffizienz und Nierenversagen einher.

Bei Vorliegen erhöhter Blutdruckwerte vor allem bei Jüngeren ist die Ursache hierfür zu klären. Die Diagnose arterielle Hypertonie wird immer aufgrund mehrerer Blutdruckmessungen und gegebenenfalls einer Langzeitblutdruckmessung gestellt. Blutdruckwerte von über 140/90 mmHg sind behandlungsbedürftig.

Der Bluthochdruck geht meist ohne Beschwerden einher. Nur bei Blutdruckkrisen ist mit Kopfschmerzen, Schwindel, Nasenbluten oder Luftnot zu rechnen.

Häufig führen erst die Symptome bereits eingetretener Folgeerkrankungen zur Erkennung eines Bluthochdrucks.

Gefahren für den Taucher durch den Bluthochdruck gehen von diesen Folgeerkrankungen bzw. den Folgen einer Blutdruckkrise aus.

Hinweis. Tauchtauglichkeit besteht bei arterieller Hypertonie ohne Folgeerkrankungen, wie linksventrikulärer Hypertrophie (Verdickung des Herzmuskels) mit stabiler Einstellung auf Werte im Normalbereich.

25.4 Koronare Herzkrankheit (KHK)

Die KHK entsteht durch Einengungen der Koronararterien (Herzkranzgefäße) mit einer daraus resultierenden Minderdurchblutung des Herzmuskels unter Belastung oder auch in Ruhe, die häufig mit der Symptomatik einer Angina pectoris (Brustschmerz/Beklemmungsgefühl mit Ausstrahlung, Luftnot als Anginaäquivalent) einhergeht. Der akute Herzinfarkt wird durch einen nicht vorhersehbaren Einriss einer Ablagerung (Plaqueruptur) mit Gerinnselbildung und plötzlichem Verschluss einer Koronararterie ausgelöst.

Als Folge der Durchblutungsstörung entsteht ein Sauerstoffmangel (Ischämie) mit eingeschränkter Pumpfunktion, die zum akuten Linksherzversagen mit Lungenödem und kardiogenem Schock führen kann. Darüber hinaus wird durch die Ischämie die Reizbildungsschwelle herabgesetzt, mit der Gefahr der Entstehung von Rhythmusstörungen, bis hin zum plötzlichen Herztod.

Die KHK wird durch Risikofaktoren begünstigt: Rauchen, Bluthochdruck, erhöhtes Cholesterin, Diabetes, Alter, Übergewicht, Vererbung und Geschlecht. Taucher mit mehreren Risikofaktoren bedürfen einer besonderen Beachtung hinsichtlich ihrer Infarktgefährdung.

Bei auffälligen Beschwerden, hohem Risikoprofil und ischämieverdächtigen Befunden im Belastungs-EKG ist eine weitere kardiologische Abklärung notwendig, die eine Echokardiographie und häufig eine bildgebende Ischämiediagnostik (Stressechokardiographie, Myokardszintigraphie oder Stresskernspintomographie) bzw. letztlich eine Koronarangiographie (Herzkatheteruntersuchung) umfassen kann.

25.4.1 Stabile Angina pectoris

Bei stabiler Angina pectoris kommt es ausschließlich bei Belastung zu Symptomen. Diese können beim Tauchen Panik mit unkontrolliertem Verhalten auslösen bzw.

die oben genannten Folgen der Ischämie auslösen. Bei Angina pectoris besteht keine Tauchtauglichkeit.

Wenn nach einer Koronarintervention (Wiederherstellung der Durchblutung durch Katheterbehandlung meist mit Ballonerweiterung und Implantation einer Gefäßstütze [Stent]), die intensivierte medikamentöse Plättchenhemmung (duale Plättchenhemmung) beendet worden ist, kann eine Prüfung der Tauchtauglichkeit erfolgen.

Hinweis. Tauchtauglichkeit besteht bei normaler, beschwerdefreier Belastbarkeit, unauffälligem Herzultraschall, unauffälligem Myokardszintigramm (alternativ Herzkernspintomographie) und guter Kontrolle der modifizierbaren Risikofaktoren, da in dieser Situation die Erkrankung eine gute Prognose hat. Da dauerhaft eine Plättchenhemmung (Thrombozytenaggregationshemmer wie ASS) notwendig ist und diese im Falle einer DCI potenziell zu vermehrter Blutung führen könnte, muss zu konservativem Tauchen nach den Regeln des „blasenarmen" Tauchens (s. Kompaktinformation am Ende des Kapitels) geraten werden.

Sollten jüngste Daten reproduziert werden, könnte die langfristige Behandlung künftig aus einer Kombination von Plättchen- und Gerinnungshemmung bestehen, die hinsichtlich der Prognose der Erkrankung günstiger ist, aber häufiger zu Blutungen führen kann. Unter dieser Behandlung besteht keine Tauchtauglichkeit mehr (s. Hinweis unter Abschnitt 25.5).

Hinweis. Nach Bypassoperation besteht in der Regel keine Tauchtauglichkeit mehr.

Meist liegt hier eine schwere Mehrgefäßerkrankung vor. In vielen Fällen können nicht alle betroffenen Gefäßäste vollständig versorgt werden. Schließlich wurde die Pleura (Brustfell) operativ eröffnet, wodurch Vernarbungen entstehen (Risiko Lungenbarotrauma).

25.4.2 Akutes Koronarsyndrom (Herzinfarkt, instabile Angina pectoris)

Das akute Koronarsyndrom entsteht fast immer infolge eines plötzlichen Verschlusses einer Koronararterie durch ein Gerinnsel nach Plaqueruptur bei vorbestehender koronarer Herzkrankheit. Nach wie vor verstirbt fast ein Drittel aller Patienten mit akutem Herzinfarkt vor Einweisung in ein Krankenhaus. Bei Überleben resultiert in Abhängigkeit vom Ausmaß der Narbe im Herzmuskel eine Einschränkung der Pumpfunktion der Herzkammer. Nach Herzinfarkt können Beschwerden wie Angina pectoris, körperliche Belastungseinschränkung oder auch Herzrhythmusstörungen bestehen.

Auch unter optimaler Therapie besteht langfristig ein erhöhtes Risiko für einen weiteren Infarkt, plötzlichen Herztod und Herzinsuffizienz.

Zunehmend häufiger besteht die Behandlung in einer langfristigen doppelten Plättchenhemmung, bei der keine Tauchtauglichkeit gegeben ist.

Frühestens ein Jahr nach erlittenem akutem Koronarsyndrom bzw. nach Ende der doppelten Plättchenhemmung kann zur Wiederaufnahme des Tauchsports eine Beurteilung bei völliger Beschwerdefreiheit vorgenommen werden. Die Diagnostik dient dem Nachweis einer Ischämie bzw. Narbe sowie der Quantifizierung der Pumpfunktion und muss durchweg unauffällig sein (Belastungs-EKG, Herzultraschall und Myokardszintigramm). Alle modifizierbaren Risikofaktoren müssen gut kontrolliert sein.

Hinweis. In Einzelfällen kann eine Tauchtauglichkeit gegeben sein. Konservatives Tauchen ist erforderlich wegen der langfristigen Plättchenhemmung (s. Hinweis in Abschnitt 25.4.1).

25.5 Herzrhythmusstörungen (Störungen der Reizbildung- und -leitung)

Herzrhythmusstörungen werden unterteilt in bradykarde (Herzfrequenz < 50/min) und tachykarde Störungen (Herzfrequenz > 100/min). Die Relevanz der Störungen hängt davon ab, ob sie eine beeinträchtigende Symptomatik verursachen oder ein Risiko hinsichtlich des plötzlichen Herztodes darstellen. Zur Beurteilung der Behandlungsnotwendigkeit ist auch eine Diagnostik bezüglich einer strukturellen Herzerkrankung notwendig.

Kardiale Grunderkrankungen sind vor allem die koronare Herzkrankheit, insbesondere in Zusammenhang mit einem Herzinfarkt, aber auch Kardiomyopathien (Herzmuskelerkrankungen) und Myokarditiden (Herzmuskelentzündungen). Nichtkardiale Ursachen sind eine Elektrolytentgleisung (Verschiebungen des Salzhaushalts), beispielsweise bei Dehydratation, Schilddrüsenfunktionsstörungen und Medikamentennebenwirkungen. Einige Herzrhythmusstörungen treten auch ohne Grunderkrankung auf.

Herzrhythmusstörungen bleiben oft vom Patienten unbemerkt, können jedoch auch schwere Beeinträchtigungen des Kreislaufs bzw. Einschränkungen der linksventrikulären Pumpfunktion bis hin zum Kreislaufstillstand zur Folge haben.

Herzrhythmusstörungen sollten auch unter Belastungssituationen erfasst und ihre Relevanz abgeschätzt werden. Ein Langzeit-EKG ist zu empfehlen. Die Indikation zur elektrophysiologischen Untersuchung (Katheterverfahren zur Untersuchung der Reizleitung- und -bildung im Herz) ist von den Befunden abhängig zu machen.

Gefahren beim Tauchen entstehen durch plötzlich einsetzenden Schwindel, Ohnmacht, Leistungsabfall oder Panik. Einige Leitungsstörungen (Schenkelblöcke, AV-Block I und Wenckebach) ohne Erkrankung der Herzstruktur sind nicht behandlungsbedürftig und unproblematisch hinsichtlich des Tauchens.

Bei der Behandlung bradykarder Rhythmusstörungen kann die Implantation eines Herzschrittmachers erforderlich sein (s. Abschnitt 25.6).

Bei tachykarden Rhythmusstörungen ist zu klären, ob es zu anfallsartigem Herzrasen kommt und/oder ein Risiko für einen plötzlichen Herztod besteht. In beiden Fällen besteht keine Tauchtauglichkeit, bevor eine Behandlung (Ablation mit Verödung der relevanten Leitungsbahnen oder Defibrillator, s. Abschnitt 25.6) durchgeführt bzw. eine relevante kardiale Grunderkrankung ausgeschlossen wurde.

Hinweis. Bei behandlungsbedürftigen Herzrhythmus- und -leitungsstörungen besteht keine Tauchtauglichkeit.

Bei permanentem Vorhofflimmern ist eine ausreichende Frequenzkontrolle und Ausschluss einer relevanten kardialen Grunderkrankung Voraussetzung zur Prüfung der Tauchtauglichkeit. Häufig ist allerdings eine orale Antikoagulation (Gerinnungshemmung) notwendig.

Hinweis. Wegen eines bedenklich erhöhten Risikos von Blutungen im Fall einer DCI besteht unter Antikoagulation nach Meinung namhafter Autoren (u.a. Edmonds et al. 2016) keine Tauchtauglichkeit. Dieser Meinung schließt sich der Autor dieses Kapitels an.

25.6 Schrittmacher/Defibrillator (ICD)/Aggregate bei schwerer Herzinsuffizienz

Eine Herzschrittmacherimplantation erfolgt bei behandlungsbedürftigen bradykarden Herzrhythmusstörungen.

Hinweis. Im Einzelfall kann je nach vorliegenden Daten zur Prüfung der Drucktauglichkeit eines Schrittmachers eine Tauchtauglichkeit bestehen, sofern eine gute Belastbarkeit vorliegt und keine relevante kardiale Grunderkrankung dagegen spricht.

Ein ICD wird zur Primärprophylaxe bei erhöhtem Risiko eines plötzlichen Herztodes bzw. zur Sekundärprophylaxe bei überlebtem Herz-Kreislauf-Stillstand oder nach symptomatischer ventrikulärer Tachykardie (lebensbedrohliches Herzrasen durch Herzkammerrhythmusstörungen) implantiert. Bei schwerer Herzinsuffizient kommen weitere Aggregate zur Anwendung (CRT/CCM).

Hinweis. Eine Tauchtauglichkeit ist nach Implantation dieser Geräte nicht mehr gegeben.

25.7 Persistierendes Foramen ovale (PFO)

Ein PFO entsteht aus der unvollständigen nachgeburtlichen Verschmelzung der Vorhofscheidewand. Vor der Geburt dient das Foramen ovale als Kurzschlussverbindung des Lungenkreislaufs und verschließt sich normalerweise nach der Geburt durch die Druckerhöhung im linken Vorhof.

Bei etwa 20–30 % der Menschen bleibt das Foramen ovale bestehen. Es kann dadurch bei Erhöhung des Druckes im Brustkorb (z. B. beim Druckausgleich, Husten oder auch bereits atmungsabhängig) zu einem Rechts-Links-Shunt (Kurzschluss zwischen großem und kleinem Kreislauf) kommen.

Ein PFO bleibt meist lebenslang unbemerkt und verursacht keinerlei Einschränkung der Belastbarkeit. Krankheitswert erlangt es aber dadurch, dass bei plötzlichem Rechts-Links-Fluss ein Übertritt von Blutgerinnseln bzw. beim Tauchen von Gasblasen in den linken Vorhof und damit in die arterielle Strombahn erfolgen kann (AGE). Ein erhöhtes Risiko dafür besteht insbesondere bei PFO mit spontanem oder großem Shunt und bei PFO mit einem Vorhofseptumaneurysma (Aussackung der Vorhofscheidewand). Das Risiko, einen Dekompressionsunfall zu erleiden, ist bei Tauchern mit PFO ungefähr 2- bis 3-mal höher als bei Tauchern ohne PFO. Ein Dekounfall ist jedoch ein sehr seltenes Ereignis.

Hinweis. Eine routinemäßige Untersuchung bezüglich eines PFO ist nicht angezeigt.

Allerdings sollte jede DCI-Symptomatik im Zusammenhang mit einem unauffälligen Tauchgangsprofil ohne Missachtung allgemein anerkannter Dekompressionsregeln den Verdacht auch auf einen Shunt lenken.

Als Shunts, die zur AGE führen können, kommen neben dem PFO andere Defekte der Vorhofscheidewand, Shunts der Lungengefäße bzw. sehr seltene angeborene Shunts in Betracht. Das Vorliegen eines Shunts kann durch einen transkraniellen Doppler mit Blasenkontrast (Ultraschall der Hirngefäße) nachgewiesen werden.

Nach Auftreten einer DCI sollte ein Herzultraschall klären, ob ein behandlungsbedürftiger Defekt der Vorhofscheidewand (Vorhofseptumdefekt) vorliegt. Ist die Untersuchung unauffällig, sollte zunächst keine weitere Untersuchung bezüglich eines PFO durchgeführt (Schluckecho), sondern dem Taucher geraten werden, entweder (je nach Schwere der DCI), das Tauchen zu beenden oder sein Tauchverhalten zu modifizieren und sich an den Regeln des „blasenarmen“ Tauchens zu orientieren (s. Kompaktinformation am Ende des Kapitels). In der tauchmedizinischen Praxis sowie in einer Nachuntersuchung von Tauchern mit DCI zeigte sich, dass es unter Einhaltung dieser Regeln selten zu einer weiteren DCI kommt. Um die Blasenlast weiter zu verringern, kann im Einzelfall auch eine Tiefenbegrenzung (bis 15 m Tiefe) empfohlen werden. Sollte es trotz Einhaltung der Maßnahmen zu einer erneuten DCI kommen, besteht keine Tauchtauglichkeit mehr.

Zu der Möglichkeit, das PFO durch ein Katheterverfahren zu behandeln (Schirmchenverschluss) lässt sich Folgendes sagen: Sollten andere Ursachen (z. B. Lungenerkrankungen) für die erneute DCI ausgeschlossen sein und die Symptome sowie deren zeitliches Auftreten für eine shuntbedingte Ursache sprechen, wäre das geeignete Untersuchungsverfahren ein Schluckecho mit Kontrastmittel (transösophageale Echokardiographie). Dabei ist zu berücksichtigen, dass die Bestimmung der Lokalisation des Shunts (Lungengefäß- oder Herzshunt) bzw. der Größe nicht immer einfach ist und darüber hinaus von der Untersucherexpertise abhängt. Außerdem sind manche Shunts möglicherweise belastungsabhängig und durch die Untersuchung, die in Ruhe erfolgt, schwer zu erfassen. Weiterhin ist zu bedenken, dass es bei der Verschlussbehandlung je nach Erfahrung des Behandlers in etwa 2 % zu schweren Komplikationen kommen kann, bei einer Rate unvollständiger Verschlüsse von 2–5 %. Selbst nach erfolgreichem Verschluss kann es (Einzelfallberichte) wieder zu einer DCI kommen, wenn neben dem PFO andere Shuntmechanismen relevant sind. Daher sollte auch nach PFO-Verschluss zu konservativem Tauchen geraten werden. Zuverlässige Daten zu PFO-Verschluss bei DCI und dem Verlauf existieren derzeit nicht. Da die Behandlung bei Sporttauchern nicht von den Krankenkassen übernommen wird, sind für den Taucher Kosten in Höhe von etwa 10.000 Euro zu erwarten.

Es sei auch erwähnt, dass bei der Behandlung des kryptogenen Schlaganfalls (ohne erkennbare ursächliche Erkrankung) durch aktuelle Studien gezeigt wurde, dass es durch die Verschlussbehandlung eines PFO plus medikamentöser Behandlung (Thrombozytenaggregationshemmer) zu eindeutig weniger erneuten Schlaganfällen im Vergleich zur alleinigen medikamentösen Behandlung kommt. Allerdings treten auch nach Verschluss des PFO weiterhin in etwa 6 % mittels Kernspintomographie nachgewiesene Defekte durch neue Schlaganfälle im Hirn auf.

Hinweis. Vor dem Hintergrund des oben Ausgeführten ist die Entscheidung zur Untersuchung bzw. Behandlung des PFO bei Tauchern reiflich zu überlegen.

25.8 Shuntdefekte

Angeborene Herzfehler mit Shunt können eine Einschränkung der Belastbarkeit in Abhängigkeit vom Ausmaß des Shuntvolumens verursachen. Darüber hinaus können sich sekundäre Organschäden, v. a. im kleinen Kreislauf, mit Lungengefäßhochdruck und im Spätstadium Shuntumkehr entwickeln. Vorhofscheidewanddefekte (ASD) und Ventrikelscheidewanddefekte (VSD) sind die weitaus häufigsten Shuntdefekte im Erwachsenenalter und können bei kleinem Shunt auch dauerhaft ohne Symptome bleiben. Der Blutfluss kann bei Shuntdefekten sowohl vom linken zum rechten Kreislauf hin als auch umgekehrt gerichtet bzw. im Lauf des Herzzyklus von wechselnder Richtung sein. Von einem mindestens partiellen Rechts-Links-Shunt kann beim Vorhofseptumdefekt und bei inkomplett operativ korrigierten Shuntdefekten ausgegangen werden. Damit könnten beim Tauchen Gasblasen in den großen Kreislauf eingeschwemmt werden (AGE). Die Erstdiagnostik eines Shuntdefekts ist ein Herzultraschall.

Hinweis. Eine Tauchtauglichkeit besteht nur bei vollständig korrigiertem Shuntdefekt mit normaler Belastbarkeit und sonst unauffälligem Herzultraschall.

25.9 Herzklappenfehler

Beschwerden und Gefährdung sind bedingt durch die Lokalisation der meist erworbenen Herzklappenfehler (am häufigsten Aorten- und Mitralklappe) sowie die Art und den Schweregrad der Funktionsstörung (die Klappe ist entweder undicht und/oder verengt). Bei fortgeschrittenem oder akutem Klappenfehler treten Leistungseinschränkung mit Luftnot und Brustschmerz oder auch Ohnmachtsanfälle auf.

Hinweis. Tauchtauglichkeit besteht nur bei leichtgradig undichten Herzklappen mit ansonsten normalem Herzultraschallbefund und mit normaler Belastbarkeit (zur Begründung siehe auch folgenden Abschnitt).

Herzklappoperationen

Behandlungsbedürftige Herzklappenerkrankungen werden im Alter unter 70 Jahren fast ausschließlich operativ behandelt (biologischer oder mechanischer Klappenersatz sowie Klappenrekonstruktion [Reparatur]). Bei einem behandlungsbedürftigen Herzklappenfehler hat sich die Struktur des Herzens deutlich verändert und eine Rückbildung zum Normalen dauert lange und ist meist nicht vollständig. Außerdem hat eine Klappenprothese in der Regel eine kleinere Öffnungsfläche als eine gesunde Herzklappe. Deshalb bestehen keine normalen Flussverhältnisse, insbesondere nicht unter Belastung.

Hinweis. Eine Tauchtauglichkeit kann in der Regel nicht mehr erreicht werden.

25.10 Endokarditis, Myokarditis, Perikarditis (Entzündungen des Herzens)

Ursachen sind meist vorausgegangene oder bestehende Infektionen durch Bakterien, Viren, Parasiten oder Pilze. Häufig sind mehrere Herzstrukturen beteiligt. Myokarditiden (Herzmuskelentzündungen) können mit Defektheilung in einer Herzpumpschwäche enden. Symptome können Luftnot, Brustschmerz und Herzklopfen sein.

Gefahren stellen Herzrhythmusstörungen bis hin zum plötzlichen Herztod und die Herzinsuffizienz dar.

Hinweis. Eine Tauchtauglichkeit besteht frühestens 3 Monaten nach Abheilung bei normaler Belastbarkeit und normalem Herzultraschall.

25.11 Herzmuskelerkrankung (Kardiomyopathie)

Erkrankungen des Myokards (Herzwand) führen zu einer Erkrankung der Struktur des Herzmuskels. Hierdurch kann es zu Pumpfunktionsstörungen mit Herzinsuffizienzsymptomen, Angina-pectoris-Symptomen sowie zu teilweise bedrohlichen Herzrhythmusstörungen bis hin zum plötzlichen Herztod kommen. Die Erkrankung wird meist durch einen Herzultraschall erkannt, dem dann weitergehende Untersuchungen folgen.

Hinweis. Bei einer Kardiomyopathie besteht keine Tauchtauglichkeit.

25.12 Lungenembolie (akutes Gerinnsel in den Lungenarterien)

Beim Auftreten einer Venenthrombose (Gerinnsel) meist der Beinvenen kann es zur Embolie (Verschleppung) des Gerinnsel in die Lungenstrombahn mit Verschluss von Lungenarterien kommen. Symptome können Luftnot und Brustschmerzen sowie Herzklopfen sein. Lungenembolien durch einen großen Thrombus können tödlich verlaufen.

In der chronischen Phase ohne Auflösung des Gerinnsels können eine Rechtsherzbelastung und Einschränkung des Gasaustausches auftreten. Es kommt zu Luftnot unter Belastung und Beinschwellungen. Die Rechtsherzbelastung begünstigt das Auftreten von Herzrhythmusstörungen.

Hinweis. Tauchtauglichkeit besteht frühestens 6 Monate nach Lungenembolie bei Normbefunden bezüglich Belastbarkeit, Spirometrie und Herzultraschall, sofern keine Gerinnungshemmer (s. Hinweis Abschnitt 25.5.) mehr eingenommen werden müssen.

25.13 Pulmonale Hypertonie (Lungenhochdruck)

Die Erhöhung des Blutdrucks im kleinen Kreislauf hat eine Vielzahl von Ursachen und bedarf einer umfangreichen diagnostischen Klärung.

Gefahren bestehen beim Tauchen durch Leistungseinschränkung, Luftnot, Rechtsherzinsuffizienz und Bewusstlosigkeit.

Hinweis. Der Nachweis einer pulmonalen Hypertonie bedeutet immer Tauchuntauglichkeit.

25.14 Orthostatische Hypotonie (niedriger Blutdruck im Stehen)

Es handelt sich um eine Kreislaufregulationsstörung mit Abfall des arteriellen Blutdrucks in aufrechter Körperhaltung. Dadurch kann Schwindel und Ohnmacht ausgelöst werden. Dies tritt nicht selten bei Jugendlichen und jungen Frauen auf. Die Hypotonie kann aber auch Folge einer anderen Erkrankung sein, insbesondere bei älteren Erwachsenen. Durch Dehydratation kann die Symptomatik deutlich verschlechtert werden. Ausreichende Flüssigkeitszufuhr stabilisiert den Blutdruck.

Hinweis. Es besteht keine tauchspezifische Gefährdung.

25.15 Arterielle Verschlusskrankheit (AVK)

Verengungen der Extremitätenarterien (meist im Bereich Becken/Beine, seltener auch Schulter/Arme), aber auch der Halsschlagadern sind in der Regel durch Arteriosklerose (Gefäßverkalkung und -verstopfung) bedingt und äußern sich bei Lokalisation an den Extremitäten als belastungsabhängige Schmerzen, Ruheschmerzen oder Gewebsdefekte. Sind die Halsschlagadern (Karotisstenose) betroffen, besteht das Risiko eines Schlaganfalls bei einer höhergradigen Verengung. Eine Gefahr besteht durch Ischämieschmerz mit Panik und eingeschränkter Leistungsfähigkeit bzw. durch das Schlaganfallrisiko. Wegen des gleichzeitigen Auftretens einer KHK sind diesbezügliche Untersuchungen notwendig (s. Abschnitt 25.4).

Hinweis. Eine Tauchtauglichkeit besteht nur bei vollständiger Beschwerdefreiheit mit normaler Belastbarkeit, nur leichtgradig reduzierten Druckwerten der Knöchelarterien bzw. bezüglich der Halsschlagadern nur bei leichtgradigen Verengungen oder nach erfolgreicher Operation einer hochgradigen Verengung, sofern keine relevante neurologische Symptomatik besteht. Weiterhin müssen alle modifizierbaren Risikofaktoren gut kontrolliert sein.

Da eine Plättchenhemmung notwendig ist, muss konservativ getaucht werden (s. Hinweis Abschnitt 25.4.1).

Möglicherweise wird für die AVK allerdings künftig eine ähnliche Behandlung gelten wie für die KHK (s. Hinweis Abschnitt 25.4.1).

25.16 Aortenaneurysma (Erweiterung der Hauptschlagader)

Aneurysmen treten vorwiegend im Bereich der Bauchaorta auf. Hauptrisikogruppe sind über 65-jährige Raucher mit Bluthochdruck. Im Brustkorb treten Aneurysmen meist im Rahmen von Aortenklappenerkrankungen oder aber bei speziellen Bindegewebserkrankungen auf. Mit Zunahme des Durchmessers steigt das Risiko eines Risses. Eine Indikation zur Therapie besteht meist bei einem Durchmesser von 50–55 mm.

Bei starker körperlicher Belastung, wie sie auch in Notfallsituationen beim Tauchen auftreten können, steigt der Blutdruck deutlich an und damit theoretisch auch das Rissrisiko.

Hinweis. Bei Vorliegen eines Aneurysmas besteht keine Tauchtauglichkeit. Drei Monate nach der Ausschaltung des Aneurysmas (operativ oder kathetertechnisch) kann bei guter Belastbarkeit wieder Tauchtauglichkeit bestehen. Da meist eine Plättchenhemmung notwendig ist, muss konservativ getaucht werden (s. Hinweis Abschnitt 25.4.1).

Nach operativen Eingriffen am Brustkorb besteht keine Tauglichkeit, da das Brustfell großflächig eröffnet wurde (s. Abschnitt 25.4.1).

25.17 Phlebothrombose (Gerinnsel der Venen)

Ein thrombotischer Verschluss meist der tiefen Becken-Bein-Venen oder seltener auch der Schulter-Arm-Venen kann mit Schwellung, Schmerzen und Bewegungseinschränkung einhergehen. Das Krankheitsbild wird durch die Lokalisation des thrombotischen Venenverschlusses bestimmt. Die Gefahr besteht im Auftreten einer Lungenembolie.

Hinweis. Tauchtauglichkeit besteht 6 Monate nach Phlebothrombose bei Beschwerdefreiheit oder nur geringer Schwellung der Extremität, sofern keine Gerinnungshemmer (s. Hinweis Abschnitt 25.5) mehr eingenommen werden müssen.

Auf eine Vorbeugung insbesondere bei längeren Flugreisen sollte geachtet werden.

25.18 Varikosis, chronisch-venöse Insuffizienz (Krampfadern)

Krampfadern können zur chronisch-venösen Insuffizienz (Folgeerkrankung von chronischen Gerinnseln und Venenklappenzerstörungen) mit Beinschwellungen,

Hautveränderungen und Geschwüren führen. Weiterhin sind entzündliche Veränderungen der Varizen, Hautvenen oder Lymphbahnen möglich. Eine tauchspezifische Gefährdung besteht nicht. Infektionen sind bei Geschwüren möglich sowie Varizenblutung durch mechanische Verletzung.

Hinweis. Nur bei starker Schwellung der Extremität bzw. offenem Geschwür besteht keine Tauchtauglichkeit.

Weiterführende Literatur

1. Edmonds C et al.: Diving and Subaquatic Medicine. Abingdon: Taylor & Francis, 2016.
2. Gesellschaft für Tauch- und Überdruckmedizin (GTÜM) e. V., Österreichische Gesellschaft für Tauch- und Hyperbarmedizin (ÖGTH): Checkliste Tauchtauglichkeit. 2. Aufl. Stuttgart: Gentner, 2014.
3. Hartig F: PFO. Caisson 2019; 1: 6–17
4. Wilmshurst PT: The role of persistent foramen ovale and other shunts in decompression illness. Diving and Hyperbaric Medicine 2015; 45: 98–104

Kompaktinformation

Regeln des „blasenarmen" Tauchens

- Tauchen mit Nitrox und Tauchcomputer auf Pressluft stellen
- Konservatives Profil im Tauchcomputer einstellen
- Maximal 2 Tauchgänge pro Tag
- Keine Deko-Tauchgänge
- Tauchgänge mit größter Tiefe beginnen
- Keine Jo-Jo-Tauchgänge
- Aufstiegsgeschwindigkeit in den oberen 10 m auf 5m/min reduzieren
- Sicherheitsstopp in 3–5 m über 5–10 min
- Nullzeit nicht ausreizen
- Mindestens 4 Stunden Oberflächenintervall zwischen den Tauchgängen
- Mindestens 2 Stunden Wartezeit bei geplantem Wechsel in eine höhere Höhe über Meer
- Meiden von großer Hauterwärmung nach Tauchgängen
- Kälte, Dehydratation und Rauchen vermeiden
- Keine Anstrengung während der letzten 10 m Aufstieg und 2 Stunden nach dem Tauchgang
- Absolutes Tauchverbot bei Erkältung

26 PFO und Tauchen

K. Tetzlaff, C. Klingmann, A. Koch

Eines persistierendes Foramen ovale (PFO) ist ein Risikofaktor für einen Dekompressionsunfall. Die medizinischen Fachgesellschaften empfehlen derzeit keine generelle Untersuchung auf ein PFO im Rahmen des Tauchtauglichkeits-Screenings und ein PFO ohne Vorgeschichte eines Dekompressionsunfalls ist keine absolute Kontraindikation zum Sporttauchen. Bei Nachweis eines PFO nach einem Tauchunfall kann im Einzelfall bei Beachtung besonderer Verhaltensregeln getaucht werden.

26.1 Anatomische und physiologische Grundlagen

Der Begriff PFO (engl.: „patent foramen ovale") bedeutet persistierendes ovales Fenster. Damit ist eine kleine Öffnung zwischen rechtem und linkem Vorhof des Herzens gemeint. Jeder Mensch hat vor der Geburt ein offenes Foramen ovale, denn der größte Teil des Blutes des Ungeborenen muss nicht durch die Lungen fließen, da es im Mutterleib mit Sauerstoff angereichert wurde. Aus diesem Grund wird das Blut des Ungeborenen durch eine Kurzschlussverbindung direkt auf die arterielle Seite der Blutstrombahn transportiert. Nach der Geburt entfaltet sich mit den ersten Atemzügen die Lunge des Säuglings, der Widerstand im Lungenkreislauf reduziert sich und der Blutdruck im linken Vorhof steigt deutlich über den Druck im rechten Vorhof an. Da das Foramen ovale aus zwei Membranen gebildet wird, also eigentlich ein Schlitz zwischen zwei Muskelschichten ist, wird es durch diese Druckerhöhung im linken Vorhof funktionell verschlossen (Abb. 26.1): Die größere Membran im linken Vorhof überragt die kleinere Membran des rechten Vorhofs und verschließt die schlitzförmige Öffnung.

In den Wochen nach der Geburt kommt es bei einem Großteil der Menschen zu einem Verwachsen der beiden Membranen, so dass nur noch eine kleine bindegewebige Verwachsung an dieser Stelle zu erkennen ist.

Bei etwa 25 % der Bevölkerung wachsen die beiden Membranen jedoch nicht zusammen, sondern es entsteht ein so genanntes PFO. Es ist unter normalen Umständen durch die Druckverhältnisse im linken und rechten Vorhof weitgehend verschlossen. Gleichen sich die Druckverhältnisse im linken und rechten Vorhof an, z B. durch Pressen, Durchführen eines Valsalva-Manövers, Heben von schweren Lasten oder Husten, kann es zu einer kurzfristigen Öffnung des PFO kommen. Nur bei wenigen Menschen kommt es auch in Ruhe zu einer Öffnung des PFO.

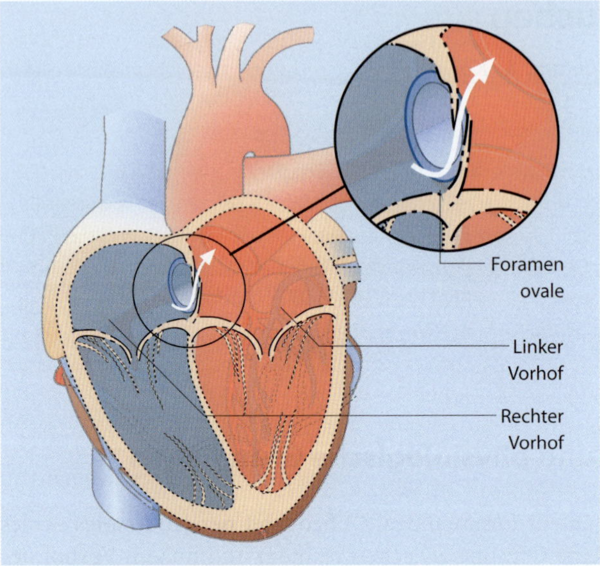

Abb. 26.1: Die Abbildung zeigt die schlitzförmige Öffnung zwischen rechtem (blau) und linkem (rot) Vorhof. Durch die Druckverhältnisse im Herzen ist das offene Foramen ovale in der Regel funtionell geschlossen. Nur bei Druckerhöhung im Brustkorb, zum Beispiel durch Husten, Pressen oder Tragen von schweren Gegenständen, kommt es zu einem kurzfristigen Öffnen des PFO

Frauen und Männer weisen gleich häufig ein PFO auf. Bei Kindern und Jugendlichen kommt ein PFO am häufigsten vor, im Laufe des Alters nimmt die Häufigkeit eines PFO in der Normalbevölkerung ab.

26.1.1 Größe des PFO

Eine entscheidende Bedeutung für die Relevanz eines PFO ist die Größe der Kurzschlussverbindung. Bei 98 % der Menschen mit PFO liegt die Größe zwischen 1 und 10 mm. Verständlicherweise ist ein kleiner Schlitz weniger problematisch als eine große Öffnung. Obwohl im Alter die Zahl der PFO-Träger abnimmt, zeigt sich bei älteren Personen eine Zunahme der Größe eines PFO. Es kommt somit bei älteren Menschen seltener vor, hat aber, wenn es vorliegt, eine größere Relevanz.

26.1.2 Vorhofseptumaneurysma

Bei ungefähr 2 % der Bevölkerung liegt ein so genanntes Vorhofseptumaneurysma (Aussackung der Vorhofscheidewand) vor. Hierbei handelt es sich um eine Instabilität der Vorhofscheidewand, die bei jedem Herzschlag mehr als 10 mm hin und her schlägt. Liegt kein PFO vor, kommt dem Vorhofseptumaneurysma keine Bedeutung zu. Liegt jedoch zusätzlich ein PFO vor, ist die Gefahr von Komplikationen deutlich erhöht, da das Vorhofseptumaneurysma das PFO geradezu aufzieht und eine Arterialisierung venösen Blutes gehäuft vorkommt.

26.2 Was sind die Gefahren beim Tauchen?

Bei Druckerhöhungen im rechten Kreislauf kann es zum Übertritt von venösem Blut aus dem rechten Herzen durch das persistierende Foramen ovale ins arterielle Blut des linken Herzens kommen (Shunt). Das Volumen eines Rechts-Links-Shunts durch ein PFO ist dabei abhängig von der Form und der Fläche der Öffnung, der Änderung dieser beiden Größen während des Herzzyklus und der Druckdifferenz zwischen dem rechten und linken Vorhof. Ein nur funktionell offenes PFO ist normalerweise durch den höheren Druck im linken Herzen, der die (nicht verwachsene) Muskel-

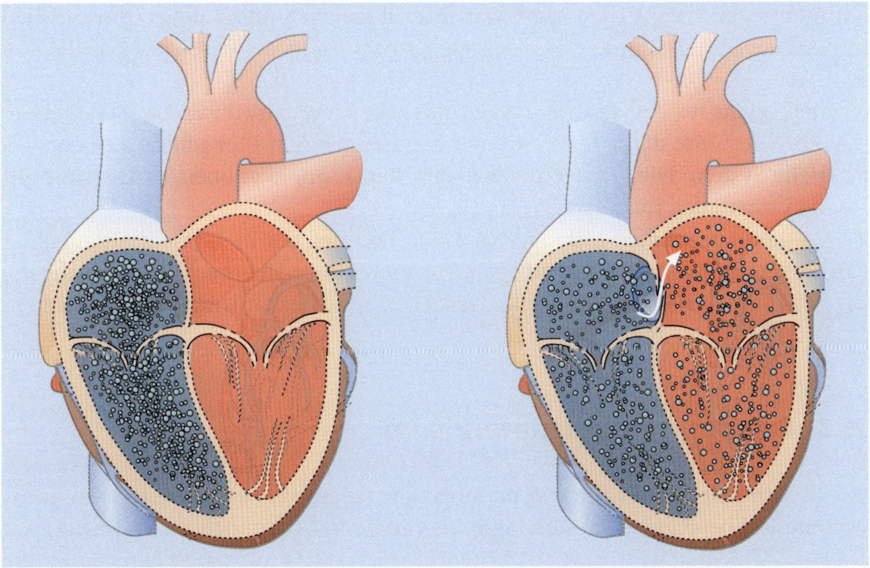

Abb. 26.2: *Links:* Verhalten der Mikrobläschen nach einem Tauchgang bei einer Person ohne PFO. Die Bläschen bleiben im rechten Herzen und werden von dort in die Lunge transportiert. Die Lunge verfügt über eine große Toleranz gegenüber Mikrobläschen, außerdem werden die Bläschen dort abgeatmet. *Rechts:* Mikrobläschenverteilung bei einem Taucher mit PFO. Durch das Foramen ovale gelangen die Bläschen auf die linke Herzseite (rot gezeichnet) und werden von dort in den Körper verteilt. Dadurch können sie zu Gefäßverschlüssen (Embolien) wichtiger Arterien führen. Besonders gefürchtet ist ein Verschluss von Hirngefäßen

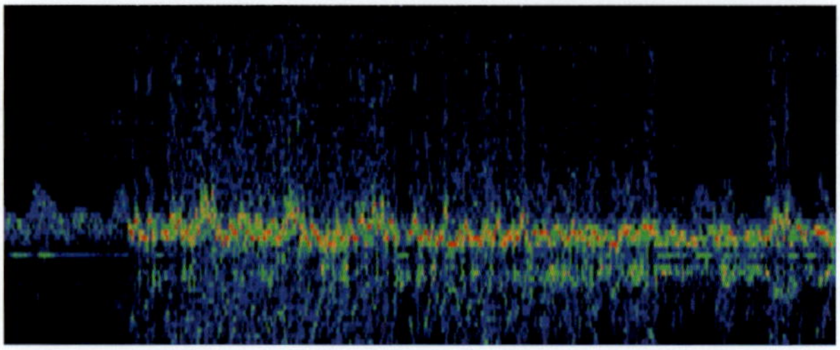

Abb. 26.3: Zu Beginn der Zeichnung sieht man eine normale Pulskurve. Nach zwei Herzschlägen kommt es zum massiven Blasenübertritt. Nachweis von mikroembolischen Signalen (Gasbläschen)

lasche an die Herzwand drückt, verschlossen. Aber durch Druckerhöhung im rechten Herzen, die z. B. leicht durch ein Valsalva-Manöver, Husten, Stuhlgang, oder Tragen von Lasten im Anschluss an den Tauchgang (z. B. Tauchflasche) entsteht, kann es zum Shunt kommen (Abb. 26.2).

Hierbei müssen die Druckschwankungen nicht besonders hoch sein – schon ein nur leicht erhöhter Atemwegswiderstand (um 2 cm H_2O/l/sec), wie ihn auch ein Atemregler verursachen kann, war einer aktuellen Studie zufolge (Moses 2018) in der Lage, einen Blutübertritt von rechts nach links bei vorliegendem PFO zu initiieren.

Die Gefahr für den Taucher ist der mögliche Übertritt von venösen Gasblasen, die normalerweise durch die Lungenzirkulation aus dem Blut gefiltert werden, ins arterielle System. Diese führen zu gefährlichen Komplikationen, indem sie Endarterien verstopfen (paradoxe Gasembolie).

Da die so genannten Mikrogasblasen im Rahmen der Inertgasentsättigung der Körpergewebe sowohl während als auch noch einige Zeit nach dem Tauchgang auftreten, ist ein Shunt durch die beschriebenen Mechanismen wahrscheinlich (Abb. 26.3).

26.3 Dekompressionsunfallrisiko

Ein funktionell offenes PFO ist bei ungefähr jedem vierten Erwachsenen nachweisbar und bei Kindern in Abhängigkeit von ihrem Alter noch etwas häufiger. Im „normalen" Leben wirkt sich das Vorhandensein eines solchen PFO nicht auf die Gesundheit aus und man hat eine normale Lebenserwartung.

Allerdings weiß man inzwischen, dass Patienten, die aus sonst unklaren Gründen Schlaganfälle hatten, gehäuft ein PFO aufweisen, durch das dann Thromben aus dem venösen ins arterielle System gelangt sind. Die Ursache der Schlaganfälle ist aber eine Veranlagung, solche Thromben zu entwickeln, und nicht das PFO selbst!

Hinweis. Aus vielen Studien an Sporttauchern wissen wir, dass etwa ein Viertel aller Sporttaucherinnen und -taucher ein PFO aufweisen, also die Häufigkeitsverteilung der nichttauchenden Bevölkerung widerspiegeln.

An dieser Stelle soll daher bereits erwähnt werden, dass **nicht** ein Viertel aller Sporttaucher Tauchunfälle erleiden, denn diese Erkenntnis ist der Schlüssel zum Verständnis der Problematik! Hingegen konnte in großen Studien an Tauchunfallpatienten gezeigt werden, dass ein eindeutiger Zusammenhang zwischen dem Vorliegen eines PFO und dem Auftreten eines dekompressionsbedingten Tauchunfalls bestand. Darüber hinaus wurden vor ungefähr 10 Jahren erstmals spektakuläre Ergebnisse veröffentlicht, die zeigten, dass auch bei asymptomatischen Sporttauchern, die also nie wissentlich einen Tauchunfall erlitten hatten, der Nachweis so genannter Hirnläsionen (auffälliger Bezirke im Hirn) in der Magnetresonanztomographie mit dem Vorhandensein eines Rechts-Links-Shunt assoziiert sind.

In einer Auswertung der Ergebnisse mehrerer Studien konnte gezeigt werden, dass Sporttaucher mit einem PFO gegenüber denjenigen ohne PFO ein mehr als zweieinhalbfaches Risiko haben, einen Dekompressionsunfall zu erleiden. Somit besteht ein deutlich erhöhtes Risiko. Aber nochmals sollte erinnert werden, dass der Dekompressionsunfall mit einer Häufigkeit von 0,05 % aller Tauchgänge ein sehr seltenes Ereignis ist.

Hinweis. Das Risiko, einen Dekompressionsunfall zu erleiden, ist bei Tauchern mit PFO ungefähr 2,5-mal höher als bei Tauchern ohne PFO. Ein Dekompressionsunfall ist dennoch ein seltenes Ereignis.

Welche Punkte sollten für die Beurteilung noch berücksichtigt werden?

- Nur der Nachweis eines höhergradigen PFO, also mit einem großen Shuntvolumen, war mit dem Nachweis von auffällig vielen Hirnläsionen vergesellschaftet.
- Bis heute ist unklar, welche krankhafte Bedeutung diese Hirnläsionen haben: So lassen sich derartige Hirnläsionen aufgrund der fortgeschrittenen Technik der Magnetresonanztomographie häufig nachweisen. Sie nehmen mit zunehmendem Alter zu und sind auch bei sonst „Gesunden“ nachweisbar. Ein bekannter englischer Taucherarzt hat deshalb auch geschrieben, dass der regelmäßige Besuch der Taucherbar eher zu Hirnschädigungen führt als das Tauchen!

- Bei militärischen Presslufttauchern, die streng nach Vorschrift tauchen, und gleichaltrigen Marineangehörigen, die im Hinblick auf ihr privates und berufliches Umfeld gut miteinander verglichen werden konnten, fanden sich hinsichtlich Hirnläsionen keine Unterschiede zwischen Tauchern und Nichttauchern!
- Auch wenn eindeutig kein PFO vorhanden ist, lassen sich im Einzelfall arterielle Mikrogasblasen nach Tauchgängen nachweisen, deren Entstehung dann offenbar durch andere Mechanismen erfolgte.

Hinweis. Bei Vorliegen eines funktionell offenen Foramen ovale ohne hämodynamische Relevanz ist das Sporttauchen mit Gerät medizinisch vertretbar.

Viele Studien haben gezeigt, dass das Shuntvolumen des PFO die entscheidende Größe ist, die mit dem Unfallrisiko zusammenhängt. So konnte erwartungsgemäß bestätigt werden, dass große Shunts und bereits in Ruhe nachweisbare Shunts mit einem erhöhten Embolierisiko einhergehen. Dementsprechend waren und sind hämodynamisch relevante Vorhofseptumdefekte eine absolute Kontraindikation zum Tauchen.

Hinweis. Mikrogasblasen sind im arteriellen System nach Tauchgängen immer nur dann nachgewiesen worden, wenn auch venöse Gasblasen vorhanden waren. Diese, und erst sekundär ein PFO, stellen also die primäre Voraussetzung für gefährliche arterielle Gasblasen dar!

26.4 Was sollte beim Tauchen mit PFO beachtet werden?

Entscheidend für das Risiko ist das bereits erwähnte Vorhandensein venöser Mikrogasblasen. Inzwischen ist bekannt, auch aufgrund der verbesserten Nachweismethoden, dass solche Mikrogasblasen bei jeder Dekompression entstehen. Selbst für den früher als absolut sicher bezeichneten Bereich bis 10 m Wassertiefe wurde nachgewiesen, dass Blasen bereits nach dem Auftauchen aus „nur" 3,5 m Tiefe auftraten. Aber: Diese Versuche erfolgten nach vorheriger Sättigung, d. h. nach langen Aufenthalten auf Tiefe. Im Rahmen der üblichen Dauer eines Tauchganges im Sporttauchbereich ist in diesen Tiefen im Flachwasserbereich nicht mit dem Auftreten von Blasen zu rechnen. Theoretisch besteht daher in diesem Bereich selbst für Personen mit höhergradigem PFO keine Risikoerhöhung! Die ärztliche Vorsicht ist hierbei am ehesten die Begründung für eine Ablehnung einer Tauchtauglichkeit; denn welcher Sporttaucher hält sich schon an ein Tiefenlimit von 10 m?

Kompaktinformation

Vorsichtsmaßregeln bei PFO

- Nur Nullzeittauchen
- Keine Wiederholungstauchgänge während eines Tages
- Maximale Tauchtiefe 30 m
- Aufstiegsgeschwindigkeit maximal 10 m/min einhalten
- Einhalten von Sicherheitsstopps
- Druckerhöhungen im rechten Kreislauf vermeiden: Tauchgerät nach dem Tauchgang nicht selbst tragen! Keine Anstrengungen!
- Vorzug von Nitrox (bei gleichen Austauchzeiten)

Möchte man als PFO-Träger das Risiko, einen Dekompressionsunfall zu erleiden, reduzieren, können die in der Kompaktinformation genannten Punkte beim Tauchen beachtet werden. Hierbei handelt es sich um Maßnahmen, die auch bei Tauchern ohne PFO das Unfallrisiko reduzieren.

Letztlich charakterisieren die empfohlenen Maßnahmen ein konservatives Tauchen, d. h., sie zielen auf das Vermeiden bzw. die Reduktion von Mikrogasblasen ab. Entscheidenden Anteil bei dieser Risikominimierung hat das Tauchverhalten des Betroffenen; die Einsichtigkeit bzw. das Verständnis des Betroffenen hinsichtlich der Risiken sollte die Tauchtauglichkeitsentscheidung maßgeblich beeinflussen.

Fallbeispiel. Eine 35-jährige Sporttaucherin, zertifizierter Divemaster mit Taucherfahrung seit 7 Jahren (etwa 300 Tauchgänge), führt einen Tauchgang mit dem Profil 35,4 m/34 min durch. Der Computer zeigt 3 min Deko auf 3 m an. Sie macht eine Oberflächenpause von 1,5 h und verspürt leichte Schmerzen in der Brust. Dennoch tritt sie einen Wiederholungstauchgang 36,5 m/22 min an. Nach langsamen Aufstieg Rückkehr ins Boot. Das Ausziehen des Tauchanzugs ist nicht mehr möglich;

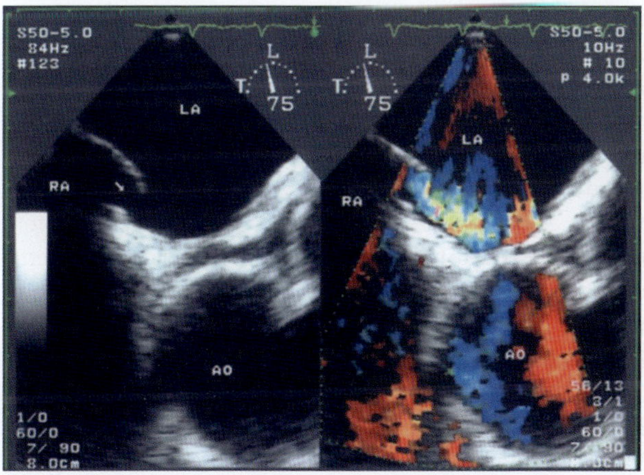

Abb. 26.4: Nachweis von Kontrastmittelübertritt von der rechten zur linken Vorkammer

sie wird vorübergehend bewusstlos. Nach Wiedererlangen des Bewusstseins beklagt sie Schmerzen und Husten. Diese Symptome bessern sich nach Sauerstoffgabe. Sie entwickelt im weiteren Verlauf Gefühlsstörungen und eine Halbseitenlähmung rechts sowie rot-weiße Flecken auf den Oberschenkeln und dem Bauch. Nach Durchführung einer Dekompressionsbehandlung mit Tabelle USN 6 ist sie wieder beschwerdefrei. In der anschließend durchgeführten weiteren Diagnostik zeigt sich im Schluckecho (s. u.) ein Übertritt von Kontrastmittel vom rechten in den linken Herzvorhof durch ein PFO (Abb. 26.4).

Fazit: Ein PFO ermöglichte einen Shunt venöser Gasblasen mit der Folge einer arteriellen (paradoxen) Gasembolie. Ursache war das Auftreten von Gasblasen im Rahmen eines dekompressionspflichtigen Tauchgangs und insbesondere eines tiefen Wiederholungstauchganges, der nur kurze Zeit später durchgeführt wurde. Die Schmerzen in der Brust und die Hautsymptome sind dabei klinische Zeichen einer DCS. Die paradoxe Gasembolie hat die Symptomatik entsprechend dramatisiert.

26.5 Wer sollte sich untersuchen lassen?

Vorsorgeuntersuchung

Eine generelle Untersuchung auf das Vorhandensein eines PFO wird im Rahmen der Tauchtauglichkeitsuntersuchung für Sporttaucher nicht empfohlen, da die geringe Häufigkeit einer paradoxen Embolie den generellen Einsatz dieser aufwändigen Methode nicht rechtfertigt (und die Untersuchung auch nicht unerhebliche Kosten verursacht). Es gibt verschiedene Methoden, wie ein PFO bzw. ein Rechts-Links-Shunt nachgewiesen werden können.

Nachweismethoden

Bei allen Untersuchungen, die zum Nachweis eines PFO oder eines Rechts-Links-Shunts durchgeführt werden, sollte ein Kontrastmittel gegeben werden. Außer bei der Magnetresonanztomographie und der Gefäßangiographie handelt es sich bei dem verwendeten Kontrastmittel um kleine Luftbläschen, die in eine Armvene gespritzt werden. Dadurch wird sozusagen ein Tauchgang simuliert.

Schwerwiegende Komplikationen durch die Injektion dieser kleinen Luftbläschen in Kochsalzlösung Kontrastmittel sind nicht in Gänze unmöglich, aber ausgesprochen selten (Romero 2009).

Schluckecho (transösophageale Echokardiographie)

Das so genannte Schluckecho stellt die Methode dar, die eine große Sicherheit beim Nachweis eines PFO bietet und gleichzeitig den Ort und die Größe des Shunts nachweisen kann. Der Proband muss einen Schlauch schlucken, in dem sich ein Ultraschallgerät befindet, da der rechte Vorhof etwas versteckt im Brustkorb liegt. Nach Kontrastmittelgabe können der Ort und die Größe des Kurzschlusses beurteilt werden, der zu mehr als 95 % der Fälle im Bereich der Vorhofscheidewand liegt. In selteneren Fällen liegt kein PFO vor, sondern ein Kurzschluss im Bereich der Lungengefäße. Auch diese Kurzschlüsse können mittels Schluckecho erkannt werden, da die Bläschen im arteriellen System zuerst im Bereich des rechten Vorhofs erscheinen und ungefähr 5 Herzschläge später im linken Vorhof, während die Bläschen bei einem PFO direkt auf die arterielle Seite übertreten.

Zusätzlich kann die Vorhofscheidewand beurteilt werden, ob beispielsweise ein Vorhofseptumaneurysma vorliegt. Nachteil dieser Methode ist der Schlauch, der geschluckt werden muss. Nur selten kann diese Untersuchung ohne Schmerz- und Beruhigungsmedikamente durchgeführt werden und sie wird als relativ unangenehm empfunden. Sie bietet sich aus diesem Grund insbesondere für die Nachuntersuchung nach einem Tauchunfall an, weniger als Screening-(Such-) Methode.

Transthorakales Echo

Diese Methode umgeht den Umstand, dass ein Schlauch geschluckt werden muss. Mittels Echokardiographie, also einer Ultraschalluntersuchung, wird bei dieser Methode durch den Brustkorb von außen geschallt. Vorteil ist der Verzicht auf den unangenehmen Schlauch. Nachteil ist jedoch die etwas höhere Ungenauigkeit beim Nachweis eines PFO.

Transkranielle Dopplersonographie

Bei dieser Methode kommt eine Ultraschalluntersuchung zum Einsatz. Nach Gabe von Kontrastmittel in eine Vene werden die Hirnschlagadern untersucht. Lassen sich so genannte HITS („high intensity Doppler signals") nachweisen, so ist nachgewiesen, dass ein Rechts-Links-Shunt vorliegt. Allerdings kann nicht unterschieden werden, ob es sich um ein PFO oder einen anderen Shunt handelt. Vorteil ist die sehr angenehme Untersuchungsmethode. Sie ist schnell, komfortabel und weist die gleiche Nachweissicherheit wie ein Schluckecho auf. Nachteil ist der fehlende Nachweis auf den Ursprung des Shunts und die Unmöglichkeit, die Vorhofscheidewand zu beurteilen.

Carotis-Dopplersonographie

Hierbei werden die Halsschlagadern an Stelle der Hirnschlagadern untersucht. Sonst gibt es keinen Unterschied zur transkraniellen Dopplersonographie. Beide Methoden eignen sich sehr gut als Screening-Methode, also zur Suche, ob ein Shunt vorliegt.

Magnetresonanztomographie (MRT)

Grundsätzlich kann auch mittels MRT ein PFO sowie ein Vorhofseptumaneurysma nachgewiesen werden. Da es sich hierbei jedoch um eine sehr teure Untersuchung handelt, ist sie für den Nachweis eines PFO nicht zu empfehlen.

Gefäßangiographie
Bei dieser Methode wird ein Katheter durch eine Vene in der Leiste zum Herzen vorgeschoben und Kontrastmittel appliziert. Unter Röntgendurchleuchtung kann ein PFO nachgewiesen werden.

Diese Methode ist invasiv und mit Strahlenbelastung verbunden. Sie dient deshalb nicht der Suche eines PFO, sondern wird nur bei der Therapie, beispielsweise beim PFO-Verschluss verwendet (s. unten).

26.6 PFO-Suche nach einem Tauchunfall

Wie oben bereits beschrieben, stellt ein PFO keine Einschränkung der Tauchtauglichkeit dar. Sollte es zufällig bei einer Untersuchung entdeckt worden sein oder ließ sich ein besonders vorsichtiger Taucher screenen, so können zur Risikoreduzierung die oben genannten Maßnahmen den Dekompressionsstress deutlich verringern. Was soll man aber nach einem Tauchunfall tun?

Wenn der Tauchunfall nach einem sicheren Verstoß gegen Tauchbeschränkungen auftrat, beispielsweise weil der Taucher Tarierschwierigkeiten hatte und einen ungeplanten Notaufstieg einleitete oder aufgrund Luftmangels seine Dekompressionszeiten nicht einhalten konnte, so muss auch nach einem Dekompressionsunfall keine Suche auf ein PFO durchgeführt werden. Der betroffene Taucher sollte seinen Tauchunfall kritisch analysieren und Konsequenzen für die Zukunft ziehen.

Meist treten Dekompressionsunfälle jedoch ohne Verletzung von Austauchvorschriften auf. Das heißt, der Tauchgang war relativ ereignislos und der Tauchcomputer zeigte keine Probleme an. Trotzdem kam es zu einem Tauchunfall. Diese Tauchunfälle stellen heute die Mehrheit der auftretenden Tauchunfälle dar. In diesen Fällen sollte eine Untersuchung auf ein PFO durchgeführt werden.

Für welche Methode man sich entscheidet, hängt von der Verfügbarkeit und der eigenen Toleranz für mehr oder weniger invasive Untersuchungsmethoden ab.

26.7 Tauchunfall und PFO

Wird nach einem Tauchunfall ohne Verletzung der Austauchvorschriften ein PFO nachgewiesen, gibt es mehrere Möglichkeiten, mit diesem umzugehen. Die Gesellschaft für Tauch- und Überdruckmedizin empfiehlt nach Tauchunfällen mit unauffälligem Tauchprofil ohne Missachtung allgemein anerkannter Dekompressionsregeln unabhängig vom Schweregrad der DCI die Suche nach einem PFO bzw. Rechts-Links Shunt.

26.7.1 Tauchverzicht

Die sicherste Methode zur Verhinderung eines weiteren Tauchunfalls ist sicherlich der Verzicht auf weitere Tauchgänge. Nur durch Verzicht auf das Tauchen kann ein Tauchunfall sicher ausgeschlossen werden. Alle anderen Methoden bieten keine hundertprozentige Sicherheit, keinen Tauchunfall mehr zu erleiden. Entscheidet man sich, auf das Tauchen zu verzichten, gibt es keinen Grund, das PFO verschließen zu lassen, um einem späteren Schlaganfall vorzubeugen (s. u.).

26.7.2 Sichere Tauchprofile

Eine Alternative zur Aufgabe des Tauchens stellt die komplette Umstellung der Tauchgewohnheiten dar. Wie oben bereits dargelegt, ist eine notwendige Bedingung für einen Dekompressionsunfall das Auftreten von Gasbläschen. Je weiter man diese Gasbläschen reduziert, desto unwahrscheinlicher wird das Risiko, dass durch ein PFO arterialisierte Gasbläschen zu Symptomen einer Dekompressionserkrankung führen können. Tauchern mit einem Tauchunfall in der Vorgeschichte und einem PFO kann deshalb auch empfohlen werden, den Dekompressionsstress zu reduzieren. Die GTÜM empfiehlt hierbei in Anlehnung an die Empfehlungen der Schweizer Tauchmedizingesellschaft SUHMS das blasenarme Tauchen, das so genannte „low bubble diving“ (s. Kompaktinformation auf der folgenden Seite).

Werden diese Verhaltensmaßregeln konsequent eingehalten, so reduziert sich das Risiko für einen erneuten Dekompressionsunfall deutlich. Ein Unfall ist jedoch nicht ausgeschlossen. In einer eigenen Untersuchung konnten wir zeigen, dass das Risiko für das Auftreten eines erneuten Dekompressionsunfalls von vorher 48 Tauchunfällen/10 000 Tauchgänge auf 3 Tauchunfälle/10 000 Tauchgänge reduziert werden konnte. Durch blasenarmes Tauchen nähert sich das Risiko bei Tauchern mit PFO, nochmals einen Dekompressionsunfall zu erleiden, also dem Risiko von „Normaltauchern“ an, das bei 2–4 Tauchunfällen/10 000 Tauchgängen liegt.

Die GTÜM empfiehlt deshalb Tauchern mit PFO und Vorgeschichte eines Dekompressionsunfalls das blasenarme Tauchen. Kommt es allerdings trotz blasenarmen Tauchens erneut zu einem Dekompressionsunfall, besteht keine Tauchtauglichkeit mehr.

26.7.3 Wiederholte Tauchunfälle bei nachgewiesenem PFO

Eine 2017 erschienene Untersuchung von Lafére und Koautoren unterstreicht die Wichtigkeit eines strikt konservativen Tauchens nach Tauchunfall, insbesondere, wenn ein PFO im Rahmen der nachfolgenden Untersuchungen diagnostiziert

Kompaktinformation

15 Regeln des „low bubble diving": Empfehlungen 2007 der SUHMS

1. Mit größter Tiefe den Tauchgang beginnen.
2. Keine Jojo-Tauchgänge (kein wiederholtes Auftauchen im 10-m-Bereich).
3. Aufstiegsgeschwindigkeit in den oberen 10 m auf 5 m/min reduzieren.
4. Sicherheitshalt in 3 bis 5 m Tiefe während mindestens 5 bis 10 min.
5. Nullzeitgrenzen nicht ausreizen, keine Deko-Tauchgänge.
6. Mindestens 4 Stunden Oberflächenintervall bis zum nächsten Tauchgang.
7. Maximal 2 Tauchgänge pro Tag.
8. Mindestens 2 Stunden Wartezeit bei geplantem Wechsel in eine höhere Höhe über Meer.
9. Meiden von großer Hauterwärmung nach dem Tauchgang (z. B. Sonnenbad, warme Duschen, Sauna).
10. Kälte, Dehydratation und Rauchen vermeiden.
11. Tauchen mit Nitrox nach Lufttabellen. (Beachte O_2-Toxizität!)
12. Spezielle Tauchcomputer resp. Software vermindern das Risiko.
13. Keine Anstrengungen in den letzten 10 m des Aufstiegs, also körperliche Arbeiten unter Wasser sowie Strömung am Ende des Tauchgangs meiden.
14. Keine Anstrengungen in den ersten 2 Stunden nach dem Tauchgang. Also das Gerät im Wasser ausziehen und von Helfenden herausheben lassen. Anstrengungsfreier Ausstieg an Land oder ins Boot (keine Pressen!). In dieser Zeit kein schweres Tauchmaterial herumtragen oder das Jackett an der Oberfläche mit dem Mund aufblasen.
15. Absolutes Tauchverbot bei Erkältungen (Husten oder Forcieren des Druckausgleichs fördert den Übertritt von Bläschen).

wurde: In dieser retrospektiven Untersuchung aus Belgien wurden 209 Taucher mit zerebraler DCS ausgewertet. 41% der Taucher hatten wiederholte DCS, zum Teil den zweiten oder gar dritten Unfall. Bei den 109 Tauchern mit erster DCS fand sich in 57% ein größeres PFO, bei denen mit zweitem Zwischenfall zu 70% und nach dritter DCS (14 Fälle) sogar zu 85% ein großes PFO (Lafére et al. 2017). Obwohl dies eine Querschnittsuntersuchung war, unterstreichen die Daten, dass gerade bei wiederholter zerebraler DCS das PFO eine ganz erhebliche Rolle spielt. Des Weiteren zeigte diese Studie aber auch, dass genau die Taucher, die wiederholte DCS erlitten hatten, ein auffallend risikofreudiges Tauchverhalten an den Tag gelegt hatten: Gerade die Taucher mit mehrfachen Tauchunfällen hatten zahlreicher, länger und tiefer getaucht als diejenigen mit erster DCS.

Auch aus diesen aktuellen Daten ergibt sich also, dass die Gasblase in erster Linie für die DCS verantwortlich ist und das PFO eben „nur" den verhängnisvollen Weg in das arterielle Gefäßsystem ebnet. Konservatives und vernunftbetontes Tauchen insgesamt und insbesondere die konsequente Einhaltung eines „low bubble diving" nach dem ersten Tauchzwischenfall kann auch nach neuesten Daten ganz erheblich zur Erhöhung der Tauchsicherheit beitragen.

26.7.4 Schirmchenverschluss

Bei dieser Methode wird mittels eines Katheters, der durch eine Beinvene in das Herz und durch das PFO vorgeschoben wird, ein kleines Schirmchen in das PFO platziert, das den Kurzschluss verschließt. Die Platzierung erfolgt im kleinen Dämmerschlaf und der Patient kann in der Regel nach einer Überwachungszeit von 24–48 Stunden nach Hause gehen. Nach 2–3 Monaten ist das Schirmchen mit Gefäßhaut überwachsen. Diese zugegebenermaßen sehr elegante Methode, ein PFO zu verschließen, birgt jedoch ein paar Gefahren, auf die unbedingt hingewiesen werden muss.

1. Es kann zu Komplikationen kommen, die eine notfallmäßige Operation notwendig machen. Immerhin mussten 4 von 251 Patienten in einer 2002 publizierten Studie notfallmäßig versorgt werden. Es kam zu Herzbeutelblutungen, Blutungen in die Leiste und in die Eingeweide. Betrachtet man die Übersichtsliteratur, so treten ernste Komplikationen (Tod, schwere Blutung, herzchirurgische Revisionen und Lungenembolie) bei 1,5 % der Interventionen auf. Rechnet man Rhythmusstörungen, Schirmbrüche, Schirmembolisationen, Schirmthrombose und Luftembolie mit, kommt es bei 7,9 % der Patienten zu Komplikationen.
2. Nicht immer wird ein Verschluss des PFO erreicht. Bis zu 22 % (nach einem Monat) und bis 9 % (nach 12 Monaten) der Patienten wiesen nach einem Schirmchenverschluss noch einen Rechts-Links-Shunt auf. Dies erklärt, warum es in seltenen Fällen auch trotz regelrechter Versorgung mit Schirmchen zu erneuten Fällen einer zerebralen DCS kommen kann (Laféré et al. 2017).
3. Seit 2011 gibt es eine systematische Untersuchung aus der Schweiz von Tauchern, die einen Dekompressionsunfall hatten und weiter tauchten. 39 Taucher hatten kein PFO, 39 Taucher tauchten trotz PFO weiter und 26 Taucher ließen sich ihr PFO verschließen. Der Nachverfolgungszeitraum betrug fünf Jahre. Insgesamt wurden 18 395 Tauchgänge im Nachverfolgungszeitraum durchgeführt. Kein Taucher ohne PFO erlitt einen schweren Dekompressionsunfall im Nachverfolgungszeitraum, ein Taucher mit PFO-Verschluss und je vier Taucher ohne PFO-Verschluss erlitten je einen Tauchunfall. Die Häufigkeit von schweren Tauchunfällen war bei den Tauchern ohne PFO-Verschluss signifikant erhöht gegenüber den Tauchern mit PFO-Verschluss und den Tauchern ohne PFO. Die Anzahl an leichten Tauchunfällen unterschied sich nicht zwischen den Gruppen. Somit stehen endlich gute Daten zur Senkung des Risikos, einen erneuten Dekompressionsunfall zu erleiden, durch einen PFO-Verschluss zur Verfügung. Die Autoren empfehlen jedoch nicht grundsätzlich einen PFO-Verschluss nach schwerem Dekompressionsunfall, sondern empfehlen weitere Forschungsanstrengungen in diesem Bereich. Es ist grundsätzlich zunächst einmal das blasenarme Tauchen zu empfehlen. Wenn es hierbei trotzdem zu Dekompressions-

unfällen kommt oder das blasenarme Tauchen nicht gewünscht ist, kann ein PFO-Verschluss in Betracht gezogen werden.

4. Patienten, die einen Schlaganfall hatten, weisen häufiger ein PFO auf als die Normalbevölkerung. Besonders betroffen sind Patienten unter 55 Jahren ohne weitere Risikofaktoren wie Bluthochdruck, Herzrhythmusstörungen, Gefäßverengungen etc. Selbst bei Patienten, die einen Schlaganfall hatten und PFO haben, empfiehlt die Gesellschaft für Neurologie in ihren Leitlinien **keinen** Verschluss des PFO. Es zeigte sich in ersten Veröffentlichungen sogar, dass die Rate erneuter Schlaganfälle bei Patienten mit Schirmchenverschluss höher lag als bei Patienten, die Aspirin als Prophylaxe erhielten. Selbst nach einem zweiten Schlaganfallereignis und PFO wird noch nicht zu einem Schirmchenverschluss geraten, sondern zu „Blut verdünnenden" Methoden. Erst bei einem Drittereignis empfiehlt die Gesellschaft für Neurologie einen Schirmchenverschluss. Anders ist die Situation bei Vorliegen eines Vorhofseptumaneurysmas und eines PFO. Hier zeigen Studien ein durchgehend erhöhtes Risiko für einen erneuten Schlaganfall, so dass in diesen Fällen ein Schirmchenverschluss anzuraten ist. Kam es noch nicht zu einem Schlaganfall, wird auch bei Patienten mit PFO und Aneurysma keine weitere Maßnahme empfohlen!
5. Da beim Tauchen ein ähnlicher Pathomechanismus wie bei Patienten mit Schlaganfall postuliert wird, ist Tauchern mit PFO und Vorhofseptumaneurysma **nach einem Tauchunfall** der Verzicht auf das Tauchen oder ein Schirmchenverschluss zu raten. Ein PFO in Kombination mit einem Vorhofseptumaneurysma ohne Vorgeschichte eines Dekompressionsunfalls stellt wahrscheinlich ein deutliches Risiko für einen Dekompressionsunfall dar, weshalb man oben genannte Ratschläge beachten sollte.

Hinweis. Tauchern ohne Tauchunfall in der Vorgeschichte ist aufgrund der oben diskutierten Argumente **nicht** zu einem PFO-Verschluss zu raten.

Tipps für Tauchlehrer

1. Der Test auf ein PFO wird im Rahmen der Tauchtauglichkeitsuntersuchung nicht für alle Taucher empfohlen. Tauchlehrer und andere Vieltaucher sollten sich aber auf ein PFO untersuchen lassen, da sie oft tiefer tauchen müssen, während der Tauchausbildung keine Rechteckprofile tauchen können und oftmals Lasten nach dem Tauchgang tragen müssen.
2. Aufgrund der großen Häufigkeit eines PFO unter Tauchschülern sollten Tauchlehrer die potenziellen Gefahren im Rahmen der Ausbildung ansprechen und generell zu konservativem Tauchen mahnen.

Weiterführende Literatur

1. Beitzke A, Schuchlenz H, Beitzke M, Gamillscheg A, Stein HI, Zartner P: Interventioneller Verschluss von Foramen ovale und Vorhofseptumdefekten nach paradox embolischen Ereignissen. Z Kardiol 2002; 91: 693–700
2. Billinger M, Zbinden R, Mordasini R, Windecker S, Schwerzmann M, Meier B et al.: Patent foramen ovale closure in recreational divers: effect on decompression illness and ischaemic brain lesions during long-term follow-up. Heart 2011; 97(23): 1932–1937
3. Khairy P, O'Donnell CP, Landzberg MJ: Transcatheter closure versus medical therapy of patent foramen ovale and presumed paradoxical thromboemboli: a systematic review. Ann Intern Med 2003; 139: 753–760
4. Kommission der Deutschen Gesellschaft für Neurologie und der Deutschen Schlaganfallgesellschaft (Hrsg): Leitlinie Primär- und Sekundärprävention der zerebralen Ischämie, 3. Aufl. Verlag, Stuttgart, 2005
5. Torti SR. Die Bedeutung des offenen Foramen ovale beim Tauchen – mit den Empfehlungen 2007 der Schweizerischen Gesellschaft für Unterwasser- und Hyperbarmedizin. Schweiz Med Forum 2007; 7: 975–977

Internetadresse

1. http://leitlinien.net/

27 Orthopädische Aspekte beim Tauchen

A. Fabian

Der Bewegungsapparat wird, im Vergleich zu den luftgefüllten Körperhöhlen, sehr viel weniger von den physikalischen Gegebenheiten unter Wasser beeinflusst. Bewegung gegen den Wasserwiderstand bedeutet jedoch für Muskeln, Bänder und Gelenke eine höhere Belastung und erfordert mehr Kraftaufwand. Die Entwicklung des Tauchsports zeigte eine Verschiebung der Altersgrenzen nach unten wie nach oben bis in das hohe Lebensalter hinein. Vor allem beim älteren Taucher ergeben sich daraus zunehmend häufiger orthopädische Fragestellungen. Die meisten Taucher über 50 Jahren kennen ja das „Kreuz mit dem Kreuz". Auch Gelenkerkrankungen bzw. Gelenkverschleiß zusammen mit Einschränkungen der Beweglichkeit treten typischerweise vermehrt in der zweiten Lebenshälfte auf. Und wann darf man eigentlich nach einem Knochenbruch wieder tauchen oder nach einer Operation? Prinzipiell ist jeder Erkrankungs- und Heilungsverlauf unterschiedlich. Demgemäß stellen die folgenden Empfehlungen nur Richtlinien dar. Die Freigabe zum Tauchen muss individuell vom betreuenden Arzt oder Taucherarzt beurteilt werden.

27.1 Auswirkungen des Presslufttauchens auf Knochen und Gelenke

Die meisten der heute gebräuchlichen Dekompressions- und Austauchtabellen sowie die Rechenmodelle der Tauchcomputer basieren auf Überlegungen des englischen Physiologen John S. Haldane. Basierend auf seinen Untersuchungen der Sättigungskinetik definierte Haldane die Halbwertszeit. Sie stellt die Zeitspanne dar, nach der das Gewebe zur Hälfte mit Stickstoff ge- oder entsättigt ist. Sie ist, in Abhängigkeit von der jeweiligen Durchblutung, für die einzelnen Kompartimente unterschiedlich. Unter einem Kompartiment werden verschiedene Gewebearten zusammengefasst,

Tabelle 27.1: Halbwertszeiten für Gewebe des Bewegungsapparats

Gewebe	Halbwertszeit [min]
Rückenmark	10– 20
Muskulatur	100–240
Gelenke, Sehnen, Bänder	300–600
Knochen	300–600

die in etwa die gleiche Durchblutungsrate haben (Tabelle 27.1). Durch körperliche Aktivität erhöht sich die Durchblutung - zum Beispiel in der Muskulatur. Deshalb ist die Halbwertszeit kein exakter Zeitwert, sondern - je nach Aktivitätsgrad - eine Zeitspanne. . So hat z. B. das Rückenmark eine Halbwertzeit von nur ca. 12,5 min, während Gelenke und Knochen erst nach 300–600 min zur Hälfte mit Stickstoff ge- bzw. wieder entsättigt sind. Diese Sättigungskinetik bestimmt die möglichen Wirkungen von Pressluft auf den Bewegungsapparat. Aus der langen Halbwertzeit von Gelenken, Bändern, Knorpel und Knochen folgt, dass kritische Stickstoffkonzentrationen, die zu Bläschenbildung führen können, erst bei sehr ausgedehnten, tiefen oder Wiederholungstauchgängen ohne ausreichend lange Oberflächenpausen zu erwarten sind. Die langsamen Gewebe haben die geringste Toleranz gegenüber einem erhöhten Stickstoffpartialdruck.Sind die Oberflächenintervalle zwischen den Druckexpositionen bei Tauchern oder Überdruckarbeitern kürzer als die Entsättigungszeit, ergibt sich daraus eine Kumulation von Stickstoff in den langsamen Geweben. Erfahrungsgemäß sind jedoch die „schnellen“ und „mittleren“ Gewebe am häufigsten ursächlich für eine DCS.

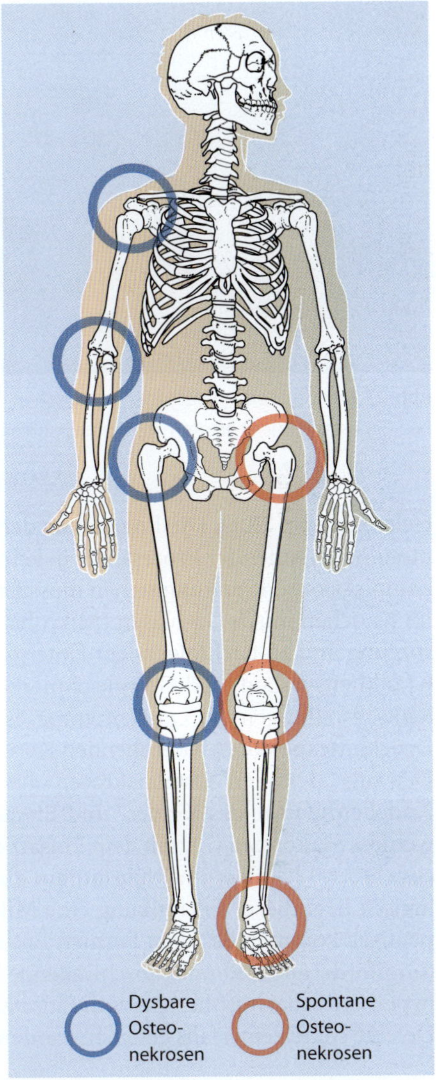

Abb. 27.1: Häufigste Lokalisationen spontaner und dysbarer aseptischer Osteonekrosen

Aseptische Osteonekrosen

Bei Berufstauchern und Caissonarbeitern wurden Veränderungen in Form von aseptischen Osteonekrosen (nichtinfektiöse Knocheninfarkte) an Knochen und Gelenken beschrieben und sind als Berufserkrankung anerkannt. Die bevorzugten Lokalisationen sind die großen

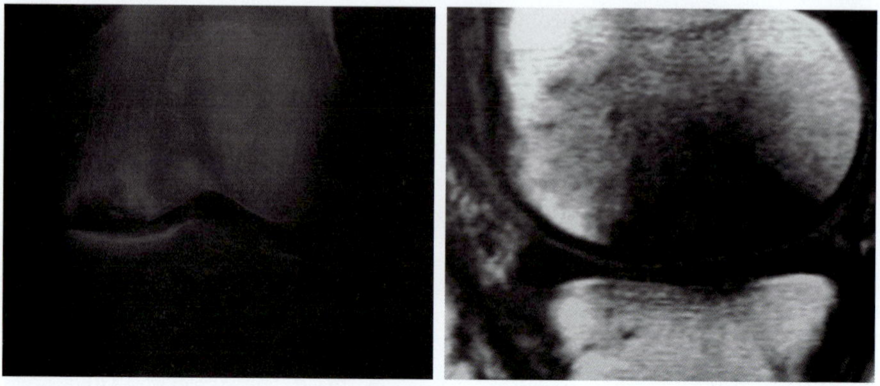

Abb. 27.2: Beispiel einer spontanen aseptischen Osteonekrose des Kniegelenks *Links:* Nativröntgenbild (Spätstadium), *rechts:* Kernspintomographie (Frühstadium)

Gelenke (Abb. 27.1). Die Entstehung der Nekrosen ist meistens ein zunächst symptomlos verlaufender Prozess, der in keinem Zusammenhang mit einer akuten Dekompressionserkrankung stehen muss.Ursächlich sind Verlegungen der Endgefäße im Knochen durch Gasblasen (Mikroblasen), was zur Unterbrechung der Blutversorgung und zu nachfolgendem Untergang von Knochenzellen führt. Im weiteren Krankheitsverlauf sind Gelenkschmerzen, Bewegungseinschränkungen und Gelenkschwellungen die Leitsymptome. Für Freizeittaucher sind diese, auf häufige Druckluftexpositionen beruhenden Knochenerkrankungen eher unwahrscheinlich. Den sog. „dysbaren" Osteonekrosen müssen jedoch die „nicht druckluftbedingten" Knocheninfarkte des Kindes- und Erwachsenenalters einander gegenübergestellt werden. Sie können v. a. seit dem Einsatz der Kernspindiagnostik (NMR bzw. MRT) zunehmend häufiger im Frühstadium diagnostiziert werden (Abb. 27.2). Morphologisch liegt dieser Erkrankung eine Mikrozirkulationsstörung zugrunde. Therapeutisch kommen bei allen Formen Entlastung, physikalische Therapie, durchblutungsfördernde und/oder abschwellende Medikamente, operative Eingriffe und die hyperbare Sauerstofftherapie zum Einsatz. Im akuten Stadium bis zur Abheilung der Defekte sollte keinesfalls getaucht werden.

Hinweis. Sporttaucher mit Osteonekrosen in der Vorgeschichte sollten konservative Tauchprofile wählen (z. B. Nitrox mit Lufttabelle, verringerte Auftauchgeschwindigkeiten, lange Oberflächenintervalle etc.). Der langsamen Entsättigung des Knochengewebes (5–10 h) muss in Form von ausreichend langen Dekompressionsstopps in den flachen Bereichen zwischen 6 und 3 m Rechnung getragen werden.

27.2 Tauchen nach Knochen-/Gelenkverletzungen und Operationen

Alle Verletzungen, gesundheitliche Veränderungen oder operative Eingriffe lösen im Körper Stressreaktionen aus. Für die Erteilung der Tauchtauglichkeit gelten einige generelle Grundsätze. Die allgemeine Leistungsfähigkeit ist nach Immobilisation, durch Blutarmut, Schwellung und Einschränkungen der Beweglichkeit oft über einen längeren Zeitraum vermindert. So lange dies der Fall ist, darf nicht getaucht werden. Die Freigabe kann, bei wiederhergestellter Leistungsfähigkeit und stabiler Ausheilung der betroffenen Knochenstruktur – nach Rücksprache mit dem behandelnden Orthopäden und/oder Taucherarzt – erfolgen.

27.2.1 Frakturen (Knochenbrüche)

Kontinuitätsunterbrechungen des Knochengewebes sind in ihrem Schweregrad, den therapeutischen Ansätzen und der benötigten Rehabilitationszeit unterschiedlich zu bewerten. Besteht eine Grunderkrankung als auslösende Ursache für eine Spontanfraktur (z. B. Störung des Knochenstoffwechsels, Osteoporose, Tumore), muss diese zunächst abgeklärt und therapiert werden, bevor die Tauchtauglichkeit erteilt werden kann.

Tauchen nach konservativ behandelten Knochenbrüchen

Bei unkomplizierten Knochenbrüchen mit geschlossenen Hautverhältnissen erfolgt in der Regel eine Ruhigstellung mittels Schienen, Bandagen oder Gipsverbänden für einige Wochen. Die Immobilisation wird beendet, wenn der Frakturspalt knöchern zumindest übungsstabil durchbaut ist.

Tauchtauglichkeit. Der Knochen muss belastungsstabil verheilt und die Muskulatur weitgehend wieder aufgebaut sein. In der Regel benötigt dies die doppelte Zeit der Ruhigstellung. Wurde also eine Fraktur für 6 Wochen eingegipst, kann der Taucher, bei unkompliziertem Verlauf, nach ungefähr 3 Monaten wieder tauchen. Entscheidend sind das Röntgenbild und die schmerzfreie Funktion der Extremität.

Tauchen nach operativ behandelten Knochenbrüchen

Komplizierte Frakturen müssen manchmal mit Metallimplantaten (Schrauben, Platten, Drähten oder Nägel) stabilisiert werden. Nach Operation erfolgt auch hier eine Ruhigstellung, je nach Art und Lokalisation des Bruches.

Tauchtauglichkeit. Die betroffene Extremität muss auf jeden Fall belastungsstabil sein. Eine Übungsstabilität reicht für die Arbeit gegen den Wasserwiderstand nicht aus. Einige Implantate müssen nach einem gewissen Zeitraum wieder entfernt werden. Nach solchen Metallentfernungen muss die Wundheilung abgeschlossen und die Funktion der Extremität wieder hergestellt sein (Ausnahme Behindertensport).

Im Körper verbleibendes Metall stellt keine Kontraindikation gegen das Tauchen dar. Allerdings dürfen keinerlei Lockerungs- oder Entzündungszeichen vorliegen. Die Gefahr einer lokalen Dekompressionserkrankung hängt in erster Linie vom Ausmaß des Eingriffes und den bestehenden Vernarbungen ab. Die veränderten Durchblutungsverhältnisse können zu lokal kritischen Stickstoffübersättigungen, vor allem im Bereich von ausgedehnten oder größeren Gewebenarben, führen. Meist äußert sich dies in lokalem Juckreiz.

27.2.2 Gelenkluxationen (Ausrenkung)

Bei einer Ausrenkung verlässt der flexible Gelenkpartner (z. B. Oberarmkopf) die Gelenkpfanne und luxiert in das umgebende Weichteilgewebe. Dabei werden die gelenkumspannenden Strukturen wie Kapsel, Bänder, Muskeln, Nerven und Blutgefäße stark gedehnt und manchmal auch verletzt. Dies kann zu Durchblutungsstörungen, Nervenirritationen sowie bleibenden Gelenkschäden führen.

Tauchen nach traumatischer Luxation

Die traumatische (unfallbedingte) Luxation entsteht durch äußere Gewalteinwirkung auf ein gesundes, stabiles Gelenk. Meistens ist dies extrem schmerzhaft und kann durch den Betroffenen selbst nicht reponiert (eingerenkt) werden.

Kompaktinformation

Muskuläre Defizite nach längerer Verletzungspause sind häufig Ursache von Krämpfen, v. a. im Wadenbereich. Der untrainierte Muskel leidet bei ungewohnten kräftigen Bewegungen gegen den Wasserwiderstand unter Sauerstoffmangel. Vermeidungsstrategien:

1. Muskelaufbautraining durch Flossenschwimmen.
2. Aufwärmen der Muskeln vor einer Belastung regt die Durchblutung an.
3. Auskühlung vermeiden.
4. Umstellung auf weiche Flossenblätter oder auf Flossen, die einen günstigeren Hebel am Sprunggelenk haben.
5. Überprüfung des Elektrolythaushaltes (v. a. nach Operationen) durch einen Arzt.

Unkontrollierte Einnahme von Magnesium ist nicht empfehlenswert. In hoher Dosis führt Magnesium zu Muskelschwäche bis hin zu Muskellähmungen, Durchfall und Müdigkeit. Kombinationspräparate von Kalzium und Magnesium sind ungünstig, da sich die beiden Komponenten gegenseitig bei der Aufnahme im Körper hemmen.

Tauchtauglichkeit. Nach Einrenkung, Abschwellung und wiederhergestellter Gelenkstabilität dard wieder getaucht werden.

Tauchen nach habitueller Luxation

Bei der spontanen Gelenkauskugelung kommt es allein durch normale Alltagsbewegungen zur Luxation. Meistens sind das Schultergelenk oder die Kniescheibe betroffen. Durch die wiederholten Überdehnungen des Kapsel-Band-Apparats wird das Gelenk immer instabiler. Meistens kann der Betroffene das Gelenk selbst einrenken. Zur dauerhaften Stabilisierung sind oft operative Maßnahmen notwendig.

Tauchtauglichkeit. Als unbedenklich gelten alle konservativ oder operativ behandelten Luxationen, bei denen die Wundheilung abgeschlossen und die Stabilität ohne wesentliche Funktionseinschränkung gegeben ist.

27.3 Tauchen nach Muskel-Sehnen-Bandverletzungen

Verstauchungen (Distorsionen) sind häufige Verletzungen, vor allem im Bereich des Sprunggelenks. In vielen Fällen entsteht dadurch kein Gelenkschaden und der Fuß „läuft sich nach ein paar Schritten wieder ein". Es kann dabei aber auch zu Einblutungen, Muskelüberdehnungen, Bänderrissen, Kapselschäden und sogar zu Knochenbrüchen kommen.

Tauchtauglichkeit. Liegen keine Schwellungen oder schmerzhaften Bewegungseinschränkungen vor, kann getaucht werden. Tauchpause wird bei akuten, frischen Verletzungen mit Gewebeschäden bis zur stabilen Ausheilung empfohlen. Bei unkompliziertem Verlauf benötigt dies ca. 6 Wochen. Nach Operationen muss die Wundheilung abgeschlossen sein.

27.4 Tauchen mit und nach Rückenerkrankungen

Der haupttragende Pfeiler des Rumpfes ist die Wirbelsäule. Sie besteht aus der Hals-, Brust- und Lendenwirbelsäule sowie dem Steißbein. Insgesamt gibt es 24 einzelne Wirbelkörper zuzüglich der zu einem Knochen verschmolzenen Kreuz- und Steißbeinwirbel. Zwischen den Wirbelkörpern liegen die Bandscheiben als Pufferelemente. Im Normalfall steht die Wirbelsäule mit ihren typischen Schwingungen (Lordose und Kyphose) genau im Lot und wird durch einen komplizierten Halteapparat aus Bändern und Muskeln verspannt (Abb. 27.3). Die Wirbelbögen umschließen den Spinalkanal mit dem Rückenmark, aus dem etagenweise die Nervenwurzeln austreten.

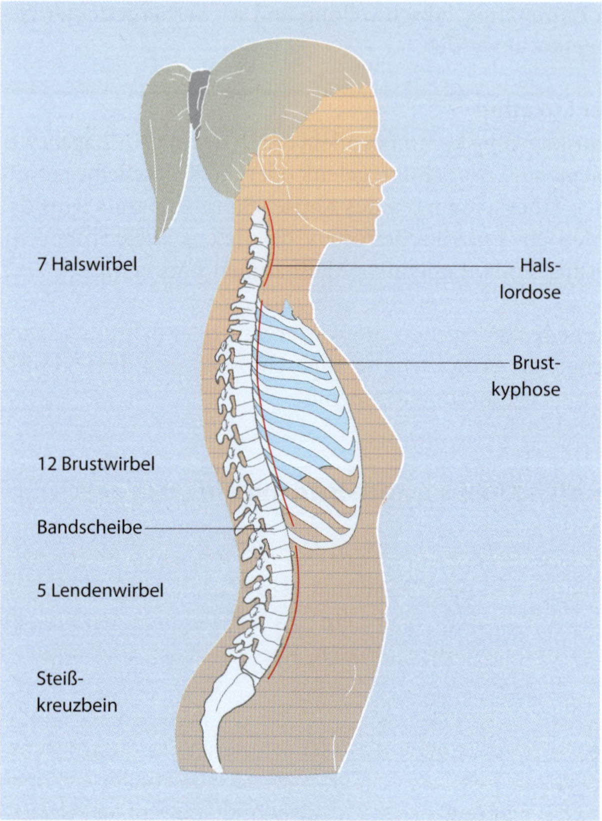

Abb. 27.3: Aufbau der Wirbelsäule

Die meisten Menschen haben in ihrem Leben schon einmal Rückenschmerzen gehabt. In der Regel steckt dahinter keine ernsthaftere Ursache als Bewegungsarmut und Fehlhaltung, die zu schmerzhaften Muskelverspannungen führen. Wird dagegen nichts unternommen, können solche, zumeist nur Befindlichkeitsstörungen darstellende Symptomatiken jedoch krankhaft chronifizieren (dauerhaft werden) und einen verfrühten Verschleiß der Wirbelgelenke und Bandscheiben sowie Reizung der Nervenwurzeln auslösen. Davon zu unterscheiden sind ernsthafte Erkrankungen der Wirbelkörper, Gelenke, Bandscheiben und des Rückenmarks. Tauchen löst zwar keine unmittelbaren Schäden an der Wirbelsäule aus (ausgenommen: dysbare Osteonekrosen der Wirbelkörper, s. Abschnitt 27.1), allerdings können sich bestehende Beschwerden verschlechtern oder bis dahin symptomlose Probleme erstmalig bemerkbar machen. Ursächlich dafür ist eine Verstärkung der Fehlhaltung im Bereich des Nackens und der Lendenwirbelsäule. Im Wasser wirkt der Zug eines

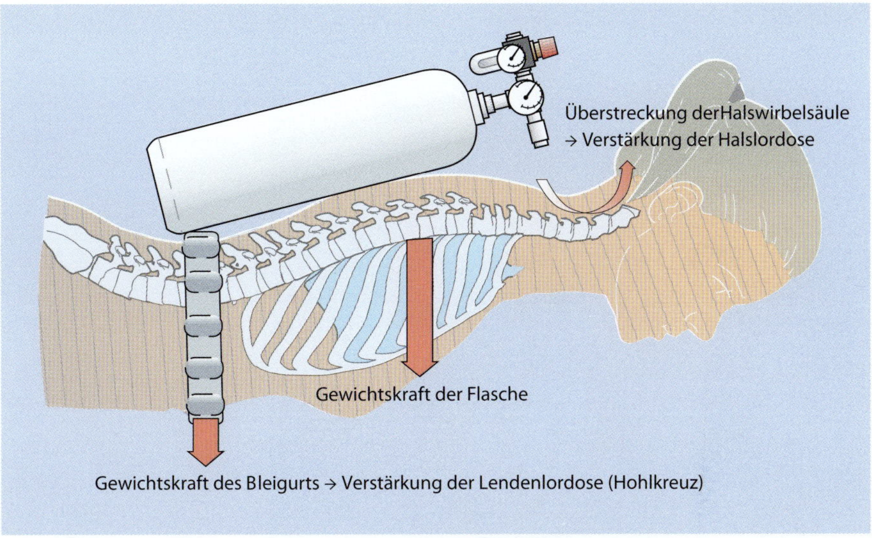

Abb. 27.4: Belastung der Wirbelsäule im Wasser. Verstärkte Lordosierung der LWS durch die Gewichtskraft des Bleigurts und der HWS durch Überstreckung

herkömmlichen Bleigurtes, entgegengesetzt dem Auftrieb, nach unten und zieht die Lendenwirbelsäule noch mehr in das Hohlkreuz (Verstärkung der Lendenlordose), während die Halswirbelsäule durch den Blick nach vorn meist überstreckt wird (Verstärkung der Halslordose). Trotz neutraler Tarierung bedeutet dies Stress für den Rücken (Abb. 27.4). Treten während eines Tauchgangs Rückenschmerzen auf, kann – unter Umständen – durch einfache Übungen unter Wasser Abhilfe geschaf-

Kompaktinformation

Nerven und Rückenmark sind sehr gut durchblutet und haben somit eine kurze Halbwertszeit von nur 10–20 min. Normalerweise haben die schnellen Gewebe eine größere Toleranz gegen Übersättigung. Nach Operationen am Wirbelkanal, Bandscheiben oder entzündlichen Prozessen der Nervenbahnen kann sich dies jedoch ändern, da Narben und Schwellungen die Sättigungskinetik nachteilig verändern. Nach Erkrankungen in diesem Bereich muss besonders darauf geachtet werden, dass die tiefen Stopps (i. d. R. 15 m, 12 m und 9 m) mit der vorgeschriebenen Zeitplanung eingehalten werden, denn hier wird Gehirn, Zentralnervensystem und Rückenmark entsättigt. Unzureichende Dekompression, vor allem bei vorgeschädigtem Nervengewebe, kann schwerwiegende gesundheitliche Störungen wie Lähmungen und sensorische Ausfälle (Empfindungsstörungen) zur Folge haben. Insgesamt sind konservative Profile mit verringerten Aufstiegsgeschwindigkeiten zur Vermeidung von Mikrobläschen zu empfehlen.

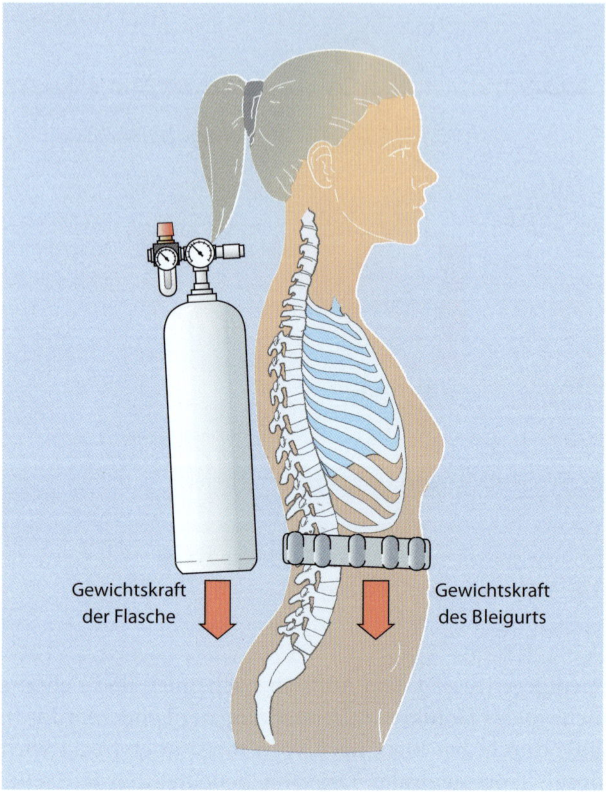

Abb. 27.5: Belastung der Wirbelsäule an Land. Die Gewichtskräfte der Flasche und des Bleigurts verstärken den Druck auf die Bandscheiben

fen werden. Einen Überblick gibt das „Rückenprogramm für Sporttaucher", das auf der GTÜM-Website im Download-Bereich zur Verfügung steht (www.gtuem.org).

Kompaktinformation

- Regelmäßige Rückenschule/Sport trainiert die Haltemuskulatur
- Hilfestellung beim Anlegen der Ausrüstung schont den Rücken
- Entlastende Übungen während eines langen Tauchganges (z. B. Anziehen der Beine, seitliche Dehnung, Anspannen der Bauchmuskulatur) bringen Erleichterung bei beginnenden Beschwerden (siehe www.gtuem.org, Download-Bereich: Rückenprogramm für Sporttaucher)
- Integrierte Bleisysteme oder ein Hosenträgerbleigurt verteilen das Gewicht günstig
- Über der Wirbelsäule gepolsterte Tarierwesten mit Hartschale verteilen das Flaschengewicht gleichmäßig auf dem Rücken

Ein weiteres Problem ist die schwere Ausrüstung. An Land wirken die Gewichtskräfte parallel zur Wirbelsäule. Dadurch entsteht eine starke Druckbelastung der Bandscheiben. Auch hier ist die Lendenwirbelsäule im Bereich des vierten und fünften Lendenwirbelkörpers am stärksten belastet, da dort die biomechanisch größte Beanspruchung liegt (Abb. 27.5). Noch ungünstiger ist das Anlegen der Tarierweste mitsamt Flasche im Alleingang, aus dem Stehen, Sitzen oder gar über den Kopf.

27.4.1 Bandscheibenvorfall und Ischialgien

Die Bandscheiben liegen als dämpfende Elemente zwischen den Wirbelkörpern und sind auf große Belastungen ausgelegt. Sie bestehen aus Faserknorpel mit einem gallertartigen Kern. Im Laufe des Lebens verlieren sie an Wassergehalt und Elastizität. Kommt es zu Einrissen im Faserknorpel, kann der Gallertkern durch diesen hindurch Richtung Rückenmarkkanal gedrückt werden. Je nach Ausmaß spricht man von Protrusion (Bandscheibenvorwölbung) oder Prolaps (Bandscheibenvorfall). Durch Irritation, mechanische Druckbelastung und ödematöse Verquellung der Nervenwurzeln oder des Spinalkanals in diesem Segment entstehen ausstrahlende Schmerzen bis hin zu Lähmungen in den Armen oder den Beinen. Reizungen der Nervenwurzeln ohne Bandscheibenschaden werden als Ischialgien bezeichnet.

Tauchtauglichkeit. Ein stattgehabter Bandscheibenvorfall stellt generell keine absolute Kontraindikation gegen den Tauchsport dar. Nach Operation wie auch nach konservativer Therapie sollten jedoch keine schmerzhafte Bewegungseinschränkung oder Nervenausfälle motorischer oder sensorischer Art vorliegen. Eine vorbestehende neurologische Symptomatik kann unter Umständen das klinische Bild bei einem Dekompressionsunfalls verschleiern. Der Spinalkanal darf nirgendwo mechanisch eingeengt sein, es dürfen keine instabilen Segmente an der Wirbelsäule vorliegen. Der Taucher sollte unbedingt über den rückenschonenden Umgang mit der Ausrüstung instruiert werden.

Fallbeispiel. 57-jähriger Mann, seit 27 Jahren Taucher. Er hatte einen Bandscheibenvorfall vor neun Jahren mit bleibender Gefühlsstörung im Bereich des linken Fußaußenrandes. Obwohl er schon seit Tagen unter Rückenschmerzen leidet, unternimmt er einen Tauchgang auf 39 m Wassertiefe, Grundzeit 47 min. Es war der 15. Wiederholungstauchgang innerhalb von fünf Tagen. Alle vorherigen Tauchgänge waren Nullzeitprofile. Aufgrund eines technischen Defekts an der Tarierweste werden die Dekostopps (12 und 9 m) nur verkürzt und mit größeren Tiefenschwankungen (> 3 m) durchgeführt. Der Stopp auf 3 m wird gar nicht eingehalten. Auf der Rückfahrt mit dem Boot in den Hafen (knapp drei Stunden) verstärken sich die Schmerzen im Bereich des Rückens mit Ausstrahlung in das linke Bein, zusätzlich entwickeln sich

Gefühlsstörungen an der Wade (Ameisenlaufen). Der Taucher leidet unter starker Müdigkeit und schläft ein. Bei Erreichen des Hafens ist die Symptomatik leicht gebessert, so dass der Taucher das Schmerzereignis auf den stattgehabten Bandscheibenvorfall zurückführt. Während der Nacht entwickeln sich extreme Kopfschmerzen, Übelkeit, Erbrechen und die Schmerzen im Bein nehmen wieder zu. Er nimmt 500 mg Aspirin, trinkt 1,5 l Mineralwasser und legt sich wieder hin. Am nächsten Morgen ist das linke Bein komplett taub und er kann den linken Fuß nicht mehr anheben. Erst jetzt berichtet er seinem Tauchpartner und der Basisleitung über das Geschehene. Die Rettungskette ist gut organisiert. Es erfolgen die sofortige Sauerstoffgabe und der Transport (eine Stunde im Auto auf der Rückbank liegend) in die nächste Druckkammer. Dort wird der Taucher unter der Diagnose einer Dekompressionserkrankung Typ II stationär aufgenommen und insgesamt 14-mal behandelt. Ein erneuter Bandscheibenvorfall kann kernspintomographisch ausgeschlossen werden. Die Schmerzen und das Taubheitsgefühl sind unter der Rekompressionstherapie (US-Navy-Tabelle 6 und 5 sowie Taucherspätbehandlung auf 14 m) rückläufig, die Fußheberschwäche bleibt unverändert. Nachdem keine weitere Besserung des Befundes mehr eintritt, erfolgt der Rücktransport in einem normalen Verkehrsflugzeug. Im Heimatland wird eine Taucherspätbehandlung (insgesamt 20-mal, TS 240/90) in einer Druckkammer sowie krankengymnastische und physikalische Therapie durchgeführt. Die Fußheberschwäche zeigt sich auch hierunter therapierefraktär, so dass der Taucher mit einer so genannten Peroneusschiene versorgt werden muss, die den Fuß anhebt und ein Schleifen auf dem Boden und damit ständiges Stolpern verhindern soll.

27.4.2 Skoliose (Wirbelsäulenverkrümmung)

Unter einer Skoliose versteht man eine unphysiologische Seitverkrümmung der Wirbelsäule. Im Gegensatz zu den physiologischen (normalen) Schwüngen nach vorne und hinten (Lordose im HWS und LWS-Bereich, Kyphose im BWS-Bereich) liegt bei der Skoliose zusätzlich immer eine Rotationskomponente vor. Da die Rippen mit den Wirbelkörpern gelenkig verbunden sind, machen sie diese Verdrehung zwangsläufig mit. Manche Skoliosen sind so ausgeprägt, dass Muskelaufbau und spezielle Krankengymnastik therapeutisch nicht ausreichen. Vor allem bei Kindern im Wachstum verkrümmt sich die Wirbelsäule zunehmend und steift in dieser Position völlig ein. Durch die nachfolgende Deformität des Brustkorbs werden das Herz und die Lunge eingeengt, was zu Einschränkungen der kardiopulmonalen (Herz und Lunge betreffend) Leistungsfähigkeit führen kann. Korrigierende Operationen sind sehr aufwändig und damit speziellen Zentren vorbehalten.

Tauchtauglichkeit. Entscheidend sind das Ausmaß der Deformität, die Beweglichkeit und die Lungenfunktion. Bei ausreichender Beweglichkeit und guter kardiopulmonaler Leistungsfähigkeit darf getaucht werden. Allerdings sollten die Profile konservativ bleiben. In Grenzfällen müssen, über das normale Maß der Tauchtauglichkeitsuntersuchung hinaus, Zusatzuntersuchungen durchgeführt werden. Empfehlenswert sind ein Röntgenbild der Lunge, eine Bodyplethysmographie (große Lungenfunktion) und auch bei jungen Patienten eine Belastungsergometrie. Sind die Vitalkapazität (VC) unter 80 % und der Flussvolumenquotient (FEV_1/VC, obstruktive Ventilationseinschränkung) kleiner als 0,7, besteht Tauchverbot.

27.5 Degenerative Gelenkerkrankungen

Degenerative Veränderungen sind Verschleißzustände der Gelenke und führen zu schmerzhaften Bewegungseinschränkungen. Die Ursachen sind vielfältig: „normale Abnutzung", Operationen, Verletzungen, Entzündungen etc.

Tauchtauglichkeit. Bedingung für eine gegebene Tauchtauglichkeit ist die ausreichende Schwimm- und Bewegungsfähigkeit im Wasser. Liegen Gelenkeinsteifungen ohne entzündliche Prozesse vor, können unterschiedliche Techniken oder Ausrüstungsanpassungen angewandt werden. Während akuter Entzündungen oder Reizzuständen besteht Tauchverbot.

Tauchen mit Gelenkprothesen

War der Gelenkverschleiß schon so fortgeschritten, dass ein künstliches Gelenk eingesetzt werden musste, ergeben sich anschließend für den betroffenen Taucher meist viele Fragen. Darf man Tauchen? Kann man im gewohnten Profil tauchen? Und wann darf man nach der Operation wieder tauchen? Ist jede Prothese gleich zu handhaben? Macht die Wahl des Materials einen Unterschied? Habe ich ein erhöhtes Risiko, einen Dekompressionsunfall zu erleiden?

Allgemeines über künstliche Gelenke. Meist erfolgt ein Gelenkersatz in Folge von altersbedingten Abnützungserscheinungen (Arthrose; Abb. 27.6), schweren Gelenkverletzungen, die die Gelenkpartner zerstört haben (posttraumatische Arthose), bei angeborenen Gelenkdeformitäten (z. B. Hüftdysplasie) oder systemischen Erkrankungen. Am häufigsten werden Gelenkprothesen an Hüfte, Knie, Schulter und Sprunggelenk eingesetzt (Abb. 27.7), selten auch im Ellbogengelenk oder im Handbereich (Fingergelenke, Handgelenk). Zunehmend häufiger stellen sich auch Taucher mit einer oder mehreren Bandscheibenprothese(n) in der Sprechstunde vor.

Die Prothesen werden entweder einzementiert oder zementfrei eingesetzt. Dabei werden Materialien mit speziellen Beschichtungen verwendet, die vom körpereigenen Knochen durchbaut und damit belastungsstabil werden. Das bedingt zumeist längere Entlastungszeiten. Der dauerhafte Halt einer Prothese entsteht – vor allem bei der nichtzementierten Variante – durch die vom Körper neu gebildete Knochensubstanz, die die Prothese fest umschließt. Diese knöcherne Integration erfordert eine genaue Einpassung der Prothese in das Knochenlager. Dabei kann

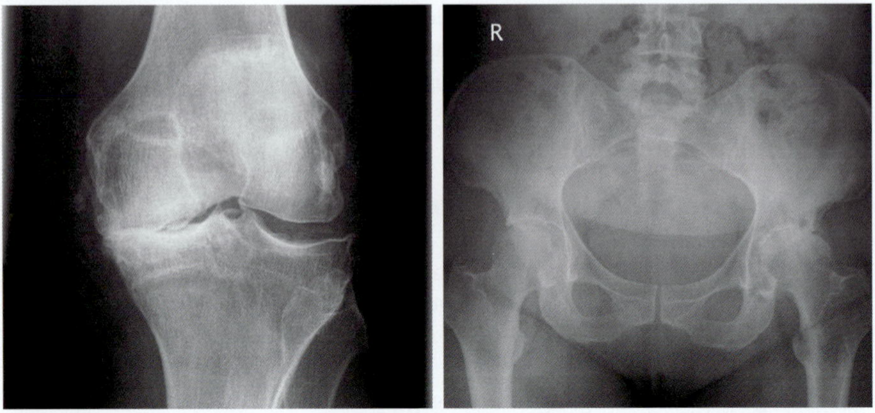

Abb. 27.6: Arthrose an Knie- (links) und Hüftgelenk (rechts)

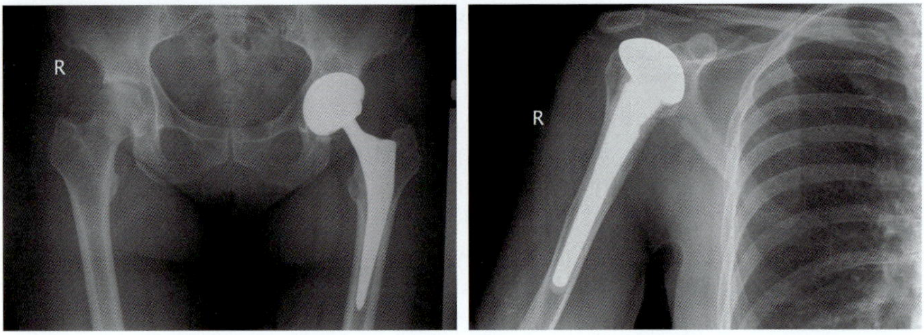

Abb. 27.7: Gelenkprothesen an Hüfte (links) und Schulter (rechts)

vieles schiefgehen und zu Fehlstellungen der betroffenen Extremität, Längendifferenz oder vorzeitiger Lockerung führen.

Als Materialien für ein künstliches Gelenk werden entweder Metall (Titan oder Stahl), speziell gehärtete Kunststoffe oder Keramik verwendet und, je nach Gelenk, in verschiedenen Gleitpaarungen kombiniert. Die Auswahl des jeweiligen Prothesensystems ist abhängig von der knöchernen Situation, dem Zustand der Weichteile und den Wünschen sowie dem Alter und dem Belastungsprofil des Patienten.

Konsequenzen für den Tauchsport. Betrachten wir zunächst einmal die Ausgangssituation nach Operation. Alle Verletzungen, schwere gesundheitliche Veränderungen oder operative Eingriffe lösen im Körper Stressreaktionen aus. Für die Erteilung der Tauchtauglichkeit gelten einige generelle Grundsätze. Die allgemeine Leistungsfähigkeit ist nach Immobilisation (Ruhigstellung), durch

Blutarmut, Schwellung und Einschränkungen der Beweglichkeit oft über einen längeren Zeitraum vermindert. Solange dies der Fall ist, darf nicht getaucht werden. Die Freigabe kann, bei wiederhergestellter Leistungsfähigkeit und stabiler Ausheilung der betroffenen Weichteil- und Knochenstruktur – nach Rücksprache mit dem behandelnden Orthopäden – erfolgen. Sollten nach Operation erhebliche dauerhafte Einschränkungen der Beweglichkeit oder gar Einsteifungen vorliegen, die unter Wasser nicht kompensiert werden können, kann dennoch eine Tauchtauglichkeit im Rahmen des Handicapped Diving erzielt werden. Die Tauchtauglichkeitsuntersuchung nach Einsatz eines künstlichen Gelenks sollte von einem ausgebildeten Tauchmediziner in Zusammenarbeit mit dem Orthopäden der Nachsorge erfolgen.

Meistens haben die Menschen, die sich für ein künstliches Gelenk entscheiden schon einen längeren Krankheits- und Leidensweg hinter sich, da in der Regel versucht wird, den Zeitpunkt der Implantation so lange wie möglich hinauszuschieben. Durch eine Operation, die möglichst spät im Leben angesiedelt ist, versucht man, Wechseloperationen zu vermeiden. Eine länger andauernde schmerzhafte Bewegungseinschränkung oder Schonung vor der Operation führt oft zu einem erheblichen Verlust an Muskelmasse und Kraft. Dies wird dann bedeutsam, wenn der Taucher wieder ins Wasser möchte und die schwache Muskulatur mit Krämpfen auf die ungewohnte Beanspruchung reagiert (s. u.).

Tauchtauglichkeit. Mit einer gut eingeheilten Gelenkprothese kann man prinzipiell tauchen. Dabei ist es im Hinblick auf das Tauchen egal, ob die Prothese zementiert ist oder nicht.

Hinweis. Die Tauchtauglichkeit ist dann wieder gegeben, wenn alle Wunden geschlossen sind und die Prothese belastungsstabil eingeheilt ist. Eine „Übungsstabilität" ist dafür noch nicht ausreichend! Eine gute Belastungsstabilität ist normalerweise erreicht, wenn man wieder sporttauglich ist. Der behandelnde Arzt in der Nachsorge erteilt die Freigabe je nach klinischem und radiologischem Befund (Röntgenbild).

Risiken. Theoretische Risiken bestehen in einer Prothesenlockerung oder Ausrenkung. Eine übermäßige Belastung kann zur Prothesenlockerung führen. Dies ist allerdings unter Wasser nicht zu erwarten, sondern eher an Land. Hier ist der bepackte Weg zum Wasser mit Flasche und Blei, der Ein- oder Ausstieg aus einem Zodiac oder Tauchboot der beanspruchenste Teil. Eine kräftige gelenkumspannende Muskulatur schützt die Prothese hier am besten. Ungünstige Bewegungen, die zu Ausrenkungen führen könnten, sollten vermieden werden. Hilfestellung darf großzügig angenommen werden und ist keine Schande.

Tabelle 27.2: Durchblutungsrate der verschiedenen Körpergewebe, gemessen in Liter pro Minute pro Kilogramm Körpergewicht

Gewebe	Durchblutung in l/min/kg KG	
	Ruhe	Arbeit
Rückenmark	0,50	0,50
Muskulatur	0,04	0,40
Gelenke, Sehnen, Bänder	0,03	0,06
Knochen	0,03	0,06

- körperlicher Fitness, die die Stresstoleranz erhöht, so dass trainierte Taucher psychisch oft gelassener und besonnener in Stresssituationen reagieren,
- verbesserter Fähigkeit, in Notsituationen anstrengende Maßnahmen durchführen zu können (z. B. Anschwimmen gegen Strömung oder an der Wasseroberfläche, Partnerrettung, Bergung, HLW etc.).

Optimal ist ein moderates Ausdauertraining (Schwimmen mit oder ohne Flossen, Radfahren, Laufen, Walken) mit anschließender Dehnung der Muskulatur. Muskelmasse aufbauendes Krafttraining ist demgegenüber eher ungünstig. Die „aufgeblähte" Muskulatur wird bei körperlicher Beanspruchung, v. a. zu Beginn des Tauchganges durch Handhabung der Ausrüstung, stärker durchblutet als am Ende, d. h., der zu Anfang aufgenommene Stickstoff wird später schlechter abgegeben. Deshalb neigt der Bodybuilder eher zu Dekompressionsproblemen als der sehnige Läufer.

Wesentlich ist auch, dass die Fitness nicht unbedingt während des Tauchurlaubs ausdauernd trainiert werden sollte. Nach einem Tauchgang – vor allem aber nach Wiederholungstauchgängen – befindet sich Reststickstoff im Körper, insbesondere in Geweben mit langsamer (Knochen, Knorpel) und mittlerer (Muskulatur) Sättigungskinetik. Dieser Reststickstoff wird bei erneuten Tauchgängen von den Dekocomputern oder manuell, mittels Tabellen als RNT („residual nitrogen time"), in Form von Zeitzuschlägen hinzugerechnet. Tabellen oder Computer kalkulieren jedoch unseren Stoffwechsel zwischen den Tauchgängen nicht mit ein. Durch sportliche Betätigung wie Joggen, Stop-and-Go-Sportarten (z. B. Tennis, Squash), Sauna oder sehr heißes Duschen wird die Durchblutung des Bewegungsapparats stark angeregt, was zur überkritischen Entsättigung führen könnte (Tabelle 27.2). Weiterhin entsteht ein zusätzlicher Flüssigkeitsverlust durch Schwitzen, der sich additiv auf den „taucherischen" Wasserverlust auswirkt und die Gefahr einer Dekompressionserkrankung nochmals erhöht. Empfehlenswert ist, den Tauchsport als ausreichendes körperliches Training zu betrachten und anschließend eher einen Gang herunterzuschalten.

Tipps für Tauchlehrer

1. Orthopädisches Grundverständnis verhilft dem Tauchlehrer bei der Ausrüstungsberatung, beim Vermitteln richtiger Bewegungsabläufe und bei der täglichen Arbeit an der Tauchbasis. Dies kann auch positive Impulse für eine nachhaltige Gesundheit von Schülern, Gästen und Crew geben.
2. Es sollte darauf hingewirkt werden, die Bleimenge im Verlauf eines Tauchkurses zu minimieren. Entsprechende Hinweise an offensichtlich „überbleite" Tauchgäste werden auf Dankbarkeit stoßen.
3. Partnerschaftliche Hilfe beim Anlegen der Tauchausrüstung ist nicht „unmännlich". Besonders Kindern und älteren Tauchern sollte der Tauchlehrer diesbezüglich Hilfe und Entlastung anbieten.
4. Der Tauchbasisleiter tut sich und seinen Mitarbeitern einen großen Gefallen, wenn er regelmäßig auf einen „starken Rücken" und die richtige Technik beim Heben schwerer Lasten hinweist.
5. Entlastende Maßnahmen: Flossen geeigneter Blatthärte anbieten,ein dünnerer Anzug ersparen Blei und machen beweglicher, Weichblei oder bleiintegrierte Jackets schonen empfindliche Hüften und die Wirbelsäule, genauso wie (kleinere) 5-Liter-Pressluftflaschen und das An- und Ablegen des Tauchgeräts im Wasser (bei geeigneten Bedingungen).
6. Konservative Tauchprofile, obligat lange Oberflächenpausen (ca. 2 h, auch bei Doppel-Wrack-Ausfahrten), moderate Wiederholungstauchgänge, tauchfreie Urlaubstage und die Verwendung von Nitrox können helfen, Tauchunfälle und Langzeitschäden zu vermeiden.

Weiterführende Literatur

1. Bühlmann AA: Tauchmedizin. Heidelberg, Springer, 1995
2. Gerner HJ: Die Querschnittslähmung – Erstversorgung, Behandlungsstrategie und Rehabilitation. Blackwell Wissenschaft, Berlin, 1992
3. Pförringer W, Rosemeyer B, Bär H-W: Sport Trauma und Belastung. perimed Fachbuch-Verlagsgesellschaft, Erlangen, 1985

28 Tauchen mit Behinderten

A. Fabian

Bei genauerer Betrachtung sind im Grunde alle Menschen ungeeignet, auch nur eine Stunde unter Wasser zu bleiben. Wir haben keine Kiemen, keine Schwimmhäute und wir sind durch luftgefüllte Hohlräume belastet. Unser Herz-Kreislauf-System ist nur minimal angepasst und uns fehlt eine für die Unterwasserwelt entwickelte Sinneswahrnehmung. Unser Schwimmstil hält einem Vergleich selbst mit dem unbeholfensten Fisch nicht stand. Nur durch spezielle Ausrüstungen können gesunde, tauchtaugliche Menschen die „natürlichen Behinderungen" unter Wasser ausgleichen. Solange eine an Land einschränkende Erkrankung unter Wasser durch Anpassung der Ausrüstung, entschärfte Tauchprofile oder spezielle Betreuung ausgeglichen werden kann, stellt sie lediglich einen veränderten Grad auf der Skala der „natürlichen Behinderungen" unter Wasser dar.

28.1 Ziele und Zielgruppen des Behindertentauchens

28.1.1 Ziele

Therapie – Rehabilitation – Freizeitsport

Die Zielsetzung der taucherischen Aktivitäten hängt in erster Linie von der Art der Grunderkrankung bzw. dem Handicap ab und davon, an welchem Punkt der Proband sich auf der so genannten Rehabilitationsstraße befindet (Abb. 28.1). Durch Integration in einen rehabilitativen oder präventiven Prozess verliert der Tauchsport seinen Selbstzweck und wird höheren Zielen unterstellt. Es gibt mittlerweile die unterschiedlichsten Programme und Organisationen, die Tauchen mit therapeutischen Zielsetzungen verbinden. Außer im Bereich der Körperbehinderungen wird Tauchen zur Resozialisierung chronisch erkrankter Menschen, Erlebnispädagogik für Gehörlose und Blinde, Kriminalprävention etc. eingesetzt.

Psychosoziale Ziele. Im Falle einer erworbenen Erkrankung oder eines Unfallereignisses beginnt der nach dem ersten Schock ablaufende psychische Rehabilitationsprozess in der Regel mit einer Rückzugsphase, die von Trauer und Depression gekennzeichnet ist und nachfolgend häufig von Negativreaktionen auf neue Abhängigkeiten begleitet wird. Zum Teil zeigen Menschen mit Behinderungen einen so genannten „sedentary lifestyle" (inaktiver, zurückgezogener, schläfriger Lebensstil), der zu sozialer Isolation, Vereinsamung sowie Unterforderung der geistigen und körper-

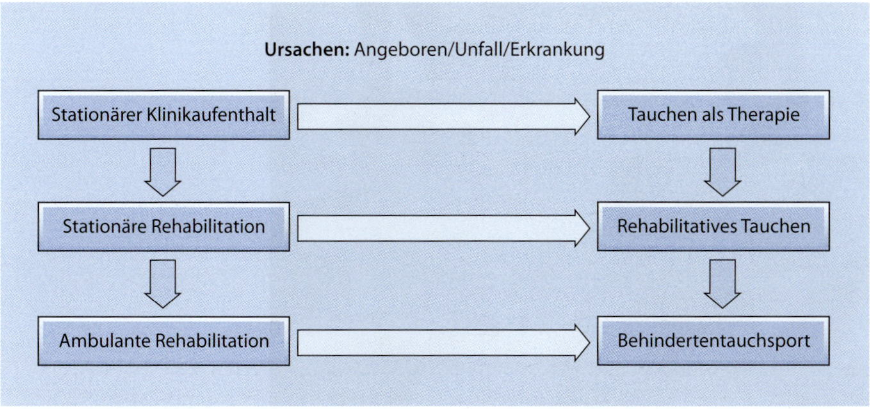

Abb. 28.1: Möglichkeiten der Integration des Tauchsports im Rehabilitationsprozess

lichen Kompetenzen führt. Gesundheitliche Folgen davon bestehen in Fettleibigkeit, mangelnder Belastbarkeit des Herz-Kreislauf-Systems, Minderbelüftung der Lunge, Muskelschwund und Osteoporose (s. körperliche Ziele). Die positiven Auswirkungen des Behindertentauchens im psychischen Bereich sind nicht sportartspezifisch, da sie auch durch andere sportliche Betätigungen erzielt werden können:

- Resozialisierung,
- Integration (unter Wasser sind alle gleich),
- Vermittlung von Erfolgserlebnissen,
- Erhöhung des Selbstbewusstseins,
- soziale Kompetenz,
- Steigerung der Leistungsbereitschaft.

Körperliche Ziele. Die Idee, das Gerätetauchen in der Rehabilitation von Patienten mit bestimmten neurologischen Erkrankungen einzusetzen, ist durchaus nicht neu, wurde aber bislang nur in wenigen wissenschaftlichen Studien überprüft. Trotz der ermutigenden Ergebnisse und der zahlreichen positiven Erfahrungsberichte wurden wissenschaftliche Ansätze aufgrund des hohen logistischen und finanziellen Aufwands nur selten und wenn, nur mit einer geringen Anzahl von Probanden durchgeführt. Die vorliegenden Erfahrungsberichte belegen jedoch fast ausnahmslos den positiven Gewinn an Lebensqualität und eine Steigerung des körperlichen Befindens (Abb. 28.2 und 28.3).

Fallbeispiel. Der jetzt 29-jährige Student T. erlitt 1997 einen Motorradunfall mit Schädel-Hirn-Trauma und einer Fraktur des 7. Halswirbels. Der Halswirbelbruch wurde operativ mit einer Titanplatte verblockt. Der damalig 21-Jährige wurde sechs Wochen intensivmedizinisch betreut und über einen Luftröhren-

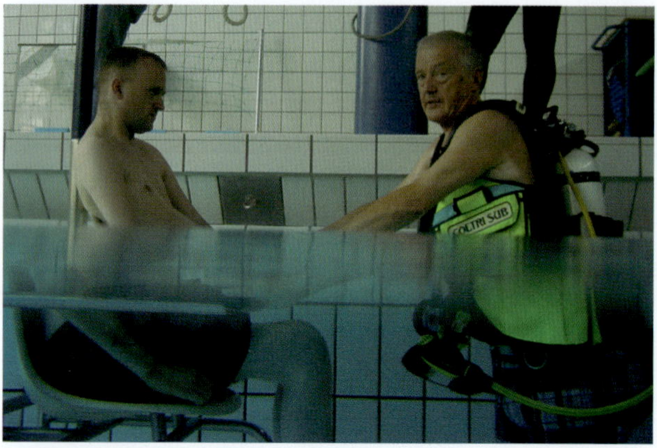

Abb. 28.2: Einstieg in das Wasser mit einem Lifter

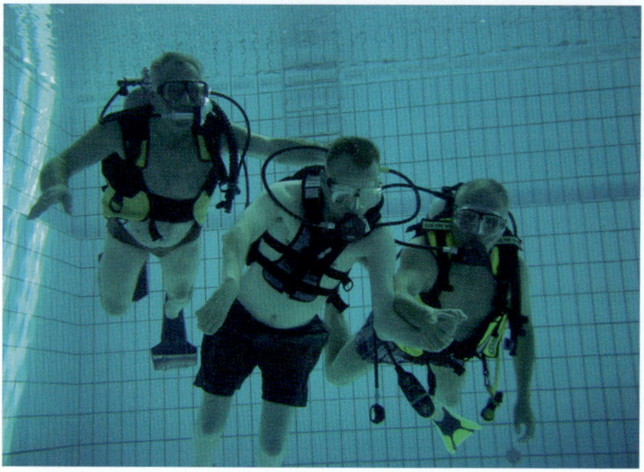

Abb. 28.3: Stufe-drei-Taucher (s. Tabelle 28.1) mit zwei Begleitern im Wasser

schnitt beatmet. Während des weiteren Rehabilitationsverlaufs zeigte sich eine Lähmungshöhe ab dem 6.–7. Halswirbel. T. sitzt seither im Rollstuhl und ist „Tetraplegiker". Die Lähmung ist im Bereich der Beine spastisch, ab Beckenhöhe, Bauch bis in den unteren Brustkorbbereich schlaff. T. entleert seine Harnblase mit einem Katheter 4- bis 6-mal pro Tag, den Darm über ein Darmrohr ca. 2-mal pro Woche. An der oberen Extremität besteht eine Nervus-ulnaris-Lähmung, die zu einer Krallenhandstellung führt. Das Ergreifen und Festhalten von Gegenständen ist nur begrenzt möglich. Er ist im täglichen Leben auf fremde Hilfe angewiesen. Momentan studiert T. Volkswirtschaftslehre im 5. Semester und hält sich mittels Rollstuhl-Rugby und einem Handbike fit. Im Oktober 2005 erfolgte die Tauchtauglichkeitsuntersuchung mit anschließendem Schwimmbadkurs in einem behindertengerechten Bad. Da die Wassertemperatur ausreichend warm ist, konnte auf eine Anzugversorgung verzichtet werden. Die Tarierung gestaltete sich zunächst schwierig, da T. bei regulärer Bebleiung ständig auf die Seite rotierte. Der erfahrene Behindertentauchlehrer J.M. löste dieses Problem durch Anprobe verschiedener Tarierwesten und Umverteilung des Bleis auf die Bauchseite. Korrelierend zu seinem physischen Leistungsprofil wurde T. zunächst als Stufe-3-Taucher klassifiziert (s. Abschnitt 34.2.4). Mit dem geeigneten Equipment und nach einiger Übung könnte er Stufe 2 erreichen.

T. schreibt: „Wenn man sich – nach acht Jahren Querschnittslähmung im Rollstuhl – daran gewöhnt hat, dass man in seiner Bewegung eingeschränkt ist und an vielen Orten auf Hindernisse stößt, ist es, als bekomme man ein Stück Freiheit zurückgeschenkt. Man muss nicht ruhig an der Oberfläche liegen und versuchen, kein Wasser zu schlucken, man kann unter Wasser atmen, sich nahezu frei bewegen oder einfach nur treiben lassen. Natürlich herrschte anfangs etwas Angst oder, besser gesagt, Respekt vor dieser Erfahrung, denn ich wäre beim ersten Tauchgang nicht in der Lage gewesen, aus eigener Kraft wieder an die Oberfläche zu gelangen. Wichtig ist, dass die Ausrüstung stimmt. Es ist mir nicht möglich, das Gleichgewicht mit den Beinen auszutarieren, wenn die Weste verrutscht. Tauchen ist für mich die beste Therapie gegen die Spastik, es wirkt besser als jedes Medikament. Ich habe vor allem eine Streckspastik in den Beinen. Nach einem Tauchgang ist diese wie weggeblasen. Das Atmen war anfangs gewöhnungsbedürftig. Wir „Tetras" neigen eher dazu, flach zu atmen, da uns die Bewegung des Brustkorbs fehlt. Da durch den Wasserdruck der Druck auf den Bauch zunimmt, muss man sich erst daran gewöhnen, bewusster und tiefer einzuatmen.

Es ist immer wieder ein tolles Erlebnis. Das Tauchen ist faszinierend und das Geschenk ‚verloren geglaubter Erlebnisse' ist wunderbar."

Novak et al. zeigten in einer 1999 an der Landesnervenklinik in Salzburg durchgeführten Studie mit neun paraplegischen Tauchern einen signifikanten Anstieg der Vitalkapazität der Lunge (Gesamtlungenvolumen) nach zwei Wochen Tauchtraining. In der Kontrollgruppe der segelnden Paraplegiker (Paraplegie = Querschnittlähmung) fand sich dieser Anstieg nicht. Die positiven Auswirkungen des Gerätetauchens resultieren im Wesentlichen aus den physikalischen Bedingungen, wie der Gewichtsentlastung im Schwebezustand (sog. „micro-gravity"), dem erhöhten Umgebungsdruck und der damit verbundenen Erhöhung des Sauerstoffpartialdrucks. Die positiven Effekte sind tauchsportspezifisch und bestehen aus:

- Stärkung der Atemhilfsmuskulatur,
- Erhöhung des Atemzugvolumens,
- Verbesserung der Ventilation, Perfusion und Diffusion (Belüftung, Durchblutung und Sauerstofftransport durch das Gewebe),
- gesteigerter Sauerstoffsättigung und damit Oxygenisierung,
- Verbesserung der Hämodynamik (Blutfluss).

Durch „Überlistung der Schwerkraft" mit Bewegung im dreidimensionalen Raum werden motorische und sensorische Fähigkeiten gefördert. In der Regel wird die Anzahl der Spasmen während und nach einem Tauchgang deutlich reduziert. Die Bewegung in einem fremden Lebensraum erhöht die Aufmerksamkeit und schult kognitive Fähigkeiten, die die Behinderung kompensieren. Nachfolgende positive Effekte stellen im Gegensatz zu den pulmonalen (an der Lunge lokalisierten) Verän-

derungen keine tauchsportspezifischen Auswirkungen dar, da sie auch durch andere im Wasser ausgeübte Sportarten erreicht werden können:
- Entlastung der Wirbelsäule,
- Stärkung der Skelettmuskulatur,
- Reduktion der Spasmen,
- Besserung der Spastizität,
- Verbesserung der Herz-Kreislauf-Funktion,
- Erhöhung der Knochendichte.

28.1.2 Zielgruppen

Die Zielgruppen des „therapeutischen Tauchens“ sind Körperbehinderte, Gehörlose, Sehbehinderte, chronisch Kranke oder in Rehabilitation Befindliche und psychisch Kranke sowie sozial auffällige Personen. Aber auch Kinder, ältere Menschen und Taucher mit Stoffwechselerkrankungen (z. B. Diabetes mellitus) zählen zu der Gruppe der Taucher mit eingeschränkter Leistungsfähigkeit. Die Altersgrenze für Kinder mit eingeschränkter Leistungsfähigkeit wird strenger bewertet und liegt für Schwimmbad oder Schwimmbad-ähnliche Bedingungen bei mindestens 12 Jahren, für das Freiwasser bei mindestens 14 Jahren.

Anmerkung: Schwimmbad-ähnliche Bedingungen sind:
- maximal 5 m Wassertiefe,
- mindestens 16 °C Wassertemperatur in 1 m Wassertiefe,
- erkennbarer Gewässergrund von der Oberfläche,
- sicherer Ein- und Ausstieg.

28.2 Tauchtauglichkeit

Die Tauchtauglichkeitsuntersuchung eines körperbehinderten Probanden ist erfahrungsgemäß komplexer als die eines gesunden Tauchers. Sie sollte aufgrund der Komplexität der medizinischen und sportartspezifischen Fragestellungen von einem ausgebildeten Taucherarzt durchgeführt werden. Da es – vor allem bei erworbenen Behinderungen – einige absolute Kontraindikationen gibt, die unter Wasser lebensgefährlich sein können (z. B. posttraumatische Epilepsie), sollte eine Tauchtauglichkeitsuntersuchung auch schon vor dem „Schnuppertauchen“ durchgeführt werden. Ein selbstausgefüllter Fragebogen reicht hier nicht aus. Tauchmediziner, die zur Tauchtauglichkeitsuntersuchung konsultiert werden, sind häufiger denn je mit medizinischen Grenzsituationen konfrontiert. Die notwendigen Zusatzuntersuchungen und die interdisziplinäre Abklärung erfordern nicht nur einen deutlich erhöhten zeitlichen Aufwand, sondern auch einen enthusiastischen Einsatz aller

Beteiligten (z. B. Krankengymnasten, Orthopädietechniker, Herstellerfirmen von Equipment zur Maßschneiderung etc.). Eine langfristige Betreuung ist oft erforderlich. Die tauchmedizinische Begleitung erfordert einen kontinuierlichen Dialog mit dem Ausbilder und den Betreuern und setzt sich sogar manchmal bis ins Wasser fort, da sich die motorischen Fähigkeiten des Probanden bei neutraler Tarierung oft erheblich verbessern oder aber – aufgrund der erforderlichen Muskelarbeit gegen den Wasserwiderstand – auch verschlechtern können. Die Frage ist also nicht nur: „Was kann der Proband an Land", sondern auch: „Was kann er unter Wasser"?

Wer darf tauchen? Welcher Grad der Behinderung ist nun eigentlich noch für das Gerätetauchen tauglich? Ein Extrem wäre die Meinung, dass fast jedermann bis zu einem gewissen Grad Gerätetauchen könne und wenn dies nur hieße, niemals den Flachwasserbereich des Schwimmbades zu verlassen. Das andere Extrem hält nur diejenigen für tauchtauglich, die sich auch noch im stürmischsten Meer über Wasser halten können. Wie immer liegt die Wahrheit in der Mitte. Die Tauchtauglichkeitsuntersuchung stellt immer eine Einzelfallentscheidung dar. Zunächst einmal müssen die Grunderkrankung und deren notwendige Medikation mit dem Tauchen vereinbar sein. Wenn dies gegeben ist, gelten die gleichen Regeln wie für Gesunde.

28.2.1 Generelle Tauglichkeit

Die allgemeine Tauchtauglichkeitsuntersuchung prüft zunächst die Leistungsfähigkeit des Herz-Kreislauf-Systems und der Lunge, die Druckausgleichsfähigkeit des HNO-Bereichs und sollte ausschließlich nach den Richtlinien der GTÜM vorgenommen werden. Bei rollstuhlpflichtigen Probanden ist die Lungenfunktionsprüfung wesentlich, wobei mindestens die Lungenvolumina zu bestimmen sind, möglichst aber auch eine Fluss-VolumenKurve erfasst werden sollte. Bei hohen Querschnittslähmungen ist die Lungenfunktion in der Regel eingeschränkt. Bei signifikanten obstruktiven (erhöhter Atemwiderstand), restriktiven (vermindertes Lungenvolumen) oder kombinierten Störungen muss eine lungenfachärztliche Abklärung erfolgen. Eine Röntgenuntersuchung der Lunge ist nicht zwingend erforderlich, da sie in ihrer Aussagekraft umstritten ist.

Bei gegebenen Anhaltspunkten in der Anamnese, krankhaften Untersuchungsbefunden oder starken Rauchern ist eine röntgenologische Diagnostik in zwei Ebenen obligat. Ergänzende Untersuchungen sind:

- Bodyplethysmographie (ausführliche Lungenfunktionsprüfung in einer geschlossenen Messkabine),
- Thoraxdurchleuchtung (röntgenologische Durchleuchtung des Brustkorbs),
- EEG (Elektroenzephalogramm zur Messung der Hirnströme),

Kompaktinformation

Kriterien der Tauchtauglichkeit:
- Motorik: Beweglichkeit, Stabilität, Muskelkraft, Ausdauer, Störungen der Koordination, Feinmotorik und Bewegungspräzision
- Kommunikation: taktile, optische oder gestische Signale möglich?
- Sensorik: Gleichgewichtssinn, Lagesinn, Sehen, Hören, Tasten
- Psyche: Welche Abweichungstendenzen der psychischen Reaktion auf Außenreize und Stress sind zu erwarten
- Intellekt: gelingt die Erkennung, Verarbeitung und Reproduktion von Lerninhalten

- Spiral-CT (dünnschichtige Computertomographie zur genauen Darstellung der Lunge),
- Probeschleusung in einer Druckkammer,
- Untersuchungen auf einen kardialen Shunt (offenes Foramen ovale, PFO),
- Belastungs-EKG.

Apparative Untersuchungen müssen u. U. behindertengerecht variiert werden, z. B. eine Belastungsergometrie mittels Handkurbel anstelle des Fahrradergometers bei Lähmung der Beine. Darüber hinaus sind, je nach Erkrankung, Zusatzuntersuchungen notwendig. Diese sollen die einschränkenden Faktoren eruieren und deren Minderung der Tauchfähigkeit bewerten.

28.2.2 Individuelle Tauglichkeit

Die Evaluation der individuellen gesundheitlichen Situation stellt eine aktuelle Standortbestimmung dar (Abb. 28.4). Viele Erkrankungen verlaufen in Stadien und unterliegen damit ständigen Veränderungen. Daher ist ein kurzes zeitliches Intervall zwischen der Untersuchung und den geplanten Tauchgängen einzuhalten. Durch eine genaue Erstuntersuchung können im weiteren Verlauf vergleichende Bewertungen des Erkrankungsstatus gezogen werden. Dabei sind oft interdisziplinäre Untersuchungen bei mehreren Ärzten notwendig.

Hinweis. Im Falle eines Tauchunfalls wird die Symptomatik möglicherweise durch vorher bestehende motorische, neurologische Ausfälle (Lähmungen, Gefühlsstörungen) oder Schmerzen verschleiert. Dies erschwert die Diagnose einer Dekompressionserkrankung erheblich. Eine entsprechende Therapie setzt also voraus, dass bekannt ist, welche Symptome bereits vor dem Tauchgang bestanden.

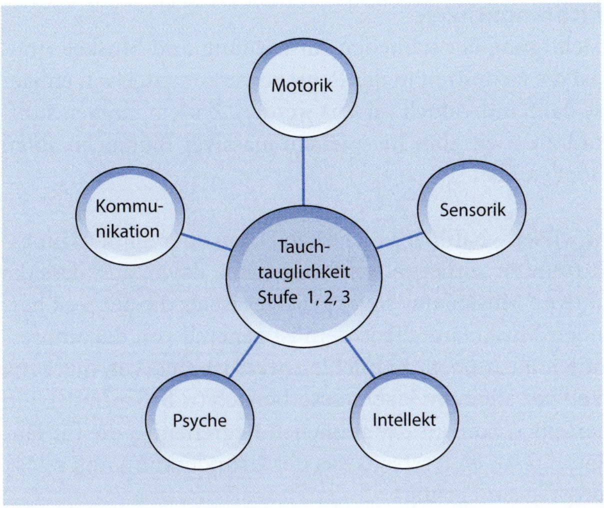

Abb. 28.4: Aspekte der individuellen Tauchtauglichkeit

Weitere Aspekte bestehen in der Beurteilung der Wahrscheinlichkeit, mit der sich eine Erkrankung unter tauchphysiologischen Bedingungen verschlechtern könnte, das Ertrinkungsrisiko sowie eventuelle Veränderungen des Dekompressionsverhaltens. Unter Berücksichtigung des Sicherheitsaspekts für den Taucher selbst, aber auch dessen Buddy, kann nach Aussprache der Tauchtauglichkeit die notwendige Betreuung unter Wasser mit Einstufung in ein spezielles Buddysystem festgelegt werden (s. Tabelle 28.1).

28.2.3 Nachuntersuchungsintervalle

Die Nachuntersuchungsintervalle variieren. Meists sind sie deutlich kürzer, vor allem bei stadienhaft verlaufenden Erkrankungen, oft mehrmals im Jahr und ggf. vor jeder neuen Tauchausfahrt. Wesentlich erscheint die Erwähnung der Schweigepflicht. Diese sollte in Bezug auf alle Beteiligten, insbesondere den Tauchlehrer und die Buddys (Tauchpartner), aufgrund der notwendigen Einsatzbereitschaft bei Notfällen aufgehoben werden. Im Falle eines Tauchunfalls sind Informationen über vorbestehende Symptome für den behandelnden Arzt von unschätzbarem Wert.

28.2.4 Tauchtauglichkeitsattest

Die Tauchtauglichkeitsbescheinigung sollte klar formuliert und in ihren Einschränkungen eindeutig sein. Die notwendige Betreuung unter Wasser muss für jedermann verständlich daraus hervorgehen.

Einschränkungen der Tauchtauglichkeit

Tauchzeit. Unter Berücksichtigung der schnellen Auskühlung und Muskelermüdung (auch bei Kindern!) ist die Grundzeit in der Regel zu verkürzen. Nach einiger Taucherfahrung kann diese dann individuell variiert werden. Zudem müssen stoffwechselbedingte Komplikationen wie zum Beispiel ein massiver Blutzuckerabfall beim Diabetiker eingerechnet werden.

Tauchprofil. Obwohl keine wissenschaftlich gesicherten Daten über die Sättigungskinetik einer gelähmten Extremität vorliegen, geht man heute davon aus, dass die Stickstoffsättigung der inaktiven Muskulatur sogar geringer ist als die der weit besser durchbluteten arbeitenden Muskulatur. Trotzdem ist generell von dekompressionspflichtigen Tauchprofilen abzusehen. Empfehlenswert ist eine Verringerung der Aufstiegsgeschwindigkeit vor allem im Flachwasserbereich (z. B. 5 m/min). Ein Tiefenlimit ergibt sich einerseits schon aus der zeitlichen Begrenzung, die für längere Dekostopps keinen Raum lässt, andererseits aus der Grunderkrankung selbst. Zwei Nullzeittauchgänge pro Tag sind genug.

Tauchtauglichkeitskriterien für Behindertentaucher. Die Kriterien, in welches Buddysystem ein behinderter oder chronisch kranker Taucher unter Wasser einzubinden ist, ergeben sich aus seiner Grunderkrankung und den damit verbundenen Fähigkeiten, in Notfallsituationen adäquat zu reagieren sowie sich aktiv an Rettungsmaßnahmen zu beteiligen. Die Einteilungskriterien sind somit medizinischer und praktischer Art und erfordern eine gute Zusammenarbeit zwischen Taucherarzt und Behindertentauchlehrer (Tabelle 28.1).

- **Stufe 1:** Physisches und psychisches Leistungsprofil sind gegeben. Der Taucher kann sich fast selbstständig auf den Tauchgang vorbereiten und sich unter Wasser oder über kurze Zeit allein fortbewegen. Er beherrscht die Sicherheitsübungen und kann sich und seinem Buddy Hilfe leisten
- **Stufe 2:** Physisches und psychisches Leistungsprofil sind gegeben. Der Taucher kann einfache Rettungsübungen durchführen, kann sich im Wasser jedoch nur schlecht allein vorwärts bewegen. Er ist auf fremde Hilfe angewiesen. In Problemsituationen kann er seinem Buddy keine Hilfe leisten, im Wesentlichen aber für sich selbst sorgen.
- **Stufe 3:** Der Taucher ist in seinem Bewegungsapparat größtenteils eingeschränkt und kann weder sich, noch seinem Buddy helfen und ist völlig auf fremde Hilfe angewiesen. Dies schließt bei manchen Verbänden, zum Beispiel der IDDA, auch blinde Taucher ein.

Aus dieser Stufeneinteilung ergibt sich die notwendige Betreuung für den Taucher unter Wasser. Grundsätzlich dürfen behinderte Taucher nur von brevetierten Partnern begleitet werden.

Tabelle 28.1: Einteilung in das Buddy-System nach IDA und IDDA

Stufen	Zuordnung der Multilevel-Zertifizierung	
	IDA (International Diving Association	IDDA (International Disabled Divers Association)
Stufe 1	Begleitung im Buddy-System durch einen ausgebildeten Tauchbegleiter/Companion	Kandidat taucht mit einem Tauchpartner gleicher oder höherer Ausbildung. Wenn notwendig muss ein (Oberflächen-)Surface-Assistent anwesend sein
Stufe 2	Begleitung im Buddy-System durch zwei ausgebildete Tauchbegleiter/Companions oder und einen RC-Instructor	Der Kandidat taucht mit mindestens einem IDDA Diveguide Basic und einem Rescue Taucher. Tiefenlimit 30 m
Stufe 3	Begleitung im Buddy-System durch einen ausgebildeten Tauchbegleiter/Companion und einen RC-Instructor	Der Kandidat taucht mit mindestens einem IDDA Diveguide Professionell oder höher und einem IDDA Diveguide Basic oder höher. Tiefenlimit 10 m

RC = Diving under Restrictive Conditions

Die Multilevel-Zertifikation weist in Abhängigkeit des zugehörigen Verbandes Unterschiede auf. Manche Aspekte der medizinischen sowie der taucherischen Einschätzung sind bis zum Ende der praktischen Ausbildung ergebnisoffen.

Hinweis. Ein Diabetiker sollte nur mit einem Buddy tauchen, der das Blutzuckerüberwachungsprogramm kennt und in den entsprechenden Notfallmaßnahmen geschult ist. Der Tauchpartner eines Diabetikers darf niemals selbst blutzuckerkrank sein! Zu beachten ist, dass ein „Sondersignal" für Unterzuckerung vor dem Tauchgang abgesprochen werden muss (Abb. 28.5).

28.3 Ausrüstung

Die Auswahl und Anpassung des richtigen Equipments für einen „handicapped diver" hängt in erster Linie von der Art der Behinderung, oft aber auch von der Findigkeit des betreuenden Tauchlehrers und den entstehenden Kosten ab. Bei der

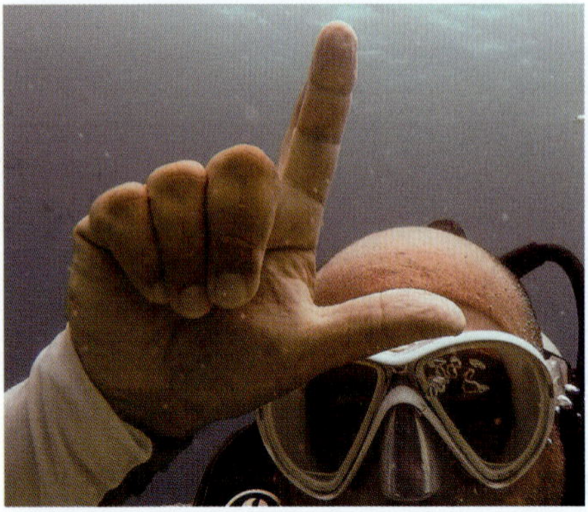

Abb. 28.5 Vor dem Tauchgang muss beim Tauchen mit Diabetikern ein „Sondersignal" für Unterzuckerung abegsprochen werden

Wahl bzw. Anfertigung oder Modifikation der Ausrüstung gibt es einige Fakten zu beachten. In der folgenden Kompaktinformation werden beispielhaft die häufigsten Ausrüstungsanpassungen aufgeführt. Die Bandbreite der Variationsmöglichkeiten ist demgegenüber so groß, dass nur ein kleiner Teil hier aufgeführt werden kann.

28.3.1 Atemregler

Manche behinderten Taucher haben wenig Kraft in der Gesichts- und Mundmuskulatur, was zu Schwierigkeiten beim Halten des Atemreglers im Mund führen kann. Auch ist die Ausatemkraft manchmal nicht stark genug, um den Automaten auszublasen (wichtig bei eingeschränktem Einsatz der Arme oder Hände). Dem kann man mit sehr leichten, leistungsstarken zweiten Stufen begegnen, die unter Umständen mit Bändern am Kopf fixiert werden können (Vorsicht: keine Partneratmung möglich!). Gut bedienbare „purge buttons" (Luftdusche), verlängerte Schläuche und anatomisch geformte Mundstücke stellen weitere Anpassungsmöglichkeiten dar. Alternativ kann auch eine Vollgesichtsmaske eingesetzt werden.

28.3.2 Maske

Manche Taucher müssen sich unter Wasser durch Schwimmbewegung der Arme fortbewegen. Hier sind kleinvolumige Masken von Vorteil, die dabei nicht stören oder behindern. Eine gut sitzende doppelte Silikondichtlippe passt sich meist auch stark veränderten Gesichtsformen an (z. B. bei Teillähmung der Gesichtsmuskulatur). Es gibt über die Nase ausblasbare Masken für den Fall, dass die Hände dafür nicht einsetzbar sind.

28.3.3 Jacket

Als wichtigem Auftriebsregulator kommt der Tarierweste ein zentraler Sicherheitsaspekt zu. Prinzipiell haben sich eher ADV- oder Hybridjackets bewährt. In einem

Kompaktinformation

Ausrüstung im Behindertentauchsport

- Grundsätzlich darf die reguläre Ausrüstung niemals derart verändert werden, dass dadurch ein Sicherheitsrisiko entsteht.
- Im Falle einer Modifikation erlischt in der Regel die Herstellergarantie.
- Manchmal ist es nützlich, dem Taucher zusätzliche Ausrüstungsgegenstände an die Hand zu geben, die die individuelle Einschränkung kompensieren (z. B. Geräuschsignalgeber, Handschwimmhilfen) oder eine notwendige Sicherheitsmaßnahme darstellen (Unterwassertrinkflasche und Zuckerlösung für Diabetiker etc.). Diese sollten selbstständig bedient werden können.
- In einigen Fällen können auch nur geringe Anpassungen wie z. B. ein Seitenwechsel der zweiten Stufe oder Umverteilung der Bleigewichte ausreichend sein.

Wing-Jacket hängt der Taucher an der Wasseroberfläche unter Umständen mit dem Gesicht nach unten im Wasser, falls ihm die körperliche Kraft zum Umdrehen fehlt. Alternativ hat eine Rückenblase, mit individuell einstellbarer Begurtung, den Vorteil großer Variationsmöglichkeiten. Schlauchsysteme, Schnallen und Ventile können, je nach Westentyp, ummontiert werden. Schnellablässe, Inflatorschläuche etc. können verlängert werden und müssen leicht bedienbar sein.

28.3.4 Bleigurt

Aufgrund der meistens stark veränderten Wasserlage und des unkonventionellen Schwimmstils sind bei der Auswahl der Gewichtsverteilung die meisten Änderungen notwendig. Der herkömmliche Bleigurt hinterlässt häufig Druckstellen, die sich zu schwer heilenden Problemwunden entwickeln können. Softblei oder teilweise Integration der Gewichte in das Jacket sind manchmal günstig. Es gibt spezielle Bleisysteme aus 500 g schweren Metallzylindern, die in alle Arten und Formen von Bleigurten (Bauchgurt, Fußgelenkgurt, kleine Befestigungssysteme, kurze Gurte mit Griffen, Montage an der Flasche etc.) eingesetzt werden können. Durch die kleine Stückelung ist man bei der Bleiverteilung sehr flexibel und kann individuell experimentieren, bis die richtige Verteilung für eine gute Balance unter Wasser erreicht ist.

Hinweis. Eine ausgetüftelte Bebleiung ist sicherlich für den Taucher angenehm, im Notfall müssen die Gewichte jedoch problemlos und schnell abgeworfen werden können.

28.3.5 Flossen

Bei Lähmung der Beine sind Flossen eher hinderlich und können ganz weggelassen werden. Im Falle einer prothetischen Versorgung muss diese vor dem Tauchgang gecheckt werden. Die Prothesen sollten arretierbar (feststellbar) sein und ohne Lufteinschlüsse zwischen Stumpf und Korb sitzen. Im Zweifelsfall behindert eine Prothese mehr als sie beim Tauchen nützt und kann weggelassen werden.

28.3.6 Neoprenanzug

Meistens kommt man um eine Maßschneiderung nicht herum, wenn der Anzug ohne Lufttaschen, Falten oder Einschnürungen sitzen soll. Im Bereich gelähmter Extremitäten kann dickeres Neopren verwendet werden, um dort einer schnelleren Auskühlung entgegen zu wirken.

Zu eng anliegende Anzüge schränken die schon verminderte Bewegungsmöglichkeit oft noch mehr ein, zumal der Taucher dann auch noch gegen den „Neoprenwiderstand" arbeiten muss.

28.4 Ausbildung

Es gibt einige anerkannte Organisationen, deren Hauptziel es ist, behinderten Menschen den Tauchsport zu ermöglichen (s. unten). Dazu gehören Schwimmbadprogramme im Rahmen einer stationären oder ambulanten Rehabilitation bis hin zum Freizeittauchen im Meer. Von der HSA (Handicapped Scuba Association), IDDA (International Disabled Divers Association), IAHD (International Association for Handicapped Divers) und IDA/CMAS (International Divers Association in Zusammenarbeit mit Confederation Mondiale des Activites Subaquatiques) bestehen ausgearbeitete Ausbildungsrichtlinien sowohl für den Taucher selbst als auch für dessen Begleiter und Tauchlehrer. Die Ausbildung und Brevetierung des körperbehinderten Tauchers hängt von dem Ausmaß der Behinderung und seiner möglichen Selbstständigkeit ab. Regelhafte Brevetierungen sind nur bei Stufe-1-Tauchern möglich. Bei der IDDA sind die Ausbildungsprogramme von der RSCT (World Recreational Scuba Training Council) zertifiziert.

Ausbildung des Tauchers. Es ist ratsam, der Schwimmbadausbildung unter kontrollierten Bedingungen zunächst den Vorzug zu gegeben. Bei Freiwassertauchgängen sollte der Taucher bereits mit seiner Ausrüstung vertraut sein und seine Tauchpartner kennen. Außerdem ist eine behindertengerechte Logistik erforderlich, die im Vorfeld zu klären ist. Je nach Einschränkung des Probanden ist eine Aus-

Tabelle 28.2: Verbandsinterne Ausbildungsstufen für Taucher mit Behinderungen

Verband	Für Personen mit körperlicher Beeinträchtigung
HSA	– Schnuppertauchen (keine Brevetierung) – Level „A" – Open Water Diver – Level „B" – Open Water Diver – Level „C" – Open Water Diver – Spezialkurse möglich
IDDA	– Schnupperkurs mit „Try Scuba Zertifikat" – IDDA Schnorcheltauchen – IDDA Indoor Diver – IDDA Scuba Diver – IDDA Open Water Diver – IDDA Advanced Open Water Diver
VDST	– Kein Schnuppertauchen – DTSA-Grundtauchschein (ABC-Übungen und Übungen mit Gerätetauchen) – DTSA-Basic (mit Einstieg in das Freiwassertauchen) – DTSA*-Bronze (ABC-Übungen und 5 Freiwasser-Tauchgänge) – Spezialkurse möglich
IAHD	– Schnuppertauchen (keine Brevetierung) – Confined Water Diver (Zertifikat berechtigt ausschließlich zum Tauchen im Schwimmbad) – Open Water Diver – Advanced Open Water Diver – Nitrox 36
IDA/CMAS	– Schnuppertauchen (keine Brevetierung) – Ausbildung im Schwimmbad oder Schwimmbad-ähnlichen Bedingungen zum IDA-RC-Pool-Diver 1–3 – Ausbildung im Freiwasser zum IDA-RC-Diver Stufe 1–3 – Spezialkurse möglich

bildung bis zum fortgeschrittenen Taucher mit der entsprechenden Brevetierung möglich (Tabelle 28.2).

Ausbildung der Begleiter und Tauchlehrer. Prinzipiell sollten nur speziell geschulte Tauchlehrer behinderte Taucher ausbilden. Abhängig von der Ausprägung der Behinderung des Probanden und dem Einsatzbereich der Helfer müssen, entsprechend dem Stufenmodell, auch die Tauchpartner und Betreuer ausgebildet werden (s. Tabelle 28.1, Tabellen 28.3 und 28.4).

Tabelle 28.3: Verbandsinterne Ausbildungsmöglichkeiten für Tauchbegleiter

Verband	Für alle Taucher
HSA	– Dive Buddy Course
IDDA	– Surface Assistant – Dive Guide basic
VDST	– T*** mit Ausbildung zum qualifizierten Tauchbegleiter für Taucher mit Behinderungen
IAHD	– Dive-Partner-Kurs (brevetierter Taucher, der speziell auf das Tauchen mit körperbehinderten Tauchern trainiert wird) – Surface Suppport Specialist (für Helfer an der Oberfläche, die sich mit allen Aspekten des Behindertentauchens beschäftigen möchten, außer dem eigentlichen Tauchgang)
IDA/CMAS	– Ausbildung zum RC-Tauchbegleiter/Companion

Tabelle 28.4: Verbandsinterne Ausbildungsmöglichkeiten für Tauchlehrer

Verband	Für Tauchlehrer
HSA	– HSA Instructor Training Course
IDDA	– IDDA Diveguide Professional – IDDA Divemaster – IDDA Instructor – IDDA Instructor Trainer – IDDA Course Director – IDDA Area Manager
VDST	– Ausbildungsberechtigung „Tauchen mit Behinderung" für Trainer C (Tauchen) mit VDST-T**
IAHD	– Pro-Trainer-Kurs
IDA/CMAS	– Ausbildung zum RC-Instructor oder RC-Instructor Trainer

28.5 Praktische Hinweise

Bevor man mit Behinderten tauchen geht, sollte man sich im Klaren sein, dass es wenig Platz für Improvisationen gibt.

Etikette. Alle Beteiligten sollen sich miteinander wohl fühlen. Dazu gehört eine gewisse Vertrautheit im Umgang mit Behinderten. Übertriebene Hilfestellungen sind nicht angebracht. Jeder Mensch ist stolz auf das, was er alleine kann. Sprich zu dem Menschen und nicht zur Behinderung.

Logistik. Die personelle, örtliche und medizinische Logistik muss vorher auf die Bedürfnisse der teilnehmenden Taucher überprüft und die Tauchausfahrt detailliert geplant werden. Der empfohlene personelle Aufwand stützt sich auf Ergebnisse bisheriger kleinerer Studien, die die Notwendigkeit einer Betreuer-Patienten-Ratio von 2:1 belegten. Ist die Tauchbasis behindertengerecht? Gibt es einen ruhigen, privaten Raum für Blutzuckermessungen, Blasenkatheterisierungen etc.? Stoffwechselerkrankungen, wie z. B. Diabetes mellitus, erfordern engmaschige Kontrollen vor und nach dem Tauchgang, am besten dokumentiert in speziellen Logbüchern. Bei Störung der Blasen-Mastdarm-Funktion sollte die Blase vor dem Tauchgang entleert werden. Tauchende Querschnittgelähmte können dies i. d. R. selbstständig vornehmen, aber der Tauchlehrer muss über die Notwendigkeit solcher Maßnahmen Bescheid wissen.

Vorsorge. Eine allgemein zu beachtende, nicht nur tauchspezifische Besonderheit, stellt die erhöhte Verletzungsgefahr dar, zumal in vielen Fällen Schmerz als Gefahrenindikator wegfällt. Durch Inaktivitätsosteoporose (Verminderung der Knochendichte durch Inaktivität) besteht eine erhöhte Gefahr für Knochenbrüche. Bei längeren Bootsausfahrten muss loses Equipment immer gut gesichert sein. Gelähmte Taucher brauchen sichere, gepolsterte Plätze. Aufgrund mangelnder Durchblutung der Haut können, bei längerem Aufliegen auf harten Unterlagen oder Reiben an scharfen Kanten, Druckgeschwüre entstehen. Die Abheilung solcher Wunden dauert oft Wochen.

Auf ausreichenden Sonnen-/Kälteschutz ist zu achten. Gelähmte Extremitäten kühlen deutlich schneller aus als solche, die bewegt werden können, und erfordern daher eine größere Anzugdicke unter Wasser. Im selben Anzug überhitzt der Taucher an der Oberfläche jedoch schneller. Die Haut ist meist deutlich empfindlicher und reagiert sensibler auf Sonnenexposition.

Kompaktinformation

- Planung: Wer geht mit? Wer braucht was? Wo gibt es die besten Voraussetzungen? Checklisten sind hilfreich.
- Personelle Logistik: Wie viele Betreuer sind notwendig? Welche Ausbildung der Begleiter ist erforderlich?
- Örtliche Logistik: Behindertengerechte Einrichtung bzw. Tauchbasis oder Schiff? Sind adäquate medizinische Einrichtungen gut erreichbar?
- Medizinische Logistik: Zusatzausrüstung für den Tauchgang erforderlich? Welche medizinischen Vorsorgemaßnahmen sind zu ergreifen? Notfallmedikamente, Notfallplan.

Ausrüstung. Je nach Handicap können zusätzliche Ausrüstungsgegenstände den Tauchsport angenehmer oder zusätzlich sicherer machen. Strand- oder wasserfeste Rollstühle, Lifter, absenkbare Plattformen etc. erleichtern den Wassereinstieg, während Signalpfeifen, Schleppbojen, Handleinen einen Sicherheitsfaktor darstellen.

Zitat: „Wir gehen mit jedem, der die medizinische Freigabe hat, ins Wasser – nur ob es ‚Tauchen' bedeutet, wissen wir erst danach" (Dirk Wondrak, der Präsident der IDDA).

Weiterführende Literatur

1. Degnan F: A Guide for Teaching Scuba to Divers with Special Needs. Best Publishing Company, Flagstaff, Arizona, 1998
2. Hoffmann U, Wenzel J, Wilke K: Tauchen mit eingeschränkter Leistungsfähigkeit. Sport und Buch Strauß, Köln, 1998
3. Novak HF, Ladourner G: Scuba diving as a rehabilitation approach in paraplegia. Rehabilitation 1999; 38: 181–184
4. Obermann M, Häckler A, Kiefhaber N: Modernes Tauchbasenmanagement: Handbuch für Tauchschulen, Tauchbasen, nach ISO 24803. Gentner, Stuttgart, 2011
5. Weidauer H, Klingmann C: Tauchmedizin aktuell. Gentner, Stuttgart, 2004

Internetadressen

1. International Association of Handicapped Divers: www.iahd.de
2. Handicapped Scuba Association: www.hsa-germany.de
3. International Divers Association: www.ida-worldwide.com
4. National Instructors Association for Divers with Disabilities: www.niadd.org
5. Tauchen als Therapie: www.tauchen-als-therapie.de
6. International Disabled Diver Association: www.i-d-d-a.com/education.php?mlw

29 Psyche und Tauchen

A.K. Liedtke

Die Entwicklung der modernen Tauchtechnik macht das Tauchen heute so sicher und einfach handhabbar wie noch niemals zuvor. Tauchunfälle, die auf technisches Versagen der Ausrüstung zurückzuführen sind, werden immer seltener. Nahezu 75 % aller Tauchunfälle resultieren aus so genanntem menschlichem Versagen. Auf 100 000 Tauchstunden kommt ein tödlicher Tauchunfall. Angst und Panikattacken der Taucher führen über Ertrinken zu tödlichen Tauchunfällen. Vor diesem Hintergrund erscheint die Betrachtung psychischer Mechanismen beim Tauchen zwingend.

29.1 Einführung

29.1.1 Erfahrungen im Wasser

Betrachtet man die Situation des Tauchers aus psychologischer Sicht, so muss zuerst der Neuartigkeit der Erfahrungen unter Wasser Beachtung geschenkt werden. Für Bewegungsabläufe an Land entwickeln Menschen bereits in den ersten Lebensmonaten fast perfekte Handlungsmuster, die auf Erfahrungen beruhen. Reize an Land, wie z. B. das Quietschen einer Straßenbahn oder das Hupen eines Autos, kann der Mensch einordnen, bewerten und daraus seine Konsequenzen ziehen. Unter Wasser stellt sich für den Tauchanfänger nichts normal und alltäglich dar. Neben der Wahrnehmung der Fauna und Flora unter veränderten optischen Bedingungen und dem Gefühl der Gewichtslosigkeit hat sich der Taucher auf das Medium Wasser einzustellen. Die Atmung rückt plötzlich eindringlich und, durch das Atemgeräusch ständig präsent, in den Vordergrund. Eine Lebensfunktion, die sich sonst autonom vollzieht, wird in das Bewusstsein des Menschen gebracht. Bewegungsabläufe, wie das Tarieren oder Schwimmen mit Flossen müssen neu erlernt werden, da hier dem Menschen keine Erfahrungsräume zur Verfügung stehen. Veränderte Wahrnehmung und ungewohnter Atemablauf, der unterentwickelte Orientierungssinn im Wasser sowie die ungewohnte Kleidung bzw. Geräte können eine Art Reizüberflutung für den Tauchanfänger darstellen und lassen kaum Valenzen für zusätzliche Informationen oder Anweisungen, etwa durch den Tauchlehrer. Schritt für Schritt muss der Neuling an den ungewohnten Lebensraum gewöhnt werden. Diese Neuartigkeit der Unterwasserwelt erleben aber auch Taucher, die lange Zeit nicht getaucht sind. Bei ihren ersten Tauchgängen im Urlaub fühlen sie sich unsicher wie Tauchanfänger, können jedoch schnell auf bereits Erlerntes zugreifen und werden in ihren Bewegungsabläufen schnell wieder sicher.

Hinweis. Tauchen ist vor allem im Lernprozess mit hohen Stressoren verbunden. Tauchschüler sollten bei Tauchlehrern lernen, die ihnen sympathisch sind und bei denen sie sich sicher fühlen. Ungünstig sind erste Taucherfahrungen mit Familienmitgliedern, da sich familiendynamische Aspekte (Streit zwischen Partnern, problematische Vater-Sohn-Beziehung) nicht ausblenden lassen und somit mit „unter Wasser" genommen werden.

29.1.2 Motive

Die Gründe, das Tauchen zu erlernen und den Sport weiter zu betreiben, sind vielfältig: Abenteuersuche beim Wracktauchen, Austesten eigener Grenzen, Überwindung der Angst vor dem Wasser, neuartige Tiere oder die Weite kennen lernen. Die intrinsische, also im Menschen selbst entstandene Motivation zum Tauchen ist ein wesentliches Kriterium zum Gelingen des neu entdeckten Sports. Die Fremdmotivation stellt ein weit verbreitetes Phänomen im Tauchsport dar und ist als einer der wesentlichsten Kofaktoren für Panikattacken zu bewerten. Nicht selten werden Partner oder andere Familienangehörige, wie Kinder, durch den Taucher mit mehr oder weniger Druck zum Tauchen überredet. Der Überredete spürt mitunter intuitiv, dass der Tauchsport nichts für ihn ist. Um dem Partner oder dem Elternteil einen Gefallen zu tun, absolviert er jedoch einen Tauchkurs oder einen Tauchgang. Mit hoher Grundanspannung und einem hohem Level an Angst geht dieser Taucher ins Wasser. Kommt es dann zu unvorhersehbaren Ereignissen unter Wasser, ist das Auftreten einer Panikattacke vorprogrammiert.

Fallbeispiel. Eine 35-jährige Engländerin kommt mit ihrem Mann zur Konsultation in das Medical Center; Kuramathi/Malediven. Hier gibt sie an, unter Ohrenschmerzen zu leiden. Der Ehemann gab an, dass sich das Paar erst seit zwei Tagen auf der Insel befinde und er sich sehr auf das Tauchen mit seiner Frau freue. Weiter berichtete er, dass er hoffe, dass durch die einmalige Gabe eines Medikaments die Symptomatik der Ehefrau besser werde und sie dann mit ihm tauchen könne. Die Patientin sitzt während der Ausführungen ihres Mannes schweigend neben ihm. Die Untersuchung erfolgt in Anwesenheit des Ehemannes. Der ärztliche Kollege untersucht die Patientin entsprechend und stellt keinen krankhaften Befund fest. Vor der Befundmitteilung bittet er den Mann, zur Rezeption des Medical Centers zu gehen und dort die formellen Dinge zu klären. Dem Kollegen gelingt es nun, mit der Patientin allein zu sprechen. Nach der Befundmitteilung, dass mit den Ohren alles in Ordnung sei, befragt der Arzt die Patientin, wie sie zum Tauchen stehe. Zögerlich berichtet sie, dass sie auf Wunsch ihres Mannes einen Tauchkurs in der Heimatstadt absolviert hatte, was ihr nicht leicht gefallen sei. Von sich

Kompaktinformation

Motivation

- Überprüfung der eigenen Motivation und der des Partners oder anderer Familienangehörige zum Tauchen
- Kein Tauchgang bei ausschließlicher Fremdmotivation
- Bei der Taugtauglichkeitsuntersuchung Exploration der Motive zum Erlernen des Tauchens, bei Fremdmotivation auf Gefahren hinweisen, insbesondere bei Kindern und Jugendlichen

aus hätte sie niemals diesen Kurs absolviert. Während des Kurses habe sie immer wieder Angst gehabt und einzig die einfühlsame Tauchlehrerin sei in der Lage gewesen, ihr diese zu nehmen. Nun habe das Paar lange Zeit für den Maledivenurlaub gespart und ihr Mann freue sich sehr auf das Tauchen mit ihr. Sie habe jedoch davor Angst, ihr fehle die Sicherung durch die Tauchlehrerin. Da sie dies ihm jedoch nicht sagen könne, da sie befürchte, dass ihr Mann gekränkt sei, habe sie nun diese Ohrenschmerzen erfunden. Sie wisse, dass diese Symptomatik und der dazu erstellte Befund des Arztes der einzige Weg sei, um „um das Tauchen drum herum zu kommen". Der behandelnde Arzt bespricht mit der Patientin, dass er ihr vorübergehend „für" ihren Mann bescheinigen werde, dass sie aufgrund einer „beginnenden Otitis media" nicht tauchen sollte. Weiterhin weist er sie auf die Gefahren eines fremdmotivierten Tauchganges hin und bittet sie, dieses Problem mit ihrem Partner baldmöglichst zu klären.

29.2 Angst

Angst gehört zur Grundausstattung an Gefühlen und steht dem Menschen als eine ursprüngliche Emotion mit Signalcharakter bei Bedrohung zur Verfügung. Zweck der Angst ist es, den Menschen in Alarmbereitschaft zu versetzen und somit zu aktivieren. Ist der Mensch in Angst, ist es ihm möglich, Situationen aufmerksam zu analysieren, diese ggf. anders zu strukturieren oder diese zu verlassen. Tritt Angst auf, geht man davon aus, dass eine Differenz zwischen inneren und äußeren Reizen besteht und dem Menschen noch keine ausreichenden Fähigkeiten zur Verfügung stehen, diese Diskrepanz zu verändern. Diese Situation wird meist als stressvoll erlebt. Der Körper versucht zuerst, sich an die stressige Situation zu adaptieren oder gegenzuregulieren. Wenn dies gelingt, ist der Stresszustand beendet und das Gleichgewicht hergestellt. Hält der Stresszustand trotz Regulationsversuchen dauerhaft an, kommt es zu Erschöpfungszuständen, die bis zum Tod führen können.

Die Stressverarbeitung läuft interindividuell unterschiedlich ab. In Abhängigkeit vom Erfahrungsschatz und den subjektiven Bewertungsprozessen entwickelt der Mensch auf eine stressvolle Situation Angst oder eben nicht. Was also Angst auslöst und in welchem Maß, ist von Mensch zu Mensch verschieden. Angst äußert sich auf der kognitiven (Gedanken, Einstellungen), der körperlichen (Herz-Kreislauf-

Kompaktinformation

Phasen der Stresswahrnehmung

1. **Alarm:** Die Reaktion des Körpers auf das den Stress auslösende Ereignis (z. B. Veränderung von Puls, Blutdruck und Atemfrequenz bei kaltem Wasser)
2. **Widerstand:** Der Körper wehrt sich gegen dieses Ereignis (z. B. Kältezittern)
3. **Erschöpfung:** Körper gibt sich auf bzw. reduziert Anstrengung auf geringstes Maß (z. B. nur noch Durchblutung der Kernorgane)

System) und Verhaltensebene (Mimik, Gestik). Sie gilt als nichtrepräsentatorische Emotion, d. h., es gibt keine eindeutige Zuordnung eines Ereignisses auf diese emotionale Qualität (im Gegensatz zum Verliebtsein).

Hinweis. Angstschema = Reiz → Wahrnehmung → Bewertung → Hormonausschüttung → körperliche Reaktion

29.2.1 Angst als Persönlichkeitsmerkmal

Grundsätzlich besitzt jeder Mensch die Bereitschaft, Angst zu erleben, allerdings in unterschiedlicher Ausprägung. Man nimmt an, dass die persönliche Bereitschaft zur Angst bei der Geburt bereits festgelegt ist. Inwieweit sich diese Bereitschaft ausweitet, verringert oder gleich bleibt, hängt nun von den persönlichen Erfahrungen des heranwachsenden Kindes ab. Je mehr ein Mensch durch frühe Bezugspersonen Sicherheit erfahren hat, umso mehr wird dieser in sich selbst Vertrauen setzen und weniger ängstlich die Umwelt explorieren. In der frühen Lebensgeschichte erlernt ein Kind eben auch über seine Bezugspersonen die Auseinandersetzung mit eigenen und fremden Ängsten und wird in ähnlicher Weise damit im späteren Leben offen oder eben gehemmt umgehen.

29.2.2 Situative Angst

Die situationsgebundene Angst bezieht sich auf Objekte oder Situationen, real oder vorgestellt. Die klassischen Reaktionen auf angstauslösende Objekte sind Wut und Angriff auf das Objekt, Flucht, Unterwerfung und Beschwichtigung oder kognitive Umwandlung, also Neudefinition der Situation. Kognitive und körperliche Reaktion auf eine Gefahrensituation oder auf die Erwartung einer solchen sind von subjektiven Bewertungsprozessen der jeweiligen Person abhängig. Wie nun ein Mensch

Kompaktinformation

Möglichkeiten, auf angstauslösende Objekte zu reagieren
- **Immobilisation:** gelähmt sein wie das Kaninchen vor der Schlange .
- **Vermeidung des Reizes:** angstauslösendes Objekt wird vermieden; nur kurzfristig sinnvoll, langfristig führt die Strategie zu Angstverstärkung.
- **Abschwächung:** sich dem Reiz allmählich aussetzen.
- **Aggression und Wut:** Angriff und Verschrecken des angstauslösenden Objekts.
- **Unterwerfung und Beschwichtigung:** Akzeptanz der Rolle des Unterlegenen.
- **Umwandlung:** Neudefinition einer Situation.

auf ein angstauslösendes Objekt reagiert, hängt einerseits von der Struktur seiner Persönlichkeit und andererseits von seinen Erfahrungen ab.

Angst kann nicht nur hemmend, sondern auch aktivierend sein. Es gilt als erwiesen, dass leichte Angst die Motivation, sich auf eine Aufgabe zu konzentrieren steigern kann. Eine überwältigende Angst dagegen wird den Einzelnen hier dazu veranlassen, seine Aufmerksamkeit nach innen zu richten und damit weg von der bevorstehenden Aufgabe. In hohem Angstzustand sind die kognitiven Fähigkeiten und die Wahrnehmung des Menschen deutlich eingeschränkt, jedoch kontrollierte Handlungen und Selbststeuerung noch möglich. Oftmals befindet sich der ängstliche Mensch im Teufelskreis der Angst gefangen: Er nimmt einen Reiz wahr und bewertet diesen als Gefahr. Daraufhin entsteht Angst, die aufgrund der angstbedingten physiologischen Veränderungen körperliche Symptome, wie Herzrasen und Atemnot, bereitet. Die körperlichen Veränderungen werden vom bereits ängstlichen Menschen wiederum wahrgenommen und bewertet. Aus dieser Bewertung entsteht wiederum Angst usw.

Hinweis. Teufelskreis Angst = äußerer Reiz → Wahrnehmung → Gedanken (Gefahr) → Angst → physiologische Veränderung → körperliche Empfindung → Wahrnehmung → Gedanken (Gefahr) → Angst → physiologische Veränderung usw.

29.2.3 Angst beim Tauchen

Die Angstentstehung unter Wasser folgt den gleichen Mechanismen wie an Land. Die Auswirkungen der Angst sind unter Wasser jedoch viel gravierender, da sie mit Panikattacken und resultierendem unkontrolliertem Notaufstieg einhergehen können. Daher ist es notwendig, besonders auf Prädiktoren zu achten, die eine gewisse „Anfälligkeit" für Angst und oder Panikattacken unter Wasser hinweisen.

Kompaktinformation

Tauchbezogene Ängste

- Ichthyophobie – Angst vor Fischen
- Elasmophobie – Angst vor Haien
- Nyctophobie – Angst vor der Dunkelheit
- Klaustrophobie – Angst vor engen Räumen
- Phagophobie – die Angst, lebendig aufgefressen zu werden
- Bathophobie – die Angst vor der Tiefe oder dem Versinken
- Thanatophobie – die Angst vor dem Tod

Emotional labilisierte Menschen, die einen Tauchgang als Selbstbestätigung benötigen, oder Taucher, die eine stark erhöhte Bereitschaft zum Risiko aufweisen, zeigen sich besonders anfällig für Angstattacken unter Wasser. Emotionale Labilisierung, etwa durch lang anhaltende berufliche oder familiäre Probleme, bewirken eine Erhöhung des vegetativen Grunderregungsniveaus. Zudem kann der Mensch in dieser emotionalen Verfassung schlechter auf Bewältigungsmechanismen zurückgreifen. Die erhöhte Risikobereitschaft kann zu Fehleinschätzungen eigener Fähigkeiten und zu Bagatellisierungen von Gefahrenmomenten führen. Kommt zu den persönlichkeitsbedingten Faktoren ein angstauslösender Reiz (starke Strömung, Hai etc.) hinzu, entsteht eine Angstreaktion, die mit unspezifischen körperlichen Symptomen wie Herz-/Atemfrequenzerhöhung sowie mit kognitiven Veränderungen einhergeht.

Zeigen Taucher im Alltag eine ungenügende Affektkontrolle (Wutausbrüche) oder die Tendenz zur Schuldzuweisung an andere in Konfliktsituationen, so werden sich diese Eigenschaften beim Tauchen auswirken. Kleinere Stressoren können dann zum Ausbruch der Emotionen führen, die der Situation nicht angemessen erscheinen und den Taucher in Gefahr bringen. Die Art der Fehlerkultur im Alltag gibt ausreichend Hinweise, wie sich ein Mensch unter Wasser in problembehafteten Situationen verhalten wird. Ist ein Taucher nicht in der Lage, selbstkritisch zu reflektieren, wird es ihm nicht gelingen, in seine Betrachtungen mögliche eigene Fehler zu integrieren und damit zu korrigieren. Das Zusammenspiel dieser persönlichkeitsbedingten negativen Faktoren, tauchspezifischer Ängste und situativer Stressoren bildet auch beim erfahrenen Taucher eine mögliche Basis für einen Tauchunfall.

Kompaktinformation

Kennzeichen von Angst beim Taucher

- Hyperventilation (beschleunigte Atmung nimmt Taucher an sich selbst, aber auch am Buddy wahr (vermehrtes Heben und Senken des Brustkorbs)
- Muskelanspannung oder Festklammern an Gegenständen mit „weißen" Knöcheln
- häufiger Augenkontakt
- Fluchtverhalten zur Wasseroberfläche
- Verzögerungstaktik beim Abtauchen
- stilles, in sich gekehrtes Verhalten
- auffällig häufig Probleme beim Druckausgleich

29.2.4 Prävention und Intervention

Aus eigener Erfahrung weiß jeder, dass die eigene Angstbewältigung bei bereits eingesetzter Angst nicht gelingt. Auch beruhigend gemeinte Worte oder Zeichen des Gegenübers, dass man keine Angst zu haben braucht, hilft dem angstvollen Menschen in der Situation selten. Da die Angst intern entstanden ist, muss sie auch intern reduziert werden. Der Taucher ist hier im Gegensatz zur Panikattacke in aller Regel noch in der Lage, seine Symptome wahrzunehmen und gegenzuregulieren. Durch gezielte kognitive Techniken wie Gedankenstopp, die Suche nach Nähe zum Tauchpartner oder das Wählen einer geringeren Tauchtiefe kann die Symptomatik verringert und der Teufelskreis der Angst durchbrochen werden. Es sollte bei Auftreten von Angst frühzeitig über einen Abbruch des Tauchgangs nachgedacht werden.

Grundsätzlich gilt, dass ein Taucher mit dem Wunsch, den Tauchgang abzubrechen, ohne Diskussionen erst einmal entspannen soll und dann den Tauchgang ggf. beenden kann. Nur der Taucher selbst kann einschätzen, wie er sich in diesem Moment fühlt und ob er die Situation kontrollieren kann. Die durch die Angst entstandene reduzierte Leistungsfähigkeit und emotionale Labilisierung kann hier schon so groß sein, dass durch ein weiteres angstauslösendes Ereignis eine Panikattacke ausgelöst werden kann.

Der Taucher ist in der Verantwortung, sich auf den Tauchgang individuell optimal vorzubereiten. Hier gilt es einerseits, die physische Leistungsfähigkeit herzustellen, andererseits mentale Vorbereitungen zu treffen. Neben Aufbau und Erhalt einer körperlichen Fitness gehört dazu die selbständige und eigenverantwortliche kontinuierliche Überprüfung des Zustands der Ausrüstung. Der Taucher kann Unsicherheiten reduzieren, indem er seine Tauchausrüstung und seine Taucherfertigkeiten auf das Tauchvorhaben anpasst.

Die genaue Planung des Tauchgangs reduziert Gefährdungen, das gedankliche Durchspielen von Notsituationen unter Wasser stellt ein „Probehandeln" des Tauchers dar, auf das er im Notfall zurückgreifen kann.

Kompaktinformation

Verhalten des Tauchers bei Angst

- Gedankenstopp; Unterbrechung des Teufelskreises Angst
- Zusatzinformationen sammeln
- beunruhigende Reize neu bewerten
- vegetative Gegensteuerung
- ruhige Atmung
- dem Tauchpartner Angst signalisieren
- Wahl einer geringeren Tauchtiefe
- Nähe des Tauchpartners suchen
- Abbruch des Tauchgangs

Hinweis. Entspannungsverfahren wie das Autogene Training oder die Progressive Muskelrelaxation nach Jacobsen können unmittelbar vor einem Tauchgang angewendet werden und sind ein wichtiges Hilfsmittel zur Reduktion der Grundanspannung. Diese Entspannungsverfahren können auch auf dem Tauchboot oder am Anliegeplatz erfolgen, ohne dass die anderen Taucher darauf aufmerksam werden müssen (Schamfaktor).

29.3 Panik

Das Paniksyndrom ist eine zeitlich umgrenzte Episode akuter Angst, die mit den synomymen Begriffen „Panikattacken, Panikanfälle oder Angstanfälle bezeichnet werden. Charakteristisch ist dabei das plötzliche und z. T. als spontan erlebte Einsetzen unangenehmer Symptome. Spontaneität bedeutet hier, dass die Betroffenen die einsetzenden körperlichen Symptome nicht immer mit einem externen Stimulus (z. B. Höhe, Tiefe, Hai) in Verbindung bringen bzw. dass die Panikattacke sich nicht einer realen Gefahr zuschreiben lässt.

Neben den subjektiv erlebten körperlichen Symptomen treten üblicherweise kognitive Symptome (ich werde sterben, ich bekomme nicht genug Luft, ich habe die Kontrolle verloren) auf, die die mögliche Bedeutung der somatischen (körperlichen) Symptome betreffen.

Hinweis. Es zeigen sich in der Befragung von Menschen, die einen Panikanfall hatten, retrospektive Verzerrungstendenzen: Rückblickend schildern die Patienten besonders schwere Panikanfälle (Gespräch eine Woche nach dem Anfall oder später), bei sofortiger Befunderhebung gleich nach dem Anfall hingegen werden die Panikanfälle mit moderater Intensität und einer begrenzten Anzahl von Symptomen geschildert.

Während eines Panikanfalls zeigen die Menschen oft ein ausgeprägtes hilfesuchendes Verhalten. Der Notarzt wird gerufen, Angehörige werden um Hilfe gebeten und es werden Beruhigungsmittel eingenommen. Tritt ein Panikanfall an öffentlichen Orten auf, so wird dieser Ort von den Betroffenen schnellstmöglich verlassen. Auch so genannte spontane Anfälle werden in den meisten Fällen durch körperinterne Reize wie der Wahrnehmung von Herzklopfen oder Atembeschwerden ausgelöst. Seltener stehen Gedanken und/oder Vorstellungsbilder am Anfang eines Panikanfalls.

Hinweis. Reduzierte Leistungsfähigkeit + unvorhergesehenes Ereignis oder Wahrnehmung = Panikattacke

29.3.1 Symptomatik

Im Vordergrund der erlebten Beschwerden stehen Herzklopfen, Herzrasen, Atemnot, Schwindel, Benommenheit, Schwitzen, Brustschmerzen sowie Druck oder Engegefühl in der Brustgegend. Im Panikanfall leidet der Betroffenen unter plötzlich ausgelöster Bewusstseinseinschränkung mit dem Gefühl der inneren Überschwemmung von Todesangst. Mit zum Teil sinnlosen und primitiven Abwehr- und Fluchtreaktionen versucht er, der Situation zu entkommen. Im Gegensatz dazu werden auch gelegentlich Hemmungszustände beschrieben, die es dem betroffenen Menschen nicht möglich machen, irgendwie zu reagieren. Der Panikanfall dauert wenige Minuten bis Stunden und ebbt sofort ab, wenn Hilfe von außen kommt.

Die physiologische Untersuchung von Panikanfällen in der natürlichen Umgebung der Patienten mit Hilfe von tragbaren Messgeräten relativieren die meist dramatisch anmutenden retrospektiven Aussagen der Patienten: Während einer Panikattacke zeigen Panikpatienten nur vereinzelt drastische Anstiege in der Herzfrequenz. Er zeigt sich insgesamt eine deutliche Diskrepanz zwischen der geringen tatsächlichen körperlichen Erregung während der Panikanfälle und dem massiven subjektiven Erleben körperlicher Symptome.

29.3.2 Prädiktoren zur Entstehung eines Panikanfalls unter Wasser

Im Gegensatz zum Panikanfall unter „normalen„ Bedingungen bedeutet ein Panikanfall unter Wasser tatsächlich höchste Lebensgefährdung für Taucher und Tauchpartner. Taucher, die bereits mit einer hohen Grunderregung (Angst) oder einer physiologischen Dysbalance (z. B. Durchfallerkrankung) den Tauchgang antreten, sind bereits für eine Attacke gefährdet.

Kompaktinformation

Faktoren zur Entstehung eines Panikattacke

- Erwartungsangst
- Fremdmotivation
- Angststörung
- Übersteigerte Leistungsbereitschaft

29.3.3 Diagnostik und Interventionen

Um dem Entstehen von Panikanfällen präventiv zu begegnen, müssen Vorbereitung vor dem Tauchen, Interventionen während des Tauchens und Nachbesprechungen nach dem Tauchgang erfolgen: Oberstes Ziel der Prävention muss die Vermeidung von Angstzuständen sein. Panikattacken sind durch den Taucher selbst nicht mehr steuerbar. Letztlich kann der Tauchpartner nur noch versuchen, den Taucher am unkontrollierten Aufstieg zu hindern.

Hier muss nochmals darauf verwiesen werden, dass ein Weitertauchen bei aufkommender Angst die Wahrscheinlichkeit für eine Panikattacke massiv erhöht. Auch unter Wasser kann der Taucher bei seinem Gegenüber sehr gut Angst – und/oder Panikanzeichen erkennen: Kurzatmigkeit, Zittern, heftiges Hin- und Herzappeln, weit aufgerissene Augen, Anklammern beim Tauchpartner.

Eine Behandlung von Panikanfällen unter Wasser ist nicht möglich. Oberstes Ziel kann hier nur sein, so sicher und schnell wie möglich an die Wasseroberfläche zu gelangen. Die spätere psychotherapeutische Behandlung der Panikanfälle ist grundsätzlich möglich. Hier finden vor allem die Methoden der Verhaltenstherapie erfolgreich Anwendung. Grundsätzlich muss die Behandlung dieser Panikanfälle unter

Kompaktinformation

Vorbereitungen vor dem Tauchgang

- Aufbau und Erhalt einer körperlichen Fitness durch Training
- Kontinuierliche Überprüfung des Zustands der Ausrüstung
- Abstimmen der Ausrüstung auf Tauchvorhaben
- Ständige Überprüfung der Ausrüstungskonfiguration
- Training der taucherischen Fertigkeiten
- Genaue Planung des Tauchgangs (z. B. Wettervorhersage abrufen, Tauchplatzbegehung ...).
- Gedankliches Durchspielen von Notsituationen

Interventionen während des Tauchens

- Erkennen von Angstzuständen – Eigenbeobachtung – Beobachtung des Partners
- Abbruch des Tauchgangs bei aufkommender innerer Unruhe, Anspannung und aufkeimender Angst
- Ruhiges und überlegtes Handeln „Stop – Breath – Think" (Halte an – Atme – Denke)
- Keine Tauchgänge über die eigenen Grenzen hinweg
- Abbruch des Tauchgangs beim Auftreten erster Stresssymptome
- Achtung: nicht den Stress bekämpfen und mit dem Tauchgang fortzufahren.
- Der nächste Stressauslöser kommt sicher und löst dann Panik aus.
- Entspannen während des Tauchgangs.
- Auf den Buddy achten, hat er Probleme oder kommt er gut zurecht.

Nachbesprechung nach dem Tauchen

1. Mentale Nacharbeitung des Tauchgangs
2. Wo lagen Fehler (Fehlerkultur herstellen)
3. Wo muss etwas verbessert werden?

Wasser von denen im Kaufhaus oder in der Höhe unterschieden werden: Panikanfälle im normalen Leben schränken den Menschen massiv ein, machen es unmöglich, seinem gewohnten Leben und den damit verbundenen Aufgaben nachzugehen.

Hinweis. Panikanfälle unter Wasser stellen eine akute Lebensgefahr dar.

Fallbeispiel. Ein 45-jähriger Tauchschüler wurde durch den Notarzt auf die Intensivstation nach einem Tauchunfall eingeliefert. Er erschien auf der Station intubiert und beatmet unter Gabe von Narkotika und Diuretika. Auf der Intensivstation wurde der Patient katecholaminpflichtig und zeigte Anzeichen einer schweren Laktazidose/respiratorischen Azidose (Übersäuerung). Durch den Notarzt wurde übermittelt, dass der Patient als Tauchschüler mit seiner Tauchlehrerin bei kühlem Wetter im November in einem Baggersee gegen 18:00 Uhr einen Tauchgang absolvierte. Nach einer Übung im flachen Wasser erfolgte das problemlose Abtauchen in eine Tiefe von 10 m. Der Patient habe in dieser Tiefe plözlich eine Panikattacke bekommen, den Atemregler aus dem Mund genommen und mit panikartigen Bewegungen versucht aufzusteigen. Die Tauchlehrerin habe versucht, den Schüler am Panikaufstieg zu hindern, was ihr nicht gelungen sei. Dabei hat der Tauchschüler versucht, aus dem Schnorchel zu atmen und massiv Wasser aspiriert. Nach dem Auftauchen habe die Tauchlehrerin den bewusstlosen Patienten noch etwa 400 m schwimmend zum Ufer bringen müssen. Dort habe er Symptome wie Bewusstlosigkeit, Schnappatmung und sog. Massenbewegungen gezeigt. Die primären Reanimationsmaßnahmen seien durch die Tauchlehrerin bis zum Eintreffen des Notarztes durchgeführt worden. Nach der erfolgreichen notfallmedizinischen Behandlung erfolgte die Verlegung in das tauchmedizinische Behandlungszentrum der Universität. Dort wurde er wegen eines Multiorganversagens durch Beinahertrinken 45 Tage intensivmedizinisch behandelt (s. auch Kap. 17).

In der späteren Exploration des Patienten durch die Intensivmediziner gab der Patient an, keine Gründe für den Panikaufstieg erkennen zu können. In Gesprächen der auf der Intensivstation tätigen Psychotherapeuten mit der Ehefrau des Patienten wurde festgestellt, dass ihr Mann schon einige Zeit etwas zur Beruhigung nahm. Daraufhin wurde vom Patienten erneut eine psychosoziale Anamnese erhoben.

Der Patient wollte unbedingt so schnell wie möglich den Tauchlehrgang absolvieren, da er bereits für sich und seine Frau in nächster Zeit eine Reise ans Rote Meer gebucht hatte. Am Tag des Tauchgangs sei der Patient ohnehin schon sehr gestresst gewesen. Den ganzen Tag habe der selbständige Unternehmer keine Pause machen und gerade noch so den Termin mit der Tauchlehrerin einhalten können. Er habe sich eigentlich auf den Tauchgang gefreut, da er sich da nun endlich mal entspannen könne. Unter Wasser habe er plötzlich unter Luftnot gelitten, sei dann in Panik geraten und habe gewusst, „dass er es nicht bis nach oben schafft." Weiterhin ergab die Exploration, dass der Patient beim Elbehochwasser verschüttet worden war. Ein LKW habe eine ganze Ladung Sand abgeschüttet, genau an der Stelle, an der der Patient sich gerade im Wasser befunden habe. Es habe einige Zeit gedauert, bis der Patient gerettet worden sei. Nach diesem Ereignis habe der Patient sich eben Beruhigungstabletten verschreiben lassen, da er Symptome wie innere Unruhe, Flashbacks (plötzlich einsetzende Rauschzustände), erhöhte allgemeine Ängstlichkeit sowie Schlafstörungen entwickelt habe. Diese Symptome habe er jedoch nicht mit dem Trauma in Verbin-

Kompaktinformation

Kontraindikation für das Tauchen

- Angst
- Angsterkrankung
- Panikerkrankung
- Hohes Grundmaß an Ängstlichkeit

dung bringen können, sondern auf seinen aufreibenden Arbeitsalltag zurückgeführt. Es zeigten sich in der Gesamtbetrachtung dieses Fallbeispiels ausreichend Hinweise auf das Vorliegen einer posttraumatischen Belastungsstörung. Weiter ist der Patient aus einem hohen Anstrengungsniveau heraus und unter hohem Erfolgsdruck tauchen gegangen.

Die psychotherapeutische Behandlung von Angst und/oder Panikanfällen beim Tauchen sind grundsätzlich hinsichtlich der Indikationen zu hinterfragen. Ein Taucher, der unter dieser Symptomatik einmal gelitten hat, wird auch mit höchst kompetenter psychotherapeutischer Behandlung größten Respekt vor dem Tauchen haben. Auch der Ehrgeiz, diese Angst besiegen zu wollen, muss hier kritisch beleuchtet werden. Kommt dieser Taucher in eine ähnlich angstauslösende Situation, bringt er womöglich sich und seinen Tauchpartner in Lebensgefahr.

Ziel des Sporttauchens ist es, möglichst entspannt eine Erlebniswelt zu erkunden und sich den Eindrücken unter Wasser widmen zu können. Diese Welt genießen zu können, setzt mentale Stabilität und ein hohes Maß an Selbstreflektion und Wahrnehmung der eigenen Person voraus. Bringt ein Mensch beim Erlernen des Tauchsports bereits ungünstige Begleitumstände mit, wie etwa eine Angsterkrankung oder ein hohes Maß an Ängstlichkeit, muss verantwortlich erwogen werden, ob der Betreffende das Tauchen überhaupt erlernen sollte. Natürlich steht es im eigenen Ermessen des Tauchers, sich dafür oder dagegen zu entscheiden. Der untersuchende Arzt, Angehörige und auch der Tauchlehrer sind hier aber als Berater der Tauchschüler in ihrer Verantwortung gefragt und müssen Tauchschüler auf die beschrieben Gefahren aufmerksam machen.

29.4 Gruppendynamische Aspekte des Tauchen

Gruppeneffekte

Gerade bei Tauchsafaris, aber auch bei anderen Tauchgängen spielen **gruppendynamische Aspekte** für den Ablauf von Tauchgängen und die Sicherheit des Einzelnen eine bedeutende Rolle. Der soziale Druck, gerade bei Safaritauchgängen, ist nicht zu unterschätzen. Schon zwei Taucher bilden eine Gruppe, bei der sich beide Taucher gegenseitig beeinflussen. Nicht immer tauchen Menschen miteinander, die sich kennen. Werden Taucher etwa auf einem Tauchboot im Urlaub einander zugeteilt, die sich nicht kennen, ist es notwendig, dass sich beide miteinander verständigen. Vor dem Tauchgang muss zwischen den Tauchern der Ablauf des Tauchganges geklärt werden. Erfolgt dies nicht, herrscht Unkenntnis über die Regeln und das Vorgehen unter Wasser, was die Unsicherheit der Taucher deutlich erhöht. Diesbezügliche Absprachen bedeuten eine soziale Erleichterung und verhindern, dass der Einzelne seine Grenzen überschreitet und somit sich und den anderen in Gefahr bringt.

Zu den **positiven Gruppeneffekten** gehört die „soziale Erleichterung". Nach der Aufgabenverteilung weiß jeder, welche Aufgabe und Verantwortung er hat und von wem er Unterstützung erfahren kann. Dies bedeutet eine Erhöhung der Sicherheit für den Einzelen.

Werden Gruppennormen zum Dogma, etwa beim Safaritauchen, die nicht hinterfragt werden dürfen und unkritisch übernommen werden, spricht man von **negativen Gruppeneffekten**. Hier erfolgt oft die Zustimmung des Einzelnen für Tauchgänge, bei denen er sich eigentlich längst überfordert fühlt. Der Taucher traut sich dann jedoch aufgrund des Gruppendrucks nicht, seine Überforderung zu signalisieren. Seine Entscheidung gegen den Tauchgang käme in einer solchen Situation einer Entscheidung gegen die Gruppe gleich. Diesen Stressor will der Taucher vermeiden und bringt sich somit unter Wasser in eine Situation, der er evtl. nicht gewachsen ist.

Fallbeispiel. Herr A., ein erfahrener Taucher (ca. 500 Tauchgänge), nimmt an einem Tauchgang in einer für ihn neuen Tauchregion teil. Bisher hat Herr A. ausschließlich in Deutschland oder den Malediven getaucht. Briefing erfolgt auf dem Tauchboot kaum, der Taucher kennt keinen der Mittaucher. Der Tauchleiter stellt keine vertrauensvolle Atmosphäre her, vielmehr verdeutlicht er, vor allem durch sein nonverbales Verhalten, dass er der Star und eigentlich beste Taucher unter den Anwesenden ist. Herr A.: „Der führte sich auf wie ein Hausmeister...". Herr A. wird mit einem ihm unbekannten Menschen den Tauchgang durchführen. Bereits zu Beginn des Tauchganges spürt Herr A. eine latente Frustration und Freudlosigkeit, die er retrospektiv der vorherigen Stimmung auf dem Tauchboot zuschreibt. Der Tauchgang verlauft ruhig. Herr A. geht nach der entsprechenden Tauchzeit an die Wasseroberfläche und will sich vom Tauchboot „aufsammeln" lassen. Als Herr A. sich wie gewohnt an der Leiter des Tauchbootes festhält, will er seine Flossen ablegen und dann heraussteigen und die Tauchflasche sich mit Hilfe abnehmen lassen. Noch im Wasser, teilt ihm der Tauchleiter in ironischer und für alle hörbare Weise mit, dass Herr A. gefälligst seine Flossen noch anbehalten soll. Der Tauchleiter macht einen Witz auf Kosten von Herrn A. und führt ihn vor den anderen Tauchern vor, die alle herzhaft über Herrn A. lachen (wie kann man nur so dumm sein und nicht wissen, dass ...). Herr A. folgt zwar den Anweisungen des Tauchleiters, setzt sich dann aber frustriert auf seinen Platz, redet mit keinem der anderen und wird später berichten, dass er keine Lust hat, mit diesen Menschen wieder unter Wasser zu gehen. Folglich war dieser Tauchgang der letzte von Herrn A. in diesem Urlaub. Hier zeigt sich, wie groß der Einfluss einer einzelnen Person und/oder der Tauchgruppe auf eine Person sein kann. Mehr als Frustration ist nicht geblieben. Herr A. spürte schon den Druck der Gruppe vor dem Tauchgang, das kaum erfolgte Briefing irritierte ihn, die Stimmung auf dem Boot war ihm unangenehm. Herr A. war aber in der Lage, den Tauchgang überlegt und souverän

Kompaktinformation

Gruppendynamik

- Gruppen schränken ein und Gruppen helfen
- „Plan your dive and dive your plan" (Plane deinen Tauchgang und folge deinem Plan)
- Tauche solo aber nie allein
- Tauche innerhalb deiner Grenzen
- Jeder Taucher kann zu jeder Zeit, aus welchem Grund auch immer, den Tauchgang abbrechen – und es ist immer richtig!

zu absolvieren. Ein Tauchanfänger oder ein Taucher, der ängstlicher oder unsicherer als Herr A. ist, hätte möglicherweise bei weiteren Stressoren unter Wasser Probleme bekommen. Herr A. war auch erfahren genug, um für den Rest des Urlaubes nicht mehr tauchen „zu müssen".

29.5 Psychologische Aspekte der Tauchtauglichkeitsuntersuchung

Neben der Erfassung physischer Befunde muss eine ausführliche psychosoziale Anamnese erfolgen. Können hier Angst- und/oder Panikstörungen, Depression oder Schizophrenie diagnostiziert werden, sollte ein ausführliches Beratungsgespräch mit den potenziellen Tauchern geführt und an eine Überweisung zum Psychotherapeuten gedacht werden. Diese Vorgehensweise entspricht der Wahrnehmung und Beachtung der biopsychosozialen Gesamtheit des Klienten, der wegen einer Tauchtauglichkeitsuntersuchung den Arzt aufsucht und sollte im Grundverständnis des Arztes tief verankert sein. Denn auch bei organischen Auffälligkeiten, etwa einer Veränderung des EKG oder des HNO-Status, wird der Arzt seine Pflicht wahrnehmen, den Patienten an einen Fachkollegen zu überweisen. Weiter muss die Motivation zum Tauchen erfragt werden. Der Arzt steht hier in der Pflicht, auf die Gefahren fremd-

Kompaktinformation

Tauchtauglichkeit – psychische Daten, die bei der Tauchtauglichkeitsuntersuchung erfragt, bzw. erhoben werden sollten

- Angsterkrankung
- Panikerkrankung
- Depression
- Schizophrenie
- Motivation zum Tauchen
- Bisherige Unfallhäufigkeit
- Suizidalität (mögliche Frage: „Manchmal gibt es Phasen im Leben, da möchte man nicht mehr leben, kennen Sie solche Momente?")
- Ausdrucksmöglichkeit von Angst (mögliche Frage: „wie reagieren Sie, wenn Sie in alltäglichen Lebenssituationen Angst bekommen?")
- Medikamenteneinnahme (Alprazolam - Tafil®; Propranalol - Dociton®; Imipramin – Tofranil®, Antidepressiva)

motivierter Tauchgänge zu verweisen. In der Praxis finden psychologische Aspekte in der Tauchtauglichkeitsuntersuchung bisher keine oder nur wenig Beachtung. Vor diesem Hintergrund der Betrachtung der beschriebenen Ursachen von tödlichen Tauchunfällen steht hier die Forderung, diese regelhaft zu integrieren. Idealerweise sollte ein Explorationsmanual genutzt werden, mit dessen Hilfe der zu untersuchende Arzt als Grobscreeningverfahren psychische Risikofaktoren des potenziellen Tauchers erfassen und dann ggf. entsprechende Empfehlungen bzw. Behandlungen einleiten kann.

Tipps für Tauchlehrer

1. Neben Fachwissen, Tauchfertigkeiten und Lehrbefähigung ist das psychologische Feingefühl beim Tauchlehrer besonders gefragt und in hohem Maße sicherheitsrelevant.
2. Anzeichen von Angst/Besorgnis bereits über Wasser deuten auf mögliche Probleme unter Wasser hin. Die Motivation des Tauchschülers zur Aufnahme des Tauchsports sollte durch den Tauchlehrer erfragt werden.
3. Die Thematisierung typischer Ängste im Unterricht und ein ausführliches Briefing erleichtern es dem Betroffenen ggf., Sicherheit zu gewinnen und sind allgemein als vertrauensbildende Maßnahmen anzusehen.
4. Um psychischen Überforderungen unter Wasser entgegenzuwirken, sind dementsprechend eine gründliche Vorbesprechung, ruhige Ausstrahlung, ein Betreuungsverhältnis von max. 1:2, ein angepasstes Tauchprofil und die Bereitschaft, einen Tauchgang jederzeit zu „entschärfen" oder abzubrechen, hilfreich.
5. Stresstraining und Einüben von Verhaltensschema für Angst und Notfall sind unerlässlich.
6. Die Wichtigkeit der Tauchgangsnachbesprechung wird oft unterschätzt ... ehrlich, verbindlich, feinfühlig.

Weiterführende Literatur

1. Abele A, Becker P: Wohlbefinden. Theorie – Empirie – Diagnostik. Beltz, Weinheim, 1991
2. Bonnet A, Fernandez L, Piolat A, Pediniell JL: Changes in emotional states before and after risk taking in SCUBA diving. J Clin Sport Psychol 2008; 2: 25–40
3. Dimmock K: Finding comfort in adventure: experiences of recreational SCUBA divers. Leisure studies. 2009; 28, 279–295
4. Dimmock K, Wilson E: Risking Comfort? The impact of in-water constraints on recreational SCUBA diving. Ann Leisure Res 2009; 12: 173–194
5. Ehm OF: Sicher unter Wasser. Tauchmedizin für Einsteiger. Müller Rüschlikon, Cham, 1994
6. Krohne HW: Angst und Angstverarbeitung. Kohlhammer, Stuttgart, 1981
7. Morgan C, Stevens CA: Changes in perceptions of risk and competence among beginning scuba divers. J Risk Res 2008; 11: 951–966
4. Oertel M: Die Angst und ihre Bewältigung beim Sporttauchen. Wiss. Arbeit zur ersten wissenschaftlichen Staatsprüfung für das Amt des Studienrates. Humboldt-Universität Berlin, 1997
5. Schönberg-Schiegnitz S: Psychische Aspekte der Tauchtauglichkeit. In: Ehm OF (Hrsg) Tauchtauglichkeitsuntersuchungen bei Tauchern. Springer, Heidelberg, 1997
6. Yarbrough JR: Understanding diver panic. Alert Diver 2005; 2

30 Besondere Aspekte bei Kindern und Jugendlichen

Ch. Beyer

Der Tauchsport begeistert eine zunehmende Anzahl von Kindern und Jugendlichen. Insbesondere bei der tauchmedizinischen Untersuchung gilt weiterhin der Satz: „Kinder sind keine kleinen Erwachsenen". Er verdeutlicht die Notwendigkeit einer besonderen medizinischen Beurteilung der Tauchtauglichkeit bei Kindern (aber auch bei Jugendlichen), denn die für Erwachsene übliche Untersuchung wird den speziellen Anforderungen beim Kind und beim Jugendlichen nicht gerecht. Die Tauchartikel-Industrie und die Tauch-Ausbildungs-Organisationen hatten sich schnell auf das Kinder-Jugend-Tauchen eingestellt, aber die tauchmedizinischen Gesellschaften konnten bisher nur in begrenztem Maße medizinische Leitlinien und Empfehlungen zum Kinder-Jugend-Tauchen vorstellen. Die Ursache liegt in der Schwierigkeit, wissenschaftliche Untersuchungen mit Kindern und Jugendlichen durchzuführen. Im Folgenden werden die besonderen medizinischen Aspekte beim Tauchen von Kindern und Jugendlichen, die Kriterien für die tauchsportärztliche Untersuchung und die Empfehlungen der Tauchsportverbände zu Tauchtiefe und Dauer dargestellt.

30.1 Einleitung

Seit Mitte der 1980er Jahre gibt es ein zunehmendes Interesse an Tauchsportaktivitäten von Kindern. Von verschiedenen Tauchsportverbänden wurden Programme und Richtlinien erarbeitet, um optimale Bedingungen für das Erlernen von Tauchtechniken und höchste Sicherheit zu bieten.

Wie viele Kinder tauchen? In den USA sind 5–10 % aller Taucher Kinder und Jugendliche, d. h., 110 000 Jugendliche tauchen regelmäßig. In Deutschland sind ca. 10 000 aller VDST-Mitglieder unter 19 Jahre. Die Zahl der Kinder und Jugendlichen, die nur gelegentlich im Urlaub tauchen, kann auf ein Mehrfaches geschätzt werden.

Ist das Tauchen von Kindern und Jugendlichen gefährlich? Bei einer Studie (1989–2002) betrafen 2 % aller tödlichen Tauchunfälle Kinder und Jugendliche. 5 % aller Patienten, die in Hawaii in einer Druckkammer behandelt wurden (1983–2003) waren Kinder/Jugendliche; 20 % hatten bleibende Schäden. Fast alle tödlichen Tauchunfälle hätten theoretisch vermieden werden können (unter Berücksichtigung der heutigen Regeln).

Bei der Beurteilung der Tauchtauglichkeit muss die körperliche und geistige Entwicklung in der entsprechenden Altersstufe berücksichtigt werden. Obwohl Tauchausbildungen bereits für Kinder unter 10 Jahren angeboten werden, kann von einer für Freiwasser-Tauchgänge entsprechenden körperlichen und geistigen Reife frühestens ab dem 12.–14. Lebensjahr gesprochen werden. Bei den australischen Taucherärzten gilt 14 Jahre als unterste Grenze. Das Problem bei der Beurteilung von Kindern und Jugendlichen ist in dieser Altersstufe die große Breite der körperlichen und geistigen Entwicklung. Um die Tauchtauglichkeit von Kindern und Jugendlichen zu beurteilen, sollten wir uns mit der körperlichen und geistigen Entwicklung und den für das Tauchen wichtigen körperlichen und psychischen Voraussetzungen beschäftigen. Zusätzlich sollte berücksichtigt werden, welche besonderen Risiken in welchem Alter auftreten können.

30.2 Besonderheiten der körperlichen Entwicklung und ihre Bedeutung für die Tauchtauglichkeit des Kindes

30.2.1 Knochenwachstum und Entwicklung

Die Altersspanne von 8–14 Jahren umfasst den Übergang von der Kindheit (Schulalter) in die Adoleszenz (Pubertätsbeginn, Erwachsenenalter). Dabei kommt es besonders beim Körperbau und der Muskulatur zu einer umfassenden Veränderung. Zeichnet sich die Kindheit noch durch eine gleichmäßige Entwicklung aus (Wachstum zwischen 5. und 10. Lebensjahr ca. 6 cm/Jahr), so kommt es in der Prä- und Adoleszenz (Erwachsenwerden) zu einem raschen körperlichen Wandel. Der Wachstumsschub zu Beginn der Pubertät kann bis zu 9,5 cm/Jahr bei Jungen und 8 cm/Jahr bei Mädchen betragen. Dabei erfolgt der Wachstumsschub bei Mädchen im Mittel zwischen dem 10. und 14. Lebensjahr (Gipfel um das 12. Lebensjahr) und bei Jungen zwischen dem 12. und 16. Lebensjahr (Gipfel um das 14. Lebensjahr). Der Zuwachs ist am Rumpf am stärksten, doch ist jeder Teil der Muskulatur und des Skeletts beteiligt. Auch das Körpergewicht steigt deutlich an. Während es bei den Mädchen eingangs der Pubertät zu einem Zuwachs an Körperfett kommt, sinkt bei den Jungen relativ der Zuwachs des Unterhautfettgewebes. Parallel zur Entwicklung von Skelett und Muskulatur nimmt die Körperkraft der Jugendlichen zu (bei Jungen verdoppeln sich die vorhandenen Muskelzellen vom 11. zum 16. Lebensjahr). Insbesondere durch den unterschiedlichen Wachstumsverlauf in verschiedenen Körperregionen kommt es zu Veränderungen der Motorik. Dabei treten Unsicherheiten in der Grob- und Feinmotorik sowie in deren Koordination auf.

Bedeutung für das Tauchen. Bei erwachsenen (häufig professionellen) Tauchern sind Schädigungen der Knochen und Gelenke durch Gasbläschen bekannt. Das Wachstum kann sich bei vielen Jugendlichen noch bis zum 20. Lebensjahr fortsetzen. Erst dann verschließen sich die Wachstumsfugen der langen Röhrenknochen. Beim Tauchen von Kindern und Jugendlichen besteht die Sorge, dass sich kleine Gasblasen während der Dekompression in die Blutgefäße des umgebenden Gewebes der nicht geschlossenen Epiphysenfugen (Wachstumsfugen) einlagern und es zu einer Schädigung mit Wachstumsstörung kommt (die Epiphysenfugen haben keine Blutgefäße und werden durch Diffusion versorgt). Bisher gibt es keine experimentelle Studie, die diese Annahme bestätigt. Die Epiphyse und die Metaphyse umgeben die Wachstumsfugen und sind stark durchblutet. Es wird zurzeit davon ausgegangen, dass Mikroblasen, soweit sie auftreten, schnell wieder „herausgewaschen" werden. Dieses sind theoretische Überlegungen, da es keine wissenschaftlichen Untersuchungen bei Kindern gibt. Es gibt bisher keine Belege für ein gehäuftes Auftreten von Knochenerkrankungen durch das Sporttauchen. Bei geringen Tauchtiefen bis 10 m ist innerhalb der vorgeschlagenen Tauchzeiten (s. Abschnitt Tauchdauer) nicht mit dem Auftreten von bedeutsamen Gasbläschen zu rechnen. Um das Risiko zu minimieren, sollten Tauchgänge von Kindern bis 14 Jahre möglichst flach (5–10 m, abhängig vom Alter) und kurz (bis 25 min, abhängig vom Alter) sein. Bei Adoleszenten (Jugendlichen) ist der Wachstumsknorpel sehr empfindlich. Es sollte daher darauf geachtet werden, dass es durch zu schwere Ausrüstung nicht zu Schädigungen kommt. Auch Sprünge mit voller Tauchausrüstung sind zu vermeiden. Bei der Ausbildung von Kindern und jüngeren Jugendlichen sollten die schweren Ausrüstungsteile von Erwachsenen getragen und erst direkt am/im Wasser angelegt werden.

30.2.2 Entwicklung von Lunge und HNO-Organen

Die Zahl der Lungenbläschen (Alveolen) steigt von 24 Mio. bei der Geburt auf 300 Mio. bis zum 8. Lebensjahr an. Danach kommt es vorwiegend zu einer Größenzunahme der Alveolen. Dadurch erhöht sich die für den Gasaustausch zur Verfügung stehende Fläche von 32 m^2 mit 8 Jahren auf 75–80 m^2 im Erwachsenenalter. Sie entspricht in m^2 in jedem Lebensalter etwa dem Gewicht in kg. Bis zum 5. Lebensjahr sind die Atemwege noch disproportional zu eng, aber danach kommt es zu einer raschen Größenzunahme, so dass der Strömungswiderstand in Luftröhre und Bronchialbaum stetig abfällt. Mit etwa 14 Jahren wird der Erwachsenenwert erreicht. Die Elastizität der Lungen entwickelt sich noch bis zum 12. Lebensjahr. Die Eustach-Röhre (Verbindung zwischen Rachenraum und Mittelohr) ist bei Kindern bis zum 8. Lebensjahr noch kurz, flach und weit. Danach kommt es zu einem Anstieg des flachen Neigungswinkels um 15 Grad und es werden zunehmend Erwachsenenverhältnisse erreicht. Dies trifft auch auf die Verbindungen zu den Nasennebenhöhlen und den Stirnhöhlen zu. Zu berücksichtigen ist die große Variabilität der Entwicklung, so dass ab 12 Jahren mit einer abgeschlossenen Lungenentwicklung und ab dem 12.–14. Lebensjahr mit einer „erwachsenen" Tubenfunktion gerechnet werden kann.

Bedeutung für das Tauchen. Bei Kindern kommt es häufiger durch Infektionen, durch allergische Reaktionen oder durch Vergrößerungen der Rachenmandeln (Adenoide) zu einer akuten oder chronischen Belüftungsstörung des Mittelohrs. Durch die nicht selten unzureichende Funktion der Eustach-Röhre bei Kindern kann es beim Tauchen häufiger zum Mittelohr-Barotrauma kommen (Untersuchung durch Winkler et al. 2011), theoretisch ist auch das Risiko für ein Innenohr-Barotrauma erhöht. Bereits beim Schwimmbadtraining kam es bei Kindern durch eine verlegte Ohrtrompete zu Überdehnungen oder Rissen des Trommelfells. Durch die bei Infektionen entstehende vermehrte Schleimbildung können Verbindungen zu den Stirn- und Kieferhöhlen verlegt werden und ein Barotrauma entsteht.

Bei den Bronchien kann es durch zähen Schleim zu partiellen Lungenüberblähungen kommen. Kinder mit bereits leichten Infekten und allen Erkrankungen, die eine Störung der Mittelohrbelüftung bedingen, sollten nicht am Tauchtraining teilnehmen. Es sollte immer frühzeitig – bereits an der Oberfläche beginnend – ein Druckausgleich durchgeführt werden. Bereits ab einer Tauchtiefe von 1–5 m kann es beim Auftauchen ohne ausreichendes Ausatmen zu einem Barotrauma der Lunge kommen. Kinder mit einem Asthma bronchiale sollten daher grundsätzlich nicht tauchen.

Bei mehreren Untersuchungen zur Lungenfunktion bei Kindern im Alter von 8–14 Jahren (Winkler et al. 2011; Wollin et al. 2011) wurden messbare und bei einigen Kindern auch signifikante Verschlechterungen der Lungenfunktion nach altersgerechten Tauchgängen gefunden. Es sind deshalb andere Maßstäbe bei der Beurteilung der Funktion von Lunge und Atemwegen bei Kindern und Jugendlichen erforderlich als bei erwachsenen Tauchern. Aufgrund der Untersuchungen von Wollin et al. (2011)und Winkler et al. (2011) wäre zum Ausschluss einer bronchialen Hyperreagibilität ergänzend eine Lungenfunktion mit Provokation zu empfehlen.

30.2.3 Entwicklung von Herz und Kreislauf

Das Wachstum von Herz- und Gefäßsystem verläuft parallel mit der Entwicklung des Gesamtorganismus. Das Herzwachstum entspricht der Zunahme der Körpermasse. Der Herzvolumenquotient (Herzvolumen/Körpermasse) bleibt unabhängig vom Lebensalter relativ unverändert und beträgt durchschnittlich 10,5–11,5 ml/kg. Mit der Zunahme des Herzschlagvolumens und des Herzminutenvolumens ist ein Absinken der Ruhepulsfreqenz verbunden. Durch die Zunahme der Gefäßelastizität im Reflex, so dass eine akute Notsituation entstehen kann. In der Adoleszenz muss mit einem Risiko suchenden Verhalten („Kick") gerechnet werden. Das Verhalten unter Stress bzw. in einer Notsituation ist in der Gruppe der 10- bis 15-Jährigen nur schwer vorhersagbar. Dieses zeigt sich u. a. in den Ursachen von tödlichen Tauchunfällen im Kindes- und Jugendalter. Überdurchschnittlich häufig ereignen sich bei Kindern und Jugendlichen ein Ertrinken durch Panik, eine arterielle Gasembolie oder ein Barotrauma der Lunge.

Hinweis. Kinder und Jugendliche können keine vollwertige Buddy-Funktion übernehmen. Bei einem Notfall unter Wasser kann von einem Kind oder Jugendlichen aufgrund der körperlichen und psychischen Voraussetzungen eine adäquate Rettungsaktion nicht erwartet werden!

Wird mit einem Kind oder Jugendlichen getaucht, so muss es sich beim Buddy um einen Tauchlehrer oder sehr erfahrenen Taucher handeln. Eltern sollten sich kritisch fragen, ob sie die erforderliche Erfahrung besitzen, Notsituationen erfolgreich zu bestehen (so starben bei Tauchunfällen im Kindes- und Jugendalter vier Kinder beim Tauchgang mit dem Vater).

30.3 Tauchausrüstung für Kinder

Kinder sind keine kleinen Erwachsenen. Die Ausrüstung muss deshalb speziell auf Kinder zugeschnitten sein. Sie sind kleiner, haben nicht so viel Kraft und kühlen schneller aus. Die Tauchmaske muss unbedingt gut abschließen und der Nasenerker sollte den Druckausgleich erleichtern. Der Schnorchel mit passendem kleinem Mundstück darf nicht zu lang sein und keinen großen Durchmesser haben. Durch geringer ausgeprägtes Unterhautfettgewebe kann es beim Kind schneller zu Wärmeverlusten kommen. Das Frieren führt zu einem Abfall an Konzentration und wird von Kindern oft erst spät bemerkt. Ein gut angepasster Neoprenanzug mit Kopfhaube (da viel Wärme über den Kopf verloren wird) ist unbedingt erforderlich! Die Tarierweste muss eine dem Kind entsprechende Größe/Volumen haben. Eine schlechte Passform erschwert durch Einengung oder Verrutschen die Handhabung und Bedienung. Dieses kann Tarierprobleme hervorrufen, die im schlimmsten Fall zu einem rasanten Aufstieg an die Oberfläche mit möglicherweise einem Barotrauma der Lunge und zerebraler Gasembolie führen. Ein verstellbarer Bauchgurt und ein kürzerer Inflatorschlauch sind wünschenswert. Die Druckluftflasche muss der Größe des Kindes angepasst sein und sollte nicht über das Gesäß hinausreichen. Flaschen mit 4–7 l Volumen sind bei Tauchgängen von Kindern insbesondere zur

Gewichtsreduzierung zwingend erforderlich. Um Schäden an der Wirbelsäule und an den großen Gelenken zu vermeiden, sollte die Ausrüstung nicht zu weit getragen werden. Sprünge mit voller Ausrüstung können zu Schäden führen. Der Atemregler benötigt eine kompensierte 1. Stufe, und eine 2. Stufe mit niedrigem Atemwiderstand und kleinem Kindermundstück. Bei Jugendlichen mit Zahnspange kann das Mundstück speziell angepasst werden. Mitteldruck- und der Finimeterschlauch sollten abhängig von der Größe des Kindes in der passenden Länge verwendet werden, da es sonst zu Dysbalancen im Kiefergelenk kommen kann. Die Füßlinge dürfen nicht zu groß oder zu klein sein, sonst entstehen Scheuerstellen. Das Flossenblatt sollte nicht zu hart sein, um die Gelenke zu schonen und darf nicht zu groß (Überlastung) und nicht zu klein (kein Vortrieb) sein. Im Pool können auch Flossen mit einem geschlossenen Fersenteil benutzt werden. Schwere Ausrüstungsgegenstände (Flasche, Bleigurt) sollten von den Betreuern zum Pool/Wasser getragen werden, um Schäden an Wirbelsäule oder großen Gelenken zu vermeiden.

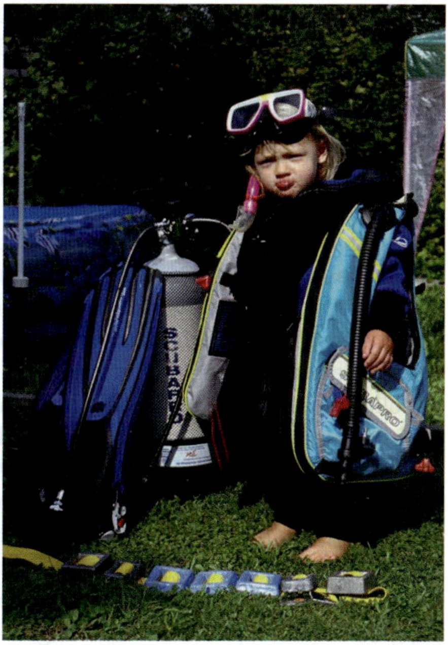

Abb. 30.1: Die Tauchausrüstung muss kindgerecht sein! (Foto mit freundl. Genehmigung von Dr. C. M. Muth)

30.4 Die ärztliche Untersuchung auf Tauchtauglichkeit bei Kindern

Bei der Untersuchung sollte mindestens ein Elternteil anwesend sein, um folgende Punkte vorab zu besprechen:

- Das Kind/der Jugendliche hat den eigenen Wunsch, tauchen zu lernen und wird nicht von den Eltern oder Freunden bedrängt.
- Tauchen ist ein Sport, bei dem es durch Nichtbeachtung der Konsequenzen sich ändernder Umgebungsbedingungen sehr leicht zu bedrohlichen Zwischenfällen kommen kann. Diese Komplikationen sind selten, aber nicht auszuschließen.

und bei Kindern, soweit möglich, eine Tympanometrie (Mittelohrbelüftungstest). Eine Ergometrie (Belastungs-EKG) ist nur bei besonderer Veranlassung erforderlich. Laboruntersuchungen sind nur mit besonderer Fragestellung erforderlich. Am Ende der Untersuchung sollten alle auffälligen Befunde mit dem Kind/Jugendlichen und den Eltern besprochen werden. Die Befunde müssen dahingehend bewertet werden, ob der Tauchsport ausgeübt werden kann, ob die Tauglichkeit zu einem späteren Zeitpunkt erneut geprüft werden muss oder ob nicht mit Druckluftgerät getaucht werden sollte. Es gilt, immer die alters- und Brevet-entsprechende Tauchtiefe und Tauchdauer zu beachten.

Absolute Kontraindikationen zum Tauchen

Die folgende Kompaktinformation nennt Erkrankungen, die bei Kindern und Jugendlichen den Ausschluss vom Tauchsport bedeuten.

Kompaktinformation

Absolute Kontraindikationen zum Tauchen

- Chronische obstruktive oder restriktive Lungenerkrankungen, v. a. Asthma bronchiale (auch bei guter Asthmakontrolle), Lungenzysten, Bronchiektasen, Lungensequester, zystische Fibrose, spontaner Pneumothorax, alle Lungenerkrankungen, die mit einer eingeschränkten Funktion oder der Gefahr einer Überblähung verbunden sind.
- Chronische Perforation des Trommelfells, Zustand nach Mittelohroperationen, Paukenröhrchen, chronische Mittelohrentzündung, chronische Nebenhöhlenentzündungen.
- Kopfverletzungen mit anhaltenden Beschwerden oder Störungen, zerebrale Krampfanfälle, Erkrankungen des zentralen Nervensystems.
- Herzrhythmusstörungen (insbesondere symptomatische Bradykardien, paroxysmale Tachykardien, WPW-Syndrom, AV-Block III. Grades, Long-QT-Syndrom, Brugada-Syndrom). Alle weiteren Herzrhythmusstörungen oder Beschwerden, die in Ruhe oder Belastung zu plötzlichen unkontrollierbaren Situationen (Schwindel /Synkope) führen können.
- Kardiomyopathien, rechtsventrikuläre Dysplasie, hämodynamisch bedeutsame rechts- oder linksventrikuläre Belastung durch Septumdefekte, Verengung von Gefäßen, Klappenstenosen oder Klappeninsuffizienzen, pulmonale Hypertension, Vorhofseptumdefekte.
- Insulinabhängiger Diabetes (Ausnahme bei älteren Jugendlichen nach entsprechendem Training oder in speziellen Gruppen).
- Muskeldystrophien oder andere Erkrankungen, die zu einer eingeschränkten körperlichen Belastbarkeit führen.
- Allergien gegen Gummi/Kunststoffe, schwere allergische Reaktionen auf Insektenstiche.
- Bedeutsame Lernstörungen, schwere psychische Erkrankungen, Verhaltensauffälligkeiten mit erhöhter Impulsivität und hohem Risikoverhalten, insbesondere Aufmerksamkeitsdefizit-Hyperaktivitäts-Störung (ADHS), Neigung zu Angst- oder Panikreaktionen, Beklemmung in engen Räumen oder auf freien Plätzen, schwere Depressionen. Alle Erkrankungen, die Symptome hervorrufen, wie ein Dekompressionssyndrom oder eine arterielle Gasembolie.

Relative Kontraindikation zum Tauchen

Trichterbrust mit nur gering eingeschränkter Lungenfunktion, orthopädische Probleme oder Fehlbildungen, Arthritis, moderate Adipositas (Übergewicht; schwere Adipositas ist eine absolute Kontraindikation), Zustand nach Thorakotomie (Brustoperation, besonders lateral). Kurzzeitiger Ausschluss vom Tauchen durch Unfälle oder Verletzungen am Bewegungsapparat, akute Magen-Darm-Erkrankungen, akute Bronchitis, allergischer Schnupfen, Infektion der oberen Luftwege, akute Nasennebenhöhleninfektion, sofern diese folgenlos verheilen. Kurz-/Weitsichtigkeit kann durch entsprechende Gläser in der Maske oder (gasdurchlässige!) Kontaktlinsen ausgeglichen werden. Das Gesichtsfeld muss vollständig sein. Farbenblindheit oder leichte Hörstörungen stellen kein Problem beim Tauchen dar.

Medikamente

Viele Medikamente haben nicht vorhersagbare Effekte oder Nebenwirkungen im hyperbaren Bereich. Folgende Medikamente führen zu einem Tauchverbot:

- alle Medikamente, die zu einer verminderten Aufmerksamkeit oder zu einer eingeschränkten Reaktion auf Stress führen;
- alle Medikamente, die zu einer erhöhten Sauerstofftoxizität, zu Hypothermie, zu Herzrhythmusstörungen, zu schlechterer körperlicher Belastbarkeit, zu Beeinträchtigung der geistigen oder emotionalen Fähigkeiten führen (z. B. Antidepressiva, Antihistaminika, Betablocker in hoher Dosis, Insulin mit Ausnahmen, Antikonvulsiva, Narkotika, Antipsychotika, Antiemetika, Stimulanzien des zentralen Nervensystems wie Methylphenidat, Appetitzügler).

30.5 Grundsätzliche Empfehlungen für das Kindertauchen

Zu beachten sind allgemeine Empfehlungen hinsichtlich der Tauchtiefe und -dauer von Tauchgängen bei Kindern und Jugendlichen (s. Tabelle 30.1).

Alle Tauchausbildungsorganisationen beginnen ihre Ausbildung im Pool. Es gibt spezielle Kinderprogramme und eine Tiefenbegrenzung bis 14 Jahre. Ab dem 14. Lebensjahr können Jugendliche an Erwachsenen-Tauchkursen teilnehmen. Ab 16 Jahren gelten bei den Tauchausbildungsorganisationen die Limitierungen des Erwachsenenalters. Es gibt bisher keine Untersuchungen, die geprüft haben, ob die bisherigen altersentsprechenden Limitierungen tauchmedizinischen Anforderungen genügen. Unter Einhaltung der bisher formulierten Regeln ist Tauchen ein für Kinder und Jugendliche sicherer Sport und tödliche Unfälle sind extrem selten.

Die Tauchgangsdauer sollte so bemessen werden, dass das Kind noch ausreichend konzentriert ist und keine Gefahr der Unterkühlung gegeben ist. Somit hängt die Dauer maßgeblich von der Wasser- und Lufttemperatur ab, sollte aber bis zum

Tabelle 30.1: Allgemeine Empfehlungen für das Kindertauchen

Alter [Lebensjahre]	Max. Tauchtiefe [m]	Max. Tauchgangsdauer	Max. Aufstiegsgeschwindigkeit	Wiederholungs-Tauchgänge
8	5 (CMAS/VDST), 4 (PADI/SSI)	15 min	5 m/min	Nein
10	8 (CMAS/VDST), 12 (PADI/SSI)	30 min	5 m/min	Nein
12	12 (CMAS/VDST), 15 (PADI),	30 min	5 m/min	Nein
14	18 (SSI)	45 min	5 m/min	Nein
16	25 (CMAS/VDST) Nach Verbandsvorgaben	vgl. Erwachsene	8–10 m/min	u. U. ja

14. Lebensjahr keinesfalls 30 min übersteigen. Das Kind muss bei jedem Tauchgang ständig von einem Tauchlehrer oder erfahrenem Erwachsenen (Divemaster oder äquivalent) begleitet werden. Ein Tauchlehrer/Erwachsener sollte in der Grund-

Tipps für Tauchlehrer

1. Regel Nr. 1: Kinder **müssen** nicht tauchen! Ob ein Schnuppertauchgang oder gar ein Tauchkurs möglich und vertretbar sind, müssen Kind, Eltern, Taucharzt und ein dafür geeigneter Tauchlehrer zusammen entscheiden.
2. Kinder-Tauchkurse laufen nicht nebenbei ab, sondern erfordern eine besondere Schulung der Tauchlehrer, geeignete Ausrüstung, sorgfältige Unterrichtsplanung und Sicherheitsvorkehrungen sowie unter allen Umständen ein gültiges ärztliches Attest zur Tauchtauglichkeit des Kindes/Jugendlichen!
3. Kindertauchgänge sind flach und kurz. Schwere Tauchausrüstung sollte möglichst erst im Wasser angelegt werden. 100 % Kontrolle (!) von Luftversorgung, Druckausgleich und Ausatmung beim Aufstieg ist durch den Tauchlehrer zu garantieren.
4. Auf ein vernünftiges und kontrolliertes Handeln von Seiten des Kindes unter Wasser ist in keiner Situation Verlass: Hohe Aufmerksamkeit und permanente Interventionsbereitschaft von Seiten des Tauchlehrers sind gefordert und jeglicher Stress vor dem Tauchen und unter Wasser ist zu vermeiden.
5. Sowohl in der Theorie als auch in der Praxis ist zu berücksichtigen, dass Kinder spielerisch lernen wollen und daher ein ganz anderes Vorgehen im Unterricht benötigen als Erwachsene.
6. Kinder müssen bei Tauchgängen durch erfahrene (Divemaster-Niveau) Erwachsene begleitet werden, die sich über die besonderen Bedingungen des Tauchens mit Kindern und Jugendlichen informieren sollten.

ausbildung nicht mehr als ein bis zwei Kinder gleichzeitig betreuen! Der Abstand zu dem Kind darf die Griffweite nicht überschreiten. Kinder und Jugendliche können und sollten nicht für Rettungsmaßnahmen im Notfall verantwortlich sein. Die Tauchtauglichkeit wird in der Regel für 1–2 Jahre bescheinigt. Wünschenswert wären eine Kooperation und Kommunikation zwischen untersuchendem Taucherarzt/ Taucherärztin und den Tauchausbildern.

Weiterführende Literatur

Eine ausführliche Darstellung der Tauchmedizin im Kindes- und Jugendalter mit Grundlagen, Untersuchung, Ausbildung, Ausrüstung und Notfällen kann in dem 2017 im Gentner Verlag erschienenen Buch „Moderne Tauchmedizin im Kindes-Jugendalter", Hrsg. von Chr. Beyer, B. Kretzschmar und K. Tetzlaff (2017) nachgelesen werden.

1. Balestra C ,Germonpré P: The science of diving. Saarbrücken: LAP Lambert Academic Publishing/OmniScriptum, 2014
2. Baumann T: Atlas der Entwicklungsdiagnostik, 3. Aufl. Stuttgart: Thieme, 2013
3. Beyer C, Winkler B, Muth CM, Tetzlaff K: Tauchtauglichkeit von Kindern und Jugendlichen: Vorschlag für einen neuen Untersuchungsbogen. Caisson 2011; 2 (www.gtuem.org/wcms/ftp//g/gtuem.org/uploads/u-bogen-beyer.pdf)
4. Beyer C: Tauchtauglichkeitsuntersuchungen bei Kindern und Jugendlichen mit angeborenen Herzfehlern. Kinder-Jugendarzt 2006; 37, Nr. 12
5. Buckup K et al.: Kinderorthopädie. Stuttgart: Thieme, 2001
6. Caruso JL et al.: Diving fatalities involving children and adolescents. Undersea Hyperb Med 2004; 31(3): 329
7. Edmonds C, Lowry CH, Pennewater J, Walker R: Diving and Subaquatic Medicine. 5th Edition. London: Arnold, 2015
8. Gesellschaft für Tauch-und Überdruckmedizin (GTÜM), Österreichische Gesellschaft für Tauch- und Hyperbarmedizin (ÖGTH): Checkliste Tauchtauglichkeit, 2. Aufl. Stuttgart: Gentner, 2014
9. Goldberg B: Sports and Exercise for Children with chronic health conditions. Human Kinetics, IL, USA, 1995
10. Hebestreit H, Ferrari R, Meyer-Holz J, Lawrenz W, Jüngst B-K: Kinder- und Jugendsportmedizin. Stuttgart: Thieme, 2002
11. Hefti F et al.: Kinderorthopädie in der Praxis, 3. Aufl. Berlin, Heidelberg: Springer, 2015
12. Hollmann W, Strüder HK (Hrsg.): Sportmedizin 5. Aufl. Stuttgart: Schattauer, 2009
13. Kindermann W et al. (Hrsg.): Sportkardiologie, 2. Aufl. Darmstadt: Steinkopf, 2007
14. Lentze MJ, Schaub J, Schulte FJ, Spranger J: Pädiatrie, 4. Aufl. Berlin: Springer, 2014
15. Lemaitre F, Tourny-Chollet C, Hamidouche V et al.: Pulmonary function in children after a single scuba dive. Int J Sports Med 2006; 27: 870–874
16. Lindemann H, Leupold W: Lungenfunktion bei Kindern. 2. Aufl. Stuttgart: Kohlhammer, 2002
17. Panchard M-A, Bänziger O, Fuchs H, Haldi H, Oswald H: Empfehlungen für die Tauchtauglichkeit beim Kind. Paediatrica 2006; 17: 15–19
18. Schumacher G, Hess J, Bühlmeyer K: Klinische Kinderkardiologie. 4. Aufl. Berlin: Springer, 2008
19. Smerz R: Age associated risk of recreational scuba diving. Hawaii Med J 2004; 65: 140–141

20. Smerz R: Epidemiology and treatment of decompression illness in children and adolescents in Hawaii, 1983–2003. SPUMS J 2005; 35: 5–10
21. Stadler CH, Janke W, Schmeck K: Inventar zur Erfassung von Impulsivität, Risikoverhalten und Empathie bei 9- bis 14-jährigen Kindern. Göttingen: Hogrefe, 2004
22. Stellungnahme von GTÜM und ÖGTH zu Aufmerksamkeit- Hyperaktivitätsstörung (ADHS) im Kindes, Jugendalter und Tauchtauglichkeit. Caisson, 2017; 32: 26–27
23. Takken T, Giardini A, Reybrouck T et al.: Recommendations for physical activity, recreation sport, and exercise training in paediatric patients with congenital heart disease: a report from the Exercise, Basic & Translational Research Section of the European Association of Cardiovascular Prevention and Rehabilitation, the European Congenital Heart and Lung Exercise Group, and the Association for European Paediatric Cardiology. Eur J Cardiovasc Prev Rehabil 2012; 19: 1034–1065
24. Weidauer H, Klingmann C (Hrsg.): Tauchmedizin aktuell. Stuttgart: Gentner, 2004
25. Winkler BE, Tetzlaff K, Muth CM, Hebestreit H: Pulmonary function in children after open water scuba dives. Int J Sports Med 2010; 10: 724–730
26. Wollin P, Christmann M, Kroker A, Zielen A: Lungenfunktionsmessung bei Kindern vor und nach einem altersadaptierten SCUBA Tauchgang. Pneumologie 2011; 65: 308–313

31 Geschlechtsspezifische Besonderheiten bei Frauen

C.-M. Muth

Der Frauenanteil unter Sporttauchern liegt derzeit bei etwa 30 %. Dennoch sind die frauenspezifischen Besonderheiten beim Tauchen wenig bekannt. Die traditionelle Annahme, dass Frauen wegen ihrer physiologischen Besonderheiten ein im Vergleich zum Mann deutlich erhöhtes Dekompressionsrisiko hätten, lässt sich mit neueren Untersuchungen nicht belegen. Dafür gibt es Hinweise, dass das DCS-Risiko abhängig vom Monatszyklus und der damit verbundenen Hormonumstellung schwankt. Außerdem sind möglicherweise bestimmte Symptome wie Schwellungen der Brust eine weibliche Reaktion auf Dekompressionsstress. Brustimplantate gelten beim Tauchen derzeit als unbedenklich; eine bekannte Schwangerschaft ist hingegen ein strikter Ausschlussgrund vom Tauchen. Stillende Mütter dürfen wieder tauchen, sollten allerdings stressfreie Tauchgänge durchführen und an eine adäquate Flüssigkeitsbilanz denken, die sowohl die tauchbedingten als auch die stillbedingten Flüssigkeitsverluste mit einbezieht.

31.1 Historie

Bis in die 1980er Jahre hinein war in Fachkreisen die Meinung vorherrschend, dass es zum Tauchen ganze Kerle bräuchte und es daher eher keine Beschäftigung für Frauen sei. Geradezu legendär ist hier das Zitat in einem Taucherlehrbuch aus den 30er Jahren des 20. Jahrhundert:
„Taucher sind Männer großer Muskelkraft,
mit gesunden Organen …
Taucher sind Männer hoher geistiger Kräfte,
von Verstand und einwandfreier Moral."
(Aus: Tauchtechnik, Handbuch für Taucher von Herman Stelzner, Lübeck 1931)

Im Gegensatz dazu weiß aber schon die griechische Sage von Cyana zu berichten, die vor 2500 Jahren tauchend die Schiffe der Flotte des persischen Eroberers Xerxes so beschädigt haben soll, dass dessen Invasion scheiterte. Sie war damit nicht nur die erste „geschichtliche" Taucherin, sondern gleichzeitig auch die Urmutter jener als Kampfschwimmer oder Navy Seals bekannten Elite-Verbände moderner Armeen. Auch die Perlentaucherinnen Japans und Koreas würden mit völligem Unver-

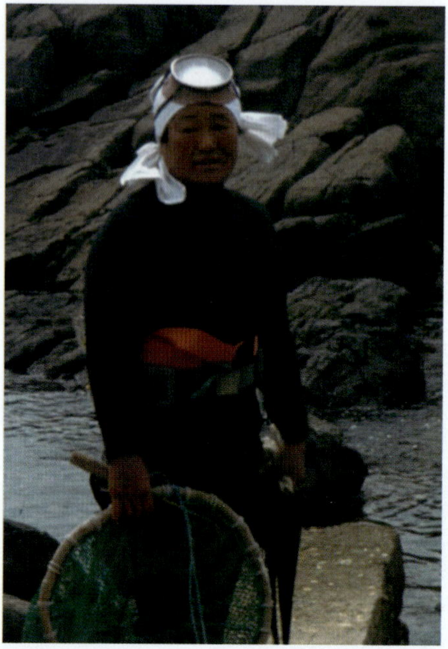

Abb. 31.1: Koreanische Perlentaucherin (Hae-Nyo =„tauchende Frau") (Foto: Prof. Dr. P. Rademacher)

ständnis reagieren, wenn man ihnen erklärte, dass Tauchen Männersache sei. Tatsächlich wird in deren Heimat das Perlentauchen seit Jahrhunderten vornehmlich von Frauen ausgeführt, und dies nicht zuletzt deshalb, weil Männer als eher ungeeignet gelten, die Strapazen auszuhalten (Abb. 31.1).

Im westlichen Kulturkreis waren tauchende Frauen aber bis in die späten 70er Jahre des 20. Jahrhunderts eher die Ausnahme. Erst in den letzten 20 Jahren nahm die Zahl der weiblichen Taucher zumindest im Bereich des Sporttauchens deutlich zu. Wenn auch bis heute noch kein paritätisches Verhältnis erreicht ist, so sind doch inzwischen sehr viele Frauen Taucherinnen. Im Verband Deutscher Sporttaucher (VDST) machen sie immerhin etwa ein Drittel der Vereinsmitglieder aus.

31.2 Physiologische Unterschiede

Männer und Frauen unterscheiden sich physiologisch hinsichtlich Körpergewicht, Fett- und Wasseranteil, Muskelmasse und Stoffwechsel sowie einigen Organfunktionen (Tabelle 31.1). So sind Frauen im Schnitt kleiner als Männer und wiegen deshalb meist auch weniger. Frauen haben im Durchschnitt einen vergleichsweise größeren Körperfettanteil und eine geringere Muskelmasse, was insbesondere bei fettlöslichen Substanzen eine Rolle spielt. So ist aus der Pharmakologie bekannt, dass fettlösliche Medikamente bei Frauen anders verstoffwechselt werden als bei Männern. Einige Antibiotika oder Narkosemittel bleiben bei Frauen länger im Fettgewebe, wodurch z. B. unerwünschte Nebenwirkungen verstärkt werden können. Dies kann möglicherweise auch bei der Stickstoffkinetik während des Tauchens eine Rolle spielen.

Einen wichtigen Einfluss auf diese physiologischen Unterschiede hat der Hormonspiegel. Der Organismus von Männern wird während der Embryonalentwicklung, in der Neonatalphase und ab der Pubertät vorwiegend durch einen relativ hohen Testosteronspiegel geprägt, der der Frau durch ein komplexes Zusammenspiel von Estradiol und Progesteron. Testosteron erfüllt wichtige Funktionen beim Aufbau

Tabelle 31.1: Physiologische Unterschiede zwischen Mann und Frau

Parameter	Frau	Mann
Körpergewicht [kg]	60	85
Wasseranteil [Prozent] junger Mensch älterer Mensch	 53 46	 64 53
Fettanteil [Prozent] junger Mensch älterer Mensch	 25 34	 20 26
Herzvolumen, untrainiert [ml]	400–600	700–800
Herzminutenvolumen, untrainiert [l/min]	ca. 3	ca. 5

von Gewebe. Dieser anabole Effekt ist der Grund für den relativ höheren Anteil an Muskelmasse bei Männern. Testosteron hat zusätzlich einen positiven Effekt auf die Blutbildung. Der Gehalt an roten Blutkörperchen (Erythrozyten) im männlichen Blut liegt bei 5 Mio., im weiblichen bei 4,5 Mio./mm^3. Bei Frauen ist dafür der Wasserhaushalt hormonell beeinflusst, da Estradiol an der Niere zur Abflussbehinderung von Wasser und Salzen führt. Daher schwanken die Flüssigkeitsansammlungen im Interzellularraum in Abhängigkeit vom Menstruationszyklus, was die meisten Frauen durch Zunahme des Körpergewichts vor der Menstruation bemerken.

Sowohl Testosteron als auch Estrogene werden von männlichen und weiblichen Organismen gebildet, allerdings sind die Hormonmengen unterschiedlich groß. Beim erwachsenen Mann schwankt die Plasmakonzentration vom Testosteron zwar während des Tages, die tägliche Gesamtmenge ist jedoch relativ konstant. Dagegen ändert sich die hormonelle Situation bei der Frau im Verlauf des Monatszyklus, denn die jeweilige Bildung von Estradiol und Progesteron steuert den menstruellen Zyklus und die Monatsblutung.

Neben den physischen sind auch die psychischen Unterschiede zwischen Mann und Frau zum Teil über die Wirkung von Testosteron und Estradiol beziehungsweise Progesteron zu erklären. So wird die im durchschnittlichen Vergleich größere Aggressivität und vor allem die höhere Risikobereitschaft bei männlichen Individuen nicht zuletzt auf die Testosteronwirkung zurückgeführt.

31.3 Dekompressionsrisiko

Bis in die 80er Jahre hinein galt es als erwiesen, dass Frauen wegen des prozentual höheren Anteils an Körperfett ein bis zu 3,5fach erhöhtes Risiko in sich trügen, einen Dekompressionsunfall zu erleiden. Dieser Annahme stehen aber die absoluten Zahlen gegenüber, nach denen es mehr Tauchunfälle mit Männern gibt als mit Frauen – allerdings ist auch die Anzahl tauchender Männer größer. Werden diese Statistiken nur bereinigt und auf die Anzahl der durchgeführten Tauchgänge bezogen, verschiebt sich das Bild, ohne jedoch völlig klar zu werden: Die Zahlen schwanken hier, je nach untersuchter Gruppe, zwischen einem 2,5fach erhöhten Risiko bei Frauen, bis zu einem ebenso 2,6fach erhöhten Risiko bei Männern. In einer jüngeren sehr großen Untersuchung zeigte sich eher ein höheres Risiko bei Männern. Dieses Ergebnis begründet sich mit der Beobachtung, dass Frauen in der Regel ein vorsichtigeres und sicherheitsbewussteres Tauchverhalten an den Tag legen als Männer und tatsächlich seltener verunfallen.

Allerdings gibt es in neuerer Zeit deutliche Hinweise darauf, dass der Monatszyklus der Frau einen gewissen Einfluss auf die DCS-Empfindlichkeit hat. So beobachten alle Taucherärzte, die sich intensiv mit der Behandlung verunfallter Taucher beschäftigen, dass verunfallte Taucherinnen recht häufig gleichzeitig oder kurz vorher ihre Regelblutung hatten, was sich auch in einer retrospektiven wissenschaftlichen Studie von Tauchunfällen bestätigen ließ. Mögliche Erklärungen für dieses Phänomen sind vielfältig. So kommt es unter dem Einfluss weiblicher Hormone, wie oben dargestellt, zyklisch zu einer vermehrten Wassereinlagerung in das Gewebe, was zumindest theoretisch die Stickstoffauf- und entsättigung beeinflussen kann. Angeführt wurde auch ein Flüssigkeitsverlust durch die Regelblutung als mögliche Ursache. In den allermeisten Fällen ist diese Blutmenge aber relativ gering, und zudem ist der Verlust noch über mehrere Tage verteilt, so dass dieser Einfluss sehr unwahrscheinlich ist. Mitunter geht die Menstruation aber auch mit körperlichem Unwohlsein einher, so dass es zu verringerten Trinkmengen, Magen-Darm-Problemen etc. kommen kann, was in der Tat das Dekompressionsrisiko erhöht.

Hinweis. Frauen sollten während der Menstruation eher konservativ tauchen und auf Wiederholungstauchgänge weitgehend verzichten bzw. diese kurz und flach halten.

Angemerkt sei noch, dass während der Menstruation keine erhöhte Infektionsgefahr im Intimbereich durch das Tauchen besteht und auch alle herkömmlichen Hygieneartikel beim Tauchen unbedenklich sind. Selbstverständlich besteht während der Monatsblutung auch kein besonderes Risiko durch gefährliche Meerestiere, wie z. B. Haie, angegriffen zu werden.

DCS-Symptomatik. Die Symptomatik des dekompressionsbedingten Tauchunfalls hängt unmittelbar und ganz wesentlich von der Verteilung der Gasblasen und dem Befall der jeweilig betroffenen Gewebe ab. Doch auch hier scheint es zumindest bei der milden Verlaufsform (DCS Typ 1) ebenfalls gewisse geschlechtsspezifische Unter-

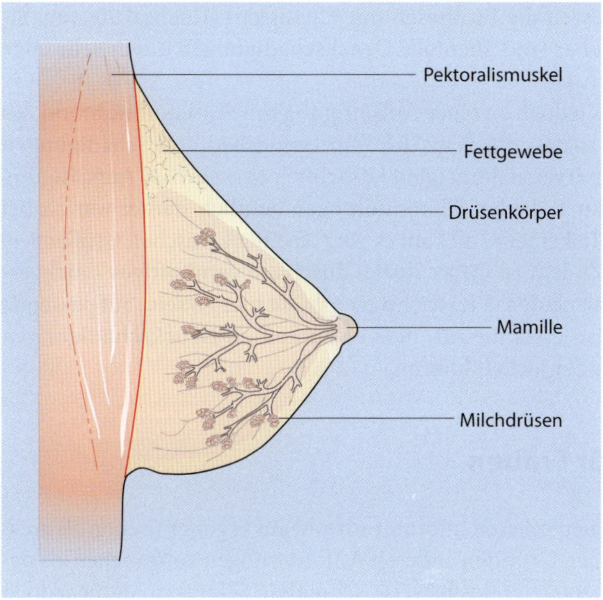

Abb. 31.2: Anatomie der weiblichen Brust

schiede zu geben. So werden die Hautsymptome (kutane Verlaufsform) bei Frauen überzufällig häufig eher am Gesäß und an den Oberschenkeln beobachtet, wohingegen die „klassische" Form sonst eher als stammbetonter (Brust und Bauch) gilt. Speziell weibliche Taucher berichten zudem im Zusammenhang mit einer DCS häufig über eine vorübergehende schmerzhafte Schwellung der Brüste (Mammae), am ehesten hervorgerufen durch einen von Gasblasen verursachten Lymphstau in der weiblichen Brust, der zu ödematösen Schwellungen führt. Hier ist zu bedenken, dass die weibliche Brust völlig anders und sehr viel komplexer aufgebaut ist als die männliche (Abb. 31.2).

31.4 Brustimplantate

Durch die Fortschritte in der plastischen Chirurgie und einem dem derzeitigen Zeitgeist entsprechenden Schönheitsideal sind Brustimplantate bei (nicht nur) jungen Frauen keine Seltenheit mehr. Wegen gelegentlicher Berichte angeblich geplatzter Silikonprothesen, häufig im Zusammenhang mit Flugreisen, wird auch das Tauchen mitunter fälschlich als Risiko gesehen. Doch diese Ereignisse sind insgesamt selten und in den meisten Fällen sind wohl Materialschädigungen die Ursache. Zu Druckschädigungen durch den Wasserdruck kommt es beim Tauchen schon deshalb nicht in nennenswertem Maße, weil die Prothesen mit Flüssigkeit (Kochsalzlösung, Silikonöl) gefüllt sind. Denkbar sind allenfalls Druckschädigungen durch sehr enge Anzüge oder Gerätebegurtung.

Andererseits kommt es jedoch zu einer Aufsättigung mit Stickstoff während des Tauchens in der Prothese, so dass durchaus dekompressionsbedingte Schädigungen denkbar sind. Druckkammerversuche zeigten tatsächlich eine gewisse Aufsättigung und sogar eine Blasenbildung, die bei Silikonfüllungen deutlich stärker war als bei Füllungen aus Salzlösung. In keinem Fall kam es aber zu einer kritischen Größenveränderung der Prothesen. Zudem ist dieses Risiko durch ein vernünftiges Tauchverhalten weitestgehend zu vermeiden. Viel wichtiger scheint hier zu sein, auf passende Ausrüstung zu achten, also etwa darauf, dass es zu keinen Druckschädigungen durch Begurtung, Anzug oder Jackett kommt.

31.5 Ausrüstung für Frauen

Ausrüstungsstücke für Frauen müssen mitunter sowohl aus ergonomischen als auch aus medizinisch-biologischen Gründen anderen Anforderungen entsprechen als denen für Männer. Frauen haben vergleichsweise schmalere Schultern, dafür jedoch ein breiteres Becken als Männer. Je nach Ausbildung der weiblichen Brust kann der Zahlenwert des Brustumfangs genauso groß sein wie bei Männern, jedoch mit völlig anderer Geometrie. Dazu ist die Taille bei Frauen häufig deutlich stärker ausgeprägt als bei Männern. Während sich bei Frauen im Schritt naturgemäß wenig Störendes befindet, ist der Unterbauch sehr druckempfindlich, denn in Analogie zum männlichen Hoden liegen hier die empfindlichen weiblichen Geschlechtsorgane.

Um dem weiblichen Körper eine bessere Statik zu geben, ist das Becken leicht gekippt. Dies und die vergleichsweise schwächer ausgebildete Haltemuskulatur des Rumpfes führt vielfach zu einer Hohlkreuzhaltung, mitunter verstärkt durch ein „Gegenbalancieren“ bei großer Brust. Schließlich haben Frauen im Durchschnitt eine schwächer ausgebildete Muskulatur.

31.5.1 Tauchanzug

Der Tauchanzug muss daher der weiblichen Anatomie entsprechen. Das bedeutet, das genügend Platz im Bereich der Brust ist und hier nichts drückt oder die Atmung behindert. Dafür muss der Anzug (sowohl Jacke als auch z. B. Long John) im Taillenbereich enger geschnitten sein und darf unter dem Busen und am Rücken keine Falten werfen, die die Isolationseigenschaften massiv beeinträchtigen würden. Eine Befestigung des Schrittlatzes mit Druckknöpfen, wie es bei vielen Anzügen die Regel war, ist für Frauen ungünstig, weil durch diese Knöpfe und Druck durch weitere Ausrüstungsteile (Bleigurt) ein sehr schmerzhafter Druck auf die weiblichen Genitalien (Eierstöcke) provoziert werden kann. Besser ist eine Integration dieses Teils des Anzugs mit einseitiger Durchtrittsöffnung für das entsprechende Bein.

Viele Frauen (und auch mancher Mann) haben längeres Haupthaar, das in der Kapuze des Tauchanzuges untergebracht werden muss. Ist diese zu knapp geschnitten, kommt es bei geschlossenem Reißverschluss zu einem unangenehmen und schmerzhaften Zug auf den Unterkiefer und gegebenenfalls zu einer verminderten Fähigkeit zur Mundöffnung. Außerdem kann das Anziehen eines Trockentauchanzugs mit Latex-Halsmanschette mit langen Haaren umständlich und unangenehm sein.

31.5.2 Über die Mundöffnung zum Atemregler

Vielen Frauen sind die Mundstücke am Atemregler schlichtweg zu groß, was zu schmerzhaften Druckstellen am Zahnfleisch und zu Kiefergelenkbeschwerden führen kann. Andererseits führen jedoch auch zu kleine Mundstücke zu Kiefergelenksproblemen, weil hier sehr kräftig zugebissen wird. Der Atemregler muss also bequem im Mund sein, ohne dass sehr kräftig zugebissen werden muss. Insgesamt erfreulich ist der Trend zur Gewichtsreduktion der 2. Stufe.

31.5.3 Bleigurt

Bedingt durch die breiteren Hüften bei schmaler Taille empfinden viele Frauen den Bleigürtel als unangenehm oder gar schmerzhaft, weil die kantigen Stücke drücken. Günstiger sind daher so genannte Soft-Bleigürtel, die mit Bleischrot gefüllt sind, oder Blei, das in das Jacket integriert ist. Bleischrot hat den Nachteil, dass man es im Urlaub in der Regel nicht vorfindet und dann doch zum kantigen Blei greifen muss; in das Jacket integriertes Blei ist vom Tragekomfort ideal.

31.5.4 Jacket

Ob ein Jacket zu einem entspannten Tauchen mit guter Lage im Wasser oder zu einem endlosen Kampf führt, hängt ganz wesentlich auch von seinem Sitz ab. Das Jacket sollte daher nicht zu groß gewählt werden, darf im Brustbereich aber auch nicht einengen und muss gleichzeitig einen guten und sicheren Sitz gewährleisten. Außerdem sollte es bequem an- und abgelegt werden können (auch im Wasser!).

31.6 Geschlechtsspezifische Besonderheiten bei Fernreisen

Fernreisen, etwa zu weit entfernten Tauchgebieten, sind nahezu regelhaft mit der Überwindung mehrerer Zeitzonen innerhalb eines kurzen Zeitraums verbunden, was zu einer Desynchronisation der inneren Uhr und zu einer Störung der zirkadianen Rhythmen führt. Obwohl es innerhalb eines gewissen Zeitraums zu einer Adaptation des Organismus an diese Zeitverschiebung kommt, kann bei der Frau insbesondere das hypothalamisch-hypophysär-ovarielle Regulationssystem, also jenes hormonale System, das den Monatszyklus reguliert, beeinflusst bzw. gestört werden. Dies kann Zyklusstörungen zur Folge haben. Um Zyklusstörungen zu entgehen, kann im Einzelfall die Verschiebung bzw. Vorverlegung der Menstruation wünschenswert sein. Etwas günstiger scheint dabei die Vorverlegung des Zyklus zu sein, wobei dann aber ein Mindestzeitraum von 14 Tagen vor der zu erwartenden Menstruation zur Verfügung stehen muss. Daher sollte unbedingt rechtzeitig vor dem Abflug ein planendes und aufklärendes Gespräch mit einem Gynäkologen erfolgen. Dabei sollte auch besprochen werden, wie die Einnahme eines hormonalen Kontrazeptivums („Pille") bei Fernreisen mit Zeitverschiebung bestmöglich erfolgen soll, damit der Schutz vor einer ungewollten Schwangerschaft erhalten bleibt.

Zudem besteht bei langen Flugreisen das erhöhte Risiko einer thromboembolischen Komplikation („Economy-class-Syndrom"). Dieses Risiko wird durch die Pille noch geringfügig erhöht. Gegebenenfalls ist eine aktive Thromboembolieprophylaxe (Heparin) nach Rücksprache mit dem behandelnden Arzt durchzuführen. Länger anhaltende Zyklusstörungen sind bei gelegentlichen Flugreisen aber nicht zu erwarten.

31.7 Tauchen und Schwangerschaft

Bei weiblichen Tauchern ist eine sehr häufig gestellte Frage, ob das Tauchen in der Schwangerschaft erlaubt sei. Die Empfehlung der Tauchmedizin lautet hier ganz eindeutig: Es besteht absolutes Tauchverbot von dem Augenblick an, an dem die Schwangerschaft (z. B. durch Schwangerschaftstest) bekannt ist. Dies ist damit begründet, dass eine Schädigung des Kindes durch das Tauchen nicht auszuschließen ist. Diese ablehnende Haltung begründet sich vor allem mit theoretischen Erwägungen, die gegen ein Tauchen sprechen. Dazu gehört, dass bekanntlich die komplette Versorgung des Feten ausschließlich über die Nabelschnur erfolgt. Die Lungen des Feten sind zu diesem Zeitpunkt zudem über das Foramen ovale und den Ductus arteriosus quasi kurzgeschlossen, so dass das Blut fast vollständig an den Lungen vorbeigeleitet wird und die beiden Teilkreisläufe funktionell nicht völlig voneinander getrennt

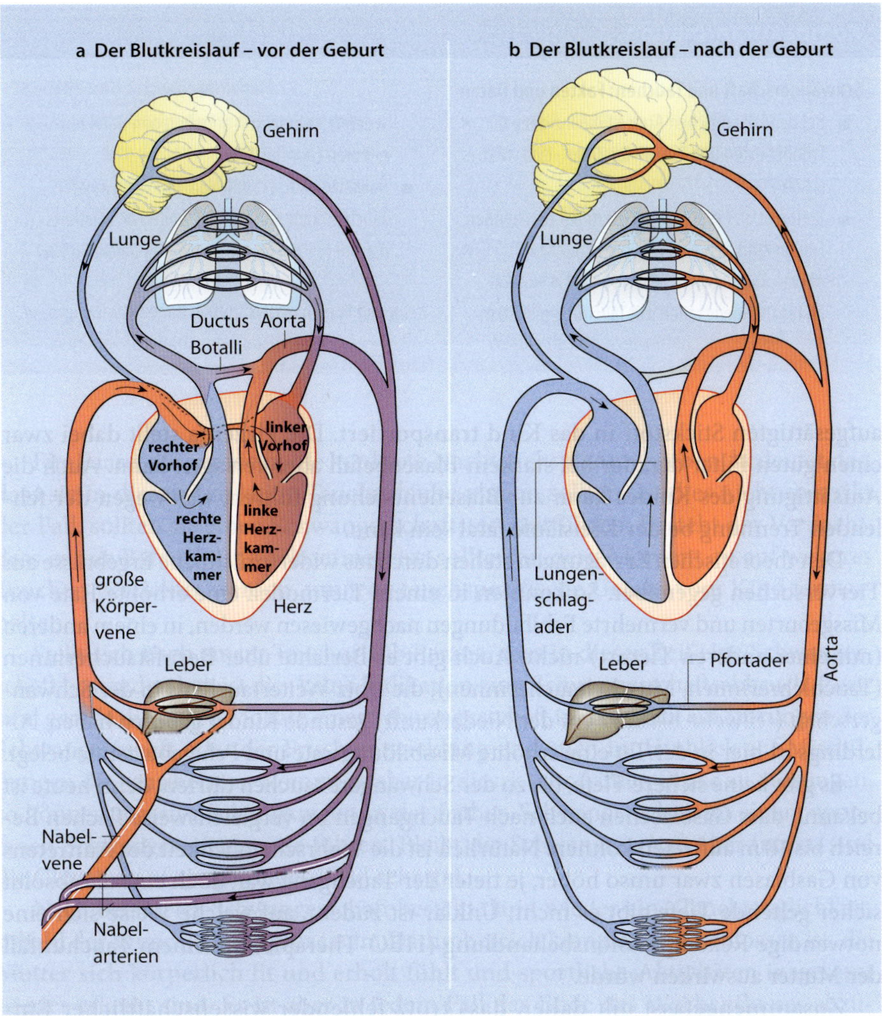

Abb. 31.3: Blutkreislauf vor und nach der Geburt

sind (Abb. 31.3). So können Gasblasen ungehindert vom venösen ins arterielle Blut des Feten übertreten. Zudem würde ein Verschluss der Nabelschnurgefäße durch die Bildung von Gasblasen während der Dekompression in diesem Bereich die Versorgung des Kindes behindern.

Hier ist zu beachten, dass sich Gasblasen bei entsprechendem Dekompressionsstress zwar vorwiegend in der Mutter bilden, das mütterliche Blut aber den vermehrt

Diese Bedenken sind allerdings abzuschwächen, denn durch den Saugvorgang wird bereits der größte Teil des vermehrt gelösten Stickstoffs entsättigt, während eine weitere Entsättigung im Magen des Kindes stattfindet. Schäden für das Kind oder gar ein Stickstoffübertritt ins Blut sind somit ausgeschlossen. Daher kann während der Stillzeit grundsätzlich getaucht werden.

Allerdings sind ein paar wichtige Dinge zu beachten: Besonders wichtig ist eine ausreichende Flüssigkeitszufuhr der Mutter. Stillen geht mit einem erheblichen Mehrbedarf an Flüssigkeit für die Stillende einher. Auch Tauchen hat wegen der vermehrten Urinausscheidung durch Immersionseffekte einen relativen Flüssigkeitsmangel zur Folge. Beides muss ausgeglichen werden, weil sonst die Milchproduktion beeinträchtigt und die körperliche Leistungsfähigkeit vermindert werden und durch Flüssigkeitsmangel die Gefahr, einen Dekompressionsunfall zu erleiden, deutlich steigt.

Gelegentlich kann es durch das Tauchen zu einem Rückgang der Milchproduktion kommen. In den meisten Fällen ist dann einfach die nachgeführte Flüssigkeitmenge nicht adäquat, wobei sich aber nicht immer eine Ursache findet.

Kommt es zu einem Wundwerden oder einer Entzündung der Mamillen (Brustwarzen) oder aber auch zur Mastitis (Entzündung der Brustdrüse), besteht bis zur völligen Abheilung Tauchverbot. Die Mamillen sollten nach dem Tauchen bei Stillenden zudem eine besondere Hygiene erfahren.

Hinweis. Die Zeit der Schwangerschaft geht bei vielen Frauen zwangsläufig mit einer Zeit der körperlichen Ruhe und somit des Trainingsmangels einher. Zusätzlich geht Stillen an die Substanz, insbesondere wenn der Säugling auch nachts mehrfach angelegt werden muss. Bei insgesamt eingeschränkter Leistungsfähigkeit sollten daher nur einfache, stressfreie Tauchgänge durchgeführt werden. Statt Risikotauchgängen (Strömung, große Tiefe, große Schwimmstrecke) also möglichst entspanntes Tauchen am Riff.

31.8 Tauchtauglichkeit bei Frauen

Grundsätzlich unterscheidet sich die Tauchtauglichkeitsuntersuchung für Männer und Frauen nicht. Sowohl die empfohlenen Untersuchungsschritte, Teiluntersuchungen und Tauglichkeitskriterien sind identisch. Allerdings fanden über Jahrzehnte gynäkologische Erkrankungen in der Tauchtauglichkeit keine spezielle Berücksichtigung, was bei Vorliegen einer solchen Erkrankung zu entsprechender Unsicherheit sowohl bei der betroffenen Taucherin als auch beim untersuchenden Arzt führte.

Tabelle 31.1: Tauchtauglichkeit bei Frauen: eine Übersicht (nach Reich et al. 2010; Reid u. Lorenzo 2018)

	Tauchtauglich	Relative Kontraindikation	Absolute Kontraindikation
Schwangerschaft und Stillzeit	Stillzeit	Z.n. Schwangerschaft vor Sistieren des Wochenflusses	– Schwangerschaft (ab dem Zeitpunkt da bekannt!) – Entzündung der Brust (Mastitis)
Erkrankungen der Brust	– kurativ behandeltes Mammakarzinom – chirurgisch behandeltes Mammakarzinom ohne Ausräumung der Achsellymphknoten (Axilladissektion) nach Abschluss der Wundheilung	– Mammakarzinom mit eingeschränkter körperlicher Leistungsfähigkeit – erhebliche und ausgedehnte Lymphödeme der oberen Extremitäten nach Behandlung des Mammakarzinomes – Metastasiertes Mammakarzinom	Erhebliche und ausgedehnte Lymphödeme der oberen Extremitäten mit stattgehabter lokaler Dekompressionsunfall-Symptomatik im betroffenen Bereich
Benigne Erkrankungen der weiblichen Geschlechtsorgane	– Dysmenorrhoe im beschwerdefreien Intervall – Hypermenorrhoe mit fehlender oder geringer Anämie und guter körperlicher Leistungsfähigkeit – Endometriose – kleinere benigne Ovarialzysten – Uterus myomatosus – Descensus uteri – Prolaps uteri – Inkontinenz	– Dysmenorrhoe mit starken akuten Beschwerden – Hypermenorrhoe mit ausgeprägter Anämie und eingeschränkter körperlicher Leistungsfähigkeit	– Große, gestielte Ovarzysten bis zum Abschluss der operativen Therapie – Z.n. operativer Entfernung der Gebärmutter (Hysterektomie) bis zur vollständig abgeschlossenen Wundheilung bzw. 8 Wochen nach OP – Floride Infektionen von Vulva und Vagina – Sehr große Myome mit Organverdrängung
Maligne Erkrankungen der weiblichen Geschlechtsorgane	Kurativ behandelte maligne gynäkologischen Erkrankungen (Metastasenfreiheit) bei guter körperlicher Leistungsfähigkeit und ohne Lymphabflussstörungen	Kurativ behandelte maligne gynäkologische Erkrankungen bei guter körperlicher Leistungsfähigkeit mit Lymphabflussstörungen	Maligne, metastasierte gyäkologische Erkrankungen unter Therapie und bei eingeschränkter körperlicher Leistungsfähigkeit

In der aktuellen Version der „Checkliste Tauchtauglichkeit, 2. Auflage“ der Fachgesellschaften GTÜM e.V. (Gesellschaft für Tauch- und Überdruckmedizin) und ÖGTH (Österreichische Gesellschaft für Tauch- und Hyperbarmedizin) ist diese Thematik daher aufgegriffen und bearbeitet sowie als Leitlinie formuliert und entsprechend publiziert worden.

Weiterführende Literatur

1. Arieli R: Do skin rash and cutis marmorata stem from lamellar bodies within the skin? Diving Hyperb Med 2018; 48: 114
2. Boussuges A, Retali G, Bodéré-Melin M, Gardette B, Carturan D. Gender differences in circulating bubble production after SCUBA diving. Clin Physiol Funct Imaging. 2009; 29: 400–405
3. Camporesi EM: Diving and pregnancy. Semin Perinatol 1996; 20: 292–302
4. Cresswell JE, St Leger-Dowse M: Women and scuba diving. BMJ 1991; 302: 1590–1591
5. Fife CE, Fife WP: Should pregnant women scuba dive? A review of the literature. J Travel Med 1994; 1: 160–167
6. Gesellschaft für Tauch- und Überdruckmedizin (GTÜM) e.V., Österreichische Gesellschaft für Tauch- und Hyperbarmedizin (ÖGTH), Klingmann Ch, Muth CM, Piepho T, Prohaska, R, Tetzlaff K, Welslau W (Hrsg). Checkliste Tauchtauglichkeit – Untersuchungsstandards und Empfehlungen für Ärzte, 2. Aufl. Stuttgart: Gentner, 2014
7. Muth CM: Kalkulierbare Gefahren? Tauchen während der Schwangerschaft. Tauchen 2001; 1:140–141
8. Reine Frauensache – Geschlechtsspezifische Unterschiede beim Tauchen. Tauchen 2003; 4: 128–131
9. Muth CM, Radermacher P: Kompendium der Tauchmedizin. Deutscher Ärzteverlag, Köln, 2005
10. Lee V, St Leger Dowse M, Edge C, Gunby A, Bryson P: Decompression sickness in women: a possible relationship with the menstrual cycle. Aviat Space Environ Med 2003; 74: 1177–1182
11. Reich A, Ehrmann U, Muth CM. Gynäkologische Aspekte des Tauchens. Geburtsh Frauenheilk 2010; 70: 369–373
12. Reid RL, Lorenzo M: SCUBA Diving in Pregnancy. J Obstet Gynaecol Can 2018; S1701– 2163: 30967-2.
13. St Leger Dowse M, Bryson P, Gunby A, Fife W: Comparative data from 2250 male and female sports divers: diving patterns and decompression sickness. Aviat Space Environ Med 2002; 73: 743–749
14. Zwingelberg KM, Knight MA, Biles JB: Decompression sickness in women divers. Undersea Biomed Res 1987; 14: 311–317 12. Boussuges A, Retali G, Bodéré-Melin M, Gardette B, Carturan D. Gender differences in circulating bubble production after SCUBA diving. Clin Physiol Funct Imaging. 2009;29:400-405

Tipps für Tauchlehrer

1. Weichblei, kleine Mundstücke, Anzüge mit Frauenschnitt und kleine Jackets dürfen in keinem Ausbildungsbetrieb fehlen.
2. Der Hinweis auf eine Schwangerschaft als absolute (zeitlich begrenzte) Kontraindikation gegen das Gerätetauchen sollte gleich in der ersten Theoriestunde erfolgen. Eine entsprechende diskrete Abfrage sollte in der „Haftungsausschlusserklärung" vor Beginn der Tauchausbildung enthalten sein.
3. Ängstliche Taucherinnen sollten – besonders zu Beginn der Tauchausbildung oder in einer empfindlichen Phase ihres Zyklus – sehr ruhig und feinfühlig an ihr zukünftiges Hobby herangeführt werden, ohne die Person in eine Sonderstellung innerhalb der Tauchgruppe zu manövrieren. Oft ist eine Tauchlehrerin hier die beste Ansprechpartnerin.
4. Ein männlicher Tauchlehrer, der auf seinen guten Ruf achtet, wird maskulines Gehabe im Allgemeinen und Indiskretion im Speziellen tunlichst vermeiden.

32 Tauchen mit Diabetes mellitus

K. Theiß, H. Mühlen

Diabetes mellitus nimmt in Deutschland unverändert zu. Neben bereits mehr als 6 Millionen Erkrankten kommen jährlich ca. 300 000 neue Erkrankte dazu. Zusätzlich wird die Anzahl der nicht diagnostizierten Menschen, auf bis zu 2 Millionen geschätzt. Entsprechend kann davon ausgegangen werden, dass ca. 10 % der deutschen Bevölkerung von einem Diabetes mellitus betroffen sind. Vor diesem Hintergrund wird bei Tauchern immer wieder im Verlauf ihres „Taucherlebens" ein Diabetes mellitus diagnostiziert werden oder sich Patienten mit Diabetes mellitus für den Tauchsport interessieren.

Aufgrund dieser Prävalenz sollte jeder tauchmedizinisch tätige Arzt über grundlegende Kenntnisse zum Tauchen mit Diabetes mellitus verfügen.

32.1 Epidemiologie und Ätiologie

Der menschliche Körper ist in der Lage, den Blutzuckerspiegel im nüchternen Zustand zwischen 70 und 100 mg/dl (bzw. 3,9 und 5,6 mmol/l) konstant zu halten, auch nach Mahlzeiten steigt er selten über 140 mg/dl (bzw. 7,8 mmol/l) an. Für diese Regulation und die Glukoseaufnahme in die Körperzellen ist im Wesentlichen das Hormon Insulin verantwortlich.

Ein Diabetes mellitus führt zu erhöhten Blutzuckerwerten im Nüchternzustand sowie nach dem Essen. Ab einem Blutzucker über 200 mg/dl (über 11 mmol/l) wird ein Diabetes mellitus als gesichert angenommen.

95 % der Erkrankten im Erwachsenenalter sind von einem Diabetes mellitus Typ 2 betroffen. Im Kindes- und Jugendalter dominiert mit ca. 95 % der Diabetes mellitus Typ 1.

32.1.1 Typ-1-Diabetes

Betroffen sind in Deutschland ca. 300.000 Menschen. Die insulinproduzierenden Betazellen in den endokrinen Inseln des Pankreas (Bauchspeicheldrüse) werden durch einen Autoimmunprozess zerstört, wodurch es zu einem absoluten Insulinmangel kommt. Die Körperzellen werden nicht mehr ausreichend mit Glukose versorgt.

Die Manifestation ist meist im jüngeren Lebensalter. Ein Beginn im Kleinkindalter bis ins junge Erwachsenenalter ist besonders häufig. Die Manifestation ist aber auf kein Lebensalter beschränkt. Zumeist sind die Erkrankten bei Erkrankungsbeginn schlank oder normalgewichtig.

32.1.2 Typ-2-Diabetes

Etwa 6 Millionen Menschen sind in Deutschland betroffen. Aufgrund der unspezifischen und milden Symptomatik erfolgt die Diagnose meist sehr spät und oftmals eher zufällig. Die frühe Diagnosestellung und sofortige konsequente Behandlung spielt eine große Rolle in der Verhütung und Reduktion von Folgekrankheiten: Herz-Kreislauf-Erkrankungen, Nierenerkrankungen, Sehstörungen, Nervenerkrankungen etc.

Beim Typ-2-Diabetes liegt anfangs ein relativer Insulinmangel vor, d. h. eine für den Bedarf zu geringe Insulinwirksamkeit (so genannte Insulinresistenz) und/oder eine zu geringe Insulinbildung. Im Krankheitsverlauf kommt es häufig zu einer Erschöpfung der Insulinproduktion in den Betazellen, so dass auch Typ-2-Diabetiker im Verlauf Insulin zur Therapie benötigen.

Die Manifestation beim Typ-2-Diabetes erfolgt im Wesentlichen jenseits des 40. Lebensjahres, ist aber ebenfalls an kein Lebensalter gebunden. Häufig spielen Übergewicht und Bewegungsmangel eine Rolle in der Entstehung der Erkrankung.

32.1.3 Andere Diabetestypen (Typ-3-Diabetes)

Als Typ-3-Diabetes werden alle Formen zusammengefasst, die nicht dem Typ-1- oder Typ-2-Diabetes zugeordnet werden können. Hierzu gehören Diabetes durch Verlust des Pankreas (Pankreatitis, Pankreas(teil)Resektion), die monogenetischen Diabetesformen (MODY-Diabetes) und medikamentös induzierter Diabetes (z. B. Steroidbehandlungen).

32.2 Therapie des Diabetes mellitus

Therapieziel ist, unabhängig von der Diabetesform eine möglichst normnahe Blutzuckereinstellung zu erreichen, da erhöhte Blutzuckerwerte zu Schäden an Blutgefäßen und Nerven führen. Sie erhöhen damit das Risiko für Durchblutungsstörungen, kardiovaskuläre Komplikationen, Nierenfunktionsstörungen, Erblindung und das diabetische Fußsyndrom.

Ein Übersichtsparameter für die Beurteilung der Stoffwechseleinstellung ist das HbA1c, auch Langzeitblutzucker genannt, da es den durchschnittlichen Blutzuckerspiegel der letzten drei Monate repräsentiert. Bei Stoffwechselgesunden liegt der HbA1c-Wert i. d. R. unter 6 % (bzw. unter 42 mmol/mol).

Zu einer guten Einstellung gehört aber auch eine möglichst geringe Schwankungsbreite der Blutzuckerwerte, die nur aus den regelmäßigen Selbstmessungen oder kontinuierlichen Glukosemessungen beurteilt werden kann.

32.2.1 Typ-1-Diabetes

Beim Diabetes mellitus Typ 1 steht als alleinige Therapieform die lebenslange intensivierte Insulintherapie (ICT) zur Verfügung. Diese ermöglicht dem Anwender eine größtmögliche Flexibilität in Bezug auf Lebensstil und Ernährung bei gleichzeitig guter Stoffwechselkontrolle.

Gekennzeichnet ist die Therapie durch ein sog. Basalinsulin (oder Langzeitinsulin), das unabhängig von Nahrung, Bewegung und Blutzuckerwerten zugeführt wird, und zusätzliche Insulinboli (eines kurzwirksamen Insulins) in der Regel vor den Mahlzeiten. Deren Höhe ist von den aktuellen Blutzuckerwerten, der geplanten Nahrungsaufnahme und anderen Einflussfaktoren abhängig. Alternativ kann das Insulin kontinuierlich durch eine Insulinpumpe (CSII) zugeführt werden

Bei dieser Behandlungsform kommt es immer wieder zum Auftreten von (leichten) Hypoglykämien (Unterzuckerungen) und Hyperglykämien (Überzuckerungen), auch wenn die Einstellung als optimal und normnah anzusehen ist.

32.2.2 Typ-2-Diabetes

Für den Typ-2-Diabetes stehen mehr Therapieansätze zur Verfügung. Die erste Therapiestufe ist die Veränderung der Lebensgewohnheiten mit einer gesunden Ernährung, viel Bewegung und Gewichtsabnahme. Hierbei wird durch eine Verbesserung der Insulinresistenz der Gesamtinsulinbedarf des Organismus verbessert, so dass der Körper seinen Insulinbedarf selbst decken kann.

Sind Lifestyle-Änderungen nicht ausreichend, stehen eine Vielzahl von oral einzunehmenden Medikamenten zur Verfügung, die sehr unterschiedliche Ansatzpunkte im Glukose-Insulin-Stoffwechsel haben und hier nicht im Detail besprochen werden können.

Hinweis. Die modernen oralen Antidiabetika sind in der Regel aus tauchmedizinischer Sicht unbedenklich (keine Hypoglykämiegefahr). Eine Ausnahme sind die Sulfonylharnstoffe (z. B. Glibenclamid und Glimeperid), da deren Anwendung mit einem Hypoglykämierisiko einhergeht. Diese sollten insbesondere bei Tauchern nicht eingesetzt bzw. umgestellt werden.

An letzter Stelle steht dann die Insulintherapie. Hier reicht das Spektrum der Therapieschemata von einer Einmalgabe eines langwirkenden Insulins bis zur intensivierten Insulintherapie analog den Typ-1-Diabetikern und der Insulinpumpentherapie. Meist wird bei Typ-2-Diabetikern das Insulin mit oralen Medikationen kombiniert. In jedem Fall kann die Insulindosis insbesondere bei körperlicher Bewegung und Tauchen dem Bedarf angepasst werden, um sicher Unterzuckerungen zu vermeiden.

32.2.3 Andere Diabetestypen (Typ-3-Diabetes)

In Abhängigkeit von der genauen Ursache der Glukosestörung kommen potenziell alle unter Typ-1- und Typ-2-Diabetes aufgeführten Therapieformen in Betracht und müssen anhand der genauen Unterform ausgewählt werden.

32.3 Diabetesbedingte Gefahren beim Tauchen

32.3.1 Akute Gefahren

Die alleinige Druckexposition führt nach aktuellem Kenntnisstand nicht zu einer Blutzuckerveränderung. Aber der Tauchgang stellt eine Mischung aus körperlicher Anstrengung, Notwendigkeit des Wärmeerhalts sowie Emotionen (Aufregung, Freude, Stress) dar. Diese Faktoren haben alle einen Einfluss auf den Blutzuckerspiegel.

Eine Hypoglykämie bei insulinpflichtigen oder mit Sulfonylharnstoff behandelten Diabetikern kann sich rasch entwickeln. Ursachen sind beispielsweise Überdosierung von Insulin durch Falschberechnung der aufgenommenen Kohlenhydrate, geringere als ursprünglich geplante Nahrungszufuhr oder unerwartete körperliche Aktivität. Die typischen Symptome sind Schwitzen, Schweißausbruch, Unruhe, Hunger, Herzrasen, Zittern, Angst. Die Symptome unterscheiden sich deutlich von Patient zu Patient, aber meist kennt der Patient „seine“ Symptome gut.

Hinweis. Die größte akute Gefahr des tauchenden Diabetikers ist die unerkannte Entwicklung einer Hypoglykämie unter Wasser, die unbehandelt zu Bewusstseinsstörungen führen und einen schweren Tauchzwischenfall nach sich ziehen kann. Dieser Fall ist aber bisher noch nie dokumentiert worden.

Diese Situation muss durch entsprechende Auswahl in der Tauchtauglichkeitsuntersuchung, Schulung der Taucher mit Diabetes, Ausbildung der Taucher mit Diabetes und Tauchgangsplanung verhindert werden.

Andere Risiken wie eine Dehydratation durch Glukoseausscheidung über die Niere können i. d. R. durch entsprechendes Verhalten und Vorbereitung deutlich minimiert bzw. ausgeschlossen werden.

32.3.2 Langfristige Gefahren

Sicheres Tauchen bei insulinpflichtigen Diabetikern geht eigentlich immer mit einer erhöhten Blutzuckereinstellung vor den Tauchgängen einher. Diese Einstellung widerspricht dem Therapieziel einer möglichst normnahen Stoffwechseleinstellung.

Hinweis. Sehr häufiges Tauchen, z. B. bei Tauchlehrern oder -guides, mit entsprechend hohen Blutzuckerwerten könnte also die Entstehung von Folgeerkrankungen begünstigen.

Nach Anstrengung bzw. sportlicher Betätigung kann eine Hypoglykämie auch noch mit einer zeitlichen Latenz von 3–6 Stunden, z. B. nachts, auftreten, da nach Abschluss der Betätigung die Glykogenspeicher der Muskulatur wieder aufgefüllt werden.

32.4 Anforderungen an die Tauchtauglichkeit mit Diabetes mellitus

Bezüglich der Tauchtauglichkeit ist hauptsächlich die Art der Diabetestherapie, die Stabilität des Stoffwechsels, das Hypoglykämierisiko, zusätzlich die Komorbiditäten einschl. der Spätkomplikationen und die Komedikation entscheidend.

Hinweis. Der Typ des Diabetes mellitus spielt eine untergeordnete Rolle.

Bei Diabetikern ohne Insulin und Sulfonylharnstoffen gelten im Prinzip neben den sonst allgemeingültigen Regeln zur Tauchtauglichkeit nur die Folgeerkrankungen als mögliche diabetesspezifische Ausschlüsse einer Tauchtauglichkeit.

Auf das kardiovaskuläre System ist aufgrund der frühen Gefäßveränderungen bei hohen Blutzuckerwerten ein besonderes Augenmerk zu richten. Ein Belastungs-EKG wird bei Tauchern mit Diabetes mellitus immer auch bereits vor dem 40. Geburtstag empfohlen.

Eine enge Zusammenarbeit zwischen betreuenden Diabetologen und Tauchmediziner ist zur individuellen Beurteilung unerlässlich. Der Tauchmediziner sollte über ausreichende Erfahrung in der Betreuung chronisch kranker Taucher verfügen.

Der Taucher sollte angehalten werden, neben den Tauchgangsdaten auch die Blutzuckerwerte im Logbuch zu dokumentieren.

32.4.1 Hypoglykämien

Plötzliche und unerkannte Hypoglykämien stellen für den Taucher unter Wasser eine Bedrohung dar. Vor diesem Hintergrund muss sichergestellt sein, dass der Taucher mit Diabetes mellitus in der Lage ist, seine Hypoglykämien rechtzeitig, auch ohne Blutzuckermessung, wahrzunehmen und entsprechend reagieren zu können.

Hinweis. Eine Hypoglykämiewahrnehmungsstörung schließt eine Tauchtauglichkeit aus.

Bei einer normnahen Stoffwechseleinstellung können bei insulinbehandelten Diabetikern, auch bei gut geschulten Patienten, Hypoglykämien auftreten. Diese sind in der Regel von leichter Ausprägung, werden rechtzeitig bemerkt und selbstständig korrigiert.

Sollten schwere Hypoglykämien mit der Notwendigkeit von Fremdhilfe durch Dritte, auftreten bzw. aufgetreten sein, so ist in der Differenzierung wichtig, ob diese erklärbar und damit zukünftig vermeidbar sind, z. B. bei Therapiefehler, oder unerklärbar sind. Unerklärbare schwere Hypoglykämien im letzten Jahr stellen ein Risiko für das Tauchen dar und sind in der Regel nicht mit einer Tauchtauglichkeit vereinbar. Ein generelles Tauchverbot oder eine fixe Wartezeit nach Unterzuckerungen ist unter den heutigen Einstellungen und Kontrollmöglichkeiten nicht zu rechtfertigen.

32.4.2 Stoffwechseleinstellung

Ein Taucher mit Diabetes mellitus muss über eine gute Stoffwechseleinstellung verfügen. Die gute Stoffwechseleinstellung demonstriert zum einen, dass die Therapie adäquat durchgeführt wird und insbesondere bei der intensivierten Insulintherapie auch die entsprechenden Schulungsinhalte verstanden und im Alltag umgesetzt werden. Der Ziel-HbA1c ist nicht pauschaliert zu definieren, sondern muss individuell nach Alter, Diabetesdauer und Therapieform bestimmt werden.

Ein HbA1c über 8,5 % (bzw. 69 mmol/mol) macht eine Tauchtauglichkeit fraglich. Aber auch ein HbA1c von 7,0 % (53 mmol/mol) ist nicht immer Ausdruck einer guten Stoffwechseleinstellung, sondern kann durch starke Schwankungen des Blutzuckerspiegels mit häufigen Unterzuckerungen „erkauft" worden sein.

32.4.3 Stoffwechselselbstmanagement und Schulung

Jeder Diabetiker sollte eine Diabetesschulung erhalten haben; der Umfang richtet sich nach der Therapieform und damit verbunden der Eigenständigkeit in der täglichen Therapieanpassung.

Insulinpflichtige Diabetiker müssen durch die Schulung z. B. in der Lage sein, ihre Insulindosierung an den aktuellen Blutzuckerwert, die aktuelle Ernährung und die geplanten Aktivitäten anzupassen. In diesem Rahmen müssen sie z. B. ihren Blutzucker bei sportlichen Aktivitäten stabil halten können.

Ein festes Zeitfenster zum Erreichen dieser Ziele lässt sich nicht angeben. Vielmehr muss das Erreichen aus der individuellen Tagesdokumentation des Diabetikers ersichtlich sein. Nach Manifestation bzw. wesentlichen Therapieumstellungen ist eine Zeitphase ohne Tauchen erforderlich, um die erlernten Inhalte umzusetzen und die Ziele zu erreichen.

Neben der Diabetesschulung im Hinblick auf das Tauchen ist sicher auch eine entsprechende Zusatzausbildung des Tauchers mit Diabetes in der Tauchausbildung erforderlich (z. B. Kohlenhydrateinnahme unter Wasser).

32.4.4 Folgeerkrankungen

Folgeerkrankungen können sowohl das Tauchen beeinflussen, z. B. kardiovaskuläre Erkrankungen die Tauchtauglichkeit limitieren, als auch das Tauchen die Folgeerkrankungen beeinflussen. Eine proliferative Retinopathie kann sich durch das Tauchen mit den wechselnden Partialdrücken und Blutdrücken verschlechtern.

Bei Folgeerkrankungen muss eine Beurteilung im individuellen Fall erfolgen, allgemein gilt, dass milde und stabile Folgeerkrankungen eine Tauchtauglichkeit nicht ausschließen müssen.

32.5 Tauchgangsplanung und Tauchen mit Diabetes mellitus

32.5.1 Tauchausbildung

Im Rahmen der Tauchausbildung sollten auch diabetesspezifische Fähigkeiten vermittelt werden. Jeder Taucher mit Diabetes mellitus sollte unter Wasser in der Lage sein, beim Eindruck einer Hypoglykämie Kohlenhydrate zu sich zu nehmen (Abb. 32.1). Dieses bedarf der Auswahl eines geeigneten Präparates (z. B. kleine Flasche Cola oder Glukose-Gel mit Schraubverschluss statt Beutel zum Aufreißen) sowie des Übens der praktischen Einnahme.

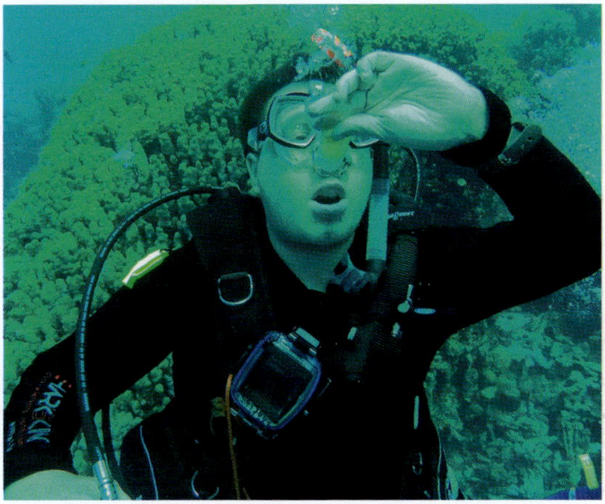

Abb. 32.1: Einnahme von Glucose-Gel unter Wasser bei Eindruck einer Hypoglykämie (Foto: Dr. Hansjörg Mühlen)

Auch sollte nicht vernachlässigt werden, dass z. B. eine Packung im Schwimmbad bei normalem Blutzucker gut geöffnet werden kann, aber möglicherweise im Freigewässer bei eingeschränkten feinmotorischen Fähigkeiten durch Hypoglykämie und Kälte sowie mit dicken Neopren-Handschuhen evtl. nicht mehr so einfach zu öffnen ist. Dieses sollte in der Auswahl durch den Diabetiker und in der Ausbildung bedacht werden.

Der Taucher muss in der Ausbildung, wie bei anderen Sportarten auch, durch langsame Leistungs-/Anforderungssteigerung lernen, wie sich sein Blutzucker verhält und entsprechend ermitteln können, welcher Blutzucker vor einem Tauchgang notwendig ist, um diesen sicher durchzuführen und zu beenden.

32.5.2 Tauchgangsplanung

Tauchgänge müssen immer so geplant werden, dass bei Unwohlsein und/oder Hypoglykämie jederzeit ein Austauchen möglich ist. Aus diesen Gründen sind Dekompressionstauchgänge oder Höhlentauchgänge bzw. Overhead-Environment-Tauchgänge nicht geeignet.

Eine Tauchtiefe von 30 m sollte nicht überschritten werden, da eine Unschärfe in den Symptomen einer beginnenden Hypoglykämie sowie eines Tiefenrausches besteht. Tauchgänge über 60 min sind nicht zu empfehlen, da dann geplante Kohlenhydratzufuhren nötig sind, um den Blutzuckerspiegel konstant zu halten und auch durch die unterbrochene Insulinzufuhr bei Insulinpumpenpatienten das Risiko einer ketoazidotischen Entgleisung steigt.

Kälte und Anstrengungen sollten vermieden werden, da diese zu nicht gut einschätzbaren Veränderungen der Blutzuckerverläufe führen. Die Durchblutung und Glukoseaufnahme verändert sich, die Insulinwirkung wird durch Kälte an den Injektionsstellen verändert und bei Anstrengung benötigt die Muskulatur deutlich mehr Glukose.

32.5.3 Tauchgangsvorbereitung

Die Tauchgangsvorbereitung beginnt bereits am Vortag, denn 12 Stunden vor dem Tauchgang sollte kein Alkohol konsumiert werden, dieser würde das Risiko einer Hypoglykämie im entsprechenden Zeitfenster erhöhen. Morgens am Tauchtag muss bei hohen Blutzuckerwerten (> 250 mg/dl bzw. 13,9 mmol/l) eine ketotische Stoffwechselsituation ausgeschlossen werden. Bei Nachweis von Ketonen zu irgendeinem Zeitpunkt sollte an diesem Tag kein Tauchgang durchgeführt werden.

Vor dem Tauchgang ist der individuell ermittelte erforderliche Blutzuckerwert zu erreichen, in vielen Studien waren dieses ca. 200 mg/dl (bzw. 11,1 mmol/l), ein Blutzucker unter 150 mg/dl (bzw. 8,3 mmol/l) sollte aus Sicherheitsgründen nicht angestrebt werden. Das Ziel kann mit verschiedenen Möglichkeiten in Abhängigkeit von der eigenen Therapie erreicht werden, Hinweise und Optionen finden sich in der weiterführenden Literatur.

In den letzten zwei Stunden vor dem geplanten Tauchgang für ausreichende Flüssigkeitszufuhr mit zusätzlichen 1,5–2 l sorgen.

Zum Beginn des Tauchgangs ist es wichtig, dass eine stabile und keinesfalls fallende Blutzuckersituation besteht; die erste Blutzuckermessung sollte 60 min vor dem Tauchgang erfolgen. Zu diesem Zeitpunkt wären noch kleinere Korrekturen möglich. Die nächste Kontrolle 30 min vor dem geplanten Tauchgang darf keinen abfallenden Blutzuckerwert zeigen, ebenso eine letzte Kontrolle unmittelbar vor dem Tauchgang. Direkt vor Beginn des Tauchgangs sind Insulinpumpen abzulegen.

32.5.4 Sicherheitsmaßnahmen

Der Tauchpartner, der kein Diabetiker sein sollte, sowie Tauchguide/-lehrer müssen auf jeden Fall über die Erkrankung informiert sein, um bei evtl. Zwischenfällen adäquat unterstützen zu können. Sowohl die Kommunikation, z. B. Anzeige einer Hypoglykämie durch das Handzeichen „L" (für Low, gebildet aus Daumen und Zeigefinger, Abb. 32.2), sollte abgesprochen sein sowie evtl. Maßnahmen.

Sinnvoll kann auch sein, einen Teil der Kohlenhydratvorräte nicht im eigenen Tauchjacket, sondern beim Tauchpartner zu verstauen.

An Bord/am Ufer sollte ebenfalls eine Notfallausrüstung mit Glukose/schnell wirkenden Kohlenhydraten, lang wirksamen Kohlenhydraten, Blutzuckermessgerät und ggf. Glukagon vorhanden sein. Die Mitglieder der Tauchgruppe sollten den Ort kennen, um im Bedarfsfall hier unterstützen zu können.

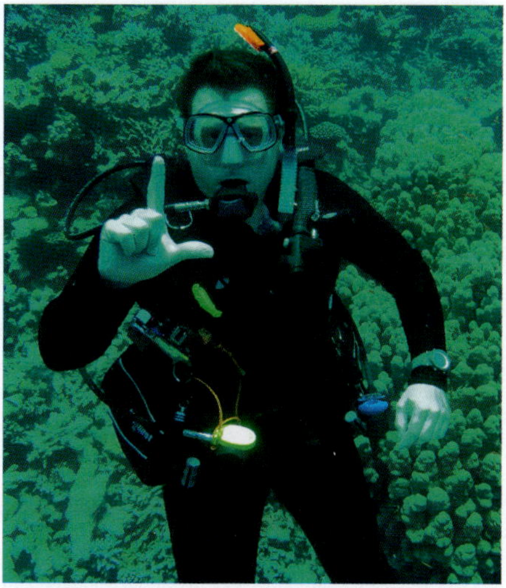

Abb. 32.2: Empfohlenes Unterwasserzeichen für eine Hypoglykämie: „L" für Low (Foto: Dr. Hansjörg Mühlen)

32.5.5 Verhalten bei Zwischenfällen während des Tauchgangs

Bei einem Zwischenfall unter Wasser, egal ob diabetesassoziiert oder nicht, sollte der Tauchgang schnellstmöglich, aber sicher beendet werden. Dies gilt auch, wenn der Taucher mit Diabetes mellitus in irgendeiner Form Unwohlsein zeigt oder signalisiert. Bei Eindruck einer beginnenden Hypoglykämie kann versucht werden, unter Wasser Kohlenhydrate zur Anhebung des Blutzuckers, wie in der Ausbildung geübt, einzunehmen. Aus Sicherheitsgründen sollte im Anschluss der Tauchgang dennoch beendet werden.

Beim Erreichen der Wasseroberfläche muss umgehend die Tarierhilfe aufgeblasen werden, um ein Versinken bei Verschlechterung des Bewusstseins zu verhindern, im Anschluss können weitere Maßnahmen getroffen werden.

Hinweis. Sollte unklar sein, ob ein Zustand durch eine Hypoglykämie oder durch einen Tauchunfall hervorgerufen wurde, dann sollte eine Intervention bzgl. beider Probleme erfolgen. Dem Tauchunfall schadet keine Kohlenhydratzufuhr und der Hypoglykämie keine Sauerstoffzufuhr.

Tipps für Taucher und Tauchlehrer

Tauchgangsplanung und -vorbereitung mit Diabetes mellitus

1. Kohlenhydrataufnahme unter Wasser erlernt und geübt
2. Keine Dekompressions-, Höhlen oder Overhead-Environment-Tauchgänge
3. Maximal 30 m Tauchtiefe und maximal 60 min Tauchzeit
4. Kälte und Anstrengung vermeiden
5. Mindestens 12 Stunden vor Tauchgang keinen Alkohol
6. Am Tauchtaug Ausschluss einer ketotischen Stoffwechsellage
7. 1500–2000 ml in letzten zwei Stunden vor Tauchgang trinken
8. Vor Tauchgang mindestens 60 min Blutzucker im Zielbereich und nicht fallend, letzter Wert unmittelbar vor dem Abtauchen
9. Information von Buddy und Tauchguide über Erkrankung und Notfallprozedere
10. Unterwasserzeichen für Zwischenfall vereinbaren (Empfehlung: „L")
11. Kohlenhydratvorräte für in Tauchausrüstung verstauen
12. In unklaren Situation bzw. bei Unwohlsein umgehende Kohlenhydratzufuhr und Abbruch des Tauchgangs

Weiterführende Literatur

1. Gesellschaft für Tauch- und Überdruckmedizin (GTÜM) e.V., Österreichische Gesellschaft für Tauch- und Hyperbarmedizin (ÖGTH), Klingmann Ch, Muth CM, Piepho T, Prohaska, R, Tetzlaff K, Welslau W (Hrsg): Checkliste Tauchtauglichkeit – Untersuchungsstandards und Empfehlungen für Ärzte, 2. Aufl. Stuttgart: Gentner, 2014
2. Johnson R: A day in the life of a diabetic diver: the Undersea and Hyperbaric Medical Society/Divers Alert Network protocol for diving with diabetes in action. Diving and Hyperbaric Medicine 2016; 46: 181–185
3. Muth CM et al.: Tauchen mit Diabetes. Tauchen 2015; 38: 112–115
4. Pollock NW et al.: Diabetes and recreational diving: Guidelines for the future, 2005. Proceedings of the Undersea and Hyperbaric Medical Society/Divers Alert Network 2005 June 19 Workshop. Durham, NC: Divers Alert Network; 2005. p. 1–9
5, van den Berg R: Diabetes und Tauchen: Empfehlungen für die Praxis. Caisson 2013; 28: 15–18

33 Tauchen im Alter

T. Piepho

Das Tauchen als Freizeitsport kann auch im fortgeschrittenen Alter ausgeübt werden. Weniger das tatsächliche Lebensalter, sondern die bestehenden Erkrankungen und die körperliche Leistungsfähigkeit stehen bei der Beurteilung der Tauchtauglichkeit im Vordergrund.

Prominente Pioniere des Tauchsports wie Jacques Cousteau und Hans Hass haben es vorgemacht: Das Tauchen kann auch im höheren Lebensalter noch ausgeübt werden. Und auch auf dem Tauchschiff sowie am heimischen Tauchspot kann man beobachten, dass auch der Anteil älterer Taucher immer größer wird.

Jedoch kann es bei jedem Tauchgang zu unvorhergesehenen Situationen kommen, die eine erhöhte Leistung aller Organsysteme fordern. Daher ist eine sorgfältige ärztliche Tauchtauglichkeitsuntersuchung notwendig, um unter anderem die körperliche Leistungsfähigkeit zu beurteilen.

33.1 Physiologische Veränderungen im Alter

Mit zunehmendem Lebensalter kommt es zu Veränderungen und Umbauprozessen des Körpers. Auf dem Höhepunkt seiner körperlichen Leistungsfähigkeit befindet sich der Mensch meist ab dem 25. Lebensjahr. Bereits jenseits des 30. Lebensjahres verliert der Körper zunehmend an Muskelmasse, falls kein spezielles Training durchgeführt wird. Der Stoffwechsel wird langsamer und es kommt zu geringeren Trainingseffekten. Ab der 5. Lebensdekade nimmt die Häufigkeit von Erkrankungen deutlich zu. Ein zu hoher Blutdruck und beginnende Arteriosklerose können oft schon nachgewiesen werden. Zwischen dem 50. und 60. Lebensjahr nehmen die körpereigenen Fettreserven um durchschnittlich 2 kg zu. Dabei verändert sich das Körpergewicht meist nur unwesentlich, da gleichzeitig die Muskelmasse weiter reduziert wird. Auch Erkrankungen des Stoffwechsels wie Altersdiabetes treten vermehrt auf. Im weiter fortschreitenden Alter kommen zudem Veränderungen der Gelenke und die Knochen werden poröser. Die Sinneswahrnehmungen verschlechtern sich und es kommt zu Altersfehlsichtigkeit sowie häufig auch zu Altersschwerhörigkeit. Abgesehen von diesem körperlichen Umbau, nimmt auch die Leistungsfähigkeit des Gehirns ab. Dies zeigt sich beispielsweise in einer verminderten Leistung des Kurzzeitgedächtnisses.

33.1.1 Lunge

Die totale Lungenkapazität bleibt beim Erwachsenen mit zunehmendem Alter weitgehend konstant. Jedoch nimmt das Volumen zu, das nach maximaler Ausatmung noch in der Lunge verbleibt (Residualkapazität). Gleichzeitig nimmt die Vitalkapazität um den gleichen Betrag ab. Dies ist vor allem durch die verminderte Elastizität des Brustkorbs und des Lungengewebes bedingt. Diese Veränderungen können vor allem in größeren Tiefen zu einer höheren Atemarbeit führen, da hier das Atemgas dichter ist.

33.1.2 Kreislauf

Die Änderungen der Kreislauffunktion im höheren Lebensalter sind auf Veränderungen der Struktur der Gefäßwände und der Herzmuskulatur zurückzuführen. Durch den permanenten Umbau der Gefäßwände und durch arteriosklerotische Veränderungen werden die Arterien zunehmend steifer. Hierdurch kommt es meist zu erhöhten Blutdruckwerten und einer höheren Belastung des Herzens. Da sich auch die Struktur der Herzmuskulatur mit der Zeit verändert, nimmt die Leistungsfähigkeit im Alter insgesamt ab. Diese Veränderungen treten im Prinzip schleichend auf, so dass die betreffende Person mögliche Krankheitszeichen erst spät bemerkt.

Durch das Sporttauchen kommt es zu einem höheren Anteil des Blutvolumens im rechten Herzen. Dies hat in der Regel nur geringe Auswirkungen auf das Herz-Kreislauf-System.

33.1.3 Bewegungsapparat

Der Abbau der Knochen und der Muskulatur mit zunehmendem Lebensalter führt zu einem erhöhten Unfall- und Verletzungsrisiko. Zudem werden auch die Gelenke steifer und die Struktur der Bänder und Sehnen ändert sich. Dies führt zu einer geringeren Beweglichkeit. Außerdem besteht durch diesen Umbau ein, im Gegensatz zu jüngeren Tauchern, verändertes Dekompressionsverhalten dieser Gewebe. Dieses kann zu einem erhöhten Risiko für Dekompressionsunfälle führen.

33.1.4 Augen

Mit zunehmendem Alter lässt auch die Sehkraft nach. Viele Menschen sind aufgrund einer geringeren Elastizität der Linse auf eine Sehhilfe für den Nahbereich angewiesen. Selbstverständlich ist es notwendig, dass auch unter Wasser nicht nur der Tauchpartner in der Ferne, sondern auch Instrumente und Computer schnell abgelesen werden können. Hierzu gibt es verschiedene Lösungsmöglichkeiten, wie korrigierte Gläser in der Tauchmaske oder Kontaktlinsen.

33.2 Konsequenzen für das Tauchen

Sind keine Kontraindikationen zur Ausübung des Tauchsports vorhanden, sollte sich das Verhalten unter Wasser möglichst an den geistigen und körperlichen Fähigkeiten orientieren. Tauchgänge die, beispielsweise aufgrund starker Strömung, zu einer großen körperlicher Belastung führen, sollten vermieden werden. Aufgrund des bestehenden erhöhten Risikos für einen Dekompressionsunfall sollte das Tauchen insgesamt eher konservativ sein.

Allgemein besteht im höheren Lebensalter häufig ein chronischer Flüssigkeitsmangel. Da auch dieser ein Risikofaktor für das Auftreten eines Dekompressionsunfalls ist, sollte vor allem in warmen Ländern auf eine ausreichende Flüssigkeitszufuhr geachtet werden.

33.3 Tauchtauglichkeit bei älteren Tauchern

Generell gibt es für die Ausübung des Tauchsports keine Altersbeschränkung. Vielmehr sollten im Rahmen der Tauchtauglichkeitsuntersuchung die körperliche Leistungsfähigkeit und die bestehenden gesundheitlichen Probleme beurteilt werden.

Ist die Ausübung des Tauchsports nur eingeschränkt möglich, sollte der behandelnde Arzt die Gründe hierfür und die sich daraus ergebenden Konsequenzen mit dem Taucher besprechen.

Hinweis. Ab dem 40. Lebensjahr sollte die Tauchtauglichkeit jährlich untersucht werden.

Eine Lungenfunktionsuntersuchung und ein Ruhe-Elektrokardiogramm (EKG) sind altersunabhängig bei jeder Tauchtauglichkeitsuntersuchung zu empfehlen.

33.3.1 Leistungstests

Die Leistungsfähigkeit kann bei jungen Sportlern in der Regel vom untersuchenden Arzt grob durch Befragung bestimmt werden. Bei bestehenden Erkrankungen oder im höheren Alter sollte die Leistungsfähigkeit aber regelmäßig durch eine Ergometrie bestimmt werden. Die GTÜM empfiehlt einen solchen Leistungstest bei Sporttauchern ab dem 40. Lebensjahr und bestehenden Risikofaktoren.

Durch standardisierte und wiederholbare Tests kann die körperliche Leistungsfähigkeit gemessen werden. Das heute am häufigsten verwendete Messgerät ist das Ergometer. Mit einem Ergometer kann geleistete Arbeit in Watt gemessen und so die Leistungsfähigkeit beschrieben werden. Dabei werden physiologische Veränderungen des Körpers während der Belastung gemessen. Typische Messgrößen sind die Atem- und Herzfrequenz, die Sauerstoffaufnahme oder die Konzentration des Laktats im Blut. Mit einem gleichzeitig abgeleiteten EKG können Rhythmusstörungen und Durchblutungsstörungen des Herzens während der Belastung dargestellt sowie dokumentiert werden.

Eine häufig verwendete Untersuchungsmöglichkeit ist das Fahrradergometer. Hierbei muss die zu testende Person ein Schwungrad über die Pedale antreiben. Dies kann mechanisch oder elektrisch gebremst werden. Eine andere Methode ist die Testung auf einem Laufband.

Als optimales Maß für die Leistungsfähigkeit gilt heute die maximale Sauerstoffaufnahme pro Zeit bezogen auf das Körpergewicht. Da hierfür aber eine sehr aufwändige und anstrengende Versuchsdurchführung notwendig ist, wird die Sauerstoffaufnahme meist nach Messung der Herzfrequenz über einen bestimmten Messzeitraum berechnet.

Fallbeispiel. Ein 65-jähriger erfahrener Taucher erleidet einen Herzinfarkt. Nach dem Krankenhausaufenthalt beginnt er unter ärztlicher Kontrolle mit vorsichtigen Bewegungsübungen, die er langsam steigert. Ein Jahr später ist er weiterhin beschwerdefrei und bei guter körperlicher Fitness. Um auch den Tauchsport wieder ausüben zu können, führt sein Kardiologe unter anderem einen Belastungstest auf einem Fahrradergometer durch. Hierbei erreicht der Patient 200 Watt ohne Beschwerden oder Rhythmusstörungen. Der Untersuchung folgt ein ausführliches Gespräch über die möglichen Risiken während des Tauchens und über das eigenverantwortliche Vermeiden von anstrengenden Tauchgängen. Hiernach fühlt er sich bestärkt und beginnt wieder mit ersten Tauchübungen im Schwimmbad.

33.3.2 Medikamente

Im Alter nimmt die Anzahl der benötigten Medikamente meist zu. Vor allem Präparate, die als Nebenwirkung die geistige und körperliche Leistungsfähigkeit beeinträchtigten, können den Taucher gefährden. So sind Patienten meist nicht tauchtauglich, die Medikamente mit zentralnervöser Dämpfung benötigen. In dieser Gruppe finden sich beispielsweise Neuroleptika, Antidepressiva, zentralwirkende Analgetika und Antihistaminika. Für Patienten, die Kreislauf- oder Herzmedikamente einnehmen, kann eine eingeschränkte Tauchtauglichkeit bestehen. Durch ihre Wirkungsweise können diese Medikamente zu einer Gefährdung des Tauchers führen.

Hinweis. Eine bei Bluthochdruck- und Herzerkrankung häufig verwendete Medikamentengruppe sind Betablocker. Bei diesen Medikamenten kommt es zur Blockade spezieller Rezeptoren am Herzen. Hierdurch wird unter anderem die Herzfrequenz gesenkt. Dies fördert die Durchblutung in den Herzkranzgefäßen und kann so eine bestehende Erkrankung des Herzens positiv beeinflussen. In körperlich belastenden Situationen (auch beim Tauchen) sorgt aber diese Blockade dafür, dass dem Körper weniger Reserven zur Verfügung stehen. Bei großer Anstrengung oder Strömung ist der Taucher weniger leistungsfähig.

Nach der Verschreibung neuer Medikamente oder der Anpassung der Dosis sollte auf das Tauchen verzichtet werden bis Nebenwirkungen ausgeschlossen werden können, die den Taucher möglicherweise gefährden.

33.4 Leistung und Training im Alter

Die körperliche Leistungsfähigkeit wird häufig auch als Fitness bezeichnet und ist von verschiedenen Faktoren abhängig. Neben der jeweiligen Belastung und Beanspruchung des Körpers spielt auch das Talent eine wichtige Rolle. Die abnehmende Muskelmasse im Alter sorgt jedoch unabhängig von diesen Faktoren für eine verminderte Leistungsfähigkeit.

Training im Alter

Aufgrund der abnehmenden Muskelmasse ist der Körper im Alter weniger gut trainierbar. Dies vermindert zudem häufig die Lust am Training, da Erfolge ausbleiben, die zur Motivation hilfreich sind. Wissenschaftliche Studien in den letzten Jahren konnten aber zeigen, dass mit Ausdauertraining die körperliche Leistungsfähigkeit über Jahre erhalten werden kann. Hierdurch kann nicht nur die Lebenserwartung, sondern auch die Lebensqualität verbessert werden. Das Auftreten von Herzkreislauferkrankungen kann verringert werden, da der oben genannte Prozess des Umbaus verlangsamt wird.

Training im Alter sollte sich aus Ausdauer- und Krafttraining zusammensetzten. Durch das Ausdauertraining können vor allem die Veränderungen des Herzens und des Blutkreislaufes positiv beeinflusst werden. Zu hoher Blutdruck und Körperfettwerte (z. B. Cholesterin) können durch Ausdauertraining gesenkt werden. Das Krafttraining nimmt Einfluss auf das Knochenwachstum und wirkt gegen den altersbedingten Muskelabbau. Vor allem statisches Krafttraining, bei dem Gewichte über eine gewisse Zeit gehalten werden müssen, kann die Festigkeit der Knochen positiv beeinflussen.

Selbstverständlich ist auch für das Training im Alter eine gewisse Sporttauglichkeit notwendig. Bei bestehenden Erkrankungen sollte der behandelnde Arzt über mögliche und sinnvolle Trainingsformen beraten.

Zudem ist zu beachten, dass ältere Menschen längere Regenerationszeiten benötigen, so dass hierdurch die Belastung während eines Trainingszyklus geringer sein sollte. Während die Schnelligkeit im Alter nur noch eingeschränkt trainiert werden kann, bleibt die Ausdauerfähigkeit am besten trainierbar.

Weiterführende Literatur

1. Rochus et al. (2004) Kompendium der Sportmedizin, 1. Aufl. Springer, Wien
2. Gesellschaft für Tauch- und Überdruckmedizin (GTÜM) e.V., Österreichische Gesellschaft für Tauch- und Hyperbarmedizin (ÖGTH), Klingmann Ch, Muth CM, Piepho T, Prohaska, R, Tetzlaff K, Welslau W (Hrsg): Checkliste Tauchtauglichkeit – Untersuchungsstandards und Empfehlungen für Ärzte, 2. Aufl. Stuttgart: Gentner, 2014

Tipps für Tauchlehrer

1. Die Tauchtauglichkeit gilt nach dem 40. Lebensjahr nicht länger als 1 Jahr nach Ausstellungsdatum!
2. Ein vertrauliches Gespräch und ein Seitenblick auf etwaige Medikamentenschachteln können Klarheit über Erkrankungen mit Leistungseinschränkungen oder erhöhter Gefährdung geben.
3. Der Tauchlehrer kann Personen mit eingeschränkter Leistungsfähigkeit und Beweglichkeit Hilfestellungen anbieten: Abnehmen schwerer Lasten, Verwendung kleiner Tauchflaschen und nach Möglichkeit dünner Tauchanzüge mit entsprechend wenig Blei. Vermeiden von Gegenströmung und Einhalten konservativer Tauchprofile.
4. Wie zum Tauchen im Allgemeinen bereits empfohlen sind das Bereithalten von Wasser, Tee, Saft o. Ä. bei älteren Tauchern noch wichtiger, um Wasserverluste des Körpers vor und nach dem Tauchgang auszugleichen. Eine für die sichere Inertgasentsättigung ungünstige Dehydratation wird oft nicht bemerkt oder ignoriert.

34 Beurteilung der körperlichen Leistungsfähigkeit

U. Hoffmann

Tauchen ist in seinen verschiedenen Varianten (Arbeitstauchen, Rettungstauchen, Freizeit- und Sporttauchen etc.) mit einer sehr großen Bandbreite körperlicher Beanspruchungen verbunden. Dies gilt auch für das Sporttauchen, das mit sehr unterschiedlichen Motivationen unter sehr verschiedenen Bedingungen betrieben wird. Beispiele sind die wenig belastende Naturbeobachtung in warmen, flachen Gewässern, die Exkursionen in sehr großer Tiefen mit besonderen Atemgasgemischen oder auch das Orientierungstauchen als Wettkampfsport. Eine Beurteilung der körperlichen Leistungsfähigkeit wird daher auch vor dem Hintergrund stattfinden, welche Herausforderungen zu erwarten sind.

Im Rahmen der regelmäßigen tauchsportärztlichen Untersuchung kann die genauere allgemeine Leistungsbeurteilung durchgeführt werden, die über das Belastungs-EKG hinausgeht. Durch Tests im Training durch qualifizierte Tauchausbilder und -trainer, die vielleicht sogar in der Zusammenarbeit mit dem Tauchmediziner durchgeführt werden, lassen sich spezifischere Aussagen treffen. Damit kann in eine Beurteilung auch einfließen, unter welchen Bedingungen getaucht werden sollte.

Die Beurteilung der Leistungsfähigkeit ist eine Bewertung der verschiedenen konditionellen Komponenten Ausdauer, Kraft, Schnelligkeit, Beweglichkeit und Koordination. Ihnen kommt in der spezifischen Beurteilung sehr unterschiedliche Bedeutung zu. Zusätzlich zu diesen klassischen Komponenten ist noch die Apnoefähigkeit zu beurteilen, die eine der Besonderheiten des Sports darstellt. Gerade die spezifischen Aspekte der Beurteilung stellen die große Herausforderung dar, denn die Beurteilung zielt auf die Grenzen ab, innerhalb deren sicheres Tauchen aus physiologischer Sicht möglich ist.

Damit sind zwei entscheidende Aspekte offensichtlich, die in die Beurteilung einfließen: die spezifische Bewertung der betroffenen Person und die Kenntnis der Herausforderungen, die mit den zu erwartenden Tauchbedingungen verbunden sein könnten.

34.1 Bewertung der konditionellen Komponenten für die Tauchsicherheit

Körperliche Leistungsfähigkeit ist unmittelbar mit der Tauchsicherheit verbunden. Allerdings muss man für das Sporttauchen festhalten, dass die Tauchbedingungen so gewählt werden können, dass auch Personen mit schlechter Leistungsfähigkeit sicher tauchen können. Wenn beides, Leistungsfähigkeit und Tauchbedingungen, zueinander passen, kann einem großen Personenkreis Freude am Tauchen vermittelt werden. In manchen Fällen ist Sporttauchen dann sogar der (Wieder-)Einstieg in körperliche Aktivität und in diesem Sinne für die Gesundheit förderlich. Daher stellt Sporttauchen einen attraktiven Breitensport dar, wenn keine Kontraindikation gegeben ist.

Die verschiedenen konditionellen Komponenten sind aber sehr unterschiedlich in ihrer Bedeutung für das sichere Sporttauchen zu bewerten. An erster Stelle ist die **Ausdauerleistungsfähigkeit** als zentrale Komponente für das Sporttauchen zu benennen. Verfügbare Leistungsreserven machen zunächst jeden Tauchgang sicherer. Zudem gilt es inzwischen als nachgewiesen, dass mit dem Anstieg der körperlichen Leistungsfähigkeit das DCS-Risiko abnimmt.

Typische Sporttauchgänge dauern zwischen 30 und 90 min, die mit unterschiedlichen Bewegungs- und Aktivitätsintensitäten verbunden sein können. Im Gegensatz zu Arbeitseinsätzen unter Wasser, die mit verschiedenen körperlichen Leistungen verbunden sein können, stellt die Fortbewegung unter Wasser mit Flossen die größte Ausdauerbeanspruchung beim Sporttauchen dar. Das gezielte Antauchen von Objekten unter Wasser oder das Tauchen gegen die Strömung sind typische Situationen, die im Laufe des Tauchganges zu Belastungen führen können. Damit ist das Schwimmen mit Flossen die besondere sportartspezifische Belastungsform, die beurteilt werden sollte.

Auch die zweite relevante konditionelle Komponente, die **Kraft**, muss die unteren Extremitäten in den Mittelpunkt der spezifischen Beurteilung stellen. Allerdings kommt der allgemeinen Beurteilung der Rumpfmuskulatur und darüber hinaus der Muskulatur der oberen Extremitäten durchaus auch Bedeutung zu. Diese Bereiche sind besonders auch beim Tragen der schweren Ausrüstung außerhalb des Wassers bedeutsam. Unter Wasser kann die allgemeine Ausbildung der Rumpfmuskulatur eine Rolle spielen, wenn eine Körperspannung für den optimalen Flossenbeinschlag hergestellt werden muss. Schwere Lasten im Lendenbereich, die nur teilweise durch den Wasserauftrieb kompensiert werden, sind ebenfalls bei einer sorgfältigen Leistungsbeurteilung zu berücksichtigen.

Unter den verbleibenden drei klassischen Komponenten Schnelligkeit, Beweglichkeit und Koordination ist beim Sporttauchen die Koordination in anspruchsvolleren Situationen am wichtigsten. Der Flossenbeinschlag ist für manche Personen schon eine koordinative Herausforderung. Die Flossengröße und -härte müssen entsprechend der Beinkraft ausgewählt werden, um einen optimalen Bewegungsablauf zu entwickeln. Verschiedene Flossentypen erfordern sogar einen angepassten Bewegungsablauf für eine effiziente Vortriebserzeugung. Darüber hinaus erfordert das Bewegen mit Atemgerät und das präzise Tarieren eine gute Körperwahrnehmung und entsprechende motorische Reaktionen, die im weitesten Sinne den koordinativen Fähigkeiten zugeordnet werden müssen. Typische Beispiele sind das Durchtauchen enger Passagen oder das präzise Tarieren bei der Unterwasserfotografie. Aber auch die Übungen zur Selbst- und Fremdrettung sind hier anzuführen. Hier könnte sogar die Beweglichkeit, z.B. zum Bedienen des Ventils am Atemgerät, eine weitere Rolle spielen. Allerdings sind hier weniger die körperlichen Limitationen relevant, sondern eher die Einschränkungen durch den Tauchanzug und die Gerätekonfiguration im Allgemeinen.

34.2 Beurteilung der allgemeinen Ausdauerleistungsfähigkeit

Die Beurteilung der Ausdauerleistungsfähigkeit sollte nach den in der Sportmedizin üblichen Untersuchungsverfahren erfolgen und in der Regel Fahrrad- oder Laufbandergometrie verwenden. Gemäß den Leitlinien der Deutschen Gesellschaft für Sportmedizin und Prävention (DGSP) gelten zur Fahrradergometrie folgende Durchführungsempfehlungen (DGSP 2017):

- Ruhephase: 3 min
- Gesamtdauer der Belastung nicht länger als 20 min
- Stufenweiser Belastungsanstieg alle 2 bzw. 3 min
- Beginn allgemein mit 50 Watt (Trainierte mit 100 Watt oder mehr)
- Steigerung um 50 Watt bzw. 25 Watt (je nach Trainingszustand), im Ausbelastungsbereich ggf. um 25 Watt
- Drehzahl 60–90 U/min, im Ausbelastungsbereich bis 100 U/min
- Nach Belastung etwa 1–2 min Treten ohne Widerstand oder mit 25 Watt
- Nachbeobachtung nach Belastung 6 min
- Gewichtsbezogene Belastung nur bei Kindern

Im Grunde wäre zur Beurteilung der Maximalbelastung die Bestimmung der Herzfrequenz z. B. bei der Erfassung des Belastungs-EKG im Rahmen der tauchsportärztlichen Untersuchung ausreichend, jedoch muss dann gewährleistet sein, dass nicht zu früh die Belastung abgebrochen wird. Die Bewertung der Leistung hängt allerdings sehr von dem verwendeten Leistungsprotokoll ab.

Erst die spiroergometrische Messung, z. B. auf dem Fahrradergometer oder auf dem Laufband, sowie ergänzend die Bestimmung der Laktatkonzentration ist empfehlenswert und erlaubt die differenzierte Beurteilung der allgemeinen Ausdauerleistungsfähigkeit. Anhand dieser ergometrischen Testdaten können Aussagen über die allgemeine aerobe und anaerobe Ausdauerleistungsfähigkeit getroffen werden.

Tabelle 34.1: Parameter zur Beurteilung der Ausbelastung auf Fahrrad-/Laufbandergometer

Objektive Kriterien (nur bei Spiroergometrie möglich)	Weitere Hilfsgrößen
VO2max mit „levelling off"	Laktatkonzentration (pH, BaseExcess)
Atemäquivalent > 30	Herzfrequenz > 220/min minus Alter (Fahrradergometer, die Werte auf dem Laufband liegen ca. 5–10/min höher) . Individuelle Streuung und Medikation beachten!
RQ > 1,05	Leistungsempfinden (RPE) > 16
Nicht-Ansteigen des Sauerstoffpulses trotz ansteigender Belastung	

Tabelle 34.2: Beurteilung der Leistungsfähigkeit anhand der relativen maximalen O_2-Aufnahme (mod. nach ACSM 2010)

	Rel. max. O_2-Aufnahme (ml min^{-1} kg^{-1})					
Alter [Jahre]	**Sehr niedrig**	**Niedrig**	**Mäßig**	**Gut**	**Exzellent**	**Hervorragend**
Männer						
20–29	27–37	38–41	42–45	46–49	51–54	≥ 55
30–39	27–35	36–40	41–44	45–47	48–53	≥ 54
40–49	25–33	34–38	39–41	42–45	46–51	≥ 52
50–59	21–30	31–34	35–38	39–42	43–47	≥ 48
60–69	19–26	27–31	32–34	35–38	39–43	≥ 44
70–79	18–22	23–27	28–30	31–35	36–40	≥ 41
Frauen						
20–29	23-31	32–35	36–38	39–43	44–48	≥ 49
30–39	23-29	30–32	33–37	38–40	41–45	≥ 46
40–49	19-25	28–31	32–34	35–38	39–42	≥ 43
50–59	19-25	26–28	29–31	32–34	35–38	≥ 41
60–69	18-23	24–25	26–28	29–31	32–35	≥ 36
70–79	16-21	22–23	24–26	27–29	30–34	≥ 35

Daraus können qualifizierte Trainingsempfehlungen abgeleitet werden. Entscheidend ist eine wirkliche Ausbelastung, die mit den in Tabelle 34.1 aufgelisteten Kriterien festgestellt werden kann.

Je nach Auswahl des Tests kann eine Bewertung vorgenommen werden. Tabelle 34.2 zeigt ein Beispiel einer Bewertung auf der Basis der erreichten maximalen Sauerstoffaufnahme nach den Standards der US-amerikanischen Vereinigung der Sportmedizin (American College of Sports Medicine, ACSM). Die Bewertung erfolgt anhand der relativen maximalen Sauerstoff-Aufnahme (= maximale O_2-Aufnahme pro Körpergewicht).

Es muss betont werden, dass für die angemessene Wahl der Tauchbedingungen nicht die alters- und geschlechtsspezifischen Beurteilungskriterien, sondern nur die absoluten Werte entscheidend sind.

34.3 Beurteilung der tauchspezifischen Ausdauerleistungsfähigkeit

Die besondere Herausforderung der tauchspezifischen Ausdauerleistungsfähigkeit stellt der Flossenbeinschlag dar. Der Vortrieb wird besonders während der sog. Kickphase durch Hüftbeugung und Kniestreckung erzeugt. Damit weichen der Bewegungsablauf und daher auch die beanspruchte Muskulatur erheblich vom Laufen oder Fahrradfahren ab, die stark die Hüftstreckung beanspruchen. Im Labor oder in einem Fitness-Zentrum lässt sich diese Leistungsfähigkeit praktisch nicht prüfen. Als Tests eignen sich Schwimmdistanzen mit Flossen. Die Vorgaben zum VDST-Leistungsabzeichen Flossenschwimmen geben die Möglichkeit, für verschiedenen Distanzen (25 m, 100 m, 400 m, 800 m) alters- und geschlechtsabhängige Beurteilungen vorzunehmen (Tabelle 34.3).

Bei dem Leistungsabzeichen werden die verschiedenen Ausdauerformen getestet, wobei die 800-m-Strecke im Sinne der Dauerbelastung eines Tauchgangs der wichtigste Teil des Leistungsabzeichens ist. Der 25-m-Sprint stellt eher einen Koordinations- und Krafttest dar und kann eigentlich nicht als Ausdauertest gewertet werden. Die Relevanz einer Kurz- oder Mittelzeitausdauer (100 m/400 m) besteht

Tabelle 34.3: Beispielhafter Auszug aus den Leistungsanforderungen für das VDST-Leistungsabzeichen Flossenschwimmen (VDST 2014). Zeitangaben in Minuten:Sekunden

	Männer			Frauen		
	Bronze	Silber	Gold	Bronze	Silber	Gold
25 m Tauchsprint/ Flossenschwimmen	00:17,0	00:16,5	00:16,0	00:17,5	00:17,0	00:16,5
100 m Flossenschwimmen	01:18,0	01:14,0	01:10,0	01:20,0	01:16,0	01:12,0
400 m Flossenschwimmen	06:10,0	05:55,0	05:40,0	06:20,0	06:05,0	05:50,0
800 m Flossenschwimmen	13:35,0	13:00,0	12:25,0	13:55,0	13:20,0	12:45,0

besonders in Bezug auf kurzfristige Belastungsspitzen während eines Tauchgangs, z. B. bei Strömung oder bei Eigen- und Fremdrettung.

Als eine weitere Besonderheit des Sporttauchens, die unmittelbar mit den Ausdauerbelastungen verbunden ist, müssen das Atmen aus dem Atemgerät und die in der Tauchtiefe erhöhte Gasdichte benannt werden. Die besondere Belastung der Atemmuskulatur durch die erhöhten Atemwiderstände und die damit verbundenen psychologischen Faktoren könnten die maximale Leistung unter Wasser begrenzen.

34.4 Beurteilung der Kraft

Eigentlich ist auch die Kraft sowohl als allgemeine als auch als spezifische Leistungskomponente zu beurteilen. Der allgemeine Teil bezieht sich auf die rumpfstabilisierende Muskulatur und die Muskulatur der oberen Extremitäten. Es muss hier insbesondere festgestellt werden, ob schwere Lasten gehoben und getragen werden können. Diese Beurteilung sollte auch den Knochen- und Bandapparat einschließen.

Festgestellte Defizite können durch entsprechende Wahl der Ausrüstung und Gestaltung der Tauchgänge einschließlich Ein- und Ausstieg berücksichtigt werden. So könnte z. B. die Ausrüstung erst direkt am Einstieg angelegt und der Sprung ins Wasser vermieden werden. Sofern muskuläre Defizite festgestellt werden, ist für eine mittel- und langfristige Kompensation ein entsprechendes Krafttraining anzuraten.

Eine wirklich spezifische Kraftdiagnostik im Sporttauchen gibt es nicht. Augenmerk sollte auf die Kraft der Kniestreck- und der Hüftbeugemuskulatur gelegt werden. Einen Hinweis erhält man hier aus der Beurteilung des Bewegungsablaufs des Flossenbeinschlages und der 25-m-Sprintzeit. Fehlerbilder des Bewegungsablaufs könnten auf Kraftdefizite hindeuten, die mit der Wahl der Flossen zusammenhängen können. Die Flossenwahl und ein entsprechendes Krafttraining stellen daher Ansätze zur Kompensation der Defizite dar.

34.5 Beurteilung der spezifischen Leistungsfähigkeit im Feldtest

Um die Leistungsfähigkeit unter Wasser möglichst realitätsnah zu testen, wurde der fit2dive-Test im Schwimmbad entwickelt (Steinberg et al. 2011). Er orientiert sich an den Stufentests auf dem Fahrradergometer und dem Laufband (s. Abschnitt 34.3). Die Leistungssteigerung wird durch Erhöhung der Unterwasserschwimmgeschwindigkeit erreicht. Der Test soll möglichst mit der Ausrüstung durchgeführt werden, die auch im Freigewässer genutzt wird. Während des Tests werden die Ausrüstungskonfiguration und die Bewegungsabläufe von einem geschulten Beobachter

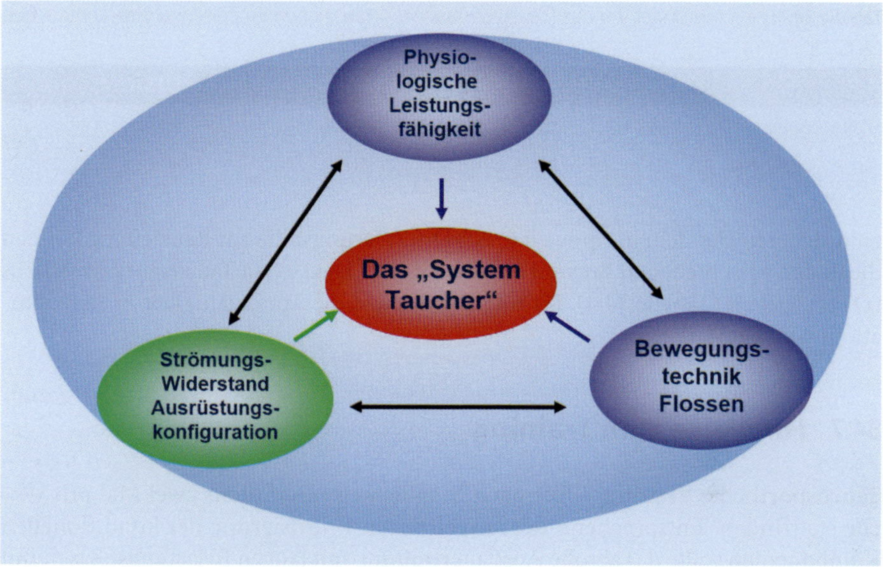

Abb. 34.1: Das „System Taucher“

standardisiert bewertet. Idealerweise werden dabei Herzfrequenz und Ventilation gemessen. Der Test soll bis zur Erschöpfung durchgeführt werden. Die erreichte Belastungszeit, Herzfrequenz und Ventilation geben Aufschluss über die Leistungsfähigkeit beim Tauchen. Aus diesen und den Beobachtungsdaten können Hinweise zur Trainingsgestaltung abgeleitet werden. Insgesamt wird so das „System Taucher“ beurteilt, das aus den Faktoren physiologische Leistungsfähigkeit, Strömungswiderstand und Vortriebserzeugung besteht (Abb. 34.1). Die abschließende Beurteilung in diesem Test ist alters- und geschlechtsunabhängig, sondern orientiert sich an den Schwierigkeitsgraden der Tauchbedingungen.

34.6 Apnoefähigkeit

Als besondere konditionelle Komponente für das Sporttauchen ist die Apnoefähigkeit anzuführen. Diese ist zwar beim Tauchen mit Atemgerät nicht leistungsbegrenzend, stellt aber mit gewissen Minimalanforderungen einen Sicherheitsaspekt dar. So können Reaktionen auf plötzliche und unerwartete Luftnotsituationen mit entsprechend ruhig und sicher ausgeführt werden.

Apnoe in Ruhe beim Zeittauchen oder nach Vorbereitung mit optimaler ökonomischer Bewegung beim Streckentauchen stellt eine notwendige Voraussetzung

Tabelle 34.4: Anforderungen für das Deutsche Tauchsportabzeichen im Zeit- und Streckentauchen (VDST 2017)

	DTSA*	DTSA**	DTSA***
Zeittauchen	30 s	45 s	60 s
Streckentauchen	20 m	30 m	45 m

zum sicheren Handeln in Apnoe dar. Als Orientierungshilfe zur Beurteilung können die in den verschiedenen Brevetierungsstufen des Deutschen Tauchsportabzeichens (DTSA) gelten (Tabelle 34.4). Damit ist aber nicht die Apnoefähigkeit in Stresssituationen zu beurteilen.

34.7 Hinweise zum Training

Tauchsportliches Training sollte nach Möglichkeit mindestens zwei Mal pro Woche stattfinden. Entsprechend der ausgeführten Priorisierung der konditionellen Komponenten sollte das aerobe Ausdauertraining mit langen Belastungsphasen mit wechselnden Intensitäten, im Mittelpunkt stehen, das sich aber vielfältig mit weiteren Trainingszielen, wie z. B. Apnoefähigkeit oder verschiedene tauchspezifische Fertigkeiten, kombinieren lässt. Dieses Training kann mit Atemgerät, aber auch „nur“ mit Schnorchel, Maske und Flossen (ABC-Ausrüstung) stattfinden. Kurze, intensive Belastungen sollten auch zum Training gehören, aber nicht über einen mittleren, zeitlichen Anteil von 20 % der Trainingszeit hinausgehen.

Ein begleitendes, allgemeines Training ist sicherlich auch für die taucherische Leistungsfähigkeit förderlich. Längere Ausdauerbelastungen wie Joggen, Radfahren oder Skaten mit wechselnden Intensitäten sollten auch hier im Mittelpunkt stehen. Sinnvoll ergänzt werden kann dies durch allgemeine Kräftigungs- und Dehnungsgymnastik.

34.8 Parameter der Leistungsfähigkeit

Die Beurteilung der Leistungsfähigkeit hilft, Tauchgänge sicher zu planen und ist nur in Ausnahmefällen Anlass, eine Tauchtauglichkeit auszuschließen. Die verschiedenen konditionellen Komponenten, ergänzt um die Apnoefähigkeit, bestimmen dabei die tauchspezifische Leistungsfähigkeit. Diese ist valider in der Aussagekraft als die allgemeine Leistungsfähigkeit, da sowohl die muskuläre Beanspruchung als auch die Bedingungen besonders unter Wasser nicht im Trockenen zu simulieren sind.

Weiterführende Literatur

1. American College of Sports Medicine: ACSM's Guidelines for Exercise Testing and Prescription. Wolters Kluwer, 2010
2. Deutsche Gesellschaft für Sportmedizin und Prävention: Leitlinien zur Belastungsuntersuchung in der Sportmedizin. www.dgsp.de (Zugriff am 13.09.2017)
3. Kroidl R, Schwarz S, Lehnigk B, Fritsch J: Kursbuch Spiroergometrie. Stuttgart: Thieme, 2014
4. Steinberg F, Dräger T, Steegmanns A, Dalecki M, Röschmann M, Hoffmann U: fit2dive - A field test for assessing the specific capability of underwater fin swimming with SCUBA. International Journal of Performance Analysis in Sport 2011; 11: 197–208
5. Verband Deutscher Sporttaucher: VDST-DTSA-Ordnung, Stand 2017. www.vdst.de (Zugriff am 11.12.2017)
6. Verband Deutscher Sporttaucher: VDST-Leistungsabzeichen Flossenschwimmen, Stand 2014. www.vdst.de (Zugriff am 11.12.2017)

Tipps für Tauchlehrer

1. Taucherinnen und Taucher sollen entsprechend ihren Zielen im Sporttauchen trainieren.
2. Die Vielfalt der konditionellen Komponenten muss beachtet werden, wobei der Ausdauer- und Apnoefähigkeit eine besondere Bedeutung zukommt.
3. Regelmäßige, in das Training eingestreute Leistungstests geben einen Hinweis auf die aktuelle Fitness und helfen bei der Selbsteinschätzung.
4. Die körperliche Fitness sollte für das gewählte Tauchziel und die dabei erwartete körperliche Belastung ausreichende Sicherheitsreserven berücksichtigen.
5. Sporttauchen kann ein Element zum Gesundheitssport sein und sollte auch als attraktives Bewegungsangebot verstanden werden.

35 Tauchtauglichkeit bei verschiedenen Erkrankungen

T. Piepho

Druckänderungen während des Tauchens nehmen direkten Einfluss auf verschiedene Organe des Körpers. Jedoch können auch Erkrankungen von anderen Organsystemen, für die auf den ersten Blick ein Zusammenhang mit dem Tauchsport nicht erkennbar ist wie beispielsweise Haut, Gerinnungssystem oder Magen-Darm-Trakt, bei der Beurteilung der Tauchtauglichkeit eine wichtige Rolle spielen.

35.1 Erkrankungen der Haut

Die Haut bedeckt die äußere Körperoberfläche. Neben dem Schutz vor chemischen, thermischen und mechanischen Schäden schützt sie den Körper auch gegen Krankheitserreger. Mit der Abgabe von Schweiß und der Möglichkeit, die Oberfläche zu verkleinern, ist die Haut an der Regulation von Körpertemperatur und Flüssigkeitshaushalt beteiligt. Wichtige Sinnesrezeptoren, die Druck, Temperatur und Schmerz melden, befinden sich in ihr.

Chronische Hauterkrankungen stellen normalerweise keine vitale Gefährdung während des Tauchens dar, d. h., sie erhöhen nicht unmittelbar das Unfallrisiko. Jedoch können durch den Kontakt mit Wasser oder anderen Umgebungsfaktoren bestehende Erkrankungen verschlimmert werden. Ein weiteres Problem stellt die Verwendung eines Neoprenanzugs als Kälteschutz dar. Dieser sollte zur ausreichenden Isolierung eng am Körper sitzen und kann so durch Scheuern und andere physikalische Reize das Krankheitsbild beeinflussen.

35.1.1 Psoriasis vulgaris

Die Psoriasis, auch Schuppenflechte genannt, ist eine Erkrankung der Haut, die familiär gehäuft auftritt. Hierbei kommt es zu mit Schuppen bedeckten Herden, die vornehmlich an den Ellenbogen, am Knie, in der Kreuzbeingegend und am behaarten Kopf auftreten. Gegen die Ausübung des Tauchsports bestehen keine besonderen Gründe; allerdings können durch das Scheuern des Tauchanzugs bereits bestehende Hautbefunde verschlimmert werden oder neue Läsionen entstehen.

Die Klimatherapie mit Sonnenbestrahlung und Salzwasserbädern hat einen wichtigen Stellenwert in der Therapie der Psoriasis. Diese kann meist problemlos mit einem Tauchurlaub kombiniert werden, sollte jedoch mit dem behandelnden Hautarzt abgesprochen werden.

35.1.2 Atopisches Ekzem

Die Neurodermitis, auch als atopische Dermatitis oder Ekzem bezeichnet, ist durch Juckreiz und Veränderungen der Haut gekennzeichnet. Meist sind sog. Provokationsfaktoren notwendig, um die Erkrankung auszulösen. Neben Infekten und Veränderungen im Hormonhaushalt können dies aber auch Hautreizungen, Klimareize sowie Pollen und andere Umweltallergene sein. Ähnlich wie bei der Psoriasis vulgaris steht auch hier die direkte Schädigung durch das Tauchen nicht im Vordergrund. Zusammen mit dem behandelnden Hautarzt ist die Fragen zu klären, ob mit der Erkrankung eine längere Zeit im Wasser verbracht werden kann und welcher Tauchanzug getragen werden darf, da Hautirritationen generell vermieden werden sollten.

Häufig haben Patienten mit Neurodermitis auch andere Erkrankungen wie Asthma bronchiale oder Allergien, die bei der Beurteilung der Tauchtauglichkeit meist im Vordergrund stehen.

35.1.3 Infektionen der Haut

Infektionen der Haut können beispielsweise im Rahmen von Wunden durch Bakterien oder Viren hervorgerufen sein. Durch den langen Aufenthalt im Wasser ohne Verwendung von Trockentauchanzügen, kann es während des Tauchens zu einer Verschlimmerung der Krankheit bis hin zur Sepsis kommen. Auch eine Besiedlung mit anderen Keimen aus dem Tauchgewässer ist möglich. Ist ein Abdecken von großflächigen oder tiefen Infektionen zur Vermeidung von Wasserkontakt nicht möglich, sollte auf die Ausübung des Tauchsports verzichtet werden.

35.1.4 Kälte- und Druckurtikaria

Unter Urtikaria versteht man blasige, meist großflächige Veränderungen der Haut, die auch als Nesselsucht bezeichnet werden. Kälteurtikaria treten an Körperstellen auf, die Kontakt mit kalten Gegenständen oder kaltem Wasser hatten. Diese Erkrankung kann im Rahmen von Virusinfekten auftreten. Gelegentlich kann Kälteurtikaria auch an Körperstellen auftreten, die keinen direkten Kontakt zum Wasser haben. Je nach Schweregrad der Erkrankung sollte auf das Tauchen ver-

Kompaktinformation

Hauterkrankungen: Kontraindikationen
Bei akuten entzündlichen Hauterkrankungen oder akuten Schüben chronischer Hauterkrankungen sollte nicht getaucht werden, da das Risiko einer Verschlimmerung der Hauterkrankung besteht. Bei der Gefahr von Infektionen und Kontaktekzemen sollte geeignete Tauchbekleidung (z. B. Trockentauchanzug) gewählt werden.

zichtet werden. Trockentauchanzüge mit entsprechendem Handschuhsystem und Vollgesichtsmaske können ein mögliches Auftreten von Urtikaria verhindern. Dem Taucher sollte jedoch bewusst sein, dass bei Undichtigkeit der Ausrüstung eine Gefährdung möglich ist.

Druckurtikaria wird durch mechanischen Druck auf die Haut ausgelöst. Während des Tauchens kann dies zu Hautreaktionen führen, die je nach Schweregrad eine Kontraindikation für eine gültige Tauchtauglichkeit darstellen.

35.2 Erkrankungen innerer Organe

Der Magen-Darm-Trakt dient der Verdauung von aufgenommener Nahrung. Bereits im Mund beginnt die Aufspaltung der Nahrungsbissen. Aufgrund seiner Drüsen kann der Magen ein besonders saures Milieu erzeugen. Hier werden viele Nahrungsbestandteile verarbeitet. Der Dünndarm ist ein langer Schlauch, dessen Hauptaufgabe die Verdauung der Speisen und Getränke darstellt. Elektrolyte, Spurenelemente, Wasser, Vitamine sowie Kohlenhydrate und Eiweiße werden im Dünndarm durch die Darmzellen aufgenommen und zum Transport weitergeleitet. Die Hauptfunktion des Dickdarms liegt in der Eindickung des breiigen Dünndarmstuhls.

35.2.1 Ulkus und gastroösophagealer Reflux

Ein Magenulkus (Geschwür) ist eine Verletzung der Magenschleimhaut, die durch verschiedene Ursachen auftreten kann. Neben einem Ungleichgewicht zwischen der Magensäure und schützenden Faktoren können auch Medikamente, Bakterien, Rauchen oder psychischer Stress das Auftreten eines Ulkus fördern. Im Rahmen des Tauchsports besteht die Möglichkeit, dass bei einem Ulkus plötzlich Übelkeit, Erbrechen und auch Blutungen auftreten können, die den Taucher gefährden. Bis zur kompletten Abheilung der Erkrankung sollte daher auf das Tauchen verzichtet werden.

Als gastroösophagealen Reflux bezeichnet man das Aufsteigen von saurem Mageninhalt in die Speiseröhre. Dies kann beispielsweise bei einer unzureichenden

Fixierung des Magens im Zwerchfell (Hiatushernie) auftreten. Durch die meist praktizierte Kopftieflage während des Tauchens kann der Rückfluss verstärkt werden. Auch Gase im Magen können das Aufsteigen von Mageninhalt fördern. Neben Unwohlsein und starken Hustenanfällen, die bis zum Erbrechen führen können, kann es auch zur Aspiration kommen. Zusätzlich zur Aufklärung des Tauchers über die bestehenden Risiken, sollte gegebenenfalls auch eine Abklärung bei einem Spezialisten (Internist/Gastroenterologe) erfolgen, um den Schweregrad und die Therapienotwendigkeit einzuschätzen.

Im Übrigen berichten viele Taucher, die sonst unter keinem gastroösophagealem Reflux leiden, über verstärktes Aufstoßen und Sodbrennen während des Tauchens.

35.2.2 Chronisch entzündliche Darmerkrankungen

Chronisch entzündliche Erkrankungen des Darms treten meist in Schüben auf und verursachen Blutungen, Durchfälle und die Bildung von Fisteln. Colitis ulcerosa ist eine chronische Entzündung des Dickdarms. Typische Beschwerden bei der Kolitis sind vor allem häufige, blutig-schleimige Durchfälle, ständiger Stuhldrang, Fieber und allgemeine körperliche Schwäche. Auch bei Morbus Crohn handelt es sich um eine geschwürige chronische Entzündung. Im Unterschied zur Colitis ulcerosa kann sie aber den gesamten Verdauungstrakt – von der Mundhöhle bis zum After – betreffen. Vor allem während eines akuten Schubs besteht keine Tauchtauglichkeit, da es zusätzlich zu den bereits vorhandenen Krankheitssymptomen zu einem Barotrauma des Magen-Darm-Trakts kommen kann. Durch die Durchfälle entsteht zudem häufig ein Flüssigkeitsmangel, der zu einem erhöhten Dekompressionsrisiko führt. Auch im symptomfreien Intervall muss die Tauchtauglichkeit kritisch beurteilt werden, in Abhängigkeit vom Schweregrad der Erkrankung und der individuellen Leistungsfähigkeit des Erkrankten.

35.2.3 Akute entzündliche Erkrankungen der inneren Organe

Typische Entzündungen der Bauchorgane sind eine akute Hepatitis (Entzündung der Leber), Pankreatitis (Entzündung der Bauchspeicheldrüse) und Cholezystitis (Entzündung der Gallenblase). Im Rahmen dieser Erkrankungen kommt es meist zu einer allgemeinen körperlichen Schwäche und Schmerzen. Aufgrund der eingeschränkten Leistungsfähigkeit besteht daher keine Tauchtauglichkeit. Bis zur Wiedererlangung einer ausreichenden körperlichen Fitness sollte auf das Tauchen verzichtet werden.

Gallensteine, die keine Beschwerden verursachen, sind keine Kontraindikation für die Ausübung des Tauchsports.

35.2.4 Hernien

Eine Bauchfellhernie ist eine Ausstülpung des Bauchfells durch eine angeborene oder im Laufe des Lebens erworbene Bruchlücke. Hernien der Leiste stellen hierbei den größten Anteil dar. Aber auch viele andere Hernien, beispielsweise der Bauchwand, von Narben oder des Nabels können auftreten. Eine dauerhafte Beseitigung dieses sog. Weichteilbruchs ist nur durch den Verschluss der Bruchlücke, d. h. durch eine Operation zu erreichen. Während des Tauchens besteht die Gefahr, dass es zu einer Einklemmung des Darms in der Bruchlücke kommen kann. Befindet sich in diesem zudem Gas, so kann es während der Dekompression zu einem sehr schmerzhaften Barotrauma des Darms mit möglichen lebensgefährlichen Komplikationen kommen.

Patienten mit Hernien, die nicht zurückgedrückt werden können oder per se schmerzhaft sind, dürfen nicht tauchen. Auch bei Hernien, die ansonsten keine Schmerzen verursachen, können Komplikationen während des Tauchens entstehen.

Das Tragen des schweren Tauchgeräts vor dem Tauchgang kann bereits zu Einklemmungen oder einer Vergrößerung des Bruchsacks führen. Ist eine operative Versorgung geplant, sollte zur Vorsicht bis zur endgültigen Sanierung und vollständiger Ausheilung auf das Tauchen verzichtet werden.

35.2.5 Stoma

Der Begriff Stoma bezeichnet ganz allgemein eine durch eine Operation hergestellte Öffnung eines Hohlorgans nach außen. Im engeren Sinn wird er für ein bleibendes Tracheostoma (Luftröhrenschnitt) oder einen künstlichen Darm- beziehungsweise Blasenausgang verwendet.

Selbstverständlich besteht keine Tauchtauglichkeit bei einem Tracheostoma. Bei den anderen Stomata stehen eher hygienische Probleme im Vordergrund, so dass bei eigenständiger und problemloser Pflege getaucht werden kann. Doch auch hier sollte der Patient über mögliche Komplikationen während der Dekompression bei gasgefülltem Stomabeutel informiert werden.

Kompaktinformation

Verdauungstrakt und Bauchraum:

Kontraindikationen

- akute entzündliche Erkrankungen oder akute Schübe chronischer Erkrankungen (z. B. bei M. Crohn, Colitis ulcerosa).
- Bauchwandhernien
- Speiseröhrendivertikel
- Schwerer Reflux

35.3 Übergewicht

In den letzten Jahren ist die Anzahl der adipösen (übergewichtigen) Menschen insbesondere in den sog. westlichen Industrienationen stetig gestiegen. Hauptursachen hierfür sind vor allem Bewegungsmangel und falsche Ernährung. Doch auch im Rahmen anderer Erkrankungen kann sich eine Adipositas entwickeln.

Zur Abschätzung des Übergewichts dient beispielsweise der BMI (Body Mass Index). Dieser berechnet sich aus Körpergröße und Körpergewicht (Tabelle 35.1):

$$\text{Body Mass Index (BMI)} = \text{Körpergewicht (kg)}/\text{Körpergröße (m)}^2$$

Bei Personen mit Adipositas besteht im Rahmen des Tauchsports ein erhöhtes Risiko, einen Dekompressionsunfall zu erleiden. Ursächlich hierfür ist eine verlangsamte Diffusion des Stickstoffs aus dem Fettgewebe. Besonders tiefe und lange Tauchgänge sowie eine große Anzahl von Wiederholungstauchgängen sollten daher bei Übergewicht vermieden werden.

Ein weiteres Problem adipöser Patienten ist oft die unzureichende körperliche Fitness, die bereits bei geringen Anstrengungen den Taucher an seine persönliche Leistungsgrenze bringt. Darüber hinaus haben neuere Studien eindeutig einen Zusammenhang zwischen der körperlichen Fitness und dem Auftreten von venösen Mikrogasblasen belegen können.

Viele übergewichtige Taucher verzichten in wärmeren Gewässern auf einen zusätzlichen Kälteschutzanzug. Durch das Körperfett wird meist eine ausreichende Isolierung erzielt. Allerdings kann es hierbei zu kleineren Verletzungen, z. B. zu Abschürfungen durch die Gurte des Tauchgeräts kommen. Dünnere Kleidungsstücke (T-Shirt) können hier für Abhilfe sorgen.

Fallbeispiel. Ein 42-jähriger Urlauber, der unter starkem Übergewicht leidet (BMI: 36,5 kg/m^2) entscheidet sich, einen Tauchkurs zu absolvieren. Bereits für die Übungen im Hotelpool benötigt er 14 kg Blei, die nur mit zwei miteinander verbundenen Bleigurten um seinen Bauch passen. Obwohl er das

Tabelle 35.1: Einteilung in Gewichtsklassifikationen nach BMI

Gewichtsklassifikation	BMI (kg/m^2)
Untergewicht	unter 19
Normalgewicht	19–24,9
Übergewicht	25,0–29,9
Adipositas	30 und mehr

Tauchgerät nach den Übungen im Wasser ablegt, ist er körperlich nicht in der Lage, mit dem Bleigurt den 1,20 m tiefen Pool selbstständig über die Leiter zu verlassen. Daher entscheidet er sich nach einem langen Gespräch mit seinem Tauchlehrer, den Tauchkurs erst nach Reduzierung seines Körpergewichts zu absolvieren.

35.4 Erkrankungen der Niere und des Urogenitalsystems

Die Nieren haben einen wesentlichen Anteil an der Regulierung des Flüssigkeits- und Elektrolythaushalts. Für das Tauchen ist eine ausreichende Nierenfunktion notwendig. Eine bestehende Niereninsuffizienz mit einer Kreatinin-Clearence unter 20 ml/min ist daher eine absolute Kontraindikation für das Ausüben des Tauchsports. Ähnlich wie bei anderen Erkrankungen muss auch hier eine ansonsten gute körperliche Belastbarkeit und Leistungsfähigkeit vorhanden sein. Zusätzliche Erkrankungen, die vielleicht sogar zur Niereninsuffizienz geführt haben, wie beispielsweise ein Diabetes mellitus, dürfen nicht vorliegen.

Bei Dialysepatienten besteht keine Tauchtauglichkeit. Auch Patienten mit akuten entzündlichen Prozessen in der Niere dürfen nicht tauchen.

Steine im Ureter (Harnleiter) stellen ebenfalls eine absolute Kontraindikation dar. Durch diese kann es akut zu Koliken kommen, die wiederum zu Panik unter Wasser und unkontrollierten Notaufstiegen führen können. Bei Nierensteinen, die bisher keine Beschwerden verursacht haben, sollte gegebenenfalls nach Rücksprache mit dem behandelnden Urologen die Tauchtauglichkeit beurteilt werden.

Patienten, mit einer benignen Prostatahyperplasie (gutartigen Vergrößerung der Vorsteherdrüse), haben ein altersbedingtes, gutartiges Wachstum der Prostata. Dies beginnt etwa ab dem 45. Lebensjahr. Die gutartige Vergrößerung entwickelt sich hauptsächlich in unmittelbarer Nähe zur Harnröhre. Aus diesem Grund kann es hier zu einer ringförmigen Einengung der Harnröhre und damit zu unterschiedlich ausgeprägten Problemen bei der Miktion (Wasserlassen) bis hin zum Harnverhalt kommen. Während des Tauchens kann es aufgrund der gesteigerten Urinproduktion in diesem Fall zu starken Schmerzen kommen, weil der Patient trotz prallvoller Blase und schmerzhaftem Harndrang kein Wasserlassen kann. Auch bestimmte Reize wie Kälte, Alkohol oder Stress können einen akuten Harnverhalt auslösen. Patienten mit wiederkehrendem Harnverhalt sind nicht tauchtauglich. Taucher mit

Kompaktinformation

Urogenitalerkrankungen: Kontraindikationen

- Dialysepatienten
- Zystenniere
- Harnleiterstein
- Urinfisteln

Prostatahyperplasie ohne wiederkehrenden Harnverhalt sollten ausführlich über die möglichen Risiken während des Tauchens aufgeklärt werden.

Selbstverständlich darf die Trinkmenge zur Vorbeugung eines Harnverhalts vor dem Tauchen nicht verringert werden. Bei ungestörter Entleerung der Blase, nach operativer Entfernung der Prostata oder der problemlosen Verwendung von Blasendauerkathetern kann der Tauchsport ausgeübt werden.

35.5 Silikon- und flüssigkeitsgefüllte Implantate

Silikonhaltige Implantate werden inzwischen an vielen Körperstellen eingesetzt. War es noch vor einiger Zeit vor allem die weibliche Brust, die so vergrößert wurde, tragen inzwischen auch immer mehr Männer Implantate zur Betonung einzelner Körperregionen. Auch in der Adipositas-Chirurgie finden flüssigkeitsgefüllte Bänder (Gastric-Banding) Anwendung.

Barotraumen während des Tauchens sind normalerweise nicht möglich, da die Implantate vollständig mit Silikon oder einer Flüssigkeit gefüllt sind. Im Gegensatz hierzu ist aber eine Aufsättigung des Silikons mit Stickstoff im Rahmen des Tauchens denkbar. In Druckkammerversuchen konnte dies auch nachgewiesen werden. Die Blasenbildung in der Dekompressionsphase führte aber nicht zu einer kritischen Größenzunahme des Implantats. Eine Gefährdung scheint daher, vor allem bei konservativem Tauchverhalten, nicht zu bestehen. Hersteller von Implantaten werben damit, dass mit ihren Produkten bis zu 100 m tief getaucht werden kann. Allerdings kann es an der Grenzfläche Implantat/Gewebe zu einer vermehrten Inertgasblasenbildung kommen. Auch dies sollte Grund für ein konservatives Tauchverhalten (keine dekompressionspflichtigen Tauchgänge) sein.

Durch das Tauchgerät kann es jedoch zu mechanischen Verletzungen des Implantats kommen. Es sollten daher Tauchanzüge und Tauchgeräte verwendet werden, bei denen es nicht zu Druckschädigungen kommen kann.

35.6 Gerinnungsstörungen

Es gibt verschiedenartige Störungen der Blutgerinnung. So kann es zu einer vermehrten Blutungsneigung wie auch zu einem erhöhten Thromboserisiko kommen.

Eine **Thrombophilie** (Thromboseneigung) kann durch verschiedene Faktoren ausgelöst werden. Bei ansonsten gesunden Patienten sind angeborene Gendefekte die häufigste Ursache. Hierbei besteht ein erhöhtes Risiko, eine Thrombose oder auch eine Embolie zu erleiden. Thrombophilien stellen eine relative Kontraindikation für den Tauchsport dar. Je nach Typ der Erkrankung ist die Einnahme von Medikamenten zur Vermeidung von Thrombosen empfohlen.

Sie wird nicht chronisch und führt deshalb auch zu keiner dauerhaften Schädigung der Leber. Typische Symptome sind Übelkeit, Erbrechen, Bauchschmerzen, Fieber, Durchfall und Abgeschlagenheit. Aufgrund der verminderten körperlichen Belastbarkeit besteht während der akuten Phase keine Tauchtauglichkeit. Nach Abklingen der Symptome und bei ausreichender Fitness kann der Tauchsport wieder ausgeführt werden.

Hepatitis B

Die Infektion erfolgt durch Kontakt mit Blut oder anderen Körperflüssigkeiten eines mit dem Hepatitis-B-Virus infizierten Menschen. Die Eintrittspforten sind kleinste Verletzungen der Haut oder der Schleimhaut. Diese Erkrankung verläuft in 5–10 % der Fälle chronisch. Typische Krankheitszeichen sind Gelbsucht, Fieber, Abgeschlagenheit, Bauchschmerzen und Verdauungsbeschwerden. In vielen Fällen verläuft die Infektion jedoch unbemerkt und ohne Symptome.

Zur Tauchtauglichkeit bei akuter und chronischer Hepatitis B gibt es bisher keine wissenschaftlichen Publikationen. Prinzipiell sollte sich die Tauchtauglichkeit an den körperlichen Beschwerden und der Leistungsfähigkeit orientieren.

Hepatitis C

Die Hepatitis C ist eine Infektionskrankheit, die in der Akutphase aufgrund des symptomlosen oder symptomarmen Verlaufs oftmals nicht diagnostiziert werden kann. Die Erkrankung wird in vielen Fällen vom Betroffenen gar nicht oder lediglich als vermeintlich grippaler Infekt wahrgenommen. Die Akutphase kann jedoch in eine chronische Verlaufsform übergehen. Diese verläuft oft über viele Jahre schleichend mit milder Symptomatik. Müdigkeit, unspezifische Oberbauchbeschwerden, verminderte Leistungsfähigkeit treten bei etwa zwei Drittel dieser Patienten auf.

Ähnlich wie bei der Hepatitis B Infektion sollte sich die Tauchtauglichkeit an den Beschwerden und der körperlichen Fitness orientieren.

Prinzipiell ist die Reaktivierung einer chronischen Hepatitis-B- oder –C-Infektion durch sportliche Aktivität möglich. Dies betrifft vor allem den Leistungssport. Körperliche Aktivität wird jedoch empfohlen.

35.8.2 HIV und Aids

Aids wird durch das Human Immunodeficiency Virus (HI-Virus, HIV) verursacht und ist eine chronische Erkrankung. Das HI-Virus zerstört bestimmte Zellen der Immunabwehr des Körpers. Bakterien, Viren und Pilze können nicht mehr effektiv bekämpft werden und es kann zu verschiedenen Infektions- und Tumorerkrankungen kommen. Der Begriff Aids („acquired immunodeficiency syndrome“ =

Krankheitsbild der erworbenen Abwehrschwäche) bezeichnet ein spätes Stadium der HIV-Infektion.

Vor allem zu Beginn der Infektion sind die Patienten häufig symptomfrei und meist auch tauchtauglich. Im weiteren Verlauf der Erkrankung kann es unter anderem zu neurologischen Symptomen und Erkrankungen der Lunge kommen, die ein weiteres Ausüben des Tauchsports verbieten. Die Therapie der HIV-Infektion wird meist mit mehreren Medikamenten durchgeführt, die sehr unterschiedliche Nebenwirkungen haben können. Eine eingeschränkte Tauchtauglichkeit ist nur dann gegeben, wenn über einen längeren Zeitraum keine Nebenwirkungen auftreten und eine gute körperliche Leistungsfähigkeit vorhanden ist.

Ähnlich wie bei der chronischen Hepatitis B und C ist auch hier eine Verschlechterung der Erkrankung durch Leistungssport denkbar. Körperliche Aktivität wird jedoch auch für HIV-Infizierte empfohlen.

Hinweis. Chronische Virusinfektionen wie Hepatitis B und HIV können durch Körperflüssigkeiten wie Blut, Speichel etc. übertragen werden. Theoretisch besteht eine Ansteckungsgefahr über den Speichel am Lungenautomaten, wenn dieser im Rahmen der Wechselatmung benutzt wird. Dies ist jedoch bislang nicht beschrieben worden und die Gefahr ist als äußerst gering anzusehen. Die Übertragung im Rahmen der Wiederverwendung bei Leihausrüstung ist bei sachgerechter Reinigung (kräftiges Ausspülen) nicht gegeben.

35.9 Erkrankungen der Schilddrüse

Die Schilddrüse produziert Hormone, die den Stoffwechsel steuern und für Wachstum und Entwicklung des Körpers sowie für das seelische Gleichgewicht mitverantwortlich sind. Am häufigsten unter den Schilddrüsenerkrankungen ist die vergrößerte Schilddrüse, die als Struma bezeichnet wird. Funktionsstörungen treten als Über- oder Unterfunktion auf.

35.9.1 Struma

Bei einer Struma besteht in den häufigsten Fällen eine normale Hormonproduktion. Die Ursache für das Wachstum des Gewebes ist meist ein Jodmangel. Für die Ausübung des Tauchsports stellt eine Struma in der Regel keine Kontraindikation dar. Erst wenn diese so groß ist, dass Atemwege, Gefäße oder Nerven beeinträchtigt sind, besteht keine Tauchtauglichkeit.

Eine größer werdende Schilddrüse wird von vielen Tauchern erst dann bemerkt, wenn die Halsmanschette des Tauchanzugs zu eng sitzt. Hierdurch kann es vor allem zu einem deutlich vermindertem venösen Rückfluss des Blutes zum Herzen kommen, so dass auf das Tauchen verzichtet werden sollte.

35.9.2 Hyperthyreose (Schilddrüsenüberfunktion)

Im Rahmen einer Hyperthyreose produziert die Schilddrüse mehr Hormone als der Körper braucht. Dies führt zu einem gesteigerten Stoffwechsel. Der Patient ist häufig unruhig und gereizt. Neben Herzrhythmusstörungen kann es zu Gewichts- und Flüssigkeitsverlusten kommen. Auch Veränderungen der Augen (Hervortreten der Augäpfel) sind möglich. Obwohl es bisher keine Studie gibt, die den Einfluss der Erkrankung auf die Ausübung des Tauchsports untersucht hat, sollte auf das Tauchen bis zur beendeten Therapie und normalem Hormonhaushalt verzichtet werden.

35.9.3 Hypothyreose (Schilddrüsenunterfunktion)

Eine Unterfunktion der Schilddrüse im Erwachsenenalter führt zu einem allgemeinen körperlichen und geistigen Leistungsabfall. Es kommt zu Müdigkeit und Antriebsarmut. Erst nach medikamentöser Einstellung der Schilddrüsenfunktion und guter Leistungsfähigkeit sollte der Tauchsport ausgeübt werden.

Weiterführende Literatur

1. Dietel M et al.: Harrisons Innere Medizin 15. Aufl. ABW Wissenschaftsverlag, Berlin, 2002
2. Gesellschaft für Tauch- und Überdruckmedizin (GTÜM) e.V., Österreichische Gesellschaft für Tauch- und Hyperbarmedizin (ÖGTH), Klingmann Ch, Muth CM, Piepho T, Prohaska, R, Tetzlaff K, Welslau W (Hrsg): Checkliste Tauchtauglichkeit – Untersuchungsstandards und Empfehlungen für Ärzte, 2. Aufl. Stuttgart: Gentner, 2014

Internetadressen

http://www.gtuem.org/info/guidelines.htm
http://www.kompentenznetz-hiv.de
http://www.kompentenznetz-hepatitis.de

Tipps für Tauchlehrer

1. Es sollte der Aufmerksamkeit des verantwortlichen Tauchlehrers nicht entgehen, ob ein Taucher wegen akuter oder chronischer Erkrankungen nur eingeschränkt oder vorübergehend nicht tauchtauglich ist. Ein vertrauliches Gespräch und die Rückfrage des betroffenen Tauchers bei seinem Taucharzt können eventuelle Unklarheiten beseitigen.
2. Bei Erkältung, Unwohlsein, Restalkohol (!) und unter dem Einfluss verschiedener Medikamente darf die Teilnahme an Tauchgängen nicht gestattet werden.
3. In jedem Fall ist es gesundheitsförderlich, die Gelegenheit zu schaffen, viel zu trinken und unmittelbar vor einem Tauchgang von Land oder vom Boot aus jegliche Notdurft verrichten zu können.
4. Mit stark übergewichtigen Personen sollten möglichst „konservative" Tauchgänge (d. h. flach, keine Anstrengung, V-Profil etc.) unternommen werden.
5. Aufgrund befürchteter oder realer Infektionsgefahr müssen im Rettungskoffer Latex-Handschuhe und Beatmungsmaske bereitgehalten werden. Der Ablauf von Wechselatmungsübungen ist immer kritisch zu überdenken.

Behandlung von Tauchunfällen

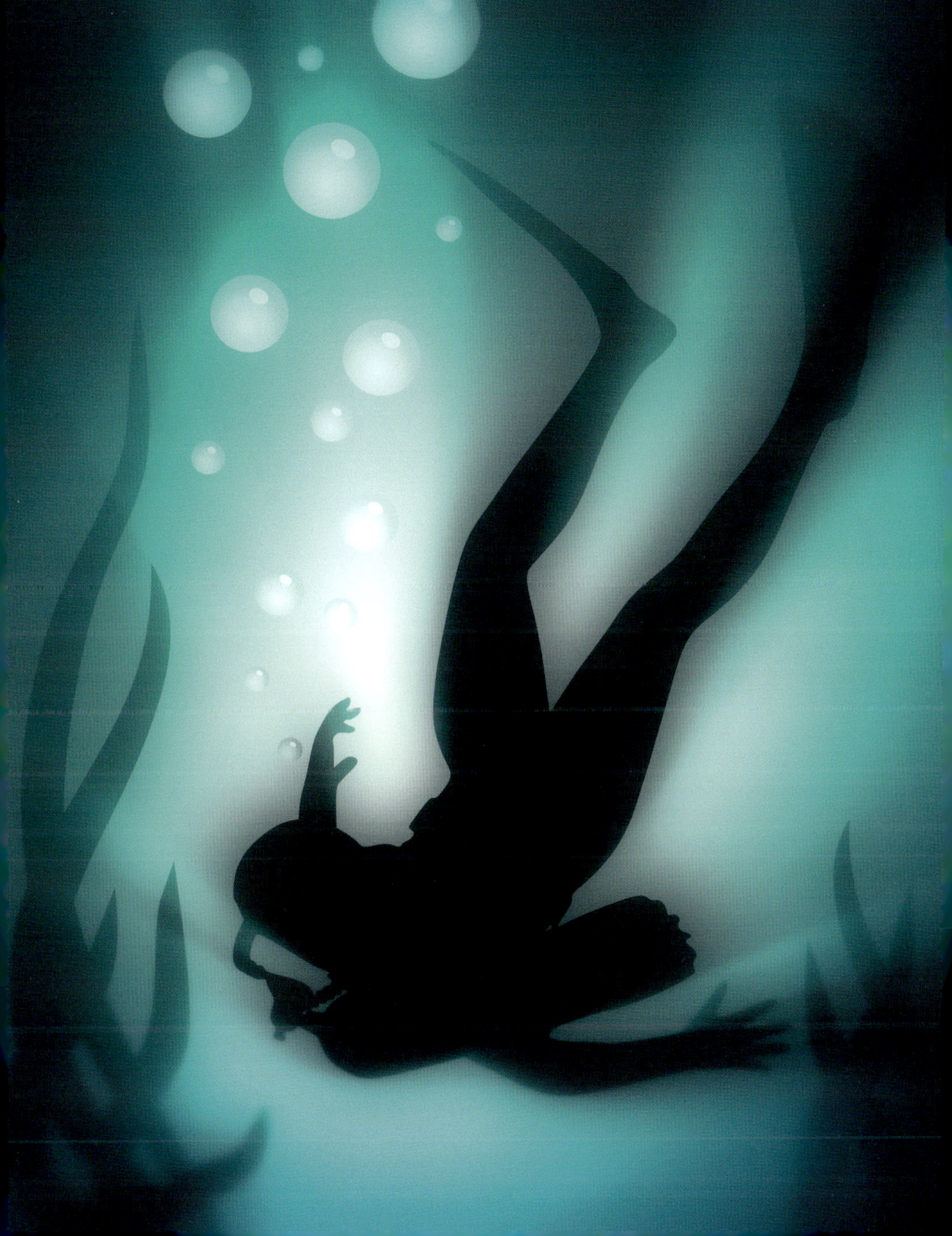

Foto Vorderseite: Evgeny Gromov/Getty Images

36 Rettung verunfallter Taucher

H. Bartmann

Mit der Verabschiedung einer europäischen und inzwischen internationalen (ISO) Normenreihe zur Ausbildung von Freizeit-Gerätetauchern („Sporttaucher"), Tauchausbildern und den Anforderungen an Dienstleister (Tauchschulen, Vereine etc.) im Jahre 2004, hat das Notfallmanagement beim Tauchunfall eine neue Dimension erreicht. Bis zu diesem Zeitpunkt gab es zwar schon Regelungen auf Verbandsebene und die sog. Verkehrssicherungspflicht zur rechtswissenschaftlichen Beurteilung des Tauchunfalls, doch gab es keine verbindliche Kongruenz der unterschiedlichen Aussagen. Das ist seitdem anders. Mit dem vorliegenden Normenwerk besteht international ein klar definierter Konsens u. a. darüber, was vorbeugend und kurativ zur Rettung verunfallter Taucher zu veranlassen ist. Der folgende Beitrag beschreibt in kommentierter Form die Inhalte.

36.1 Europäische Normen

36.1.1 Taucher der Ausbildungsstufe 1 und 2

Die Ausbildungsstufe 1 (Beaufsichtigter Taucher) sieht keine Lerninhalte zum Notfallmanagement vor, da in dieser Phase nur Tauchgänge mit einem Tauchpartner höherer Kompetenz zulässig sind. Es bleibt dem höher qualifizierten Taucher vorbehalten, zu entscheiden, ob er – falls er selbst verunfallt – auf eine adäquate Hilfe seines Partners verzichten will. In der Ausbildungsstufe 2 (Selbstständiger Taucher) werden bereits Kenntnisse der Ersten Hilfe und die Bedienung einer Sauerstoffversorgung gefordert. Weiterhin werden Fähigkeiten im prophylaktischen Unfallmanagement und den Maßnahmen bei eingetretenem Notfall verlangt.

36.1.2 Taucher der Ausbildungsstufe 3

Taucher der Ausbildungsstufe 3 (Tauchgruppenleiter) sind qualifiziert zur Planung und Ausführung von Notfallmaßnahmen unter Berücksichtigung der lokalen Tauchbedingungen und Tauchaktivitäten. Aufbauend auf Stufe 2 müssen diese Taucher das Management von Notfallsituationen einschließlich der Koordinierung mit dem Rettungsdienst beherrschen. Spezielle Ausbildungen in der kardiopulmonalen Reanimation (CPR) und der Anwendung von medizinischem Sauerstoff sind nachzuweisen.

36.1.3 Tauchausbilder der Ausbildungsstufe 1

Tauchausbilder dieser Stufe müssen die Kompetenz aufweisen, um Notfallsituationen zu erkennen, verunglückte Taucher aus der Tiefe kontrolliert zu retten, effektive Maßnahmen an der Oberfläche einzuleiten und imstande sein, das Management von Notfallsituationen einschließlich der Koordinierung des Rettungsdienstes unter Berücksichtigung lokaler Notfallverfahren anzuwenden.

36.1.4 Tauchausbilder der Ausbildungsstufe 2

Ergänzend zu den Kenntnissen der Stufe 1 verlangt die Norm hier Kontakte und die Kommunikation zu den verantwortlichen öffentlichen Einrichtungen (z. B. Rettungsdienst, Feuerwehr, Polizei etc.).

In der Praxis sollten dazu sukzessiv Übungen mit den erwähnten Organisationen durchgeführt werden.

36.1.5 Dienstleister

Informationspflicht. Vor jedem Tauchgang oder jeder Ausbildungseinheit sind dem Taucher die wichtigsten Sicherheitsvorkehrungen zu erläutern:

- Identität und Rolle des Aufsichtspersonals,
- Notfallverfahren,
- Zusammensetzung der Tauchgruppe(n),
- das erforderliche Verhalten der Taucher.

Risikoanalyse. Der Dienstleister muss sicherstellen, dass vor jedem Tauchgang eine Risikoanalyse durchgeführt wird und er muss Maßnahmen ergreifen, um sicherzustellen, dass alle Risiken soweit wie möglich beherrscht werden.

Folgende Faktoren sind – unter Berücksichtigung der Fähigkeiten der Taucher – bei dieser Analyse zu berücksichtigen:

- Bewegungen des Wassers (z. B. Strömung, Wellengang),
- Gewässertiefe,
- Sichtverhältnisse unter Wasser,
- Verschmutzung,
- Einstiegs- und Ausstiegsmöglichkeiten,
- verbotene Zonen,
- Eignung des Tauchplatzes für die geplanten Aktivitäten,
- Notfallplan.

Notfallausrüstung. Für alle Örtlichkeiten – auch in einem Schwimmbad –, an denen Tauchaktivitäten stattfinden, muss der Dienstleister Folgendes sicherstellen:

- eine für die geplanten Tauchaktivitäten geeignete Erste-Hilfe-Ausrüstung,
- eine Einrichtung zur Verabreichung von Sauerstoff mit einer Kapazität von mindestens 15 l/min 100 Vol.-% O_2 über mindestens 20 min,
- eine geeignete Notrufmöglichkeit.

Notfallverfahren. An jedem Tauchplatz, an dem Tauchaktivitäten stattfinden, müssen dokumentierte Notfallpläne mit zumindest folgenden Informationen vorhanden sein:

- Vorgehensweise zur Rettung, Erstversorgung bzw. CPR von verunfallten Tauchern,
- Einsatz der Notfallsauerstoffversorgung,
- Informationen über die nächstgelegene Stelle für medizinische Versorgung (einschließlich Angabe über die Verfügbarkeit einer Druckkammer).

36.2 Definition

Dienstleister sind natürliche oder juristische Personen, einschließlich jeder Person, die im Namen einer juristischen Person tätig wird, die eine oder mehrere der folgenden Dienstleistungen anbietet:

- Ausbildung,
- organisierte und geführte Tauchgänge für zertifizierte Taucher,
- Verleih von Tauchausrüstungen.

Es ist gleichgültig, ob die erwähnten Dienstleistungen gegen Entgelt oder unentgeltlich erbracht werden. Das heißt, die nachfolgenden Ausführungen berühren den Verein (Tauchclub) gleichermaßen wie die kommerzielle Tauchschule oder den einzelnen Tauchausbilder. Mit Einschränkung sind sie auch maßgebend für die Bereiche Feuerwehr und Hilfsorganisation (s. Abschnitt 36.3).

36.3 Rechtslage

Die Bundesrepublik Deutschland hat sich im Sinne des Artikels 23 ihres Grundgesetzes für die Mitwirkung bei der Entwicklung der EU verpflichtet, alle Europäischen Normen zu übernehmen. Die hier zitierten Normen gelten daher als „Stand der Wissenschaft und Technik" auch in Deutschland. Wenn es um die straf-, zivil- und versicherungsrechtliche Bewertung von „Regeln der Wissenschaft und Technik" geht, wird in der Rechtsprechung allgemein der Regel der Vorzug gegeben, die von der Mehrheit getragen wird. In diesem Fall wurden die Normen unter Beteiligung aller namhaften Tauchsportverbände, der Hilfsorganisationen und der Feuerwehr erarbeitet. Es kann daher sein, dass bei Nichtbeachtung dieser Regeln im Rahmen der Ausbildung oder organisierter und geführter Tauchgänge und einem daraus resultierenden Tauchunfall und/oder einer unzureichenden Versorgung des Verunfallten dem Verantwortlichen juristische Konsequenzen drohen.

36.4 Praktische Umsetzung

36.4.1 Notfallausrüstung

Zunächst ist festzuhalten, dass die Notfallausrüstung immer vorzuhalten ist; also auch dann, wenn „nur" Tauchaktivitäten im Hallenbad stattfinden. Im Freigewässer ist das Ergebnis der Risikoanalyse ausschlaggebend für Umfang und Ausstattung.

Fallbeispiel. Eine Tauchgruppe beabsichtigt, einen Eistauchgang in einem Bergsee durchzuführen. Die Zufahrten sind verschneit und reichen nicht bis zum Tauchplatz. Es herrscht diesiges Wetter mit schlechten Sichtverhältnissen bei −10 °C Außentemperatur. Die Risikoanalyse ergibt, dass die Anfahrt des Rettungsdienstes nicht innerhalb der gesetzlichen Hilfsfrist und nicht bis zur Tauchstelle erfolgen kann. Aufgrund der Wetterlage könnte ein Rettungshubschrauber nicht fliegen. Die Konsequenz: Ein sonst ausreichender Sauerstoffvorrat (15 l/min über 20 min) ist hier für die adäquate Erstversorgung unzureichend und entweder durch einen größeren O_2-Vorrat zu ergänzen oder durch ein Kreislaufsystem zu ersetzen. Aufgrund der örtlichen Lage wäre die Vorhaltung einer Krankentrage (DIN 13024, klappbar) oder eines Rettungstuches (DIN 13040) folgerichtig, um den verunfallten Taucher dorthin tragen zu können, wo der Rettungsdienst ankommt. Angesichts der herrschenden Außentemperaturen müssen Isolations-Rettungsdecken und/oder Wolldecken für den Verunfallten zur Verfügung stehen.

Erste-Hilfe-Ausrüstung

Umfang und Ausstattung einer geeigneten Ausrüstung richten sich stets nach den regionalen Gegebenheiten. Sie muss in einem Land mit mäßiger oder gar fehlender rettungsdienstlicher Infrastruktur umfangreicher sein als in gut versorgten Gegenden Deutschlands. Zurückhaltung ist mit der Bestückung verschreibungspflichtiger Medikamente geboten. Falls die Tauchgruppe nicht in den Rettungsdienst (z. B. Feuerwehr, DLRG etc.) involviert ist, erscheint dies nur bei einem Auslandsaufenthalt zielgerecht. Basis für alle „Erste-Hilfe-Koffer" ist die Grundausstattung nach DIN 13155 mit einer speziell für Tauchunfälle ergänzten Zusatzausstattung. Nach Möglichkeit sollten die Verbandstoffe mit keinem Verfalldatum versehen sein. Ansonsten ist dies durch den Dienstleister regelmäßig zu prüfen. Vor dem Kauf sollte mit dem örtlichen Rettungsdienst oder, falls verfügbar, mit einem Taucherarzt einen Meinungsaustausch erfolgen.

Sauerstoffvorrat

Der O_2-Vorrat sollte nach Möglichkeit länger reichen, als dies in der Norm gefordert wird. Das Fallbeispiel vorher erklärt, warum. Auch bei Auslandsaufenthalten ist davon auszugehen, dass nicht in allen EU-Mitgliedstaaten nach 20 min professionelle Hilfe durch den Rettungsdienst eintreffen wird. Es ist daher zu überlegen, ob bei Ersatz- oder Neubeschaffung ein Kreislaufsystem zweckmäßig ist.

Hinweis. Die gelegentlich geäußerte Auffassung, dass die normobare Gabe von medizinischem Sauerstoff nach einem Tauchunfall durch Laien nicht zulässig sei, weil es sich bei medizinischem O_2 um ein Medikament handelt und deshalb ein Verstoß gegen das Heilpraktikergesetz vorliegt, ist falsch. Richtig ist, dass medizinischer O_2 ein Medikament im Sinne des Arzneimittelgesetzes ist. Jedoch hat die Rechtsprechung mehrmals festgestellt, dass im Unglücksfall, also auch beim Tauchunfall, das Verbot, nach dem Heilpraktikergesetz ärztlich tätig zu werden, hinter der Hilfeleistungspflicht nach § 323c Strafgesetzbuch (StGB) zurücktritt (s. Teil IX, „Juristische Aspekte").

Notrufmöglichkeit

Im Zeitalter mobiler Telefonapparate (Handy) ist eine vor Jahren noch undenkbare Möglichkeit zur unverzüglichen Notrufabsetzung erreicht worden. Dennoch ist im Rahmen der Risikoanalyse zu prüfen, ob dort, wo die Tauchaktivitäten stattfinden, eine ausreichende Netzversorgung besteht. Dabei muss der eigene Netzbetreiber nicht zwangsläufig vor Ort eine Versorgung haben, denn bei Abgabe des Notrufs 112 wird das Signal vor Ort genutzt, das am stärksten ist. Grundsätzlich muss jedoch mindestens ein GSM-Netz vorhanden sein und am Display des Mobiltelefons durch ein Notrufsymbol angezeigt werden.

36.4.2 Notfallverfahren

Dreh- und Angelpunkt ist der **Notfallplan**. Der Terminus „dokumentiert" bedeutet, dass die Abwicklung eines Notfallverfahrens zu belegen ist. Insbesondere ist festzuhalten, wann sich der Unfall ereignet hat, wer wann alarmiert wurde, zu welchem Zeitpunkt die angeforderte Hilfe jeweils am Ort ist usw. Bis zur Übernahme des Verunfallten durch den Rettungsdienst muss ein lückenloses Protokoll erstellt werden.

Rettung, Erstversorgung, CPR

Im Notfallplan müssen Angaben darüber enthalten sein, wie bei einem Tauchunfall vorzugehen ist. Am besten bewährt haben sich dazu Taktikschemata. Es kommt nicht darauf an, im Detail zu erklären, wie etwas (z. B. CPR) geht – dazu wäre es im Ernstfall zu spät –, sondern darum, was von wem in welcher Reihenfolge zu erledigen ist, ohne etwas zu vergessen.

Sauerstoffversorgung

Entscheidend ist das Vorhandensein der Gebrauchsanleitung des O_2-Versorgungssystems, wobei zweifellos im Notfall nicht erst damit begonnen werden kann, die Funktion des Apparates zu studieren. Der Umgang muss von den Beteiligten stets beherrscht werden. Ebenso ist vor jeder Tauchaktivität zu prüfen, ob das System einsatzbereit ist (O_2-Flasche voll? System dicht und vollständig?). Jedes O_2-System ist ein Medizinprodukt im Sinne des Medizinproduktegesetzes (MPG). Der Betrieb dieses Systems – und sei es noch so simpel – hat deshalb nach den Maßgaben der Medizinprodukte-Betreiberverordnung (MPBetreibV) zu erfolgen.

Medizinische Versorgung, Druckkammer

Diesem Punkt der Norm steht der Verfasser sehr kritisch gegenüber. Es mag im Ausland noch Sinn machen, eine Liste vorzuhalten, aus der hervorgeht, wo sich das nächste zur Tauchstelle gelegene Krankenhaus und eine einsatzbereite Druckkammer befinden. Selbst bei den Druckkammern ist zu hinterfragen, ob diese Abfrage und Organisation nicht besser durch professionelles Hotline-Personal (z. B. DAN, aqua med oder VDST) geschieht.

Für das Gebiet der Bundesrepublik Deutschland hält der Verfasser eine derartige Liste eher für kontraproduktiv, weil sie suggeriert, Taucher können/sollen auch den Transport zur Klinik respektive Druckkammer organisieren und durchführen. Selbst wenn sie dazu in der Lage wären, greifen sie damit unweigerlich in die per Rettungsdienstgesetz der Länder festgelegte Zuständigkeit und Kompetenz der (Rettungs)Leitstellen ein. Dies führt zwangsläufig zu unnötigen Doppelalarmierungen und Irritation des Rettungsdienstes.

Der Notfallpatient infolge eines Tauchunfalls ist kategorisch eine Indikation für den Notarzteinsatz. Nur die Rettungsleiststellen können beurteilen, ob der Notarzt im Einzelfall schneller landgebunden oder mit einem Rettungshubschrauber (RTH) an der Unfallstelle eintreffen kann. Ist der Landrettungsdienst geeigneter, obliegt die Entscheidung darüber, ob dennoch ein Hubschrauber zur Unfallstelle entsendet wird, ebenfalls der Rettungsleitstelle. Dies geschieht in der Regel in Abstimmung mit dem erst eintreffenden Notarzt unter Berücksichtigung diverser Parameter (z. B. Entfernung zwischen Unfallstelle und Therapiezentrum mit Druckkammer).

Fazit

Soweit Tauchgruppen nicht in den Rettungsdienst involviert sind, sollte sich der Notfallplan in dieser Hinsicht auf die Notrufnummer 112 beschränken.

Tipps für Tauchlehrer

1. Vorsicht ist besser als Tauchunfall-Management. Sorgfältige Planung, Sicherheitsvorkehrungen, Briefing und aufmerksame Kontrolle des Tauchgangs unter Wasser machen einen Tauchgang sicherer.
2. Zumindest der Tauchlehrer muss ein „Schema der kritischen Phasen mit Gegenmaßnahmen" parat haben: 3-Meter-Check, Absturzgefahr beim Abstieg, akute Tiefenrauschgefahr ab ca. 30 m, Luftvorratskontrolle und Nullzeitabstand, Kontrolle der Aufstiegsgeschwindigkeit v. a. im Flachwasser etc.
3. Eine Notfallsituation ist nur dann rasch und kontrolliert zu meistern, wenn ein Handlungsschema jederzeit parat und eingeübt ist. Die Rettungskette muss im Vorfeld eines **jeden** Tauchgangs geklärt sein.
4. Dringende Empfehlung an die Tauchbasisleiter: Zu Beginn jeder Saison ist mit der gesamten Crew ein kompletter Rettungskurs in Theorie und Praxis zu absolvieren! Achtung auch hier: Unfallgefahr!
5. Keine Kompromisse an Bord: O_2-Koffer, Funk- oder Handyverbindung mit Basis, Reservegerät etc.

Weiterführende Literatur

1. Bartmann H, Muth C-M: Notfallmanager Tauchunfall. 4. Aufl. Stuttgart: Gentner, 2011
2. Bartmann H: Taucher-Handbuch. Loseblattwerk, Stand: 106. Erg.-Lfg. 06/2019. ecomed, Landsberg, 1989
3. Bartmann H. Sind wir noch zu retten? Eine kritische Betrachtung zu Tauch- und Ertrinkungsunfällen in Deutschland. Brandschutz Deutsche Feuerwehr-Zeitung 2011: 65: 276–278 (Kohlhammer, Stuttgart)
4. DIN EN ISO 24801-1: Dienstleistungen des Freizeittauchens – Anforderungen an die Ausbildung von Freizeit-Gerätetauchern – Teil 1: Ausbildungsstufe 1 – Beaufsichtigter Taucher. Berlin: Beuth, 2014
5. DIN EN ISO 24801-2: Dienstleistungen des Freizeittauchens – Anforderungen an die Ausbildung von Freizeit-Gerätetauchern – Teil 2: Ausbildungsstufe 2 – Selbstständiger Taucher. Berlin: Beuth, 2014
6. DIN EN ISO 24801-3: Dienstleistungen des Freizeittauchens – Anforderungen an die Ausbildung von Freizeit-Gerätetauchern – Teil 3: Ausbildungsstufe 3 – Tauchgruppenleiter. Berlin: Beuth, 2014
7. DIN EN ISO 24802-1: Dienstleistungen des Freizeittauchens – Anforderungen an die Ausbildung von Tauchausbildern – Teil 1: Ausbildungsstufe 1. Berlin: Beuth, 2014
8. DIN EN ISO 24802-2: Dienstleistungen des Freizeittauchens – Anforderungen an die Ausbildung von Tauchausbildern – Teil 2: Ausbildungsstufe 2. Berlin: Beuth, 2014
9. DIN EN ISO 24803: Dienstleistungen des Freizeittauchens – Anforderungen an Dienstleister des Freizeit-Gerätetauchens. Berlin: Beuth, 2017
10. Schetter P: Die Pflicht zu helfen. WETNOTES Nr. 31, März 2019. Horben: Digital Sparta Media

37 Notfallversorgung und Erste Hilfe

C.-M. Muth

Tauchen als solches stellt keine Risikosportart im eigentlichen Sinne dar. Dennoch sind aus der Kombination veränderte Umweltbedingungen, Auswirkung physikalischer Gesetzmäßigkeiten, Abhängigkeit von lebenserhaltender Ausrüstung und mangelndes Wissen um bzw. Nichtbeachtung von bestimmten Regeln tauchbedingte Schädigungen und gesundheitliche Schäden auch schwerer Art möglich.

Wie in anderen Bereichen des Lebens, ist auch beim Tauchen der beste Umgang mit Notfällen deren Vermeidung. Eine wichtige Säule der Prophylaxe von tauchbedingten Schädigungen ist eine fachgerechte und sorgfältige Tauchtauglichkeitsuntersuchung, bei der erkennbare Risikofaktoren erkannt werden und entweder zu einer Empfehlung für ein bestimmtes Tauchverhalten oder zum Abraten vom Tauchen führen würden.

Eine weitere wichtige Säule zur Unfallprävention ist ein der jeweiligen Situation angepasstes Tauchverhalten, weil darunter bestimmte tauchtypische Unfallmechanismen deutlich unwahrscheinlicher werden. Diese potenziellen Unfallmechanismen in ihrer Gänze darzustellen, ist in dem hier gegebenen Rahmen nicht möglich. Interessierte seien daher auf die entsprechenden Fachkapitel in diesem Buch verwiesen.

Wichtige und für die Praxis relevante Unfallmechanismen sind vor allem die Barotraumen der luftgefüllten Hohlräume des Kopfes, dekompressionsbedingte Schädigungen – und hier vor allem auch das pulmonale Barotrauma – sowie das Ertrinken. Dazu kann es durch Kontakt mit giftigen Meerestieren zu anaphylaktischen Reaktionen kommen und sehr selten auch zu schwergradigen Verletzungen durch äußere Gewalteinwirkung.

37.1 Barotraumen

Medizinische Probleme beim Tauchen, egal, ob mit Taucherbrille, Schnorchel oder mit dem Tauchgerät, die während des Abtauchens, also der Kompressionsphase, auftreten, sind vor allem auf Schädigungen luftgefüllter Kavitäten des Körpers durch Druckdifferenzen zurückzuführen. Diese als Barotraumen bezeichneten Schädigungen betreffen vor allem die Nasennebenhöhlen und das Mittelohr, es können aber auch z. B. die Gesichtshaut und die Augen (unterlassener Druckausgleich in der Tauchermaske) betroffen sein. Die den Barotraumen zugrunde liegenden Druckdifferenzen entstehen durch die Anwendung des physikalischen Gesetzes von Boyle und Mariotte. Zur Schädigung kommt es, wenn die Druckdifferenzen nicht durch die

Durchführung eines Druckausgleichs (beim Mittelohrbarotrauma durch Valsalva-Manöver, im Bereich der Taucherbrille durch Einblasen von Luft durch die Nase in den Maskenraum) ausgeglichen werden. Die wichtigste Präventionsmaßnahme ist die Sicherstellung und Durchführung des Druckausgleichs in den betroffenen Hohlräumen.

Kommt es zu einem Barotrauma der Haut im Bereich der Taucherbrille unter Mitbeteiligung der Augen, ist das rasch erkennbar, wobei selbst ausgedehntere Befunde in der Regel völlig unkritisch sind und keiner besonderen Behandlung bedürfen. Bei einem ausgeprägten Fremdkörpergefühl im Bereich der Augen können adstringierende Augentropfen hilfreich sein.

Die Barotraumen des Ohres werden im Kap. 22 („Hals-Nasen-Ohrenärztliche Erkrankungen") erschöpfend abgehandelt. Treten nach dem Tauchen Schmerzen im Ohr oder ein Druckgefühl bzw. eine Hörminderung auf oder musste der Tauchgang wegen entsprechender Schmerzen abgebrochen werden, ist an ein Barotrauma im Bereich des Mittelohrs zu denken und eine HNO-ärztliche Abklärung zeitnah anzustreben.

Die Notfallversorgung erfolgt symptomatisch, wobei Ohrentropfen nicht angewendet werden sollen, dafür aber die Anwendung abschwellender Nasentropfen indiziert sein kann.

37.2 Dekompressionsschäden – der klassische Tauchunfall

Der klassische Tauchunfall, auch Dekompressionsunfall genannt, ist ein potenziell lebensbedrohliches Ereignis (s. auch Kap. 14, „Dekompressionserkrankung"). Es wird ursächlich durch raschen Abfall des Umgebungsdrucks (Dekompressionsphase) bei Tauchern mit Tauchgeräten hervorgerufen und geht mit der Bildung freier Gasblasen in Blut und Geweben einher. Die Dekompressionserkrankung (DCI. „Decompression Illness", „Decompression Injury" oder „Decompression Incident") wird klassisch, abhängig vom Entstehungsmechanismus, in Dekompressionskrankheit (DCS: „Decompression sickness") und arterielle Gasembolie (AGE) unterschieden.

Die DCS tritt nach längerem Aufenthalt im Überdruck und entsprechender Inertgasaufsättigung auf. Sie wird in eine milde und eine schwere Verlaufsform untergliedert:

- **Milde Symptome** (mit vollständiger oder fast vollständiger Rückbildung innerhalb von 30 Minuten nach Einleiten der spezifischen Erste-Hilfe-Maßnahmen)
  - auffällige Müdigkeit,
  - Hautjucken („Taucherflöhe").
- **Schwere Symptome**
  - Hautflecken und -veränderungen
  - Ameisenlaufen

- Taubheitsgefühl
- Schmerzen
- Lähmungen
- Blasenentleerungsstörungen
- Körperliche Schwäche
- Atembeschwerden
- Seh-, Hör-, Sprachstörungen
- Schwindel
- Übelkeit
- Bewusstseinsstörungen
- Bewusstlosigkeit
- Fortbestehen unveränderter milder Symptome nach 30 min trotz der spezifischen Erste-Hilfe-Maßnahmen oder Wiederauftreten der Symptomatik

Entsprechend der Leitlinie Tauchunfall ist aufgrund der häufigen neurologischen Symptome bei allen Tauchern mit vermutetem Tauchunfall eine neurologische Untersuchung durchzuführen, wenn nicht die weitere Versorgung hierdurch beeinträchtigt wird. Dabei soll eine erste orientierende Untersuchung auch vom Ersthelfer durchgeführt werden.

Eine Besonderheit stellt das pulmonale Barotrauma mit seinen möglichen Folgen dar. Die Pathophysiologie des pulmonalen Barotraumas wird im Kap. 16 („Lungenüberdehnung und Lungenödem") ausführlich behandelt.

Eine wichtige typische Folge eines pulmonalen Barotraumas mit Überdehnung der Lunge ist die arterielle Gasembolie (AGE), die katastrophale Folgen haben kann. Die Symptomatik der arteriellen Gasembolie ähnelt der des Schlaganfalls, kann wie diese von mild mit nur sehr diskreten Ausfällen bis hin zur Hemiplegie reichen und tritt üblicherweise sehr rasch nach dem Auftauchen auf. Zusätzlich kann es zum Mediastinalemphysem und zum Pneumothorax kommen, wobei dieser durch die physikalischen Effekte rasch zum akut lebensbedrohlichen Spannungspneumothrax werden kann, der dann umgehend nach Diagnose entlastet werden muss.

37.3 Therapie des schweren Tauchunfalls

Die Therapie des Tauchunfalls soll gemäß der AWMF-Leitlinie „Tauchunfall" erfolgen. Diese Leitlinie ist in der jeweils aktuellen Fassung im Internet einsehbar (s. Abb. 37.1 und unten). Aufgrund der zentralen Rolle von Gasblasen in der Ätiologie beider Krankheitsbilder – der DCS und der AGE – sowie der bei beiden Krankheitsbildern entstehenden Minderperfusion ist die Notfallbehandlung in beiden Fällen identisch. Von unbestreitbarem Nutzen und derzeit auch die einzigen sinnvollen Therapieoptionen sind vor allem die normobare Sauerstoffgabe und die

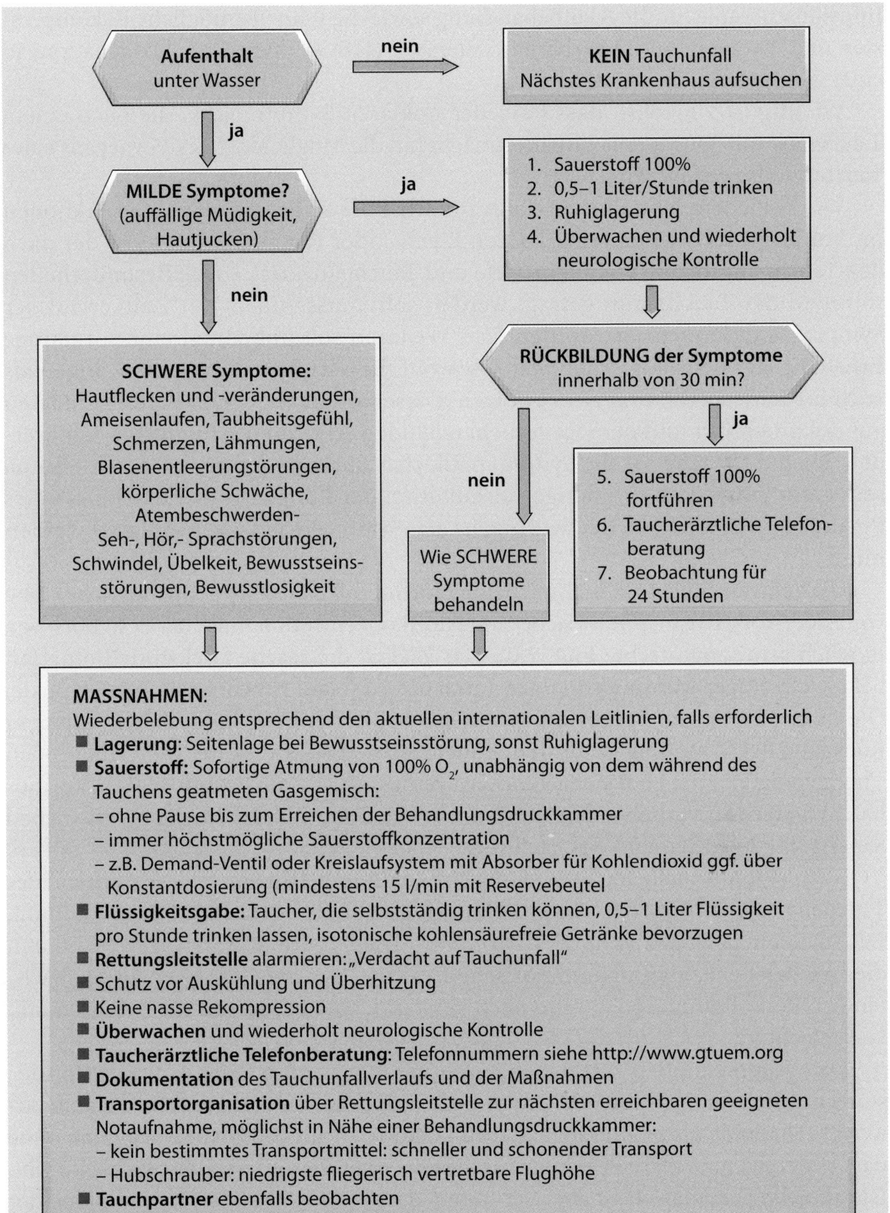

Abb. 37.1: Flussdiagramm „Erste Hilfe bei Tauchunfällen"

Infusionstherapie für die Akutbehandlung sowie die schnellstmögliche Rekompression und Therapie mit hyperbarem Sauerstoff (HBO – hyperbare Oxigenation) in einer Therapiedruckkammer.

Wichtig ist zunächst, dass bei jeder unklaren Symptomatik, die nach einem Tauchgang mit Tauchgerät auftritt, zunächst an die Möglichkeit des Vorliegens eines Tauchunfalls gedacht wird.

Wie bei jedem Notfall steht dann zunächst die Sicherung der Vitalfunktionen im Vordergrund. Neben einer kurzen Eigen- oder Fremdanamnese, in der nach den Tauchgangsdaten, vor allem Tiefe und Tauchgangszeit, sowie Besonderheiten während des Tauchgangs gefragt werden soll, muss zudem der Zeitverlauf der Symptome dokumentiert werden. Des Weiteren soll unbedingt eine sorgfältige Erhebung des neurologischen Status sowohl für periphere Nervenfunktionen als auch für Hirnnerven und ZNS erfolgen. Diese initial erhobenen Befunde müssen gut dokumentiert und dem weiterbehandelnden Arzt zur Verfügung gestellt werden. Da die Ursache für die Symptomatik stets auch ein pulmonales Barotrauma sein kann, muss eine sorgfältige Auskultation der Lungen zum Ausschluss eines Pneumothorax erfolgen, der, wie bereits angesprochen, ggf. auch entlastet werden muss.

Die zentrale Sofortmaßnahme beim Tauchunfall ist die schnellstmögliche Gabe von Sauerstoff. Die inspiratorische Sauerstoffkonzentration muss dabei so hoch wie möglich sein (angestrebte FiO_2 1,0). Das Ziel ist die rasche Stickstoffelimination bei gleichzeitiger Minimierung der durch die Gasblase hervorgerufenen Hypoxie. Die rasche Gabe von Sauerstoff mit möglichst hoher FiO_2 kann daher zu einem Rückgang der Symptomatik führen. Zudem ist die Effektivität der weiterführenden Therapiemaßnahmen bei jenen Tauchern verbessert, die mit hochdosiertem normobarem Sauerstoff vorbehandelt wurden. Für die Gabe anderer Medikamente neben Sauerstoff gibt es keinen Wirknachweis.

Nach einem Tauchgang liegt häufig ein Volumendefizit vor, weil es während des Tauchens bei der Immersion bzw. Submersion zu einer verstärkten Diurese kommt, was zu einem gewissen Volumendefizit führt. Dieses wird im Falle einer DCI durch die beschriebene, als inflammatorische Reaktion auf die Gasblasen zu beobachtende Ödembildung im Gewebe noch verstärkt, was wiederum die Symptomatik verschlechtert.

Das Volumendefizit soll daher durch die intravenöse Gabe von Infusionslösungen mit etwa 500–1000 ml pro Stunde ausgeglichen werden. Hierzu sind sowohl kristalloide als grundsätzlich auch kolloidale Infusionslösung geeignet, ohne dass es derzeit eine klare Präferenz für die eine oder die andere Substanzklasse gibt. Die aktuelle Datenlage lässt aber vermuten, dass künftig eher den Kristalloiden der Vorzug gegeben wird.

Die empfohlene Lagerung nach einem Tauchunfall ist die flache Rückenlagerung des Patienten, bei bewusstlosen Patienten auch die stabile Seitenlage.

Die Therapie mit hyperbarem Sauerstoff (HBO, hyperbare Oxygenation) stellt die einzig sinnvolle weiterführende Therapiemaßnahme dar, weil es bei dieser Therapieform zu einer Auflösung der Gasblasen kommt. Aus diesem Grunde sollen alle Patienten mit der klinischen Symptomatik einer Dekompressionserkrankung schnellstmöglich der Rekompressionsbehandlung mit hyperbarem Sauerstoff zugeführt werden. Schwere Tauchunfälle erfordern daher den schnellstmöglichen und möglichst erschütterungsfreien Transport an ein Druckkammerzentrum. Diesbezüglich gibt es keine klare Präferenz für das eine oder andere Transportmittel, so dass immer individuell unter Berücksichtigung der lokalen Gegebenheiten entschieden werden muss. Bei kürzeren Transportstrecken kann ein bodengebundenes Rettungsmittel einem Lufttransport überlegen sein. Sind längere Transportstrecken zu bewältigen, muss frühzeitig an einen Lufttransport mittels Rettungshubschrauber (RTH) gedacht werden. In diesen Fällen empfiehlt die Leitlinie Tauchunfall zur Verminderung einer weiteren Druckreduktion beim Fliegen die niedrigste fliegerisch vertretbare Flughöhe.

Am Druckkammerzentrum erfolgt eine Hyperbare Sauerstofftherapie (HBO), in der Regel mit Atmung von 100% Sauerstoff unter Drücken von 280 kP (2,8 bar).

Ein ständig aktualisiertes Verzeichnis von in Deutschland verfügbaren Druckkammern mit 24-Stunden Bereitschaft findet sich auf der Homepage der medizinisch wissenschaftlichen Fachgesellschaft GTÜM (Gesellschaft für Tauch- und Überdruckmedizin e.V., s.u.).

37.3.1 Ertrinken

Ertrinken (s. auch Kap. 17) ist definiert als „als Prozess der primären Atmungsstörung infolge des Ein-/Untertauchens in einer Flüssigkeit“ und ein grundsätzliches Problem beim Tauchen, weil es durch eine Vielzahl von Notsituationen unter Wasser, aber auch noch an der Wasseroberfläche in Kombination mit dem Verlust des Lungenautomaten aus dem Mund oder der Funktionslosigkeit des Lungenautomaten zum Ertrinken kommen kann. Der Vorgang des Ertrinkens ist also – unabhängig vom Umfang der Aspiration – funktionell dem Ersticken gleichzusetzen, da es im flüssigen Medium nicht möglich ist, Luft zu holen.

Präklinische Maßnahmen

Wichtig ist schnelle Rettung! Dazu müssen Verunfallte rasch gerettet und an die Wasseroberfläche gebracht werden. Der Transport an Land bzw. in ein Boot muss ebenfalls schnellstmöglich erfolgen. In den aktuellen Empfehlungen des European Resuscitation Council (ERC) von 2015 (s. u.) wird für ausgebildete Retter empfohlen, bei Atem- und Kreislaufstillstand eine Beatmung bereits nach Erreichen des Opfers im Wasser durchzuführen. Diese sollte idealerweise durch schwimmfähige Rettungshilfen unterstützt werden. Die Beatmung im Wasser ist jedoch in der Pra-

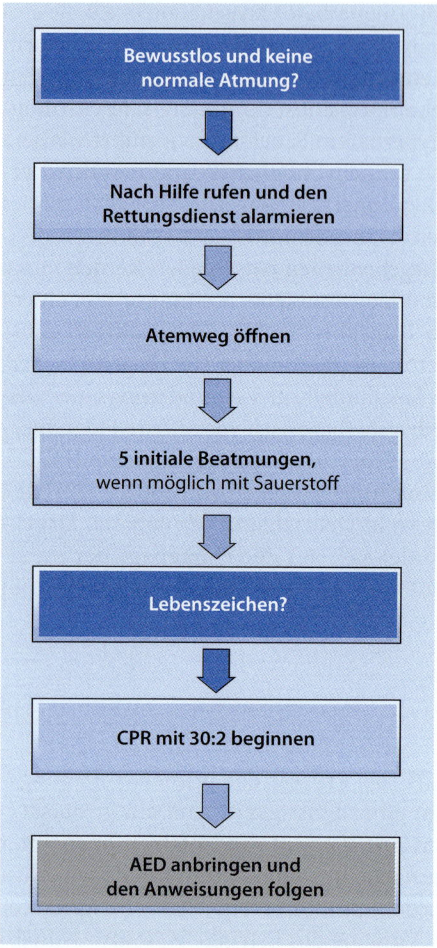

Abb. 37.2. Reanimation Ertrunkener (Quelle: European Resuscitation Council)

xis problematisch und daher unter Fachleuten auch nicht unumstritten. Es ist auch für den Geübten schon in ruhenden Gewässern sehr schwierig, an der Wasseroberfläche festzustellen, ob überhaupt ein Atemstillstand vorliegt. Obwohl Taucher durch das Jacket mit einem Auftriebshilfsmittel ausgerüstet sind, ist eine Beatmung zudem oftmals fast unmöglich. Hier konnte gezeigt werden, dass in der Herz-Lungen-Wiederbelebung ausgebildete Laien schon an Land nicht in der Lage waren, eine mit einem Neopren-Anzug bekleidete Wiederbelebungspuppe ausreichend zu beatmen, weil durch das elastische Gummimaterial der Beatmungswiderstand zu hoch war.

In Abhängigkeit von den Bedingungen – wie Verfügbarkeit Rettungsboot, Abstand zum Ufer, Ausbildung des Ersthelfers etc. – soll entschieden werden, ob der Retter das Opfer möglichst schnell an Land bringt oder im Wasser beatmet, bis Hilfe eintrifft. Vor allem bei Unfällen an Binnengewässern erscheint es daher sinnvoll, den verunfallten Taucher möglichst schnell zum Ufer oder zum Boot zu transportieren. Der Kopf sollte dabei über Wasser und überstreckt gehalten werden. Am Ziel soll der Taucher schnell entkleidet werden und die entsprechenden Erste-Hilfe Maßnahmen können durchgeführt werden.

An Land muss im Bedarfsfall umgehend mit der kardiopulmonalen Reanimation begonnen werden. Wegen des beschriebenen Verlusts von Gasaustauschfläche und der daraus resultierenden Hypoxie soll die Beatmung des Verunfallten mit einer FiO_2 von 1,0 (entsprechend 100 % Sauerstoff im Inspirationsgas) erfolgen und die Reanimation auch anders als beim Regelalgorithmus zur kardiopulmonalen Reanimation bei Erwachsenen mit 5 Beatmungen beginnen (Abb. 37.2), um dann im gewohnten Zyklus fortgeführt zu werden, bis der Rettungsdienst eintrifft.

Für professionelle Helfer mit entsprechender Ausrüstung gilt, dass die Indikation zur Intubation möglichst großzügig gestellt werden soll, weil zum einen mit einer plötzlichen drastischen Verschlechterung des Zustands gerechnet werden muss und zum anderen die Beatmung mit erhöhten endexspiratorischen Drücken (PEEP) einen günstigen Einfluss auf den Verlauf hat. Hierbei sollte das PEEP-Niveau mindestens 5 cmH_2O betragen, wobei je nach klinischem Verlauf auch höhere PEEP-Werte erforderlich sein können. Nach Intubation und initialer Blähung der Lunge ist es gelegentlich nötig, dass endotracheal abgesaugt werden muss, um evtl. massiv vorhandenen Schaum oder auch Aspirat aus der Trachea und den Bronchien zu entfernen. Hier muss aber sorgfältig abgewogen werden, ob ein Absaugen oder ein kontinuierlicher PEEP-Erhalt vordringlich ist. In vielen Fällen kann es erforderlich sein, eine Magensonde zu platzieren und über diese gastral abzusaugen, weil während des Ertrinkens häufiger große Mengen Wasser geschluckt werden, was dann zu einer Kompression der Lunge und Behinderung der Beatmung führt.

Nach erfolgreicher Reanimation soll ein rascher Transport in eine Klinik mit intensivmedizinischer Versorgungsmöglichkeit angestrebt werden. Aber auch bei primär nicht reanimationspflichten Patienten und sogar bei solchen, die initial völlig stabil wirken, ist stets mit einer akuten und raschen Zustandsverschlechterung zu rechnen, so dass auch diese arztbegleitet zur Überwachung in eine geeignete Klinik transportiert werden sollen.

Kardiopulmonale Reanimation (CPR)

Maßgeblich sind hier die Empfehlungen des European Resuscitation Council (ERC) in ihren jeweils aktuellen Fassungen (s. u.). Dabei ist zu beachten, dass die Reanimation nach Ertrinken sich graduell von den Reanimationsempfehlungen für Erwachsene unterscheidet. Ein relevanter Unterschied ist, dass bei Ertrinkungsopfern, wie oben dargestellt, stets mit einer initialen Beatmung mit fünf Beatmungshüben begonnen wird, wobei bei der Standardreanimation Erwachsener mit der Kardiokompression (Herzdruckmassage) begonnen wird. Für Laienhelfer und Helfer ohne professionell Ausrüstung gilt: Nach dem Auffinden einer Person an Land werden das Bewusstsein und die Atmung kontrolliert. Personen, die nicht reagieren und nicht normal atmen, haben einen Kreislaufstillstand und müssen wiederbelebt werden. Spätestens jetzt soll unbedingt der Rettungsdienst alarmiert und der Patient dafür möglichst nicht verlassen werden. Im Anschluss sollen bei Erwachsenen 30 Herzdruckmassagen durchgeführt werden und hiernach 2 Beatmungen. Dies wird bis zum Eintreffen des Rettungsdienstes fortgesetzt. Die Herzdruckmassagen sollen etwa 5 cm tief sein und die Frequenz der Kompressionen 100/min bis 120/min betragen. Um dies zu erreichen, ist regelmäßiges (z. B. jährliches) Training sinnvoll. Handelt es sich um einen Ertrinkungsvorgang, wird, wie erwähnt, stets mit fünf initialen Beatmungen begonnen. Der Wechsel zwischen Kompressionen und Beatmung soll eine möglichst kurze Unterbrechung sein. Dies wird so lange fortgeführt,

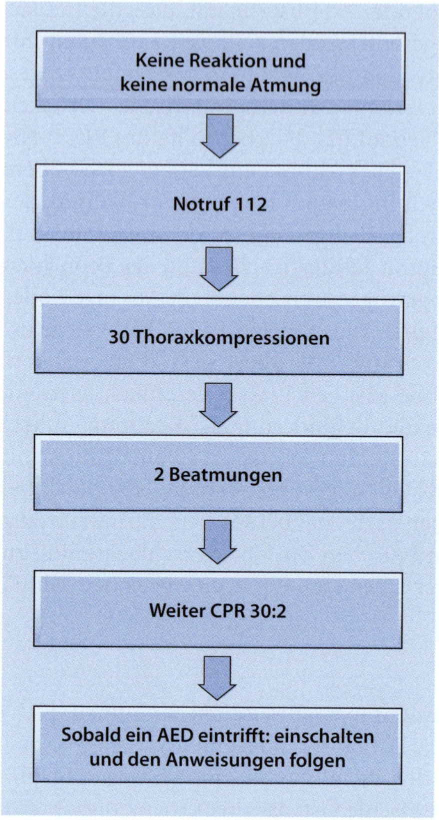

Abb. 37.3. BLS-Agorithmus (BLS = Basic Life Support). Ablaufdiagramm zur Laienreanimation (Quelle: European Resuscitation Council)

bis professionelle Hilfe eintrifft und übernimmt.

Ist ein automatischer externer Defibrillator (AED) verfügbar, soll dieser durch Hilfspersonen, soweit vorhanden, geholt und angeschlossen werden. Im weiteren Verlauf ist den Anweisungen des AEDs zu folgen (Abb. 37.3).

37.3.2 Anaphylaxie

Bei entsprechender Disposition kann es im Rahmen einer allergischen Reaktion zu einem akut lebensbedrohlichen anaphylaktischen Schock kommen. Die möglichen Auslöser für ein solches Geschehen sind vielfältig. Es kommen z. B. unter anderem Kontakt mit Nesselgiften oder aber auch Nahrungsmittel in Frage. In Folge der zur allergischen Reaktion gehörenden Histaminfreisetzung im Körper kann es zu einer überschießenden Reaktion kommen, bei der unter anderem eine Bronchokonstriktion mit massiver Verengung der Atemwege und eine sehr ausgeprägten Vasodilatation mit einem durch die Weitstellung der Gefäße und der Bildung von generalisierten Gewebsödemen ausgelösten massiven Blutdruckabfall mit Ausbildung einer Schocksymptomatik auftritt. Der Schock und die Atemnot stehen daher im Vordergrund der Notfallbehandlung. Die Symptomatik ist entsprechend eine zunehmende Dyspnoe, eine zunehmende Tachykardie mit deutlich erhöhter Herzfrequenz, ein Blutdruckabfall – allerdings eine im Gegensatz zu anderen Schockformen mit Volumenmangel eher rosige Färbung bzw. Rötung der Haut.

Die wichtigste Therapiemaßnahme besteht in der schnellstmöglichen intramuskulären Gabe von 0,3–0,5 mg Adrenalin, was auch für medizinische Laien dann möglich ist, wenn der Betroffene als bekannter Allergiker über einen Rescue Pen verfügt. Dieser ist im Prinzip eine Fertigspritze mit Adrenalin in entsprechender Dosierung, der an der Muskulatur des Oberschenkels angewendet wird. Die ärzt-

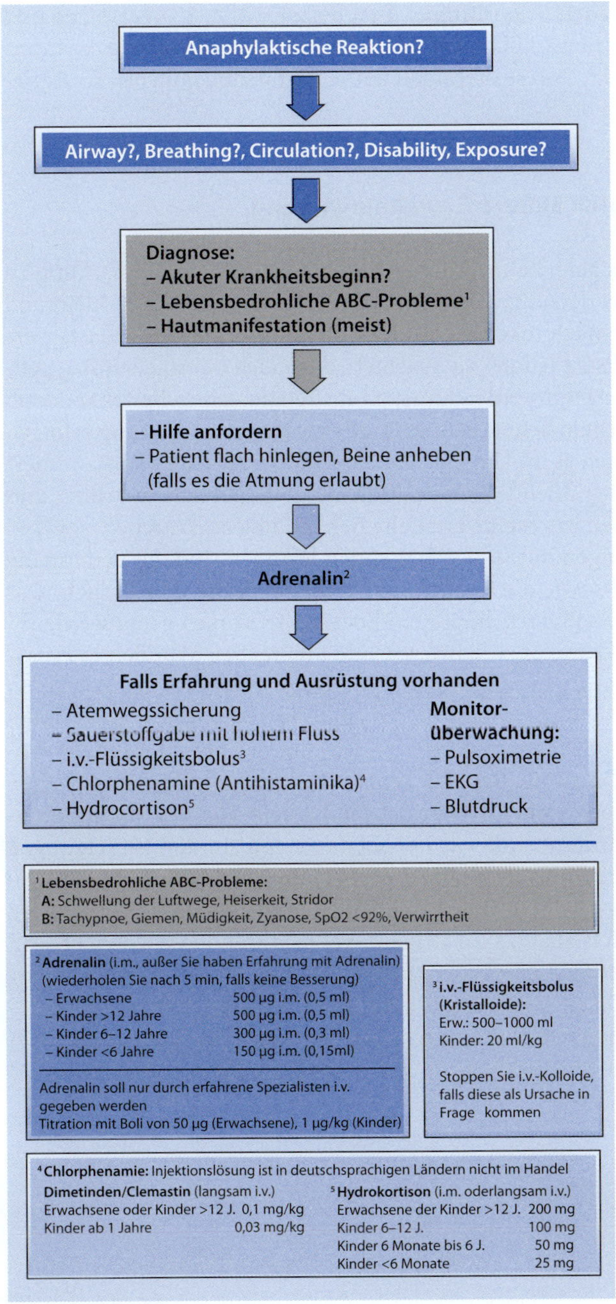

Abb. 37.4: Algorithmus Anaphylaxie (Quelle: European Resuscitation Council)

liche Versorgung soll nach dem Algorithmus Anaphylaxie (Abb. 37.4) erfolgen und beinhaltet ebenfalls die intramuskuläre Gabe von 0,5 mg Adrenalin sowie die intravenöse Gabe von Flüssigkeit, Kortikosteroiden und Histaminantagonisten sowie der inhalativen Gabe von Sauerstoff.

37.3.3 Verletzungen durch äußere Gewalteinwirkung

In seltenen Fällen kann es auch beim Tauchen durch äußere Gewalteinwirkung zu Schnitt-, Stich- oder Rissverletzungen kommen. Sind diese Verletzungen klein und oberflächlich, können sie nach lokaler Wunddesinfektion mit einem Pflasterverband behandelt werden. Es ist jedoch zu beachten, dass auch bei solchen Bagatellverletzungen kritisch hinterfragt werden muss, ob ein Tetanusschutz besteht oder ob bei fehlendem oder fraglichem Schutz sehr zeitnah eine Auffrischimpfung erfolgen muss. Da Wunden, zu denen es im Umfeld „Tauchen" kommt, immer kontaminiert sind, ist zudem auf eine beginnende Entzündung im Wundbereich zu achten und bei entsprechenden Zeichen rasch eine ärztliche Behandlung anzustreben.

Bei größeren Verletzungen mit stärker blutenden Wunden sind die Versorgung mit einem Druckverband sowie die ärztliche Weiterbehandlung erforderlich. Das Anlegen solcher Verbände sollte regelmäßig in Erste-Hilfe-Kursen geübt werden.

In sehr seltenen Fällen kann es zu schweren, stark blutenden Wunden mit massiver Gewebszerstörung und großem Blutverlust kommen. Dies kann z. B. dann der Fall sein, wenn es (ausgesprochen selten) zu einer Attacke durch einen großen Raubfisch gekommen ist, oder (eher wahrscheinlich) durch Kontakt mit dem Propeller eines Bootsmotors oder einer Schiffsschraube. Neben der schnellstmöglichen Rettung aus dem Wasser bei drohender Schockgefahr steht hier ein rasches Stoppen der Blutungen im Vordergrund, was bei entsprechend starken Verletzungen im Bereich der Extremitäten und Beteiligung großer Blutgefäße mit dem Anlegen von Druckverbänden kaum gelingt. In solchen Fällen wird aktuell die Versorgung mittels Tourniquets empfohlen, was im Prinzip einem Abbinden entspricht, von dem über zwei Jahrzehnte strikt abgeraten wurde, heute in der Traumaversorgung aber „Goldstandard" ist. Da ein fehlerhaftes oder nicht konsequent durchgeführtes Abbinden mittels Tourniquet jedoch eine Blutung sogar noch verstärken kann, ist auch hier die Anwendung unter sachkundiger Anleitung zu üben.

Weiterführende Literatur

1. Bartmann H, Muth CM: Notfallmanager Tauchunfall: Praxishandbuch für Taucher, Tauchmediziner, Rettungsdienste, 4. Aufl. Stuttgart: Gentner, 2011
2. Muth CM, Georgieff M, Winkler B: Tauch- und Ertrinkungsunfälle. Notfall Rettungsmed 2013; 16: 309–323

3. Perkins GD, Handley AJ, Koster RW, Castrén M, Smyth MA, Olasveengen T, Monsieurs KG, Raffay V, Gräsner J-T, Wenzel V, Ristagno G, Soar J: Basismaßnahmen zur Wiederbelebung Erwachsener und Verwendung automatisierter externer Defibrillatoren. Kapitel 2 der Leitlinien zur Reanimation 2015 des European Resuscitation Council. Notfall Rettungsmed 2015; 18: 748–769
4. Truhlář A, Deakin CD, Soar J, Khalifa GEA, Alfonzo A, Bierens JJML, Brattebø G, Brugger H, Dunning J, Hunyadi-Antičević S, Koster RW, Lockey DJ, Lott C, Paal P, Perkins GD, Sandroni C, Thies K-C, Zideman DA, Nolan JP: Kreislaufstillstand in besonderen Situationen. Kapitel 4 der Leitlinien zur Reanimation 2015 des European Resuscitation Council. Notfall Rettungsmed 2015; 18: 833–903
5. Zideman DA, De Buck EDJ, Singletary EM, Cassan P, Chalkias AF, Evans TR, Hafner CM, Handley AJ, Meyran D, Schunder-Tatzber S, Vandekerckhove PG: Erste Hilfe. Kapitel 9 der Leitlinien zur Reanimation 2015 des European Resuscitation Council. Notfall Rettungsmed 2015; 18: 1003–1015

Wichtige Internetadressen

1. **http://www.gtuem.org** – Gesellschaft für Tauch- und Überdruckmedizin (GTÜM) e.V.
   Deutsche Fachgesellschaft für Tauch- und Hyperbarmedizin. Neben wichtigen Informationen zum Thema Tauchmedizin finden sich hier sowohl ständig aktualisierte Druckkammerlisten (http://www.gtuem.org/33/druckkammern) als auch die jeweils gültige Fassung der Leitlinie Tauchunfallbehandlung (http://www.gtuem.org/files/319/072-001l-s2k-tauchunfall-2014-10.pdf)
2. **www.erc.edu** – European Resuscitation Council
   Europäische Fachgesellschaft zur Reanimation. Auf dieser Homepage finden sich die jeweils aktuellen Empfehlungen zur kardiopulmonalen Reanimation. Empfohlen sei aber auch die deutsche Fachgesellschaft
3. **www.grc-org.de** – German Resuscitation Council/Deutscher Beirat zur Wiederbelebung
   Hier finden sich die jeweils aktuellen ERC-Empfehlungen in deutscher Sprache (http://www.grc-org.de/leitlinien2015)

Tipps für Tauchlehrer

1. Wasserrettung, Lebensrettende Sofortmaßnahmen und Erste Hilfe bei Tauchunfällen müssen immer wieder geübt werden. Speziell für Tauchlehrer gilt: mindestens einmal im Jahr eine Rettungsübung durchführen!
2. Im Rahmen der Fortbildungspflicht für professionell arbeitende Tauchlehrer empfiehlt es sich, durch Teilnahme an einschlägigen Lehrgängen bzgl. Tauchmedizin up-to-date zu bleiben.
3. Das aktuell empfohlene Reanimationsschema sollte verinnerlicht und auch 1:1 in die eigenen Ausbildungsunterlagen übernommen werden.
4. Der Tauchlehrer/Tauchbasisleiter ist dafür verantwortlich, dass Sauerstoff- und Rettungskoffer jederzeit vollständig und zugänglich sind, ein Rettungsschema für jeden einsehbar und der Kontakt zu Rettungsdienst, tauchärztlicher Beratung und Druckkammer möglich sind (ggf. Fremdsprache beachten).
5. Im Ernstfall Ruhe bewahren und dem Betroffenen sowie den Helfern ein Gefühl der Sicherheit geben. Hektik und sinnlose Handlungen nützen dem Betroffenen nicht.

38 Rekompressionsbehandlung

W. Welslau

Die Rekompression stellt bis heute die einzige kausale (ursächliche) Behandlungsmöglichkeit für Dekompressionsunfälle (= „decompression injuries", DCI) dar. Rekompressionsbehandlungen wurden erstmals in der zweiten Hälfte des 19. Jahrhunderts bei Druckluftarbeitern angewandt, die in druckluftgefüllten Caissons (Senkkästen) die Fundamente der damaligen großen Brücken- und Tunnelprojekte erstellten und hierbei die so genannte Caissonkrankheit erlitten. Das Behandlungsprinzip wurde Anfang des 20. Jahrhunderts zur Therapie von Helmtauchern mit den gleichen Krankheitssymptomen übernommen. Bis heute wurden die Behandlungsstrategien durch Grundlagenforschungen, Tierversuche und nicht zuletzt durch die Erfahrung zahlreicher behandelter Tauchunfälle weiter entwickelt. Die Rekompressionsbehandlung ist heute weltweit als medizinischer „Goldstandard" zur Therapie von Dekompressionskrankheit (DCS) und Arterieller Gasembolie (AGE) anerkannt.

38.1 Grundlagen

Das Wort Rekompression ist aus dem Lateinischen abgeleitet und bedeutet so viel wie „wieder unter Druck setzen". Ziel der Rekompression ist entsprechend dem Gasgesetz von Boyle-Mariotte die Verkleinerung und schließlich Eliminierung der während der Dekompression im Rahmen der Dekompressionskrankheit und arteriellen Gasembolie entstandenen Gasblasen, letztendlich jedoch die Behebung der durch die „Blasenkrankheit" entstandenen Krankheitssymptome. Je nachdem, ob die Rekompression im Wasser oder in einer Druckkammer durchgeführt und welches Atemgas verwendet wird, sind die folgenden Situationen zu unterscheiden.

38.1.1 Rekompression mit Druckluft

Diese ursprüngliche Form der Rekompression wurde bereits im 19. Jahrhundert bei Druckluftarbeitern auf den Caisson-Baustellen der damaligen großen Brücken- und Tunnelprojekte angewandt. 1854 wurde zum ersten Mal beschrieben, dass sich eine im Rahmen eines Stollenvortriebs in Druckluftbauweise aufgetretende Dekompressionskrankheit eines Druckluftarbeiters (Caissonkrankheit) durch eine

Rekompression besserte. Die Rekompressionen erfolgten auf späteren Baustellen in der Regel in besonderen Behandlungsdruckkammern, die im Bereich der Druckluftbaustelle installiert waren und mit der auf der Baustelle verfügbaren Druckluft versorgt wurden. Vergleichbare Druckkammern wurden auch auf Taucherschiffen und in entsprechenden Hafenstützpunkten eingerichtet.

Wirkung. Nachdem Paul Bert im Auge einer Schlange nach einer drastischen Dekompression erstmals Gasblasen sah, lag die logische Begründung für die Wirksamkeit der Rekompression auf der Hand: die Verkleinerung der Gasblasen gemäß dem Gasgesetz von Boyle-Mariotte. So führt z. B. die Druckerhöhung auf das 6fache (6,0 bar, 50 mWT [Meter Wassertiefe]) zur Blasenverkleinerung auf ein Sechstel ihres Ausgangsvolumens. Entscheidend für die Verlegung von Blutgefäßen durch Gasblasen ist aber der Blasendurchmesser: Dieser beträgt bei Versechsfachung des Drucks immer noch 55 % des Ausgangsdurchmessers, d. h., der tatsächliche Effekt ist trotz eines hohen Rekompressionsdrucks von 6,0 bar recht begrenzt. Darüber hinaus ist zu bedenken, dass diese Berechnung nur für kugelförmige Blasen gilt. Tatsächlich sind viele Blasen, die ein Blutgefäß verschließen, aber länglich geformt. Eine Verkleinerung nach Boyle-Mariotte führt hier nur zu „Verkürzung“ der Blase, der Durchmesser verändert sich in diesem Fall überhaupt nicht.

Probleme. Grundsätzlich problematisch ist die Rekompression mit Druckluft wegen der zusätzlichen Aufsättigung des Körpers ausgerechnet mit dem Inertgas, das in den meisten Fällen für die Krankheitssymptome verantwortlich ist: Stickstoff (N_2). Dieser Umstand bedingt, dass einmal eingeleitete Druckluftrekompressionen sehr langwierige Dekompressionen erforderten. So dauerte z. B. die bis 1965 in der US Navy eingesetzte Standardbehandlungstabelle für schwere Tauchunfälle (Treatment Table 4) fast 39 Stunden. Problematisch war außerdem die Beeinträchtigung des medizinischen Personals in der Druckkammer durch den ebenfalls stickstoffbedingten Tiefenrausch, da die früher üblichen Behandlungsschemata Drücke entsprechend 50 mWT (Treatment Table 4) und mehr verwendeten. Es ist fraglich, ob hier immer eine sinnvolle medizinische Betreuung möglich war.

Hinweis. Eine Rekompression mit Druckluft stellt heute keine Lege-artis-Behandlung (nach den Regeln der Kunst) mehr dar. Einerseits sind die Risiken einer solchen Behandlung höher als bei Verwendung von Sauerstoff- oder Mischgastabellen; andererseits sind, insbesondere bei verzögerter Rekompression, Therapieversager und Rückfälle nach Behandlungsende häufiger. Drucklufttabellen werden nur noch im Notfall eingesetzt, wenn nicht genügend Therapiegas für die Durchführung einer Sauerstoff- oder Mischgastabellenbehandlung vorhanden ist.

38.1.2 Rekompression mit Sauerstoffatmung

Wird während der Rekompression 100 % Sauerstoff geatmet, so spricht man von Sauerstoffüberdruckbehandlung, hyperbarer Sauerstofftherapie oder „hyperbaric oxygenation" (HBO, HBO-Therapie oder HBOT). Schon die betreuenden Ärzte der Druckluftbaustelle der Nussdorfer Schleusenanlagen 1898 in Wien vermuteten für die Rekompression den prinzipiellen Vorteil einer Sauerstoffatmung unter Druck gegenüber der Druckluftatmung, jedoch scheiterte die praktische Anwendung damals an technischen Problemen.

Wirkung. Ein Grundprinzip der Rekompressionsbehandlung beruht auf der physikalischen Verkleinerung der Inertgasblasen als „abgeschlossene Gasmengen". Der wesentliche zusätzliche Effekt der Atmung von 100 % Sauerstoff liegt darin, dass die

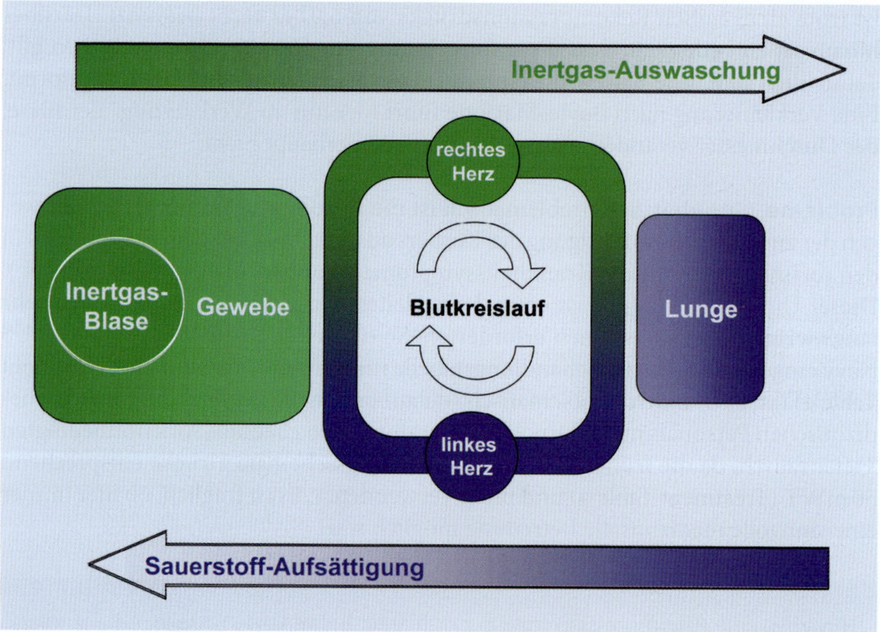

Abb. 38.1: Schematischer Effekt der Atmung von 100 % Sauerstoff unter Druck in Gegenwart von Inertgasblasen und Inertgas-übersättigtem Gewebe. Inertgas wird aufgrund des großen Konzentrationsgefälles rascher aus dem Körper entfernt, während sich der Sauerstoffpartialdruck im Körper schnell erhöht. Zusätzlich wird durch die Atmung von 100 % Sauerstoff unter Druck die Sauerstoffversorgung der Körpergewebe deutlich verbessert. Während die Rekompression mit Druckluft auf 6,0 bar den O_2-Partialdruck (pO_2) im Einatemgas auf 1,26 bar erhöht, erreicht man diesen pO_2 mit 100 % O_2-Atmung bereits bei Rekompression auf 1,26 bar, entsprechend 2,60 mWT!

Abatmung von Inertgas beschleunigt wird, wenn kein Inertgas in der Lunge vorhanden ist. Durch den großen Konzentrationsunterschied zwischen inertgasgesättigtem (oder übersättigtem) venösen Blut und der inertgasfreien Lunge kann das Inertgas schneller aus dem Blut in das Alveolargas übertreten und so schneller aus dem Körper entfernt werden. Es steht somit nicht mehr für die Bildung neuer Inertgasblasen oder die Vergrößerung vorhandener Gasblasen zur Verfügung (Abb. 38.1).

Die einzelnen Körperzellen werden durch den in der Blutflüssigkeit physikalisch gelösten Sauerstoff versorgt, und nicht durch den an das Hämoglobin (Blutfarbstoff) der Erythrozyten (rote Blutkörperchen) gebundenen Sauerstoff. Er muss das Hämoglobinmolekül verlassen und zum Ort der Zellatmung diffundieren. Die Menge des physikalisch gelösten Sauerstoffs wird durch den pO_2 beschrieben, diese Einheit gilt für gelöste Gase genau so wie für gasförmige Gase. Bei Luftatmung unter atmosphärischen Verhältnissen (1 bar) beträgt der pO_2 in den Arteriolen ca. 100 mmHg (133 mbar). Bei Sauerstoffatmung unter einem Druck von z. B. 3,0 bar beträgt der pO_2 in den Arteriolen über 2000 mmHg (2660 mbar). Hierbei ist nicht etwa der pO_2-Anstieg in Arteriolennähe wichtig, sondern die Tatsache, dass der

Kompaktinformation

Sauerstoffsensible Organe

- **ZNS:** (Paul-Bert-Effekt, akute O_2-Intoxikation)
  - *Symptome:* z. B. Kribbelparästhesien (Gefühlsstörungen), Tremor (wiederholte Muskelkontraktionen), Tunnelsehen, Ohrgeräusche, Übelkeit, generalisierter Krampfanfall mit Bewusstlosigkeit etc. (im Prinzip kann jede Nervenfunktion gestört werden). Alle Symptome nur vorübergehend, solange O_2 geatmet wird. Keine Spätschäden bekannt!
  - ***Auftreten:*** in der Druckkammer ab ca. 2,0 bar (10 mWT) und innerhalb 30 min O_2-Atmung möglich. Risiko abhängig von anderen Risikofaktoren 1:1000 bis 1:20 000.
- **Lunge:** (Lorraine-Smith-Effekt, chronische O_2-Intoxikation)
  - *Symptome:* Hustenreiz, retrosternales Brennen (hinter dem Brustbein) bei tiefer Inspiration, reduzierte Vitalkapazität (VC), Atemnot. Symptome zunächst reversibel, Rückbildung innerhalb eines Tages möglich. Bei längerer Exposition VC-Einschränkung auf Dauer möglich!
  - *Auftreten:* bei 1,0 bar ab ca. 18 h O_2-Atmung ohne Pause, in der Druckkammer z. B. bei 2,8 bar (18 mWT) ab ca. 5 h O_2-Atmung möglich. Diese Grenze wird mit einer einzelnen modernen Behandlungstabelle (z. B. USN TT6) in der Regel nicht überschritten.
- **Auge:**
  - *Symptome:* Myopiisierung (Kurzsichtigkeit) durch veränderten Linsenstoffwechsel, in der Regel innerhalb weniger Wochen reversibel. Verstärkung einer Katarakt (Grauer Star), wenn diese bereits vorher in leichter Ausprägung bestand, nicht reversibel!
  - *Auftreten:* bei wiederholter Druckkammerbehandlung (HBO-Therapie) ab ca. 30 Behandlungen möglich

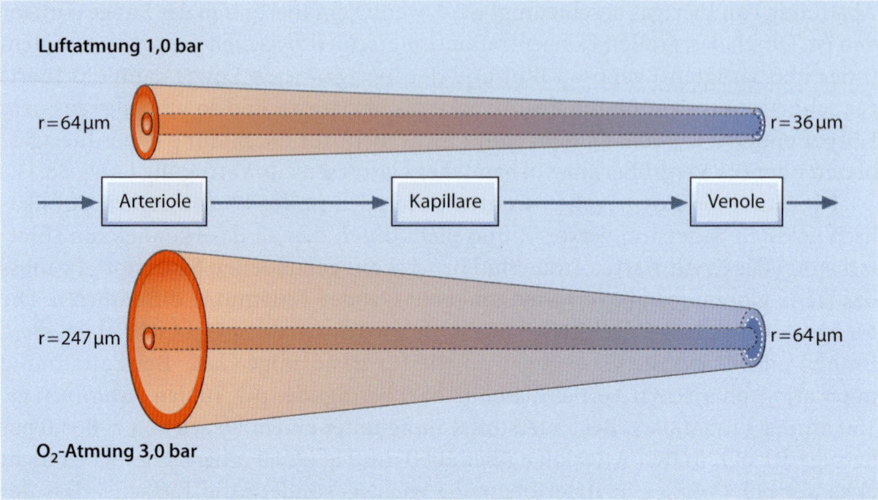

Abb. 38.2: Schematische Darstellung (so genannter „Krogh-Zylinder") des Diffusionsbereichs von Sauerstoff um eine Blutkapillare herum. Während der O_2-Diffusionsradius (r) bei Luftatmung (1,0 bar) am arteriellen Ende der Gewebekapillare (Arteriole) 64 µm beträgt, kann Sauerstoff bei hyperbarer O_2-Atmung (3,0 bar) mit 247 µm fast viermal so weit ins Gewebe vordringen, d.h., es kann ein deutlich größerer Gewebebereich mit Sauerstoff versorgt werden. Auf dem venösen Ende der Kapillare (Venole) wird der Diffusionsradius immerhin von 36 µm auf 64 µm noch fast verdoppelt

physikalisch gelöste Sauerstoff in dieser Situation viel weiter in das Gewebe diffundieren kann als unter Normalbedingungen. Wenn einzelne Gewebebereiche von der Blutversorgung abgeschnitten sind, weil z. B. eine Arterie durch eine Inertgasblase verschlossen ist, kann dieses Gewebe während der HBO-Therapie aufgrund der größeren möglichen Diffusionsstrecken wieder mit Sauerstoff versorgt werden (Abb. 38.2). Der für eine normale Zellfunktion erforderliche Gewebs-pO_2 beträgt dabei 40–50 mmHg (53–67 mbar).

Probleme. Der Vorteil einer Rekompression mit Sauerstoffatmung gegenüber einer Rekompression mit Luftatmung ist nicht ohne gewisse Nebenwirkungen zu erkaufen. Aufgrund der hohen Sauerstoffpartialdrücke besteht das prinzipielle Risiko einer Sauerstoffintoxikation (Vergiftung). Dieses Risiko existiert vor allem für drei Organe: ZNS, Lunge und Auge. Andere Organe sind weniger sensibel und daher nicht von klinischen Symptomen betroffen. Bei fachgerechter Durchführung der heute üblichen Therapieschemata und regelmäßigen Kontrolluntersuchungen ist das Auftreten der genannten Nebenwirkungen selten. In jedem Fall überwiegen die Vorteile der Sauerstoffatmung ihre prinzipiell möglichen Risiken.

38.1.3 Rekompression mit Mischgas

Rekompressionsbehandlungen mit Atmung künstlicher Gasmischungen werden durchgeführt, um die positiven Effekte von Druckluftrekompressionen (höherer Behandlungsdruck) und Sauerstoffrekompressionen (möglichst hoher Sauerstoffpartialdruck) zu kombinieren. Durch geeignete Wahl des Inertgases zur „Verdünnung" des Sauerstoffs kann der Atemwiderstand trotzdem gering gehalten werden.

Praktische Bedeutung haben bisher lediglich Mischgase aus Sauerstoff und Stickstoff (O_2/N_2, „Nitrox") oder Sauerstoff und Helium (O_2/He, „Heliox" oder „Helox") erlangt.

38.1.4 Nasse Rekompression

Die auf den ersten Blick einfachste Möglichkeit einer Rekompression ohne die Notwendigkeit einer technisch aufwändigen Druckkammer besteht im erneuten Abtauchen auf eine Wassertiefe, in der ein therapeutisch wirksamer Druck herrscht: die sog. „Nasse Rekompression" (engl. „in-water recompression", IWR). Es gibt für diese „einfache" Lösung leider einige wichtige Punkte zu berücksichtigen, die in der Praxis fast immer dazu führen, dass eine nasse Rekompression nicht durchgeführt werden sollte. Die weiter unten beschriebenen Tabellen und Rahmenbedingungen für eine nasse Rekompression mit Sauerstoff sind unter Taucherärzten umstritten.

Hinweis. Eine nasse Rekompression ist für die meisten denkbaren Rahmenbedingungen eines Tauchunfalls keine Lege-artis-Behandlung. Die Durchführung ist risikoreich und im Einzelfall unter Abwägung aller Faktoren kritisch zu beurteilen. Die Leitlinien „Tauchunfall" von GTÜM, SUHMS oder ÖGTH äußern sich eindeutig: „Keine nasse Rekompression!"

38.1.5 Oberflächendekompression

Die Oberflächendekompression (engl. „surface decompression", SurD) ist eigentlich ein Dekompressionsverfahren, streng genommen handelt es sich aber um eine Rekompression. Hierbei werden nur die tieferen Dekompressionsstopps im Wasser eingehalten (z. B. bis 12 mWT) und anschließend mit normaler Aufstiegsgeschwindigkeit ohne weitere Pausen zur Oberfläche getaucht. Nach dem (zügigen!) Ablegen der Tauchausrüstung wird der Taucher sofort in einer Druckkammer auf einen etwas höheren Druck rekomprimiert als es dem letzten eingehaltenen Dekompressionsstopp entspricht. Anschließend absolviert er dann seine jetzt neu zu berechnenden, weiteren Dekompressionsstopps im Trockenen (an der Oberfläche).

Die Oberflächendekompression wird heute noch beim Militär und im Berufstauchen eingesetzt. In Deutschland wird das Verfahren nur als Notfallprozedur verwendet, z. B. wenn bei unerwarteter Sturmwarnung oder bei Feindgefahr (Militär) eine sichere Dekompression im Wasser nicht möglich ist. Im Berufstauchen wird die Oberflächendekompression aber teilweise auch als geplantes Verfahren bei hohem Wellengang oder starker Strömung eingesetzt. Inwieweit hier auch finanzielle Motive eine Rolle spielen (geringerer Zeit- und Personalaufwand für das Tauchschiff), soll an dieser Stelle nicht erörtert werden.

Solange es im Rahmen des Verfahrens nicht zum Auftreten von Symptomen kommt, wird es wie eine Routinedekompression gehandhabt. Kommt es aber zu Symptomen, z. B. weil die Rekompression nicht schnell genug erfolgte, so kann in der Druckkammer sofort eine Rekompressionstherapie nach üblichen Behandlungsschemata durchgeführt werden.

Hinweis. Eine Oberflächendekompression ist für Sporttauchgänge kein Lege-artis-Verfahren! Die Durchführung ist risikoreich, sie erfordert eine umfangreiche Infrastruktur mit einer Behandlungsdruckkammer direkt vor Ort sowie ein perfekt eingespieltes Team mit viel Erfahrung.

38.2 Entwicklung der Behandlungstabellen

38.2.1 US-Navy-Druckluftbehandlungstabellen

Behandlungserfolge. Während der Dauer ihrer Verwendung wurden immer wieder Untersuchungen zur Effektivität der Behandlungstabellen durchgeführt. Hierbei wurden „standard dives“ von „non-standard dives“ unterschieden. Als „non-standard dives“ wurden alle Tauchgänge bezeichnet, die entweder nicht von Absolventen der Navy Diving School absolviert wurden oder die nicht nach den Vorschriften des Navy Diving Manual durchgeführt wurden. In der Mehrzahl waren dies von Zivilisten durchgeführte Tauchgänge mit zum Teil erheblichen Überschreitungen der im US Navy Diving Manual beschriebenen Dekompressionsvorschriften oder großen Verzögerungen bis zum Beginn der Rekompressionsbehandlung.

Die Behandlungsauswertungen zeigten, dass die Erfolgsrate der Druckkammerbehandlungen, die in den ersten Jahren nach Einführung der in Tabelle 38.1 dargestellten Treatment Tables durchaus akzeptabel war, ab etwa Mitte der 50er Jahre deutlich schlechter wurde. Auffällig war hier der recht hohe Anteil von „non-standard

Kompaktinformation

Historie der Tauchunfallbehandlung

- **1924** veröffentlichte die US Navy im damaligen Diving Manual die erste „standard therapy" für Tauchunfälle mit Luftrekompression auf Drücke von ca. 4,1–5,1 bar. Dieses Behandlungsverfahren war jedoch nicht zufrieden stellend, Rückfälle waren die Regel. Während leichte Dekompressionskrankheiten sich gut besserten, waren die Ergebnisse bei schweren Verläufen nur unzureichend.
  Die erste regelrechte Treatment Table der US Navy wurde bereits vor 1937 entwickelt und findet sich im US Navy Diving Manual von 1943. Der verunfallte Taucher wurde zunächst bis zu dem Druck rekomprimiert, bei dem eine deutliche Symptombesserung erreicht wurde, maximal jedoch bis 300 fsw (300 feet sea water ≈ 92 mWT). Nach 30 min bei diesem Druck wurde er dann wieder langsam dekomprimiert. Rechnerisch basierte die Tabelle auf einer kompletten Sättigung des (theoretischen) Gewebes mit einer Sättigungshalbwertzeit von 75 min (dem „langsamsten" Gewebe des modifizierten Haldane-Modells im US Navy Diving Manual von 1943) bei dem erreichten Rekompressionsdruck. Die Dekompression war so gestaltet, dass der Haldane'sche Übersättigungsquotient von 1,58/0,79 für dieses Gewebe nicht überschritten wurde.
- **1937** entwickelte die US Navy grundsätzliche Überlegungen zur Gestaltung von Rekompressionstabellen aufgrund mehrerer Expositionsversuche an Hunden, die zum Teil mit Atmung von Mischgas (50 % N_2/50 % O_2) durchgeführt wurden.
- **1939:** Auf diesen Ergebnissen basierend wird 1939 von Yarborough und Behnke eine Rekompressionstabelle mit Luftatmung ab 165 fsw (≈ 50 mWT) und erstmals mit Sauerstoffatmung ab 60 fsw als Alternative zu der vor 1937 entwickelten Behandlungstabelle (s. o.) vorgestellt. Sie war bei 49 von 50 Fällen einer Dekompressionskrankheit nach experimentellen Heliox-Tauchgängen erfolgreich. In der Folge wurden 1942 von Behnke hieraus zwei auf die unterschiedliche Schwere von Tauchunfällen abgestimmte Tabellen mit Maximaldrücken von 100 fsw (≈ 30 mWT) und 165 fsw erarbeitet, beide Behandlungstabellen beinhalten eine Sauerstoffatmung ab 60 fsw (≈ 18 mWT).
- **1944** verfügte die US Navy über ein Set von 4 Rekompressionstabellen. Zwei kurze Behandlungstabellen für leichtere Unfälle mit einem Maximaldruck von 100 und 165 fsw, die bis auf die lange 165-fsw-Tabelle mit einer Sauerstoffatmung ab 60 fsw ausgestattet waren. Die Behandlungsergebnisse waren insgesamt jedoch immer noch wenig zufriedenstellend und mit einer Rückfallquote von 20–50 % behaftet.
- **1945** wurden die Behandlungstabellen unter der Leitung von Van der Aue gemeinsam durch das Naval Medical Research Institute (NMRI) und die Navy Experimental Diving Unit (NEDU) überarbeitet. Die neuen Tabellen wurden an Navy-Tauchern erprobt. In den Jahren 1945 bis 1965 wurden ausschließlich die so genannten „Van der Aue Tables" in der US Navy verwendet. Die Möglichkeit einer zeitweisen Sauerstoffatmung („+60") in Behandlungstabelle 4 wurde später ergänzt (Tabelle 38.1).

dives" an den Behandlungsmisserfolgen. Dies betraf insbesondere die Misserfolge mit den Behandlungstabellen 3 und 4, als 1963 und 1964 Misserfolgsraten von 46

Tabelle 38.1: US Navy Treatment Tables (USN TT) von 1945, sog. „Van der Aue Tables" (alle Zeitangaben in Minuten: normal: Luftatmung, **blau:** Sauerstoffatmung, die Kompression erfolgt jeweils schnellstmöglich, die Kompressionszeiten sind nicht dargestellt!)

Tiefe [mWT]	50	42	36	30	24	18	15	12	9	6	3
USN TT											
TT 1				30	12	**30**	**30**	**30**	**5 zur Oberfläche**		
TT 1A				30	12	30	30	30	60	60	120
TT 2	30	12	12	12	12	**30**	**30**	**30**	**60**	**5 zur Oberfläche**	
TT 2A	30	12	12	12	12	30	30	30	120	120	240
TT 3	30	12	12	12	12	30	30	30	720	120	120
TT 4	30 bis 120	30	30	30	30	360	360	360	720 oder 660 + **60**	120 oder 60 + **60**	120 oder 60 + **60**

bis 47 % erreicht wurden, von denen aber in keinem einzigen Fall ein Navy-Taucher betroffen war. Neben diesen Zahlen ist weiter bemerkenswert, dass es während der Behandlungen häufiger zu Dekompressionskrankheiten bei Personen kam, die die erkrankten Taucher in der Druckkammer medizinisch betreuten und begleiteten.

38.2.2 US-Navy-Sauerstoffbehandlungstabellen

Die o. g. Behandlungsauswertungen führten 1965 Goodman und Workman zu Überlegungen, sich mit der Anwendung von Rekompressionstabellen mit nur geringer Druckerhöhung und der Atmung von 100 % Sauerstoff zu beschäftigen, da man so einerseits die Gewebeoxygenierung fördern und Ödeme verringern sowie andererseits eine schnelle Blasenverkleinerung und eine Eliminierung von Inertgas erreichen kann. Gerade die unzureichende Berücksichtigung des letzten Punktes wurde häufig mit dem Wiederauftreten von Symptomen nach den 50 m Behandlungstabellen in Zusammenhang gebracht. Aus Versuchen mit unterschiedlichen Behandlungsdrücken zwischen 10 und 18 mWT und Sauerstoffatemzeiten zwischen 30 und 90 min wurden folgende Kriterien für eine erfolgreiche Behandlung als notwendig erachtet:

- Behandlungsdruck von 18 mWT,
- Mindestaufenthaltszeit auf dieser Tiefe mit Sauerstoffatmung von 30 min,
- Gesamtatemzeit von Sauerstoff von 90 min.

Behandlungstabelle 5 (USN TT5). Sie wurde entwickelt, indem man die Sauerstoffzeit bei 18 mWT auf 40 min und die Gesamtsauerstoffzeit auf 120 min verlängerte.

Behandlungstabelle 6 (USN TT6). Beinhaltet einfach eine Erhöhung der oben in den grundsätzlichen Kriterien genannten Mindestsauerstoffzeit bei 18 mWT auf 60 min sowie eine Verdreifachung der Gesamtsauerstoffzeit von Behandlungstabelle 5 auf 240 min.

Beide Behandlungstabellen wurden mit Unterbrechungen der Sauerstoffatmung ausgestattet („air breaks"). Diese Maßnahme konnte in Versuchen an Hunden die Sauerstofftoxizität für das zentrale Nervensystem (ZNS) deutlich reduzieren.

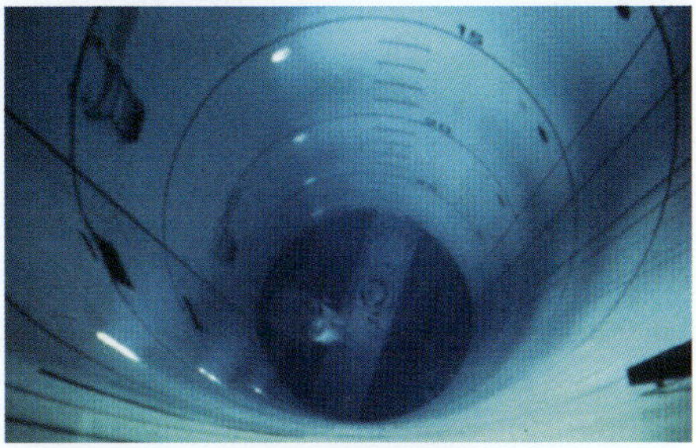

Abb. 38.3: Blick in den 32,5 m tiefen „Tieftauchtopf" der Marine in Neustadt/Holstein (Foto: Dr. Wilhelm Welslau)

Behandlungstabelle 6A (USN TT6A). Der freie Ausstieg aus einem in Not geratenen U-Boot kann in so genannten „Tauchtöpfen" geübt werden. Ein Tauchtopf ist in der Regel ein runder Pool von einigen Metern Durchmesser und z. B. 10–30 m Tiefe (Abb. 38.3). Der Ausstieg erfolgt aus einer Schleuse (nachgebildete U-Boot-Sektion) am Grund des Tauchtopfs und bringt den U-Boot-Fahrer durch aktivierte Auftriebskörper recht rasant an die Oberfläche (Abb. 38.4). Bei diesen extremen Notaufstiegsübungen steht deshalb direkt neben dem Tauchtopf eine Behandlungsdruckkammer bereit, in der U-Boot-Fahrer mit Symptomen eines Tauchunfalls innerhalb kürzester Zeit rekomprimiert werden können.

Unter diesen speziellen Rahmenbedingungen des „Submarine Escape Training" hatte man mit der 50 m-Tabelle (2–) 4 gute Erfahrungen gemacht. Die Beibehaltung von Rekompressionstabellen mit einem Maximaldruck entsprechend 50 mWT wurde daher als notwendig erachtet. Für die spezielle Form der Exposition bei U-Boot-Rettungsübungen wurde daraufhin die Behandlungstabelle 6A entwickelt und im US Navy Diving Manual von 1973 veröffentlicht.

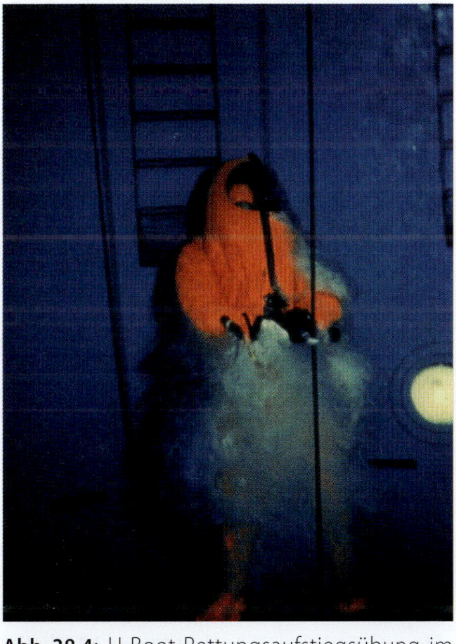

Abb. 38.4: U-Boot-Rettungsaufstiegsübung im Tauchtopf (Foto: Dr. Ulrich van Laak)

Tabelle 38.2: US Navy Treatment Tables (USN TT) 5, 6 und 6A aus dem US Navy Diving Manual von 1973 (alle Zeitangaben in Minuten: normal: Luftatmung, **blau:** Sauerstoffatmung, die Kompression erfolgt jeweils schnellstmöglich, die Kompressionszeiten sind nicht dargestellt!)

Tiefe [mWT]	50	(Aufstieg)	18	(Aufstieg)	9	(Aufstieg zur Oberfläche)
USN TT						
TT 5	-	–	**20**/5/**20**	**30**	5/**20**/5	**30**
TT 6	-	–	**20**/5/**20**/5/**20**/5	**30**	15/**60**/15/**60**	**30**
TT 6A	30	4	**20**/5/**20**/5/**20**/5	**30**	15/**60**/15/**60**	**30**

USN TT 6A wurde auch außerhalb der U-Boot-Rettungsübungen vielfach in der Nachfolge der TT 4 eingesetzt, wenn der dringende Verdacht auf AGE (arterielle Gasembolie) bestand (Tabelle 38.2). Die Grundüberlegung zu diesem Vorgehen war, dass es bei AGE im Gegensatz zur DCS zum plötzlichen Auftreten von großen Gasmengen kommt. Man vermutete, dass in dieser Situation der Boyle-Mariotte-Effekt einer schnellen Rekompression auf 50 mWT einen besseren Effekt habe als die Sauerstoffatmung auf 18 mWT.

Behandlungserfolge. Von 1960 bis 1979 wurden die Ergebnisse von insgesamt 1188 Dekompressionsunfallbehandlungen gesammelt und in einem Bericht des Naval Medical Research Institute veröffentlicht. Die Ergebnisse sind unten wiedergegeben. Hierzu muss angemerkt werden, dass die Behandlungstabellen nicht immer vorschriftengemäß angewandt wurden (z. B. Behandlungstabelle 1 bei DCS Typ II gemäß klassischer DCS-Einteilung). Obwohl schwerste DCS Typ-II-Fälle mit den ausgedehnten Behandlungstabellen 4 und 6 insgesamt nicht unproblematisch zu behandeln waren, schien Behandlungstabelle 6 gegenüber Behandlungstabelle 4 aber bessere Ergebnisse zu erreichen. Im Gegensatz zu den Ergebnissen des NMRI-Reports berichtete Bayne 1978 über die Behandlung von 50 Fällen (davon 25 Fälle mit DCS Typ II) mit den Behandlungstabellen 5 und 6 an der „Navy School, Diving and Salvage“ mit einer Erfolgsrate von 92 % (Tabelle 38.3). Einen Hinweis auf die Wichtigkeit einer verzugslosen Therapie gibt der Umstand, dass in dieser Gruppe alle Fälle innerhalb von 2 Stunden nach dem Auftreten der Symptome therapiert wurden.

38.2.3 Weiterentwicklungen

Schifffahrtmedizinisches Institut der Marine. Die weltweit gemachten Erfahrungen mit den USN TT 5, 6 und 6A seit 1965 ließen mit der Zeit einige Probleme erkennen, die zu verschiedenen Modifikationen führten. In Deutschland führte das Schifffahrtmedizinische Institut der Marine (SchiffMedInstM) einige Änderungen

Tabelle 38.3: Erfolgsraten für Erstbehandlungen mit verschiedenen US-Navy-Behandlungstabellen in Abhängigkeit von der Diagnose (klassische DCS-Einteilung) aus den Jahren 1960–1979 (Anmerkung: Es ist umstritten, wie der „Erfolg" einer Behandlung zu definieren ist)

DCS Typ	Typ I (Gelenke, Haut, Lymphsystem)		Typ II (Neurologie, Lunge etc.)	
USN TT	Fälle [n]	Erfolg [%]	Fälle [n]	Erfolg [%]
TT 1	82	89	9	78
TT 1A	17	94	9	67
TT 2	106	84	17	65
TT 2A	30	73	1	100
TT 3	28	82	72	69
TT 4	6	67	55	35
TT 5	190	81	52	75
TT 6	96	86	86	64
TT 6A	1	100	6	50

für die Bundeswehr ein. Diese wurden auch außerhalb der Bundeswehr z. B. von der Gesellschaft für Tauch- und Überdruckmedizin (GTÜM) und anderen Organisationen übernommen (Tabelle 38.4).

Berufsgenossenschaften. Eine für Deutschland noch erwähnenswerte Modifikation der Sauerstoffbehandlungstabellen wurde von den Berufsgenossenschaften für die Behandlung von Berufstauchern und Druckluftarbeitern veröffentlicht („Merkblatt für die Behandlung von Erkrankungen durch Arbeiten in Überdruck", DGUV Information 250-006) . Die hier z. B. als „S1" bezeichnete Behandlungstabelle ist eine Modifikation der USN TT 6.

Tabelle 38.4: Modifizierte US-Navy-Rekompressionstabellen nach Empfehlungen des SchiffMedInstM und GTÜM (alle Zeitangaben in Minuten: **fett:** Nitrox 40/60-Atmung, **blau:** Sauerstoffatmung, normal: Luftatmung, die Kompression erfolgt jeweils schnellstmöglich, die Kompressionszeiten sind nicht dargestellt!)

Tiefe [mWT]	50	(Aufstieg)	18	(Aufstieg)	9	(Aufstieg zur Oberfläche)
TT 6 mod.			**20**/5/**20**/5/**20**/5	30	5/**20**/5/**20**/5/**20**/ 5/**20**/5/**20**/5/**20**	**30**
TT 6A mod.	**30** N_2/O_2	**30** N_2/O_2	**20**/5/**20**/5/**20**/5	30	5/**20**/5/**20**/5/**20**/ 5/**20**/5/**20**/5/**20**	**30**

Tabelle 38.5: Rekompressionstabellen „Comex Table 12" [Cx12], „Comex Table 18" [Cx18] und „Comex Table 30" [Cx30], revidierte Versionen von 1986 (alle Zeitangaben in Minuten: **fett:** Heliox 50/50-Atmung, **blau:** Sauerstoffatmung, normal: Luftatmung; anstelle von Heliox 50/50 kann alternativ Nitrox 50/50 verwendet werden, die Kompression erfolgt jeweils schnellstmöglich, die Kompressionszeiten sind in den Isopressionszeiten enthalten!)

Tiefe [mWT]:	30	(Aufstieg)	24	(Aufstieg)	18	(Aufstieg)	12	(Aufstieg zur Oberfläche)
Cx12	–	–	–	–	–	–	25/5/25/5/25/5/25/5	30
Cx18	–	–	–	–	25/5/25/5/25/5	25/5	25/5/25/5/25/5/25/5/25/5	30
Cx30	**60 He/O$_2$**	**25 He/O$_2$**/5	**25 He/O$_2$**/5	**25 He/O$_2$**/5	25/5/25/5	25/5	25/5/25/5/25/5/25/5/25/5/25/5	30

Comex. Auch andere Organisationen haben Änderungen der TT 5, 6 und 6A vorgenommen. Die US Navy selbst hat ebenfalls Modifizierungen in den letzten Ausgaben des US Navy Diving Manual veröffentlicht. International dienten die US Navy Treatment Tables auch als Basis für neue Behandlungstabellen. So erinnert z. B. die Comex-Tabelle „Cx18" in ihrer Aufteilung deutlich an TT 6 (Tabelle 38.5).

Bühlmann. Als einer der ersten führenden Tauchmediziner propagierte Albert A. Bühlmann, Tauchunfälle unabhängig von der vermuteten Ursache der Gasblasen grundsätzlich mit Sauerstofftabellen zu behandeln, da eine den Körper mit Inertgas belastende Rekompression auf hohe Drücke für die meisten Situationen keine Vorteile biete. Diese Erkenntnis führte zu einer sehr wesentlichen Änderung in den Behandlungskonzepten: Die bis dahin immer sehr schwierige Differenzialdiagnose „AGE oder DCS" konnte entfallen und die Behandlung ohne Zeitverzug nach einem für alle Diagnosen der Dekompressionserkrankungen geltenden Standardverfahren beginnen.

38.3 Aktuelle Behandlungsverfahren

GTÜM. Aktuelle Ablaufschemata für das Vorgehen bei Tauchunfällen verzichten daher auf diese Differenzierung. Als Beispiel ist das Vorgehen für die erste Druckkammerbehandlung aus der „Leitlinie Tauchunfall" von GTÜM/SUHMS oder ÖGTH zu sehen, wie es in Abb. 38.5 wiedergegeben ist. Alle aufgeführten Therapietabellen sind weiter unten ausführlich beschrieben.

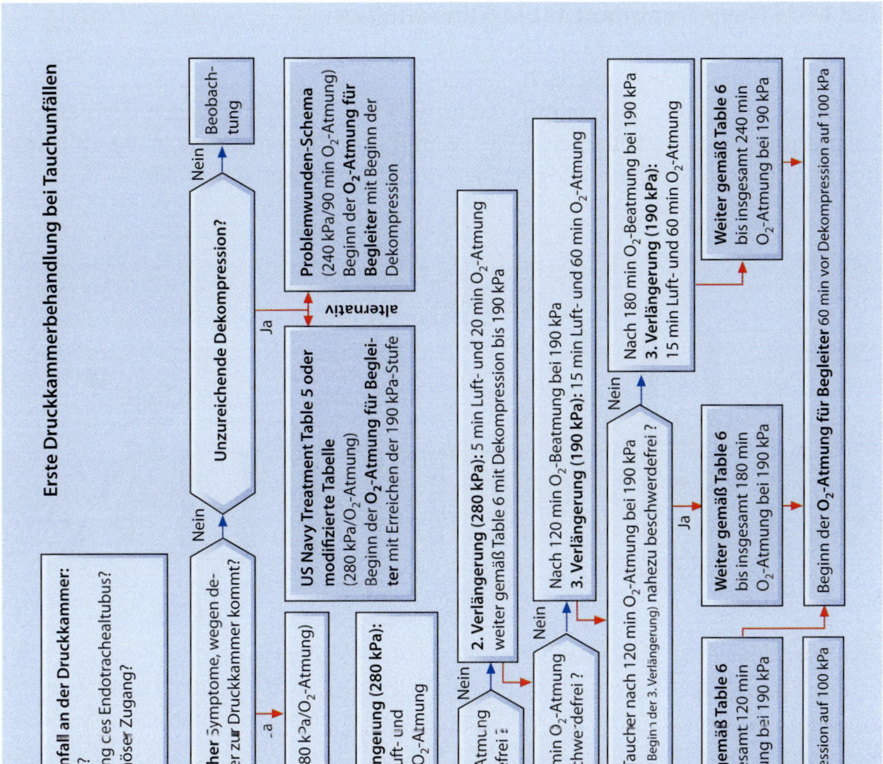

Abb. 38.5: Ablauf-Schema für die erste Druckkammer-Behandlung gemäß der Leitlinien „Tauchunfall" von GTÜM/SUHMS oder ÖGTH

38.3.1 US Navy Treatment Table 6 (modifiziert)

Siehe Abbildungen 38.6 und 38.7.

Die 60-minütigen Sauerstoffphasen bei 9 mWT wurden wegen der besseren Tolerierung durch die Patienten in 3 je 20-minütige Phasen unterteilt. Die 15-minütigen Luftpausen wurden analog in 3 je 5-minütige Pausen unterteilt.

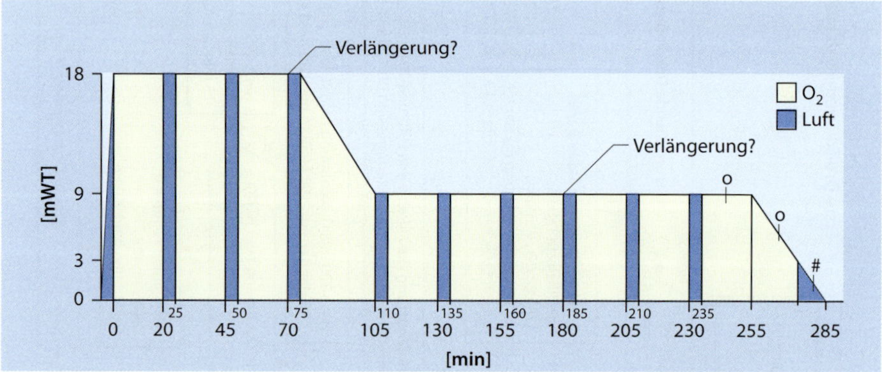

Abb. 38.6: Modifizierte US-Navy-Behandlungstabelle 6 ohne Verlängerungen (nach SchiffMedInstM/GTÜM). °Sauerstoffatmung auch für Begleiter in den letzten 30–60 min bis zur Oberfläche, abhängig von der Anzahl durchgeführter Verlängerungen; #Herstellerhinweise beachten, teilweise nur O_2-Atmung bei Kammerdruck ≥ 0,3 bar Überdruck erlaubt

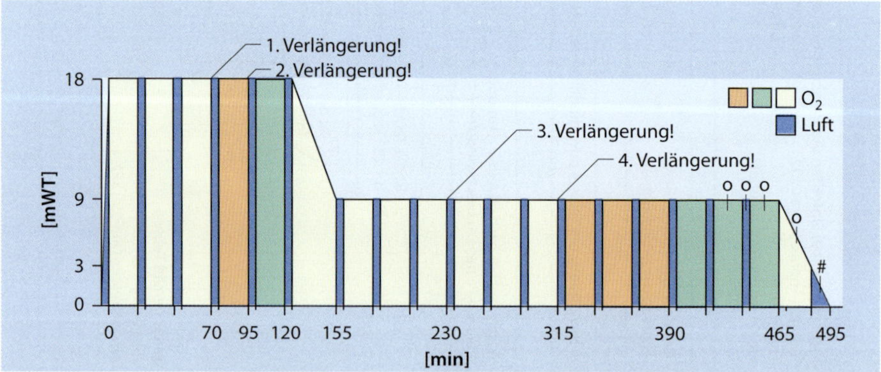

Abb. 38.7: Modifizierte US-Navy-Behandlungstabelle 6 mit allen möglichen Verlängerungen (nach SchiffMedInstM/GTÜM). °Sauerstoffatmung auch für Begleiter in den letzten 30–60 min bis zur Oberfläche, abhängig von der Anzahl durchgeführter Verlängerungen, #Herstellerhinweise beachten, teilweise nur O_2-Atmung bei Kammerdruck ≥ 0,3 bar Überdruck erlaubt

Die US-Navy-Behandlungstabelle 6 mit ihren Modifikationen ist heute weltweit die weitaus meistangewandte Behandlungstabelle bei Tauchunfällen mit guten Behandlungsergebnissen bei unterschiedlichen Rahmenbedingungen und verschiedenen Atemgasen (Tabelle 38.6).

Tabelle 38.6: Modifizierte US-Navy-Behandlungstabelle 6 nach SchiffMedInstM und GTÜM. °Sauerstoffatmung auch für Begleiter in den letzten 30–60 min bis zur Oberfläche, abhängig von der Anzahl durchgeführter Verlängerungen, #Herstellerhinweise beachten, teilweise nur O_2-Atmung bei Kammerdruck ≥ 0,3 bar Überdruck erlaubt

Zeit [min]	Überdruck [bar]	Atemgas	Phase
in tolerierter Zeit	0 auf 1,8	Luft	Kompression
0–20	1,8	O_2	Isopression
20–25	1,8	Luft	Isopression
25–45	1,8	O_2	Isopression
45–50	1,8	Luft	Isopression
50–70	1,8	O_2	Isopression
70–75	1,8	Luft	Isopression
evtl. 1. Verlängerung: 20 min O_2 + 5 min Luft			
evtl. 2. Verlängerung: 20 min O_2 + 5 min Luft			
75–105	1,8–0,9	O_2	Dekompression
105 110	0,9	Luft	Isopression
110–130	0,9	O_2	Isopression
130–135	0,9	Luft	Isopression
135–155	0,9	O_2	Isopression
155–160	0,9	Luft	Isopression
160–180	0,9	O_2	Isopression
180–185	0,9	Luft	Isopression
185–205	0,9	O_2	Isopression
205–210	0,9	Luft	Isopression
210–230	0,9	O_2	Isopression
230–235	0,9	Luft	Isopression
235–255	0,9	O_2°	Isopression
evtl. 3. Verlängerung: 3-mal (20 min O_2 + 5 min Luft)°			
evtl. 4. Verlängerung: 3-mal (20 min O_2 + 5 min Luft)°			
255–285	0,9–0	$O_2^{\circ\#}$	Dekompression

Kompaktinformation

Bemerkungen zur modifizierten US-Navy-Behandlungstabelle 6

- Gesamtexpositionsdauer: 285 min (ohne Kompression)
- Angestrebte Kompressionszeit 3 min
- Kompression ohne Maskenatmung wegen Druckausgleich
- 1. Verlängerungsmöglichkeit: (Entscheidung nach 3. O_2-Phase), wenn Symptome nicht vollständig oder fast vollständig gebessert sind: zusätzliche 4. Phase auf 1,8 bar (20 min O_2 + 5 min Luft)
- 2. Verlängerungsmöglichkeit: (Entscheidung nach 4. O_2-Phase), wenn Symptome nicht vollständig oder fast vollständig gebessert sind: zusätzliche 5. Phase auf 1,8 bar (20 min O_2 + 5 min Luft)
- 3. Verlängerungsmöglichkeit: (Entscheidung nach 3. (!) O_2-Phase auf 9 mWT), wenn Symptome nicht vollständig oder fast vollständig gebessert sind: zusätzliche 3 Phasen (7. bis 9. Phase) auf 0,9 bar (jeweils 20 min O_2 + 5 min Luft)
- 4. Verlängerungsmöglichkeit: (Entscheidung nach 6. (!) O_2-Phase auf 9 mWT), (wenn Symptome nicht vollständig oder fast vollständig gebessert sind): zusätzliche 3 Phasen (10. bis 12. Phase) auf 0,9 bar (jeweils 20 min O_2 + 5 min Luft)
- medizinische Betreuung in der Kammer für gesamte Behandlungsdauer erforderlich
- Begleiter müssen zum Ende der Behandlung bis zur Oberfläche Sauerstoff atmen:
  - wenn keine oder nur die 1. Verlängerung durchgeführt wurde: in den letzten 30 min
  - wenn 2 oder mehr Verlängerungen durchgeführt wurden: in den letzten 60 min

Fallbeispiel 1. Im Rahmen eines Apnoe-Rekordversuchs auf 100 mWT, der in einem See von einer verankerten Plattform aus durchgeführt wird, taucht ein 30-jähriger männlicher Tec Diver mit halbgeschlossenem Kreislaufgerät Buddy Inspiration mit Trimix ($He/N_2/O_2$) als Bottom-Sicherungstaucher auf max. 103 mWT (Erst-TG an diesem Wochenende). Nach 15 min Grundzeit, unauffälligem TG und korrekter Dekompression mit O_2-reichem Deko-Gasgemisch überfällt ihn ab 6 mWT eine auffällige Müdigkeit. Während des Abrüstens auf der Plattform bemerkt er 10 min nach TG-Ende eine Taubkeit in den unteren Extremitäten.

Darauf Flachlagerung, Sauerstoffatmung über Demandventil und Ringerlaktatinfusion, telefonische Alarmierung des Notarzthubschraubers und Ankündigung des Tauchunfalls im nächsten Druckkammerzentrum durch den betreuenden Taucherarzt vor Ort. Verbringung mit Wasserwachtboot zum Strand und Übergabe an den Notarzthubschrauber. Bis zu diesem Zeitpunkt Zunahme und Ausdehnung der Parästhesie (Gefühlsstörung) der Beine trotz suffizienter Erste-Hilfe-Maßnahmen.

Im Druckkammerzentrum USN TT6 mit Verlängerungen, bis zum Folgetag noch dreimal HBO nach PW-Schema. 3 Tage nach dem Unfall Entlassung aus stationärer Betreuung bei Beschwerdefreiheit. Eine Überprüfung von Ausrüstung, Tauchgang und Dekompressionsprofil zeigte keine Auffälligkeiten.

Fazit: Auch wenn alles „richtig" gemacht wird, kann es zu Dekompressionsunfällen kommen. Aufgrund des Rekordversuchs war die Rettungskette perfekt vorgeplant, alle Maßnahmen konnten ohne Zeitverzug durchgeführt werden, die erste Druckkammerbehandlung begann ca. 60 min nach Auftreten der Symptome. Eine verzugslose Druckkammerbehandlung ermöglicht gute Behandlungsergebnisse auch bei schweren Symptombildern.

38.3.2 US Navy Treatment Table 5

Siehe Abb. 18.8. Insgesamt zeigte sich, dass die zunächst für leichtere Tauchunfälle (DCS Typ I gemäß klassischer Einteilung) vorgesehene Behandlungstabelle 5 insbesondere bei verzögerter Anwendung häufig entweder zu keiner kompletten Besserung der Symptome oder aber zu Rückfällen nach Behandlungsende führte. Tabelle 5 wird daher nicht mehr allgemein für die Therapie von DCS Typ I empfohlen.

Hinweis. USN TT5 wird heute vor allem als vorbeugende Maßnahme eingesetzt, wenn grobe Dekompressionsfehler gemacht wurden und bis zum Beginn der Druckkammerbehandlung noch keine Symptome aufgetreten sind. Außerdem wird TT5 für Folgebehandlungen nach Tauchunfall eingesetzt, wenn dies nach der initialen Anwendung von z. B. USN TT6 noch über mehrere Tage erforderlich ist.

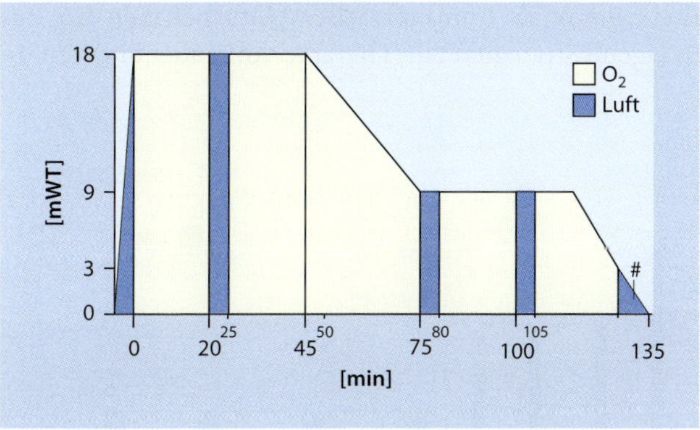

Abb. 38.8: Mod. US-Navy-Behandlungstabelle 5 (SchiffMedInstM/GTÜM); #Herstellerhinweise beachten, teilweise nur O_2-Atmung bei Kammerdruck ≥ 0,3 bar Überdruck erlaubt

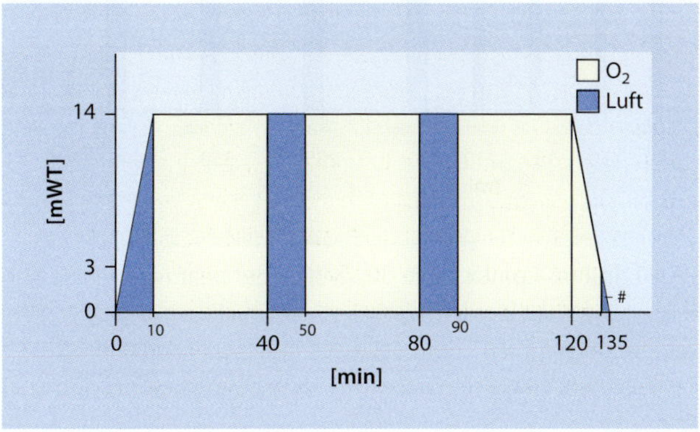

Abb. 38.9: Problemwundenbehandlungstabelle („PW-Schema"): Das HBO-Schema wird auch für eine 1- bis 2-mal tägliche Weiterbehandlung/Spätbehandlung von Tauchunfällen eingesetzt. #Herstellerhinweise beachten, teilweise nur O_2-Atmung bei Kammerdruck ≥ 0,3 bar Überdruck erlaubt

38.3.3 Problemwundenschema

Wie der Name vermuten lässt, stammt dieses Behandlungsschema ursprünglich aus der klinischen HBO-Therapie (engl. „hyperbaric oxygenation therapy“) oder hyperbaren Sauerstofftherapie von schlecht heilenden Wunden. Druckkammerzentren, in denen täglich Routinebehandlungen von Problemwundenpatienten durchgeführt werden, behandeln Tauchunfallpatienten häufig mit anderen Patienten gemeinsam, wenn nach der ein- oder mehrmaligen Durchführung der speziellen Tauchunfallbehandlungstabellen noch Restsymptome vorhanden sind. Dieses Vorgehen hat sich international bewährt und wird allgemein als gute Alternative zur wiederholten Durchführung von z. B. USN TT 5 angewandt (Abb. 38.9).

38.3.4 Comex Table 30

Für die Anforderungen des Offshore-Tauchens und insbesondere des Sättigungstauchens entwickelte Comex als kommerzielles Unternehmen für das Offshore- und Tieftauchen eigene Strategien zur Therapie von Tauchunfällen. In

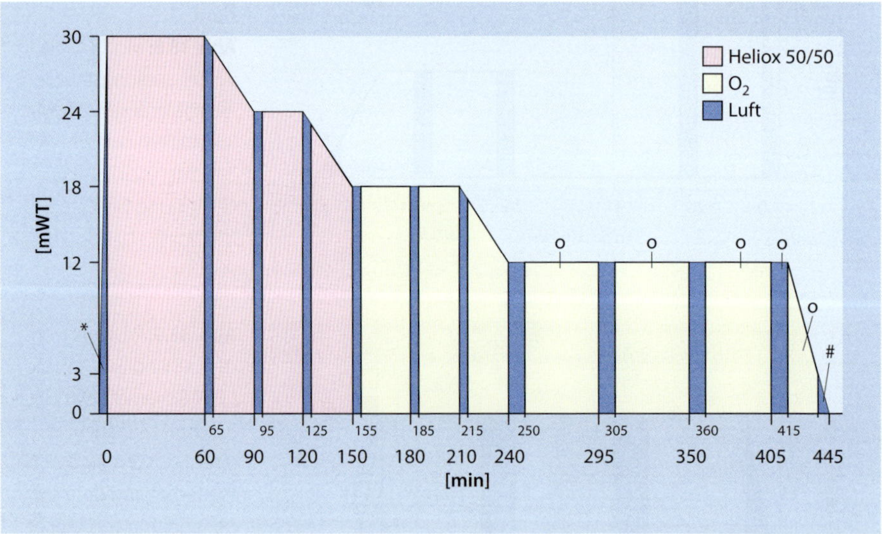

Abb. 38.10: Stolt Offshore Table 30 (früher: Comex Table 30, Cx30). *Bei beatmeten Patienten kann an Stelle von Luft auch Heliox verwendet werden, hierbei ist auf Druckausgleich zu achten, bei Bewusstlosigkeit evtl. Parazentese durchführen (Trommelfellschnitt). °Sauerstoffatmung auch für Begleiter, #Herstellerhinweise beachten, teilweise nur O_2-Atmung bei Kammerdruck ≥ 0,3 bar Überdruck erlaubt

ihrem „Medical Book" veröffentlichte Comex unter anderem ein Set von speziellen Behandlungstabellen. Von diesen wurde die „Comex Table 30" (Cx30) am bekanntesten. In ihrer modifizierten Version von 1986 ist sie international verbreitet (Abb. 38.10).

Da die „Cx30" neben Sauerstoff als zweites Therapiegas Heliox 50/50 (oder alternativ Nitrox 50/50) erfordert und auf der anderen Seite bis heute keine gene-

Tabelle 38.7: Comex Table 30 (Cx30). *bei beatmeten Patienten kann an Stelle von Luft auch Heliox verwendet werden, hierbei ist auf Druckausgleich zu achten, evtl. Parazentese durchführen (Trommelfellschnitt). °Sauerstoffatmung auch für Begleiter, #Herstellerhinweise beachten, teilweise nur O_2-Atmung bei Kammerdruck ≥ 0,3 bar Überdruck erlaubt

Zeit [min]	Überdruck [bar]	Atemgas	Phase
in tolerierter Zeit	0 bar auf 3,0	Luft*	Kompression
0– 60	3,0	He/O_2 50/50	Isopression
60– 65	3,0–2,9	Luft	Dekompression
65– 90	2,9–2,4	He/O_2	Dekompression
90– 95	2,4	Luft	Isopression
95–120	2,4	He/O_2	Isopression
120–125	2,4–2,3	Luft	Dekompression
125–150	2,3–1,8	He/O_2	Dekompression
150–155	1,8	Luft	Isopression
155–180	1,8	O_2	Isopression
180–185	1,8	Luft	Isopression
185–210	1,8	O_2	Isopression
210–215	1,8–1,7	Luft	Dekompression
215–240	1,7–1,2	O_2	Dekompression
240–250	1,2	Luft	Isopression
250–295	1,2	O_2°	Isopression
295–305	1,2	Luft	Isopression
305–350	1,2	O_2°	Isopression
350–360	1,2	Luft	Isopression
360–405	1,2	O_2°	Isopression
405–415	1,2	Luft	Isopression
415–445	1,2–0	O_2°	Dekompression

relle Überlegenheit gegenüber USN TT 6 für „normale“ Tauchunfälle nachgewiesen werden konnte, wird sie allerdings deutlich seltener angewandt als die Tabelle 6.

Ihren Stellenwert hat die „Cx30“ heute zusätzlich zum Offshore-Tauchen in spezialisierten Druckkammer-Behandlungszentren (z. B. BG-Unfallklinik Murnau). Hier wird die „Cx30“ eventuell bei beatmungspflichtigen Tauchunfällen oder bei kritischer Lungenfunktion eingesetzt.

Die Heliox-Atmung bietet in diesen Fällen spezifische Vorteile aufgrund des geringeren pO_2 (2,0 bar bei 30 mWT) mit geringerer O_2-Toxizität für die Lunge und der besseren Atembarkeit aufgrund der relativ geringen Gasdichte von Helium (Tabelle 38.7).

Hinweis. Die Entscheidung zum Einsatz der Comex Table 30 hängt nicht von dem während des Unfalltauchgangs geatmeten Gasgemisch ab! Die Standardtabelle zur Tauchunfallbehandlung ist auch für Tauchgänge mit Heliumgemischen die US Navy Treatment Table 6!

38.3.5 US Navy Treatment Table 6A (modifiziert)

Die ursprünglich für Druckluftatmung ausgelegte 30-minütige Phase bei 50 mWT führte zusammen mit der zügigen Dekompression auf 18 mWT in nur 4 min immer wieder zu erneuten Symptomverschlechterungen.

Da auch die US Navy optional einen N_2/O_2- oder He/O_2-Mischgasatmung vorsah, wurde generell bis zum Erreichen von 18 mWT die Atmung von 40 % O_2 und 60 % N_2 (Nitrox 40) empfohlen. Hierdurch wird in 50 mWT eine pO_2-Erhöhung von 1,26 bar auf 2,4 bar und eine Reduzierung des pN_2 von ca. 4,7 bar auf 3,6 bar erreicht (Anmerkung: International werden teilweise auch Nitrox- und Heliox-Mischgase mit höherem O_2-Anteil verwendet, jedoch steigt hier das Risiko einer Sauerstoffintoxikation).

Die Dekompression von 50 auf 18 mWT wurde von 4 auf 30 min verlängert. Wie bei Tabelle 6 wurden die 60-minütigen Sauerstoffphasen bei 9 mWT in 3 je 20-minütige Phasen unterteilt, die 15-minütigen Luftpausen analog in 3 je 5-minütige Pausen.

USN TT6A wird aktuell aus vielen Gründen nur noch selten eingesetzt (Abb. 38.11). Zum Teil liegt es am großen Erfolg der Tabelle 6 und der Heliox-Tabelle “Cx30“ (s. u.) auch bei schwierigen Fällen, zum Teil liegt es an der – trotz der Modifizierungen – problematischen Stickstoffaufsättigung bei Verwendung von Luft oder Nitrox sowie an der Tiefenrausch- und DCS-Problematik für Begleitpersonal.

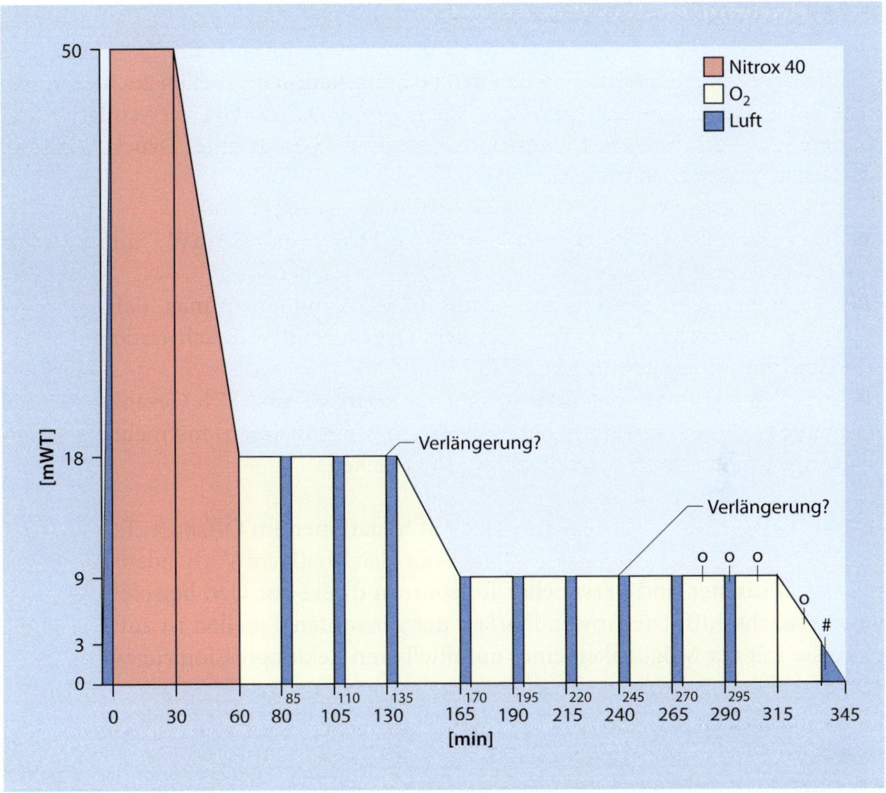

Abb. 38.11: Modifizierte US-Navy-Behandlungstabelle 6A ohne Verlängerungen (nach SchiffMedInstM/GTÜM). *bei beatmeten Patienten kann an Stelle von Luft auch Nitrox verwendet werden, hierbei ist auf Druckausgleich zu achten, evtl. Parazentese durchführen (Trommelfellschnitt). °Sauerstoffatmung auch für Begleiter in den letzten 30–60 min bis zur Oberfläche, abhängig von der Anzahl durchgeführter Verlängerungen, #Herstellerhinweise beachten, teilweise nur O_2-Atmung bei Kammerdruck ≥ 0,3 bar Überdruck erlaubt

Hinweis. Berichte über gute Behandlungsergebnisse mit USN TT 6A stammen hauptsächlich aus dem professionellen und militärischen Tauchen, vor allem von Unfällen im Rahmen des Submarine Escape Training. Die dort vorhandene Infrastruktur ermöglicht bei Unfällen eine sofortige Rekompression ohne jeden Zeitverzug. Weder diese Verhältnisse noch die Behandlungsergebnisse sind in der Regel auf Tauchunfälle von Sporttauchern übertragbar.

38.3.6 Hochdruckbehandlungstabellen

Im Offshore-Tauchen werden neben den bisher genannten Tabellen auch verschiedene Behandlungstabellen mit Maximaldrücken über 50 mWT verwendet; insbesondere bei Tauchunfällen, bei denen die Symptome bereits unter Druck (während der Dekompression) auftreten.

Beispiele sind:

- die britische Royal Navy Treatment Table 71 mit max. 70 mWT und fast 48 h Gesamtdauer,
- die Lambertsen/Solus Ocean Systems Table 7A mit einem max. Behandlungsdruck entsprechend 10 mWT über dem Druck, bei dem Beschwerdefreiheit erreicht wird (jenseits von 50 mWT),
- die US Navy Treatment Table 8 mit max. 69 mWT und 57 h Gesamtdauer. Sie wurde für „Blow-ups" (d. h. bei unkontrollierten Aufstiegen) mit mehr als 60 min ausgelassenen Dekompressionsstopps entwickelt.

Alle genannten Beispiele beziehen sich auf Situationen im Offshore-Tauchen mit zum Teil sehr hohen Maximaltauchtiefen mit gleichzeitigem Vorhandensein erheblicher technischer und personeller Ressourcen direkt vor Ort, beispielsweise auf einem Tauchschiff. Die Anwendbarkeit der genannten Tabellen ist auf diese Verhältnisse mit der Möglichkeit einer unmittelbaren Rekompression zugeschnitten.

Hinweis. Es kann nicht davon ausgegangen werden, dass solche Tabellen ohne weiteres z. B. bei Tauchunfällen im Technical Diving anwendbar sind oder dass sie bei verzögertem Einsatz Vorteile gegenüber den Standardsauerstofftabellen bieten!

38.3.7 Sättigungsbehandlung

Wenn bei Durchführung einer Standard-Sauerstoffrekompressionstabelle (z. B. US Navy Treatment Table 6) auch nach maximal möglicher Behandlungsdauer auf 18 mWT keine wesentliche Besserung der Tauchunfallsymptome erreicht wird, so kann trotz dieser Tatsache der Patient dekomprimiert werden, um nach einer mehrstündigen Pause einer erneuten Behandlung unterzogen zu werden. Ein solches Vorgehen führte auch bei zunächst sehr schwierigen Situationen oft zu akzeptablen Behandlungsergebnissen.

Eine mögliche Alternative zu diesem Vorgehen stellt die Sättigungs- oder Saturationsbehandlung dar. Bei diesem Verfahren verbleibt der Patient so lange auf dem Therapiedruck bei z. B. 18 mWT, bis eine (fast) vollständige Beschwerdefreiheit erreicht ist. Erst nach mehreren Stunden unter Maximaldruck wird dann mit der Dekompression begonnen. Aufgrund der Sauerstofftoxizität für die Lunge muss bei einer Sättigungsbehandlung die O_2-Atmung intermittierend erfolgen und sich in Abhängigkeit von der Lungenfunktion evtl. mit längeren Luftatmungsphasen abwechseln. Anderenfalls drohen Lungenprobleme, die schließlich den gesamten Behandlungserfolg in Frage stellen können. Beispiel: die US Navy Treatment Table 7 mit mindestens 12 h Aufenthalt bei 18 mWT (keine Obergrenze!) und einer Dekompressionszeit von insgesamt 36 h.

Die Entscheidung für ein solches Vorgehen darf trotz des einleuchtenden Grundprinzips nie leichtfertig erfolgen. Die erforderlichen personellen und infrastrukturellen Anforderungen an eine sichere Durchführung sind erheblich.

Hinweis. Bis heute liegen keine aussagekräftigen Daten vor, die einen nachweisbaren Vorteil der Sättigungsbehandlung (Saturation) gegenüber der wiederholten Durchführung von Standardsauerstofftabellen hinsichtlich des Behandlungserfolges für den Patienten belegen!

Fallbeispiel 2. Nach einem Notaufstieg aus 40 mWT mit Pressluft-TG wegen Atemreglervereisung trübt ein 45-jähriger Sporttaucher innerhalb der ersten 15 min an Land ein. Er wird mit dem Pkw zu einer ortsansässigen Tauchschule am See gebracht, wo er 5 min später über Demandsystem Sauerstoff atmet. Ein herbeigerufener Hausarzt stellt ein wieder aufklarendes Bewusstsein fest, der alarmierte Hubschrauber-Notarzt stellt ca. 40 min nach dem Auftauchen keine Symptome mehr fest. Er fliegt den Taucher dennoch wie geplant zum nächsten Druckkammerzentrum, verzichtet aber während des Fluges wegen der Beschwerdefreiheit auf eine Fortsetzung der Sauerstoffatmung. Bei Ankunft im Druckkammerzentrum wird die Sauerstoffatmung wieder fortgeführt und ein Röntgenthorax angefertigt.

Anschließend wird der beschwerdefreie Taucher aufgrund seines Notaufstiegs mit anschließenden vorübergehenden neurologischen Symptomen einer USN TT6 ohne Verlängerungen unterzogen, obwohl auch jetzt die neurologische Untersuchung keine Auffälligkeiten zeigt. Danach wird er für 24 h zur Beobachtung stationär aufgenommen. Am folgenden Morgen wacht der Patient mit einer Parästhesie und motorischer Schwäche in beiden Beinen auf. Es wird darauf eine erneute USN TT6 durchgeführt, aufgrund persistierender Symptome dieses Mal mit allen Verlängerungen. An den folgenden 5 Tagen werden weitere 8 HBO-Behandlungen nach PW-Schema durchgeführt, bevor der Patient beschwerdefrei entlassen werden kann.

Fazit: Trotz Verschwindens zunächst vorhandener Symptome soll die Sauerstoffatmung bis zur Druckkammer nicht unterbrochen werden. Die Druckkammerbehandlung wird entsprechend der initial vorhandenen Symptome vorgenommen. Eine Symptomverschlechterung ist auch mit längerer Verzögerung möglich, selbst nach Durchführung einer Druckkammerbehandlung. Ein Abweichen von diesem Standardvorgehen muss immer kritisch geprüft werden.

38.4 Druckkammern

Grundsätzlich sind Überdruckkammern von Unterdruckkammern zu unterscheiden. Letztere werden z. B. in der Piloten-Tauglichkeitsuntersuchung oder zur Pertussis-(Keuchhusten-)Therapie eingesetzt, sind aber zur Behandlung von Tauchunfällen denkbar ungeeignet. Überdruckkammern werden neben der Tauchunfallbehandlung auch im Tunnel- und Brückenpfeilerbau (Caissons), im Offshore-Tauchen und in der hyperbaren Sauerstofftherapie (HBO) eingesetzt. Die Eignung einer Druckkammer (DK) für eine Tauchunfallbehandlung hängt sowohl von der Erfüllung technischer Rahmenbedingungen als auch von der Anwesenheit von entsprechend qualifiziertem Personal ab.

38.4.1 Grundsätzlicher Aufbau einer Druckkammer

Druckerzeugung. Der benötigte Druck kann durch verschiedene Möglichkeiten aufgebaut werden:

- Druckaufbau durch Druckluft aus Hochdruckvorratsbehältern (200–300 bar); Behälter müssen mit einem Hochdruck-(HD-)Kompressor wieder gefüllt werden.
- Druckaufbau durch Druckluft aus einem Niederdruck-(ND-)Kompressor (ca. 15 bar) und damit verbundene ND-Druckluftspeicher.
- Druckaufbau durch Sauerstoff aus HD-Flaschen (200 bar), Flüssigsauerstoff-(LOx-)Tanks mit Kaltverdampfer (ca. 15 bar) oder aus zentraler Sauerstoffversorgung eines Krankenhauses (betrifft nur sauerstoffgefüllte HBO-Monoplatz-Druckkammern).

Drucksteuerung. Die Drucksteuerung und Überwachung kann durch einfache, direkt an den Druckkörper montierte Ventile und Manometer erfolgen oder durch technisch aufwändige Fahrstände mit Computersteuerung und -Überwachung.

Druckkörper. Druckfester Stahl-, Aluminium-, Plexiglas- oder Hightech-Gewebe-Behälter unterschiedlichster Größe und Ausstattung, in denen der erforderliche Behandlungsdruck aufgebaut werden kann.

38.4.2 Technische Anforderungen

DIN 13256. In Deutschland mussten Behandlungsdruckkammern in medizinischen Einrichtungen früher den Anforderungen der DIN 13256-2 „Mehrpersonen-Druckkammern für hyperbare Therapie“ entsprechen. Die DIN 13265 ist nicht mehr gültig, sie wurde von der DIN EN 14931 abgelöst.

Kompaktinformation

Druckkammern

1. **Taucherdruckkammer:**
   In berufsgenossenschaftlichen Schriften verwendeter Begriff für Behandlungsdruckkammer außerhalb medizinischer Einrichtungen (früher auch für Transport-DK verwendet).
2. **Behandlungsdruckkammer:**
   In der Regel stationäre Druckkammer (DK), in der eine Tauchunfallerstbehandlung mit Sauerstoffatmung durchgeführt werden kann und die für Tauchunfallbehandlungen einen Arbeitsdruck von 6,0 bar/50 mWT ermöglichen muss.
3. **Mehrpersonen-HBO-Druckkammer:**
   Druckkammern für HBO-Therapie mehrerer sitzender oder liegender Patienten nach DIN EN 14931. Überdruck wird durch Druckluft erzeugt, therapeutisch kann Sauerstoff, teilweise auch Mischgas, über ein geschlossenes Atemsystem geatmet werden, z. B. über Masken mit Ableitung des Ausatemgases aus der Druckkammer (so genanntes „overboard dumping system").
4. **Druckkammerzentrum:**
   Nicht genau definiert, umschreibt in der Regel medizinische Einrichtungen mit einer Mehrpersonen-HBO-DK. Häufig an oder in einem Krankenhaus angesiedelt, aber auch allein stehend als ambulante Einrichtung möglich.
5. **Transportdruckkammer:**
   Druckkammer für den Transport verunfallter Taucher unter Druck zu einer Behandlungs-DK. Der Wechsel des Patienten in eine Behandlungs-DK muss ohne Druckverlust erfolgen können (z. B. mit Bajonett-Anschluss). Ohne Sauerstoffatemmöglichkeit heute obsolet (nicht mehr den Regeln der ärztlichen Kunst entsprechend).
6. **HBO-Monoplatz-Druckkammer:**
   Ein-Personen-DK, in der HBO-Behandlungen von Patienten durchgeführt werden. Betrieb in der Regel mit 100 % Sauerstoffatmosphäre. Nicht zu verwechseln mit Transport-DK. Monoplatz-DKs haben für Tauchunfallbehandlungen dennoch einige Nachteile (s. u.).

DIN EN 14931. Die DIN 13256 wurde 2006 durch die DIN EN 14931 „Druckkammern für Personen – Mehrpersonen Druckkammersysteme für hyperbare Therapie" abgelöst. Wie die alte DIN so gilt auch die DIN EN 14931 (bzw. ÖNORM EN 14931 in Österreich) für alle Druckkammern, die zur Behandlung von Menschen eingesetzt werden.

BGR 235. Als weitere wichtige Vorschrift gibt es für den Bereich des Berufstauchens die berufsgenossenschaftliche Regel 235 „Taucherdruckkammern" (BGR 235, letzte Änderung 2004) für Transport- und Behandlungskammern außerhalb medizinischer Einrichtungen. Die Anforderungen an eine Druckkammer sind laut BGR 235 insgesamt geringer als laut DIN EN 14931. Aber: Sobald ein Mensch in einer Taucherdruckkammer medizinisch behandelt wird (... wegen eines Tauchunfalls), ist er ein Patient. Und damit gilt in der EU für diese Druckkammer die „Medical Devices Directive" (MDD), zu Deutsch „Medizinproduktegesetz" (MPG). Damit gilt auch hier die EN 14931.

Kompaktinformation

Technische Anforderungen an Behandlungsdruckkammern nach DIN EN 14931

1. Mindestarbeitsdruck für Tauchunfalltherapie: 6,0 bar/50 mWT
2. Mindestkompressions- und Dekompressionsgeschwindigkeit
3. O_2-Atemstellen für alle Personen in der Druckkammer (HK+VK)
4. Gangbreite zwischen Sitzen/Liegen mindestens 0,6 m, Stehhöhe mindestens 1,8 m
5. HK-Mindestvolumen 1 m^3/Person
6. Vorkammer-Mindestvolumen 1 m^3/Person)
7. Versorgungsschleuse in der Hauptkammer (HK)
8. Mindestgröße rechteckiger Türen und runder Druckschotts
9. Ausführung von Ventilen und Verrohrung, Schalldämpfung, Sicherheitsventile
10. Mess- und Kontrollinstrumente, z. B. kontinuierliche Messung der O_2-Konzentration
11. Reservedruckluftvorrat, Reservesauerstoffvorrat
12. elektrische Einrichtungen, Ersatzstromversorgung
13. Beleuchtung, Heizung
14. Sichtfenster, Gegensprechanlage, Notsignal
15. schwerentflammbare Ausführung, Feuerlöscheinrichtungen etc.

38.4.3 Taucherdruckkammern

„Begehbare" Druckkammern mit Vorkammer, Medikamentenschleuse und Sauerstoffatemanlage. Diese Druckkammern werden beispielsweise bei Taucherarbeiten an der Tauchstelle für Rekompressionsbehandlungen bereitgestellt. In solchen Kammern können 2 bis 4 Taucher behandelt werden. Die Druckluftversorgung erfolgt i. d. R. über HD-Flaschenbatterien. Durch einfache Bauweise und geringen Innendurchmesser ist der Transport mit einem LKW möglich, heute sind diese Druckkammern auch häufig containerisiert. So kann die Kammer direkt an der Tauchstelle platziert werden, an Deck eines Bergungsschiffes, am Kai oder auf einer Staumauer. Wenn vorhanden, ist ggf. über einen standardisierten Anschluss (den so genannten NATO-Anschlussflansch) das Andocken einer Ein- oder Zwei-Personen-Transport-DK möglich (Abb. 38.12 bis 38.14)

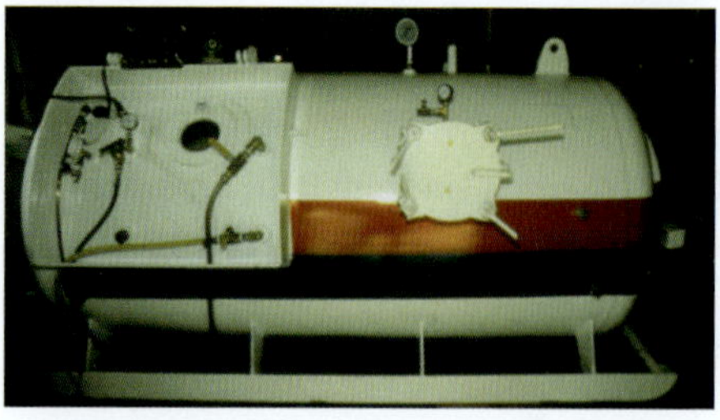

Abb. 38.12: Taucherdruckkammer in Mexiko, Yucatan: keine Vorkammer (!), geringer Durchmesser: Patient und Begleiter liegen/sitzen auf einer Matratze am Boden der Druckkammer (Foto: Dr. Wilhelm Welslau)

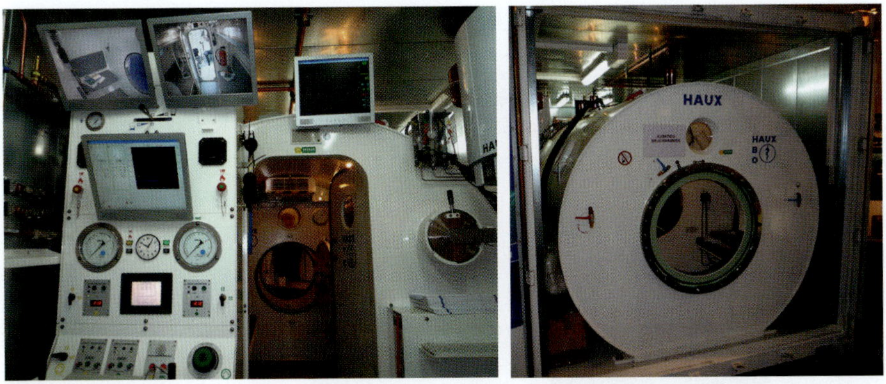

Abb. 38.13: *Links:* Taucher-Druckkammer der Fa. Haux-Life-Support mit 2 m Durchmesser, Vor- und Hauptkammer, zusammen mit Fahrstand und Feuerlöschsystem eingebaut in einem 20 Fuß-Seecontainer. Vom Fahrstand aus direkter Zugang zur Hauptkammer mit Patientenliege. *Rechts:* Über die Container-Stirnseite Zugang zur Vorkammer durch Rundschott mit Bajonett-Anschluss für transportable Druckkammer („NATO-Flansch") (Fotos: Dr. Wilhelm Welslau)

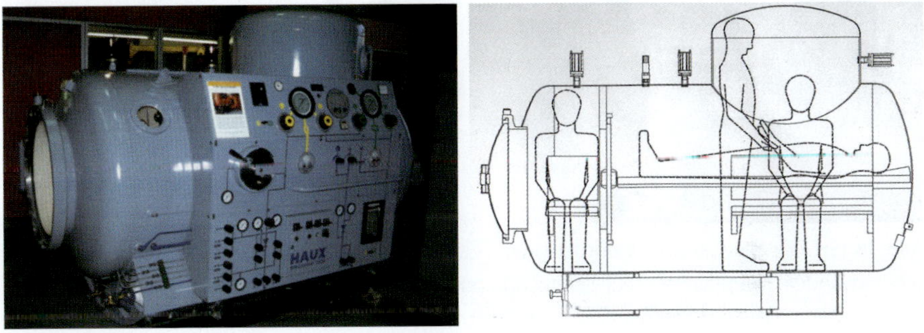

Abb. 38.14: Behandlungsdruckkammer „Haux Spacestar 1300/5,5 Dome", wie sie auf Minenjagdbooten der deutschen Marine von Minentauchern verwendet wird: Trotz geringer Abmessungen gute Untersuchungsmöglichkeiten inkl. neurologische Untersuchung im Stehen (z. B. Gleichgewichtssinn) durch Dome-Konstruktion (Foto und Grafik: Haux-Life-Support)

38.4.4 Mehrpersonen-HBO-Druckkammern

In Mehrpersonen-HBO-Druckkammern können mehrere sitzende oder liegende Patienten behandelt werden. Der Druckaufbau erfolgt immer mit Druckluft. Moderne HBO-Druckkammern haben zum Teil plane Zwischenwände, einen planen Fußboden und damit eine geringere Gesamtbauhöhe bei gleicher Innenhöhe, niedrige Türschwellen und durch das Wegfallen der Bilge auch ein geringeres Volumen

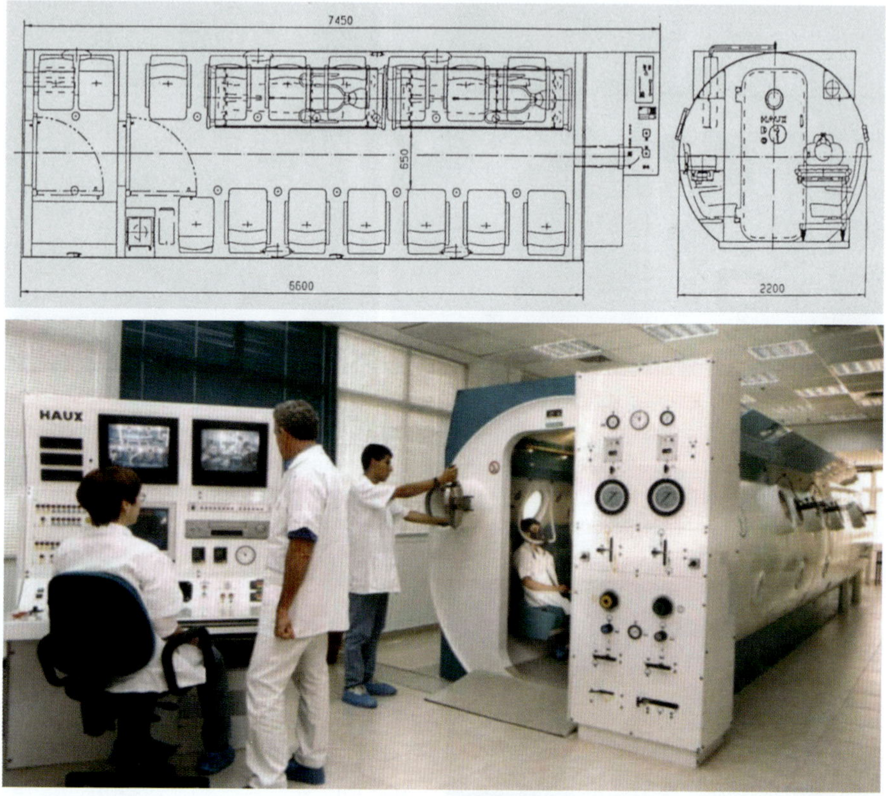

Abb. 38.15: *Oben:* Beispiel einer Mehrpersonen-HBO-Druckkammer mit Flachboden und planen Abschlusswänden: Hauptkammer für 13 sitzende oder 2 liegende Patienten, Schleuse für 2 Personen, 2,2 m Durchmesser („Haux Starmed 2200/5,5 Eco“) (Grafik: Haux-Life-Support). *Unten:* Behandlungs-HBO-Druckkammer „Haux Starmed 2200“ mit Computerfahrstand, Videoüberwachung und Pneumatikfahrstand direkt an der Druckkammer (Druckkammerzentrum Haifa, Foto: Haux-Life-Support)

ohne Platzeinbußen. Der für die HBO-Behandlung benötigte Sauerstoff wird entweder aus Sauerstoffdruckflaschen oder aus einem Flüssigsauerstofftank bezogen. Die Kammer kann mit Anschlüssen für Beatmungsgeräte, Perfusoren, Infusomaten und Überwachungsgeräte zur Behandlung von beatmeten Intensivpatienten ausgestattet werden.

Die Steuerung und Überwachung erfolgt von einen Fahrstand aus, an dem die Kammer manuell oder mittels Computersteuerung bedient werden kann. Teilweise erfolgt eine bauliche Trennung in einen pneumatischen Fahrstand (oder „Notfahr-

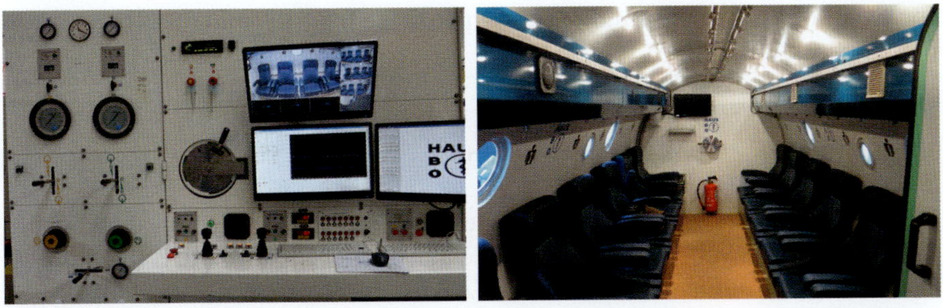

Abb. 38.16: Links: „Fahrstand“ einer Starmed-HBO-Druckkammer der Fa. Haux-Life-Support mit Videoüberwachung, Computersteuerung und Medical Monitoring. Im Zentrum ist die Medikamentenschleuse zu sehen. Rechts: Blick in die Hauptkammer einer Haux-Starmed-Druckkammer mit 12 Plätzen für sitzende Patienten oder wahlweise 2 Behandlungsliegen. Im Zentrum ist die Medikamentenschleuse zu sehen. Die beiden Rohre unter der Decke gehören zum Feuerlöschsystem („Sprinkleranlage“) der Druckkammer (Fotos: Dr. Wilhelm Welslau)

stand“) direkt an der Druckkammer und eine computersteuerbaren, elektronischen Fahrstand, der sich in einem getrennten Raum befinden kann (Abb. 38.15 und 38.16).

38.5 Druckkammerbehandlung

38.5.1 Druckkammerpersonal

Die erforderliche personelle Minimalbesetzung einer Mehrpersonen-Behandlungsdruckkammer wird von renommierten tauchmedizinischen Fachgesellschaften weltweit übereinstimmend mit „drei Personen“ angegeben. GTÜM und ÖGTH fordern wie die Europäische Fachgesellschaft ECHM (European Committee for Hyperbaric Medicine) für die Durchführung von Druckkammerbehandlungen bei Notfallindikationen und für intensivpflichtige Indikationen:

- 1 Arzt mit Qualifikation als Druckkammerarzt,
- 1 Krankenschwester/-pfleger mit Qualifikation für hyperbare Medizin,
- 1 Druckkammerbediener.

Die erforderliche Qualifikation der drei Personen wird international unterschiedlich gehandhabt, die Empfehlungen der renommierten Fachgesellschaften sind aber in den wesentlichen Punkten deckungsgleich. In Deutschland und Österreich gibt es entsprechende Weiterbildungsrichtlinien der GTÜM und ÖGTH für Ärzte. Für das nichtärztliche Druckkammer-Personal gibt es Europäische Ausbildungsstandards von ECHM (European Committee for Hyperbaric Medicine) und EBAss (European Baromedical Association).

38.5.2 Erste Druckkammerbehandlung

Für die Durchführung der Druckkammertherapie stellt die Leitlinie Tauchunfall von GTÜM/SUHMS oder ÖGTH die derzeit beste Grundlage dar. In Deutschland wurde die Leitlinie Tauchunfall als Leitlinie der Stufe 2 von der unabhängigen AWMF (Arbeitsgemeinschaft der wissenschaftlichen medizinischen Fachgesellschaften) akzeptiert und veröffentlicht (s. unter: http://www.awmf-online.de). Die folgenden vier Absätze bis Abschnitt 38.5.3 geben daher die Empfehlungen dieser Leitlinie wieder.

Maßnahmen vor der ersten Behandlung

- Klinischer und neurologischer Status, notfalls zu Beginn der Behandlung (Dokumentation!).
- Bei Verdacht auf Lungenbarotrauma: Thorax-Röntgen, alternativ (besser) Thorax-Computertomografie zum Ausschluss eines Pneumothorax. Die Untersuchung ist immer durchzuführen, wenn dies ohne relevanten Zeitverlust möglich ist.
- Blasenkatheter, falls erforderlich.
- Pleura-Drainage, falls erforderlich.
- Parazentese, falls erforderlich.
- Beim beatmetem Patienten: kontinuierliche Cuff-Druckkontrolle.
- Weitere Maßnahmen nach medizinischer Erfordernis im jeweiligen Einzelfall.
- Gegebenenfalls taucherärztliche Telefonberatung.

Behandlungstabellen

- Standardbehandlungstabelle ist „US Navy Treatment Table 6“ oder Modifizierungen dieser Tabelle. USN TT6 wird für alle Tauchunfälle empfohlen, unabhängig vom verwendeten Atemgas des verunfallten Tauchers (z. B. Sauerstoff, Luft, Nitrox, Triox, Trimix oder Heliox).
- Andere Behandlungs-Tabellen (z. B. Comex-Tabelle „Cx 30“) sollten Einrichtungen und Personal mit Erfahrung, Kenntnissen und einer entsprechenden Ausrüstung vorbehalten bleiben, die es ermöglichen, auch mit unerwünschten Ereignissen und Ergebnissen umgehen zu können.
- Wenn bei unzureichender Dekompression ohne Symptomatik die Indikation für eine Druckkammerbehandlung gestellt wird, sind kürzere Behandlungstabellen möglich, z. B. „US Navy Treatment Table 5“ oder „Problemwunden-Schema“.

Maßnahmen während der ersten Behandlung

- Wiederholte neurologische Kontrolluntersuchungen, z. B. während Luftatmungsphasen, immer vor Entscheidungen über eventuell erforderliche Verlängerungen der Behandlungstabelle (Dokumentation!).
- Wiederholte klinische Untersuchung und Auskultation der Lungen (Pneumothorax? gegebenenfalls seitengleiche Beatmung? Halsvenenstauung?), insbesondere nach Drucksenkungen in der Behandlungstabelle.
- Regelmäßige Kontrolle aller abgeschlossenen Gasräume in den medizinischen Behandlungsgeräten (z. B. jeweiliger Cuff zur Atemwegssicherung, Infusion, Tropfkammer, Blutdruckmanschette), immer vor Drucksenkungen in der Behandlungstabelle.

Hinweis. Wenn zwischen dem Auftreten der Symptome und dem Beginn der Druckkammerbehandlung mindestens 24 (–48) h liegen, so spricht man von einer „Spätbehandlung". In diesen Fällen ist z. B. eine komplette Beschwerdefreiheit nach der ersten DK-Behandlung weniger wahrscheinlich. Da die geschädigten Gewebe anders reagieren als bei einer verzugslosen Rekompression, unterscheidet sich evtl. auch die Wahl der DK-Behandlungstabelle vom Vorgehen im Akutfall. Es kann z. B. sinnvoll sein, die erste USN TT6 ohne Verlängerungen durchzuführen, obwohl es zu keiner deutlichen Symptombesserung kommt, oder von Beginn an ausschließlich kürzere HBO-Tabellen wie z. B. das PW-Schema zu verwenden.

Wichtig: Auch wenn bereits Wochen (!) seit dem Auftreten der Symptome vergangen sind, können bestehende Restsymptome evtl. durch eine Druckkammertherapie noch gebessert werden!

Adjuvante Behandlungsmaßnahmen

- Grundsätzlich Verfahren nach notfall-/intensivmedizinischen Standards.
- Bei wachen Patienten zur Vermeidung von Unsicherheiten und Ängsten besondere Zuwendung.
- Flüssigkeitsbilanzierung, abhängig von der Symptomatik.
- Für die Behandlung von Tauchunfällen ist außer dem Sauerstoff bisher kein Medikament als spezifisch sicher wirksam belegt.

Hinweis. Neben der Druckkammertherapie und Sauerstoffgabe ist bisher kein Medikament bekannt, das bei Tauchunfällen spezifisch wirkt und dessen Wirkung sicher belegt ist.

38.5.3 Weitere Druckkammerbehandlungen

Art und Anzahl der DK-Behandlungen nach der ersten DK-Behandlung

Bei Restsymptomen nach der ersten Druckkammerbehandlung sollten sich innerhalb von 24 h eine/mehrere Folgebehandlung/en anschließen. Eventuell kann eine zweite Standarddruckkammerbehandlung (z. B. USN TT6) folgen oder aber nach einer Tabelle 6 sofort 1- bis 2-mal täglich mit HBO-Behandlungen beispielsweise nach dem „Problemwundenschema“ begonnen werden. Andere Behandlungstabellen sollten nur bei entsprechender Erfahrung, Kenntnissen und Ausrüstung durchgeführt werden, damit auch mit unerwünschten Ergebnissen umgegangen werden kann.

Hinweis. Die Intensität der durchgeführten Druckkammertherapie hängt neben der Symptomentwicklung, vor allem von der Entwicklung einer Sauerstoffvergiftung der Lunge ab. Auch deshalb ist nach der ersten DK-Behandlung gegebenfalls nach Einholen einer tauchmedizinischen Beratung an die Verlegung in ein Behandlungszentrum zu denken.

Weitere Diagnostik/weitere therapeutische Maßnahmen

Weitere Diagnostik und Kontrolluntersuchungen erfolgen je nach klinischen Symptomen: Magnetresonanztomographie (MRT), Computertomographie (CT), fachneurologische Konsiliaruntersuchung (regelmäßig), Kontrolle der Lungenfunktion nach klinischer Symptomatik. Medikamentöse und weitere Therapien erfolgen entsprechend dem klinischen Erkrankungsbild nach Maßgabe der beteiligten Fachgebiete.

Krankengymnastik/Physiotherapie

Zwischen den Druckkammerbehandlungen: Entsprechend dem klinischen Erkrankungsbild durch Fachpersonal, Beginn spätestens nach 3 Tagen. Eine Behandlung während der Druckkammerbehandlungen ist möglich, Vorteile gegenüber der alleinigen Durchführung zwischen den Druckkammerbehandlungen sind nicht erwiesen.

Hinweis. Es ist im Allgemeinen nicht sinnvoll, bei neurologischen Restsymptomen trotz mehrerer DK-Behandlungen die DK-Therapie ohne eine begleitende, intensive Krankengymnastik/Physiotherapie fortzusetzen. In diesen Fällen sollte unbedingt eine tauchmedizinische Beratung eingeholt werden.

Entscheidung über Beendigung der Druckkammerbehandlungen

Nach vollständiger und anhaltender Symptomfreiheit kann die Druckkammertherapie beendet werden. Kommt es bei mehreren durchgeführten Behandlungen nach initialer Besserung unter fortgeführter Therapie während 3 bis 5 Tagen zu keiner weiteren Verbesserung der Symptomatik, so wird die Druckkammertherapie Druckkammertherapie beendet und die für das neurologische Krankheitsbild empfohlene Rehabilitationsmaßnahmen fortgeführt.

Rehabilitation nach Ende der Druckkammerbehandlungen

Bei fortbestehenden neurologischen Ausfällen werden die für das neurologische Krankheitsbild empfohlenen Rehabilitationsmaßnahmen unmittelbar an die Druckkammertherapie angeschlossen.

Fallbeispiel 3. Am Ende eines tiefen Wiederholungs-TG ist ein 18-jähriger männlicher Sporttaucher nicht in der Lage, in das Schlauchboot der spanischen Tauchschule zu klettern. Es entwickelt sich eine Querschnittsymptomatik, d. h. eine aufsteigende komplette beidseitige Lähmung; ein möglicher Zusammenhang mit dem Tauchgang wird vom Tauchlehrer abgelehnt. Nachdem der Patient 2 Tage ohne Verbesserung in einem spanischen Krankenhaus liegt, können die Eltern einen Ambulanz-Rückflug erreichen. Am 3. Tag nach dem Tauchunfall beginnt die Druckkammerbehandlung in einem deutschen Druckkammerzentrum: 2-mal USN TT6, anschließend über 7 Tage 2-mal täglich PW-Schema, danach 1-mal täglich PW-Schema. Krankengymnastik in der Druckkammer während jeder Behandlung ab Tag 3. Ende der HBO-Therapie nach insgesamt 7 Wochen(!) mit leichten neurologischen Restbeschwerden, die über 5 Tage mit tägl. HBO und Krankengymnastik subjektiv und objektiv konstant blieben. Direkter Anschluss einer neurologischen Rehabilitationsbehandlung.

Fazit: Im Zweifel immer sofort taucherärztliche Telefonberatung. Bei verzögerter Druckkammertherapie ist eine Symptombesserung oft nur mühsam in kleinen Schritten zu erreichen. Ab Tag 3 soll täglich Krankengymnastik/Physiotherapie in der Druckkammer oder zwischen den Druckkammerbehandlungen erfolgen. Die Druckkammerbehandlungen sollen erst beendet werden, wenn (je nach Verlauf) über 3 bis 5 Tage keine weitere Besserung erreicht werden kann.

Die Erwägung einer erneuten Tauchtauglichkeit setzt die Beendigung der Tauchunfalltherapie und die Stabilität des Behandlungsergebnisses voraus. Die Tauglichkeitsuntersuchung sollte erfahrenen Taucherärzten mit Mindestqualifikation entsprechend „Diving Medicine Physician ECHM/EDTC“ und praktischer Erfahrung in der Tauchunfallbehandlung vorbehalten sein.

Die Qualifikationsanforderungen des EDTC (European Diving Technology Committee) an die Ausbildung von Taucherärzten wurden in Zusammenarbeit mit dem ECHM (European Committee for Hyperbaric Medicine) erarbeitet. Die Qualifikationen werden in Europa von vielen tauchmedizinischen Fachgesellschaften anerkannt.

Fallbeispiel 4. Ein 40-jähriger männlicher Sporttaucher erleidet nach tiefen Wiederholungstauchgängen eine neurologische DCS mit sensibler Querschnittsymptomatik beider Beine. Es werden in Mexiko 7 Druckkammerbehandlungen durchgeführt (1-mal USN TT6, 6-mal HBO-Schema). Es wird ihm mitgeteilt, dass die verbleibenden Restbeschwerden (sehr unangenehmes Brennen unter beiden Fußsohlen) sich evtl. im Verlauf des nächsten Jahres noch bessern könnten, eine weitere HBO-Behandlung aber nicht mehr hilfreich sei. Fünf Wochen nach seiner Rückkehr nach Deutschland meldet sich der Patient in einem Druckkammerzentrum. Es werden 10 weitere tägliche HBO-Behandlungen nach PW-Schema durchgeführt. Die brennenden Gefühlsstörungen bessern sich in dieser Zeit auf subjektiv ca. 10 % der Ausgangsbeschwerden.

Fazit: Die Druckkammerbehandlungen sollen erst beendet werden, wenn (je nach Verlauf) über 3 bis 5 Tage keine weitere Besserung erreicht werden kann. Auch nach mehreren Wochen ist es möglich, deutliche Besserungen bestehender Restsymptome durch die HBO-Therapie zu erreichen, wenn diese zuvor nicht oder nicht ausreichend therapiert wuden.

38.6 Transportdruckkammern

Transportdruckkammern waren Bestandteil eines inzwischen verlassenen Behandlungskonzepts, das noch zu Zeiten der Druckluftbehandlungstabellen (US Navy Treatment Tables 1 bis 4) entwickelt wurde. Dieses Konzept forderte für Situationen, in denen keine Behandlungsdruckkammer vor Ort vorhanden ist, dass verunfallte Taucher so schnell wie möglich in einer kleinen, transportablen Druckkammer zu rekomprimieren sind und dann in dieser Druckkammer zu einer großen Behandlungsdruckkammer zu transportieren sind. Durch einen NATO-weit standardisierten Bajonettanschluss war das Anflanschen der Transportdruckkammer an die Behandlungsdruckkammer möglich, ohne dass es dabei zu einem Druckverlust kommt. So konnte die bereits in der Transportdruckkammer eingeleitete Rekompressionstherapie ohne Unterbrechung in der Behandlungsdruckkammer fortgeführt werden.

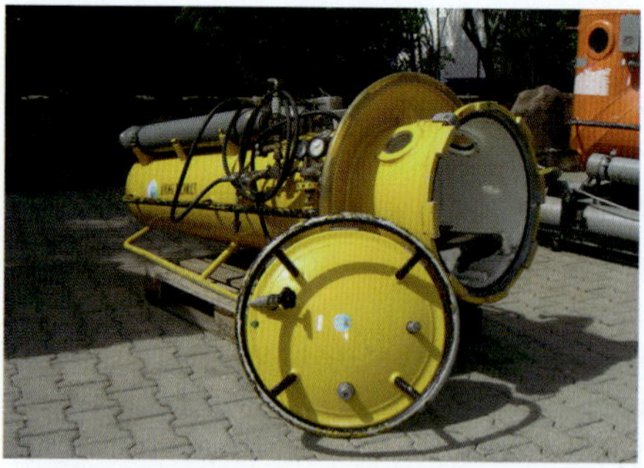

Abb. 38.17: Beispiel einer Ein-Personen-Transportdruckkammer: „Dräger" TDF-5-FD (Foto: Dr. Wilhelm Welslau)

38.6.1 Klassische Ein-Personen-Transportdruckkammer

Durch die sofortige Rekompression auf 30 bis 50 mWT (entsprechend der gewählten Behandlungstabelle 1 bis 4) sollten Gasblasen möglichst schnell verkleinert werden, auch wenn

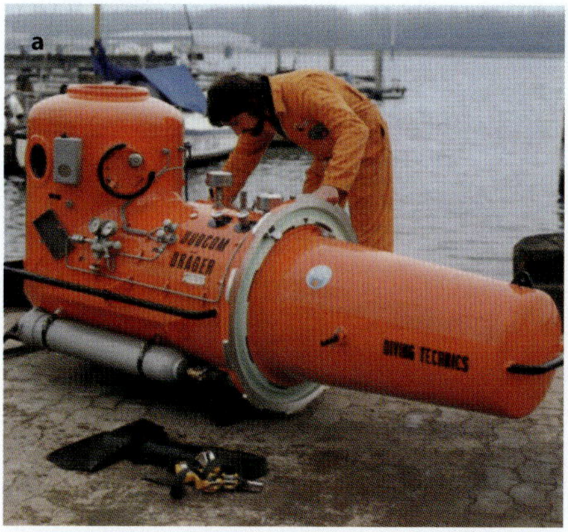

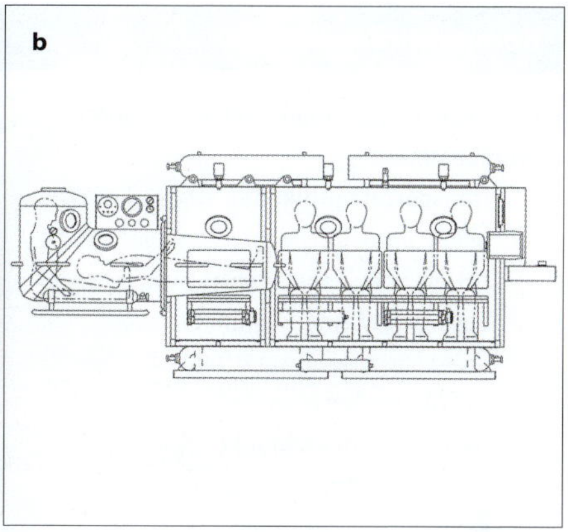

Abb. 38.18: a Beispiel einer Zwei-Personen-Transport-Druckkammer „Dräger Duocom" (Foto: Dräger). **b** An einer Behandlungsdruckkammer mit NATO-Bajonett (Haux) angeflanschte Zwei-Personen-Transportdruckkammer „Dräger Duocom" (Grafik: Haux-Life-Support)

keine aufwändige Behandlungsdruckkammer vor Ort bereit stand. So wurden vor allem in den 60er Jahren des letzten Jahrhunderts sowohl beim Militär als auch beim Berufstauchen, bei Feuerwehren, Polizeieinheiten und im Katastrophenschutz zahlreiche Ein-Personen-Transportdruckkammern angeschafft (Abb. 38.17).

Ursprünglich war auch eine Sauerstoffatemmöglichkeit in der Transportdruckkammer vorgesehen, jedoch führte diese mangels Over Board Dumping System (Ausatemgasabführung nach außen) zu einer Sauerstoffanreicherung und so zu einer erheblichen Brandgefahr in der Druckkammer.

Aufgrund zahlreicher weiterer Nachteile (s. unten stehende Liste) und angesichts der allgemeinen Entwicklung hin zu 18 m-Sauerstofftabellen wurde das Verfahren seit den 80er Jahren zunehmend seltener eingesetzt. Ab den 90er Jahren folgten auch entsprechende Änderungen in den Vorschriften und Verordnungen zum Tauchen (z. B. Marine- und Heeres-Dienstvorschriften).

38.6.2 Klassische Zwei-Personen-Transportdruckkammer

Die Entwicklung von (größeren und schwereren) Zwei-Personen-Transportdruckkammern sollte den Nachteil der mangelhaften Zugriffsmöglichkeit beheben. Zum einen hatte der Begleiter bei größeren Problemen aufgrund der räumlichen Enge keinen wirklich effektiven Patientenzugriff, zum anderen waren diese Druckkammern noch schlechter zu transportieren (Abb. 38.18).

Kompaktinformation

Nachteile der Rekompression in Transportdruckkammern

1. **Transportmöglichkeiten eingeschränkt** (Größe und Gewicht ermöglichen Lufttransport z. B. nur in größeren Transport-Hubschraubern)
2. **Gasauswahl eingeschränkt** (oft nur Druckluftatmung, d. h. nur Druckluftrekompressionstabellen möglich)
3. **Gasvorrat eingeschränkt** (ständige Spülung erforderlich, bei langem Transport kann Gas knapp werden)
4. **Notfallmedizinische Versorgung eingeschränkt** (Medikamente, Infusion etc. in Ein-Personen-Kammern generell nicht möglich, in Zwei-Personen-Kammer nur eingeschränkt möglich)
5. **Atemsicherheit kritisch** bei Zustandsverschlechterung (Ohnmacht/Erbrechen). Verschlechterung auch während Behandlung immer möglich, Beatmung auch in Zwei-Personen-Kammer schwierig, Intubation kaum möglich
6. **Pneumothorax** (z. B. bei Lungenüberdehnung) ist eine Kontraindikation für die Rekompression (nicht sicher auszuschließen, kann in Transportdruckkammern nicht behandelt werden).
7. **Therapiemöglichkeiten eingeschränkt** (wegen N_2-Aufsättigung nach Erreichen der Behandlungsdruckkammer kein problemloser Wechsel auf moderne 18 mWT-Sauerstofftherapietabellen möglich)
8. **Behandlungsabbruch gefährlich** (weitere Stickstoffaufsättigung)

38.6.3 Klassische Ein-Personen-Druckkammer plus „Mobile Druckkammer"

Dieses System bietet einen besseren Patientenzugriff als in der klassischen Zwei-Personen-Druckkammer. Es ist jedoch nur noch z. B. auf einem Lkw fest installiert zu betreiben. In der Praxis muss in dieser Kombination in der Regel die gesamte

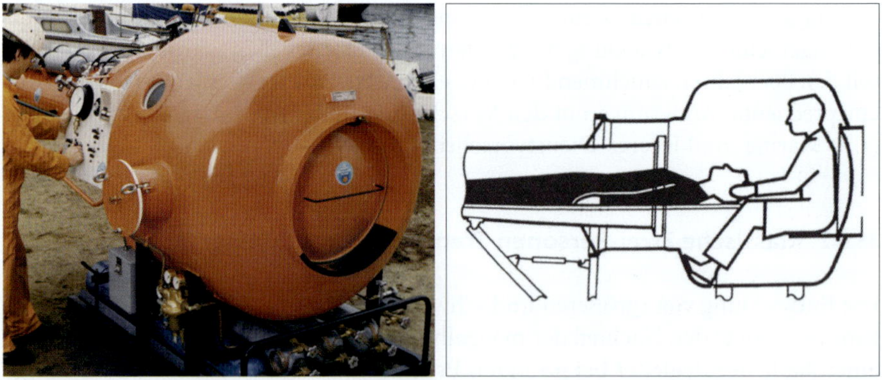

Abb. 38.19: Beispiel einer „Mobilen Druckkammer" (Fa. Dräger, Modell Transcom) mit angeflanschter Ein-Personen-Druckkammer (Foto und Grafik: Dräger)

Druckkammerbehandlung durchgeführt werden und auf eine Weiterbehandlung in einer größeren Behandlungsdruckkammer verzichtet werden, da keine weitere Anflanschmöglichkeit besteht und das System schlecht transportabel ist. Es handelt sich praktisch um eine Behandlungsdruckkammer, allerdings ohne Möglichkeit zur Schleusung von Personen. Da dies nach DIN EN 14931 bzw. ÖNORM EN 14931 aber vorhanden sein muss, ist eine Therapie in dieser Kombination nicht statthaft.

Theoretisch kann die Ein-Personen-Druckkammer nach Dekompression des Begleiters in der mobilen Druckkammer abgeschlagen und an einer Behandlungsdruckkammer wieder angeflanscht werden. In der Praxis wäre der Patient für die Dauer der Begleiterdekompression aber ohne Zugriff. Insgesamt handelt es sich um ein aufwändiges System mit wesentlichen Einschränkungen (Abb. 38.19).

Hinweis. Die Einleitung einer Rekompressionsbehandlung in einer Ein-Personen- oder Zwei-Personen-Transportdruckkammer ist aus heutiger Sicht generell nicht zu empfehlen. Die „Leitlinie Tauchunfall" erwähnt diese Behandlungsform an keiner Stelle, in den entsprechenden BG-Schriften wurden sämtliche die Transportdruckkammern betreffenden Passagen gestrichen. **Wichtig:** Heute verfügt nur noch ein sehr kleiner Teil der Behandlungsdruckkammern über die Anflanschmöglichkeit einer Transportdruckkammer mittels NATO-Bajonett.

38.6.4 Moderne Ein-Personen-Transportdruckkammer

Die moderne Variante der Ein-Personen-Transportdruckkammern ist dank hochfester Gewebe anstelle von Stahl sowohl gewichts- als auch platzoptimiert. Das Modell der Fa. „SOS Hyperlite" (www.sosgroup.co) wiegt inkl. 2 Transportkisten 121 kg und ist 2,25 m lang, der Durchmesser beträgt 0,60 m (Abb. 38.20). Die Transportkammer passt auch in kleinere Helikopter und normale Krankenwagen, sie kann ohne Druckverlust in die meisten Behandlungs-Druckkammern eingebracht werden (NATO-Bajonett-Innendurchmesser: 0,66 m; HAUX-Starmed 2200-Druckkammer: Türbreite 0,70 m).

Diese Konstruktion ermöglicht gegenüber „klassischen" Ein-Personen-Transportkammern eine bessere Transportabilität, keine Abhängigkeit von Behandlungsdruckkammern mit NATO-Bajonett, O_2 als Atemgas ohne Gefahr der O_2-Anreicherung in der Kammer (über Atemmaske mit „overboard dumping system"), für notfallmedizinische Versorgung sofortige Dekompressionsmöglichkeit (durch O_2-Atmung), problemlose Fortführung der eingeleiteten Druckkammerbehandlung mit modernen Behandlungstabellen (z. B. USN TT6) (Abb. 38.20).

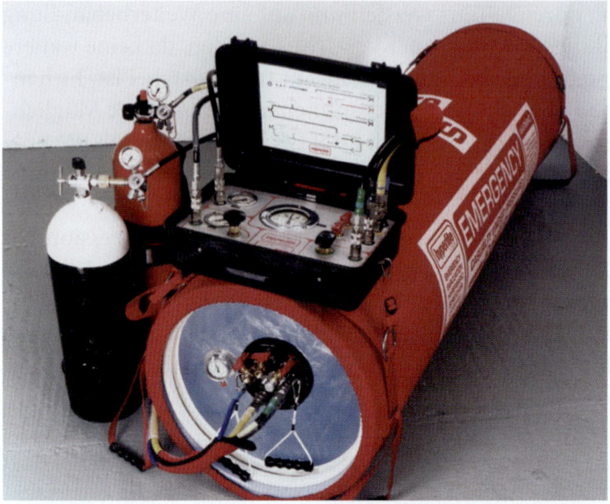

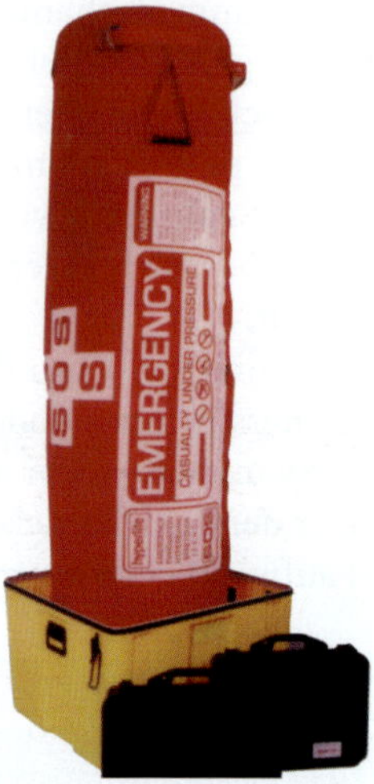

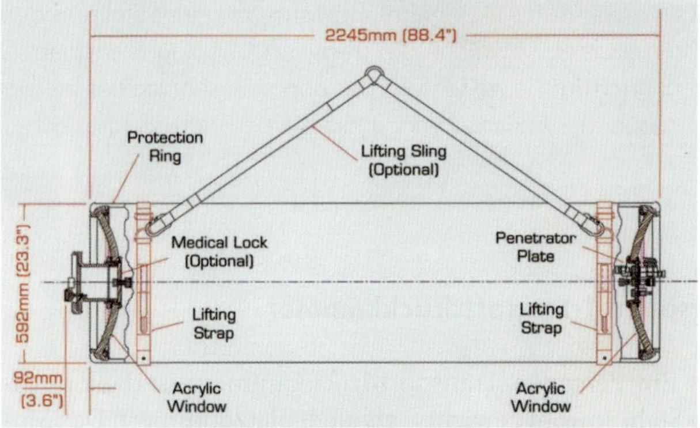

Abb. 38.20: Flexible Ein-Personen-Transport-Druckkammer der Firma „SOS Hyperlite" mit Medikamentenschleuse und Atemmaske mit „overboard dumping". Gewicht mit Transportkisten 121 kg (ohne Gaszylinder) (Foto: SOS Hyperlite)

Hinweis. Als prinzipielle Probleme bleiben bestehen: kritischer Gasvorrat für längere Transporte, keine Infusion möglich, Gefahr durch unerkannten Pneumothorax im Fall einer notfallmäßig erforderlichen Dekompression.

38.6.5 Moderne Zwei-Personen-Transportdruckkammern

Die Einführung von Zwei-Personen-Transportdruckkammern in „Birnenform" durch mehrere Druckkammerhersteller zeigt eine von Gewicht und Größe her noch transportable Druckkammer, die einen weitgehend uneingeschränkten Patientenzugriff

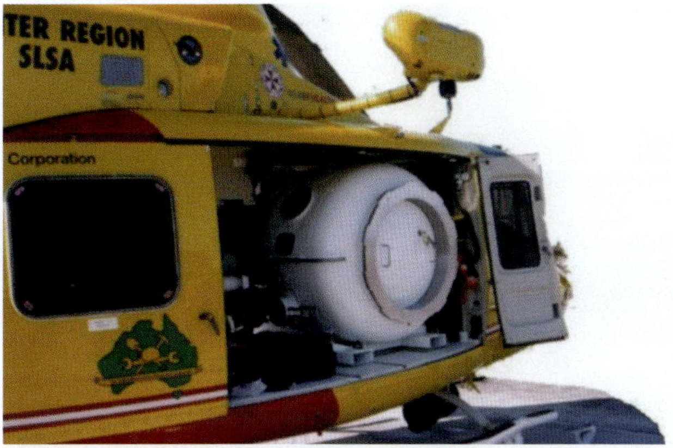

Abb. 38.21: Transport einer Cowan-Zwei-Personen-Transportdruckkammer in mittelgroßem Bell-Transporthubschrauber (Fotos: Cowan www.cowanmfg.com.au)

und notfallmedizinische Maßnahmen für den Begleiter ermöglicht. Die Gasauswahl ist dank Overboard Dumping kein Problem mehr und der erforderliche Gasvorrat (für Frischgasspülung) kann z. B. durch CO_2-Absorber reduziert werden.

Die Transportabilität bleibt aufgrund des Gewichts (575 kg plus Taucher und Begleiter!) und der Abmessungen problematisch. Durch verschiedene Transport- und Hebehilfen (z. B. montierbare Räder, Hohlkufen für Gabelstapleraufnahme, Haltegriffe) wird versucht, die Handhabung zu verbessern.

Kritisch bleibt die Einschränkung auf größere Transporthubschrauber oder Lkw für den Transport (Abb. 38.21) sowie die nur noch eingeschränkte Verfügbarkeit von Behandlungsdruckkammern mit NATO-Bajonett (Abb. 38.23). Aus diesem Grund werden auch verschiedene Erweiterungsmöglichkeiten für die Birnen-Druckkammern angeboten, mit deren Hilfe eine komplette Druckkammertherapie durchgeführt werden kann (s. Abb. 38.22).

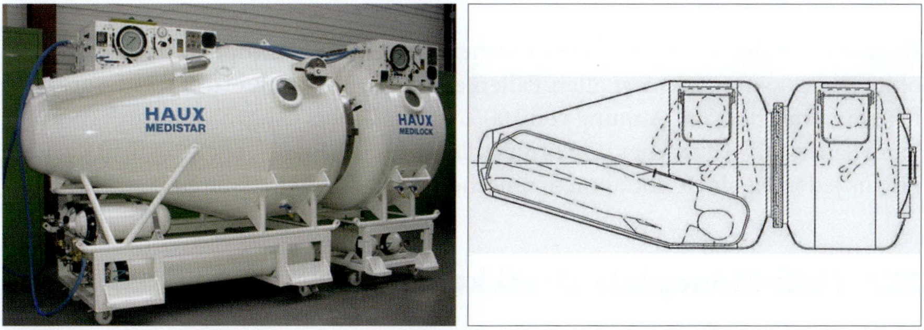

Abb. 38.22: Beispiel für Anschluss einer Zwei-Personen-Transport-Druckkammer („HAUX-Medistar") mit NATO-Bajonett an eine Vorkammer (als Schleuse) zu einer Mini-Behandlungsdruckkammer (Foto und Grafik: Haux-Life-Support)

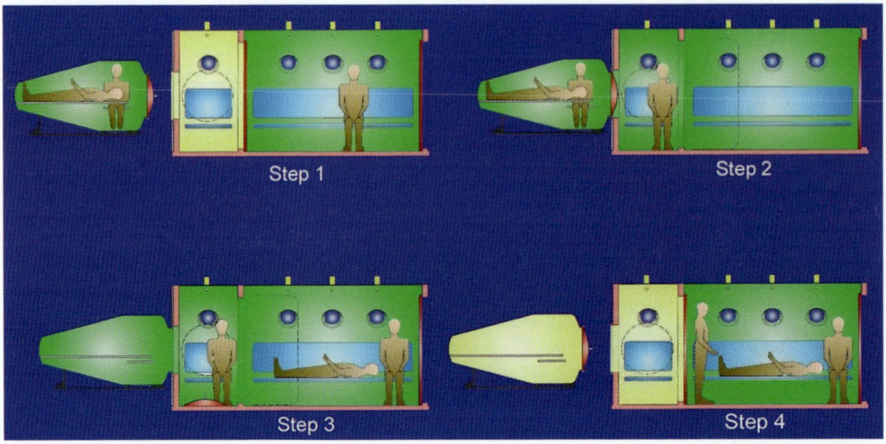

Abb. 38.23: Schema des Transfers einer verletzten Person von einer Zwei-Personen-Transport-Druckkammer in eine Behandlungsdruckkammer, beide Druckkammern müssen mit NATO-Bajonett ausgestattet sein, grün: Kammer unter Druck, gelb: Kammer drucklos (Grafik: Haux-Life-Support)

Hinweis. Moderne Zwei-Personen-Transportdruckkammern haben viele medizinische und sicherheitstechnische Einschränkungen älterer Konstruktionen überwunden. Ihr großer Nachteil besteht aber nach wie vor in der eingeschränkten Transportabilität und der Notwendigkeit einer Behandlungsdruckkammer mit NATO-Bajonett als Transportziel.

Nur mit angeflanschter Vorkammer (s. Abb 38.22) stellen diese Druckkammern komplette Behandlungs-Druckkammern mit allen heute erforderlichen Therapieoptionen im Kleinstformat dar.

Insgesamt ist der Transport eines Tauchers mit einer Dekompressionserkrankung ohne Druckkammer in fast allen Fällen einem Druckkammertransport vorzuziehen. Ein Transport mit Atmung von 100 % Sauerstoff bei Umgebungsdruck (normobarer Sauerstoff) ist rascher und problemloser zu bewältigen, er ermöglicht darüber hinaus jederzeit einen notfallmedizinischen Zugriff zum Patienten.

38.7 HBO-Monoplatz-Druckkammern

Im Gegensatz zu allen bisher beschriebenen Druckkammern wird die HBO-Monoplatz-DK in der Regel mit reinem Sauerstoff komprimiert. Der Vorteil für den HBO-Patienten liegt darin, dass er während der gesamten Behandlung keine

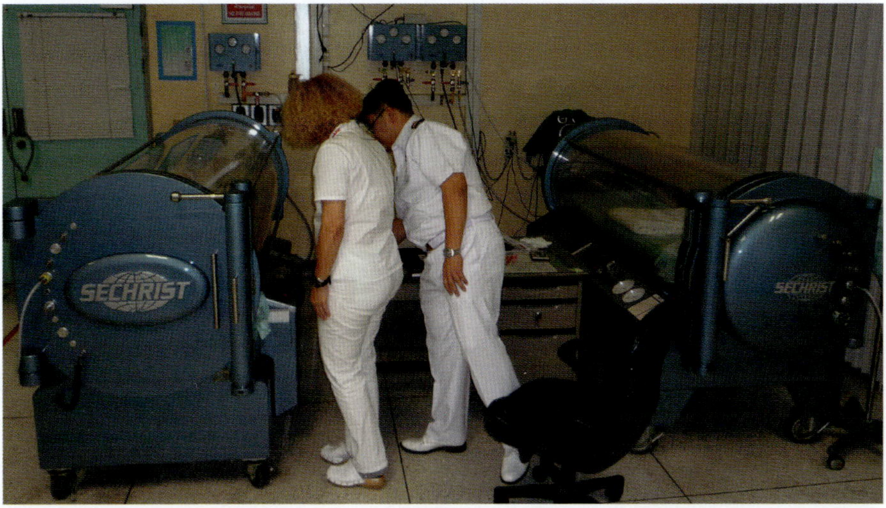

Abb. 38.24. Zwei im Durchmesser unterschiedliche Monoplace-Druckkammern der Fa. Sechrist auf der Intensivstation des Queen Sirikit Naval Hospital in Sattahip, Thailand (Foto: Dr. Roswitha Prohaska)

Atemmaske ragen muss und kein Risiko einer Sauerstoffunterdosierung durch Maskenundichtigkeit besteht. Die Druckkammern können mit diversen Kammerdurchführungen ausgestattet werden. Dadurch ist es prinzipiell möglich, auch einen beatmeten Intensivpatienten mit laufenden Infusionen und Perfusoren zu behandeln.

Die meisten HBO-Monoplatz-Druckkammern sind so konstruiert, dass sie durch normale Krankenhaustüren gerollt werden können. Die Sauerstoffversorgung erfolgt in der Regel aus der zentralen Versorgungsanlage des Krankenhauses. So kann die Kammer an jeder Stelle im Krankenhaus oder in einer Arztpraxis eingesetzt werden, ohne bauliche oder logistische Veränderungen vornehmen zu müssen (Abb. 38.24).

Zur Durchführung von Tauchunfallbehandlungen sind HBO-Monoplatz-DK nur eingeschränkt geeignet. Der zulässige Betriebsdruck liegt in der Regel bei 2,0 bis 3,0 bar (10–20 mWT), so dass schon aus diesem Grund nicht alle Behandlungsoptionen zur Verfügung stehen. Insbesondere für die Erstbehandlung von Tauchunfällen besteht ein großer Nachteil in der fehlenden Untersuchungsmöglichkeit während der laufenden Behandlung. Weitere tägliche HBO-Behandlungen, z. B. nach Problemwundenschema, sind in diesen Druckkammern jedoch prinzipiell möglich. Zu erwähnen ist auch die deutlich erhöhte Brandgefahr aufgrund der Sauerstoffatmosphäre. Der Druckkammer-Hersteller Haux-Life-Support ist daher aus Gründen der Betriebssicherheit dazu übergegangen, nur noch Monoplace-Druckkammern mit Sauerstoff-Atmung über Atemmasken und Druckkammer-Füllung mit Luft anzubieten.

38.8 Nasse Rekompression mit Druckluft

Für die nasse Rekompression mit Druckluft als denkbar einfache Möglichkeit einer Rekompression gibt es einige zu berücksichtigende Punkte, die in der Praxis für die allermeisten Situationen dazu führen, dass eine nasse Rekompression nicht durchgeführt werden sollte (s. Kompaktinformation). Natürlich trifft nicht jeder der in der Kompaktinformation genannten Punkte für jeden Fall zu. Es ist aber zu bedenken, dass zunächst als „leicht" eingestufte Dekompressionserkrankungen sich verschlechtern könnten. Es gibt zahlreiche Fallbeispiele, die zunächst als „DCS Typ I" mit Taucherflöhen oder Schmerzen diagnostiziert wurden, bei denen sich im weiteren Verlauf aber eine Querschnittsymptomatik entwickelt hat. Derartige Verschlechterungen sind auch während bereits eingeleiteter Therapiemaßnahmen möglich und erfordern dann ggf. eine zu Behandlungsbeginn nicht absehbare Maximaltherapie. In einer Behandlungsdruckkammer hat man in aller Regel keine Probleme, sich auf die geänderte Situation einzustellen. Unter

Kompaktinformation

Probleme der „nassen Rekompression"

1. **Gasauswahl** eingeschränkt (Druckluft, evtl. Nitrox mit unterschiedlichem O_2-Gehalt, selten 100 % O_2)
2. **Gasvorrat** eingeschränkt (Druckluftstandardbehandlung bis 50 mWT und 39 h)
3. **Tiefenrausch** bei Rekompression auf 50 mWT
4. **ausreichende Wassertiefe** vorhanden (z. B. 50 mWT)?
5. **Wärmeschutz** ausreichend (Nass-Neopren)?
6. **Übermüdung** des Opfers
7. **Dunkelheit** bei nächtlicher Behandlung
8. **Betreuung** durch Tauchpartner
   - ausreichender Gasvorrat
   - ausreichende Anzahl sich abwechselnder Betreuer (Dekompressionszeiten bei Vorsättigung)
9. **Sicherung** durch Leine bis in 50 mWT
10. Wetterabhängigkeit der Betreuung und Versorgung
11. **Seekrankheit** bei Schlechtwetter in geringeren Tiefen
12. **Dehydratation** durch Diurese (vermehrter Harndrang durch Immersion), (erhöht das Risiko der weiteren Symptomverschlechterung)
13. **notfallmedizinische Versorgung** (Medikamente/Infusion/Blasenkatheter etc.)
14. **Atemsicherheit** bei Zustandsverschlechterung (Ohnmacht/Erbrechen) (Verschlechterung auch während Behandlung immer möglich)
15. **Pneumothorax** z. B. bei AGE als Kontraindikation nicht sicher auszuschließen
16. **Behandlungsabbruch** v.a. bei Druckluftrekompression gefährlich (weitere Stickstoffaufsättigung)

Wasser kann man in derartigen Situationen aber plötzlich „mit dem Rücken an der Wand" stehen. Insbesondere die nasse Rekompression mit Druckluft wird daher grundsätzlich sehr kritisch beurteilt.

38.8.1 Nasse Rekompression mit Sauerstoff

Eine interessante Alternative ist die nasse Rekompression mit Atmung von 100 % Sauerstoff. Wichtig ist hierbei die geringe „Behandlungstiefe" aufgrund der druckabhängigen Sauerstofftoxizität insbesondere für das Zentralnervensystem (ZNS). Der empfohlene maximale pO_2 für das Tauchen mit Sauerstoff oder sauerstoffreichen Gasgemischen liegt bei 1,4 bis 1,6 bar. Wie weiter unten noch näher beschrieben wird, liegt der maximale pO_2 für Druckkammerbehandlungen mit Sauerstoffatmung aber bei 2,8 bis 3,0 bar!

Warum dieser Unterschied? Die Toxizität von Sauerstoff hängt neben den Hauptfaktoren Druck und Expositionszeit noch von zwei weiteren wesentlichen Faktoren ab: Immersion (Eingetauchtsein) und Arbeit. In Immersion, also beim Tauchen, ist Sauerstoff deutlich früher toxisch als bei Aufenthalt in einer warmen und trockenen Druckkammer. Das zeigten bereits Versuchsserien der britischen Royal Navy mit Kampfschwimmern im 2. Weltkrieg. Außerdem ist Sauerstoff toxischer, je höher die Arbeitsleistung ist. Das heißt, Sauerstoff ist beim Flossenschwimmen toxischer als beim Sitzen oder Liegen in einer Druckkammer.

Aus den genannten Gründen wird von den diese Maßnahme empfehlenden Autoren für nasse Rekompressionen mit Sauerstoffatmung ein maximaler pO_2 von 1,9 bar (9 mWT) und eine maximale Expositionsdauer von 90 min empfohlen. Man befindet sich hier zwar wie in der Druckkammer in körperlicher Ruhe (geringeres Risiko), ist aber auf der anderen Seite in Immersion (höheres Risiko). Die toxizitätsbedingten Druck- und Zeitbeschränkungen im Vergleich zu den Druckkammerbehandlungstabellen mit Sauerstoffatmung (s.u.) machen offensichtlich, dass eine nasse Rekompression mit Sauerstoff eine Druckkammertherapie nicht ersetzen kann. Die therapeutische Wirkung ist deutlich geringer, sie ist eher mit einer intensivierten Erste Hilfe-Maßnahme zu vergleichen.

Immerhin sind für die nasse Rekompression mit Sauerstoff aber eine Reihe der genannten Probleme der Rekompression mit Druckluftatmung deutlich weniger

Kompaktinformation

Wichtige Faktoren der Sauerstofftoxizität für das Zentrale Nervensystem

1. Sauerstoffpartialdruck (pO_2)
2. Expositionsdauer
3. Immersion (eingetaucht sein im Wasser)
4. körperliche Arbeit (z. B. Flossenschwimmen)

Kompaktinformation

Vorbedingungen für nasse Rekompression mit Sauerstoffatmung

1. Behandlungsdruckkammer ist nicht verfügbar/erreichbar
2. Vollgesichtstauchermaske mit sauerstoffgeeignetem Atemregler oder sauerstoffgeeigneter Tauchhelm mit Free-flow-System
3. Oberflächenversorgungssystem mit geeigneter Verbindungslänge
4. Begleiter des Pat. für gesamte Behandlungsdauer (mit ausreichender Ausbildung in Erster Hilfe)
5. Ausreichender Sauerstoffvorrat für den Patienten und ausreichender Atemgasvorrat für Begleiter
6. Tauchanzug für adäquaten Kälteschutz
7. Shot-Leine mit mindestens 10 m Länge (Sitz oder Haltegeschirr kann an Shot-Leine befestigt sein)
8. geeignete Kommunikationseinrichtung zwischen Patient, Begleiter und Oberfläche
9. Das US Navy Diving Manual (2011) beschreibt die nasse Rekompression mit Sauerstoff unter Verwendung eines Sauerstoffkreislaufgeräts für darin geübte Taucher

relevant: Tiefenrausch, ausreichende Wassertiefe, Wärmeschutz, Übermüdung, Dunkelheit, Betreuung, Sicherung, Wetterabhängigkeit und Seekrankheit sind im genannten Tiefen- und Zeitrahmen in vielen Fällen beherrschbare Größen. Notwendig ist allerdings das entsprechende Equipment mit ausreichendem Sauerstoffvorrat und einem sauerstofftauglichen Atemregler mit Vollgesichtsmaske, damit auch bei Bewusstlosigkeit oder Sauerstoffkrampf eine sichere Atmung gewährleistet ist.

Kompaktinformation

Durchführung einer nassen Rekompression mit O_2 Table Aust 9 (RAN 82) „short oxygen table" und gemäß US Navy Diving Manual

1. Absenkung des Patienten entlang der Shot-Leine bis 9 mWT, hierbei Atmung von 100 % Sauerstoff
2. in leichten Fällen: Aufstiegsbeginn nach 30 min, wenn Symptome nicht gebessert sind, Aufstiegsbeginn nach 60 min (US Navy: DCS Typ I: immer 60 min) in schweren Fällen: Aufstiegsbeginn nach 60 min, wenn Symptome nicht gebessert sind, Aufstiegsbeginn nach 90 min. (US Navy: DCS Typ II: immer 90 min)
3. kontinuierlicher Aufstieg von 9 mWT zur Oberfläche mit 1 m/12 min (US Navy: stattdessen 60 min Stopp in 6 mWT + 60 min Stopp in 3 mWT)
4. bei erneuter Symptomverschlechterung: 30 min Stopp auf dieser Tiefe, bevor Aufstieg fortgesetzt wird
5. bei Verbrauch des Sauerstoffvorrates: sofortiger Aufstieg zur Oberfläche, keine Fortsetzung mit Luftatmung!
6. nach Erreichen der Oberfläche: 1 h O_2 + 1 h Luftatmung im Wechsel für 12 h (US Navy: nach Erreichen der Oberfläche: weitere 3 h O_2-Atmung)

(Ergänzungen in Klammern wurden nur angegeben, wenn das US Navy Diving Manual (2011) von der australischen Tabelle abweichende Maßnahmen vorschlägt. In jedem Fall ist der Taucher ständig zu begleiten und kontinuierlich kritisch zu beobachten).

Ein Behandlungsabbruch ist in vielen Fällen problemlos möglich, da keine weitere Inertgasaufsättigung erfolgt – allerdings nicht bei einem generalisierten Krampfanfall im Rahmen einer Sauerstoffintoxikation des ZNS! In diesem Fall darf keine Druckreduzierung erfolgen, solange keine normale Atmung besteht, da sonst ein großes Risiko für das Autreten einer Lungenüberdehnung besteht. In der Folge könnte dann ein Pneumothorax, ein Mediastinalemphysem oder eine arterielle Gasembolie auftreten.

Auch die Problembereiche notfallmedizinische Versorgung, Atemsicherheit bei Erbrechen und unerkannter Pneumothorax lassen sich durch die Verwendung von Sauerstoff als Atemgas nicht ausräumen. In diesen verbleibenden Kritikpunkten ist auch der Grund dafür zu sehen, dass in vielen Empfehlungen, z. B. auch in der „Leitlinie Tauchunfall", für Mitteleuropa mit seiner guten medizinischen Infrastruktur die nasse Rekompression generell abgelehnt wird.

Unter bestimmten Bedingungen und bei guter Vorbereitung kann eine nasse Rekompression mit Sauerstoff eine sinnvolle Überbrückung bis zur definitiven Versorgung eines Tauchunfalls sein. Es ist aber zu betonen, dass diese Entscheidung nicht leichtfertig getroffen werden darf. Das US Navy Diving Manual führt hierzu aus: „… Eine nasse Rekompression ist als eine „letzte Möglichkeit" zu betrachten. Sie sollte nur angewendet werden, wenn innerhalb von 12 h keine Behandlungsdruckkammer erreicht werden kann … Bei Tauchern mit schweren DCS Typ-II-Symptomen (z. B. Bewusstlosigkeit, Querschnittslähmung, Drehschwindel, Atemnot, Schock etc.) wiegt das Risiko einer weiteren Schädigung des Tauchers durch die nasse Rekompression wahrscheinlich einen möglichen Nutzen auf. Solche Unfallopfer sollten prinzipiell nicht nass rekomprimiert werden, sondern an der Oberfläche 100 % Sauerstoff atmen und unabhängig von der benötigten Zeit zu einem Druckkammerzentrum transportiert werden. …"

Hinweis. Die nasse Rekompression wird in Mitteleuropa aufgrund seiner guten medizinischen Infrastruktur generell abgelehnt.

Weiterführende Literatur

1. Brubakk AO, Neuman TS (eds): Bennett and Elliott´s „The Physiology and Medicine of Diving" (5th edn). Saunders, Philadelphia, 2003
2. Comex Medical Book: Revised edition, 1986. Louis Lartigot, Aubagne, 1986
3. Decompression sickness treatment, Underwater oxygen therapy. In: Edmonds C, Bennett M, Lippmann J, Mitchell SJ (eds): Diving and Subaquatic Medicine, 5th edn. CRC Press 2016
4. EN 14931 „Druckkammern für Personen – Mehrpersonen-Druckkammersysteme für hyperbare Therapie – Leistung, sicherheitstechnische Anforderungen und Prüfung (Stand 2006)

5. Edmonds C, Bennett M, Lippmann J, Mitchell SJ (eds): Diving & Subaquatic Medicine, 5th edition. CRC Press, 2015
6. US Navy Diving Manual, Naval Sea Systems Command Publication 0910-LP-115-1921, Revision 7, 15.10.2011, Ausgabe 01.12.2016
7. Gesellschaft für Tauch- und Überdruckmedizin e.V. (GTÜM), Leitlinie Tauchunfall, www.awmf-online.de
8. Österreichische Gesellschaft für Tauch- und Hyperbarmedizin (ÖGTH): Leitlinie Tauchunfall, www.oegth.at

Tipps für Tauchlehrer

1. Adressen, Rufnummern und aktuelle Einsatzbereitschaft der nächstgelegenen Druckkammern müssen dem Tauchlehrer in seinem Revier oder auf Reisen stets bekannt sein.
2. Eine nasse Rekompression ist aufgrund der Risiken, außer in sehr seltenen Ausnahmefällen, kontraindiziert. Die gute Infrastruktur in Mitteleuropa (hinsichtlich der Erreichbarkeit der nächsten Druckkammer) verbietet die nasse Rekompression.
3. Der Tauchlehrer sollte die Möglichkeit schaffen, einen Verunfallten bis zum Eintreffen an der Druckkammer durchgehend mit 100 % Sauerstoff (normobar) zu versorgen.
4. Der Besuch eines Druckkammerzentrums ist einerseits ein eindrucksvolles Erlebnis für jeden Taucher, andererseits schafft er Klarheit über das Prozedere im Ernstfall.
5. Die Ausbildung zum Druckkammerbediener ist für Tauchlehrer ggf. eine interessante Option

39 Intensivmedizinische Behandlung von schweren Tauchunfällen

H. Schöppenthau

Bei nur wenigen Tauchunfällen ist eine intensivmedizinische Behandlung notwendig. Meist handelt es sich um schwerste Unfälle, die mit Bewusstseinsstörungen oder akuter Atemnot einhergehen und dann oft auch eine Intubation und maschinelle Beatmung erfordern. Gerade bei Tauchunfällen in Kombination mit Aspiration von Wasser und drohendem Ertrinken ist die Aufnahme und spezifische Behandlung auf einer Intensivstation unumgänglich.

Die intensivmedizinische Behandlung von verunfallten Tauchern stellt nicht nur hohe Anforderungen an die tauch- und intensivmedizinische Kompetenz der Behandler, sondern auch höchste Anforderungen an das medizintechnische Equipment, wenn eine optimale Intensivtherapie auch in der Druckkammer erfolgreich fortgeführt werden soll.

Das folgende Kapitel gibt einen Einblick in die wichtigsten Ursachen, Aspekte und Probleme bei der intensivmedizinischen Versorgung schwer verunfallter Taucher.

39.1 Bewusstlosigkeit

Die Bewusstlosigkeit stellt eines der größten Probleme für einen verunfallten Taucher dar. Kommt es unter Wasser zur Bewusstlosigkeit, droht unmittelbar das Ertrinken. Kann der Taucher aus dem Wasser gerettet werden, sind bei anhaltender Bewusstlosigkeit sowohl Ursachenermittlung als auch klinische Beurteilbarkeit und Weiterbehandlung deutlich erschwert. Der bewusstlose Taucher kann keine Angaben zum Tauchgangs- und Beschwerdeverlauf machen und lässt sich nur eingeschränkt untersuchen und beurteilen. Ein bewusstloser oder stark bewusstseinsgetrübter Taucher muss entsprechend den auch für Taucher geltenden allgemeinen Richtlinien für die Behandlung bewusstloser Patienten durch den Notarzt zum Schutz vor Aspiration und Hypoxie intubiert und kontrolliert beatmet werden. Eine kontrollierte Beatmung schränkt jedoch auch die weiteren Versorgungsmöglichkeiten ein, da nicht jedes Druckkammerzentrum intubierte Patienten behandeln kann. Sollte eine Druckkammerbehandlung erforderlich sein, müssen mitunter deutlich längere Transportwege in Kauf genommen werden.

39.1.1 Bewusstseinsverlust beim Tauchen

Mögliche Ursachen für einen Bewusstseinsverlust unter Wasser können nichttauchspezifische Erkrankungen, wie z.B. ein akuter Herzinfarkt oder eine schwere Herzrhythmusstörung, eine Hirnblutung, ein epileptischer Krampfanfall, eine Hypoglykämie oder auch ein Schädel-Hirn-Trauma beim Tauchen (oder Auftauchen!) sein, aber auch tauchspezifische Erkrankungen:

Gasembolie

Ein klassische spezifische mögliche Ursache eines Bewusstseinsverlust beim oder kurz nach dem Auftauchen ist eine zerebrale arterielle Gasembolie (cAGE), meist aufgrund einer Lungenüberdehnung beim zu schnellen Aufstieg. Auch wenn der evtl. hieraus resultierende Bewusstseinsverlust in der Regel nur kurz ist, kann bei fehlender sofortiger Rettung aus dem Wasser sehr schnell ein Wiederabsinken des betroffenen Tauchers und Ertrinken resultieren.

Auch die Zusammensetzung des vom Taucher genutzten Atemgasgemisches kann mitunter zu schweren gesundheitlichen Problemen bis hin zum Bewusstseinsverlust führen. Je nach mitgeführtem und verwendetem Atemgasgemisch sind vom Taucher jeweils spezifische Tauchtiefen und Grenzen für die jeweiligen Gasgemische einzuhalten, um eine Über- oder Unterdosierung der einzelnen Gase zu verhindern.

Stickstoffnarkose

Das Inertgas Stickstoff hat mit steigendem Partialdruck, also auch zunehmender Tauchtiefe, zunehmende narkotische Effekte, die auch als „Tiefenrausch" bekannt sind (s. Kap. 18). Erste Anzeichen einer derartigen Inertgasnarkose zeigen sich beim Tauchen mit Druckluft im Allgemeinen ab einer Tauchtiefe von ca. 30 m, entsprechend einem Stickstoffpartialdruck von ca. 3,2 bar. Mit zunehmender Tauchtiefe kommt es zu einer immer stärkeren Reduktion der intellektuellen und motorischen Leistungsfähigkeit und letztendlich bei ca. 90–100 m Tiefe zum Bewusstseinsverlust.

Sauerstoffintoxikation

Auch eine akute zerebrale Sauerstoffvergiftung kann Ursache für einen Bewusstseinsverlust beim Tauchen sein. Ab einem inspiratorischen Sauerstoffpartialdruck von 1,4–1,6 bar ist unter Wasser mit einem sauerstoffbedingten generalisierten Krampfanfall (Paul-Bert-Effekt) zu rechnen. Derartige Sauerstoffpartialdrücke werden beim Tauchen mit sauerstoffangereicherten Atemgasgemischen (z. B. Nitrox) bei Überschreiten der für das jeweilige Gemisch vorgeschriebenen maximalen Tauchtiefe erreicht. Ein sauerstofftoxischer zerebraler Krampfanfall kann ohne Vor- oder Warnzeichen auftreten. Er geht mit einem Bewusstseinsverlust einher und führt in aller Regel bei Ausbleiben sofortiger Hilfe zum Ertrinken.

Hypoxie

Neben der Hyperoxie kann auch eine Hypoxie (Sauerstoffmangel) durch die Verwendung unangemessener Atemgasgemische zum Bewusstseinsverlust führen. Zur Verhinderung einer Hyperoxie werden beim technischen Tauchen in größerer Tiefe Gasgemische mit reduziertem Sauerstoffgehalt geatmet. Unterbleibt beim Aufstieg rechtzeitig der Wechsel auf ein Gasgemisch mit höherem Sauerstoffanteil, kann durch den beim Aufstieg abfallenden Sauerstoffpartialdruck ein Bewusstseinsverlust ausgelöst werden.

CO-Vergiftung

Ein weiteres Problem beim Tauchen stellt eine schlechte Atemgasqualität durch Verunreinigung, z.B. mit Abgasen, bei der Füllung der Atemgasbehälter („Flaschen") dar. So können beispielsweise bereits geringste Mengen an Kohlenmonoxid (CO), die beim unachtsamen Befüllen mit in die Gaszylinder geraten, durch den erhöhten Partialdruck beim Tauchen zum Bewusstseinsverlust (durch Hypoxie) des Tauchers führen (CO-Vergiftung).

CO_2-Narkose

Eine CO_2-Anreicherung in der Atemluft kann ab ca. 60–70 mmHg ebenfalls zur Bewusstlosigkeit führen. Eine derartige CO_2-Narkose ist z. B. möglich bei der Verwendung von Kreislauf-Tauchgeräten durch Gerätefehler oder verbrauchten Atemkalk oder auch durch übermäßige Anstrengung des Tauchers in größeren Tiefen und - trotz schwerer Atemarbeit - unzureichender Abatmung des entstehenden CO_2 (Esoufflement).

Ein Bewusstseinsverlust unter Wasser führt nahezu immer zum Verlust des Atemreglers aus dem Mund und zum Ertrinken.

Hinweis. Eine Bewusstlosigkeit beim Tauchen ist mitunter auf die Verwendung eines ungeeigneten oder verunreinigten Atemgasgemisches zurückzuführen. Zur Tauchunfallanamnese gehört daher immer die Erfassung der verwendeten bzw. mitgeführten Atemgase und ihr Einsatzbereich (Tiefe), ggf. auch eine Analyse der Atemgasqualität.

39.1.2 Diagnostik

Bewusstlose Taucher lassen sich nur unvollständig klinisch beurteilen. Zudem liegen bei der Aufnahme in der Klinik zunächst meist nur unvollständige Angaben zum Unfallhergang vor. Der Grund für die Bewusstlosigkeit ist initial oft nicht eindeutig, meist besteht eine Ertrinkungsproblematik, häufig auch ein Lungenbarotrauma (s. unter Abschnitt 39.2.4). Auch bei der Rettung kann eine zusätzliche gesundheitliche Schädigung des verunfallten Tauchers nicht immer vermieden werden. Daher muss der Patient nach initialer Schockraumübernahme und erster kardiopulmonaler Stabilisierung auch auf mögliche andere Ursachen der Bewusstlosigkeit und mögliche relevante Begleitverletzungen wie ein Schädel-Hirn-, Wirbelsäulen- oder Thorax- bzw. Lungentrauma (z. B. auch durch Rettungs- und Reanimationsmaßnahmen) untersucht und eine umfassende CT-Untersuchung (Computertomographie), die mindestens Kopf (CCT), Halswirbelsäule und Brustkorb (TCT) erfassen sollte, durchgeführt werden. Insbesondere vor einer Druckkammerbehandlung muss ein Pneumothorax ausgeschlossen oder erkannt und durch Einlage einer Pleuradrainage behandelt werden.

Die Prognose eines verunfallten Tauchers wird im Wesentlichen von den neurologischen Schäden und ihrer Regenerationsfähigkeit bestimmt. Eine anhaltende Bewusstlosigkeit bzw. ein ausbleibendes oder unzureichendes Aufwachen des verunfallten Tauchers ist nicht direkte Folge oder Symptom einer DCI, sondern Ausdruck einer schweren sekundären Hirnschädigung, oft infolge einer schweren Hypoxie (Sauerstoffmangel) bei Ertrinken oder prolongierter Rettung.

Mit Hilfe der Magnetresonanztomographie (MRT) lässt sich auch bei anhaltend bewusstlosen Patienten im Verlauf das Ausmaß einer hypoxischen Schädigung des Gehirns (Abb. 39.1a) oder Rückenmarks (Abb. 39.1b) einschätzen. Ebenfalls hilfreich bei der prognostischen Beurteilung des Nervensystems sind elektrophysiologische Untersuchungen wie Elektroenzephalogramm (EEG) oder akustische und somatosensorisch evozierte Potenziale (AEP, SEP). Diese Untersuchungen sollten jedoch auf keinen Fall stabilisierende Maßnahmen und die spezifische Primärbehandlung behindern oder verzögern und sind daher auch erst im weiteren Verlauf bei anhaltender Bewusstseinsstörung sinnvoll.

Kompaktinformation

Bewusstlosigkeit beim Taucher

Ursache eines Bewusstseinsverlusts können tauchunspezifische Erkrankungen oder Verletzungen sein, aber auch tauchspezifische, wie z. B. eine zerebrale arterielle Gasembolie oder eine Hypoxie oder Hyperoxie. Ein bewusstloser Taucher lässt sich nicht befragen und nur eingeschränkt klinisch beurteilen. Kann eine Dekompressionserkrankung (DCI) nicht ausgeschlossen werden, sollte eine Druckkammerbehandlung wie bei schwerer Tauchunfall-Symptomatik an einem geeigneten Zentrum (Beatmungsmöglichkeit!) erfolgen. Vorher müssen jedoch mögliche andere wichtige Ursachen der Bewusstlosigkeit und Begleitverletzungen erfasst (Labor-, CT-Untersuchung!) und ggf. vordringlich behandelt werden..

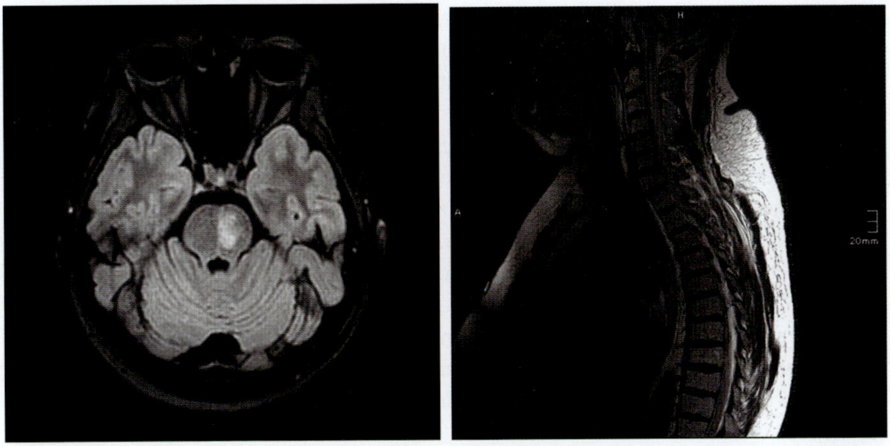

Abb. 39.1: *Links:* MRT Kopf. Signalerhöhung in der Pons (Brücke) links als Ausdruck eines frischen Ponsinfarkts nach zerebraler arterieller Gasembolie. *Rechts:* MRT Wirbelsäule. Signalerhöhung und Schwellung des gesamten Rückenmarks im Halsbereich und tiefer im Sinne eines diffusen postischämischen Ödems bei spinaler DCI (Fotos: BG Unfallklinik Murnau)

39.2 Ertrinken

Jeder Taucher, der unter oder im Wasser das Bewusstsein verliert, droht zu ertrinken. Ertrinken ist die häufigste Todesursache tödlich verlaufender Tauchunfälle. Der Ertrinkungsunfall stellt eine der häufigsten Ursachen für eine Intubation eines verunfallten Tauchers bereits am Unfallort mit anschließender Beatmung und Notwendigkeit umfassender intensivtherapeutischer Maßnahmen dar.

Nach Definition der Weltgesundheitsorganisation WHO kommt es beim Ertrinken durch Submersion (Untertauchen) oder Immersion (Eintauchen) in eine Flüssigkeit zu einer Atemstörung mit letalem (tödlichem) oder nichtletalem Ausgang. Die früher verwendeten Begriffe „Beinahe-Ertrinken", bei dem der Ertrinkungsunfall 24 Stunden überlebt wird, „nasses Ertrinken" (mit Aspiration) und „trockenes Ertrinken" (ohne Aspiration) gelten als veraltet.

Wenn bei einem Taucher die Atemgaszufuhr unter Wasser unterbrochen ist, kann er nicht lange den Atem anhalten, um seine Luftwege zu schützen. Der sich rasch verstärkende Atemanreiz kann nicht lange unterdrückt werden – es kommt zu Panik, Verlust des Mundstücks des Atemreglers und Verschlucken von Wasser. Durch unwillkürliches Einatmen werden zunächst zwar nur kleinste Flüssigkeitsmengen aspiriert, dies führt jedoch in aller Regel zu einem starken Hustenreiz und zum Laryngospasmus (Stimmritzenkrampf). Der weiter zunehmende Sauerstoffmangel mündet in einer Bewusstlosigkeit. In der Folge nehmen nun die unwillkürlichen Atemexkursionen durch einen weiteren Anstieg des CO_2-Spiegels (Hyperkapnie), Übersäuerung (Azidose) und zunehmenden Sauerstoffmangel (Hypoxie) erheblich zu. Dennoch kommt es vorerst nicht zu einer wesentlichen Aspiration, da der Kehlkopf weiterhin verschlossen ist. Allerdings verschluckt der Ertrinkende meist größere Mengen Wassers, wodurch häufig Erbrechen ausgelöst wird. Erst wenn sich der Laryngospasmus bei tieferer Bewusstlosigkeit löst, kann es noch einmal zu einer Aspiration kommen. Beim relativ seltenen Ertrinken ohne Nachweis einer Aspiration bleibt der Laryngospasmus wahrscheinlich trotz tiefer Bewusstlosigkeit erhalten. Der Tod tritt schließlich in beiden Fällen durch hypoxisch bedingten Kreislaufstillstand ein.

Dieser „klassische" Ablauf des Ertrinkens tritt jedoch nur bei einem Teil der ertrinkenden Taucher auf, denn in manchen Fällen ist das Ertrinken erst sekundäre, aber dann unausweichliche, Folge eines Bewusstseinsverlustes anderer Ursache unter Wasser.

Hinweis. Die primäre akut lebensbedrohende Gefahr beim Ertrinken geht von der akuten Hypoxie (Sauerstoffmangel) von Gehirn und Herz aus. Wird das Ertrinken zunächst überlebt, bestimmt das Ausmaß einer möglichen hypoxischen Hirnschädigung und ein sich evtl. entwickelndes schweres Lungenversagen die weitere Prognose.

39.2.1 Pathophysiologie des Ertrinkens

Trotz der vorhandenen Unterschiede in der Osmolarität von Süß-und Salzwasser ist die Unterscheidung in Süßwasser-Ertrinken und Salzwasser-Ertrinken klinisch eher bedeutungslos. Zwar kommt es in den weitaus meisten Fällen von Ertrinken zur Aspiration von zumindest kleinen Flüssigkeitsmengen, allerdings ist die üblicherweise aspirierte Flüssigkeitsmenge eher gering, so dass nur einzelne Lungenabschnitte betroffen sind und die früher postulierten charakteristischen Veränderungen wie ausgeprägte Elektrolytverschiebungen oder gar Zeichen einer massiven Hämolyse nahezu nie vorzufinden sind.

Der wesentliche pathophysiologische Mechanismus beim Ertrinken besteht sowohl beim Süßwasser-Ertrinken als auch beim Salzwasser-Ertrinken in der Schädigung bzw. Auswaschung des Surfactant. Der Surfactant ist eine oberflächenaktive Substanz, die die Oberflächenspannung der Alveolen (Lungenbläschen) erhöht und diese damit stabilisiert und ein Kollabieren verhindert. Die Flüssigkeitsaspiration beim Ertrinken bewirkt meist nur eine geringe direkte Schädigung des Surfactant, aber eine erhebliche Verdünnung an der Alveolenoberfläche, so dass die physiologische Wirksamkeit des Surfactant verloren geht, die Lungenbläschen destabilisiert werden, kollabieren und für den Gasaustausch nicht mehr zur Verfügung stehen.

Atelektasen (Minderbelüftungen) sind die Folge. Zudem kommt es zu einer Permeabilitätsstörung der alveolokapillären Membranen. Die gesteigerte Durchlässigkeit der Zellschichten zwischen Lungenkapillaren und Alveolen (Endothel) führt zu einem Einstrom von Flüssigkeit und Plasmaproteinen in das Interstitium (Gewebe zwischen Lungenkapillare und Alveole) und in die Alveole mit folgendem zunächst interstitiellen und später alveolärem Lungenödem (Abb. 39.2).

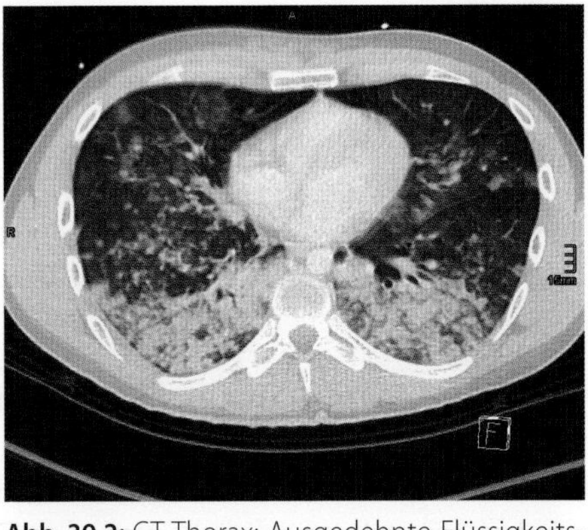

Abb. 39.2: CT Thorax: Ausgedehnte Flüssigkeitseinlagerungen v.a. in den dorsalen (rückennahen) Lungenabschnitten nach Ertrinkungsunfall (Foto: BG Unfallklinik Murnau)

Durch die Ausbildung von Lungenödem und Atelektasen kommt es häufig zu einem akut fortschreitendem Lungenversagen (ARDS – Acute Respiratory Distress Syndrome, Abb. 39.3) mit zunehmendem Ventilations-Perfusions-Missverhältnis (durchblutete, aber nicht mehr belüftete Lungenbezirke) und einem erhöhten pulmonalen Rechts-Links-Shunt (vermehrte venöse Beimischung), Abnahme der Lungencompliance (Dehnbarkeit), Bronchospasmus und schwerer Gasaustauschstörung. Diese äußert sich in einer Hypoxämie (verminderter Sauerstoffgehalt im Blut), Hyperkapnie (erhöhter CO_2-Gehalt) und respiratorisch-metabolischer Azidose (Übersäuerung).

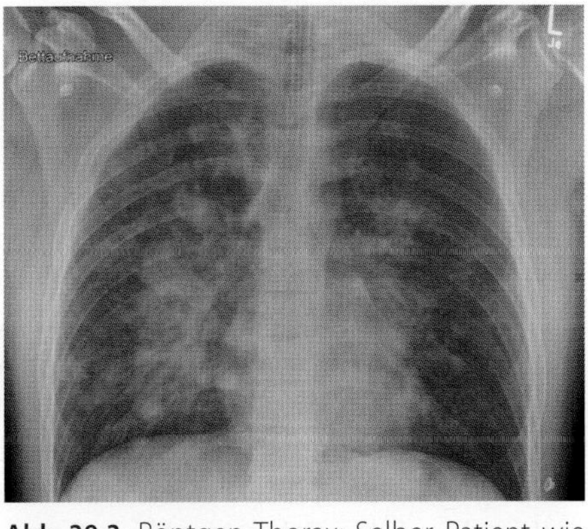

Abb. 39.3: Röntgen Thorax: Selber Patient wie in Abb. 39.2 am Folgetag. Fleckig-konfluierende Verschattungen beidseits bei beginnendem ARDS (Foto: BG Unfallklinik Murnau)

Typischerweise kann sich das Bild eines schweren ARDS auch erst Stunden nach dem Ertrinkungsunfall entwickeln. Zeitlicher Verlauf und Schwere des Erkrankungsbildes unterliegen erheblichen Schwankungen. Ein geretteter Taucher, der zunächst wenige pulmonale Probleme zeigt, ist immens gefährdet, noch im Verlauf ein schweres Lungenversagen zu bekommen. Mit einer plötzlichen drastischen Verschlechterung des Zustands des Patienten muss gerechnet werden. Auch ein zunächst recht symptomarmer Taucher mit mutmaßlichem Ertrinkungsunfall ist daher für mindestens 24 Stunden engmaschig und oft auch intensivmedizinisch zu überwachen.

Hinweis. Der wesentliche pathophysiologische Mechanismus der Lungenschädigung beim Ertrinken sowohl im Süßwasser als auch im Salzwasser ist die Surfactant-Schädigung mit nachfolgender Ausbildung von Atelektasen, Lungenödem und ARDS. Ein schweres Lungenversagen tritt mitunter verzögert auf, so dass jeder Taucher mit Ertrinkungsunfall für mindestens 24 Stunden medizinisch überwacht gehört.

39.2.2 Therapie des Ertrinkungsunfalls

Bei jedem geretteten ertrunkenen Taucher müssen zunächst die Vitalfunktionen wiederhergestellt und gesichert werden. Dies geschieht entsprechend den allgemein gültigen aktuellen Leitlinien zur kardiopulmonalen Reanimation (s. Empfehlungen des European Resuscitation Council ERC bzw. der American Heart Association, AHA).

Im Vordergrund der Therapie steht dann meist die pulmonale Problematik mit Sicherung und Optimierung von Gasaustausch und Ventilation.

Wichtig ist die anfänglich hochdosierte Sauerstoffgabe (Ziel: FiO_2 1,0 = 100 %) und Applikation eines ausreichend hohen positiv endexspiratorischen Drucks (PEEP – „positive end-exspiratory pressure") auf die Atemwege. PEEP wirkt der Atelektasenbildung und dem intraalveolärem Ödem der betroffenen Lungenabschnitte entgegen und ist auch bei zunächst atmungsstabilen Patienten immer indiziert. Bei bewusstseinsklaren Patienten sollte PEEP über eine CPAP-Maske mit entsprechenden Beatmungsgeräten, die bei vielen gängigen Rettungsmitteln oft schon frühzeitig am Unfallort verfügbar sind, gegeben werden (s. Abb. 39.6).

Bei höhergradiger Bewusstseinstrübung bzw. Bewusstlosigkeit, respiratorischer Insuffizienz oder muskulärer Erschöpfung ist die Intubation und maschinelle Beatmung indiziert. Nach der Intubation sollte endotracheal abgesaugt werden, um evtl. vorhandenen Schaum oder auch Aspirat aus den großen Atemwegen zu entfernen. Weitere Versuche, Wasser aus der Lunge des Verunfallten zu entfernen, sollten jedoch unterbleiben, sie sind ineffektiv. Da es im Verlauf des Ertrinkens jedoch regelmäßig zum Verschlucken größerer Flüssigkeitsmengen kommt, ist entsprechend mit einem prall gefüllten Magen zu rechnen. Dieser kann die Atmung und Beatmung behindern und erhöht zudem die Aspirationsgefahr. Daher sollte nach Intubation eine Magensonde gelegt und der Magen abgesaugt werden.

Die Beatmung selbst folgt den Behandlungsempfehlungen zur Beatmung von Patienten mit ARDS: Tidalvolumen ca. 6 ml/kg (ideales Körpergewicht), Inspirationsdruck < 30 cm H_2O und ein adäquates PEEP-Niveau.

Bei bronchospasmatischer Symptomatik kommen bronchodilatatorische Medikamente zum Einsatz, evtl. auch Glukokortikoide.

Die Respiratortherapie kann wirksam unterstützt werden durch eine intensivmedizinische Lagerungstherapie mit Wechsel von Bauch- und Rückenlagerung. Diese dient weniger dem Abfließen von aspirierter Flüssigkeit als mehr der Verbesserung der Ventilation betroffener atelektatischer Lungenabschnitte und des Ventilations-Perfusions-Verhältnisses.

Eine Beatmung sollte auch bei ausreichendem oder gut erholtem Gasaustausch mindestens 24 h fortgeführt werden. Eine frühzeitige Extubation birgt die Gefahr des Wiederauftretens eines Lungenödems mit der Notwendigkeit einer Reintubation und dann Verzögerung des Heilungsverlaufs.

Die Prognose des durch einen Ertrinkungsunfall hervorgerufenen Lungenschadens ist aufgrund der zeitlich und lokal begrenzten Schädigung meist deutlich besser und die Erholung schneller als beim ARDS, so dass bei adäquater Therapie bleibende pulmonale Folgeschäden seltener sind.

Die Gefahr einer Infektion über mit der aspirierten Flüssigkeit aufgenommene Mikroorganismen ist gering. Eine Antibiotikaprophylaxe ist daher in aller Regel nicht indiziert. Eine kalkulierte Antibiotikatherapie sollte nur gezielt bei Zeichen einer beginnenden Infektion mit Hilfe eines regelmäßigen bakteriologischen Monitorings erfolgen.

Merke: Keine prophylaktische Antibiotika-Gabe nach Ertrinken!

Viele Patienten entwickeln nicht nur eine pulmonale, sondern auch eine generalisierte Schrankenstörung im Sinne einer systemischen Entzündungsreaktion (SIRS – Systemic Inflammatory Response Syndrome) mit relevanten Flüssigkeitsverschiebungen vom intravasalen in den interstitiellen Raum und folgendem hohen Volumen- und auch Katecholaminbedarf. Bei schwerer Hypoxie können die kardiale Pumpleistung und andere lebenswichtige Organfunktionen nachhaltig beeinträchtigt sein. Es besteht die Gefahr des Multiorganversagens. Zur Optimierung der Flüssigkeitsgabe und Katecholamintherapie ist hier mitunter auch ein invasives Kreislaufmonitoring indiziert.

Die meisten Therapieansätze beim Ertrinkungspatienten lassen sich auch in einer intensivmedizinisch ausgerichteten Druckkammer durch- und fortführen, so dass auch beim verunfallten Taucher mit Ertrinkung eine zeitnahe spezifische DCI-Behandlung möglich ist.

Nach erfolgreicher Reanimation wird auch beim Ertrinken (zur Reduktion des Stoffwechsels und verbesserten Erholung des möglicherweise hypoxiegeschädigten Gehirns) mitunter eine therapeutische Hypothermie (Absenken der Körperkerntemperatur auf 32–34 °C für 12–24 h) empfohlen. Damit verbundene invasive Maßnahmen sind allerdings in den meisten Druckkammern nicht realisierbar, so dass hier

Kompaktinformation

Therapie des Ertrinkungsunfalls

- Bewusstseinsklare Taucher: 100 % Sauerstoff, PEEP über CPAP-Maske.
- Bewusstlose Taucher: Intubation und kontrollierte Beatmung, Einstellung der Beatmungsparameter entsprechend ARDS-Behandlung.
- Keine umfangreichen endobronchialen Absaugversuche!
- Magensonde!

eine strenge Abwägung zwischen der Indikation zur schnellstmöglichen Rekompression und dem möglichen Nutzen einer therapeutischen Hypothermie erfolgen muss.

39.2.3 Hypothermiebehandlung

Gerade Taucher mit einem Ertrinkungsunfall sind häufig akut durch eine schwere Auskühlung (Hypothermie) gefährdet.

Bei schweren Tauchunfällen ist die Rettung und medizinische Versorgung oft verzögert und viel zeitintensiver als bei leichteren Tauchunfällen. Im Wasser tritt eine Auskühlung deutlich schneller ein als in trockener Umgebung. Auch nach der Rettung aus dem Wasser ist der Verunfallte durch Nässe und möglicherweise prolongierte Erstversorgung von zusätzlicher Auskühlung bedroht. Sinkt die Körperkerntemperatur unter 35 °C, liegt eine Hypothermie vor. Bei einer milden Hypothermie (35–32 °C) reagiert eine bewusstseinsklare Person zunächst mit Frieren und Kältezittern, später wird der Patient schläfrig und das Zittern verschwindet (32–28 °C). Bei einem weiteren Abfall der Körperkerntemperatur folgt die hypothermiebedingte Bewusstlosigkeit und das Risiko für schwere Herzrhythmusstörungen bis zum Kammerflimmern steigt stark an. Schließlich kommt es zum Atem- und Kreislaufstillstand und zum Tod (< 24 °C).

Die Körperkerntemperatur wird am genauesten und relativ störungsfrei in der Speiseröhre (ösophageal), in der Harnblase oder in großen zentralen Blutgefäßen über spezielle Katheter bestimmt. In jedem Fall muss das verwendete Thermometer entsprechend niedrige Temperaturen (< 30 °C) anzeigen können.

Auch nach Ende der Kälteexposition kann die Körperkerntemperatur weiter sinken (Afterdrop). Die Rettung sollte zur Vermeidung eines Bergungskollaps (kaltes Schalenblut gelangt in den zentralen Kreislauf, gleichzeitiger Verlust des hydrostatischen Drucks) schonend und mit konsequent horizontaler Lagerung des Verunfallten erfolgen.

Eine milde Hypothermie kann durch Entfernung der nassen Kleidung, Abtrocknen, warme Umgebung, Bekleidung, Decken und körperwarme Infusionen gebessert werden. Wenn sich eine Bewusstseinstrübung zeigt und kein Kältezittern mehr vorhanden ist, sollten jegliche aktive und passive Bewegungen des Patienten vermieden, der Atemweg gesichert (Intubation) und der Kreislauf engmaschig überwacht und ggf. mit Katecholaminen gestützt werden. Solange keine Zeichen der Kreislaufinstabilität bestehen (systolischer Blutdruck > 90 mmHg, keine schweren Herzrhythmusstörungen (ventrikuläre Arrhythmien)) und die Körperkerntemperatur über 28 °C beträgt, ist eine konvektive Wärmezufuhr (z. B. über spezielle Wärmedecken und Warmluftgebläse) angezeigt. Bei höhergradiger Hypothermie (< 32 °C) sollte eine aktive Wiedererwärmung über invasive Verfahren (kontrollierte direkte Erwärmung des Blutes) erwogen werden, idealerweise bei schwerer Hypothermie (< 30 °C) und Kreislaufinstabilität über einen extrakorporalen Kreislauf (Herz-Lungen-Maschine bzw. -Unterstützung, ECMO, ECLS) an einem spezialisierten Zentrum. Dabei sollte die Wiedererwärmung kontrolliert mit maximal 0,5–1 °C/h erfolgen.

Je niedriger die Körperkerntemperatur, desto größer ist das Risiko von schweren Herzrhythmusstörungen. Bei Temperaturen unter 28 °C steigt das Risiko für Kammerflimmern nochmals erheblich an. Bei einem hypothermiebedingten Kreislaufstillstand muss eine kardiopulmonale Reanimation bis zur Normothermie des Patienten fortgeführt werden („Nobody is dead until he is warm and dead"). Unter einer Körperkerntemperatur von 30 °C sollten nicht mehr als drei Defibrillationsversuche zur Stabilisierung des Herzrhythmus unternommen werden, da diese meist ohne größere Erfolgsaussichten sind und dann eher das Myokard weiter schädigen können. Auch eine Medikamentengabe ist unter 30 °C nicht sinnvoll. Die Vasokonstriktion wird durch Katecholamine noch verstärkt, die Arrhythmieneigung steigt. Weitere Rhythmisierungsversuche sollten jedoch bei entsprechender Wiedererwärmung (Körperkerntemperatur > 30 °C) durchgeführt werden.

Ein Taucher mit höhergradiger, d.h. moderater (32–28 °C) oder schwerer (unter 28 °C), Hypothermie ist akut vital gefährdet, so dass die Hypothermiebehandlung und vitale Stabilisierung auf einer geeigneten Intensivstation eindeutig im Vordergrund steht. Auch bei dringlicher Indikation zur Rekompressionsbehandlung wird eine Druckkammerbehandlung in diesem Stadium nicht möglich sein.

Merke: Bei ausgeprägter Hypothermie Patient möglichst wenig bewegen, langsame und kontrollierte Wiederaufwärmung (< 1 °C/h)!

39.2.4 Lungenbarotrauma beim Ertrinkungsunfall

Beim Ertrinkungsunfall unter Wasser steigt mit zunehmender Tiefe, in der sich der Unfall ereignet, auch das Risiko, beim Aufstieg oder bei der Rettung ein pul-

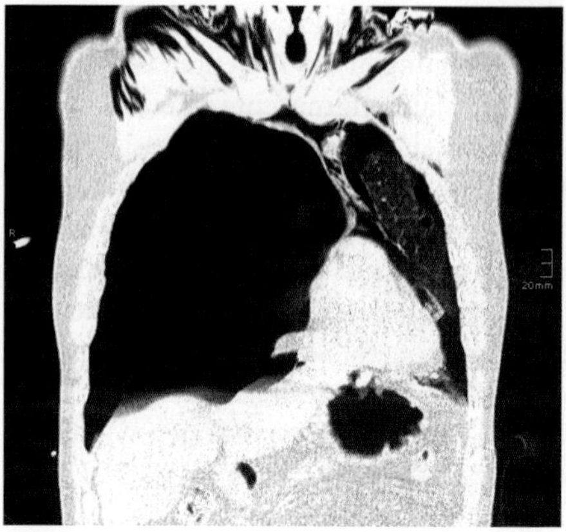

Abb. 39.4: CT Thorax: Spannungspneumothorax rechts mit Kompressionsatelektase der rechten Lunge und Mediastinalverlagerung nach links, Pneumothorax links, Mediastinalemphysem mit Haut-Weichteil-Emphysem im Bereich des oberen Brustkorbs und Halses bei pulmonalem Barotrauma (Foto: BG Unfallklinik Murnau)

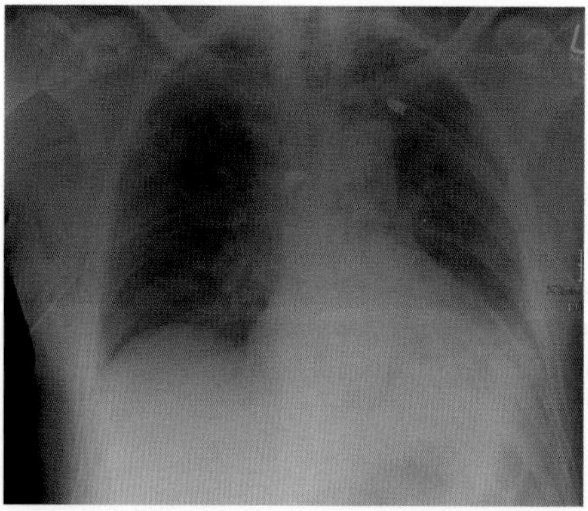

Abb. 39.5: Röntgen Thorax: Selber Patient wie in Abb. 39.4 nach Anlage von beidseitigen Thoraxdrainagen. Beide Lungen zeigen sich entfaltet (Foto: BG Unfallklinik Murnau)

monales Barotrauma zu erleiden. Wird beim Aufstieg nicht ausgeatmet, bewirkt die mit der Reduktion des Umgebungsdruckes verbundene Volumenzunahme des in der Lunge befindlichen Atemgases (Gesetz von Boyle-Mariotte) eine Lungenüberdehnung bis hin zum Lungenriss. Ein Taucher, der zu ertrinken droht, versucht meist, in unkontrollierter Panik so schnell wie möglich die Wasseroberfläche zu erreichen und atmet das sich expandierende Gas in seiner Lunge nicht ausreichend ab. Tritt ein Laryngospasmus auf, werden die Expansion des intrapulmonalen Gases und der folgende Druckanstieg in der Lunge den Verschluss der Stimmritze nicht überwinden können und eher zum Zerreißen von Lungengewebe führen.

Ist der Taucher bewusstlos, ist immer auch von einer Ertrinkungsproblematik auszugehen. Der Atemregler befindet sich bei der Rettung selten im Mund des betroffenen Tauchers. Selbst wenn, ist dennoch ein Laryngospasmus durch vorangegangene Aspiration kleinster Flüssigkeitsmengen sehr wahrscheinlich.

Auch bei technisch optimierter Rettung des verunfallten Tauchers aus der Tiefe (Kopf überstreckt, Luftblasenaustritt aus Mund und Nase des Tauchers etc.) ist bis zum Beweis des Gegenteils immer von einem Lungenbarotrauma auszugehen. Dieses kann sich als Pneumothorax, subkutanes oder Mediastinalemphysem oder als arterielle Gasembolie äußern. Während sich Pneumothorax und subkutane bzw. mediastinale Luft anhand eines Thorax-CT (Computertomogramm des Brustkorbs) sehr gut darstellen lassen (Abb. 39.4), ist der Nachweis oder Ausschluss einer arteriellen Gasembolie sehr viel schwieriger. Der Nachweis von Gas im Bereich des Gehirns gelingt auch bei zerebralen arteriellen Gasembolien mit gravierenden klinisch-neurologischen Ausfällen durch ein Computertomogramm des Kopfes (CCT) nur selten. Hinweise auf eine mögliche arterielle Gasembolie können daher meist nur das klinische Bild (erschwert beurteilbar bei Bewusstlosigkeit!) bzw. dessen Verlauf seit Unfall (Angaben auch von Dritten) geben. Dies ist wichtig und hat mitunter entscheidenden Einfluss auf die weitere Therapie, da ein Patient mit arterieller Gasembolie einer Druckkammertherapie zugeführt werden sollte, während die anderen Manifestationsformen des Lungenbarotraumas für sich keine Druckkammerbehandlung benötigen. Ein Pneumothorax wird durch das Anlegen einer Thoraxdrainage behandelt (Abb. 39.5).

Merke: Ein pulmonales Barotrauma ist bei ertrinkenden Tauchern durch unkontrollierten Aufstieg bzw. Rettung keine Seltenheit! Bei Aufnahme in die Klinik sollte eine Computertomographie der Lunge (Thorax-CT) durchgeführt werden. Ein Pneumothorax muss mit einer Drainage entlastet werden.

Fallbeispiel. Bei einem nichtdekompressionspflichtigen Wiederholungstauchgang bis auf maximal 22 m Tiefe in einem Bergsee in Österreich verspürt ein mäßig erfahrener Taucher beim Wiederaufstieg in 7 m Tiefe plötzlich einen heftigen Brustschmerz, der zu einem sofortigen Notaufstieg führt. Beim Versuch, ans Ufer zu schwimmen, verliert er das Bewusstsein. Er wird von anderen Tauchern aus dem Wasser gerettet und Wiederbelebungsmaßnahmen werden begonnen (Laienreanimation). Nach etwa einer Minute ist er wieder bei Bewusstsein, aber unruhig, kurzatmig und zyanotisch (blau). Der Rettungsdienst mit Notarzt stellt ein abgeschwächtes Atemgeräusch über der rechten Lunge fest und Hautknistern im Brust-/Halsbereich. Die periphere Sauerstoffsättigung (SO_2) ist deutlich vermindert (72 %). Neurologische Ausfälle sind nicht offensichtlich. Unter Sauerstoffgabe bessern sich Atemnot und Sauerstoffsättigung. Es erfolgt der Hubschraubertransport in eine Akutklinik mit Druckkammerzentrum. Bei der Krankenhausaufnahme ca. 2 Stunden nach Beendigung des Tauchgangs ist der Patient neurologisch unauffällig, kreislaufstabil, kurzatmig, SO_2 93 % unter Sauerstoffgabe (10 l über Maske mit Reservoir); deutliches Hautemphysem (spürbares Hautknistern) im oberen Brustkorbbereich und Hals, keine sonstigen Hautveränderungen/Marmorierungen; in der transthorakalen Echokardiographie keine Blasensignale im Blutstrom; im thorakalen Computertomogramm (TCT, s. Abb. 39.4) Spannungspneumothorax rechts mit Kompression der rechten Lunge und Mediastinalverschiebung nach links, Pneumothorax auch links, deutliche Gasansammlungen im Mediastinum (Mediastinalemphysem) und in den Weichteilen der Brustwand und des Halses (subkutanes Emphysem); im kranialen Computertomogramm (CCT) kein Hinweis auf zerebrale arterielle Gasembolie.

Diagnose: Barotrauma der Lunge mit Pneumothorax und Mediastinal-/Weichteilemphysem ohne Anhalt für arterielle Gasembolie, keine Dekompressionserkrankung.

Therapie: Da zu keinem Zeitpunkt neurologische Auffälligkeiten oder andere Hinweise auf eine mögliche arterielle Gasembolie bestehen, erfolgt keine Druckkammerbehandlung. Im Vordergrund steht die kritisch eingeschränkte pulmonale Situation. Es erfolgt die Anlage von Thoraxdrainagen beidseits und eine intensivmedizinische Überwachung und Atemtherapie. Darunter kommt es im Verlauf zu einer guten Entfaltung beider Lungen (s. Abb. 39.5) und Rückbildung des Weichteilemphysems. Ein erneutes thorakales CT bei entfalteter Lunge zeigt multiple auch größere blasige Lungenveränderungen (Bullae), die zeitlebens jede weitere Tauchaktivität verbieten.

Hinweis. Nicht jeder schwere Tauchunfall muss in einer Druckkammer behandelt werden. Kann eine Dekompressionserkrankung (DCI) nicht ausgeschlossen werden, muss jedoch auch eine Druckkammerbehandlung erwogen werden.

39.2.5 Dekompressionserkrankung und Ertrinkungsunfall

Ein unkontrollierter Notaufstieg birgt nicht nur die Gefahr eines Lungenbarotraumas durch Überdehnung der Lunge, sondern auch die Gefahr der übermäßigen Blasenbildung durch unkontrollierte Inertgasentsättigung und damit die Gefahr einer Dekompressionskrankheit und/oder arteriellen Gasembolie unabhängig von einer möglichen Lungenüberdehnung. Sollten sich aus der klinischen Untersuchung des verunfallten Tauchers oder aus seinem Tauchprofil Hinweise auf eine Dekompressionserkrankung (DCI) oder eine erhöhte Gefahr, DCI-Symptome auszubilden, ergeben, muss eine Druckkammerbehandlung erwogen werden.

Liegt auch ein Ertrinkungsunfall vor, sollte diese nur in einer Druckkammer durchgeführt werden, in der eine qualifizierte intensivmedizinische Betreuung gewährleistet und eine differenzierte Beatmungstherapie entsprechend den Standards der ARDS-Behandlung möglich ist. Dies schränkt die Auswahl einer geeigneten Druckkammer erheblich ein. Mitunter müssen längere Transportwege zur Sicherung einer optimierten Weiterbehandlung in Kauf genommen werden.

Merke: Wenn eine DCI nicht ausgeschlossen werden kann, ist auch beim Ertrinkungsunfall eine Druckkammerbehandlung (→ Zentrum mit Möglichkeit zur Intensivtherapie und differenzierten Beatmung in der Druckkammer!) zu erwägen!

Fallbeispiel. Zwei Taucher führen an einem Sommerabend an einem mitteleuropäischen Binnensee in 4 °C kaltem Wasser einen Tauchgang durch. An Atemgasen wurden mitgeführt: Luft, Nitrox (37 % O_2) und Sauerstoff. Der Tauchpartner beschreibt später einen zunächst unauffälligen Tauchgangsverlauf, in 30–35 m Tiefe dann eine plötzliche Unruhe und Verwirrtheit mit hektischen unkoordinierten Bewegungen bei seinem Tauch-Buddy und schließlich Bewusstlosigkeit und Zuckungen. Der Verunfallte wird von ihm per Notaufstieg ohne Lungenautomat im Mund an die Oberfläche gebracht, ist dort schlaff und weiterhin bewusstlos und hat blutigen Schaum vor dem Mund. Die Rettung aus dem Wasser wird durch zunächst fehlende Hilfe deutlich verzögert. Erst spät gelingt es, die Aufmerksamkeit der Besatzung eines vorbeifahrenden Motorboots zu gewinnen und den verunfallten Taucher aus dem Wasser zu bergen.

Der Verunfallte erlangt dann zwar zwischenzeitlich das Bewusstsein, ist jedoch verwirrt und zeigt eine schlechte Atmung mit deutlich verminderter Sauerstoffaufnahme, so dass der inzwischen eingetroffene Notarzt eine Narkose und maschinelle Beatmung einleitet. Es folgt der Transport ins nächste Krankenhaus mit Notaufnahme, von dort die Weiterverlegung mittels Hubschrauber ins nächste geeignete Druckkammerzentrum.

Beim Eintreffen an der Druckkammer liegen keine Angaben zum Tauchgang oder Unfallhergang vor. Der mitgegebene Tauchcomputer zeigt ein Tauchprofil mit einer Maximaltiefe von 72 m, eine Tauchzeit von 23 min und diverse Alarme (Dekostopp ignoriert, Aufstiegsgeschwindigkeit überschritten, MOD überschritten, Mikroblasen).

Der Taucher ist durch die für die Beatmung notwendige Narkoseführung (Analgosedierung) neurologisch nur schlecht beurteilbar. Über der Lunge lassen sich Rasselgeräusche auskultieren, die Blutgasanalyse zeigt eine deutlich eingeschränkte Lungenfunktion. Das Röntgenbild der Lunge zeigt keinen Pneumothorax und keine größeren Hinweise auf ein Lungenödem oder eine Aspiration. An Brust- und Bauchwand sieht man verschiedene Bezirke fleckig-bläulicher Verfärbung (Marmorierung).

Da sich eine schwere Dekompressionserkrankung mit möglicherweise auch neurologischen Symptomen nicht ausschließen lässt, erfolgt eine sofortige Druckkammerbehandlung nach maximal verlängerter Tabelle 6 (Gesamtdauer 490 min). Bei möglicher vorangegangener Aspiration (Ertrinkungsunfall?) wird der verunfallte Taucher während der Druckkammerbehandlung mit erhöhtem PEEP druckkontrolliert beatmet. Zur Stabilisierung von Kreislauf und Nierenfunktion werden mehrere Liter Infusionsflüssigkeit verabreicht. Der pulmonale Gasaustausch ist weiterhin eingeschränkt. Die Hautmarmorierungen sind jedoch bereits nach kurzer Zeit verschwunden.

Im Anschluss an die Druckkammerbehandlung wird eine Computertomographie vom Kopf und Brustkorb durchgeführt. Am Gehirn zeigen sich keine Hinweise auf eine zerebrale arterielle Gasembolie und auch keine sonstigen Auffälligkeiten. Am Brustkorb sieht man keine Zeichen eines Lungenbarotraumas (kein Pneumothorax, kein Mediastinalemphysem), jedoch deutliche Belüftungsstörungen in den unteren Anteilen der Lunge.

Da der Gasaustausch jedoch inzwischen ausreichend stabilisiert scheint, wird die Analgosedierung (Narkose) zur besseren neurologischen Beurteilung des Patienten beendet und der Patient aufgeweckt und extubiert. Er bietet danach keine größeren neurologischen Auffälligkeiten, insbesondere keine Lähmungen. Die Lungenfunktion ist zunächst noch eingeschränkt, bessert sich jedoch im Tagesverlauf unter nichtinvasiver Maskenbeatmung (NIV), so dass noch zwei weitere kürzere Behandlungen in der Druckkammer durchgeführt werden können. Eine Befragung des verunfallten Tauchers ergibt, dass er während des Tauchgangs höchstwahrscheinlich die Atemgase Nitrox und Sauerstoff verwechselt hat und somit in über 30 m Tiefe reinen Sauerstoff geatmet hat. Der Patient kann bei allmählich erholter Lungenfunktion ohne Restsymptomatik nach einigen Tagen aus der stationären Behandlung entlassen werden.

Fazit: Bei dem vorliegenden Tauchunfall handelt es sich um eine Kombination aus primärer Sauerstoffintoxikation (Krampfanfall unter Wasser), aus Notaufstieg und versäumter Deko resultierender Dekompressionserkrankung (Hautsymptome, evtl. auch neurologische Symptome), leichtem Lungenbarotrauma (kein größerer Lungenriss, aber zumindest Lungenüberdehnung durch Notaufstieg) und Aspiration/Ertrinkungsunfall durch Bewusstlosigkeit im Wasser.

Ein derartig komplexer schwerer Tauchunfall erfordert kompetente tauch- und intensivmedizinische Betreuung und Versorgungsmöglichkeiten in und außerhalb der Druckkammer, die vollständige gesundheitliche Wiederherstellung dennoch zusätzlich extrem viel Glück!

39.3 Das akute Lungenödem des Tauchers (Tauchunfälle mit isolierter pulmonaler Problematik)

Kommt es bereits während des Tauchgangs oder kurz danach zu Atemproblemen mit Kurzatmigkeit oder Atemnot, Husten und weißlich-schaumigen Auswurf, evtl. mit Blutbeimengungen, kann es sich (auch bei jungen und ansonsten gesunden bzw. sportlich-trainierten Tauchern!) um die Ausbildung eines spezifischen Taucherlungenödems handeln. Hauptursache dieses Lungenödems ist eine Erhöhung der Vorlast am Herzen durch die Umverteilung einer größeren Blutmenge aus den peripheren Blutgefäßen in die Lungengefäße („Blood Shift") durch die Immersion/Submersion beim Schwimmen oder Tauchen. Nachfolgend kommt es zu einer Erhöhung des Blutdrucks im Lungenkreislauf und bei Überschreiten eines kritischen Drucks in den Lungenkapillaren zum Übertritt von Blutplasma in die Lungenbläschen. Die Entwicklung eines Lungenödems wird begünstigt durch eine Erhöhung der Nachlast des Herzens, z. B. durch eine Gefäßverengung bei Kälte, und durch starke körperliche Anstrengung.

Die wesentlichen Maßnahmen bestehen in der Ursachenbehebung mit Entfernen des betroffenen Tauchers aus dem Wasser, Ruhiglagerung, Entfernung des (oft engen) Tauchanzugs und Wiedererwärmung bzw. Schutz vor Auskühlung und Sauerstoffgabe. Spezifische intensivmedizinische Maßnahmen richten sich gegen das Lungenödem und die Erhöhung des pulmonal-kapillären Drucks. Bei bewusstseinsklaren Tauchern sollte frühestmöglich eine nichtinvasive Beatmung (NIV) mittels CPAP-Maske und erhöhtem PEEP durchgeführt werden (Abb. 39.6). Bewusstseinsgetrübte Taucher müssen intubiert und kontrolliert beatmet werden. Zur schnelleren Entwässerung der Lunge können Schleifendiuretika (z. B. Furosemid) i. v. verabreicht werden, zur Entlastung des kleinen Kreis-

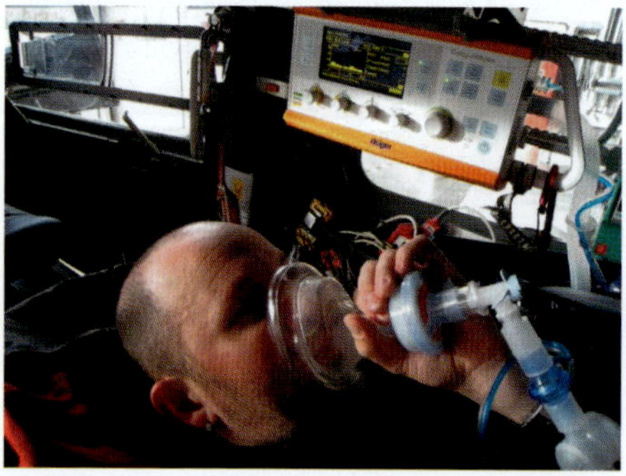

Abb. 39.6: Eine nichtinvasive Beatmung (NIV) mit reinem Sauerstoff, PEEP und CPAP-Maske kann und sollte ggf. auch frühzeitig und noch vor Aufnahme im Krankenhaus begonnen werden (Foto: BG Unfallklinik Murnau)

Kompaktinformation

Therapie des Taucherlungenödems

- Entfernung aus dem Wasser
- Entfernung eines nassen oder engen Tauchanzugs
- Ruhig-Lagerung (auch sitzend!)
- Kälteschutz bzw. langsame Wiedererwärmung
- Hochdosierte Sauerstoffgabe (FiO_2 1,0)
- CPAP-Maske mit PEEP!
- evtl. Furosemid 20 mg i. v.

laufs (Lungenstrombahn) kann Nitroglyzerin appliziert werden. Bei rascher Rettung aus dem Wasser (vor Ertrinken) und Einleitung der o. g. Therapiemaßnahmen ist die Prognose des Lungenödems gut.

Wie auch beim isolierten pulmonalen Barotrauma mit Pneumothorax oder Mediastinal- bzw. Weichteilemphysem ohne neurologische oder anderweitige Symptome einer arteriellen Gasembolie besteht hier keine Notwendigkeit einer Druckkammerbehandlung. Hat jedoch ein Notaufstieg stattgefunden, muss bei manifesten oder drohenden DCI-Symptomen auch eine solche erwogen werden.

39.4 Tauchunfälle mit schwersten neurologischen Ausfällen

Laut Nomenklatur der GTÜM gilt jede im Zusammenhang mit dem Tauchen auftretende Symptomatik, die über starke Müdigkeit oder Hautjucken hinausgeht oder länger als 30 min nach Beginn der Sauerstoffatmung persistiert, als schwere Symptomatik, die dann einer Druckkammerbehandlung bedarf. Nur wenige Symptome sind dabei jedoch so schwer, dass eine Intensivbehandlung erforderlich ist. Zu den Ursachen schwerster neurologischer Symptome gehören vor allem arterielle Gasembolien und andere zentralnervösen Manifestationen der Dekompressionserkrankung. Das zentrale Nervensystem (ZNS) ist gegenüber einer Hypoxie bzw. Ischämie (fehlende Durchblutung) besonders anfällig. Wird durch Gasblasen im Gefäßsystem die Blutzufuhr zu Teilen des Gehirns unterbrochen, treten neurologische Ausfälle meist unmittelbar auf. Seh- und Sprachstörungen, akute Gleichgewichts- und Koordinationsstörungen, Taubheitsgefühl, Gefühlsstörungen und Lähmungen sowie zerebrale Krampfanfälle oder Einschränkungen des Bewusstseins bis hin zur Bewusstlosigkeit können die Folge sein. Oft ähnelt die Symptomatik einem akuten Schlaganfall mit dem klinischen Bild einer Arm-, Bein- oder Halbseitenlähmung. Ist das Rückenmark betroffen, entwickelt sich häufig und rasch eine im Verlauf meist noch zunehmende Querschnittsymptomatik mit Lähmung und Gefühlsstörungen der Beine (Paraplegie), teilweise auch der Arme (Tetraplegie), und fehlender Kontrolle der Blasen- und Mastdarmfunktion.

Treten schwere neurologische Symptome bereits beim Auftauchen oder direkt danach auf, liegt ihnen meist eine arterielle Gasembolie zugrunde. Gerade bei akuter zerebraler Symptomatik kann die Abgrenzung zum akuten Schlaganfall anderer Ursache schwierig sein. Daher sollte bei Aufnahme in der Klinik eine kranielle Computertomographie (Kopf-CT), evtl. auch mit Darstellung der Blutgefäße im Gehirn (CT-Angio), durchgeführt werden. Allerdings gelingt auch im Falle einer klinisch gesicherten Gasembolie der Nachweis von Gasblasen im Gehirn zum Untersuchungszeitpunkt nur sehr selten, so dass im Zweifel immer eine Druckkammerbehandlung angestrebt werden sollte.

Hinweis. Die Diagnose einer zerebralen arteriellen Gasembolie wird durch die Tauchunfallanamnese (Ablauf des Tauchunfalls) und die klinische Symptomatik und Symptomentwicklung gestellt. Zerebrale Gasblasen lassen sich auch mit einer frühen Computertomographie (CCT) nur äußerst selten darstellen.

Gasblasen können auch verzögert zu schweren Durchblutungsstörungen im ZNS führen. Die Inertgasentsättigung und Blasenbildung erreicht oft erst etwa eine halbe bis eine Stunde nach dem Auftauchen ihr Maximum. Diese Phase ist besonders anfällig für den Übertritt von primär venös entstandenen Gasblasen in die arterielle Strombahn, z.B. bei „Überlastung" des Lungenfilters, einem relevanten PFO (Patent Foramen ovale) oder anderem Rechts-Links-Shunt.

Schwere neurologische Ausfälle im Rahmen einer DCI treten meist innerhalb der ersten Stunde nach Tauchgangsende auf und bedürfen einer schnellstmöglichen Druckkammerbehandlung. Ziel ist es, Gasblasen, die Blutgefäße verschließen, möglichst schnell wieder aufzulösen und die erforderliche Durchblutung und Sauerstoffversorgung der äußerst empfindlichen Nervenzellen wieder herzustellen.

Leider lässt sich durch die Auflösung der Gasblasen allein nur selten eine rasche klinische Besserung erzielen. Oftmals kommt die Rekompressionsbehandlung zu spät, so dass auch eine wiederhergestellte Durchblutung inzwischen geschädigtes Hirngewebe nicht mehr retten kann. Häufig sind bereits frühzeitig durch die Gasblasen Schäden bzw. Irritationen an den inneren Gefäßwänden (Endothel) gesetzt worden, die schwere Schrankenstörungen mit Erhöhung der Gefäßdurchlässigkeit, Gerinnungsprozesse mit Ausbildung von Thrombosen und immunologischen Reaktionen ausgelöst haben, die sich therapeutisch auch bei frühzeitiger Druckkammertherapie nur schwer beeinflussen lassen.

Dennoch ist eine Druckkammerbehandlung frühestmöglich anzustreben. Auch bei Zeitverzug und verspätetem Behandlungsbeginn ist ein Behandlungsversuch sinnvoll. In jedem Fall muss jedoch auch unter der laufenden Druckkammertherapie mit einer Verschlechterung der neurologischen Symptomatik gerechnet werden.

Hinweis. Gerade bei Tauchern mit Querschnittsymptomatik kommt es recht häufig noch in der Druckkammer zu einer Verschlechterung und Ausbreitung der Lähmungen, die zu einer zunehmenden Ateminsuffizienz führen können und dann eine Intubation und maschinelle Beatmung bereits in der Druckkammer erforderlich machen. Bei einem beginnend querschnittgelähmten Taucher, der anfänglich noch ausreichend selbständig atmet, kann die erhöhte Atemarbeit unter Überdruck (durch die höhere Gasdichte bedingt) auch ohne Zunahme der Lähmungen zu einer allmählichen Erschöpfung seiner Atemmuskulatur führen, die ihn dann ebenfalls beatmungspflichtig macht.

Eine notfallmäßige Intubation in der Druckkammer sollte vermieden werden, muss aber auch in diesen Fällen möglich sein. Je dringlicher die Indikation zur Druckkammerbehandlung, desto großzügiger sollte auch bei schwerer neurologischer Symptomatik die Indikation zur Intubation und Behandlung unter Analgosedierung und kontrollierter Beatmung gestellt werden. Nachteilig dabei ist, dass klinische Verlaufskontrollen zunächst nicht mehr möglich sind. In derartigen Fällen sollte man die Initialbehandlung in der Druckkammer so durchführen, als würde eine Symptomverbesserung ausbleiben. Eine Behandlung nach Tabelle 6 sollte also bei fehlender klinischer Beurteilbarkeit möglichst maximal verlängert werden.

Stehen moderne Beatmungsgeräte in der Druckkammer zur Verfügung, kann bei bewusstseinsklaren Tauchern mit höherer Querschnittsymptomatik und stabil suffizienter Eigenatmung einer Atmungserschöpfung auch durch die Anwendung von maschineller Druckunterstützung bei der Maskenatmung (ähnlich dem Masken-CPAP) bereits ab Beginn der Druckkammerbehandlung vorgebeugt werden.

Höhergradig bewusstseinsgestörte und bewusstlose sowie aspirationsgefährdete und primär ateminsuffiziente verunfallte Taucher sind in jedem Fall zu intubieren.

Die Gabe von Antikoagulanzien (Blutgerinnungshemmern) wird kontrovers gesehen. Eine Thromboseprophylaxe (z. B. mit niedermolekularem Heparin) ist bei jedem bettlägerigen und immobilisierten Patienten, insbesondere bei vorhandenen Lähmungen im Rahmen schwerer neurologischer Dekompressionserkrankungen, durchzuführen. Dazu gehören insbesondere Patienten mit einer Querschnittsymptomatik. Die Gabe von Acetylsalicylsäure (ASS) zur Hemmung der Thrombozytenaggregation (Aneinanderheften von Blutplättchen), wie ansonsten bei der Therapie von akuten Schlaganfällen bei Durchblutungsstörungen üblich, ist jedoch bei der Behandlung von Tauchunfällen bislang ohne Nachweis einer Wirksamkeit.

Ansonsten orientiert sich aber die Therapie von schweren neurologischen Ausfällen aufgrund eines Tauchunfalls eng an der Therapie einer entsprechenden tauchunfallunabhängigen akuten neurologischen Symptomatik. Gerade bei Perfusionsstörungen (Durchblutungsstörungen) im Bereich des Gehirns und Rückenmarks ist daher auch beim Tauchunfall auf eine adäquate Hydrierung (Flüssigkeitsausgleich) und einen ausreichenden Perfusionsdruck (mittlerer arterieller Blutdruck) zu achten. Gegebenenfalls ist dazu auch die Gabe von Katecholaminen (hochwirksame kreislaufstützende Medikamente), insbesondere Vasopressoren, und ein invasives kontinuierliches Monitoring (kontinuierliche direkte Blutdruckmessung) notwendig. Eine solche Therapie muss auch konsequent während der Druckkammerbehandlung fortgeführt werden.

Hinweis. Querschnittgelähmte Patienten brauchen möglichst frühzeitig eine spezifische interdisziplinäre Komplextherapie mit urologischer Mitbetreuung und spezifischer Therapie der Blasenfunktionsstörung, einem entsprechendem Darmmanagement und regelmäßigen Abführmaßnahmen (fast immer ist die Darmtätigkeit beeinträchtigt), intensivierte Physio- und Ergotherapie auf neurophysiologischer Grundlage, physikalische Maßnahmen, Atemtraining und Hilfe beim Abhusten (hohe Lähmungen). Möglichst früh sollte eine Verlegung an ein geeignetes Zentrum erfolgen.

Fallbeispiel. Ein deutlich übergewichtiger Taucher führt mit zwei Freunden im Winter einen Tauchgang in einem kalten mitteleuropäischen Binnensee durch. Bei einem der Freunde kommt es zu einer Vereisung seines Atemreglers. Beide Freunde steigen darauf kontrolliert auf. Bei dem Versuch ebenfalls zu helfen, kommt es bei unserem Taucher zu einem unkontrollierten Aufstieg aus fast 70 m Tiefe an die Wasseroberfläche in weniger als 3 min. Der Tauchcomputer zeigt anschließend eine versäumte Dekompressionszeit von 37 min an. Initial klagt der Taucher über Benommenheit und leichten Schwankschwindel. Er wird mit dem Rettungshubschrauber unter Verabreichung von Sauerstoff in eine nahegelegene Klinik mit Druckkammer (5 Flugminuten) verbracht. Bei der Krankenhausaufnahme zeigen sich keine größeren auffälligen Befunde, der Taucher klagt jedoch über ein leichtes Zittergefühl im Bereich des linken Oberschenkels. Bei möglicher beginnender neurologischer Dekompressionserkrankung und versäumter Deko von 37 min wird umgehend mit einer Druckkammerbehandlung nach USN Tabelle 6 begonnen. In der Druckkammer kommt es recht rasch zu einer aufsteigenden und zunehmenden Querschnittlähmung mit Beeinträchtigung der Atmung (Ateminsuffizienz), so dass die Behandlung vorzeitig abgebrochen wird. Der Patient wird bei zunehmender Tetraplegie (Lähmung aller Gliedmaßen) auf der Intensivstation aufgenommen, intubiert und bei deutlich verschlechterten Kreislaufverhältnissen mit Venenkatheter, invasivem Kreislaufmonitoring und hohen Dosen an Katecholaminen (hochwirksame Kreislaufmedikamente) versorgt. Die Druckkammertherapie wird nach ca. 6 h bei stabilisierten kardiopulmonalen Verhältnissen wieder aufgenommen und eine maximal verlängerte USN Tabelle 6 (490 min) durchgeführt. Im anschließenden Kernspintomogramm (MRT) der Wirbelsäule zeigt sich ein ausgeprägtes Rückenmarksödem von der Schädelbasis bis in den Bereich der unteren Brustwirbelsäule reichend. Die HBO-Therapie wird unter Analgosedierung (künstliches Koma) und Fortführung der Beatmungs- und Katecholamintherapie zunächst noch zweimal täglich, später nur noch einmal täglich fortgeführt. Eine intensive querschnittspezifische Therapie inkl. maximierter Physiotherapie wird eingeleitet. Im Verlauf kommt es zu einer leichten Rückbildung der MRT-Veränderungen, aber zu keiner nennenswerten Besserung der Lähmungen. Trotz schnellem

Kompaktinformation

Intensivtherapie von Tauchern mit schweren neurologischen Symptomen

- Taucher mit schweren neurologischen Symptomen wie Bewusstseinsstörungen und Lähmungen benötigen eine intensivmedizinische Betreuung in und außerhalb der Druckkammer.
- Bei Schlaganfall-ähnlichen Symptomen ist vor der Druckkammerbehandlung eine CCT-Untersuchung durchzuführen.
- Bei spinaler Symptomatik (Beteiligung des Rückenmarks) ist mit einer Zunahme und Verschlechterung der Lähmungen auch noch nach Beginn der Druckkammerbehandlung zu rechnen.
- Auch ohne Zunahme der Lähmungen kann die erhöhte Atemarbeit unter Überdruck bei Beteiligung der Atemhilfsmuskulatur zu einer Atemerschöpfung und -insuffizienz mit nachfolgender Notwendigkeit der Intubation und maschinellen Beatmung führen. Querschnittgelähmte Taucher sollten daher bei entsprechender Lähmungshöhe und zu erwartenden Atemproblemen bereits frühzeitig während der Kammerbehandlung über moderne Druckkammerrespiratoren bei der Atmung unterstützt werden.
- Bewusstlose bzw. anästhesierte und beatmete Patienten lassen sich nur schlecht hinsichtlich neurologischer Veränderungen untersuchen. Eine Druckkammertherapie sollte daher so fortgeführt werden, als würde es während der Therapie zu keiner Besserung der Symptomatik kommen (Tabelle 6 verlängern!)
- Bei zerebralen und spinalen Symptomen ist auf einen ausreichenden Perfusionsdruck zu achten (→ Volumentherapie, Katecholamine, invasive Blutdruckmessung!)
- Thromboseprophylaxe
- Übliche symptomorientierte Intensivtherapie wie bei neurologischen Ausfällen anderer Genese
- Frühzeitige Physio- und ergotherapeutische Mitbetreuung.

Therapiebeginn in der Druckkammer und optimierter intensivmedizinischer und querschnittsspezifischer Therapie verbleibt eine motorisch komplette und lediglich sensibel inkomplette hohe Querschnittlähmung.

Fazit: Bei massivster Blasenbildung lassen sich auch durch eine frühzeitige und optimierte spezifische Therapie die durch die Blasen ausgelösten immunologischen und Entzündungsreaktionen oft nur unzureichend beeinflussen, so dass mit schweren bleibenden Schäden gerechnet werden muss.

39.5 Intensivmedizin in der Druckkammer

Die intensivmedizinische Behandlung in der Druckkammer stellt höchste Anforderungen an Personal und Technik. Der in der Druckkammer zur Verfügung stehende Raum ist meist klein und beengt, so dass Eingriffe und Notfallmaßnahmen am Patienten, wie z. B. eine Intubation, das Legen einer Thoraxdrainage oder eines zentralvenösen Katheters oder auch Reanimationsmaßnahmen erschwert sind. Umfangreiches Personal und Equipment steht meist nicht unmittelbar in der Druckkammer zur Verfügung und muss in Notfällen häufig erst eingeschleust werden. Viele Geräte, die außerhalb der Druckkammer zur Verfügung stehen, können und dürfen in der Druckkammer nicht verwendet werden. Die diagnostischen Möglichkeiten sind während der Druckkammerbehandlung begrenzt. Druckwechsel und hyperbare Bedingungen erschweren die Behandlung und können gerade beim Intensivpatienten zu zusätzlichen Komplikationen führen.

39.5.1 Technische Besonderheiten

Jedes medizinische Gerät darf nur „bestimmungsgemäß“, also entsprechend den Herstellerangaben, verwendet werden. Dies schließt in aller Regel den Betrieb unter Überdruck aus. Es gibt nur ganz wenige medizinische Geräte und Medizinprodukte, die eine Herstellerzulassung für den Einsatz unter hyperbaren Bedingungen haben. Schon das Zulassungsverfahren ist meist aufwändig und teuer und die Nachfrage nach entsprechenden Geräten nur gering, so dass es sich für Hersteller schon deshalb in der Regel nicht rentiert, eine Zulassung zu erwirken. Zusätzlich müssen für den Betrieb in Überdruck zugelassene Geräte entsprechend konzipiert bzw. modifiziert sein, dass ihre Funktion und Sicherheit bei Druckwechseln und im Überdruck vollständig erhalten bleibt. Aufgrund des erhöhten Sauerstoffpartialdrucks von Luft unter Überdruck besteht bei der Druckkammerbehandlung eine erhöhte Brandgefahr. Daher verbietet sich in der Druckkammer der Einsatz von Geräten, die nur mit 220-V-Spannung betrieben werden können. Für den Gebrauch in der Druckkammer modifizierte und zugelassene Geräte werden in der Regel über Niederspannung (12–24 V) oder mit außerhalb der Kammer geladenen geeigneten Akkumulatoren betrieben (Abb. 39.7).

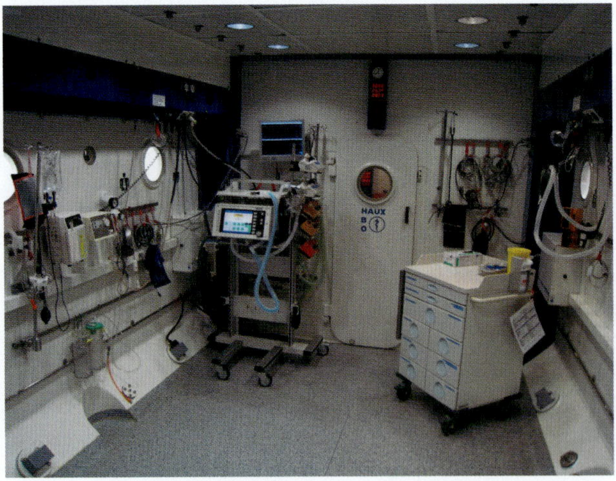

Abb. 39.7: Für die sofortige Behandlung intensivpflichtiger Patienten vorbereitete moderne Mehrpersonendruckkammer (Foto: BG Unfallklinik Murnau)

Hinweis. In Druckkammern dürfen nur für den Überdruckbetrieb zugelassene Geräte verwendet werden!

39.5.2 Auswirkungen des Boyle-Mariotte-Gesetzes

Jeder gasgefüllte Raum unterliegt bei Änderung des Umgebungsdrucks einer Änderung seines Volumens oder des in ihm herrschenden Drucks. Dies gilt für die gasgefüllten Hohlräume im menschlichen Körper wie auch für die in der Therapie verwendeten Geräte und Systeme. Gerade bei einem intensivmedizinisch versorgten Patienten müssen diese Aspekte besonders beachtet werden. Hier einige wichtige Beispiele:

Infusionssysteme sind niemals luftleer. In Infusionsflaschen kann während der Dekompression der Druck stark ansteigen, die Infusionsgeschwindigkeit und -menge zunehmen, das Infusionssystem sogar ausgepresst werden und damit eine venöse Gasembolie verursacht werden. Es empfiehlt sich daher, unbedingt Infusionsbeutel statt -flaschen zu verwenden und die Infusionsleitung in den Druckänderungsphasen der Druckkammerbehandlung zu verschließen. Spritzen und Infusionssysteme inkl. Drei-Wege-Hähne sind sorgfältig zu entlüften. Gerade bei der kontrollierten Dauerinfusion hoch kreislaufwirksamer Medikamente (Katecholamine), kommt es durch die Auswirkungen des Boyle-Mariotte-Gesetzes auf kleinste Restluftmengen im Infusionssystem regelmäßig zu starken Blutdruckschwankungen bei der Kompression oder Dekompression der Druckkammer, auf die umgehend reagiert werden muss.

Der **Cuff** (Blockungsmanschette) des Beatmungstubus ist in aller Regel auch mit Luft gefüllt. Er dichtet die Luftröhre außerhalb des Beatmungsweges ab. Bei Erhöhung des Umgebungsdrucks (Kompressionsphase der Druckkammerbehandlung) wird das darin befindliche Gasvolumen abnehmen und zu einer Undichtigkeit des Atemwegs führen, wenn nicht nachreguliert wird. In der Dekompressionsphase werden Cuff-Volumen oder -druck entsprechend der Gasexpansion zunehmen und es besteht die Gefahr der Cuff-Zerreißung oder Druckschädigung der Luftröhre. Auch in dieser Phase muss ständig nachreguliert werden, z.B. mit einem manuell-mechanischen Cuff-Druckmesser, wie er auch im OP und auf der Intensivstation verwendet wird. Da bei der Behandlung beatmungspflichtiger Patienten ein Zugriff auf den Patienten vor Ort stets möglich sein sollte, stellt die Blockung des Cuffs mit Wasser keine sinnvolle Alternative zur Blockung mit Luft dar.

Thoraxdrainagen müssen während der Druckkammertherapie nicht vom Sog und Drainagesystem getrennt und mit einem Heimlich-Ventil (Rücklaufsicherung) versehen werden. Intensivmedizinisch ausgerüstete Druckkammern verfügen in

Kompaktinformation

Praktische Hinweise zur Intensivtherapie in der Druckkammer

- Infusionsbeutel verwenden, keine (starrwandigen) Flaschen!
- Infusionssysteme und Spritzen sorgfältig entlüften!
- Alle luft-/gasgefüllten (halb-)geschlossenen Systeme bei Druckwechseln gegebenenfalls be- oder entlüften (auch Urin- oder Magensaftableitung)!
- Tubusblockung mit Luft, bei und nach Druckwechsel korrigieren!
- Thoraxdrainagen auf Sog!
- Trommelfell-Parazentese nur unter Sicht!

aller Regel über Absaugsysteme, die es erlauben, auch während der Schleusung einen einstellbaren kontinuierlichen Sog (korrekter ausgedrückt: eine Druckdifferenz) an eine Thoraxdrainage zu legen. Je nach verwendetem Behältersystem muss aber auch hier am Wasserschloss der Druck bzw. „Unterdruck" (Sog) während der Druckänderungsphasen kontinuierlich nachreguliert werden und das System be- oder entlüftet werden, um die nach dem Boyle-Mariotte-Gesetz ablaufende Volumenänderung der im System befindlichen Gase bei Änderung des Umgebungsdrucks auszugleichen.

Die **Mittelohrbelüftung** ist beim bewusstlosen beatmeten Taucher stark behindert. Ein Druckausgleich durch die Eustach'sche Röhre ist in der Regel nicht möglich. Dem Patienten droht damit bei der Druckkammerbehandlung ein Mittelohrbarotrauma mit Paukenerguss oder Trommelfellruptur. Daher wird bei allen bewusstlosen und beatmeten Patienten vor Beginn der Schleusung die Anlage einer Parazentese (kleiner Trommelfellschnitt) unter Sicht (!) evtl. mit Einlage eines Paukenröhrchens empfohlen.

39.5.3 Beatmung unter hyperbaren Bedingungen

Die Beatmung eines bewusstlosen intubierten Patienten in der Druckkammer stellt eine der größten Herausforderungen an die Behandler schwer verunfallter Taucher dar. Das betreuende Personal muss sowohl mit der Überwachung und Versorgung beatmeter Patienten als auch den Besonderheiten der Beatmung unter Überdruckbedingungen vertraut sein, mögliche Probleme kennen und frühzeitig erkennen und adäquat reagieren können. Die unter Überdruck verwendeten Beatmungsgeräte und -systeme müssen nicht nur zugelassen, sondern auch für die jeweiligen Anforderungen bei der Beatmung eines Patienten geeignet sein. Leider gibt es nur wenige druckkammertaugliche Beatmungsgeräte, die auch eine differenzierte Beatmungstherapie, wie sie auf der Intensivstation möglich ist, während der Druckkammerbehandlung erlauben.

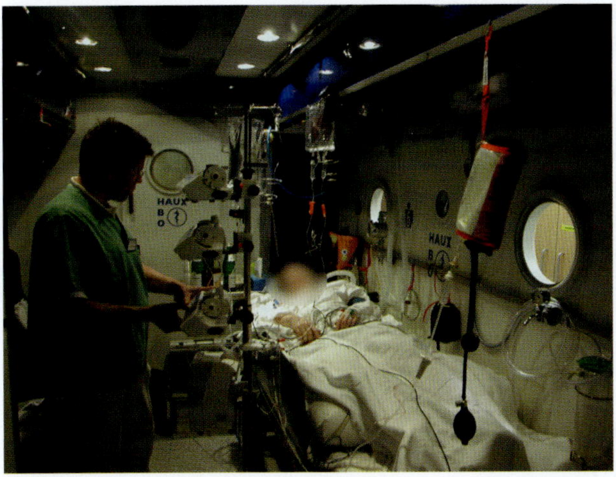

Abb. 39.8: Intensivmedizinische Versorgung eines beatmeten Tauchers in einer Druckkammer (Foto: BG Unfallklinik Murnau)

Wichtige Systemvoraussetzungen für eine Beatmung unter hyperbaren Bedingungen sind:

- Betrieb nur mit Nieder- oder Kleinschutzspannung (12–24 V),
- drucktaugliche Beatmungsschläuche,
- Abgasfortleitung zur Verhinderung einer Anreicherung der Kammeratmosphäre mit Sauerstoff,
- kontinuierliche Messung der Sauerstoffkonzentration in der Druckkammer,
- kammerunabhängige Absaugmöglichkeit,
- Ersatzbeatmungsmöglichkeit (z. B. spezielle (!) Handbeatmungsbeutel),
- Patientenmonitoring mit Überwachung von Kreislauf, Beatmungsparametern (evtl. zusätzliches mechanisches Volumeter), O_2, CO_2.

Beatmungseinstellung und -parameter müssen ständig überwacht und v. a. bei jeder Veränderung des Behandlungsdrucks neu angepasst werden. Höhere Behandlungsdrücke gehen mit einer Zunahme der Gasdichte einher, die die Ventilation erschwert. Bei druckkontrollierter Beatmung wird so mit steigendem Druck in der Kammer das applizierte Atemzugvolumen (Tidalvolumen) abnehmen. Bei spontan oder assistiert atmenden Patienten führt die erhöhte Gasdichte zu einer erhöhten Atemarbeit.

Durch die Atmung und Beatmung mit reinem Sauerstoff in der Druckkammer wird die Atelektasenbildung begünstigt, der Gasaustausch kann sich (auch nach der Kammerbehandlung weiter!) verschlechtern. Daher sollten regelmäßig auch kontrollierte Rekruitierungsmanöver zum Wiedereröffnen von Atelektasen während und nach der Kammerbehandlung erfolgen.

Kompaktinformation

Beatmung in der Druckkammer

- Nur wenige Beatmungsgeräte sind für den Betrieb unter Überdruck zugelassen und geeignet.
- Eigenatmung und Beatmung sind unter erhöhtem Umgebungsdruck erschwert.
- Die Beatmungseinstellungen müssen den Bedingungen unter Überdruck angepasst und stetig überwacht werden.
- Tubusblockung mit Luft, bei und nach Druckwechsel korrigieren!
- Durch Atelektasenbildung ist eine Verschlechterung des Gasaustauschs und der Lungenfunktion auch nach der Kammersitzung noch möglich.

39.6 Nebenwirkungen intensiver Tauchunfallbehandlungen

Schwere Tauchunfälle werden oft wiederholt über mehrere Stunden in der Druckkammer behandelt. Jede Schleusung für sich birgt für den verunfallten Taucher durch die Atmung von reinem Sauerstoff in einem Druckbereich von meist 2,2–2,8 bar das Risiko einen sauerstofftoxischen Krampfanfall (Paul-Bert-Effekt) zu erleiden.

Ein derartiger Krampfanfall sistiert in aller Regel innerhalb weniger Minuten nach Beseitigung der auslösenden Noxe (Beendigung der Sauerstoffatmung durch Entfernung der Atemmaske). Der Patient ist in dieser Zeit vor Verletzungen zu schützen, die Atemwege müssen frei gehalten werden. Die Gabe antikonvulsiver Medikamente ist nicht notwendig, eine Intubation bei unkompliziertem Ablauf ebenfalls nicht. Auf keinen Fall darf der Behandlungsdruck während des Krampfanfalls verringert werden, da bei nicht gesicherter Atmung und möglicherweise verlegten Atemwegen bei Druckverringerung die Gefahr eines pulmonalen Barotraumas besteht. Es ist jedoch zu überlegen, ob und wie die Druckkammerbehandlung nach Kontrolle der Situation und Sistieren des Krampfanfalls fortgesetzt werden kann. In Abhängigkeit von der Schwere der Symptomatik und Dringlichkeit der Therapie kann die Schleusung auch (z.B. mit etwas geringerem Behandlungsdruck) fortgesetzt werden.

Werden mehrere lange Schleusungen (z. B. wiederholte Behandlungen nach Tabelle 6) in kürzerem Abstand hintereinander durchgeführt (z. B. zweimal innerhalb von 24 Stunden plus weitere am Folgetag), wie bei schwersten Tauchunfällen durchaus möglich, kann es auch zu sauerstofftoxischen Veränderungen an der Lunge (Lorraine-Smith-Effekt) kommen. Durch im Übermaß anfallende Sauerstoffradikale wird der pulmonale Surfactant geschädigt, es kommt zur Ausbildung von Atelektasen und im Extremfall zu einem akuten Lungenödem (Abb. 39.9). Die Lungenfunktion des behandelten Tauchers kann sich rapide verschlechtern.

Bei beatmeten Tauchern lässt sich eine ausreichende Sauerstoffaufnahme ins Blut nur noch mit deutlich erhöhten Beatmungsdrücken (insbesondere PEEP) erzielen. Die Druckkammerbehandlungen müssen dann für mindestens 24 Stunden ausgesetzt werden, bis sich die Lungenfunktion wieder ausreichend erholt hat.

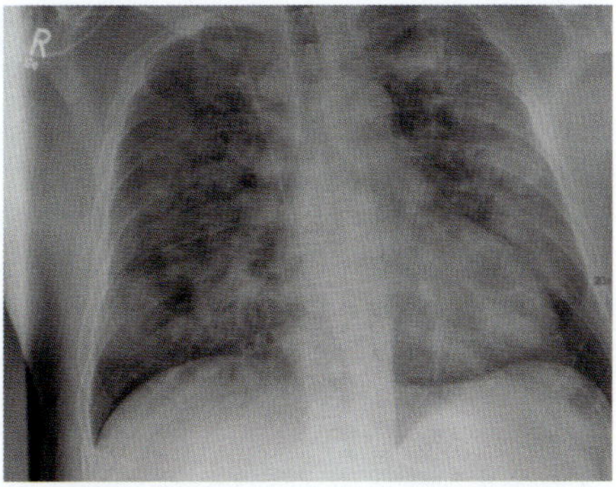

Abb. 39.9: Röntgen Thorax: Wolkige konfluierende Verschattungen in beiden Lungen bei sauerstofftoxischem akutem Lungenödem direkt nach Druckkammerbehandlung (Foto: BG Unfallklinik Murnau)

Bei ausreichend großen Intervallen zwischen den Behandlungen (maximal zwei lange Behandlungstabellen initial und höchstens zwei kurze Folgebehandlungen täglich) ist eine dramatisch schnelle Verschlechterung der Lungenfunktion jedoch selten. Die Erholung von der Akutsymptomatik verläuft unter spezifischer Therapie (angepasste Beatmung, ggf. Lagerungstherapie) ebenfalls rasch, mit einer vollständigen Erholung der Lungenfunktion ist jedoch frühestens nach Abschluss der Druckkammerbehandlungen zu rechnen.

Fallbeispiel. Ein junger gesunder Sporttaucher führt einen dekompressionspflichtigen Tauchgang in einem kalten Bergsee durch. Aufgrund einer Vereisung seines Atemreglers wird der Tauchgang vorzeitig durch Notaufstieg aus über 70 m Tiefe beendet.

Mittels sofort herbeigerufenem Rettungshubschrauber wird der verunfallte Taucher zum nahegelegenen Druckkammerzentrum transportiert, wo eine Druckkammerbehandlung ca. 1 h nach dem Wiederauftauchen begonnen wird. Zu diesem Zeitpunkt zeigt der verunfallte Taucher lediglich eine leichte Schwäche in der Muskulatur des rechten Fußes (Zehen- und Fußheber). Noch während der Kammerbehandlung kommt es zu einer deutlichen Zunahme der neurologischen Symptomatik mit aufsteigender Lähmung beider Beine (Paraplegie), die sich auch durch Verlängerung der Druckkammerbehandlung (verlängerte Tabelle 6) nicht bessert. Daher wird 6 h nach Beendigung der ersten Schleusung eine weitere Druckkammerbehandlung nach Tabelle 6 durchgeführt. Auch darunter kommt es zu keinen größeren Verbesserungen der Lähmungserscheinungen, so dass weitere 6 h später eine weitere lange Druckkammerbehandlung, diesmal nach Tabelle Comex 30 mit initialer Helioxatmung, durchgeführt wird. Noch während der Behandlung in der Druckkammer entwickelt der verunfallte Taucher ein Brennen im Brustkorb, Husten mit teils blutigem Auswurf und eine zunehmende Atemnot, so dass die Kammerbehandlung abgebrochen werden muss. Bei dem Bild eines sauerstofftoxischen Lungenödems erfolgt die Intubation des Patienten mit anschließender druckkontrollierter Beatmungs- und Lagerungstherapie auf der Intensivstation. Die Druckkammerbehandlungen werden für 24 h pausiert und erst nach deutlicher Besserung der Lungenfunktion bei weiterhin gravierenden Lähmungen der Beine in Form deutlich kürzerer Sitzungen wieder aufgenommen. Unter fortgeführter Druckkammertherapie (HBO – hyperbare Oxygenation) kommt es zu einer leichten, aber nicht

Kompaktinformation

Sauerstofftoxische Nebenwirkungen der HBO-Therapie

Bei jeder Druckkammerbehandlung mit hyperbarem Sauerstoff (HBO) besteht das Risiko eines sauerstofftoxischen Krampfanfalls. Die Symptomatik legt sich nach Beendigung der Sauerstoffatmung innerhalb weniger Minuten, mit Spätschäden ist nicht zu rechnen.

Wiederholte und lang dauernde HBO-Behandlungen können zu Beeinträchtigungen der Lungenfunktion, mitunter auch zum akuten Lungenödem führen. Sauerstofftoxische Lungenveränderungen sind im Anfangsstadium noch reversibel, bei anhaltender Noxe (hyperbarer Sauerstoff) können aber auch Spätschäden mit bleibenden Funktionseinschränkungen resultieren. Die Lungenfunktion ist daher im Therapiezeitraum durch regelmäßige Spirometriekontrollen zu überwachen, um Funktionseinschränkungen frühzeitig erkennen zu können.

kompletten, Besserung der neurologischen Symptome und (trotz Fortführung der HBO-Therapie) zu einer allmählichen Erholung der Lungenfunktion. Nach 14 Tagen besteht jedoch noch immer eine deutlichere Lungenfunktionseinschränkung mit einer verminderten Vitalkapazität von < 70 % des Sollwertes.

Weiterführende Literatur

1. ARDS Definition Task Force, Ranieri VM, Rubenfeld GD, Thompson BT, Ferguson ND, Caldwell E, Fan E, Camporota L, Slutsky AS: Acute respiratory distress syndrome: the Berlin definition. JAMA 2012; 307: 2526–2533
2. Bruback AO, Neuman TS (eds.): Bennett and Elliott's Physiology and Medicine of Diving, 5th edn. Philadelphia: Saunders, 2003
3. DIN EN 14931„Druckkammern für Personen – Mehrpersonen-Druckkammersysteme für hyperbare Therapie – Leistung, sicherheitstechnische Anforderungen und Prüfung"; Deutsche Fassung EN 14931: 2006, Ausgabe 2006-08
4. Gesetz über Medizinprodukte (Medizinproduktegesetz – MPG)
5. Leitlinie Tauchunfall 2014–2017 (verlängert bis 2019), Gesellschaft für Tauch- und Überdruckmedizin e.V., AWFM-Registernummer 072-001
6. Mathieu D (ed.): Handbook on hyperbaric medicine. Berlin: Springer, 2006
7. The European Resuscitation Council (ERC) Guidelines for Resuscitation 2015, Reanimation 2015 – Leitlinien kompakt , German Resuscitation Council – Deutscher Rat für Wiederbelebung, www.grc-org.de/wissenschaft/leitlinien
8. Verordnung über das Errichten, Betreiben und Anwenden von Medizinprodukten (Medizinprodukte-Betreiberverordnung – MPBetreibV)

Internetadressen

1. www.ardsnetwork.de
2. www.gtuem.org
3. www.awmf.org/leitlinien/detail/ll/072-001.html

40 Tauchunfallstatistiken

L. Eichhorn

Das Gerätetauchen hat sich in den letzten Jahrzehnten vom einzelkämpferartigen Abenteuer zur etablierten Freizeitbeschäftigung gewandelt. Dabei hat der technische Fortschritt auch im Tauchen Einzug gehalten. Wir sprechen fast selbstverständlich von personalisierten Tauchcomputern und Leistungsabschätzung durch Herzfrequenzanalysen während des Tauchgangs. Viele dieser Neuerungen sollen Tauchen sicherer machen. Dennoch haftet dem Tauchen – fragt man zumindest Versicherungsunternehmen – immer noch der Ruf des Risikosports an. Tauchunfallstatistiken können helfen, Risikofaktoren des Tauchens zu ermitteln und durch Sensibilisierung für das Thema Unfälle zu vermeiden!

40.1 Einleitung

Das Dilemma beginnt mit der Datenerhebung und endet schnell bei der fehlenden Evidenz. In Deutschland gibt es keine bundesweite Datenbank, die Tauchunfälle und deren Unfallhergänge, die Altersstruktur, das körperliche Risikoprofil oder das Tauchverhalten erfasst. Somit lässt sich weder die Frage beantworten, ob und wie gefährlich Tauchen ist, noch lässt sich beurteilen, ob die Einführung von technischen Innovationen den Tauchsport sicherer macht. Auch kann kaum eine verlässliche Aussage darüber gemacht werden, ob Veränderungen im Ausbildungscurriculum oder der wachsende Altersdurchschnitt das Risiko beim Tauchen verändert.

Über die Gründe für das Fehlen einer bundesweiten Datenbank ist bereits viel diskutiert worden. Historisch betrachtet, sind viele Tauchverbände aus passionierten Enthusiasten entstanden, die ihr Wissen und ihre Fähigkeiten Freunden und Bekannten weitergegeben haben. Unstrittig ist, dass sich der gemeine Sporttaucher heutzutage in Bezug auf seine körperliche Leistungsfähigkeit, sein Tauchverhalten und dem sich daraus ergebenden Risikoprofil deutlich von der Urform des sportlichen Abenteurers unterscheidet. Historisch haben die damals verwendeten Austauchtabellen und Dekompressionsmodelle einen militärisch-empirischen Hintergrund. Sie wurden über die Jahre gemäß den Anforderungen der Sporttaucher angeglichen.

Eine kontrollierte, strukturierte und längerfristige Forschung im Bereich des Sporttauchens findet aufgrund fehlender finanzieller Mittel kaum statt. Eine staatliche Kontrollinstanz oder öffentliche Forschungsförderung gibt es aktuell in

Deutschland nicht. Solange Tauchorganisationen nicht mit Blick auf eine längerfristige Verbesserung zusammenarbeiten, wird es wohl auch die nächsten Jahre an einer bundesweiten Datenbank und somit an wissenschaftlicher Evidenz fehlen.

40.2 Wie häufig sind Tauchunfälle?

Der klassische Tauchunfall wird durch den Abfall des Umgebungsdrucks ausgelöst und wird im Englischen als „Decompression Illness“ oder „Decompression Incident/Injury“ (DCI) bezeichnet. Die Wahrscheinlichkeit variiert dabei erheblich in Abhängigkeit vom befragten Kollektiv, den Bedingungen des Tauchgangs und der verrichteten Tätigkeit unter Wasser. Einige Quellen sprechen von ca. 1–2 Unfällen pro 10 000 Sporttauchgängen. In einer neuerlich veröffentlichten Studie, in der über einen Zeitraum von 5 Jahren über 39 000 Tauchgänge europäischer Taucher ausgewertet wurden, zeigten sich insgesamt nach 320 Tauchgängen Symptome einer Dekompressionserkrankung. Das entsprach einer Inzidenz von 0,8 % (Cialoni et al. 2017).

Verglichen mit reinen Dekompressionsunfällen liegt die Anzahl von tauchassoziierten Vorfällen (Barotraumen, Seekrankheit, Beinahertrinken etc.) wesentlich höher. Da kleinere Vorfälle häufig nicht aktenkundig werden und somit nicht in die Statistiken einfließen, ist von einer erhöhten Dunkelziffer auszugehen. Häufiger als Dekompressionsunfälle sind z. B. Verletzungen durch Über- bzw. Unterdruck. So führte laut Divers Alert Network (DAN) die Gruppe der Barotraumen die Liste der häufigsten Zwischenfälle mit rund 49 % im Jahr 2014 an. Auf Platz 2 folgte mit 32 % die klassische Dekompressionserkrankung (Buzzacott 2016).

Das relative Risiko eines tödlichen Tauchunfalls in Deutschland liegt bei etwa 5 pro 1 Million Tauchgänge (s. Spiegel Nr. 22 vom 28. Mai 2016). Eine internationale Studie kommt für Australien auf einen ähnlich hohen Wert von 4,8 pro 1 Million Tauchgänge. Die tatsächliche Anzahl von schweren Tauchunfällen in Deutschland ist unklar. Interne Statistiken werden von Tauchsportverbänden und Versicherungen nicht offiziell veröffentlicht. Im Folgenden wird sich damit hauptsächlich auf Zahlen aus den beiden größeren Tauchunfallberichten des Divers Alert Network und des British Sub-Aqua Club (BSAC) bezogen. Beide Instrumente tragen unmittelbar zur verbesserten Einschätzung von Risiko und Tauchverhalten bei und sind von unschätzbarem Wert.

Hinweis. Die Einführung einer bundesweiten Datenbank mit Angaben zur Zahl der durchgeführten Tauchgänge sowie Charakteristika der Taucher, der Unfallhergänge und der medizinischen Diagnostik und Therapie würde einen enormen Fortschritt bedeuten.

40.3 Risikofaktoren für Tauchunfälle

Häufig führt eine Reihe von Einzelfaktoren zur eigentlichen Katastrophe. Der Taucher ist während des Tauchgangs einer Fülle von äußeren Veränderungen ausgesetzt. Jede Änderung der Umgebung (z. B. Welle, Strömung, Sichtweite, Temperatur etc.) beeinflusst dabei direkt oder indirekt die Ausgangssituation und damit das empfundene persönliche Stresslevel. Die Bewertung eines Einzelereignisses kann somit in Abhängigkeit von der Ausgangslage völlig unterschiedlich erfolgen.

Bei der Gefahrenabschätzung spielt sowohl die Anzahl der äußeren bzw. situativen Risiken (Anzahl potenziell bedrohlicher Faktoren) als auch die Anzahl der eigenen Risiken (Stresslevel, Tagesverfassung) eine große Rolle für die jeweilige Einschätzung der Bedrohungslage. Es stehen also die personellen und situativen Ressourcen, die durch Training und Erfahrung beeinflusst werden, den personellen und situativen Risiken entgegen.

Kommt es während eines Tauchgangs zu einem Problem (z. B. mit der Tarierung), wird dieses Problem vor dem Hintergrund der akuten Bedrohungslage und der verfügbaren Ressourcen bewertet. Sofern genügend Erfahrung mit ähnlichen Situationen und genügend Handlungsmöglichkeiten bestehen, wird das Ereignis nicht als bedrohlich bewertet. Kommt es jedoch aufgrund unzureichenden Trainings oder einer Häufung von Einzelfaktoren zu einer situativen Überforderung, resultiert hieraus zunächst Stress. Schafft es der Taucher auch durch ergriffene Gegenmaßnahmen nicht, das Problem zu lösen, so entsteht Angst. Wenn alle personellen und situativen Ressourcen ausgeschöpft sind, endet diese Spirale in dem Gefühl von Hilflosigkeit (passives Verhalten) oder in Panik (aktives Verhalten). Letzteres Verhalten führt häufig zu einem unkontrollierten Aufstieg zur scheinbar rettenden Wasseroberfläche – ohne dass die Konsequenzen bedacht werden.

> **Hinweis.** Durch frühzeitiges Erkennen von Gefahren und adäquate Reaktionen, lassen sich Ereignisketten unterbrechen und Unfälle verhindern!

Damit auf Gefahren unter Wasser adäquat reagiert werden kann, müssen personelle Ressourcen (z. B. die taucherischen Fähigkeiten) verbessert und ausgebaut werden. Mit zunehmender taucherischer Kompetenz kann zukünftigen Problemen effektiver begegnet werden. Diese neu erlernten Handlungsweisen werden durch den einsetzenden Erfolg positiv verstärkt und Handlungsmuster werden geprägt. Auf ähnliche Ereignisse kann in Zukunft schneller und verbessert reagiert werden.

Einen wichtigen Faktor bei der Vermeidung von Tauchunfällen spielt eine adäquate Planung. Eine gut funktionierende und den Gegebenheiten angepasste

Ausrüstung, ein strukturiertes Briefing sowie ein Buddy-Check sind zwingende Voraussetzung für einen sicheren Tauchgang. Dabei sollte im Briefing auch das Verhalten in Risikosituationen thematisiert werden. Jeder Taucher sollte über die Rettungskette für den Notfall informiert sein.

Einen nicht unerheblichen Faktor spielt der Tauchpartner. Dieser kann sowohl als Ressource zur Bewältigung von Problemen, aber auch als zusätzlicher Stressor wahrgenommen werden. Damit der Tauchpartner als Ressource genutzt werden kann, muss er jedoch auch physisch greifbar sein. Interessanterweise wurde gemäß DAN-Report in fast einem Viertel der Fälle der eigentliche Unfall vom Tauchpartner entweder nicht zur Kenntnis genommen oder er erfolgt ohne das Beisein des Tauchpartners. Dabei hatten nur etwa 10–15 % aller Tauchgänge als Solotauchgänge begonnen.

Fallbeispiel. Ein 58-jähriger Mann taucht von einem vor Anker liegendem Boot mit zwei Begleitern nach Jakobsmuscheln. Als er nicht mehr auftaucht, wird die Rettungskette eingeleitet und das Gebiet für mehrere Stunden abgesucht. Der Körper des Opfers wird etwa vier Stunden nach dem Vorfall in ca. 18 m Wassertiefe gefunden. Gemäß Abschlussbericht hatte er wohl versucht, seinen in 2 Beuteln verpackten Fang mit einem Gewicht von fast 20 kg mit einem Hebesack an die Wasseroberfläche zu schicken. Dabei verhedderte er sich in der Bojenleine. Scheinbar wollte er seinen Bleigurt abwerfen, der sich aber im Tarierjacket verhakte. Er wird ohne Atemregler im Mund und mit leeren Tauchflaschen gefunden.

Dieser Fall versinnbildlicht eine verhängnisvolle Kette von Einzelfaktoren. Aufgrund der vielen Ablenkungsfaktoren hatte man in der Gruppe wohl nicht auf einen ausreichenden Zusammenhalt geachtet. Ein funktionierendes Buddy-System hätte vermutlich Schlimmeres verhindert.

40.4 Dekompressionserkrankung

Die Wahrscheinlichkeit einen Dekompressionsunfall zu erleiden, ist neben dem eigentlichen Tauchgang auch von anderen Risikofaktoren beeinflusst. Gemäß einer aktuellen Studie, war das Risiko für einen Dekompressionserkrankung u. a. in folgenden Gruppen erhöht (Cialoni et al. 2017):

- weibliches Geschlecht,
- erhöhtes Lebensalter,
- starke Strömung während des Tauchgangs,
- Tauchen in Binnengewässern,
- starke körperliche Belastung vor dem Tauchgang,
- starke körperliche Belastung während des Tauchgangs.

Interessanterweise geben neueste Daten Anlass zu Spekulationen, dass erlebter Stress einen unmittelbaren Einfluss auf die Blasenbildung nach einem Tauchgang haben könnte (Cialoni et al. 2017). Dabei beeinflussen laut DAN folgende Einzelfaktoren das gesundheitliche Outcome nach Erleiden einer Dekompressionskrankheit (Trout et al. 2015):

1. Rechtzeitige Erkennung von Symptomen nach einem Tauchgang
2. Rechtzeitige Einleitung von Maßnahmen
3. Günstiger geografischer Standort:
   - Möglichkeit der professionellen medizinischen Bewertung
   - Verfügbarkeit von Transportmöglichkeiten zum nächsten Versorgungseinrichtung
4. Zügigste Initialbehandlung und zeitnaher Transport, sobald die erstversorgenden Maßnahmen beendet sind bzw. ihre Grenzen erreichen.
5. Rechtzeitige Behandlung und Nachsorge
6. Finanzielle Mittel des Patienten für alle Ausgaben

Hinweis. Jeder Taucher kann sowohl durch sein Tauchverhalten als auch durch Vermeidung unfallbegünstigender Faktoren die Wahrscheinlichkeit einer Dekompressionserkrankung senken und deren gesundheitliches Outcome durchaus selbst beeinflussen.

40.5 Analyse der Tauchunfallberichte

Generell werden in allen verfügbaren Statistiken nicht nur Dekompressionsunfälle, sondern auch Unfälle, welche in direkter oder indirekter Verbindung mit dem Tauchen standen, aufgelistet. Dabei führen seit Jahren Barotraumen die Liste der Tauchunfälle an. Fast die Hälfte aller Tauchunfälle wird damit in Verbindung gebracht (Buzzacott 2016). Mit einigem Abstand folgen die Dekompressionsunfälle, die ca. 30 % der Gesamtunfälle ausmachen (Buzzacott 2016; British Sub-Aqua Club, BSAC, 2016). Auch Unfälle an der Wasseroberfläche (z. B. Partnerverluste, Probleme mit dem Bootsmotor oder Bootsunfälle) wurden erfasst.

Im Zeitraum von Oktober 2017 bis September 2018 wurden im Vereinigten Königreich insgesamt 215 Tauchunfälle registriert, davon handelt es sich aber in weniger als einem Viertel der Fälle um echte Dekompressionsunfälle. Dabei wurden als besondere Prädiktoren z. B. Tauchtiefen über 30 m, Wiederholungstauchgänge und zu schnelle Aufstiege genannt. Als Hauptursachen für zu schnelle Aufstiege wurden u. a. Panik (82 %), fehlerhafte Tarierung (73 %), Probleme mit der Tauchausrüstung (36 %) und „Keine-Luft-Situation“ (27 %) angegeben, wobei Mehrfachnennungen möglich waren.

40.6 Tödliche Tauchunfälle

In den Jahren 2010–2013 kam es laut DAN weltweit durchschnittlich zu 140 tödlichen Tauchunfällen pro Jahr. Im Jahr 2014 betrug die Anzahl der jährlichen tödlichen Tauchunfälle der Sporttaucher 146. Davon entfielen auf Europa insgesamt 40; 2 davon auf Deutschland. Im neusten Report des BSAC wird für das Vereinigte Königreich zwischen dem Oktober 2017 bis zum September 2018 von 19 tödlichen Tauchunfällen berichtet.

40.7 Risikofaktor: Alter und Übergewicht

Der durchschnittliche Sporttaucher wird seit einigen Jahren immer älter. So waren im Jahr 2014 insgesamt 84 % der männlichen und 69 % der weiblichen Taucher zum Todeszeitpunkt älter als 40 Jahre (Buzzacott 2016). Rund die Hälfte beider Geschlechtergruppen war sogar älter als 50 Jahre. Im Vereinigten Königreich lag das Durchschnittsalter bei tödlichen Tauchunfällen bei 53 Jahren (British Sub-Aqua Club, BSAC, 2016).

Mit steigendem Alter nimmt die Wahrscheinlichkeit einer Herz-Kreislauf-Erkrankung zu. Obwohl eine tauchsportärztliche Untersuchung bei Tauchern im Alter über 40 Jahren ein Belastungs-EKG vorsieht, um kardiovaskuläre Probleme zu detektieren, stehen bei einem Großteil der Tauchunfälle kardiovaskuläre Probleme am Anfang der Ereigniskette.

Auch Zivilisationserkrankungen wie Übergewicht und Diabetes machen vor Tauchern nicht halt. Laut statistischem Bundesamt waren 2017 62 % der Männer und 43 % der Frauen in der BRD übergewichtig. Auf tödlich verunfallte Taucher scheint dies sogar noch in vermehrtem Maße zuzutreffen. Von den 2010–2013 verstorbenen Tauchern waren 47% leicht übergewichtig (BMI 25–29,9 kg/m^2); weitere 35 % zeigten einen BMI > 30–39,9 kg/m^2. Im DAN-Bericht von 2016 verschärfte sich diese Tendenz sogar noch: 51 % der verstorbenen Taucher zeigten einen BMI > 30 kg/m^2.

40.8 Ursachenforschung

Als unmittelbar dem Unfall vorrausgehendes Ereignis zeigte sich in der Analyse der Unfälle zwischen 2010 und 2013 vor allem der zu schneller Aufstieg (31 %) und Luftmangel (30 %). Als eigentliche Ursache ließen sich hauptsächlich kardiovaskuläre Probleme (34 %), drohendes Ertrinken (30 %), zu 16 % eine arterielle Gasembolie und zu 5 % ein immersionsbedingtes Lungenödem (IPO) ausmachen. Diese Aufteilung setzte sich auch im letzten weltweiten Bericht fort.

40.9 Das immersionsbedingte Lungenödem

Neuere wissenschaftliche Publikationen weisen auf die zunehmende Bedeutung des immersionsbedingten Lungenödems (IPO) hin. Das IPO ist assoziiert mit kardiopulmonalen Erkrankungen wie Bluthochdruck, Herzrhythmusstörungen, Asthma, Diabetes, Übergewicht und obstruktiver Schlafapnoe. Der BSAC-Report berichtet über einige Fälle von Atemprobleme während des Tauchgangs und sieht deutliche Hinweise auf ein IPO. Pathophysiologisch kommt es während der Immersion zu einem erhöhten Blutrückstrom, woraus eine erhöhte kardiale Vorlast („Preload") und ein pulmonaler Hochdruck entstehen. Dieser Effekt wird durch die kaltwasserbedingte venöse Konstriktion noch verstärkt. Vor allem beim Vorliegen einer linksventrikulären Dysfunktion, von Klappendefekten oder Bluthochdruck sind Taucher der erhöhten Gefahr eines pulmonalen Ödems ausgesetzt.

Die Autoren des BSAC-Berichts sehen dabei Symptome wie Orientierungsverlust, unkontrolliertes Husten und Zweifel an der Funktionstüchtigkeit des Atemreglers (trotz offensichtlicher Funktionsfähigkeit) als Warnzeichen an. Die Autoren empfehlen, dass Taucher bei beginnender Beeinträchtigung der Atmung den Tauchgang unter Wahrung der Sicherheitsbestimmungen beenden sollen. Auch sollten nach solchen Vorfällen eine eingehende Suche nach Risikofaktoren und eine Beurteilung des kardiovaskulären Systems erfolgen.

Fallbeispiel. Eine Gruppe von 5 Tauchern führt einen Strandtauchgang durch. Die Gruppe besteht aus der Gruppenführerin, drei kürzlich brevetierten Tauchanfängern und einem Tauchlehrer. Zunächst folgt die Gruppe einem Kanal bis auf 6 m Tiefe und biegt dann nach rechts in die Bucht ab. Der Tauchgang wird bis auf 11 m fortgesetzt. Auf dem Rückweg kurz vor Eintritt in den Kanal beginnt die Gruppenführerin, einen stark erhöhten Atemwiderstand zu spüren. Zunächst versucht sie, den Atemregler zu reinigen, was aber zu keiner Verbesserung führte. Auch muss sie häufig und kräftig husten. Die Überprüfung des Manometers zeigt einen verbleibenden Restdruck von 140 bar. Auch der Wechsel auf den Ersatzautomaten ändert nichts. Sie kann regelhaft ausatmen, jedoch nicht vernünftig einatmen. So entschließt sie sich zum Notaufstieg – ungesehen von der Gruppe, da diese noch nicht in den Kanal eingebogen ist. Auch nach Erreichen der Wasseroberfläche persistieren die Atemprobleme. Der Husten verschlimmert sich deutlich und ist kaum zu stoppen. Die Taucherin ruft um Hilfe und versucht, ein paar Meter weiter zum Felsen zu schwimmen, was ihr aber nicht gelingt. Sie merkt, dass sie droht bewusstlos zu werden. Vorbeigehende Wanderer sehen dies und ziehen sie aus dem Wasser. Innerhalb von 10 Minuten erholt sie sich und kann gestützt von den anderen den Felsen verlassen. Sie klagt jedoch immer noch über starken Husten und Kurzatmigkeit. Die Taucherin wird mit O_2 behandelt und in ein Krankenhaus transportiert, wo man ein immersionsbedingtes Lungenödem diagnostiziert. Nach 4 Tagen stationären Aufenthalts wird sie an einen Spezialisten für IPO verwiesen. Ihr wird zunächst vom Weitertauchen abgeraten.

40.10 Tauchunfälle beim gerätefreien Tauchen

Das gerätefreie Tauchen erfreut sich hoher Beliebtheit. Dabei werden neben dem klassischen Schnorcheln auch das Freitauchen (oder Apnoetauchen), das Sammeln von Gegenständen unter Wasser und/oder das Harpunieren in dieser Kategorie geführt.

Fast zwei Drittel der erfassten Unfälle entfielen dabei auf die Kategorie „Schnorcheln". Insgesamt lag die Todesrate in Relation zu den gemeldeten Tauchunfällen mit 82 % überdurchschnittlich hoch. Ob dies einem Auswertefehler (vermutlich werden nicht alle Unfälle im gerätefreien Tauchen gemeldet) oder anderen Faktoren geschuldet ist, kann nicht gesagt werden.

Fast ein Drittel der Schnorchler war zum Zeitpunkt des Unfalls allein bzw. ohne direkten Kontakt zu einem Partner. In 48 % aller Fälle waren gesundheitliche Probleme Auslöser des Tauchunfalls. Es muss daher vermutet werden, dass sowohl das verzögerte Bemerken als auch die fehlende direkte Interventionsmöglichkeit einen großen Anteil an der hohen Todesrate hat.

Generell ist die körperliche Belastung beim Luftanhalten nicht zu unterschätzen. Durch das Luftanhalten sinkt der Sauerstoffpartialdruck (pO_2) und der Kohlendioxidpartialdruck (pCO_2) steigt. Im Zuge des Tauchreflexes kommt es zur Umverteilung des Blutvolumens, was zunächst auf eine präferierende Versorgung des Gehirns mit Sauerstoff abzielt. Durch die Engstellung der peripheren Blutgefäße und der damit einhergehenden Blutdrucksteigerung steigt auch die kardiale Nachlast (Widerstand, gegen die das Herz pumpen muss). Dies führt zu einer Aufdehnung des Herzens. Um den daraus resultierenden Veränderungen adäquat begegnen zu können, ist ein gesundes Herz-Kreislauf-System nötig.

Neben den Veränderungen, die in direktem Zusammenhang mit dem Tauchreflex stehen, kommt es beim Abtauchen zusätzlich zu Änderungen des Umgebungsdrucks, was den pO_2 im Gewebe zunächst ansteigen lässt. Während des Tauchgangs verbraucht der Taucher jedoch kontinuierlich Sauerstoff, so dass der Partialdruck abnimmt. Dabei verstärkt der beim Auftauchen sinkende Umgebungsdrucks diesen Abfall noch, weswegen es zu einer Sauerstoffmangelsituation kommen kann (sog. „Aufstiegs-Blackout"). Beide Phänomene (sowohl Tauchreflex als auch der Aufstiegs-Blackout) sind dabei nicht an absolute Zeiten gebunden, sondern stehen in Abhängigkeit von Angebot und Nachfrage. Atmet der Taucher also beispielsweise nicht vollständig ein oder ist sein Aktivitätslevel höher als normal, können körperliche Grenzen deutlich früher erreicht werden.

Da bereits ein kurzer Bewusstseinsverlust im Wasser schwerwiegende Folgen hat, sollte bei sämtlichen Tauchaktivitäten (egal ob Schnorcheln oder Freitauchen) immer mit einem Sicherungstaucher getaucht werden. Dieser sollte eine schnelle Interventionsmöglichkeit sicherstellen können. Es kann vermutet werden, dass ein Großteil der Wasserunfälle vermieden werden könnte.

40.11 Fazit

Während in den 70er und 80er Jahren des letzten Jahrhunderts hauptsächlich körperlich trainierte und sportliche Individualisten tauchen gingen, hat seit einigen Jahren der gesellschaftliche Wandel auch Einzug in den Tauchsport gehalten. Viele technische Hilfsmittel machen das Tauchen bequemer. Tauchanbieter verstehen sich immer mehr als Dienstleister, die dem Konsumenten das Naturerlebnis möglichst ohne körperliche Anstrengung präsentieren möchten. Dabei haben sich die körperlichen Anforderungen und die physikalischen Grundgegebenheiten des Gerätetauchens jedoch nicht verändert. Die Unfallberichte lassen erkennen, dass sich mit der zunehmenden Anzahl von älteren Tauchern auch die Häufigkeit von altersbezogenen Zwischenfällen erhöht. Zwar sind viele der Zwischenfälle nicht allein dem Tauchsport geschuldet, aber die Interventionsmöglichkeiten und die zügige Zuführung in behandelnde Einrichtungen sind häufig schwieriger. Auch sind die Konsequenzen eines Notfalls im Wasser häufig dramatischer als an Land – die hohe Anzahl an Ertrinkungsfällen unterstreicht diese These.

Der einzelne Taucher sollte sich über dieses zusätzliche Risiko bewusst sein. Auch sollte man sich bewusst machen, dass nicht nur die veränderten Umgebungsbedingungen wie die Immersion in das Wasser das Herz-Kreislauf-System belasten. Selbst wenn der eigentliche Tauchgang nicht als belastend empfunden wird, sollte eine gewisse körperliche Reserve für unerwartete Vorkommnisse (Partnerverlust, Abtreiben, Orientierungsverlust und damit verbundene erhöhte Schwimmstrecke, Strömung etc.) einkalkuliert werden. Auch Tätigkeiten rund um das Tauchen wie das Tragen von schwerer Ausrüstung, der Gebrauch von zu engen Neoprenanzügen und das Tauchen mit zu hohen Bleimengen erhöht die körperliche Belastung. Mediziner sollten dazu angehalten werden, auf Risiken hinzuweisen. Der Taucher sollte die Tauchsportärztliche Untersuchung ernst nehmen und sein kardiovaskuläres Risikoprofil in die Planung seiner Tauchgänge einfließen lassen.

Weiterführende Literatur

1. British Sub-Aqua Club (BSAC): Reports Lowest Number of Diving Fatalities in 20 Years. California Diver Magazine. Verfügbar unter: http://californiadiver.com/british-sub-aqua-club-bsac-reports-lowest-number-of-diving-fatalities-in-20-years/ (zitiert 22. Februar 2016)
2. Buzzacott P (Hrsg.): DAN Annual Diving Report 2016 Edition: A report on 2014 data on diving fatalities, injuries, and incidents. Durham (NC): Divers Alert Network; 2016. Verfügbar unter: http://www.ncbi.nlm.nih.gov/books/NBK424394/ (zitiert 16. September 2017)
3. Cialoni D, Pieri M, Balestra C, Marroni A: Dive risk factors, gas bubble formation, and decompression illness in recreational SCUBA diving: Analysis of DAN Europe DSL Data Base. Front Psychol

2017; 8. Verfügbar unter: https://www.frontiersin.org/articles/10.3389/fpsyg.2017.01587/full (zitiert 28. September 2017)

4. Spiegel Nr. 22, 28.Mai 2016, Seite 73. Riskante Aktivitäten – Sterberisiko bei ausgewählten Aktivitäten in Micromort 2016, Statistik. Statista. Verfügbar unter: https://de.statista.com/statistik/daten/studie/554932/umfrage/sterberisiko-ausgewaehlter-aktivitaeten/ (zitiert 16. September 2017)
5. Trout BM, Caruso JL, Nelson Cet al.: DAN Annual Diving Report 2012–2015 Edition: A report on 2010–2013 data on diving fatalities, injuries, and incidents. In: Buzzacott P (Hrsg.): DAN Annual Diving Report 2016 Edition: A report on 2014 data on diving fatalities, injuries, and incidents. Durham (NC): Divers Alert Network; 2015. Verfügbar unter: http://www.ncbi.nlm.nih.gov/books/NBK344435/ (zitiert 16. September 2017)

Sämtliche Zahlen sind den DAN Diving Reports 2009, 2015, 2016, 2017 sowie dem BSAC Annual Report 2016 bis 2018 entnommen.

Tipps für Tauchlehrer

1. Trotz der potenziellen Gefahren ist das Gerätetauchen ein relativ sicherer Sport. Wesentliche Gründe sind die konsequente Einhaltung der Regeln sicheren Tauchens und eine gute Ausbildung.
2. Tauchlehrer sollten durch ihr eigenes Handeln ein verantwortungsvolles und risikoarmes Verhalten vorleben.
3. Gesundheitliche Risikofaktoren sollten in der Ausbildung thematisiert werden. Im Zweifel sollte ein eher restriktives Tauchverhalten resultieren.

Spätschäden

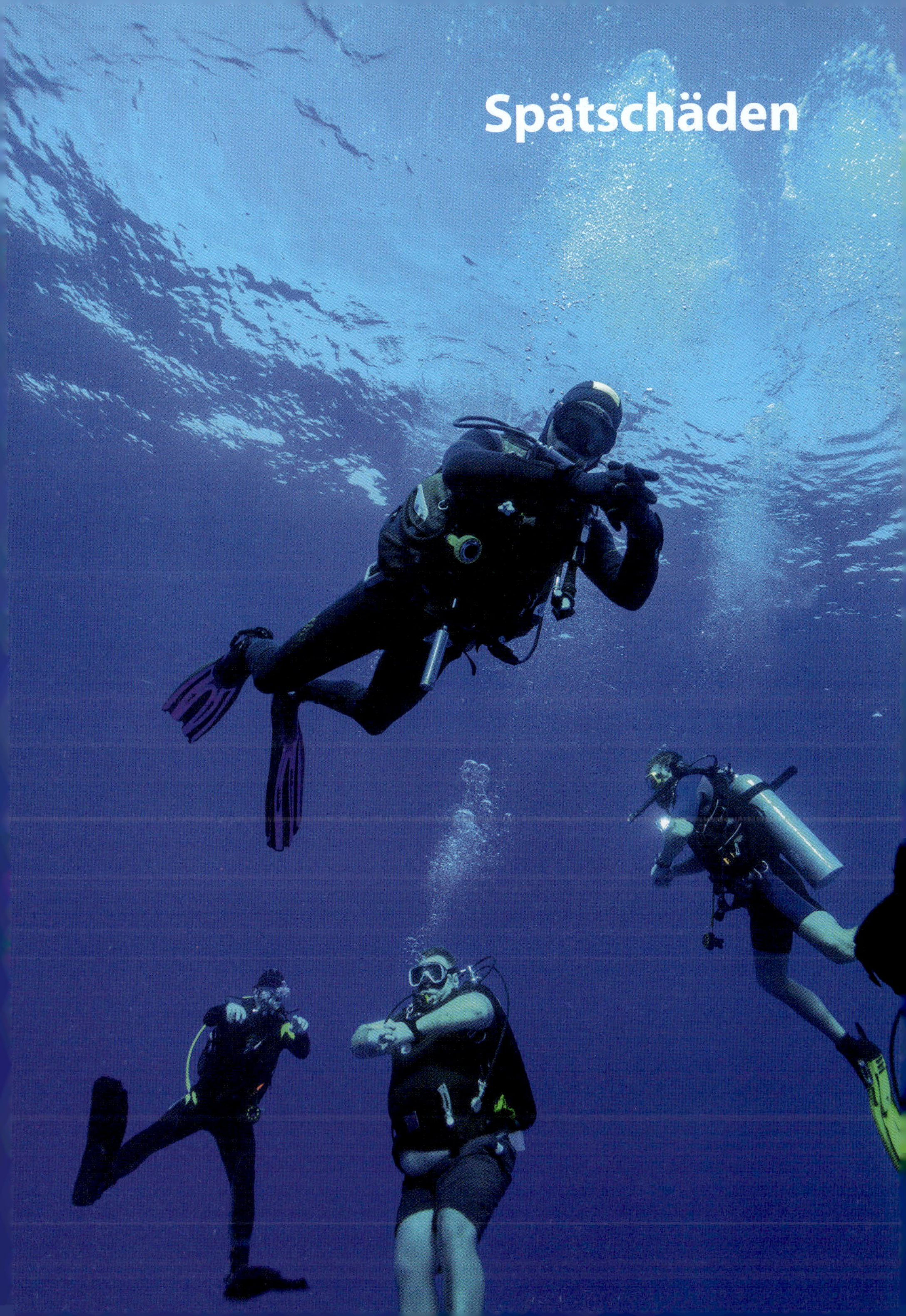

Foto Vorderseite: Rostislavv/Getty Images

41 Neurologische Spätschäden und Hirnläsionen bei Sporttauchern

A. Koch, S. Klapa

Die Frage, ob das Tauchen, möglicherweise auch ohne Symptome einer Dekompressionserkrankung, zu neurologischen Spätschäden führen kann, lässt sich zurzeit nicht sicher beantworten.

Das Hirn-MRT und die Suche nach sog. UBOs („unidentified bright objects") nimmt hier einen wichtigen Stellenwert in der Diagnostik ein, wobei ein möglicher Zusammenhang zwischen UBOs und möglichen Einschränkungen, insbesondere höherer kognitiver Leistungen, zum jetzigen Zeitpunkt unklar ist.

Die aktuell verfügbaren Daten deuten jedoch darauf hin, dass zumindest eine sehr hohe Anzahl an Tauchgängen auch ohne eine akute klinische Symptomatik in der Vorgeschichte des Betroffenen mit milden kognitiven Einschränkungen, möglicherweise auch mit MRT-Läsionen, vergesellschaftet sein könnten.

41.1 Einführung

Macht Tauchen dumm? Auf diese kurze Formel kann man eine Reihe von Befunden, Vermutungen und Befürchtungen reduzieren, die mit der Frage zusammenhängen, ob das Tauchen an sich und/oder Dekompressionszwischenfälle zu Schäden im Zentralnervensystem führen können, die unter Umständen gar keine akuten Symptome verursachen, aber dennoch möglicherweise langfristig zu relevanten Beeinträchtigungen führen könnten.

Im Folgenden soll anhand beispielhafter Ergebnisse aus Untersuchungen der letzten Jahre ein kurzer Überblick über diese Problematik gegeben und dargestellt werden, wo sich zurzeit der Forschungsstand zu diesem Thema befindet.

41.2 Zur Pathophysiologie von Hirnläsionen bei Tauchern

Beim Tauchen mit Pressluft kommt dem Stickstoff der Atemluft für die Entstehung von Hirnläsionen eine zentrale Rolle zu. Man ist sich heute weitestgehend darüber einig, dass bei nahezu jedem Tauchgang im Verlauf der Stickstoffentsättigung Stickstoffbläschen entstehen können, die sich zunächst im venösen Blut nachweisen lassen und von hier aus den Weg in die Lungen finden, wo sie normalerweise keinen

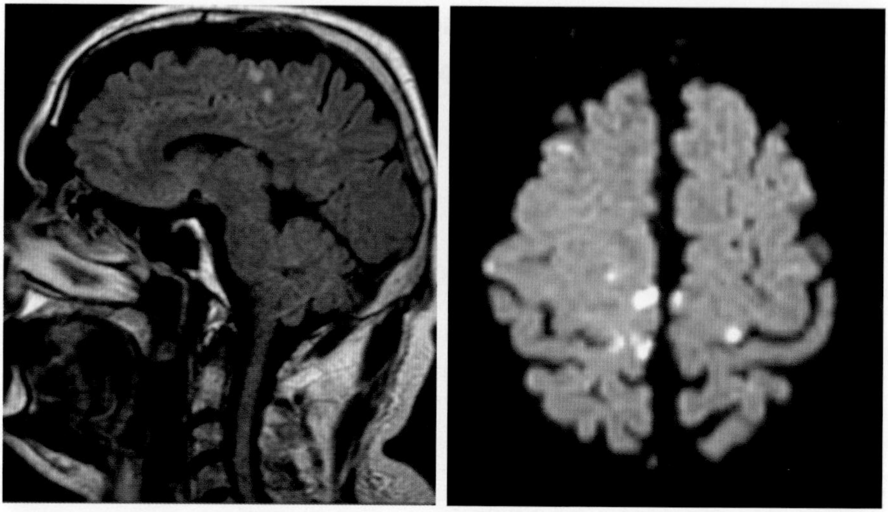

Abb. 41.1: MRT-Untersuchung des Kopfes eines 61-jährigen verunfallten Tauchers mit multiplen hellen Arealen (sog. UBOs), die verdächtig sind, durch Verlegungen der Blutgefäße entstanden zu sein (*links, mittig*). *Rechts* Bild von Schluckultraschall (transösophageale Echokardiografie) mit Nachweis eines offenen Foramen ovale durch unphysiologischen Übertritt von Kontrastmittel, hier gasgefüllte Mikrobläschen, im oberen Bildabschnitt (Fallbericht von Klapa et al. 2017)

Schaden anrichten und abgeatmet werden. Gelangen hingegen Stickstoffbläschen in das arterielle Blut, z.B. durch ein offenes Foramen ovale (PFO) am Herzen oder durch vorhandene Lungenshunts, dann sind sie in der Lage, das Zentralnervensystem zu erreichen und dort Blutgefäße zu verlegen mit der Folge einer Störung der lokalen Blutversorgung und einer nachfolgenden Schädigung von Hirnzellen (Abb. 41.1).

Diese „klassische" Sichtweise der Stickstoffblasenembolie im Gehirn kann noch ergänzt werden um die Atemgasembolie, bei der infolge eines kleinen Lungenbarotraumas die Ausbreitung von Gasblasen im Gehirn oder im Rückenmark initiiert wird (autochthone Blasenbildung), sowie um die Entzündungshypothese, die die Bildung von Mikropartikeln und deren Verschleppung ins Gehirn mit einbezieht.

Wie dem auch im Einzelnen sei, es besteht bei Stickstoffentsättigung und der damit verbundenen Blasenbildung, aber auch bei Nutzung von Helium, grundsätzlich immer die Möglichkeit, dass auch ohne die typischen Symptome einer Dekompressionserkrankung Zellgewebe im Gehirn hypoxisch geschädigt werden kann.

Da davon ausgegangen werden muss, dass abgestorbenes Nervengewebe im Gehirn nicht vollständig ersetzt werden kann und somit in Folge einer Schädigung mit einer Narbenbildung im Gehirn gerechnet werden muss, führen diese Mechanismen unter Umständen zu funktionellen Residuen. Als prinzipielle Nachweismethodik könnten bildgebende Verfahren stärker in den Fokus rücken.

41.3 Nachweis von MRT-Läsionen im Gehirn von asymptomatischen Tauchern

Ein aktuelles und sehr gut geeignetes Verfahren zum Nachweis von Hirnläsionen ist die Durchführung einer MRT-Untersuchung (Magnetresonanztomographie) des Gehirns und die Suche nach sog. UBOs („unidentified bright objects"), also „weißen Fleckchen", die als verdächtig für kleine Narben gelten. Hierbei ist anzumerken, dass ein „UBO" zwar als Läsion definiert ist, eine Aussage über die Ursache der Entstehung der Läsion aber nicht unmittelbar möglich ist. Diese Tatsache ist für die angesprochene Fragestellung wichtig, weil es zwar möglich ist, bei bislang an und für sich gesunden Tauchern nach „verdächtigen" weißen Fleckchen im Hirn zu suchen und sie zum Beispiel in Beziehung zur Gesamtzahl der Tauchgänge oder zur Anzahl besonders tiefer und langer Tauchgänge usw. zu setzen, aber nach wie vor die tatsächliche Ursache eines speziellen „UBO" ungeklärt bleibt. Auch bleibt unklar, ob ein UBO nicht auch durch ein ganz anderes Geschehen zustande gekommen sein kann, so stehen beispielsweise Hirnläsionen bei der Multiplen Sklerose im Raum oder auch Mikrogefäß- oder Mikrogewebeschäden infolge teilweise altersentsprechender arteriosklerotischer Veränderungen.

So bleibt letztlich nur der Vergleich der Anzahl und gegebenenfalls des Verteilungsmusters der gefundenen UBOs im MRT mit dem Tauchverhalten und dem Alter des Betroffenen, um eine Aussage zu treffen, ohne jedoch eine echte Kausalität nachweisen zu können. Auch existiert in der Regel kein Vor-MRT des Gehirns aus einer Zeit vor dem Tauchen, um im direkten Vergleich das Tauchen oder Tauchverhalten als Ursache neuerer UBOs zu identifizieren. Ferner kann bei bislang asymptomatischen Tauchern auch keine wegweisende neurologische Symptomatik UBOs in verdächtigen Hirnregionen als ursächlich erscheinen lassen.

Vor dem Hintergrund dieser Einschränkung müssen die Untersuchungen zu diesem Thema kritisch betrachtet werden.

41.4 MRT-Läsionen im Hirn-MRT und Rolle des offenen Foramen ovale (PFO)

Trotz der im vorherigen Abschnitt benannten Einschränkungen ist die Hirn-MRT-Untersuchung aktuell die beste Methode zur Dokumentation möglicher tauchbedingter Hirnläsionen. Geht man davon aus, dass Mikrogasblasenembolien beim Tauchen die Hauptursache sein könnten, dann stellt sich die Frage, ob

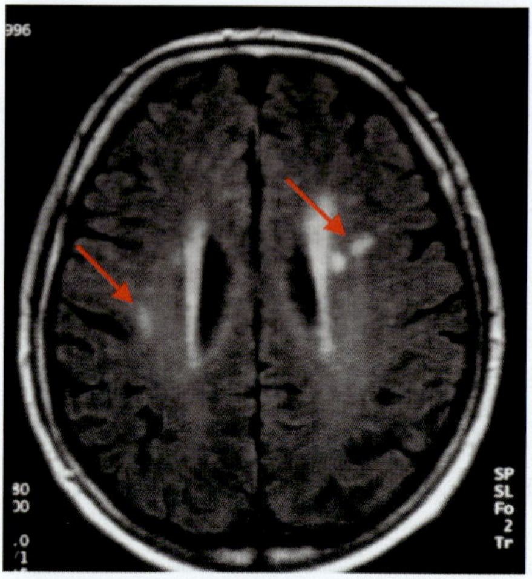

Abb. 41.2: Mehr zentral gelegene multiple hellere Areale (sog. UBOs) bei einem langjährigen Taucher ohne jeden Hinweis auf Dekompressionserkrankung (DCS) in der Vorgeschichte

und gegebenenfalls wie primär venöse Stickstoffblasen sekundär arterialisiert werden können, um Hirnläsionen auszulösen.

Hier kommt nun das bereits unter Abschnitt 41.2 angesprochene offene Foramen ovale (PFO) ins Spiel und seine mögliche Rolle als Übertrittspforte für Stickstoffbläschen, neben den arteriovenösen Lungenshunts. Dem PFO kommt hierbei insofern eine Sonderrolle zu, als dass es immerhin bei 25–30 % der Bevölkerung funktionell vorhanden ist und einen Rechts- Links-Shunt ermöglicht, darüber hinaus gut diagnostizierbar ist und gegebenenfalls operativ verschlossen werden kann.

Aus dem bisher Gesagten ergibt sich für die Problematik möglicher neurologischer Spätschäden, auch bei Tauchern ohne jegliche Vorgeschichte eines Dekompressionszwischenfalls, dass sowohl das Hirn-MRT als bildgebende Methode als auch die PFO-Diagnostik eine hohe Wertigkeit besitzen, da Letztere einen zusätzlichen Risikofaktor für „stumme" Hirnläsionen darstellen kann (Abb. 41.2 und 41.3).

Im Folgenden soll nun anhand von Ergebnissen ausgewählter Studien versucht werden, die aktuelle Datenlage aufzuzeigen.

Die zurzeit aktuellste Studie, die sich mit dem Problem möglicher zerebraler Läsionen und/oder neuropsychometrischen Einschränkungen bei erfahrenen Tauchern befasst hat, stammt vom Balestra und Germonpre (2016).

Hierzu wurden aus einer Population von 200 freiwilligen und gesunden Freizeittauchern im Alter ≤40 Jahre, mit einer Taucherfahrung von mindestens 200 komplikationsfreien Tauchgängen, 50 Probanden per Zufall ausgewählt, von denen letztendlich 42 Personen auf Hirnläsionen mittels MRT untersucht wurden sowie eine PFO-Diagnostik mittels transösophagealer Kontrastechokardiographie durchgeführt werden konnte. Ein zusätzlich durchgeführtes standardisiertes neuropsychometrisches Testprogramm gab ferner Aufschluss über die psychomotorischen Fähigkeiten der Taucher.

Diese vom methodischen Ansatz sehr valide aufgebaute Untersuchung, die einige Schwächen vorhergehender Studien vermieden hat, kam zu dem Schluss, dass unabhängig davon, ob ein PFO vorlag oder nicht, Freizeittauchen ohne bisherige Zwischenfälle nicht zu einer nachweisbar erhöhten Anzahl von Hirnläsionen im MRT geführt hatte. Allerdings zeigten sich bei den Tauchern trotzdem pathologische Auffälligkeiten in einigen neuropsychometrischen Tests, die im Speziellen komplexere kognitive Teilleistungen untersuchten.

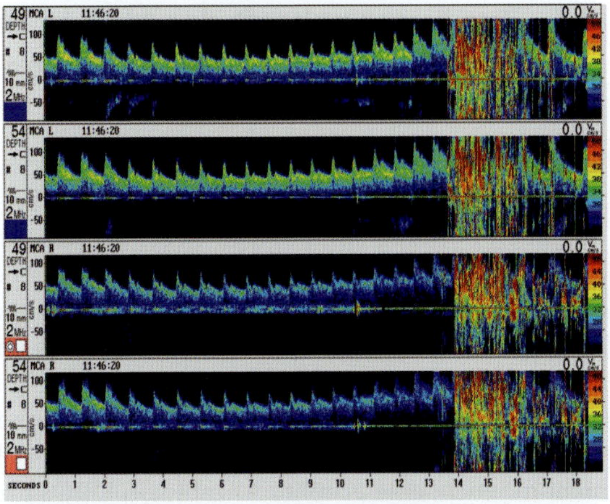

Abb. 41.3: Darstellung der zerebralen Blutflussgeschwindigkeit in der Arteria cerebri media bei einem Taucher, bei dem ein offenes Foramen ovale (PFO) diagnostiziert wurde: sichtbarer Schauer von Ultraschallkontrastmittelsignalen in beiden Arterien nach Pressatmungsende, nachdem das Ultraschallkontrastmittel vor Beginn des Pressatmungsversuchs (Reduzierung der Blutflussgeschwindigkeit in der Bildmitte) intravenös injiziert worden war.

Vergleicht man diese neuesten Ergebnisse mit denen früherer Untersuchungen, so muss man mit Blick auf den Nachweis möglicher Hirnläsionen die Anzahl der jeweiligen Tauchgänge der Studiengruppe beachten: Schreiben Balestra und Germonpre von mindesten 200 Tauchgängen ihrer Gruppe, so wiesen die Taucher der Studie von Knauth aus dem Jahr 1997 im Mittel bereits über 550 Tauchgänge auf, wobei drei Taucher mit multiplen Hirnläsionen sogar über 750 Tauchgänge absolviert hatten.

Auch in einer eigenen Studie von 2004 lag der Median der Tauchgänge bei 500, jedoch ließ sich kein sicherer Zusammenhang zwischen der Anzahl der Tauchgänge und der Anzahl von Hirnläsionen nachweisen.

Vergleichbar ist auch die Rolle des PFO als zusätzlicher Risikofaktor für mögliche paradoxe und unbemerkt verlaufende kleine Gasblasenembolien bislang nicht abschließend beantwortet: So sahen Balestra und Germonpre aktuell keinen Zusammenhang, obwohl mehrere andere Untersuchungen diesen dennoch nahelegen.

Insgesamt ist hier wohl aber die Tendenz zum „Low Bubble Diving", also das konservativere Tauchen mit möglichst weitgehender Vermeidung relevanter Stickstoffblasenbildung, sicher ein großer und konsequenter Schritt in die richtige Richtung.

41.5 Zur Aussagekraft des MRT in Bezug auf mögliche neurologische Spätschäden beim Tauchen

In den vorherigen Abschnitten war bereits angeklungen, dass das Hirn-MRT mit der Frage nach UBOs eine ganz wesentliche Rolle bei der Frage nach objektivierbaren Befunden in Bezug auf mögliche neurologische Residuen nach vielfachen Dekompressionen spielt. Es wurde aber auch darauf hingewiesen, dass eben der Nachweis eines oder mehrerer UBOs noch keine Antwort auf die Ursache gibt. Das mag auf der anderen Seite aber auch bedeuten, dass es neurologische Spätschäden geben könnte, für die ein entsprechendes Korrelat im MRT nicht zu finden ist.

So war es uns in einer kleineren Untersuchung von 2008 an Tauchern, die eine minderschwere DCS mit milder, aber neurologischer Symptomatik erlitten hatten, nicht möglich, eine erhöhte Anzahl von UBOs im MRT oder eine erhöhte Anzahl von offenen Foramina ovalia (PFOs) nachzuweisen.

Auf der anderen Seite wurden auch Untersuchungen an bislang gesunden Tauchern durchgeführt, bei denen der Schwerpunkt statt auf MRT-Läsionen auf neuropsychometrischen Tests oder Fragebögen lag mit der Fragestellung, ob Taucher im Sinne möglicher Spätschäden in diesen Tests von nichttauchenden Kontrollpersonen abweichen.

Die ELTHI Study von 2005, die an über 180 britischen Berufstauchern (Unterwasserschweißer) durchgeführt worden war, gab einen deutlichen Hinweis darauf, dass Berufstaucher, allerdings auch abhängig vom Tauchverfahren, zu neurologischen Leistungseinschränkungen zu neigen scheinen, ein Befund, der auch 2011 in einer Untersuchung an sehr erfahrenen Marinetauchern (Kowalski et al. 2011) bestätigt wurde. Bei beiden Studien wurden jedoch keine MRT-Befunde erhoben, was die Aussagekraft retrospektiv limitiert.

Diese Lücke schließt erneut die Untersuchung von Balestra und Germonpre (2016), die ebenfalls bei ihren Tauchern mit mindestens 200 Tauchgängen Einschränkungen im Kurzzeitgedächtnis sowie Defizite bei höheren kognitiven Funktionen nachweisen konnten, allerdings eben ohne den Nachweis entsprechender Korrelate im Hirn-MRT.

Die Frage: „Macht Tauchen dumm?“ lässt sich zurzeit sicher nicht abschließend beantworten, schon deshalb, weil die Datenlage als zu gering und uneinheitlich beurteilt werden muss.

Man kann sicher festhalten, dass das Hirn-MRT und die damit verbundene Suche nach UBOs einen wichtigen Stellenwert in der Diagnostik einnimmt. Ob und gegebenenfalls inwieweit allerdings ein pathologischer MRT-Befund und mögliche Einschränkungen insbesondere höherer kognitiver Leistungen zusammenhängen und gar füreinander ursächlich sind, ist zum jetzigen Zeitpunkt jedoch nach wie vor unklar.

Die zurzeit verfügbaren Daten deuten jedoch darauf hin, dass zumindest eine sehr hohe Anzahl an Tauchgängen auch ohne eine akute klinische Symptomatik in der Vorgeschichte des Betroffenen mit milden kognitive Einschränkungen, möglicherweise auch mit MRT-Läsionen, vergesellschaftet sein könnten.

Weiterführende Literatur

1. Balestra V, Germonpré P: Correlation between patent foramen ovale, cerebral "lesions" and neuropschometic testing on experienced sports divers; does diving damage the brain? Front Psychol 2016; 7: 696
2. Klapa S, Meyne J, Kähler W, Tilmans F, Werr H, Binder A, Koch A: Decompression illness with hypovolemic shock and neurological failure symptoms after two risky dives: a case report. Physiol Rep 2017; e13094.
3. Knauth M, Ries S, Pohimann S, Kerby T, Forsting M, Daffertshofer M, Hennerici M, Sartor K: Cohort study of multiple brain lesions in sport divers: role of a patent foramen ovale. MBJ 1997; 314: 701–705
4. Koch AE, Kampen J, Tetzlaff K, Reuter M, McCormack P, Schnoor PW, Struck N, Heine L, Prytulla I, Riekert H: Incidence of abnormal cerebral findings in the MRI of clinically healthy divers: role of a patent foramen ovale. Undersea Hyperb Med 2004; 31: 261–268
5. Koch AE, Kirsch H, Reuter M, Warninghoff V, Rieckert H, Deuschl G: Prevalence of patent foramen ovale (PFO) and MRI-lesions in mild neurological decompression sickness (type B-DCS/AGE). Undersea Hyperb Med 2008; 35: 197–205
6. Kowalski JT, Varn A, Röttger S, Seidack S, Kähler W, Gerber WD, Andrasik F, Koch A: Neurophysiological deficits in scuba divers: an exploratory investigation. Undersea Hyperb Med 2011; 38: 197–204
7. Macdiarmid JI, Ross J, Semple S, Osman LM, Watt SJ, Crawford JR: Further investigation of possible musculoskeletal and cognitive deficit due to welding in divers identified in the ELTHI diving study. Research Report 390, University of Aberdeen, Health and Safety Executive, 2005

42 Hörstörungen durch das Tauchen

Ch. Klingmann

Hörstörungen bei Tauchern können verschiedene Ursachen haben und beispielsweise als Folge akuter Tauchunfälle des Mittelohrs oder des Innenohrs auftreten. Lange Zeit nahm man auch an, dass die Ausübung des Tauchens allein, also unabhängig von akuten Tauchunfällen, zu einer Schwerhörigkeit führen könne. Dieser Sachverhalt ist heute jedoch strittig und muss bezweifelt werden.

42.1 Vorgeschichte

Tauchen macht taub! Auf diesen provokanten Nenner brachten manche Autoren ihre Studienergebnisse. In den achtziger und neunziger Jahren des letzten Jahrhunderts wurden vor allem Studien an Berufs- und Militärtauchern durchgeführt, die teilweise ein schlechteres Hörvermögen im Vergleich zu Nichttauchern zeigten. Allerdings wurde zum Teil nicht zwischen Tauchern unterschieden, die einen Innenohrtauchunfall erlitten hatten oder überdurchschnittlichem Lärm am Arbeitsplatz ausgesetzt waren.

Nach und nach bildete sich bei den Experten die Meinung, dass Taucher Spätschäden des Gehörs erleiden. Man ging sogar soweit, dass Hörschäden und dysbare Osteonekrosen (siehe Kap. 44) die einzig gesicherten Spätschäden bei Tauchern seien. In diesem Kapitel wird diese Fragestellung deshalb etwas genauer beleuchtet.

42.2 Hörstörungen als Folge akuter Tauchunfälle

42.2.1 Äußeres Ohr

Tauchunfälle des äußeren Ohrs werden durch ein Barotrauma des äußeren Gehörgangs verursacht. Eine Hörstörung als Folge eines solchen Außenohrbarotraumas ist nur denkbar, wenn es zu einer Vernarbung des Gehörgangs kommen würde, was bis heute noch nicht beschrieben wurde. Hörstörungen als Folge akuter Tauchunfälle des äußeren Ohres haben also keine Relevanz.

42.2.2 Mittelohr

Das Barotrauma des Mittelohrs ist der häufigste Unfall bei Tauchern. Die Hörminderung tritt jedoch nur vorübergehend auf und führt selten zu bleibenden Schäden. Kommt es in Ausnahmen doch zu einer permanenten Schädigung des Mittelohrs, handelt es sich um Schallleitungsstörungen, d. h. einer Schädigung, die den Apparat der Schallübertragung vom Mittelohr auf das Innenohr betrifft. Die Hörschnecke selbst funktioniert dabei tadellos, nur wird der Schall gedämpft auf das Innenohr übertragen. Durch operative Maßnahmen kann zum Beispiel durch Rekonstruktion des Trommelfells oder der Gehörknöchelchenkette wieder ein normales Hörvermögen hergestellt werden. Aus diesem Grund sind bleibende Schädigungen des Hörvermögens durch ein Mittelohrbarotrauma eine Ausnahme.

42.2.3 Innenohr

Das Innenohr kann durch ein Barotrauma sowie durch eine Dekompressionserkrankung des Innenohrs akut geschädigt werden. Hierbei kommt es zu einer Schädigung der Hörschnecke, die sich häufig nicht vollständig zurückbildet. Deshalb sind Taucher nach einem Innenohrtauchunfall häufig mit Hörstörungen, Gleichgewichtsproblemen oder einem Ohrgeräusch (Tinnitus) behaftet. Genaueres zur Entstehung und Therapie der Innenohrtauchunfälle kann in Kap. 15 nachgelesen werden.

In diesem Abschnitt soll es nur um Spätschäden durch Innenohrtauchunfälle gehen.

Barotrauma des Innenohrs

Ein Innenohrbarotrauma kann zu einer diskreten Hörminderung führen oder aber eine komplette Ertaubung des betroffenen Ohrs verursachen. Bisher gibt es wenige Untersuchungen über den Langzeitverlauf nach einem Innenohrbarotrauma. Taucher, die ein Innenohrbarotrauma hatten, scheinen nicht Gefahr zu laufen, erneut oder auf der Gegenseite ein Innenohrbarotrauma zu erleiden. Allerdings kommt es bei 33–78 % zu einer bleibenden Schädigung des Hör- und Gleichgewichtsorgans. Meistens klagen die betroffenen Taucher über ein Ohrgeräusch und diskrete Hörschädigungen, allerdings treten auch komplette Ertaubungen auf.

Dekompressionserkrankung des Innenohrs

Bei Tauchern mit einer Dekompressionserkrankung des Innenohrs ist wesentlich häufiger das Gleichgewichtsorgan als das Hörorgan betroffen. Zwar lässt nach dem akuten Unfallereignis der Schwindel innerhalb weniger Tage bis Wochen nach, allerdings zeigen genauere apparative Untersuchungen, dass das Gleichgewichtsorgan häufig unwiederbringlich geschädigt ist. Das Gehirn hat jedoch die Möglichkeit, diese Schädigung durch eine vermehrte Informationsverarbeitung aus dem Gleichgewichtsorgan der Gegenseite zu kompensieren

Chronische Hörschädigungen traten in unserem eigenen Untersuchungskollektiv in ca. 30 % der Fälle und in einem israelischen Untersuchungskollektiv in 50 % der Fälle auf. Zählt man allerdings die Schädigung des Gleichgewichtsorgans hinzu (es handelt sich ebenfalls um eine Struktur des Innenohrs), so sind in unserem und in dem israelischen Untersuchungskollektiv mehr als 80 % der Taucher mit Spätschäden behaftet.

42.3 Hörschädigungen unabhängig von akuten Tauchunfällen

Treten bei Tauchern unabhängig von akuten Tauchunfällen Spätschäden im Bereich des Gehörs auf? Diese Frage ist komplex und kann nicht endgültig beantwortet werden, jedoch zeigt sich ein klarer Trend, dass Sporttaucher keine chronischen Hörschädigungen zu befürchten haben.

42.3.1 Hörschädigungen der Hörschnecke

Der Großteil aller weltweit durchgeführten Studien, die sich mit Hörstörungen bei Tauchern befasst haben, unterscheidet nicht zwischen Schädigungen der Hörschnecke bzw. der zentralen Hörbahn. Man geht aber davon aus, dass eine mögliche Schädigung des Gehörs am ehesten die Hörschnecke betrifft.

Grundsätzlich muss man bedenken, dass sich das Tauchprofil verschiedener Taucher sehr unterscheiden kann. Ein Sporttaucher, der nur im Urlaub tauchen geht, aber den Rest des Jahres mit einem Presslufthammer arbeitet, kann durchaus schwerhörig sein. Aber macht Tauchen deshalb taub?

Die meisten Studien, die bisher veröffentlicht wurden, befassten sich mit Berufs- oder Militärtauchern, die zum Teil einem erheblichen Lärm am Arbeitsplatz ausgesetzt waren. Militärtaucher führen regelmäßig Schießübungen durch, und bei Berufstauchern wurde v. a. in den 70er und 80er Jahren eine erhebliche Lärmbelastung am Arbeitsplatz gemessen. Häufig wurde die Dekompression in Druckkammern durchgeführt, in denen keine Schallschutzmaßnahmen getroffen wurden. Auch wird unter Wasser der Schall wesentlich besser übertragen, so dass bei Schweiß-, Hammer- oder Bohrarbeiten erhebliche Lärmpegel auf das Ohr einwirken. Die maximal gemessenen Lärmpegel entsprechen dabei dem Lärm eines startender Düsenjet aus 100 m Entfernung. Heute werden jedoch geeignete Lärmschutzmaßnahmen geleistet, um das Gehör von Berufstauchern so wenig wie möglich zu gefährden. Vergleicht man die Hörergebnisse von Berufstauchern mit Hörergebnissen von Hafenarbeitern, die auch im Lärm arbeiten, so stellt sich heraus, dass beide Gruppen schlecht hören. Ein Rückschluss auf eine schädigende Wirkung des Tauchens ist deshalb nicht zulässig!

Es gab auch eine Untersuchung von Perlentauchern, die keinem Lärm ausgesetzt waren. Auch diese zeigten ein reduziertes Hörvermögen. Aber in dieser Studie wurden vornehmlich Taucher untersucht, die einen akuten Innenohrtauchunfall erlitten hatten. Auch dieses Studiendesign lässt leider keinen Rückschluss zu, ob Tauchen unabhängig von Tauchunfällen zu einer Schädigung des Hörvermögens führt.

Gut geeignet für eine Beurteilung, ob das Tauchen unabhängig von Lärm und Tauchunfällen zu einer Hörbeeinträchtigung führt, ist deshalb die Untersuchung von Sporttauchern mit ausreichender Taucherfahrung. Um diese Frage zu beantworten, führten wir zwei Taucher-Hörstudien in Heidelberg durch. In der ersten Studie wurde das Hörvermögen von Sporttauchern und Nichttauchern verglichen, die dem gleichen Maß an Freizeit- und Berufslärm ausgesetzt waren. Taucher mit akuten Innenohrtauchunfällen wurden aus der Studie ausgeschlossen. Wir konnten zeigen, dass Taucher und Nichttaucher kein unterschiedliches Hörvermögen aufwiesen. Die zweite Hörstudie untersuchte Taucher und Nichttaucher in einem sehr umfangreichen Studiendesign. Es wurden aufwändige Hörtests der peripheren und zentralen Hörbahn durchgeführt. Zusammenfassned kann man sagen, dass es keinen Hinweis auf eine Schädigung des Hörorgans oder der zentralen Hörbahn gab.

Betrachtet man also die verschiedenen Studienergebnisse genauer, kann man heute nur mit Sicherheit sagen, dass es keine Beweise für eine Verschlechterung des Hörvermögens durch das Tauchen gibt.

42.3.2 Hörschädigungen der zentralen Hörbahnen

Nur wenige Studien befassten sich mit der Lokalisation möglicher Hörstörungen. Entsprechend dem Aufbau der Hörbahn kann man zwischen Hörstörungen der Hörschnecke, den Bahnen von der Hörschnecke bis zum Hirnstamm (retrokoch-

Kompaktinformation

In der Vergangenheit gab es viele Untersuchungen von (vornehmlich) Berufstauchern, die aufzeigen sollten, dass Tauchen (unabhängig von Tauchunfällen) zu Spätschäden im Bereich des Gehörs führen kann. Neuere Studien zeigen jedoch bisher keinen Hinweis, dass Tauchen unabhängig von akuten Tauchunfällen eine Beeinträchtigung des Hörvermögens verursacht. Aus diesem Grund ist eine Angst vor „stillen" Schädigungen des Hörorgans sicher nicht gerechtfertigt und sollte auch niemanden vom Tauchen abhalten.

leäre Hörbahn) und der Hörrinde unterscheiden. Wie in Kap. 41 beschrieben, wurden bei ausgesuchten Tauchern Läsionen der Hirnsubstanz festgestellt. Es ist durchaus denkbar, dass auch Läsionen in der zentralen Hörbahn vorliegen und so zu einer Hörstörung führen könnten. Bisher gibt es jedoch nur wenige Arbeiten, die sich mit dieser Frage beschäftigten und die darüber hinaus widersprüchliche Ergebnisse zeigten. Durch die zweite Heidelberger Taucher-Hörstudie konnten jedoch zentrale Hörstörungen bei Sporttauchern ausgeschlossen werden, so dass es bis heute keine Untersuchung gibt, die bei Sporttauchern eine Schädigung der zentralen Hörbahn zeigen konnte.

Weiterführende Literatur

1. Hausmann D, Laabling S, Hoth S, Plinkert PK, Klingmann C: Assessment of the peripheral hearing system in divers. Undersea Hyperbaric Med 2011; 38: 515–526
2. Hausmann D, Laabling S, Hoth S, Plinkert PK, Klingmann C: Assessment of the central hearing system in divers. Undersea Hyperbaric Med 2011; 38: 527–535
3. Klingmann C, Plinkert PK: Hörminderung bei Tauchern. HNO 2005; 53(12): 1016–1019

43 Langzeitfolgen an Lunge und Atemwegen

K. Tetzlaff

Schädigungen von Lunge und Atemwegen als Langzeitfolge des Tauchens sind insbesondere bei gewerblichen Sättigungstauchern beschrieben worden. Diese können sich auch entwickeln, wenn kein Tauchunfall erlitten wurde. Im Falle des Sporttauchens spricht allerdings vieles dafür, dass keine Spätfolgen des Tauchens an Lunge und Atemwegen auftreten. Dies soll im Folgenden dargestellt werden.

43.1 Besondere Belastungen von Lunge und Atemwegen beim Tauchen

Wie bereits in Kap. 16 beschrieben, wird die Atmung unter Wasser durch verschiedene Faktoren beeinflusst, die einerseits durch das Eintauchen des menschlichen Körpers in das Medium Wasser und andererseits durch die Besonderheiten von Gasen unter erhöhtem Umgebungsdruck verursacht werden.

Das Eintauchen (Immersion) führt zu Einschränkungen von atembaren Lungenvolumina wie der Vitalkapazität und erhöht die Atemwiderstände in den kleinen Atemwegen durch eine vermehrte Blutfüllung des Brustkorbs und somit der Lungen.

Durch die erhöhte Luftdichte – eine Folge des erhöhten Umgebungsdrucks – steigt die Turbulenz der Luftströmung in den großen Atemwegen und somit ebenso der Atemwiderstand. Die erhöhte Sauerstoffmoleküldichte bedingt einen erhöhten Teildruck des Sauerstoffs (pO_2). Dieser kann ab einer gewissen Höhe und Zeitdauer Schädigungen am Epithel der Atemwege hervorrufen, was insbesondere beim Tauchen mit sauerstoffangereicherten Atemgasen und reinem Sauerstoff relevant ist. Wenn die Atemwege fortdauernd einem pO_2-Wert von z. B. 50 kPa ausgesetzt sind – das entspricht einer Atmung von 50 % Sauerstoff unter normalen atmosphärischen Bedingungen oder einem Tauchgang mit Luft in etwa 15 m Tiefe – so kommt es bereits zu entsprechenden Schädigungen der Atemwege. Allerdings lassen sich diese durch Unterbrechung der Sauerstoffzufuhr (Sauerstoffpausen) deutlich hinauszögern.

Im Falle des Sporttauchens mit komprimierter Luft ist die Intensität der Sauerstoffexposition zu gering und zu kurz, als dass nennenswerte Schädigungen zu erwarten sind. Dies stellt sich aber beim Nitrox- und insbesondere Sauerstofftauchen anders da.

Kompaktinformation

Wichtige Belastungsfaktoren von Lunge und Atemwegen

- erhöhte Atemarbeit durch Immersion, Tauchanzug und Tauchgerät
- veränderte physikalische Eigenschaften des Atemgases
- erhöhter Sauerstoffdruck
- (Mikro-) Gasblasen infolge Dekompression

Weiterhin werden die Stickstoff- oder Inertgasblasen über den venösen Rückstrom des Blutes in die Lungenstrombahn geleitet und durch die Lungenkapillaren aufgefangen, so dass der Stickstoff bzw. das Inertgas in die Alveolen zurückdiffundiert. Das Auftreten dieser Gasblasen in den Kapillaren führt zur Aktivierung von körpereigenen Botenstoffen, die ein Entzündungsgeschehen in Gang setzen können.

Da die Luft in den Tauchflaschen trocken ist, um die Flaschen vor Korrosion zu schützen, kommt es vermehrt zum Flüssigkeitsentzug über unsere Atemwege. Dies wird vor allem beim Sporttauchen mit üblicher Ausrüstung dadurch verstärkt, dass über den am Mund sitzenden Atemregler eingeatmet wird und so die normale Befeuchtung und Anwärmung der Luft über Nase und Nasenrachenraum entfällt!

Hinweis. Bei körperlicher Anstrengung unter Wasser, wie z. B. Tauchen entgegen starker Strömung, kommt es zu einem deutlichen Flüssigkeits- und Wärmeverlust über die Atemwege, bedingt durch Einatmen kalten und trockenen Atemgases über den Mund!

Direkte schädigende Effekte sind auch durch weitere Besonderheiten von Tauchgeräten möglich: Im Falle von halboffenen und geschlossenen Tauchgeräten, die mit so genanntem Kohlendioxidabsorber gefüllt werden, wobei es sich in der Regel um Kalziumhydroxid handelt, kann es zur Belastung mit derartigen Staubpartikeln kommen, wenn diese in den Einatemschenkel gelangen. Weitere schädigende Effekte sind durch die Verwendung von Silikonspray bei Neoprentauchanzügen beschrieben worden und bei Verwendung bestimmter Desinfektionsmittel in Druckkammern.

43.2 Ergebnisse bisheriger Untersuchungen

43.2.1 Akute Effekte

In einer Reihe von Studien wurden akute Veränderungen der Lungenfunktion sowohl nach Luft- als auch nach Sättigungstauchgängen gezeigt. Während Sättigungstauchgänge in der Regel in Druckkammern simulierte, also „trockene" Tauchgänge sind, wurden Lufttauchgänge sowohl in Druckkammern feucht und trocken simuliert als auch im offenen Wasser durchgeführt.

Sättigungstauchgänge

Nach experimentellen Sättigungstauchgängen zeigten sich sowohl nach mehreren Tauchgängen in Druckkammern, aber auch einzelnen Tauchgängen auf zum Beispiel 300 m Tiefe mit einer Gesamtzeit von 12 Tagen, dass die Lungenfunktion nach den Tauchgängen deutlich eingeschränkt war und sich nur langsam erholte. Auch die Belastungsfähigkeit war reduziert. Man stellte fest, dass die Diffusionskapazität der Lunge für Kohlenmonoxid (TL_{CO}), ein relativ einfach zu messender Lungenfunktionswert, der etwas über den Gasaustausch aussagt, zuerst mit einem Abfall reagierte, bevor es zu Einschränkungen von Atemvolumina und Atemflüssen kam. Dieser Abfall zeigte einen direkten Zusammenhang mit der Sauerstoffdosis, die während der Sättigungstauchgänge auf die Lunge einwirkte. Weiterhin zeigte sich eine Einschränkung der Funktion der kleinen Atemwege, die auch noch Jahre nach den Sättigungstauchgängen anhielt.

Lufttauchgänge

Ein wichtiges Ergebnis nach in Druckkammern simulierten Tauchgängen von zum Beispiel 45 m Tiefe mit einer Grundzeit von 25 min war der Nachweis von Mikrogasblasen in der rechten Herzkammer oder der Lungenarterie nach Lufttauchgängen, der mit einem Abfall der TL_{CO} einherging. Dieser Abfall der TL_{CO} war etwa 1 Stunde nach dem Tauchgang maximal ausgeprägt und erholte sich anschließend wieder. Somit kommt es also nach Tauchgängen, die mit venösen Mikrogasblasen einhergehen, zu einer vorübergehenden Gasaustauschstörung der Lunge (Abb. 43.1).

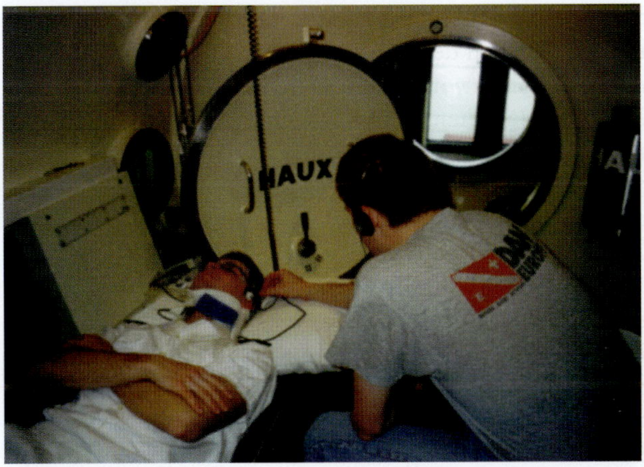

Abb. 43.1: Anpassung von Doppler-Sonden vor der Ableitung von Mikrogasblasen während eines Druckkammertauchgangs

Während nach trockenen Druckkammertauchgängen, die vom Tauchprofil übliche Tauchgänge simulierten, keine bedeutsamen Veränderungen von Lungenvolumina und Atemflüssen messbar waren, so fanden sich nach Tauchgängen im offenen kalten Meer und nach simulierten Kaltwassertauchgängen in der Druckkammer in der Tat derartige Veränderungen, und zwar sogar schon – wenn auch weniger ausgeprägt – nach Tauchgängen in 10 m Tiefe. Dies deutet darauf hin, dass neben Faktoren wie dem erhöhten pO_2 und dem Auftreten von Mikrogasblasen weitere Faktoren eine Rolle spielen müssen, da beides auf 10 m „quasi" nicht vorhanden ist. Möglicherweise spielen Kälte und Immersion eine eigenständige Rolle hierbei, in Kombination mit der Atmung kalter trockener Luft.

43.2.2 Langzeiteffekte

Die entscheidende Frage ist nun, inwieweit diese akuten Veränderungen der Lungenfunktion nach Tauchgängen auf längere Sicht zu möglichen Spätfolgen führen.

Schon vor mehr als 30 Jahren fand man heraus, dass Berufstaucher große Lungenvolumina haben. Man verglich hierbei die gemessenen Werte einer Vielzahl von britischen und norwegischen Tauchern, die in der Ölindustrie in der Nordsee arbeiteten, mit jenen Sollwerten, die aufgrund ihres Alters, Geschlechts und ihrer Größe errechnet wurden, und stellte eine im Mittel um etwa 20 % erhöhte Vitalkapazität fest. Bis heute ist allerdings umstritten, ob es sich hierbei um einen Trainingseffekt durch das häufige Atmen gegen erhöhten Widerstand (im Rahmen des Tauchens) handelt oder ob dies einfach durch die Auswahl besonders kräftiger Kandidaten zum Berufstauchen bedingt ist.

In späteren Untersuchungen wurden an gewerblichen und militärischen Tauchern ein verstärkter Abfall der Atemvolumina nach dem 30. Lebensjahr und im Vergleich zu Nichttauchern kleinere Atemflüsse gefunden. Diese Ergebnisse wurden dahingehend gedeutet, dass es im Verlauf der Taucherkarriere zu einer Störung der Funktion der kleinen Atemwege kommt, insbesondere da sich Zusammenhänge zu Tauchvariablen wie der maximalen Tiefe oder der Gesamtzahl der Tauchjahre zeigten. Diese Zusammenhänge mit den Tauchvariablen waren auch unabhängig von Lebensalter und Nikotinkonsum nachweisbar.

Andere Auffälligkeiten betrafen eine bei militärischen Tauchern im Vergleich zu U-Boot-Fahrern bzw. Schiffspersonal erhöhte Häufigkeit des Nachweises überempfindlicher Atemwege, möglicherweise ebenfalls durch die häufige Atmung kalter und trockener Luft verursacht (Abb. 43.2).

Für Sporttaucher liegen nur wenige Untersuchungen zur Lungenfunktion vor und die Ergebnisse sind teilweise widersprüchlich. Problematisch ist hierbei, dass es keine so genannten Längsschnittstudien von Sporttauchern gibt, die Personen über einen längeren Zeitrum beobachten. Das Ergebnis einer neueren großen Längs-

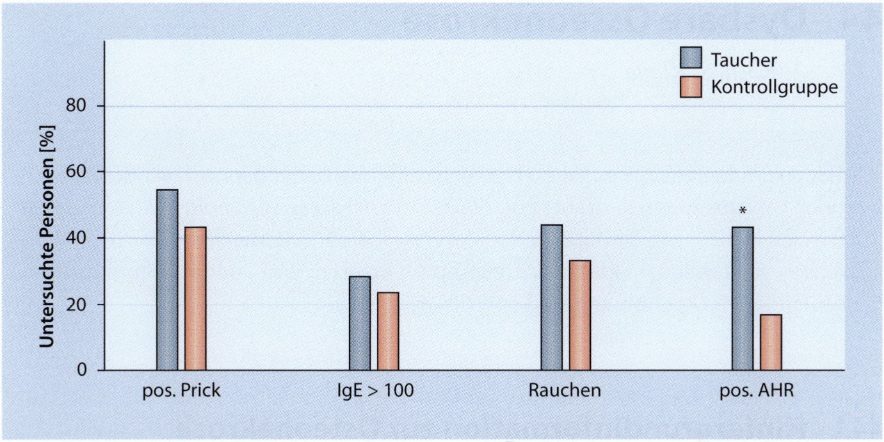

Abb. 43.2: Vergleich eines positiven Hautallergietests (Prick) auf gängige inhalative Allergene, ein erhöhtes Immunglobulin E im Blut, Häufigkeit des Rauchens und Nachweises einer Atemwegsüberempfindlichkeit (AHR) in Prozent der untersuchten Taucher und Kontrollpersonen. Eine Überempfindlichkeit ist deutlich häufiger unter Tauchern (siehe Stern), was nicht durch Allergie oder Rauchen erklärt werden kann

schnittstudie an militärischen Tauchern, die über viele Jahre mehrfach untersucht wurden und häufig mehr als 500 Tauchgänge durchgeführt hatten, zeigte keinerlei Einschränkungen der Lungenfunktion. Auch bei Kampfschwimmern, die mit Sauerstoffkreislaufgeräten tauchen, konnten keine Einschränkungen gefunden werden. Diese Ergebnisse sind einerseits für Sporttaucher beruhigend, da die militärischen Tauchgänge mit denen im Sporttauchbereich vergleichbar sind, andererseits sind aber Unterschiede im Tauchgerät zu beachten wie z. B. die im militärischen Bereich verwendete Vollgesichtsmaske mit integriertem Atemregler, die auch unter Wasser Nasenatmung erlaubt.

Weiterführende Literatur

1. Thorsen E: Long term effects of diving on the lung. In: Brubakk AO, Neuman TS (Hrsg): Bennett and Elliott's Physiology and Medicine of Diving. 5. Aufl. Saunders, Edinburgh, 2003, S. 651–658)
2. Tetzlaff K, Thorsen E: Breathing at Depth: Physiologic and Clinical Aspects of Diving while Breathing Compressed Gas. Clin Chest Med 2005; 26: 355–380
3. Tetzlaff K, Thomas PS: Short- and long-term effects of diving on pulmonary function. Eur Respir Rev 2017; 26: 160097

44 Dysbare Osteonekrose

A. Koch, S. Klapa

Schäden am Skelettsystem gehören zu den selteneren, aber dennoch klinisch bedeutenden Langzeitfolgen des Tauchens, die in einigen Fällen aufwändige Behandlungen nach sich ziehen. Die Pathophysiologie der dysbaren Osteonekrose (DON) ist nicht gänzlich verstanden, inadäquate Dekompressionen gelten aber als Hauptauslöser einer kritischen Durchblutungsstörung des Knochens.

44.1 Hintergrundinformation zur Osteonekrose

Der Untergang von Knochengewebe ohne vorangegangene Infektion im Knochen wird als aseptische Knochen- oder Osteonekrose bezeichnet und auf diese Weise von Knocheninfarkten in Folge einer lokalen Infektion unterschieden. Eine Reihe verschiedener Ursachen kann eine solche nichtinfektiöse Zerstörung von Knochengewebe auslösen, wobei sich in sehr vielen Fällen eine örtliche kritische Mangeldurchblutung des Knochengewebes als direkte Ursache nachweisen lässt, die letztlich zum Tod der Knochenzellen führt.

44.2 Erstbeschreibung und Häufigkeit der dysbaren Osteonekrose (DON)

Bornstein und Plate beschrieben 1911 zum ersten Mal, dass bei Überdruckarbeitern, die am Bau der ersten Elbtunnelröhre beteiligt waren und zum Schutz vor eindringendem Elbwasser unter Überdruck arbeiteten (sog. Caisson-Baustelle), gehäuft schmerzhafte Knochenschäden auftraten, insbesondere wenn diese auch bereits andere Symptome einer Dekompressionserkrankung (DCS) gezeigt hatten. Noch deutlicher wurde der naheliegende Zusammenhang zu Überdruckexposition und Dekompression, als Grutzmacher 1941 über den ersten dokumentierten Fall eines Tauchers mit dysbarer Osteonekrose (DON) berichtete.

Hinsichtlich ihrer Häufigkeit ist die dysbare Osteonekrose sehr variabel: Je nach technischem Tauchstandard und verwendetem Dekompressionsverfahren kann die DON ein eher recht seltenes Ereignis wie bei europäischen Sporttauchern sein oder auch zu einem ernst zu nehmenden Problem werden, wie aus den Prozentzahlen für das Auftreten einer DON in verschiedenen Berufsgruppen aus Tabelle 44.1 ersichtlich ist.

Tabelle 44.1: Auswahl an Studien (chronologisch)

Autor	Beruf	Untersuchte Personen [n]	Dysbare Osteonekrose [%]
McCallum (1966)	Überdruckarbeiter	241	19,0
Harrison (1971)	Taucher der Royal Navy	383	4,2
Ohta (1974)	Shellfischtaucher	301	50,5
Sphar (1977)	Taucher der US-Navy	934	1,7
DCS/CR University of Newcastle upon Tyne (1981)	Berufstaucher	4980	4,2
Zhang et al. (1991)	Überdruckarbeiter	1269	12,9
Yanami et al. (1996)	Überdruckarbeiter und Taucher, Japan	5375	11,1
Toklu et al. (2001)	Schwammtaucher, Türkei	51	70,6
Bolte et al. (2005)	Bundeswehrtaucher, Deutschland (Kontrollgruppe Nichttaucher)	28	3,0
Uzun et al. (2008)	Marinetaucher, Türkei	106	0,0

Eine sehr umfassende und aktuelle Übersichtsarbeit zur DON bei professionellen Tauchern aus dem Jahre 2014 (Uguen et al.) fasst die verfügbaren Daten zur Häufigkeit der DON bei beruflich Exponierten wie folgt zusammen: Bei Überdruckarbeitern findet sich eine recht hohe Gesamtprävalenz der DON von 17 %, wohingegen Taucher generell eine deutlich geringere Prävalenz der DON von im Mittel nur 4,3 % aufwiesen, wobei es hier große Unterschiede gibt: Dive-Master zeigen eine hohe Prävalenz (bis zu 25 %), militärische Taucher dagegen eine sehr geringe Auftretenshäufigkeit von nur 3 %.

Als Ursache dieser stark unterschiedlichen Risiken diskutieren die Autoren auf der einen Seite das stark reglementierte Tauchen im militärischen Umfeld, verbunden mit regelmäßigen Gesundheitsuntersuchungen, auf der anderen Seite ist anzunehmen, dass Dive-Master eher wechselhaftere und auch zahlreiche tiefe Tauchgänge durchführen sowie häufiger mit Unwägbarkeiten während eines Tauchganges konfrontiert werden. Ähnliches mag auf Technical Divers zutreffen, deren tiefe und lange Tauchgänge ein höheres Risiko für eine DON bergen als die üblichen Tauchprofile von Sporttauchern.

44.3 Pathophysiologie der dysbaren Osteonekrose

Der Zusammenhang zwischen Überdruckexposition, nicht optimalen Dekompressionsverfahren und dem Auftreten von Knochenschäden gilt heute als gesichert, nachdem in zahlreichen wissenschaftlichen Untersuchungen an Tauchern und Überdruckarbeitern entsprechende Läsionen im Skelettsystem der Betroffenen nachgewiesen werden konnten.

Dennoch ist der genaue Schädigungsmechanismus, der die eigentliche kritische Durchblutungsstörung des Knochens auslöst, noch nicht mit letzter Sicherheit geklärt.

Als eine Erklärung ist eine Verlegung von Blutgefäßen im Knochen durch Stickstoffblasen (sog. Inertgasembolie) in Betracht zu ziehen, die dann entweder direkt oder zusammen mit der Bildung eines lokalen Blutgerinnsels die schädliche Durchblutungsstörung im Knochen auslöst. Möglicherweise kommen hier dann noch weitere Kofaktoren hinzu wie die Aktivierung von Gewebefaktoren (Leukotriene) oder eine direkte Schädigung der Gefäßinnenwand (Endothel). Darüber hinaus werden jedoch auch eine lokale Fettembolie als (Mit-)Ursache der DON diskutiert oder osmotische Gaseffekte mit Fettmarknekrose innerhalb des Knochens. Als ein wichtiges zusätzliches Argument für den oben genannten Schädigungsmechanismus der Inertgasembolie muss überdies gelten, dass nach tödlich verlaufenen Dekompressionserkrankungen in den Knochen der Verunfallten tatsächlich ausgedehnte Thromben nachgewiesen wurden.

Ein weiterer Erklärungsansatz sieht eine größere Rolle in der rapiden Kompression, die zu einer Aufhebung des Druckgefälles zwischen dem Knochenmark und den periostalen Blutgefäßen führen soll mit der Folge einer intramedullären venösen Stase und nachfolgender lokaler Minderdurchblutung und Aggravation der Effekte lokaler Stickstoffübersättigung (Hutter 2000).

44.4 Lokalisation und Beschwerdebild der dysbaren Osteonekrose

44.4.1 Lokalisation der Befunde und ihre radiologischen Zeichen

Nicht alle Knochen des Körpers sind in gleicher Weise anfällig für das Auftreten einer DON, sondern es sind besonders die langen Röhrenknochen mit vorwiegend Fettmark betroffen. Unter diesen finden sich am häufigsten Läsionen speziell in drei Knochen mit angrenzender Gelenkregion: im Schultergelenk/Humerus (Oberarmknochen), im Hüftgelenk/Femur (Oberschenkelknochen) und im Kniegelenk/Tibia (Schienbein). Andere Lokalisationen sind dagegen deutlich seltener.

Je nachdem, wo in den langen Röhrenknochen die typischen aseptischen Knochenschädigungen nachzuweisen sind, werden zwei Typen der DON-Läsion im

Kompaktinformation

Typ-A-Läsion (juxtaartikulär):
- A1 Röntgendichte Areale mit intakter Gelenkfläche
- A2 Rundliche Verdichtungen
- A3 Lineare Verdichtungen
- A4 Strukturelle Schädigung des gelenknahen Knochens
  - a) durchscheinendes subkortikales Band
  - b) Einbruch der Gelenkfläche
  - c) Sequestrierung der Gelenkfläche
- A5 Sekundäre degenerative Gelenkveränderungen

Typ-B-Läsion (Schaftbereich, Schädel):
- B1 Röntgendichte Areale
- B2 Areale mit irregulärer Verkalkung
- B3 Strahlentransparente und/oder zystische Areale
- B4 Verdickungen der Kortikalis (Knochenrinde)

Knochen unterschieden: Die **Typ-A-Läsion** ist im sog. „juxtaartikulären Bereich" nahe der Gelenkflächen von Hüfte und Schulter lokalisiert, während die **Typ-B-Läsion** einen Bereich des Knochens betrifft, der weiter von den gelenktragenden Flächen entfernt ist. Typ-B-Läsionen finden sich daher im Schaftbereich von Humerus, Femur und Tibia, sehr selten auch im Bereich des Schädels.

Zum Einsatz in der bildgebenden Diagnostik der DON kommen heutzutage sowohl konventionelle Röntgentechniken als auch mit immer größer werdendem Anteil die Magnetresonanztomographie (MRT) des betroffenen Knochens oder Gelenks. Dabei ergänzen sich die beiden Bildgebungsverfahren hinsichtlich ihres jeweiligen Informationsgehalts und sollten deshalb in Kombination eingesetzt werden.

Nach ihrem radiologischen Befund werden die Typ-A- und die Typ-B-Läsion in mehrere Subgruppen unterschieden (s. Kompaktinformation).

44.4.2 Klinik der dysbaren Osteonekrose

Nach Eintritt der initialen Knochenschädigung kann die Entwicklung der DON zunächst weitestgehend symptomlos ablaufen und damit in diesem ersten Stadium nur einen radiologischen Zufallsbefund darstellen. Ob und wann nach Eintritt der Schädigung im Knochen Beschwerden auftreten, die zur weiteren Diagnostik Anlass geben, hängt sehr von der Lokalisation des Knochenschadens ab. Auch kann sich das klinische Bild einer DON erheblich vom Schweregrad der radiologischen Befunde unterscheiden: Eine im Röntgenbild sehr auffällige Typ-B-Läsion, die im Schaft eines langen Röhrenknochens lokalisiert ist und weder Bezug zu einer Gelenkfläche hat, noch den Knochen als Ganzes destabilisiert, kann völlig symptomlos bleiben. Solche Befunde sind dann häufig Zufallsentdeckungen bei Röntgenuntersuchungen und müssen besonders sorgfältig gegenüber Knochennekrosen anderer

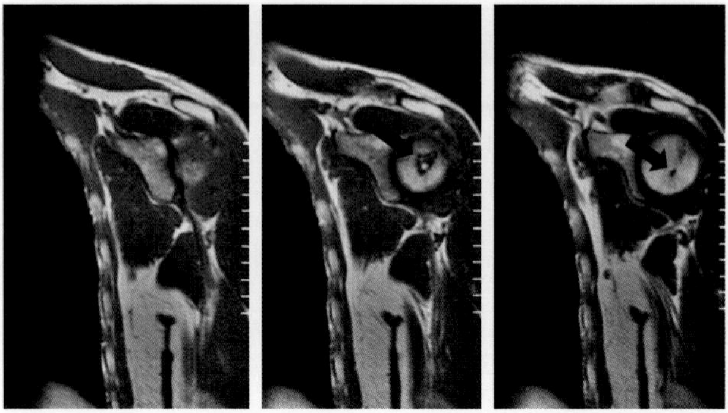

Abb. 44.1: Taucher, männlich, 50 Jahre: Typ-A-Läsion (*Pfeil*) im subchondralen Bereich der linken proximalen Humerusepiphyse (MRT). Typ-B-Läsion in der Metaphyse des linken Humeruskopfes (Mit freundlicher Genehmigung: Prof. Dr. med. M. Reuter)

Ursachen wie Knocheninfektionen oder bösartigen Knochentumoren abgeklärt werden (Abb. 44.1 und 44.2).

Eine eher kleine Typ-A-Läsion hingegen, die nahe einer sehr stark beanspruchten Gelenkfläche wie z.B. der Hüftgelenkspfanne liegt, kann dagegen schon sehr früh bewegungsabhängige Beschwerden im Gelenk auslösen, wenn es zu strukturellen Schädigungen des gelenknahen Knochens mit sekundären degenerativen Gelenkveränderungen kommt.

Dabei ist das klinische Erscheinungsbild der DON nicht von demjenigen einer aseptischen Knochennekrose anderer Genese zu unterscheiden, so dass neben der bildgebenden Diagnostik vor allem die Anamnese – Überdruckexpositionen in der Vorgeschichte, insbesondere mit riskanten Dekompressionsphasen – die Diagnose einer DON nahelegt.

Als eine Form der aseptischen Knochennekrose neigt das Krankheitsbild der DON in der Mehrzahl der Fälle zum weiteren Fortschreiten, auch wenn keine erneuten belastenden Überdruckexpositionen mehr erfolgen.

Dies ist insbesondere für beruflich überdruckexponierte Personen, vor allem Berufstaucher und Überdruckarbeiter, von Wichtigkeit, da die DON hier eine arbeits-

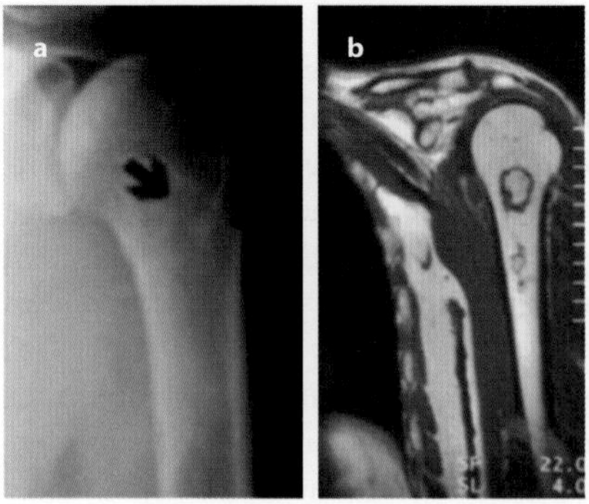

Abb. 44.2: a Röntgenbild mit kleiner Sklerosezone (Pfeilspitze) in der Epiphyse und größerer diskreter Verdichtung in der Metaphyse (Pfeil). **b** T1-gewichtetes MRT mit auffallender ovaler Läsion im Mark der Metaphyse des Humerus. (Mit freundlicher Genehmigung: Prof. Dr. med. M. Reuter, Klinik für Diagnostische Radiologie, Universitätsklinikum Schleswig-Holstein, Campus Kiel)

medizinisch relevante Erkrankung darstellt mit entsprechenden Ansprüchen seitens des Patienten gegenüber dem Arbeitgeber.

44.5 Therapie der Dysbaren Osteonekrose

44.5.1 Asymptomatischer Zufallsbefund

Wenn die Diagnose einer wahrscheinlichen DON auf einem radiologischen Zufallsbefund beruht und der Patient keine Beschwerden hat, stellt sich die Frage, ob überhaupt ein akut behandlungsbedürftiger Befund vorliegt. Dies kann insbesondere auf gelenkferne Typ-B-Läsionen zutreffen, die die Knochenstabilität nicht in Frage stellen. Es sollte jedoch nicht vergessen werden, dass bei einem reinen Zufallsbefund ohne wegweisende Tauchanamnese mit kritischen Dekompressionen auch eine Knochennekrose ganz anderer Ursache dem Befund zugrunde liegen kann. Nicht jede bei einem Taucher entdeckte Osteonekrose **muss** eine DON sein und sollte deshalb genau differenzialdiagnostisch abgeklärt werden. Ist jedoch nach Tauchanamnese und klinischer Diagnostik eine asymptomatische DON hochwahrscheinlich, die zum Diagnosezeitpunkt weder eine wesentlich erhöhte Fraktur- noch eine Gelenkschädigungsgefahr birgt, sollten dennoch regelmäßige Verlaufskontrollen erfolgen, insbesondere wenn der Befund als Typ-A-Läsion gelenknah lokalisiert ist. Art und Häufigkeit der Verlaufskontrolle hängen hierbei von der Lokalisation und der Größe der DON ab.

44.5.2 Symptomatische DON

Gerade juxtaartikuläre Typ-A-Läsionen können zu einer Instabilität der betroffenen Gelenkfläche führen, wobei die nachfolgende Destruktion des Knorpel-Knochen-Bereichs zu einer deutlichen Zunahme eventuell schon vorher aufgetretener Beschwerden führt. Die konservative Behandlung dieser schweren Gelenkschädigung ist leider häufig unbefriedigend, so dass bei zunehmender Symptomatik dann letztlich nur der operative Eingriff bis hin zum Gelenkersatz als therapeutischer Ausweg bleibt. Grundsätzlich orientiert sich hierbei das therapeutische Vorgehen an den orthopädisch/chirurgischen Standards für die Behandlung aseptischer Knochennekrosen.

Auch eine hyperbare Sauerstofftherapie (HBO) kann in einzelnen Fällen angezeigt sein und zu Erfolg führen: Dies konnten Reis und Mitarbeiter für frühe Fälle einer avaskulären Knochennekrose, zu denen auch die DON zählt, bereits 2003 nachweisen.

44.5.3 Vorbeugung einer DON

Obwohl die genaue Pathophysiologie der DON bis heute nicht mit letzter Sicherheit geklärt werden konnte, so sollte dennoch dem Patienten deutlich gemacht werden, dass die DON mit hoher Wahrscheinlichkeit die Folge einer oder mehrerer insuffizienter Dekompressionen ist und dass deshalb in Zukunft jeder Dekompressionszwischenfall mit relevanter Symptomatik adäquat nach tauchmedizinischem Therapiestandard behandelt werden muss. Dies ist nicht unbedingt für einen Taucher oder Überdruckarbeiter selbstverständlich. Die Meldung einer Dekompressionserkrankung (DCS), seien es nun „nur" Bends, also Gelenkbeschwerden nach dem Tauchen, oder eine DCS mit milden neurologischen Symptomen wie Parästhesien oder vorübergehenden Gangstörungen, führt nämlich neben der Therapie auch zu Nachfragen seitens des Arbeitgebers und möglicherweise zum Verlust der Tauch-/Überdrucktauglichkeit. Es konnte jedoch mehrfach in der Literatur nachgewiesen werden, dass die optimale Therapie einer DCS, auch von Bends, das DON-Risiko bei dem Betroffenen deutlich reduziert.

Deshalb ist die Einhaltung eines hohen Sicherheitsstandards bei jeder Art von Überdruckexposition der beste Schutz vor der dysbaren Osteonekrose.

Abschließend sei aber auch erwähnt, dass eine Reihe medizinischer und Lifestyle-Faktoren das Risiko für das Auftreten einer DON beeinflussen können: So konnten Untersuchungen zeigen, dass das Risiko für übergewichtige Taucher erhöht ist, an einer DCS zu erkranken, ebenso gelten häufiger Alkoholgenuss oder die Einnahme von Steroiden als Risikofaktoren für eine DON.

Weiterführende Literatur

1. Bolte H, Koch A, Tetzlaff K, Bettinghausen E, Heller M, Reuter M: Detection of dysbaric osteonecrosis in military divers using magnetic resonance imaging. Eur Radiol. 2005; 15: 368–375
2. Hutter CD: Dysbaric osteonecrosis: a reassessment and hypothesis. Med Hypotheses 2000; 54: 585–590
3. Kenney IJ, Sonksen C: Dysbaric osteonecrosis in recreational divers: a study using magnetic resonance imaging. Undersea Hyperb Med 2010; 37: 281–288
4. Reis ND, Schwartz O, Militianu D, Ramon Y, Levin D, Norman D, Melamed Y, Shupak A, Goldsher D, Zinman C: Hyperbaric oxygen therapy as a treatment for stage-I avascular necrosis of the femoral head. J Bone Joint Surg [Br] 2003; 85-B: 371–375
5. Uguen M, Pugnet R, Uguen A, Loddé B, Dewitte JD: Dysbaric osteonecrosis among professional divers: a literature review. Undersea Hyperb Med 2014; 41: 579–587
6. Yildiz S, Cimsit C, Toklu AS, Cimsit M: Dysbaric osteonecrosis screening in submarine escape instructors. Aviat Space Environ Med 2004; 75: 673–675

Tipps für Tauchlehrer zu den Kapiteln 41 bis 44

1. Regelwidriges Tauchverhalten sowie sehr intensives Tauchen über lange Zeit bergen prinzipiell das Risiko, dauerhafte Gesundheitsprobleme (Spätschäden) zu erleiden.
2. Die Prävention von Spätschäden beginnt schon mit dem Beitrag des Tauchlehrers, der die Regeln sicheren Tauchens überzeugend aus stets aktuellem tauchmedizinischem Wissen ableitet und bemüht ist, sie zum ureigenen Anliegen seiner Tauchschüler zu machen.
3. Standardtauchprofile sind V-Profile innerhalb der Nullzeit mit Sicherheitsstopp. Gute Tarierfähigkeit und Orientierung in der Vertikalen erleichtern fehlerfreie Aufstiege (Analyse am graphischen Profil am PC).
4. Spätestens nach einer kurzen „Sturm und Drang-Phase" lassen sich viele Taucher überzeugen, dass flache Tauchgänge (warm, hell) weitaus erfreulicher sind, als tiefe (düster, kalt, kurz, gefährlich).
5. Aufgrund der geringen Übersättigungstoleranz langsamer Gewebe sollte das Non-limit-Tauchen mit 3–4 Tauchgängen pro Tag nicht propagiert werden, weder für Tauchgäste noch für Tauchguides!
6. Um dauerhafte Schädigungen des Hörvermögens zu vermeiden, muss seitens des Tauchlehrers darauf geachtet werden, dass der Flaschenfülldienst am Kompressor stets mit Lärmschutz ausgestattet ist.

Taucher auf Reisen

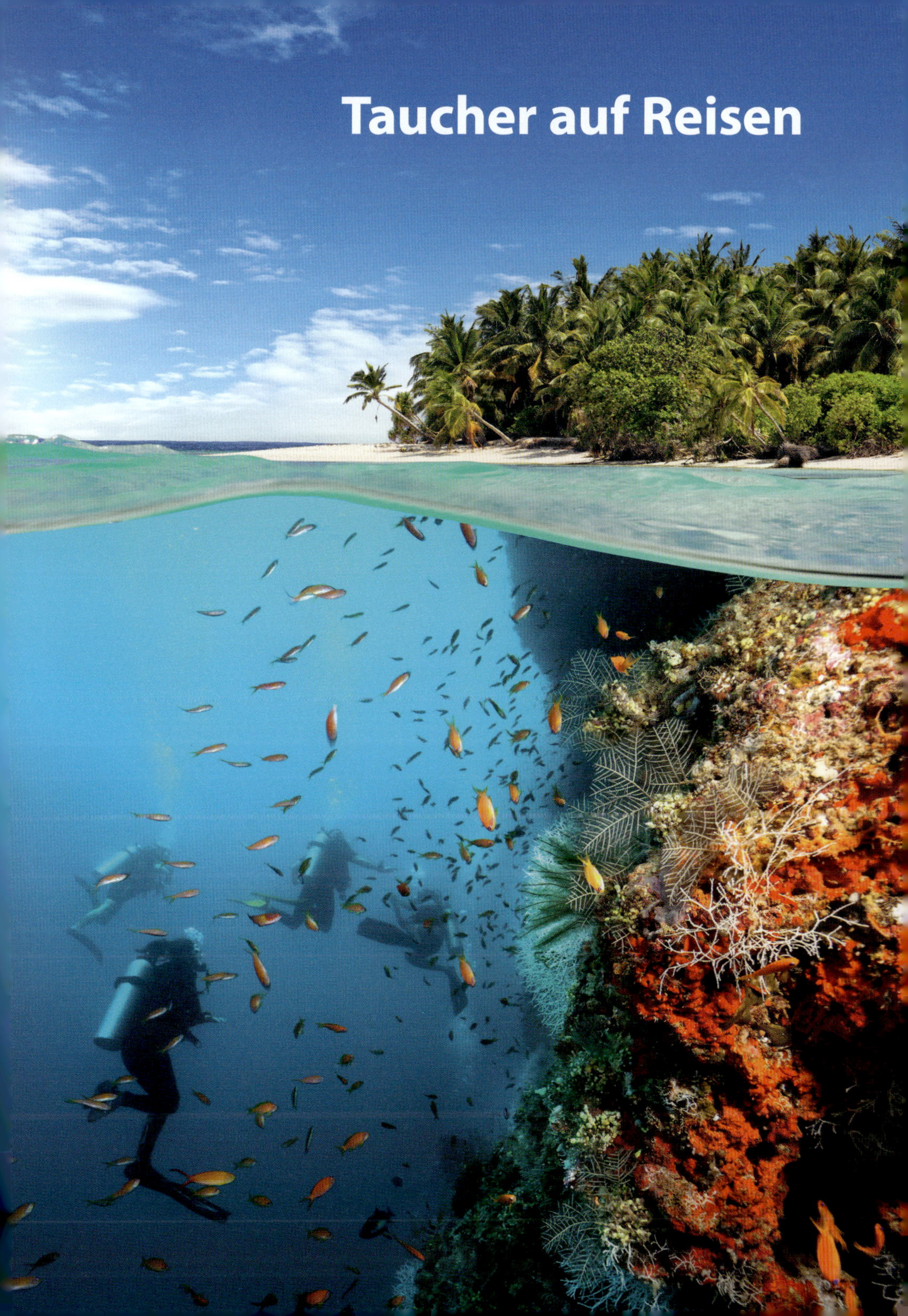

Foto Vorderseite: Jag_cz/Getty Images

45 Reise- und Tropenmedizin

C.-M. Muth

Für sehr viele Taucher gehört das Reisen zum Tauchen wie der Milchschaum zum Capuccino. Die Deutschen sind insgesamt Weltmeister im Reisen, und Taucher gelten als besonders reisefreudig. Wenn Gebiete in Küstennähe touristisch neu erschlossen werden, gibt es in kürzester Zeit auch Tauchbasen. Dabei ist das Leben solcher „Urlaubspioniere" dann durchaus rustikal und exotisch. Doch auch schon länger touristisch erschlossene Gebiete laden oft zu Ausflügen ins Hinterland ein, was vor allem in tropischen Gegenden nicht selten mit besonderen Risiken einhergeht. In den weniger entwickelten Ländern, vor allem aber in solchen der tropischen und subtropischen Klimazonen, sind Krankheiten wie Polio noch verbreitet, die in Mittel- und Nordeuropa als ausgerottet gelten. Die Pest ist vielen Mitteleuropäern nur aus Geschichtsbüchern bekannt, doch vor allem in Indien, aber auch in anderen Ländern mit tropischem Klima und ähnlichen Hygienebedingungen, kommt es regelmäßig zu Pestepidemien und sogar in den USA werden jährlich vereinzelte Fälle bekannt! Und schließlich gibt es eine Reihe von Tropenkrankheiten, die in den gemäßigten Breiten Europas nicht vorkommen, aber zu einer mehr oder weniger ernsthaften Bedrohung in bestimmten Urlaubsländern führen können.

Auf der anderen Seite sind solche Bedrohungen für die Gesundheit aber von Region zu Region verschieden und mitunter sogar innerhalb eines Urlaubslandes nicht überall gleich. Außerdem gibt es inzwischen gegen viele dieser Krankheiten auch wirksamen Schutz, z.B. in Form von Impfungen bzw. wirksamen Medikamente bei Infektion. Doch zu einem größtmöglichen Schutz ist die Kenntnis der Gefährdung und der entsprechenden empfohlenen Vorbeugemaßnahmen unabdingbar. Daher gehört zur adäquaten Planung einer Fernreise zwingend das Sammeln von Informationen über das Urlaubsland und die Frage nach spezifischen Gesundheitsrisiken mit den entsprechenden Impf- bzw. Vorbeugeempfehlungen, die jeweils dem aktuellen Wissenstand entsprechen sollen.

45.1 Vor der Reise: die Vorbereitung

Vor allem bei Fernreisen sollten gleichzeitig mit der Auswahl des Reiseziels auch schon Informationen über das Urlaubsland gesammelt werden. Dies ist umso wichtiger, je „exotischer" das Ziel ist, weil bei solchen Zielen unter Umständen mehrere Impfungen erfolgen müssen, so dass sehr exotische Reiseziele, vor allem solche mit tropischem Klima, nur sehr bedingt für „Last-Minute"-Reisen taugen. Dies ist eigentlich nur dann möglich, wenn der Reisende über einen umfassenden Impfschutz verfügt und vor Ort nur eine so genannte „Stand-by Malariaprophylaxe" erforderlich und entsprechend empfohlen ist.

Bei der Planung einer Fernreise ist daher neben dem Blick in den Reisepass auch ein Blick in den Impfpass dringend empfohlen. Beim Reisepass ist zu überprüfen, ob er noch gültig ist und wenn ja, wie lange noch, denn sehr viele Länder verlangen eine bestimmte Restgültigkeit (meist 6 Monate) am Tag der Einreise. Mitunter muss auch vor Antritt der Reise ein Visum beantragt werden, doch hierüber geben die Reisebüros meist sehr verlässliche Angaben und kümmern sich auch bei Bedarf um die Visumsbeschaffung. Um den Impfschutz muss sich hingegen jeder Reisende selbst kümmern, wobei besonders bei exotischen Reisezielen eine reisemedizinische Beratung sehr sinnvoll sein kann und die Auskunft im Reisebüro keinesfalls hinreichend ist.

Schließlich ist auch an eine Reisekrankenversicherung zu denken, die bei Tauchern unbedingt das tauchtypische Risiko und die damit verbundenen Behandlungsmaßnahmen einschließlich Druckkammerbehandlungen und eine Repatriierung mit abdecken muss.

Informationen zum Reiseland sind prinzipiell einfach über das Internet verfügbar, wobei hier eine gewisse Vorsicht angebracht ist, da sich (insbesondere auf einschlägigen Foren) auch sehr viel Unsinn und Falsches findet, so dass hier eine gewisse Auswahl erforderlich ist und nur seriöse und fundierte Seiten Beachtung finden sollten. Eine sicher nicht vollständige Auflistung solch seriöser Seiten finden sich unten in der Kompaktinformation. Die hier zu findenden Informationen sind fundiert und zuverlässig, wobei es natürlich noch weitere zuverlässige Anbieter solcher Internetseiten gibt.

Grundsätzlich ist bei der Informationsbeschaffung aber zu beachten, dass sowohl gute Internetseiten als auch dieses Kapitel trotz größtmöglicher Sorgfalt bei der Erstellung nur einen allgemeinen Überblick geben können. Insbesondere was

Kompaktinformation

Wichtige Internetadressen

Im Zeitalter von Multimedia und Internet bieten sich computerisierten Tauchern vielfältige Möglichkeiten der Informationsbeschaffung. So finden sich ein paar ausgezeichnete professionelle Homepages im Internet zum Thema „Reisemedizin". Eine Auswahl sehr guter und seriöser Seiten von professionellen Anbietern sei im Folgenden aufgeführt (Auflistung nicht vollständig):

- Behörden und wissenschaftliche Organisationen:
  - www.auswaertiges-amt.de
  - http://www.rki.de
  - http://www.dtg.org
- Reisemedizinische Beratungsstellen:
  - http://www.crm.de
  - http://www.fit-for-travel.de
  - http://www.die-reisemedizin.de
  - https://tropeninstitut.de

die politischen und die gesundheitlichen Gefahren angeht, kann es im Gastland rasch zu Änderungen kommen, so dass zusätzlich zu diesen allgemeinen Informationen im Einzelfall auch eine individuelle reisemedizinische Beratung bei einem darin ausgebildeten Arzt oder einem reisemedizinischen Zentrum erforderlich und ratsam sein kann! Dieses Kapitel kann daher auf keinen Fall die individuelle Beratung bei einer tropenmedizinischen Beratungsstelle ersetzen, wenn die Reise in sehr exotische oder abgelegene Gebiete erfolgen soll.

45.1.1 Impfungen

Obwohl alle nach 1960 geborenen Bürger Deutschlands, Österreichs und der Schweiz über einen weitreichenden Impfschutz verfügen sollten, wenn im Kindesalter entsprechend der jeweiligen Empfehlungen der zuständigen Stellen eine Grundimmunisierung erfolgt ist, sind häufiger in der Praxis nicht immer alle empfohlenen Impfungen durchgeführt worden oder es wurde im Erwachsenenalter nicht mehr an Auffrischimpfungen gedacht. Da aber Impfungen in der Regel nur für einen gewissen begrenzten Zeitraum adäquaten Schutz bieten, kann es bei fehlenden Auffrischimpfungen trotz durchgeführter Grundimmunisierung zur Erkrankung kommen.

Für Fernreisende hat dies z. B. für die Infektion mit **Polio**-Erregern eine Bedeutung, wobei man sich durch die trügerische deutsche Bezeichnung „Kinderlähmung“ keinesfalls irreführen lassen sollte, denn die Krankheit kann auch im Erwachsenenalter auftreten. Auch ein bestehender Schutz gegen Tetanus (Wundstarrkrampf) ist für jeden wichtig, denn sogar solche Taucher, denen eine Fernreise nie in den Sinn käme, können sich bei Stich- oder Schnittverletzungen im heimischen Baggersee, z.B. durch rostige Nägel oder Glasscherben im Uferbereich, eine solche Infektion zuziehen!

Des Weiteren gehört die Grundimmunisierung gegen **Diphterie** zum Impfplan für Kinder, gleichzeitig ist die Diphterie weltweit noch weit verbreitet. Auch hier sollte bei Fernreisenden der Impfstatus zumindest überprüft werden. Ähnliches gilt für die **Masern**-Impfung. Diese als harmlose Kinderkrankheit abgehandelte Infektion kann in den Tropen extreme Verläufe nehmen. Insbesondere für mitreisende Kinder gilt ein nicht vorhandener Masernschutz bei Reisen in die Tropen als grobe Fahrlässigkeit. Für Reisende gilt also der grundsätzliche Rat, dass in einem ersten Schritt der aktuelle Impfstatus kontrolliert und Lücken im Impfschutz (z. B. durch den Hausarzt) beseitigt werden müssen.

Neben dieser dringend empfohlenen Grundimmunisierung ist schon bei Reisen in den süddeutschen Raum und nach Österreich an eine weitergehende Impfung zu denken. Der Schwarzwald, weite Teile Baden-Württembergs, Bayerns und Österreich gelten als Übertragungsgebiete mit hoher Durchseuchung einer von Zeckenbissen hervorgerufenen Hirnhautentzündung, der sog. **Frühsommermeningoenzephalitis** (FSME). Anwohnern und Urlaubern dieser Regionen wird daher dringend empfohlen, sich gegen FSME impfen zu lassen.

Zurück zu den Fernreisen: Hier wird Reisenden schon seit längerem empfohlen, sich gegen bestimmte Arten von infektiöser **Gelbsucht** (Hepatitis A und B) impfen zu lassen. Dazu stehen aktive Schutzimpfungen gegen Hepatitis B und seit einiger Zeit auch gegen Hepatitis A zur Verfügung. Inzwischen gibt es sogar einen Kombinationsimpfstoff und die Hepatitis-B-Schutzimpfung wird mittlerweile regelhaft bei der Grundimmunisierung durchgeführt. Diese beiden Impfungen sollten wirklich keinem Reisenden mehr fehlen, weil beiden Formen weltweit sehr verbreitet sind. Eine Hepatitis-A-Impfung wird inzwischen selbst für Reisen in Mittelmeerländer empfohlen, weil hier offenbar sehr viele Muscheln und Schalentiere, die zum Verzehr angeboten werden, mit dem Hepatitis-A-Erreger belastet sind. Die Impfungen sind zudem arm an Nebenwirkungen, gut verträglich und bieten einen wirksamen Schutz.

Für Hepatitis A ist zudem zu beachten, dass bis vor einigen Jahren noch keine aktive Impfung erhältlich war, so dass nur ein passiver Schutz bestand. Menschen, die zu dieser Zeit gegen Hepatitis A geimpft wurden, könnten nur Antikörper, die für eine sehr begrenzte Zeit (6 Wochen bis 3 Monate) Schutz boten, erhalten haben. Der Impfschutz bestand also für die Reise lange genug, aber keinesfalls dauerhaft. Auch in diesen Fällen ist die erneute aktive Impfung empfohlen.

Eine andere wichtige Impfung für Fernreisende ist die **Gelbfieber**-Impfung. Gelbfieber kommt vor allem im Festlandbereich von Mittelamerika, im tropischen Südamerika und im tropischen und subtropischen Afrika vor. Es handelt sich um eine von Mücken übertragene Virusinfektion mit möglicherweise tödlichem Verlauf. Bei der Einreise in manche Länder ist ein Impfnachweis zwingend vorgeschrieben, unabhängig davon gilt aber die dringende Empfehlung, sich immer dann impfen zu lassen, wenn ein Land als Gelbfieber-Infektionsquelle bekannt ist. Obwohl Gelbfieber in Asien nicht vorkommt, wird auch hier von manchen Ländern ein Impfnachweis bei der Einreise gefordert. Die Impfung führt zu einem wirksamen Schutz und wird allgemein gut vertragen. Allerdings sind Allgemeinreaktionen des Körpers und der Haut nicht selten und körperliche Anstrengung sollte in den ersten Tagen nach der Impfung gemieden werden. Auch hier muss eine gewisse Zeit vor Beginn der Reise geimpft werden, um einen ausreichenden Schutz zu bekommen!

Eigentlich und grundsätzlich reicht eine einmalige Impfung, die lebenslang gilt, wie auf der der 67. Weltgesundheitsversammlung im Mai 2014 in Genf beschlossen und veröffentlicht wurde. Obwohl aber nach diesem Beschluss der einmalige Gelbfieber-Impfnachweis lebenslange Gültigkeit hat und keine Booster-Impfung mehr notwendig ist, gibt es einzelnen Staaten, die bei der Einreise den Nachweis einer Impfung „nicht länger als 10 Jahre zurückliegend“ verlangen.

Bis zu dieser Stelle ist im Prinzip jeder Fernreisende betroffen und sollte entsprechende Maßnahmen ergreifen. Doch die Liste der in diesen Regionen verbreiteten

Kompaktinformation

Impfen: aktive und passive Immunisierung

Bei der *aktiven Immunisierung* ist das Ziel, einen körpereigenen Schutz vor Krankheitserregern aufzubauen und so einer Infektion vorzubeugen. Dabei ahmt die Impfung eine Infektion nach, so dass der Körper gegen deren Erreger Antikörper produziert. Dies dauert in der Regel mindestens ein bis zwei Wochen, danach sind die Antikörper oft aber auch über Jahre und Jahrzehnte wirksam und nachweisbar. Zusätzlich werden sog. B-Lymphozyten produziert. Dies sind „Erinnerungszellen", die bei erneutem Kontakt mit dem Erreger jederzeit wieder Antikörper nachproduzieren können.

Im Gegensatz dazu werden bei einer *passiven Immunisierung* fremde Antikörper gegen die jeweiligen Erreger gegeben, entweder vom Menschen oder Tieren, die ihrerseits aktiv geimpft wurden und Antikörper gebildet haben, stammen. Der Impfschutz besteht sehr rasch, hält aber nicht lange an.

Bei der *Simultanimpfung* werden dort, wo es sinnvoll und möglich ist, die aktive und passive Immunisierung kombinieren. Dabei wird versucht, einen schnell einsetzenden Sofortschutz durch die passive Immunisierung und eine lang anhaltende Dauerimmunität durch die aktive Immunisierung zu erreichen. Simultanimpfungen werden beispielsweise zum Schutz vor Wundstarrkrampf (Tetanus) oder bei Tollwutgefahr vorgenommen.

gesundheitlichen Gefährdungen, für die Impfmöglichkeiten existieren, ist damit lange noch nicht abgeschlossen. Hier erfolgt nur deshalb keine generelle Empfehlung, weil ein Großteil der Erkrankungen bei einem Aufenthalt in einem Hotel mit internationalem Standard sehr selten auftreten. Wenn neben einem Hotelaufenthalt mit Tauchexkursionen hingegen noch Ausflüge ins Hinterland geplant sind, u. U. mit „abenteuerlicher" Unterbringung, dann sollte ebenfalls an Impfschutz gegen Cholera und Typhus, aber auch Tollwut gedacht werden. Dies gilt insbesondere bei längeren Aufenthalten, z. B. im Rahmen einer Tätigkeit als Assistent auf einer Tauchbasis, oder bei intensivem Kontakt zur einheimischen Bevölkerung.

Neben den bisher aufgeführten Erkrankungen zählt auch die Tuberkulose zu den weit verbreiteten ansteckenden Krankheiten. Auch für diese gibt es einen Impfstoff, der jedoch schlecht vertragen wird und nur einen sehr unvollständigen Schutz bietet. Eine Impfung wird daher nicht prinzipiell empfohlen.

Nachdem nun die wesentlichsten Schutzmaßnahmen aufgeführt wurden, stellt sich die Frage nach der allgemeinen Verträglichkeit der Impfungen und Besonderheiten im Hinblick auf das Tauchen. Zum letzten Punkt kann gleich zu Beginn Entwarnung gegeben werden, da alle Impfungen deutlich vor Abflug durchgeführt worden sein müssen. Zu Auswirkungen auf die Tauchtauglichkeit kommt es daher in aller Regel nicht mehr, da mögliche Nebenwirkungen und Unverträglichkeiten bereits im Vorfeld zu Hause aufgetreten sind. Im Hinblick auf mögliche Unverträglichkeiten kann gelten, dass moderne Impfpräparate in aller Regel sehr gut vertragen werden. Trotzdem kann es zu Unverträglichkeiten oder Impfreaktionen kommen, die in den meisten Fällen harmlos sind und innerhalb weniger Tage völlig

Kompaktinformation

Impffahrplan Teil 1

Laut DTG soll das Impfprogramm möglichst 10–14 Tage vor Reiseantritt abgeschlossen sein, weil Zeit zum Aufbau des Impfschutzes benötigt wird, wenn es sich nicht um eine Auffrischimpfung („Boosterung") handelt.

Allerdings sind „Last-Minute"-Reisen kein Grund, auf notwendige oder empfohlene Impfungen zu verzichten, was vor allem für die Hepatitis-A-Impfung gilt. Über das konkrete Vorgehen muss der impfende Arzt aber individuell nach dokumentiertem Impfstatus, der Indikation und der zur Verfügung stehenden Zeit bis zur Abreise entscheiden und entsprechend aufklären.

Tabelle 45.1: Impffahrplan Teil 2. Nicht jede Impfung verträgt sich mit zeitgleich durchgeführten anderen. Die folgende Tabelle (modifiziert nach DTG) informiert über empfohlenen Abstände

zu / nach	Gelbfieber	Masern (MMR)	Varizellen	Typhus (oral)	Immunglobulin Bluttransfusion (wenn nicht notfallmäßig indiziert)
Gelbfieber		28 Tage	28 Tage	–	7 Tage
Masern (MMR)	28 Tage		28 Tage	–	14 Tage
Varizellen	28 Tage	28 Tage		–	14 Tage
Typhus (oral)	–	–	–		–
Immunglobulin Bluttransfusion (wenn nicht notfallmäßig indiziert)	90 Tage	120–240 Tage 4 Mon. für Rabies Immunglobulin 6 Mon. für Blut 8 Mon. für IV-Immunglobulin	120–240 Tage	–	

verschwinden. Typische Reaktionen sind Rötungen der Impfstelle, leichte Muskelschmerzen und das Gefühl, eine Erkältung zu bekommen.

45.1.2 Malaria

Eine adäquate und auf die jeweilige Vor-Ort-Situation angepasste Malariaprophylaxe ist ein sehr relevantes Thema für Fernreisende, zumal es bislang auch keine praxistaugliche Impfmöglichkeit gegen Malaria gibt. Gerade für dieses Thema ist die individuelle reisemedizinische Beratung besonders wichtig, denn für eine adäquate

Kompaktinformation

Malaria-Arten

Entsprechend dem Erreger unterscheidet man drei Arten der Malaria:

- **Malaria tropica:** Die Malaria tropica gilt als die gefährlichste der Malariaerkrankungen. Unbehandelt führt sie in ca. 30 % der Fälle zum Tod.
- **Malaria tertiana** („Drei-Tage-Fieber"): Diese Malariaart ist nur in seltenen Fällen tödlich, führt aber zu erheblichen Beeinträchtigungen des allgemeinen Gesundheitszustands.
- **Malaria quartana** („Vier-Tage-Fieber"): Diese Malariaerkrankung gilt als die mildeste Form der Malaria.

Beratung ist es erforderlich, für jede Reisedestination das aktuelle Malariarisiko und die jeweilige Resistenzlage zu kennen. Die reisemedizinische Beratungsstelle kann dem Anfragenden aber nicht nur diese Infos liefern, sondern auch gleich eine praktische Handlungsempfehlung geben, ob und wenn ja wie und mit welchem Mittel eine notwendige Malariaprophylaxe durchgeführt werden soll.

Die Malaria ist die häufigste Tropenkrankheit, an der nach Schätzungen der WHO weltweit mehr als 300 Millionen Menschen jährlich erkranken. Die Malaria ist weltweit verbreitet, wobei hier der sog. „Malaria-Gürtel" als Verbreitungsgebiet anzusehen ist, der etwa zwischen dem 40. nördlichen und dem 30. südlichen Breitengrad liegt. Der Begriff der „Malaria" leitet sich aus der Vorstellung in früheren Zeiten ab, dass der krankmachende Faktor die „schlechte Luft" (italienisch „mal aria") in Sumpfgebieten sei, so dass die Malaria auch „Sumpf- oder Wechselfieber" genannt wurde. Tatsächlich erfolgt die Übertragung der Malaria aber über einen Stich der Anophelesmücke, die den eigentlichen Erreger, nämlich parasitische Einzeller der Gattung Plasmodium, in sich trägt. Es gibt insgesamt vier verschiedene

Kompaktinformation

Infektionsweg der Malaria

Die für den Menschen infektiösen Stadien der Malariaparasiten entwickeln sich ausschließlich in Stechmückenweibchen der Gattung Anopheles. Bei einem Mückenstich werden die sog Sichelkeime (Sporozoiten) mit dem Speichel der Mücke in das Blut des Menschen übertragen, von dort wandern sie in die Leber, um sich dort innerhalb der Leberzellen zu vermehren. Die Abkömmlinge der Sichelkeime, die Merozoiten, verlassen nach mehreren Tagen die Leberzelle, die dabei endgültig zerstört wird, und dringen in die roten Blutkörperchen (Erythrozyten) ein. Auch dort findet eine Vermehrung statt, dabei wird der Erythrozyt aufgebraucht und schließlich aufgelöst. Die freigewordenen Parasiten suchen sich nun „frische" Erythrozyten, wandern in diese ein und der Kreislauf, der immer mit dem Untergang des Erythrozyten einhergeht, beginnt von neuem. Dieser Vorgang der Vermehrung im Erythrozyten und vor allem der anschließende Untergang des Erythrozyten mit Freisetzung von fiebererzeugenden Substanzen der Parasiten bewirkt die Symptomatik dieser Erkrankung.

Malariaerreger, die drei unterschiedliche Formen der Erkrankung hervorrufen. Die gefährlichste Form ist die Malaria tropica, die unbehandelt sogar zum Tode führen kann. Das charakteristische Symptom aller Formen der Malaria ist ein periodisch auftretendes Fieber. Die Diagnose der Erkrankung wird anhand der Symptome und einer mikroskopischen Untersuchung des Blutes erstellt.

Das Risiko einer Malaria hängt von vielen Faktoren ab. So gibt es tropische Länder, die nahezu völlig frei von Malaria sind, solche, in denen nur in gewissen Gebieten ein erhöhtes Gefährdungspotenzial herrscht, aber auch solche mit einem generell erhöhten Risiko. Weitere wesentliche Faktoren sind z. B die jeweils regional vorherrschenden Plasmodienarten, die Häufigkeit infizierter Anophelesmücken in der zu besuchenden Region sowie entscheidend das Vorkommen von Resistenzen. Schließlich spielen aber auch die Jahreszeit, zu der die Reise durchgeführt wird, sowie Aufenthaltsdauer und Reiseart eine wichtige Rolle. Die Entscheidung über die Art der Malariaprophylaxe muss daher immer individuell anhand des konkreten Reisezieles sowie der Reisezeit, der Reisedauer und des Reisestils getroffen werden.

Um das Risiko einer Malaria und ggf. die möglichen Komplikationen einer Infektion so niedrig wie möglich zu halten, müssen Reisende daher zunächst wissen, ob bei ihrem Urlaubsort eine Übertragungsmöglichkeit besteht. Bei Reisen in nachweisliche oder fragliche Malariagebiete muss der Reisende wissen, dass die Erkrankung bedrohlich und in kurzer Zeit auch tödlich verlaufen kann. Reisende sollten zudem informiert sein, dass auch noch Monate nach Rückkehr bei Fieber oder anderen unklaren Krankheitssymptomen ärztlicher Rat gesucht werden muss und dabei auf den Auslandsaufenthalt hingewiesen werden muss. Neben der medikamentösen Malariaprophylaxe gibt es weitere Möglichkeiten, das Infektionsrisiko zu minimieren. Wesentliche Schutzmaßnahmen vor Malaria bestehen daher vor allem in der Vermeidung von Insektenstichen (Expositionsprophylaxe) und/oder der Einnahme von Malaria-Medikamenten (Chemoprophylaxe). Die konsequente Anwendung der Maßnahmen zur Vermeidung von Insektenstichen kann dabei das Risiko einer Malaria, zusätzlich aber auch das Risiko anderer durch Mücken übertragbarer Tropenkrankheiten erheblich verringern.

Laut DTG (Deutsche Gesellschaft für Tropenmedizin und internationale Gesundheit e. V.) und anderen ist die Expositionsprophylaxe u. a. möglich durch:

- Moskitonetze (möglichst mit Imprägnierung),
- Einreiben unbedeckter Hautstellen mit mückenabweisenden Mitteln (Repellents), zu Dämmerungszeiten, aber auch am Tage (Schutz vor anderen von Stechmücken übertragenen Infektionskrankheiten),
- Tragen von hautbedeckender, heller imprägnierter Kleidung (z. B. Kleidung mit Repellent einsprühen),
- Aufenthalt in mückensicheren Räumen (Klimaanlage, Fliegen- und Mückengitter),

- Türen und Fenster nicht offen stehen lassen (insbesondere abends! Erst eintreten und Türen schließen, dann Licht einschalten!).

Die Expositionsprophylaxe ist angesichts der Resistenzentwicklung der Malariaarten gegen Chemoprophylaxe besonders wichtig, da die medikamentöse Vorbeugung der Malaria durch die Verbreitung von Resistenzen, die – je nach Region unterschiedlich – bereits gegen nahezu alle zur Verfügung stehenden Antimalariamittel möglich sind, erschwert ist.

Im Hinblick auf geeignete Repellents ist für Reisen in die Tropen darauf zu achten, dass die Mückenspray den Wirkstoff „DEET“ (Diethyltoluamid) beinhalten (z. B. Anti Brumm forte®, Nobite®), und hier in einer Konzentration von mindestens 30–50 %. DEET ist aber für Kinder unter 3 Jahren und für Schwangere nicht empfohlen, weil es hier tatsächlich schädlich sein kann. In diesen Fällen ist Spray mit dem Wirkstoff „Icaridin“ in einer Konzentration von 20–30 % (z. B. Autan® tropical, Nobite®Haut Sensitiv) vorzuziehen.

Bei der Anwendung der Repellents ist es wichtig, erst den Sonnenschutz aufzutragen und dann das Repellent. Es empfiehlt sich, sich vor Reiseantritt in der Apotheke beraten zu lassen

Chemoprophylaxe

Eine Chemoprophylaxe ist dennoch bei Reisen in Malariagebiete mit hohem Übertragungspotenzial grundsätzlich und unbedingt zusätzlich empfehlenswert und kann das Risiko auch in Regionen mit multiresistenten Malaria-tropica-Erregern (als schwerste Verlaufsform) nach wie vor wesentlich reduzieren. In Gebieten mit niedrigem oder mittlerem Malariarisiko sollte, wenn keine regelmäßige Chemoprophylaxe durchgeführt wird, zumindest die therapeutische Dosis eines Reservemittels (Stand-by) mitgeführt werden, das bei malariaverdächtigen Symptomen und nicht kurzfristig erreichbarer ärztlicher Hilfe im Ausnahmefall eingenommen werden kann, bis ärztliche Hilfe zur Verfügung steht. Die alleinige Mitnahme eines Malariamedikaments zur eventuellen notfallmäßigen Selbstbehandlung ohne prophylaktische Medikamenteneinnahme ist bei bekannter Unverträglichkeit gegen eine Chemoprophylaxe möglich, hier steht aber die Expositionsprophylaxe im Vordergrund und ärztlicher Rat im Fall der Fälle muss rasch verfügbar sein!

Am Anfang der Überlegungen zur passenden Chemoprophylaxe muss eine Gefährdungsanalyse durch einen reise- bzw. tropenmedizinisch qualifizierten Arzt (Zusatzbezeichnung Tropenmedizin, Zertifikat Reisemedizin, Berufsgenossenschaftliche Ermächtigung zur Betreuung beruflich Reisender) erfolgen. Aktuell ist die Tendenz, die Chemoprophylaxe auf Hochrisikogebiete zu konzentrieren und sich häufiger als bislang üblich auf eine Stand-by-Prophylaxe abzustützen und die Präparateeinnahme erst bei Auftreten malariaverdächtiger Symptome, Nichterreichbarkeit eines Arztes und Nichterhältlichkeit entsprechender Präparate zu empfehlen. Details zu den jeweils aktuellen Empfehlungen der Deutsche Gesellschaft für Tropenmedizin und internationale Gesundheit e.V. zur Malariaprophylaxe finden sich unter http://www.dtg.org.

Lariam® (Mefloquin). Eines der am häufigsten genutzten Präparate war bis in jüngste Vergangenheit das Lariam® (Mefloquin). Allerdings können die unerwünschten Arzneimittelwirkungen des Lariam® erheblich sein. Nebenwirkungen werden häufig im psychovegetativen Bereich, selten als epileptische Anfälle und psychotische Symptome beobachtet. Sie sind dosisabhängig und können bei Therapie und höherer „loading dose“ vor Last-Minute-Reisen häufiger und stärker auftreten als bei der normalen Regelprophylaxe.

Reisende mit Aktivitäten, die eine ungestörte Aufmerksamkeit, räumliche Orientierung und Feinmotorik erfordern, sollten daher möglichst kein Mefloquin nehmen. Diese Einschränkung hat insbesondere auch für Taucher höchste Relevanz. So ist Lariam® vom Hersteller (Roche) insbesondere für Piloten mit einem besonderen Vorsichtsvermerk versehen, es werden aber auch Taucher genannt. Wegen dieser teils gravierenden Nebenwirkungen spielt Lariam® (Mefloquin) heute in der Malariaprophylaxe keine Rolle mehr und wird auch nach Verzicht des Herstellers auf die Zulassung in Deutschland sukzessive vom Markt genommen. Da aber derzeit Reimporte noch problemlos erhältlich sind, ist Tauchern von der Einnahme abzuraten, da adäquate Alternativen verfügbar sind. Solche Alternativen zur Medikation mit Lariam® sind in Hochrisikogebieten die Einnahme und/oder Mitnahme (Stand-by) von Doxycyclin oder Atovaquone/Proguanil (Malarone® bzw. eines der zahlreichen Generika; s.u.).

Sollte aus zwingenden Gründen trotz der ablehnenden Empfehlung Lariam® (Mefloquin) zur Malariaprophylaxe und -therapie genutzt werden, so gelten auch weiterhin die Empfehlungen der Gesellschaft für Tauch-und Überdruckmedizin (GTÜM) e.V.:

- Wenn Chemoprophylaxe mit Lariam® erfolgen muss bzw. soll: Beginn der prophylaktischen Dosierung vier Wochen vor der Tauchreise. Wenn keine Nebenwirkungen „im Trockenen“ auftreten, sind auch keine im oder unter Wasser wahrscheinlich.
- Dennoch muss der Tauchers darüber aufgeklärt werden, dass es keine 100 % Sicherheit gibt und gegenseitig auf das Auftreten von Nebenwirkungen zu achten ist.
- Kein Tauchen bei Prophylaxe mit Lariam® und den geringsten Nebenwirkungen, egal welche. Bei Auftreten geringster Auffälligkeiten: konsequent Tauchverbot.
- Für die Chemoprophylaxe mögliche Alternativen prüfen und nutzen: Doxycyclin oder Atovaquone/Proguanil (Malarone®).
- Grundsätzlich Tauchverbot bei therapeutischer Dosierung (Therapie einer Malaria oder Nebenwirkungen) von Lariam®.
- Sicherheitsabstand von bis zu 2 Monaten nach therapeutischer Dosierung (Therapie) von Lariam® bis zur Wiederaufnahme des Tauchens einhalten

Doxycyclin. Zur Therapie der Malaria ist Doxycyclin allein nicht geeignet, zur Prophylaxe kann es jedoch alternativ zu Atovaquone/Proguanil (Malarone®) oder Lariam® (Mefloquin) eingesetzt werden. Doxycyclin ist allerdings in Deutschland zur Chemoprophylaxe der Malaria nicht zugelassen, obwohl es von der WHO und von anderen Ländern (z. B. USA, Australien) zur Prophylaxe empfohlen wird. Da die gute Wirksamkeit und Verträglichkeit des Mittels durch zahlreiche Studien belegt wird, ist eine Verordnung im Sinne eines „Off-Label-Use" prinzipiell möglich, wenn hierfür Gründe vorliegen (z. B. Unverträglichkeit oder Kontraindikationen anderer Mittel). Eine intensive Aufklärung über das Präparat durch den verordnenden Arzt ist daher aber zwingend erforderlich. In jedem Fall ist der Reisende auf die Tatsache der Nichtzulassung für diese Indikation und dem damit verbundenen Ausschluss der Produkthaftung durch den Hersteller hinzuweisen.

Mögliche und durchaus relevante Nebenwirkungen bei der Einnahme von Doxycyclin sind vor allem phototoxische Reaktionen von belichteten Hautarealen, Vaginalmykosen bei Frauen und Verdauungsstörungen.

Da es sich bei Doxycyclin eigentlich um ein Antibiotikum handelt, wird bei der Einnahme auch die Darm- und Vaginalflora antibiotisch dezimiert. Im Bereich des Verdauungstrakts führt das zu flüssig-breiigen Stühlen, wobei eine relevante Infektion, die zu ebenfalls zu Durchfällen führt, dennoch (flüssige Stühle, blutige Stühle etc.) erkannt würde. Die Vaginalmykose (Vaginalpilz) bei der Frau ist eine relativ häufige Nebenwirkung, so dass bei der Einnahme von Doxycyclin zur Chemoprophylaxe der Malaria zusätzlich an die Mitnahme eines Antimykotikums für den Vaginalbereich gedacht werden soll.

Von besonderer Relevanz gerade für Taucher ist aber die Phototoxizität, also die massiv erhöhte Lichtempfindlichkeit der Haut, was bei Aufenthalt in einem Land mit sehr intensiver Sonneneinstrahlung und dem Tragen von Badebekleidung beim Aufenthalt an Bord zwischen den Tauchgängen durchaus zum Tragen kommen kann. Der Gebrauch eines Sonnenschutzmittels mit einem hohen Schutzfaktor (Sunblocker) ist daher zwingend notwendig.

Die Dosierung für die Chemoprophylaxe mit Doxycyclin ist für Erwachsene 100 mg pro Tag 1–2 Tage vor bis 4 Wochen nach Aufenthalt im Malariagebiet.

Atovaquone/Proguanil. Die Kombination Atovaquone/Proguanil ist unter dem Handelsnamen Malarone® seit längerem in Deutschland zur Chemoprophylaxe und Therapie der Malaria zugelassen und es gibt zunehmend eine Vielzahl von Generika auf dem Markt. Das Nebenwirkungsprofil des Präparates unter prophylaktischer Dosierung ist gemäß den bislang vorliegenden Studien und Erfahrungswerten gering. Nebenwirkungen wie Übelkeit, Verdauungsstörungen und Kopfschmerzen sind leicht und temporär. Die Studien zur Therapie der Malaria mit Atovaquone/Proguanil (Malarone®) unter einer 4fach höheren Dosierung täglich deuten in die gleiche Richtung.

Ein klarer Vorteil von Atovaquone/Proguanil (Malarone®) ist das Einnahmeprozedere, das auch eine kurzfristige Exposition zulässt („Last Minute-„ bzw. sogar „Last Second-Reisen"). Es reicht, die Einnahme am Tag vor der Einreise zu beginnen. Aufgrund der kausalen Wirksamkeit auch auf die Gewebeformen der Malariaparasiten braucht das Präparat lediglich bis 7 Tage nach Ende der Exposition genommen werden, was die Einnahmezuverlässigkeit der Patienten im Vergleich zu den bisherigen Schemata zur Malariaprophylaxe deutlich erhöht.

Die Dosierung für die Chemoprophylaxe mit Atovaquone/Proguanil (Malarone® und Generika) ist für Erwachsene 1 Tablette (= 250 mg/100 mg) pro Tag 1–2 Tage vor bis 7 Tage nach Aufenthalt im Malariagebiet.

Hinweis. Aus derzeitiger Sicht lässt das bislang bekannte Nebenwirkungsprofil und das Einnahmeschema von Atovaquone/Proguanil (Malarone®) oder eines entsprechenden Generikums) eine Verordnung gerade für Taucher sinnvoll erscheinen.

Die Kombination von Chloroquin mit Proguanil (Paludrine®) stellt hingegen inzwischen keine probate Alternative mehr dar und wird deshalb kaum noch verordnet. Die Wirksamkeit ist nicht zuletzt durch eine schlechte Einnahmezuverlässigkeit der Patienten deutlich geringer als bei anderen Mitteln. Zu den typischen Chloroquin-Nebenwirkungen können verstärkte Beschwerden im Bereich von Magen-Darm sowie Haut und Schleimhaut kommen. Chloroquin allein kann jedoch in Regionen ohne Resistenzen weiterhin als Stand-by und Prophylaxe genutzt werden (z.B. Dominikanische Republik).

Symptomatik und Therapie der Malaria

Die Zeit zwischen der Einreise und einer möglichen Malariasymptomatik nach Infektion beträgt 7 Tage. Die Symptome einer Malariaerkrankung sind recht unspezifisch und beinhalten Fieber, Schüttelfrost, schweres Krankheitsgefühl, Kopf und Gliederschmerzen und anderes mehr, wie sie auch bei andersartigen Infektionen auftreten können. Beweisend ist daher der Nachweis von Parasiten oder Parasitenbestandteilen im Blut.

Beim Auftreten der oben genannten Symptome sollte daher so schnell wie möglich ein Arzt vor Ort aufgesucht werden. Ist innerhalb von 24 Stunden nach Symptombeginn kein Arzt konsultierbar, soll eine notfallmäßige Selbstbehandlung durchgeführt werden. Hier ist zu beachten, dass, sollte die Prophylaxe mit Doxycyclin durchgeführt worden sein, eine Notfallbehandlung mit diesem Präparat nicht möglich ist.

Zur Notfalltherapie eignet sich aber gut Atovaquone/Proguanil (Malarone® und Generika).

Die Dosierung für die Akuttherapie der Malaria mit Atovaquone/Proguanil (Malarone®) und Generika) ist für Erwachsene 4 Tabletten (= 1000 mg/400 mg) als Einmaldosis an drei aufeinanderfolgenden Tagen.

45.1.3 Weitere wichtige von Mücken übertragbare Erkrankungen

Die im Folgenden dargestellten Infektionskrankheiten werden in der Regel von Stechmücken der Gattung Aedes (z. B. Tigermücke) übertragen und ähneln sich in der jeweiligen Symptomatik sehr. Auch sind Verwechslungen mit einer Malaria möglich, so dass bei entsprechendem Verdacht eine Malaria stets ausgeschlossen werden muss.

An dieser Stelle sei erneut darauf hingewiesen, dass die oben aufgelisteten Maßnahmen zur Expositionsprophylaxe auch Schutz vor den im Folgenden dargestellten Infektionen liefern.

Dengue

Beim Dengue handelt es sich um eine Virusinfektion, die durch den Stich der tagaktiven Tigermücke übertragen wird und die in vielen tropischen und subtropischen Ländern Afrikas, Mittel- und Südamerikas, Südostasiens und im Pazifik anzutreffen ist.

Klassisches Dengue-Fieber beginnt nach einer Inkubationszeit von 2–7 Tagen plötzlich mit hohem Fieber, Muskelschmerzen, Kopfschmerzen, Rückenschmerzen und typischerweise auch Schmerzen der Augen. Zusätzlich kommt es häufiger nach ein bis zwei Tagen zu einem masernähnlichen Hautausschlag, der nach weiteren ein bis zwei Tagen wieder verschwindet. Im Regelfall klingt die Symptomatik nach 5–7 Tagen ab, in manchen Fällen kann es nach Entfieberung erneut zu Fieber, sehr heftigen Muskel- und Gelenkschmerzen und neuerlichem Hautausschlag kommen, bevor es zu vollständigen Erholung kommt.

In sehr seltenen Fällen kann es zu besonders schweren Verlaufsformen, dem Dengue-hämorrhagisches Fieber (DHF) und dem Dengue-Schock-Syndrom (DSS) kommen, die sogar einen tödlichen Verlauf nehmen können und eine intensivmedizinische Behandlung erfordern.

Eine Impfung oder spezifische Therapie gibt für keine der Verlaufsformen, die Behandlung findet jeweils symptomatisch statt, wobei ASS zur Symptomlinderung vermieden werden sollte.

Zikavirus

Das Zikavirus wird in der Regel von Mücken übertragen. Da die Überträgermücken in allen tropischen und einigen subtropischen Gebieten der Welt verbreitet sind, kommen Infektionen mit dem Zikavirus in Mittel- und Südamerika, aber auch im zu einer Behinderung, noch zu einer Belästigung von Mitreisenden führen, und selbstverständlich auch nicht zur Behinderung des Kabinenpersonals, zum Beispiel während des Services. Hier droht bei Nichtbeachtung zudem eine Unfall- und Verletzungsgefahr, und zwar sowohl für den Verursacher, der seine Beine nicht eingezogen hat, als auch für das Personal und für Mitreisende, wenn der Servicewagen (Trolley) z. B. kippt.

Für Reisende mit erhöhtem Platzbedarf sind häufig auch die Sitzplatzreihen an den Notausgängen vorteilhaft, weil es hier etwas weniger beengt zugeht. Der etwas höhere Sitzkomfort wird allerdings mit deutlichen Einschränkungen erkauft, was das Verstauen des persönlichen Kabinengepäcks angeht, weil hier die Sicherheitsbestimmungen an Bord recht eindeutig und restriktiv sind. Daher hat es auch keinen Sinn darüber mit dem Kabinenpersonal zu diskutieren oder gar zu streiten.

„Economy-class-Syndrom" – die Reisethrombose

Im Hinblick auf die richtige Sitzplatzwahl wurden weiter oben Menschen mit besonderen Risikofaktoren angesprochen. Hier handelt es sich besonders um Menschen, die an Krampfadern leiden (Varikosis) und/oder bei denen Gerinnungsstörungen mit erhöhter Thromboseneigung (Thrombophilie) bekannt sind. Diese Personengruppen haben nämlich ein erhöhtes Risiko für das so genannte „Economy-class-Syndrom".

Der Begriff ist ein wenig irreführend, da er suggeriert, dass ausschließlich Fluggäste und hier ausschließlich die der Economy Class betroffen seien. Beides ist so aber nicht richtig, denn das Problem als solches ist zum einen sehr viel länger be-

Kompaktinformation

Reisethrombose:
Tipps zum vorbeugenden Verhalten

Regelmäßige Bewegung ist sehr wichtig, weil sie der Entstehung von Thrombosen entgegenwirkt. Daher mindestens stündlich einmal auf und ab gehen. Wegen der starken Austrocknung ist eine genügend hohe Flüssigkeitsaufnahme sehr wichtig. Beides kann man ideal kombinieren, indem man sich Getränke in der Bordküche selbst holt und nicht durch ständiges Drücken des Rufknopfes Personal und Mitreisende nervt.

Am meisten Platz hat man in der Regel an den Notausgängen. Eine Alternative sind für Reisende mit langen Beinen auch Gangplätze, weil hier die Beine ausgestreckt werden können. Aber nehmen Sie Rücksicht auf das Bordpersonal und andere Reisende und ziehen Sie bei Bedarf die Beine ein.

Eine generelle Empfehlung für bestimmte Sitznummern gibt es nicht, da die Sitzreihen sich bei verschiedenen Flugzeugtypen und Fluggesellschaften erheblich voneinander unterscheiden. Für Flugzeuge von Lufthansa und Condor kann man sich im Internet unter http://www.lufthansa.de über Sitzverteilungen informieren. Übrigens bietet dieser Service auch Informationen über internationale Flugpläne.

Kompaktinformation

Reisethrombose: Empfehlungen für besonders gefährdete Personen

- Leicht erhöhtes Risiko: Varikosis ohne Beschwerden
  - Kompressionsstrümpfe (rechtzeitig vor Reisebeginn besorgen!)
  - Bewegung an Bord und/oder isometrische Übungen der Beinmuskulatur (Anspannen und Entspannen der Unterschenkelmuskeln, Füße kreisen etc.)
  - Ausreichend trinken
- Deutlich erhöhtes Risiko: Varikosis mit Thrombose in der Vorgeschichte
  - Kompressionsstrümpfe der höchsten Stufe (rechtzeitig vor Reisebeginn besorgen!)
  - Bewegung an Bord und/oder isometrische Übungen der Beinmuskulatur (Anspannen und Entspannen der Unterschenkelmuskeln, Füße kreisen etc.)
  - Ausreichend trinken
  - ggf. Gerinnungshemmung mit niedermolekularem Heparin (Verordnung durch den Hausarzt auf Privatrezept)
- Massiv erhöhtes Risiko: bekannte Gerinnungsstörung, u. U. mit oben genannten Faktoren
  - In jedem Fall niedermolekulares Heparin (Verordnung durch den Hausarzt auf Privatrezept) 2 Stunden vor Reisebeginn, erneut nach 8 Stunden und ggf. nochmals nach weiteren 8 bis 12 Stunden
  - ggf. zusätzlich Kompressionsstrümpfe

kannt als es Touristenflüge gibt, zum anderen kann es auch in der Business Class, bei Busreisen und im PKW oder der Bahn nach längerem Sitzen auftreten.

Dieses längere Sitzen mit angewinkelten Beinen kann bei entsprechender Veranlagung zur Bildung eines größeren Blutgerinnsels in den großen Venen der Beine führen und so eine tiefe Beinvenenthrombose verursachen: Die Beine mit ihren großen Muskelgruppen enthalten erhebliche Mengen an Blut, die zum Teil über oberflächliche, zum größeren Teil über tiefer im Gewebe liegende Gefäße zurück zum Herzen geleitet werden. Besonders die tiefliegenden Venen sind relativ große Gefäße, die allerdings, wie alle Venen, relativ dünne Gefäßwände haben. Dadurch sind Venen ziemlich leicht zusammenzudrücken und ganz oder teilweise zu verschließen. Es reicht hier z. B. schon das Übereinanderschlagen der Beine oder auch das enge Anwinkeln in Knie- und Hüftgelenk wie es z. B. bei beengten Sitzverhältnissen typischerweise vorkommt. Dort, wo Venen zusammengedrückt werden, staut sich das Blut. Erste Anzeichen sind z.B. das Anschwellen der Füße, wie es die meisten Leser sicher schon nach längeren Flugreisen an sich selbst beobachtet haben. Dort aber, wo der Blutfluss behindert ist oder gar völlig zum Stillstand kommt, können sich unter bestimmten Umständen Blutgerinnsel bilden, die sich bei länger anhaltender Fließbehinderung des Blutes durch weiteres Anlagern von Blutplättchen (Thrombozyten) vergrößern können. Betroffen sind vor allem Menschen, die eine entsprechende Veranlagung haben bzw. bestimmte Risikofaktoren aufweisen. Relativ weit verbreitet sind (häufig sogar

Kompaktinformation

Symptome einer Beinvenenthrombose

- Gefühl der „schweren Beine", ziehende oder krampfartige Schmerzen im Bein und, je nach Sitz, bei Druck auf die Wadenmuskulatur
- Dazu eine mehr oder weniger ausgeprägte Schwellung des betroffenen Beins und des Fußes auf der betroffenen Seite

Achtung! Sitzt das Gerinnsel in den Beckenvenen können diese Zeichen weniger stark ausgeprägt sein oder völlig fehlen.

Symptome einer Lungenembolie

- Vorausgehend Beschwerden der Beinvenenthrombose
- Bei kleineren Embolien plötzlich Schmerzen im Brustkorb, Atemnot und Herzrasen
- Bei schweren Verläufen deutlich sichtbare Halsvenen, dunkelgefärbte, bläulich scheinende Haut, Schock, Kreislaufversagen

unbekannte, weil klinisch bislang nicht Erscheinung getretene) erblich bedingte Gerinnungsstörungen, wie z. B. die Faktor-V-Leiden-Mutation. Es sind aber auch eine Reihe anderer, in ihren Auswirkungen auf das Gerinnungssystem ähnliche angeborene Störungen bekannt. Meist bleiben sie im täglichen Leben ohne Relevanz, die Betroffenen haben aber wegen der erhöhten Thromboseneigung z. B. auch häufiger nach Operationen mit Thrombosen zu kämpfen. Auch Menschen mit Krampfadern haben ein erhöhtes Risiko, in geringerem Maße übrigens auch Raucher und Frauen, die die Pille nehmen. Mitunter addieren sich auch die persönlichen Risikofaktoren.

Zusätzlich spielt noch ein Flüssigkeitsmangel des Körpers eine auslösende Rolle, nach neueren Erkenntnissen offenbar auch der im Vergleich zur Erdoberfläche erniedrigte Sauerstoffpartialdruck an Bord des Verkehrsflugzeuges, der einen geringgradigen Sauerstoffmangel (Hypoxie) während der Reise bewirkt.

Bleiben diese Gerinnsel bei den Betroffenen am Ort des Geschehens, so ist die Symptomatik vorläufig noch vergleichsweise unkritisch: Das betroffene Bein schwillt an, häufig kommt es zu leichten oder auch stärkeren, ziehenden Schmerzen. Diese Zeichen sollten als Alarmsignal gewertet und möglichst nicht übersehen werden, denn es droht den Betroffenen eine weit höhere Gefahr, weil es zur Lungenembolie kommen kann. Dies kann zum Beispiel beim Aufstehen durch Streckung der Beine der Fall sein, wenn das Blutgerinnsel, der sog. „Thrombus", oder Teile davon mit dem Blutstrom fortgerissen und dem venösen Blutstrom folgend über das rechte Herz in die Lungengefäße gespült werden. Dies hat weitreichende Folgen sowohl für den Kreislauf (bis hin zum Kreislaufversagen) als auch für den Gasaustausch.

Zur Prophylaxe ist neben einer sorgfältigen Sitzplatzwahl eine der effektivsten Maßnahmen, regelmäßig seinen Sitz zu verlassen und sich ein wenig die Beine zu vertreten. Besonders effektiv sind Übungen, bei denen die Wadenmuskeln angespannt werden, so z. B. der Gang auf den Zehenspitzen. Auf langen Strecken sollte daher in regelmäßigen Abständen der Sitz verlassen werden. Fluggäste sollten dabei aber unbedingt Rücksicht auf das Bordpersonal nehmen und die wichtigen Wanderungen nicht unbedingt während des Bordservices unternehmen. Zu beachten ist auch, dass es wegen der geringen Luftfeuchtigkeit an Bord und der meist viel zu geringen Trinkmenge zu Flüssigkeitsverlusten kommen kann, die die Fließeigenschaften des Blutes weiter verschlechtern. Es gilt daher die Empfehlung, möglichst viel zu trinken, um diese überschießenden Verluste auszugleichen. Die Getränkemengen, die zu den Bordmahlzeiten gereicht werden, reichen dazu nicht aus. Den wenigsten Passagieren ist bekannt, dass sie bei Langstreckenflügen selbstverständlich auch außerhalb des Services die Flugbegleiter um Getränke bitten können. Hier ist jedoch zu beachten, dass Alkohol nach Möglichkeit zu meiden ist, da Alkohol in größerer Höhe eine stärkere Wirkung als am Boden hat.

Hinweis. Passagiere mit bekannt erhöhter Thrombosegefährdung sollten unbedingt zusätzlich Vorsorge treffen. Diese besteht abgestuft nach dem jeweiligen Risiko im Tragen von Kompressions- bzw. Antithrombosestrümpfen, oder, bei deutlich erhöhtem Risiko, auch aus der Anwendung gerinnungshemmender Medikamente (niedermolekulares Heparin als Fertigspritze zur Selbstapplikation). Die prophylaktische Einnahme von ASS (Acetysalicylsäure, Aspirin) wird nicht empfohlen, weil sich eine Wirksamkeit für die Reisethrombose nicht belegen ließ und Magenbeschwerden verursacht werden können.

45.2.2 Kabinenklima

Im Flugzeug sitzen viele Menschen auf sehr engem Raum zusammen, was die Ausbreitung von Krankheitserregern grundsätzlich begünstigt. Allerdings ist die Klimaanlage in Flugzeugen mit sehr effektiven Filteranlagen (auch für die meisten Keime) ausgestattet, durch die die Raumluft gefiltert wird. Doch ist die Luft im Flugzeug, die von außen angesaugt, über einen Wärmetauscher über die Triebwerke erwärmt und letztlich auch komprimiert werden muss, aus technischen Gründen sehr trocken. Bei zu geringer Flüssigkeitsaufnahme durch den Reisenden kommt es bei der sehr trockenen und ständig ausgetauschten Kabinenluft zu deutlichen Flüssigkeitsverlusten durch Verdunstung, so dass die Schleimhäute ebenfalls trocken werden und somit nur wenig Widerstand für Keime bieten können. Darüber hinaus können die Schleimhäute gereizt werden und anschwellen, was den Druckausgleich bei der Landung behindern kann (s. auch unten).

45.2.3 Fliegen und Tauchen – Tauchen und Fliegen

Tatsächlich ist es so, dass das Thema „Fliegen **nach** dem Tauchen" recht bekannt ist. Weniger bekannt ist hingegen, dass auch das Teilthema „Fliegen **vor** dem Tauchen" eine näheren Betrachtung lohnt.

Auffällig ist, dass es viele Taucher gibt, die zu Beginn des Tauchurlaubs deutliche Druckausgleichsprobleme haben. Außerdem weisen manche Statistiken darauf hin, dass es überzufällig häufig auch zu Beginn des Tauchurlaubs gehäuft zu Tauchunfällen kommt. Während das erstere noch unmittelbar dadurch erklärbar wäre, dass vor allem Gelegenheitstaucher sich erst wieder „eintauchen" müssen, ist das zweite schon merkwürdig. Denn hier wäre es naheliegender, dass mit steigender Zahl der Tauchgänge auch die Unfallgefahr steigt. In beiden Fällen wird aber ein ganz entscheidender Aspekt außer Acht gelassen: die Hinreise zum Urlaubsort.

Diese gilt gemeinhin als völlig problemfrei, doch das ist nur bedingt richtig. Schlecht beraten ist nämlich der, der sich, wenn es zeitlich möglich ist, noch am Ankunftstag mit dem Tauchen beginnt. Bei weiten Reisen kann es im Gegenteil sehr empfehlenswert sein, am ersten Tag vor Ort zunächst anzukommen, d.h. es ruhig angehen zu lassen, sich zu akklimatisieren, in aller Ruhe einzuchecken, die Ausrüstung zu leihen und allenfalls auch einen Check-Tauchgang zu machen.

Es kommen bei Flugreisen nämlich zwei grundsätzliche Probleme zusammen: der Aufenthalt im Flugzeug und der Übertritt in eine andere Zeit- und Klimazone.

Beginnend beim Flugzeug ist vor allem von Bedeutung, dass die Luft in der Flugzeugkabine während des Fluges wie oben erwähnt sehr trocken ist. Bei einer mehrstündigen Flugreise verliert der Körper daher eine durchaus relevante Menge an Flüssigkeit, er dehydriert in gewissem Maße. Zusätzlich trocknen die Schleimhäute aus, was in der Folge zu einer Schleimhautreizung und -schwellung führen kann. Hiervon sind vor allem die Schleimhäute im Bereich der Nase betroffen, aber auch die Bronchien.

Durch das beengte Sitzen kommt es zudem zu einem Anschwellen der Beine, auch fühlt man sich steif. Bei grundsätzlich gesunden Menschen ist das alles wenig problematisch. Bei einigen Menschen kann es zu der oben ausführlich besprochenen

Kompaktinformation

Fliegen nach Tauchunfall

Hat es sich bei dem Tauchunfall um eine milde Form gehandelt, liegt der Tauchunfall mehr als 24 Stunden zurück und ist eine Druckkammerbehandlung durchgeführt worden, bei der die Symptomatik komplett rückläufig war, so spricht grundsätzlich nichts gegen einen Flug in einer normalen Verkehrsmaschine. In allen anderen Fällen muss von einem erfahrenen Taucherarzt vor Ort eine individuelle, der jeweiligen Situation entsprechende Entscheidung getroffen werden. Dies beinhaltet auch die Wahl des besten Transportmittels.

Thrombose kommen. Allerdings dauert es nach dem Aussteigen aus dem Flugzeug eine Weile, bis der Flüssigkeitshaushalt des Körpers wieder ausgeglichen ist und die Schleimhäute sich beruhigt haben. Wer hier zu ungeduldig ist, kann sich beim Tauchen Probleme einhandeln, und zwar in Form von Druckausgleichsstörungen, aber auch im Hinblick auf die erhöhte Gefahr, einen Tauchunfall zu erleiden.

Als zusätzlicher Faktor kommt dann noch das angesprochene Problem mit den unterschiedlichen Zeit- und Klimazonen hinzu. Gerade bei größeren Zeitverschiebungen, wie sie bei Flügen in Ost-West-Richtung bzw. umgekehrt auftreten, befindet sich der Körper kurz nach der Ankunft in einem völlig anderen Rhythmus als vor Ort vorgegeben (s. u.). So kann es sein, dass Taucher sich gerade dann in einem Leistungstief befinden, wenn sie eigentlich hellwach sein sollten. Viele verschiedene Körperfunktionen folgen dabei einem Tagesrhythmus, der nun zunächst neu synchronisiert werden muss. Das geht zwar am raschesten, wenn man sich dem Rhythmus vor Ort fügt, dennoch sollte man dem Körper die Gelegenheit bieten, sich ohne Stress anzugleichen. Das gilt auch für klimatische Anpassungen: Gerade, wenn man aus Nord- und Mitteleuropa in die Tropen reist, sollte man sich etwas Akklimatisation gönnen.

In der Praxis heißt das, dass man bei Flugreisen in den Mittelmeerraum, auf die Kanarischen Inseln oder nach Ägypten nicht noch am Ankunftstag Tauchen gehen sollte. Der erste Tag vor Ort ist aber unkritisch, wenn man es nicht gleich übertreibt. Bei Reisen etwa auf die Malediven oder in die Karibik ist es hingegen sehr empfehlenswert, nicht gleich am ersten Tag nach Ankunft voll loszulegen, sondern diesen noch entspannt zu verbringen. Bei Reisen über noch längere Strecken ist noch ein weiterer Tag in Ruhe sehr empfehlenswert. Um hier nicht in Konflikt mit einem gebuchten „Tauch-Package“ zu geraten, sollten diese Überlegungen im eigenen Interesse bei der Reiseplanung nach Möglichkeit berücksichtigt werden.

Im Hinblick auf die Rückreise sollte jedem Taucher bekannt sein, dass ein zu kurzer Abstand zwischen dem letzten Tauchgang und dem Rückflug ganz massiv zu Problemen führen kann. Am Ende des Tauchgangs ist immer noch eine erhöhte Restmenge Stickstoff im Körper gelöst. Bei vorschriftsmäßigen Tauchgängen ist diese Menge aber unkritisch, wenn nichts unternommen wird, dieses Gas plötzlich freizusetzen. Eine solche Maßnahme, die zu einer plötzlichen Gasfreisetzung führt, ist z.B. ein weiterer rascher Abfall des Umgebungsdrucks. Doch genau das geschieht beim Fliegen: Während das Flugzeug nach dem Start steil in den Himmel steigt, sinkt der Druck in der Kabine. Großraumflugzeuge haben zwar alle eine sog. Druckkabine, doch selbst hier herrscht bei Erreichen der Flughöhe nur ein Luftdruck von etwa 0,8 bar, was einer Höhe von ca. 2000 m entspricht (auch, wenn die wirkliche Flughöhe z.B. bei 10000 m liegt). Diese Druckminderung kann zur Blasenbildung im Körper führen, wenn die Restmenge an Stickstoff noch entsprechend erhöht ist. Diese Restmenge ist am Ende des Tauchurlaubs vor allem dann erhöht, wenn es regelmäßig zu Wiederholungstauchgängen kam und/oder wenn die Tauchgänge dekompressionspflichtig waren. Die Problematik kann übrigens dann besonders

Kompaktinformation

Empfehlung des Pausierens nach dem Fliegen vor dem Tauchen

- Flugzeit maximal 5 Stunden, nicht mehr als 2 Stunden Zeitverschiebung: nicht am Ankunftstag tauchen
- Flugzeit bis ca. 10 Stunden, bis 6 Stunden Zeitverschiebung: einen Tag pausieren
- Flugzeit über 10 Stunden, mehr als 6 Stunden Zeitverschiebung: besser zwei Tage pausieren

Empfehlung des Pausierens vor dem Fliegen nach dem Tauchen

- Ein Tauchgang pro Tag, Nullzeit-Tauchgang: mindestens 12 Stunden
- Wiederholungstauchgänge, Deko-Tauchgänge: mindestens 24 Stunden
- Sehr intensives Tauchen mit mehr als 2 Tauchgängen am Tag über mehrere Tage, dabei Deko-Tauchgänge: mehr als 24 Stunden

dramatisch werden, wenn schon beim Betreten des Flugzeugs milde (und somit nicht erkannte) Symptome einer Dekompressionskrankheit vorlagen. Hier kann es beim Fliegen zu sehr heftigen Verläufen kommen. Um den verzögerten Ausbruch einer Dekompressionskrankheit zu vermeiden, ist es daher ratsam, zwischen dem letzten Tauchgang und dem Beginn der Flugreise Zeit verstreichen zu lassen. Es liegen allerdings bislang keine verlässlichen Untersuchungen vor, wie lang diese Zeit definitiv sein sollte. Derzeit gilt die Regel, dass vor Flugreisen in Verkehrsflugzeugen nach einem Nullzeittauchgang 12 Stunden und nach mehrfachen Tauchgängen bzw. Dekompressionspflichtigen Tauchgängen 24 Stunden gewartet werden sollte. Wurde besonders extensiv getaucht, also mehr als zwei Tauchgänge pro Tag und diese auch noch dekompressionspflichtig, kann es sogar ratsam sein, noch länger zu warten. Diese Empfehlungen gelten für Verkehrsflugzeuge. Bei kleineren Flugzeugen, etwa mehrsitzigen Propellermaschinen oder Helikoptern, muss die Sache differenzierter betrachtet werden, denn sie besitzen üblicherweise keine Druckkabine: Handelt es sich um Zubringer zum eigentlichen Flughafen und ist die Flughöhe niedrig, so ist das wesentlich unproblematischer als mit einer Privatmaschine unmittelbar nach dem Tauchen z. B. die Alpen zu überfliegen.

Kompaktinformation

Passfahrten

Diese haben zwar nichts mit dem Fliegen zu tun, aber doch auch mit Druckabnahme: Erfolgt die Rückreise mittels PKW über Passstraßen (etwa nach Tauchen in Südfrankreich, Nordspanien, Istrien und Kroatien), werden je nach Route erhebliche Höhenmeter überwunden. Dies ist im Vergleich zur Flugreise aber weniger kritisch, weil die Druckabnahme langsamer erfolgt. Allerdings ist es auch hierbei insbesondere nach dekopflichtigen Tauchgängen und sehr kurzer Pause vor der Autofahrt schon zu Dekompressionsunfällen gekommen. Im Zweifel ist es daher besser, erst noch eine Nacht vor Ort zu schlafen und am nächsten Tag dann weitgehend entsättigt und ausgeruht zu starten.

Hinweis. Zusammengefasst gilt die dringende Empfehlung, je nach Tauchverhalten und Reiseziel sowohl vor, als auch nach dem Tauchen etwas Zeit zwischen Reise und Tauchen verstreichen zu lassen und diese Empfehlungen bereits bei der Reiseplanung entsprechend zu berücksichtigen.

45.2.4 „Jetlag"

Etwas weiter oben wurde bereits angesprochen, dass es medizinisch sinnvoll ist, sich am Urlaubsort zunächst zu akklimatisieren. Dabei gelingt das Einfügen in den Lebensrhythmus vor Ort bzw. nach dem Urlaub das Einfügen in den normalen Lebensrhythmus zu Hause nur bedingt unproblematisch. Das Phänomen, das hinter diesen Umständen steckt, ist als „Jetlag" bekannt.

Der Jetlag ist ein Phänomen des Düsenzeitalters und war bis vor 50 Jahren noch fast unbekannt. Dies wird verständlich, wenn man bedenkt, dass eine Grundvoraussetzung für die Entstehung des Jetlags die rasche Überwindung mehrerer Zeitzonen ist und die Bedingung dafür eine hohe Geschwindigkeit des Reisens ist. Beim Jetlag gerät nämlich die innere Uhr durcheinander, sie wird „desynchronisiert". Das aber ist problematisch, weil viele Körperfunktionen einer zirkadianen Rhythmik folgen, also tageszeitlichen Schwankungen unterworfen sind. Als Beispiel mag hier das Kortisol dienen, das als wichtiges Stresshormon vom Körper selbst in den Nebennieren gebildet wird. Dieses Hormon wird besonders in der aktiven Zeit, also in den Tagesstunden benötig. Folgerichtig beginnt die vermehrte Hormonausschüttung in den frühen Morgenstunden, damit beim Wachwerden genügende Mengen des Hormons zur Verfügung stehen. Im Tagesverlauf nimmt die Produktion wieder ab, so dass zum Abend die Ruhephase beginnt. Neben diesem Beispiel gibt es viele weitere Faktoren, die zu bestimmten Zeiten vermehrt oder vermindert zur Verfügung stehen.

Die innere Uhr ist also von großer Wichtigkeit bei der Steuerung der Körperfunktionen. Sie steuert darüber hinaus auch den natürlichen Schlaf-Wach-Rhythmus des Individuums, der von Art zu Art durchaus unterschiedlich sein kann und beim Menschen im groben Durchschnitt etwa 8 zu 17 Stunden beträgt. Wie aus diesem Verhältnis ersichtlich, ist der innere Tag des Menschen also mit etwa 25 Stunden etwas länger als ein tatsächlicher Erdentag. Ähnlich einer Funkuhr muss daher auch die innere Uhr regelmäßig synchronisiert werden, um genau zu gehen. Diese Synchronisation erfolgt im Wesentlichen über Licht, vor allem über Tageslicht und über das Hormon Melatonin, das vom Körper vor allem während der Dunkelstunden gebildet wird und somit die Ruhephase einleitet. Im gleichen Sinne behindert Licht die Melatoninausschüttung und verlängert somit die Aktivitätsphase. Licht und Melatonin regeln also die innere Uhr nach, wenn die äußeren Bedingungen sich ändern.

Kompaktinformation

Maßnahmen gegen den Jetlag:

- Vor der Abreise:
  - Versuchen Sie im Rahmen des Möglichen, bereits einige Tage vor der Abreise Ihre Schlafens- und Essenszeiten denen des Zielortes ein wenig anzupassen
- Während des Fluges:
  - Stellen Sie bei Betreten des Flugzeuges die Uhr um
  - Bei Flügen nach Osten: versuchen Sie zu schlafen
  - Bei Flügen nach Westen: wach bleiben
  - Keinen Alkohol
  - Wenig Kaffee oder Tee
- Vor Ort:
  - Passen Sie sich dem Lebensrhythmus vor Ort an
  - Verbringen Sie viel Zeit im Hellen (auf Sonnenschutz achten!)
  - Bleiben Sie tagsüber wach, auch wenn es schwer fällt
  - Machen Sie einen Tag Pause, bevor Sie mit dem Tauchen beginnen
  - Trinken Sie nur wenig Alkohol und auch nur abends
  - Beginnen Sie den Tag mit einem proteinreichen Frühstück
  - Vergessen Sie Schlafmittel

Und genau dies ist bei Reisen über mehrere Zeitzonen der Fall, weil es hier zu einer Zeitverschiebung kommt. Ein solches Queren mehrerer Zeitzonen findet nur bei Reisen in Ost- oder Westrichtung statt, also in Richtung der Drehachse der Erde, bei Reisen nach Norden oder Süden jedoch nicht. Hierbei ist aber zu beachten, dass die meisten Fernreisen mehrere Richtungen aufweisen, also z. B. Flüge in die Karibik sowohl nach Westen als auch nach Süden gehen. Für die Entstehung eines Jetlags ist aber allein die Ost-West-Richtung (bzw. umgekehrt) ausschlaggebend. Das Problem ist hier, dass die äußeren Bedingungen sich ändern, das Nachjustieren der inneren Uhr aber eine gewisse Zeit in Anspruch nimmt (als Faustregel gilt: pro ca. 2 Zeitzonen 1 Tag Anpassung), so dass die Körperfunktionen der tatsächlichen Zeit entweder voraus sind (bei Flügen in Westrichtung) oder aber hinterherhinken (bei Flügen nach Osten). Das bedeutet, dass man beispeilsweise dann munter ist, wenn vor Ort Schlafenszeit ist, oder müde, wenn eigentlich die Aktivitätsphase beginnt.

Die Folgen, die beim Einzelnen durchaus unterschiedlich stark ausgeprägt sind und jüngeren Menschen grundsätzlich weniger zu schaffen machen als älteren, sind u. a. Schlafstörungen, Müdigkeit, Lustlosigkeit, Konzentrationsprobleme, erhöhte Infektanfälligkeit, verminderte körperliche Leistungsfähigkeit und Mattigkeit sowie Hunger, Durst und Stuhldrang zu den unmöglichsten (weil in der neuen Umgebung unpassendsten) Zeiten. Zu dieser Symptomatik können dann noch klimatische Faktoren verstärkend beitragen, auch wenn sie ursächlich nichts mit dem Jetlag als solchem zu tun haben. Bei fehlender oder nur geringer Zeitverschiebung tritt diese Symptomatik nicht auf, so dass z. B. bei Flügen nach Kenia oder

Kompaktinformation

Tipps zur Medikamenteneinnahme bei Zeitverschiebung

Besonders betroffen sind Frauen, die die „Pille" nehmen. Hier gilt, dass zusätzliche Verhütungsmaßnahmen (z.B. Kondome) durchaus empfohlen sind. Gerade bei modernen Präparaten mit geringer Hormonmenge ist das Einhalten genauer Zeiten ganz wesentlich. Von der Firma Schering gibt es Broschüren (erhältlich beim Frauenarzt), die hier eine genaue Anleitung geben.

Bei allen anderen Medikamenten, die regelmäßig eingenommen werden müssen, sollte ein paar Tage vor dem Abflug eine Beratung beim Hausarzt erfolgen. Wichtige dauer- und regelhaft einzunehmende Medikamente sollten in genügender Menge mitgenommen werden und gehören ins Handgepäck!

Südafrika dem Reisenden wohl die Klimaveränderung zu schaffen machen kann, Anpassungen der inneren Uhr hier aber kaum notwendig sind. Die Adaptation erfolgt daher sehr rasch.

Um sich auch bei größeren Zeitverschiebungen möglichst rasch „nachzujustieren" hilft als einer der wichtigsten äußeren Zeitgeber der inneren Uhr das Licht der Sonne, daher sollte man sich bei Ankunft am Urlaubsort trotz Müdigkeit möglichst draußen im Sonnenlicht aufhalten (auf Sonnenschutz achten!). Neben der Sonne als äußerem Zeitgeber fungieren auch die Mitmenschen vor Ort und deren Lebensrhythmus als Synchronisationsinstrument, und zwar als sehr gutes: Wissenschaftler sprechen von der „sozialen Synchronisation", d.h., der Körper nimmt sich das Verhalten der anderen (die ja in ihrem normalen Rhythmus sind) quasi als Vorbild.

Das Nachjustieren wird zudem erleichtert, wenn man schon (wenigstens soweit möglich) einige Zeit vor der Reise beginnt, seine innere Uhr umzustellen, also z.B. vor einem Urlaub auf den Malediven die letzten drei Tage vor der Reise je eine Stunde früher als gewohnt ins Bett geht.

Wissenschaftlich nicht eindeutig als wirksam erwiesen, aber doch immer wieder empfohlen und zumindest nicht schädlich ist auch eine gezielte Ernährung: So soll eine eiweißreiche Ernährung wach und eine kohlehydratreiche Ernährung müde machen. Alkohol und Kaffee sind dabei übrigens möglichst zu meiden. Wenig geeignet sind hingegen schlaffördernde Medikamente, weil sie zu keinem natürlichen Schlaf führen, die Anpassung beeinträchtigen und auch zu einem gewissen Überhang führen können. In den letzten Jahren wurde wiederholt über einen schlaffördernden Wirkstoff berichtet, der als das „ideale Medikament gegen den Jetlag" gehandelt wird. Dabei handelt es sich um das bereits angesprochene Melatonin, das, in Tablettenform eingenommen, in den Schlaf-Wach-Rhythmus eingreifen soll. Das scheint es einerseits auch gut zu tun, weshalb es z.B. in den USA weit verbreitet und frei verkäuflich ist. Andererseits handelt es sich hier um ein Hormon, das in den Hirnstoffwechsel eingreift. Es ist noch sehr wenig über mögliche Nebenwirkungen bekannt, vor allem über langfristige Nebenwirkungen. Die Einnahme kann deshalb derzeit noch nicht empfohlen werden. Sicherer und doch wirksam ist es, sich einfach in den örtlichen Rhythmus einzufügen und für den Fall der Schlaflosigkeit ein gutes Buch dabei zu haben.

45.3 Der Aufenthalt vor Ort

45.3.1 Klimatische Bedingungen

Fernreisen gehen nahezu immer auch mit einer drastischen Veränderung des Klimas einher, dem der Reisende ausgesetzt ist. In aller Regel führt die Reise in deutlich wärme Gefilde als das Heimatland, was durchaus mit gesundheitliche Probleme zur Folge haben kann. Dabei ist jedoch zu unterscheiden, ob vor Ort eher ein trockenes Wüstenklima herrscht oder ein tropisches bzw. subtropisches Klima mit hoher Luftfeuchtigkeit. In einem trockenen Wüstenklima kann der zur Kühlung des Körpers gebildete Schweiß sehr effektiv verdunsten. Im tropischen Klima hingegen, mit sehr hoher Luftfeuchtigkeit, wird ebenfalls versucht, über eine überschießende Schweißproduktion eine Kühlung herbeizuführen. Dies gelingt aber nicht in gleichem Maße, denn die tatsächliche Verdunstung ist bei der feuchten, nahezu wasserdampfgesättigten Luft gering, weil die Luft kaum noch Feuchtigkeit aufnehmen kann und Kühlung im Wesentlichen über Verdunstung erreicht wird. Trotz massiver Schweißproduktion findet eine Kühlung nicht adäquat statt.

Beide Szenarien haben ihre spezifischen Probleme. Während in den Tropen die Flüssigkeitsverluste sehr offensichtlich sind, stellt die mangelhafte Kühlung eine sehr hohe Anforderung an den Kreislauf dar, was im Einzelfall durchaus massive Probleme bereiten kann. Im trockenen Klima hingegen werden Flüssigkeitsverluste häufiger unterschätzt. Da es zu einer sehr effektiven Verdunstung kommt, fällt der Verlust von Flüssigkeit über die Schweißproduktion deutlich weniger auf, weil die Kleidung nicht innerhalb kürzester Zeit am Körper klebt. Hier ist sehr darauf zu achten, bewusst zu trinken und nicht erst auf das Durstgefühl oder Zeichen des Volumenmangels wie z. B. Kopfschmerzen, Kreislaufprobleme, Schwindel u. a. m. zu warten.

45.3.2 Problem Sonne

Neben den grundsätzlichen klimatischen Bedingungen ändert sich auch die Intensität der Sonneneinstrahlung. Es gilt, dass die Sonnenstrahlen umso direkter auf die Erdoberfläche treffen, je näher man sich am Äquator befindet. Dadurch ist die Wirkung der Sonnenstrahlen auf die Haut aber sehr intensiv, so dass Menschen aus Nord- und Mitteleuropa außerordentlich gefährdet sind, eine Dermatitis solaris (Sonnenbrand) zu bekommen. Diese kann hier schon nach sehr kurzer Einwirkzeit auf die ungeschützte Haut ausgesprochen heftig sein und mit den Zeichen eine Verbrennung 2. Grades einhergehen. Aus diesem Grund sollte unbedingt ein Sonnenschutzmittel mit hohem Lichtschutzfaktor angewendet und sehr genau darauf geachtet werden, dass die Einwirkzeiten durch die Strahlen nicht zu lang sind.

Eine besondere Gefahr, sich einen heftigen Sonnenbrand zuzuziehen, besteht übrigens auch beim Schwimmen und Schnorcheln im Wasser. Die Wasserschicht, die die der Sonne zugewandte Körperseite bedeckt, ist zu gering, um die für den Sonnenbrand maßgebliche ultraviolette Strahlung wirkungsvoll herauszufiltern. Gleichzeitig wird die Intensität der Strahlung aber durch die kühlende Wirkung des Wassers nicht bemerkt. Auf diese Weise kann es zu sehr schweren Sonnenbränden kommen. Auch und gerade beim Schwimmen und Schnorcheln ist daher auf einen wirkungsvollen Sonnenschutz, u.U. zusätzlich auf das Tragen eines T-Shirts und leichten langen Hosen (am besten aus Material mit UV-Schutz) zu achten.

Eine weitere Gefahr besteht in „phototoxischen Reaktionen" der Haut, die durch UVA-Strahlung (Wellenlänge 315–400 nm) in Kombination mit die Lichtempfindlichkeit steigernden Substanzen ausgelöst werden. Solche Substanzen können äußerlich angewandte, eingenommene oder auch körpereigen produzierte Stoffe sein, also z.B. Parfüme, Medikamente, aber auch z.B. die in manchen Ländern beliebten „Henna-Tattoos". Diese phototoxische Reaktion kann zuerst einem Sonnenbrand ähnlich sein, ist allerdings lokal begrenzt. In der Folge kann es allerdings zu lange anhaltenden Hautveränderungen kommen. Solche auslösenden Substanzen sind daher nach Möglichkeit zu meiden.

45.3.3 Magen und Darm

Reisedurchfall

Häufige Probleme im Urlaub sind bei sehr vielen Reisenden Darminfektionen und daraus resultierende Durchfallerkrankungen, verursacht durch klimatische Veränderungen, unsaubere Lebensmittel, Bakterien und Viren. Laut Statistiken der Weltgesundheitsorganisation WHO haben in tropischen Gebieten 50 % der Touristen ein Gesundheitsproblem, wobei es sich in ca. 70 % der Fälle um Magen-Darm-Erkrankungen handelt. Man spricht in diesem Zusammenhang vom „Reisedurchfall" oder der „Reisediarrhoe". Eine Reisediarrhoe liegt vor, wenn drei oder mehr ungeformte Stühle pro Tag bei gleichzeitigem Vorliegen eines oder mehrerer begleitender Symptome wie Fieber, Bauchschmerzen, Übelkeit oder/und Erbrechen bestehen.

Die Ursache einer solchen Reisediarrhoe kann durchaus vielfältig sein, wie es ja bereits oben angesprochen wurde. Sehr häufige Erreger sind allerdings Darmkeime und hier am häufigsten enterotoxische Escherichia-coli- (ETEC-)Bakterien.

So erfolgt die Aufnahme der Erreger denn auch sehr häufig über mit solchen Fäkalkeimen kontaminiertem Wasser oder Nahrungsmittel, aber auch mechanisch über den Kontakt mit verunreinigten Händen.

Durchfallerkrankungen führen zu ausgeprägten Flüssigkeitsverlusten, die, besonders bei Kindern (aber nicht nur bei diesen!), rasch problematisch werden können. Im Hinblick auf das Tauchen sei in diesem Zusammenhang daran erinnert, dass der Verlust von Flüssigkeit zusätzlich die Gefahr erhöht, einen Dekompressionsunfall zu erleiden. Es ist bei solchen Durchfallerkrankungen daher sehr wichtig, in jedem Fall und unabhängig von einer Tauchaktivität für den adäquaten Ausgleich des Flüssigkeits- und Salzverlustes zu sorgen. Hier sind fertige Präparate wie z. B. Elotrans® sehr empfohlen (siehe auch Kap. 46, „Reiseapotheke"). Falls keine Elektrolytlösung zur Verfügung steht, kann im Notfall nach dem folgenden Schema ein Ersatz hergestellt werden: 2 Esslöffel Traubenzucker oder ersatzweise normaler Zucker, 1 Teelöffel Kochsalz, ½ Teelöffel Natron (Natriumbicarbonat), gelöst in 1 Liter abgekochtem Wasser.

Hinweis. Die früher häufig genannte Alternative, die Therapie mit Cola und Salzstangen durchzuführen, kann hingegen heute nicht mehr empfohlen werden, zumal der sehr hohe Zuckergehalt von Cola den Durchfall noch verstärken kann

Das Wichtigste ist jedoch die Vorbeugung. Hier gilt die strikt zu beachtende goldene Regel: Egal, was du essen willst: koche es, brate es, schäle es oder vergiss es! („Boil it, cook it, peel it, or forget it")

Kommt es trotz aller Vorsicht doch zu Durchfallerkrankungen, so sind diese meist innerhalb von 3 bis 4 Tagen selbstlimitierend. Aus diesem Grund und aus der Sorge um die Entwicklung von Resistenzen bei den Erregern wird auch nicht die sofortige Einnahme von antibiotikahaltigen Medikamenten empfohlen. Dies ist wichtig vor dem Hintergrund, dass diese Medikamente im Ausland häufig frei verkäuflich sind und hier mitunter auch von medizinischen Laien, etwa Tauchbasenpersonal, verteilt werden. Bei sehr heftigen Verläufen leistet Imodium® mitunter gute Dienste – ohne allerdings den Erkrankungsverlauf an sich zu beeinflussen. Wenn die Einnahme allerdings erforderlich ist, sollten Tropfen gewählt werden, weil der „Durchmarsch" manchmal schneller sein kann als die Auflösung der Kapsel. Taucher müssen außerdem mit dem Auftreten von Kopfschmerzen, Schwindel und Müdigkeit rechnet, so dass das Tauchen beeinträchtigt sein kann. Hält ein solcher Durchfall über mehr als 48 Stunden an oder ist er besonders heftig und/oder blutig, muss unbedingt ein Arzt vor Ort aufgesucht werden, weil es sich dann auch um etwas anderes als eine „normale" Reisediarrhoe handeln kann. In solchen schweren Fällen können lokale Antibiotika durchaus gute Dienste leisten, zum anderen können die durch den anhaltenden Durchfall hervorgerufenen Flüssigkeitsverluste lebensbedrohlich werden. Schließlich kann sich hinter anhaltenden Durchfällen auch eine noch ernstere Erkrankung, wie z. B. Malaria, Cholera u. a. m. verbergen.

Gegen Cholera ist eine Impfung möglich, denn es steht seit einiger Zeit ein entsprechender Impfstoff (Dukoral®) in Deutschland zur Verfügung. Nach neuesten Untersuchungen scheint dieser Cholera-Impfstoff aber auch gegen die gewöhnliche Reisediarrhoe, die ja nicht vom Cholera-Erreger ausgelöst wird, einen gewissen Schutz zu bieten. Allerdings sind die Erfahrungen hier noch sehr gering, so dass derzeit noch keine allgemeine Empfehlung dazu möglich ist.

Vergiftungen durch Fische und Schalentiere

Ciguatera. Die sog. Ciguatera ist eine der häufigsten Fischvergiftungen weltweit, die vor allem tropische Meeresgebiete zwischen 35° nördlicher und 35° südlicher Breite betrifft. Hier kommt es bei Betroffenen mit einer saisonalen Häufung, aber sonst plötzlich und unerwartet durch den Genuss von sonst ungiftigen Speisefischen zu einer durchaus ernsten Symptomatik. Diese entwickelt sich nach 1 bis 24 Stunden und geht mit Hautausschlägen, Taubheitsgefühl im Bereich der Lippen und der Mundschleimhaut, aber auch mit Brechdurchfällen und Bauchkrämpfen einher, die typischerweise über wenige Tage anhalten. Danach kann es zu neurologischen Problemen und durchaus ernsten Herz-Kreislauf-Problemen kommen, die teilweise monatelang anhalten können.

Der Auslöser der Ciguatera ist ein Toxin, das zu den stärksten Giftstoffen zählt, die bekannt sind. Da dieses Toxin nicht hitzelabil ist, wird es beim Kochen leider auch nicht zerstört. Das Toxin entstammt Geißeltierchen (Dinoflagellaten), die im Riff weit verbreitet auf Algen und Korallen leben und hier vom Speisefisch mit der Nahrung aufgenommen werden.

Hinweis. Reisende, die sich in tropischen Gebieten ausschließlich über die Hotelküche ernähren, haben gute Chancen, einer Ciguatera-Vergiftung zu entgehen.

Muschelvergiftungen. Sehr viel seltener sind in tropischen Gebieten auch Vergiftungen durch den Verzehr von kontaminierten Muscheln, wobei es hier zwei unterschiedliche, jeweils jedoch sehr unangenehme Verlaufsformen gibt.

Bei der **paralytischen Muschelvergiftung** („paralytic shellfish poisoning", PSP) kommt es zu Kopfschmerzen, zusätzlich eine das Kleinhirn betreffende Symptomatik, Hirnnervenstörungen und zu einer mitunter monatelang anhaltender Muskelschwäche, die ebenfalls durch ein Toxin ausgelöst wird, das sich in den Muscheln angereichert hat (Saxitoxin).

Die **neurotrope Muschelvergiftung** („neurotropic shellfish poisoning", NSP) tritt häufiger in Florida auf und wird durch das Toxin Brevitoxin ausgelöst, das ebenfalls von Algen produziert und in Muscheln angereichert wird. Die Symptomatik erinnert an Ciguatera.

45.3.4 Gefahrenbereich Süßwasser

Den Tauchreisenden zieht es meist wegen der Schönheit der tropischen Meeresriffe in die Ferne. Tatsächlich sind Taucher aber auch gut beraten, beim Meer zu bleiben, denn in vielen tropischen Regionen ist vom Baden in Süßwasserseen und Flüssen strikt abzuraten, weil es hier eine Vielzahl von möglichen Krankheitsrisiken gibt. Neben der Gefahr von Infektionen sind es vor allem Parasiten, die ernsthafte Erkrankungen auslösen können.

Badedermatitis

Am harmlosesten, und dabei auch nicht auf tropische Gebiete begrenzt, ist hier die Badedermatitis, international auch „Swimmer's itch" („das Jucken des Schwimmers") genannt. Diese wird von einem kleinen Saugwurm hervorgerufen, der sich in seinem Wirtstier vertan hat. Dieser Saugwurm ist nämlich eigentlich ein Tierparasit, der Wasservögel befällt und Wasserschnecken als Zwischenwirt benutzt. Es handelt sich hier um die Larven (Cercarien) eines Saugwurms (Schistosomen), die sich aktiv in die Haut von Wasservögeln einbohren, um sich dann im Blutkreislauf der Tiere in die Erwachsenenform umzuwandeln und in der Folge Eier zu legen, die über den Stuhl der Wirtstiere wieder abgegeben werden.

Leider verirren sich diese Larven aber in kontaminierten Wasser auch manchmal in die Haut von Menschen, wo sie allerdings nicht überlebensfähig sind und noch in der Haut absterben, aber eine lokale Entzündung mit einem über mehrere Tage anhaltendem, heftigen Juckreiz hervorrufen können. Weitere Folgen sind nicht zu befürchten.

Die Badedermatitis kann weltweit auftreten, wobei auch heimische Seen betroffen sein können. In Deutschland (und anderen westlichen Ländern, auch in den USA) werden bei Bekanntwerden eines Cerkarienbefalls die betreffenden Gewässer für den Badebetrieb gesperrt. Man ist gut beraten, sich an solche Sperrungen zu halten.

Bilharziose (Schistosomiasis)

Sehr viel ernstere Folgen hat eine Bilharziose. Der grundsätzliche Übertragungsweg ähnelt sehr dem der Badedermatitis, wobei auch hier Schistosomen die Auslöser sind. In diesem Fall handelt es sich aber nicht um einen irrtümlichen Befall, sondern der Mensch (und andere Säugetiere) dient den auch Pärchenegel genannten

Parasiten als Wirt – mit weitreichenden Folgen. Kommt der Mensch als spezifischer Endwirt nämlich mit verunreinigtem Wasser in Berührung, dringen die Larven dieser Saugwürmer durch die Haut in den Menschen ein und wandern über Lymph- und Blutgefäße in die Pfortader der Leber, wo sie sich zu reifen Pärchenegeln entwickeln. Nach der Reifung verbreiten sich die Saugwurmpärchen (das Weibchen liegt dauerhaft in einer Rille, die der Körper des Männchens bildet) über die großen Venen im Körper und befallen vor allem Harnblase, Darm, Leber, Lunge und Gehirn – mit einer jeweils dem Organ entsprechenden Symptomatik und ernsten Folgen bei (unbehandelt) chronischem Verlauf.

Die Hauptverbreitungsgebiete der Bilharziose sind vor allem das tropische Afrika, aber auch der Nahe Osten einschließlich Ägypten, Jemen und Saudi-Arabien, außerdem Japan, China, die Philippinen, einzelne Regionen Südamerikas und vereinzelt die Karibik.

Hinweis. Eine Maßnahme zum Vorbeugen einer Schistosomiasis oder Bilharziose besteht darin, sich detailliert über die Erkrankung zu informieren, bevor Gebiete bereist werden, in denen die Erreger der Schistosomiasis verbreitet sind. Vor dem Aufenthalt in Binnengewässern und dem Genuss von Trinkwasser in solchen Ländern ist zu eindringlich warnen.

45.3.5 Sonstige häufige Probleme

Gehörgangsentzündung (Otitis externa). Die Gehörgangsentzündung wird im Kap. „Hals-Nasen-Ohrenheilkunde“ umfassend abgehandelt, so dass auf dieses Kapitel verwiesen wird.

Ergänzend sei aber darauf hingewiesen, dass nicht immer das, was sich wie eine Gehörgangsentzündung bemerkbar macht, auch tatsächlich eine solche ist. Vor allem beim Non-Limit-Tauchen mit mehreren Tauchgängen pro Tag kann es zu einer einseitigen Überlastung der Kiefergelenke kommen, mit ganz ähnlicher Schmerzcharakteristik wie bei der Gehörgangsentzündung. Daher empfiehlt es sich, bei den Tauchgängen häufiger die Seite zu wechseln, von der die zweite Stufe kommt, also abwechselnd den Lungenautomaten oder den Oktopus zu benutzen.

45.4 Die Rückreise

Ist es im Gastland zu einer schweren Erkrankung und/oder einem Tauchunfall gekommen, kann es sein, dass eine Repatriierung notwendig wird, also ein (Luft-) Transport mit medizinischer Versorgung. Hier stehen grundsätzlich verschiedene

Möglichkeiten zur Verfügung, wobei die Entscheidung in den meisten Fällen nicht vom Betroffenen bzw. seinen Angehörigen, sondern von den Behandlern in Absprache mit der Reisekrankenversicherung getroffen wird.

Dennoch ist es wichtig zu wissen, dass neben der allseits bekannten Möglichkeit des Heimtransports mit einem Ambulanzjet durchaus auch Linienmaschinen sehr geeignet sein können – und das u. U. bei geringeren Kosten. Lufthansa zum Beispiel ist in der Lage, verschiedenste Krankentransportmöglichkeiten an Bord ihrer Linienmaschinen anzubieten. Das Angebot beginnt bei der Zur-Verfügung-Stellung einer Einrichtung zur Atmung von Sauerstoff während des Flugs über ein „Liegendkompartment" bis hin zur vollen medizinischen Versorgung in einem speziellen Bereich des Flugzeugs. Allerdings müssen alle diese Optionen vorher angemeldet werden. Während die Sauerstoffatemvorrichtung nämlich „nur" beladen werden muss, werden bei den Spezialkompartments Sitzreihen des Fliegers gegen die speziellen Einrichtungen ausgetauscht, was allerdings bei entsprechender Anforderung sehr rasch umzusetzen ist.

Hinweis. Die Möglichkeit der Sauerstoffatmung an Bord ist vor allem auch für jene Taucher interessant, die einen Tauchunfall erlitten hatten, aber keinen Spezialtransport mehr benötigen.

45.5 Nach der Reise

Nach Rückkehr aus dem Reiseland ist zu beachten, dass möglicherweise bei vor Beginn der Reise durchgeführten Impfungen zum sicheren Schutz auch nach der Reise noch Auffrischimpfungen durchgeführt werden müssen. In der Regel sollten Geimpfte bereits bei der Impfung vor der Reise darauf hingewiesen worden sein, wenn solche weiteren Impfungen notwendig sind. Auch kann es in bestimmten Fällen notwendig sein, dass Malariamedikamente noch über die Rückkehr hinaus weiter genommen werden müssen.

Darüber hinaus kann sich eine im Ausland zugezogene Erkrankung auch erst nach der Rückkehr (unter Umständen auch erst nach Tagen oder Wochen) äußern. Es gilt daher unbedingt und zwingend, dass bei egal welchen gesundheitlichen Beschwerden nach einer Fernreise zur Abklärung der Ursache unbedingt ein Arzt aufzusuchen ist. Dabei ist es sehr wichtig, den Arzt auch darüber zu informieren, dass man erst kürzlich von einer solchen Fernreise zurückgekehrt ist. Unter Umständen kann es sogar ratsam oder erforderlich sein, sich direkt bei einer tropenmedizinischen Beratungsstelle vorzustellen. Dies gilt insbesondere dann, wenn sich Fieber einstellt, Durchfälle über mehrere Tage anhalten, blutiger Urin bemerkt wird, aber auch bei auffälligen Hautveränderungen, weil sich dahinter jeweils ernstzunehmende Tropenkrankheiten verbergen können.

Hinweis. Wer im Urlaub erkrankt war, sich inzwischen aber wieder wohl fühlt, sollte sich dennoch nach dem Urlaub zum Gesundheitscheck beim Arzt vorstellen.

Weiterführende Literatur

1. Deutsche Gesellschaft für Tropenmedizin und Internationale Gesundheit (DTG): Empfehlungen zur Malariaprophylaxe, Stand Mai 2018 (Broschürenbestellung unter LMU Klinikum München, Abt. für Infektions- und Tropenmedizin, Leopoldstr. 5, 80802 München)
2. Deutsche Gesellschaft für Tropenmedizin und Internationale Gesundheit (DTG): Hinweise und Empfehlungen zu Reiseimpfungen, Stand Mai 2018 (Broschürenbestellung unter LMU Klinikum München, Abt. für Infektions- und Tropenmedizin, Leopoldstr. 5, 80802 München)
3. Rieke B, Küpper T, Muth C-M (Hrsg.): Moderne Reisemedizin. Handbuch für Ärzte, Apotheker, Reisende. 2. Aufl. Stuttgart: Gentner, 2013
4. Rieke B (Hrsg.): Referenzhandbuch Impf- und Reisemedizin 2018. Düsseldorf: MedPrä, 2018
5. Siedenburg J, Küpper T (Hrsg.): Moderne Flugmedizin. Stuttgart: Gentner, 2015

46 Die Reiseapotheke

C.-M. Muth

Ein auf Reisen wichtiges Thema ist die Zusammensetzung der Reiseapotheke. Hier gilt der Grundsatz, dass sie umso umfangreicher sein sollte, je exotischer das Reiseziel und je schlechter die Versorgung vor Ort ist.

Andererseits haben es die aktuellen Sicherheitsbestimmungen bei Flugreisen nicht einfacher gemacht, z.B. sterile Spritzen und Injektionskanülen mitzuführen. Hier ist es unbedingt erforderlich, vor Beginn der Reise in Erfahrung zu bringen, was im Zielland zu Problemen führen kann und was nicht.

Auch ist unbedingt zu beachten, dass die Notwendigkeit der Medikamenteneinnahme als solche durch die zugrunde liegende gesundheitliche Störung die Tauchtauglichkeit ebenso beeinträchtigen kann wie typische Neben- und Wechselwirkungen der eingenommenen Medikamente. Neben der Beratung durch den Hausarzt und den Apotheker kann eine tauchmedizinische Beratung daher sinnvoll sein.

46.1 Regelmäßig einzunehmende Medikamente (Dauermedikation)

Jemand, der regelmäßig und dauerhaft Medikamente einnehmen muss, muss diese auch mit in den Urlaub nehmen. Hier muss natürlich sichergestellt sein, dass der Medikamentenvorrat auch über den gesamten Urlaub reicht, es muss also eine hinreichende Reserve mitgenommen werden. Diese ständig einzunehmenden Medikamente gehören unbedingt ins Handgepäck, wobei die jeweiligen gesetzlichen Bestimmungen zu beachten sind. Darüber hinaus kann es sehr sinnvoll sein, auch ein Fläschchen Salzwassernasenspray und ein abschwellendes Nasenspray im Handgepäck dabei zu haben, weil die trockene Luft im Flugzeug die Schleimhäute reizt und bei der Landung Probleme machen kann.

Bei einer entsprechenden Anamnese mit Lippenherpes in der Vorgeschichte ist auch an die Mitnahme einer Creme gegen Lippenherpes zu denken.

Bei manchen verschreibungspflichtigen Präparaten, zum Beispiel zur Schmerzbehandlung, ist es übrigens in der Regel sinnvoll, sich vom verschreibenden Arzt in deutscher und englischer Sprache attestieren zu lassen, dass die Einnahme medizinisch erforderlich ist, um Komplikationen bei der Einreise zu vermeiden. Doch vor allem bei solchen Schmerzmedikamenten, die zur Gruppe der Opiate gehören, aber auch bei Psychopharmaka mit beruhigender Wirkung (z. B. Benzodiazepine), sind in einer Vielzahl von Ländern die Einreisebestimmungen sehr strikt und mögliche

Strafen mitunter drastisch, so dass ggf. vor Reisebeginn über die jeweilige Auslandsvertretung des Ziellandes geklärt werden muss, ob eine Einreise damit straf- und komplikationsfrei möglich ist – zumal bei notwendiger Einnahme solcher Medikamente eine Tauchtauglichkeit in der Regel ohnehin nicht gegeben ist.

46.2 Bedarfsmedikation

Die übrige Reiseapotheke gehört in den Koffer. Zu diesem Thema muss jedoch festgehalten werden, dass es „die" Reiseapotheke sicher nicht geben kann, denn ein Tauchurlaub an der Ostsee erfordert deutlich weniger an mitgenommenen Medikamenten als z. B. ein Tauchurlaub auf einem Tauchschiff oder in einem Land mit schlechterer medizinischer Versorgung als in der Heimat. Doch der Kauf im Ausland ist nicht ganz ohne Risiko, denn auch im Bereich der Pharmazie gibt es nicht nur Produktpiraterie, sondern schlicht auch Betrug. Dabei sind keineswegs nur die weniger entwickelten Länder betroffen, sondern sogar und vor allem auch z. B. die USA.

Die Zusammenstellung einer sinnvollen Reiseapotheke sollte idealerweise mit dem Hausarzt oder zumindest dem Apotheker abgesprochen werden. Dazu gehört zwingend auch, sich beim Hausarzt und Apotheker über mögliche Wechsel- und Nebenwirkungen sowie zur Anwendungsweise und Dosierung zu informieren

Zunächst sollte an das Einfachste gedacht werden: **Pflaster und Verbandmaterial**. Kleinere Riss- und Schürfwunden sind relativ häufig, aber nur dann leicht zu versorgen, wenn entsprechendes Material vorhanden ist. Dazu gehört auch eine elastische Binde und Desinfektionslösung. Hier kann man zu einem Schleimhautantiseptikum greifen (z. B. Octenisept®), weil das nicht so stark brennt, wenn es in die Wunde kommt.

Ebenfalls sehr häufig sind Sonnenbrand und Insektenstiche, was beides sehr unangenehm werden kann. **Antiallergisch wirkende Salben und Gels** (z. B. Fenistil Gel®) können hier dazu beitragen, die Pein erträglich werden zu lassen. Solche Präparate helfen im Übrigen auch bei leichteren Nesselverletzungen durch Meeresbewohner.

Die Anwendung von oralen Antiallergika und Antihistaminika, also Tabletten gegen allergische Symptome (z. B. Sonnenallergie) ist für Taucher hingegen nicht in gleichem Maße empfehlenswert, da die Sicherheit beim Tauchen durch diese Medikamente beeinträchtigt wird. Ist die Einnahme unumgänglich, sollte auf das Tauchen eher verzichtet werden bzw. zumindest die Tiefe auf max. 25 m limitiert sein.

Zur Linderung solcher Beschwerden wie Übelkeit und Erbrechen sollten **Antiemetika** (z. B. Vomex A®) in keiner Reiseapotheke fehlen. Auch hier sei jedoch darauf hingewiesen, dass durch die spezifischen Nebenwirkungen die Sicherheit beim Tauchen beeinträchtigt sein kann. Urlauber, die Probleme mit der Reise- oder Seekrankheit haben, sollten entsprechende Medikament für die Reiseapotheke nicht vergessen. Doch auch hier gilt, dass die möglichen Nebenwirkungen das Tauchen stark negativ beeinflussen können. Es sei daher angeraten, die individuelle Wirkung des Medikaments vor Antritt der Reise zu Hause zu testen

Häufige Probleme im Urlaub sind bei allen Reisenden Darminfektionen und daraus resultierende **Durchfallerkrankungen**, verursacht durch klimatische Veränderungen, unsaubere Lebensmittel, Bakterien und Viren. Durchfallerkrankungen führen zu ausgeprägten Flüssigkeitsverlusten, die, besonders bei Kindern (!), rasch problematisch werden können. Das wichtigste bei solchen Durchfallerkrankungen ist der Ausgleich des Flüssigkeits- und Salzverlustes. Hier sind fertige Präparate wie z. B. Elotrans® empfohlen.

Hinweis. Taucher seien überdies daran erinnert, dass der Verlust von Flüssigkeit zusätzlich die Gefahr erhöht, einen Dekompressionsunfall zu erleiden. Wichtig ist jedoch die Vorbeugung. Hier gilt die Regel: Egal, was Du essen willst: koche es, brate es, schäle es oder vergiss es!

Kommt es trotz aller Vorsicht doch zu Durchfallerkrankungen, so leistet Imodium® gute Dienste. Hier sollten jedoch Tropfen gewählt werden, weil der „Durchmarsch" manchmal schneller sein kann, als die Auflösung der Kapsel. Taucher müssen außerdem mit dem Auftreten von Kopfschmerzen, Schwindel und Müdigkeit rechnet, so dass das Tauchen auch durch die Medikamenteneinnahme und nicht nur durch die Durchfallerkrankung selbst beeinträchtigt sein kann. Auch an dieser Stelle muss der Hinweis erfolgen, dass bei anhaltenden Durchfallbeschwerden über mehr als 48 Stunden, blutigen Stühlen oder besonderer Heftigkeit der Symptomatik, unbedingt ein Arzt vor Ort aufgesucht werden sollte (s. auch Kap. 45, „Reisemedizin").

Keinesfalls dürfen leichte **Schmerzmedikamente** fehlen. Hier kommen grundsätzlich alle frei verkäuflichen Präparate in Frage, bei Abwägen aller jeweiligen Vor- und Nachteile kommen aber vor allem Präparate mit dem Wirkstoff Metamizol (z. B. Novalgin®) und Ibuprofen in Betracht. Beide Medikamente wirken sowohl gegen leichtere und mittelstarke Schmerzen, als auch fiebersenkend. Ibuprofen ist zudem entzündungshemmend.

Neben Durchfallerkrankungen ist das häufigste Problem von Tauchern die Gehörgangsentzündung. Auch hier sind vorbeugende Maßnahmen möglich (s. Kap. HNO-Erkrankungen). Die wichtigste Maßnahme ist das regelmäßige Ausspülen der Ohren nach den Tauchgängen mit klarem, sauberem Wasser. Hierzu sollte das gleiche Wasser verwendet werden, welches auch zum Trinken genutzt wird, und nicht das Wasser aus dem Hahn. Zusätzlich können so genannte Taucherohrentropfen gute Dienste leisten, die man sich in der Apotheke mischen lassen kann und die im Kap, Hals-Nasen-Ohrenärztliche Erkrankungen besprochen wurden.

Kompaktinformation

Die Reiseapotheke

- Wundversorgung
  - Verbandpäckchen, Mullbinde, Pflaster
  - Elastische Binde
  - Wunddesinfektionsmittel (z. B. Octenisept®)
- Äußerlich anzuwendende Präparate
  - Sonnenschutzmittel
  - Repellent (z. B. Autan® tropical, Anti Brumm forte®)
  - Antiallergisches Gel oder Salbe gegen Sonnenbrand, Insektenstiche und Nesselungen (z.B. Fenistil Gel®)
  - Vorbeugende „Taucherohrentropfen" (siehe Kap. HNO-Erkrankungen)
  - evtl. Olivenöl aus der Apotheke
  - Antibiotikahaltige (+ ggf. kortisonhaltige) Ohrentropfen (rezeptpflichtig)
  - Nasentropfen (Vorsicht beim Tauchen!)
  - Augentropfen
- Innerlich anzuwendende Präparate
  - Mittel gegen Magen-Darm-Beschwerden (Vorsicht beim Tauchen!)
  - Mittel gegen Durchfall (Vorsicht beim Tauchen!)
  - Mittel gegen See- und Reisekrankheit (Vorsicht beim Tauchen!)
  - Schmerz- und Fiebermittel (z. B. Novalgin®)
  - Elektrolytpulver (z.B. Elotrans® Pulver)
- Sonstiges
- ggf. persönliche Medikament, die regelmäßig einzunehmen sind (Handgepäck!!)
- ggf. Malariaprophylaxe
- ggf. Creme gegen Lippenherpes (z. B. Aciclovir, Peciclovir)
- Breitspektrumantibiotikum (Rezeptpflichtig!)
- evtl. sterile Einmalspritzen und Kanülen (Einreisebestimmungen beachten!!)
- Fieberthermometer
- Splitterpinzette

Kommt es trotz Vorbeugung doch zur Gehörgangsentzündung, ist die Reiseapotheke mit Medikamenten zu bestücken, die dann helfen. Für die Behandlung der Gehörgangsentzündung eignen sich vor allem antibiotikahaltige **Ohrentropfen** bzw. auch solche, die eine Kombination aus einem Antibiotikum und einem Kortikosteroid enthalten, dann allerdings Verschreibungspflichtig sind. Dagegen sind Ohrentropfen, die nur und ausschließlich einen schmerzstillenden Wirkstoff haben, für Taucher gänzlich ungeeignet.

Darüber hinaus gehören auch abschwellende **Nasentropfen** ins Reisegepäck, denn Klimaanlagen etc. können rasch zur Erkältung führen. Nasentropfen leisten darüber hinaus auch dann sehr gute Dienste, wenn es zu einem Barotrauma und dadurch zu einem Erguss ins Mittelohr gekommen ist, wohingegen Ohrentropfen hier gar nicht helfen. Ebenso sind abschwellende **Augentropfen** (z. B. Berberil®) sinnvoll, denn Sonne und Wind können zu Bindehautreizungen führen.

Darüber hinaus sollte auch ein digitales **Fieberthermometer** (mit frischen Batterien) und eine **Splitterpinzette** nicht vergessen werden. Außerdem ist zu beachten, dass, wenn sich unter der Selbstmedikation die Beschwerden nicht bessern, oder gar verschlechtern, ein Arzt aufzusuchen ist.

Zum Schluss empfiehlt sich für solche Reisende, die in sehr entlegene Gebiete reisen, die Mitnahme eines **Breitspektrum-Antibiotikums** und von **sterilen Einmalspritzen und ebensolchen Kanülen**, denn in vielen Ländern werden Spritzen und Kanülen mehrfach benutzt und nur gereinigt und sterilisiert. Hier sind allerdings die Einreisebestimmungen der jeweiligen Länder zu beachten, denn Spritzen und Kanülen können unter Umständen an der Grenze bei der Einreise auch gründlich missverstanden werden!

Weiterführende Literatur

1. Rieke B, Küpper T, Muth CM (Hrsg.): Moderne Reisemedizin, 2. Aufl. Stuttgart: Gentner, 2013
2. Rieke B (Hrsg.): Referenzhandbuch Impf- und Reisemedizin 2018. Düsseldorf: MedPrä, 2018

47 Versicherungsschutz für Taucher

P.V. Kolb

Das statistisch geringe Risiko eines Tauchunfalls kann bei Risikoeintritt zu langfristigen, gesundheitlichen und hohen finanziellen Schäden führen. Für beide Aspekte bieten gesetzliche Krankenkassen keinen ausreichenden Schutz. Den privaten Kranken-, Reise- und Unfallversicherungen mangelt es neben ggf. fehlenden Versicherungsleistungen meist an der tauchmedizinischen Kompetenz, um dem verunfallten Taucher weltweit und zeitnah helfen zu können. Die Erfahrungen zeigen einen in der Tauchbranche teilweise sorglosen und gefährlichen Umgang mit der Versicherungsthematik. Dieses Kapitel informiert über die wichtigsten Grundlagen für Taucher und Tauchdienstleister.

47.1 Gründe und Zielgruppen für einen Tauch-Versicherungsschutz

Die individuelle Risikowahrnehmung deckt sich häufig nicht mit den tatsächlichen Risiken, die hier zunächst betrachtet werden.

47.1.1 Tauchunfall: Frequenz und Auswirkung

Statistiken des Divers Alert Network (DAN) zeigen die Wahrscheinlichkeit eines Tauchunfalls, bei dem eine Druckkammerbehandlung notwendig ist: Bei regulären Sporttauchgängen bis max. 40 m liegt diese bei etwa 1:20 000. Unter Einbeziehung tieferer Tauchgänge steigt sie auf etwa 1:7000.

Die bei einem solchen Unfall entstehenden Kosten für Transport und Behandlung erreichen häufig € 10 000,– und können in komplizierten Fällen auf bis zu € 200 000,– steigen.

47.1.2 Versicherung als Werkzeug des persönlichen Risikomanagements

Ein dem Bedarf entsprechender Versicherungsschutz ist für die Sicherheit der Taucher und Tauchdienstleister finanziell und ggf. existenziell wichtig.

Im Risikomanagement setzt man die Wahrscheinlichkeit bzw. Häufigkeit (Frequenz), dass ein bestimmtes Ereignis (z. B. ein behandlungspflichtiger Tauchunfall) eintritt, ins Verhältnis zu dessen möglichen Auswirkungen (z. B. finanzielle Folgen). Versicherungslösungen gehören dabei zu den Werkzeugen des Risikotransfers (Übertragung finanzieller Risiken auf den Versicherer). Einige Unternehmen im Versicherungsumfeld sind auch in der Risikominimierung (Ursachenforschung, Sicherheitskampagnen, Unfallvermeidung) aktiv.

Für den Taucher bietet ein adäquater Versicherungsschutz in Zusammenarbeit mit einer spezialisierten Notfall-Assistance (s. Abschnitt 47.2.1) folgende Vorteile:

1. mögliche gesundheitliche Langzeitschäden werden durch zeitnahes Behandlungs- und Logistikmanagement minimiert und
2. Transport-, Behandlungs- und Folgekosten im vier- bis sechsstelligen Bereich werden auf den Versicherer transferiert.

Für den Tauchdienstleister entsteht aus seiner professionellen Verantwortung und damit einhergehenden Haftungsrisiken sowie durch Marktstandards überdies ein weitergehender Versicherungsbedarf.

Hinweis. Eine Versicherungsbedarfsanalyse und Beratung sollte immer durch einen autorisierten Versicherungsvermittler oder Versicherer erfolgen. Dieses Kapitel ersetzt keine persönliche Versicherungsbedarfsanalyse oder Beratung!

47.1.3 Versicherungs- und Sicherheitslücken

Vielen Tauchern sind die bestehenden Risiken nicht bewusst, da sie sich ausreichend versichert glauben. Im Folgenden werden die Wirkungsweisen der Standard-Versicherungslösungen erklärt.

47.1.4 Krankenversicherung

In Deutschland besteht das Krankenversicherungssystem aus zwei Gruppen von Versicherungsträgern: den gesetzlichen (GKV) und den privaten (PKV) Krankenversicherungen.

Taucher müssen sich des Risikos bewusst sein, dass ihre Krankenversicherung nicht für die Kosten einer Druckkammerbehandlung aufkommt.

Im Inland (Deutschland)

Für gesetzlich Krankenversicherte regeln das fünfte deutsche Sozialgesetzbuch (SGB V) sowie die Richtlinie des Gemeinsamen Bundesausschusses zu Untersuchungs- und

Behandlungsmethoden, welche Patientenversorgung von den Krankenkassen übernommen wird und welche nicht. Ambulante Druckkammerbehandlungen gehören bei einem Tauchunfall seit 2001 nicht mehr dazu. Das betrifft einen Großteil der leichteren und mittelschweren Unfälle. Stationäre HBO-Behandlungen dürfen nur erstattet werden, wenn die Druckkammerleistungen durch das Krankenhaus selbst, also nicht durch ein externes Unternehmen erbracht werden.

Bei Privatpatienten sind ausschließlich die Bedingungen der Versicherungspolice dafür entscheidend, ob die Kosten der hyperbaren Sauerstofftherapie bei einem Tauchunfall erstattet werden. Für Tauchunfälle im Inland wird das aktuell überwiegend der Fall sein.

Im Ausland

Gesetzlich Versicherte bleiben beim Tauchunfall im Ausland überwiegend auf ihren Kosten sitzen. Hinzu kommen je nach Reiseland alle weiteren, von der Druckkammer unabhängigen Transport- und Behandlungskosten, die üblicherweise im Ausland nur zu einem Bruchteil oder gar nicht erstattet werden.

Auch für Privatpatienten kann sich im Ausland das Risiko der persönlichen Kostenübernahme realisieren. Denn etwa ein Drittel der im Ausland befindlichen Druckkammern werden nicht über das jeweilige Gesundheitssystem, sondern durch Resorts oder Tauchbasen betrieben. Therapierechnungen, die nicht durch Ärzte oder Krankenhäuser ausgestellt sind, werden regelmäßig abgelehnt.

47.1.5 Private Unfallversicherung

Private Unfallversicherungen sind im Regelfall weltweit gültig und sichern Unfälle bei der Arbeit und in der Freizeit ab. Der Leistungsumfang privater Unfallversicherungen birgt aber im Einzelfall große Unterschiede. Neben den Versicherungssummen und möglichen Leistungen (z. B. Suchen und Bergen, Transport, Behandlung, Invaliditäts- und Todesfallleistungen) ist vorab zu klären, ob Tauchen ein versichertes Risiko ist und ob bzw. welche Ausschlüsse für Tauchaktivitäten bestehen. Infektionen und Vergiftungen, wie sie durch Meereslebewesen verursacht werden können, sind z. B. oft ausgeschlossen.

In der Vergangenheit sorgte die Unfalldefinition („ein plötzliches, zeitlich und örtlich bestimmbares und von außen einwirkendes, schädigendes Ereignis“) immer wieder für rechtlichen Klärungsbedarf bei Tauchunfällen. Da die Dekompressions*erkrankung* teilweise über einen längeren Zeitraum (also nicht plötzlich) und immer durch Gasbläschen innerhalb des Körpers (also nicht von außen) entsteht, wurde sie nicht als Unfall gewertet. Seit den 1990er Jahren ist es jedoch in der deutschen Rechtssprechung anerkannt, dass die Dekompressionserkrankung auch unter die Unfalldefiniton fällt.

Im deutschsprachigen Ausland (Österreich, Schweiz) ist das nicht zwangsläufig der Fall. Ausschlaggebend ist hierbei, welches nationale Recht für die Auslegung des jeweiligen Versicherungsvertrags anwendbar ist. Dies kann zu einem Ausfall der Versicherungsleistung führen. Zudem birgt für Taucher diese Art der Versicherung auch bei umfassenden Policen zwei Risikopunkte, die im Abschnitt 47.2.1 näher erläutert werden.

Fallbeispiel. Ein Tauchausbilder führt im Schwimmbad einen Schnuppertauchgang mit einer Kundin durch. Sowohl der Dienstleister des Freizeit-Gerätetauchens (die Tauchschule) als auch der Ausbilder sind über eine Betriebs- bzw. Berufshaftpflichtversicherung für die Tauchaktivitäten versichert. Der Ausbilder ist für den persönlichen Tauchunfall versichert. Nach dem Tauchgang, noch im Tauchanzug und beim Verladen der Ausrüstung, rutscht die Kundin aus und bricht sich die Hüfte. In dem EU-Land des Unfalls ist eine individuelle Tauchunfallversicherung für jeden Taucher gesetzlich vorgeschrieben. Das Tauchgeschäft hatte es versäumt, diese abzuschließen und die Kundin war sich über die Deckungslücke nicht bewusst. Die gesetzliche Krankenversicherung lehnt in der Folge jegliche Kostenübernahme (Transport, Operation, Folgekosten) ab. Für den Unfall gab es kein kausales Verschulden beim Dienstleister oder Ausbilder. Somit lehnt auch die Betriebs- und Berufshaftpflichtversicherung die Ansprüche zunächst ab. Im weiteren Verlauf verklagt die Kundin den Dienstleister und den Ausbilder, um ihre Ansprüche (Behandlungskosten und Verdienstausfall) geltend zu machen. Die Haftpflichtversicherung und der darin enthaltene passive Rechtsschutz (Übernahme entsprechender Verfahrenskosten, Gericht/Anwalt) verteidigen nun den Dienstleister, um ungerechtfertigte Ansprüche abzuwehren und gerechtfertigte Ansprüche zu übernehmen. Durch vorausschauendes Versicherungsmanagement wäre die Kundin direkt unfallversichert gewesen. Kosten aus den Unfallfolgen wären direkt beglichen und damit Haftpflichtansprüche minimiert worden. Der in diesem Fall entstandene Vertrauens- und Imageschaden am Markt kann für den Dienstleister zusätzlich existenzbedrohend sein.

47.1.6 Wer ist betroffen?

Das Beispiel zeigt zwei Perspektiven und Motivationen für die eine Versicherungslösung notwendig ist:

1. Individueller Freizeittaucher
2. Profi und Dienstleister

Dabei ist der erste Fall hier definiert als natürliche Person, die in der Freizeit und zum Vergnügen, beaufsichtigt oder selbstständig taucht. Die Profis betrachten wir im weiteren als professionell ausgebildeten **Tauchgruppenleiter und -ausbilder** sowie als **Dienstleister des Freizeit-Gerätetauchers** (definierende DIN-EN-Normen vgl. Kap. 49).

Auch für tauchspezifische Versicherungsprodukte gilt: Spezielle Aktivitäten bergen besondere Risiken und das Bedingungswerk entscheidet über Versicherungsschutz oder -lücke. So sind insbesonders technische Taucher, Taucher in Unterwasser-Medientätigkeiten, Zivil- und Katastrophenschutz, Forschungstaucher, Apnoe-Wettkämpfer oder Berufstaucher aufgefordert, sich mit den Versicherungsbedingungen detailliert auseinanderzusetzen oder qualifizierte Auskunft einzuholen.

47.2 Sinnvolle Riskotransferprodukte für Taucher

Der Markt bietet praktikable Lösungen für jeden Taucher. Im Folgenden wird auf die wichtigsten Produktgruppen und Leistungsmerkmale eingegangen (s. auch Tabelle 47.1).

47.2.1 Tauch- und Reise-Notfall-Assistance

Ein für Taucher und Tauchdienstleister unabdingbarer Leistungsbaustein: die tauchmedizinisch kompetente, 24 Stunden am Tag und 7 Tage die Woche erreichbare, weltweit erfahrene und vernetzte Notfall-Assistance. Sowohl im Heimatland als auch besonders in den vielen entlegenen Tauchspots der Welt ist es wichtig, so früh wie möglich das Tauchnotfall-Management der Assistance zu kontaktieren.

Ein signifikanter Anteil der zunächst als Tauchunfall gemeldeten Unfälle hat andere Ursachen. Die spezialisierte Assistance hilft, den Tauchunfall als solchen zu identifizieren und die individuelle, bestmögliche Behandlungsoption so zeitnah wie möglich erreichbar zu machen. Dafür bedarf es einer umfassenden (tauch)medizinischen Erfahrung und eines weltweiten Netzwerks, um die damit verbundene logistische Herausforderung meistern zu können.

Ein weiterer, häufig unterschätzter Risikofaktor: Im Ausland beginnen üblicherweise weder die Suche, noch der Transport oder die Behandlung des verunfallten Tauchers ohne eine konkrete Kostenübernahmeerklärung (Guarantee of Payment – GOP) eines Versicherers. Alternativ muss der Verunfallte oder Mitreisende mit entsprechenden Beträgen in Vorkasse gehen. Aus diesem Grund ist es zeitkritisch und lebenswichtig, dass das Notfall-Management der Assistance in direktem Kontakt mit allen Beteiligten die erforderliche GOP autorisieren kann. Gleiches gilt auch bei nicht tauchbedingten Unfällen und Erkrankungen, weshalb die Notfall-Assistance in Kombination mit der Tauchunfall- und Auslands-Reise-Krankenversicherung ihre volle Wirkung entfalten kann. Dabei ist es sinnvoll, dass die Versicherungsprodukte Assistance, Tauchunfall und die Reise-Krankenversicherung aus einer Hand kommen. So werden mögliche Leistungs- und Kompetenzüberschneidungen verschiedener Versicherer vermieden und die Schadensregulierung verläuft effizienter.

Entsprechend qualifizierte Assistancen unterstützen auch präventiv in der tauch- und reisemedizinischen Beratung.

Tabelle 47.1: Versicherungsprodukte für Taucher

	Tauchschüler/ Anfänger	Ausgebildeter Taucher	Gruppenleiter/ Ausbilder	Dienstleister des Freizeit-Gerätetauchers (das Unternehmen, die Tauchbasis, das Geschäft)	Bemerkungen
Tauch-Reise-Notfall-Assistance	X	X	X	X	Muss 365/24/7 erreichbar sein
Tauchunfall	X	X	X	?	An Tauchaktivitäten, Zieldestinationen angepasst. Dienstleister kann dies auch für Schüler abschließen. Geschäftsführung sichert sich individuell ab
Reise-Krankenversicherung nicht tauchbedingter Risiken	X ?	X ?	X ?	0	Bei Auslandsreisen obligat zu empfehlen
Privathaftpflicht	X !	X !	X 0	0	Überprüfen. Sollte privat immer aktiv sein. Schützt nicht bei professionellen Tätigkeiten
Rechtsschutz	?	?	X	X	
Berufshaftpflicht	0	0	X	X	Voraussetzung für professionelle Tätigkeit
Betriebshaftpflicht	0	0	0	X	

Versicherungsbedarf mit Vermittler oder Versicherer abklären.
X = obligat zu empfehlen, ? = Situativ und nach Bedarf, ! = auf Tauchbereich überprüfen, 0 = nicht anwendbar

47.2.2 Tauchunfallversicherung

Aus den o.g. Gründen und Risiken ist es für Taucher jeder Erfahrungsstufe dringend zu empfehlen, sich über das Nischenprodukt Tauchunfallversicherung zu informieren und abzusichern! In Spanien ist es zudem gesetzlich verpflichtend, dass jeder, der an einer Tauchaktivität teilnimmt, über einen solchen, dedizierten Versicherungsschutz verfügt. Der Leistungskatalog der entsprechenden Versicherungsbedingungen sollte dabei über das Suchen und Bergen (auch in Wracks und Höhlen), den Notfalltransport und die Notfallbehandlung hinaus, selbstverständlich auch die hyperbare Sauerstofftherapie beinhalten. Die Druckkammerbehandlung muss dabei ambulant und stationär im In- und Ausland, auch bei (unbestätigtem) Verdacht eines Tauchunfalls abgesichert und finanziell belastbar sein.

Weitere direkt tauchbedingte Kostenfaktoren, die es abzusichern gilt, sind u.a. die weitergehende Facharztbehandlung, bleibende Invalidität, Repatriierung/ Rückführung ins Heimatland, Todesfallleistungen und zusätzlich entstandene Reisekosten. Einige Policen ersetzen beim Unfall beschädigte oder verlorene Ausrüstung und zahlen Krankenhaustagegeld. Produktunterschiede ergeben sich für den Taucher durch festgeschriebene Tiefengrenzen oder Ausschlüsse verschiedener Aktivitäten (z.B. technisches Tauchen, professionelles Tauchen). Auch das Fehlen spezifischer Tauchbrevets in der kausalen Unfallsituation kann je nach Police zur Ablehnung von Versicherungsansprüchen führen.

Wie bei jeder Versicherung sollte der potenzielle Versicherungsnehmer die Produkte am Markt und deren Leistungsmerkmale vergleichen. Die Entscheidung für eine Police nur über deren Kosten zu fällen, kann im Schadensfall teuer erkauft sein. Der Versicherer sollte über eine Notfall-Assistance Zugang zu tauchmedizinischem Fachwissen haben.

47.2.3 Auslands-Reise-Krankenversicherung

Diese trägt die im Ausland anfallenden und häufig wesentlich höheren Kosten für Transport, Behandlung und ggf. Repatriierung bei Unfällen (z.B. Beinbruch) oder unerwarteten Erkrankungen (z.B. Infektionen). Dieses Produkt versichert in der Regel eine maximale Anzahl von Reisetagen (z.B. 60) pro Reise oder Jahr und darf nicht mit einer ganzjährigen Auslands-Krankenversicherung verwechselt werden. Chronische bzw. vorbestehende Erkrankungen sind üblicherweise ausgeschlossen.

Die Auslands-Reise-Krankenversicherung ist für die mehrheitlich viel reisenden Taucher als obligates Produkt zu empfehlen. In den Bedingungen ist darauf zu achten, wie die Reisen definiert sind (rein privat oder auch beruflich) und welche Leistungen ein- und ausgeschlossen sind. Da der Reisende im Ausland normalerweise

Privatpatient ist, also in Vorleistung gehen muss, ergibt sich die sinnvolle Kombination mit den Notfall-Assistance-Leistungen (Beratung, Management, GOP-Erteilung etc.).

Hinweis. Die *unbegrenzte* Absicherung des Notfalltransports sowie der Repatriierung des Erkrankten/Verunfallten bzw. Rückführung eines Verstorbenen sind aufgrund des sehr hohen Kostenrisikos wichtig.

47.2.4 Berufshaftpflicht/Betriebshaftpflichtversicherung

Anders als die Haftpflichtversicherung des individuellen Freizeittauchers bietet die Berufshaftpflicht des Tauchgruppenleiters und Tauchausbilders oder die Betriebshaftpflicht des Dienstleisters des Freizeit-Gerätetauchers ein ganz eigenes Leistungsspektrum. Sie schützt vor den finanziellen Folgen aus Haftpflichtansprüchen, die aus der professionellen Aktivität des Gruppenleiters/Ausbilders (vgl. Kap. 50.3, „Haftpflicht des Tauchlehrers“) bzw. aus dem noch wesentlich umfangreicheren Verantwortungsbereich des Dienstleisters hervorgehen können.

Hochwertige Policen dieser Art sind unabdingbarer Bestandteil eines verantwortungsvollen und professionellen Dienstleistungsangebots im Tauchsport. Sie werden in den meisten Ländern von Tauchorganisationen und der Gewerbeaufsicht, für die Aktivität vorausgesetzt. Neben dem detaillierten Vergleich der Bedingungen mit dem Bedarf gilt es, insbesondere folgende Kontrollpunkte in die Überprüfung einzubeziehen: Einzel- oder Gruppenpolice, Selbstbeteiligungen, regionale Ausschlüsse, Selbstständigkeit oder Angestelltenverhältnis mit daraus resultierenden Deckungslücken, Deckungssumme pro Schadensfall/pro Jahr. In dem Fall, dass Haftpflichtansprüche von Dritten gestellt werden, bieten diese Produkte auch passiven (verteidigenden) Rechtsschutz. Üblicherweise nicht eingeschlossen und somit optional zu versichern sind Haftpflichtansprüche der Mitarbeiter gegenüber dem Arbeitgeber, (Wasser)Fahrzeug-Insassenhaftpflicht oder etwa Produkthaftungsansprüche.

47.2.5 Rechtsschutzversicherung

Der aktive Rechtsschutz im Tauchbereich komplettiert die Haftpflichtversicherungen. Er vermittelt und übernimmt Dienstleistungen zur Wahrnehmung und Durchsetzung der rechtlichen Interessen des Versicherten. Insbesondere für den Gruppenleiter/Ausbilder und Dienstleister ist dies ein nicht zu unterschätzender Baustein.

Als Besonderheit hat die DAN Europe Gruppe ein weltweit einzigartiges „DAN Legal Network“ installiert: Rechtsanwälte, die selbst erfahrene Taucher sind, können mit ihrer spezifischen Erfahrung beratend oder als Rechtsbeistand konsultiert werden.

Weiterführende Literatur

1. Obermann M, Häckler A, Kiefhaber N (Hrsg.): Modernes Tauchbasen Management. Stuttgart: Gentner, 2012, S. 169–183

Internetadressen

Spezialisierte Versicherungsanbieter

1. www.aqua-med.eu
2. www.daneurope.org
3. www.vdst.de

Tipps für Tauchlehrer

1. **Schüler- und Kundenschutz: Unfallversicherung.** Schüler müssen die Möglichkeit haben, sich vor der Tauchaktivität entsprechend abzusichern oder sollten durch den Ausbilder versichert werden. Tauchausbilder und Dienstleister stehen in der Verantwortung, ihren Schülern/Kunden das finanzielle und gesundheitliche Risiko darzulegen, das aus dem Tauchen ohne adäquaten Versicherungsschutz entstehen kann.
2. **Eigenschutz: Berufshaftpflichtversicherung und Unfallversicherung.** Für Gruppenleiter/Ausbilder gilt es zu überprüfen, ob und wie sie sich als Personen selbst absichern oder ob ggf. der Versicherungsschutz des Dienstleisters (der Tauchbasis) für sie in jeder Situation und zu jedem Zeitpunkt ausreichend ist.
3. **Rückkehrschutz: Auslands-Reise-Krankenversicherung.** Versichert ist der medizinische Notfall auf Reisen. Bei schwereren Unfällen oder Erkrankungen wird die Repatriierung ins Heimatland durchgeführt. Für den längerfristig international tätigen Tauchausbilder, der funktioneller Expatriat ist, bedeutet dies, dass er sich um eine adäquate Krankenversicherung vor Ort oder eine ganzjährige Auslandskrankenversicherung kümmern muss. Alternativ muss im Heimatland der Zugang zu einer Krankenversicherung gesichert sein (z. B. Anwartschaft), um nicht verunfallt oder erkrankt, unversichert „nach Hause“ zu kommen.

48 Tauchberufe und Arbeiten auf einer Tauchbasis

M. Obermann

Im Gegensatz zu den professionellen Tauchern der Bundeswehr, Polizei, Feuerwehr oder andere (vgl. Kap. 9–13, „Professionelles Tauchen"), gelten für Sport- und Hobbytaucher andere Richtlinien und Ausbildungskriterien. So kann sich jeder ambitionierte Hobbytaucher durch Weiterbildungskurse zum professionellen Tauchführer (eher bekannt als sog. „Guide") oder zum Tauchlehrer (Instructor) weiterbilden. Einige Taucher absolvieren die Ausbildung zum Profi lediglich zur persönlichen Wissensvertiefung, oftmals steckt aber der Wunsch dahinter, in einem Verein, einer deutschen Tauschule oder einer Auslandstauchbasis vorrübergehend oder gar dauerhaft zu arbeiten.

Vermutlich hat so gut wie jeder Hobbytaucher während seines Urlaubs auf einer Tauchbasis unter Palmen schon mal kurz darüber nachgedacht, wie es wohl wäre, das geliebte Hobby zum Beruf zu machen und einfach aus dem „normalen" Berufsalltag auszusteigen. Aber zwischen Traum und Realität liegen manchmal Welten, wie TV-Formate im Stile „Die Auswanderer" oder „Mein Leben im Ausland" oftmals drastisch darstellen. Und so ist meist die Realität auf einer Tauchbasis deutlich anders, als man sich dies als Urlaubsgast oder Sporttaucher vorstellt.

Das folgende Kapitel soll eine kurze Einführung bzw. Überblick in die Lebenswelt eines Tauchlehrers oder eines Guides geben. Einerseits, um den Tauchmediziner auf die spezifischen Risiken hinzuweisen und dafür zu sensibilisieren, andererseits um den interessierten Hobbytaucher, der vielleicht eine Karriere in der Tauchbranche plant, einen kurzen Einblick zu gewähren, welche Anforderungen an ihn gestellt werden könnten.

48.1 Sporttauchen

Irgendwann in den 50er Jahren, als sich nach dem 2. Weltkrieg langsam ein gewisser Wohlstand entwickelte, ist aus dem Tauchen langsam ein Freizeitsport geworden. Vor allem Bücher, aber auch Filme (James Bond ging in fast jedem Film zum Tauchen) haben Anfang der 60er Jahre dazu beigetragen, dass Tauchen ein Sport wurde, von dem viele geträumt haben. Und so gründeten die Pioniere der Sporttaucherei die ersten Tauchbasen für Hobbytaucher, zu Beginn hauptsächlich am Mittelmeer und für den amerikanischen Markt in der Karibik.

Mit zunehmendem Reisehunger und Wohlstand wurden in den Folgejahren auch nach und nach Fernziele erobert, angefangen mit dem Roten Meer über die Malediven, Asien und dann der komplette Globus. In den 80er Jahren kam es im Tauchsport zu einem regelrechten „Boom“: Neue Ausbildungsorganisationen entstanden – allen voran die amerikanische Ausbildungsorganisation „PADI“ – und viele weitere folgten.

Diese Organisationen hatten fast schon eine kleine Revolution im Programm. Während in den vorhergegangenen 30 Jahren, aufgrund der ursprünglichen Technik (unbalancierte Lungenautomaten, keine Tarierjackets usw.) das Tauchen vor allem durch körperliche Fitness bestimmt wurde, war es durch das Fortschreiten der Technik nun möglich, dass eigentlich jeder tauchen konnte. Die Grundphilosophie bestand darin, dass ausnahmslos jeder das Tauchen erlernen kann, sofern er medizinisch für den Tauchsport geeignet ist.

Während Anfang der 70er Jahre gerade einmal ca. 100 000 Menschen dem Tauchsport nachgingen, waren es Ende 2009 weit über 3 Millionen Sporttaucher allein in Deutschland.

Auch die Frauenquote hat sich stark verändert. Anfang der 80er Jahre waren Frauen noch eher selten unter Wasser anzutreffen, heute bilden sie fast 50 % aller Tauchschüler und seit einigen Jahren entwickelt sich das Tauchen auch zu einem beliebten Hobby für Kinder. Bereits ab einem Alter von 8 Jahren bieten viele Tauchverbände bereits die ersten Tauchkurse im Flachwasser (bis 2 m) an und gerade in warmen Regionen boomt das Tauchen mit Kindern.

Um all diese Freizeittaucher ausbilden bzw. betreuen zu können, entwickelte sich parallel zu den steigenden Zahlen der privaten Sporttaucher auch eine große Zahl an professionell arbeitenden Sporttauchern. Sie werden von den jeweiligen Ausbildungsverbänden nach deren Richtlinien geschult, um als professionelle Tauchgangsbegleiter und Lehrer für Tauchkurse zu agieren. Die Vereinfachung der Tauchausbildung bringt es mit sich, dass auch im Anschluss an einen Tauchkurs bei vielen Tauchern noch taucherische Defizite vorhanden sind, so dass viele Taucher gerne mit einem Profi unterwegs sind, der sie unter Wasser belgeitet und für die nötigte Sicherheit sorgt. Umgangssprachlich wird dieses Berufsbild heute meist als Tauchlehrer oder Guide (Gruppenführer bzw. Divemaster) bezeichnet.

Hier gibt es, je nach Einsatzort, die unterschiedlichsten Arbeitsmodelle (s. auch Tabelle 48.1). Das reicht von Guides und Tauchlehrern, die ehrenamtlichen im heimischen Tauchverein mithelfen, über Studenten oder auch Werktätige, die für ein paar Wochen oder wenige Monate im Jahr auf einer Tauchbasis aushelfen, bis hin zu Festangestellten auf Tauchbasen rund um den Globus, die das ganze Jahr über geöffnet haben.

Zusammenfassend lässt sich dieses heterogene Berufsbild in zwei große Hauptgruppen klassifizieren. Zum einen Mitglieder von Vereinen oder Angestellte von Tauchschulen, die ihre Tauchaktivitäten ausschließlich am Wochenenden oder in

Tabelle 48.1: Sporttauchprofis nach EN Norm – Schematische Darstellung

Profi nach DIN EN ISO	CMAS	SSI	PADI	Erläuterung
DIN EN ISO 24801-3 Dive Leader (Tauchführer)	CMAS*** Diver	SSI Dive Guide SSI Divemaster	PADI Divemaster	Tauchführer organisieren meist selbständig Tauchausfahrten, beleiten ausgebildete Taucher, führen Schnuppertauchen im Pool durch und sind meist die wichtigsten Ansprechpartner auf der Tauchbasis
DIN EN ISO 24802-1 Scuba Instructor Level 1 (Tauchlehrer Stufe 1)		SSI Dive Control Specialist	PADI Assistant Instructor	Einsatz wie Dive Leader und zusätzlich Mithilfe in der Ausbildung von Tauchschülern. Je nach Organisation mit mehr oder weniger Supervision durch den Tauchlehrer Level 2
DIN EN ISO 24802-2 Scuba Instructor Level 2 (Tauchlehrer Stufe 2)	CMAS Tauchlehrer* CMAS Tauchlehrer**	SSI Open Water Instructor SSI Advanced Open Water Instructor SSI Divemaster Instructor/ SSI Dive Control Specialist Instructor SSI Master Instructor	PADI Open Water Scuba Instructor PADI Master Scuba Diver Trainer PADI IDC Staff Instructor PADI Master Instructor	Tauchlehrer sind berechtigt eine komplette Tauchausbildung mit Schülern zu absolvieren. Je nach Organisation sind diverse „Zwischenstufen" nötig um höhere Ausbildungslevel ausbilden zu dürfen. Die höchste Stufe der Tauchlehrerausbilder darf dann wiederum selbst Tauchlehrer ausbilden.

der Freizeit ausüben, und zum anderen Angestellte von Tauchschulen, die ganzjährig oder saisonal (Mittelmeer, deutsche Küsten, Bergseen) arbeiten. Während so einige Profis nur am Wochenende einige Tauchgänge unternehmen, muss eine Vielzahl von Tauchlehrern und Guides täglich mehrmals und über einen langen Zeitraum tauchen, unabhängig von Wetter, Temperatur oder Krankheit.

Hinweis. Auf vielen Tauchbasen gilt der Leitspruch: „Im Saisongeschäft arbeiten wir, wenn die Gäste da sind und machen Pause, wenn sie nicht mehr da sind."

48.2 Übersicht Sporttauchprofis nach EN Norm

48.2.1 Dive Leader - DIN EN ISO 24801-3

Die sog. Dive Leader sind eine der wichtigsten Personengruppen auf einer Auslandstauchbasis. Während im Inland oftmals die Tauchlehrer im Vordergrund stehen, wird im Ausland ein Großteil der täglich anfallenden Arbeit von sog. „Guides" übernommen.

Aufgrund schwerwiegender rechtlicher Probleme im Falle eines Unfalls hat es sich bei den meisten Auslandstauchbasen durchgesetzt, ausgebildete Profis für die Tauchgangsbegleitung einzusetzen und nicht – wie früher oftmals üblich – einfach nur einen erfahrenen Taucher auf Stufe eines CMAS-1-Sterns oder OWD-Tauchers. Der Dive Leader nach EN-Norm wurde für die anfallenden Aufgaben auf einer Tauchbasis trainiert, vor allem für den Umgang mit bereits zertifizierten Tauchern. Zu den Hauptaufgaben gehört das Vorbereiten und Begleiten der täglichen Tauchgänge. Je nach Region kommt es vor, dass bei jeder Tauchtour, die die Tauchbasis anbietet, einer oder mehrere Guides mit den Gästen am und unter Wasser sind.

Je nach Region und Tauchbasis können die Gruppengrößen variieren. Das hängt von den jeweiligen Umgebungsbedingungen, regionalen rechtlichen Vorgaben, dem Erfahrungsstand der Tauchgäste und dem des Dive Leader ab. Dennoch ist man sich eigentlich einig, dass eine Gruppengröße von mehr als sechs Tauchern kaum noch zu beaufsichtigen ist, zumindest, wenn man bei jedem Taucher für die Sicherheit garantieren muss. Es soll hier nochmal betont werden, dass es sich bei den zu beaufsichtigenden Tauchern immer um bereits ausgebildete Taucher handelt, die eigentlich selbständig tauchen könnten. Sie benötigen nur noch kleine Unterstützung bzw. einen Ortskundigen, der für die Orientierung unter Wasser sorgt, Besonderheiten der Flora und Fauna kennt und zeigt und ortstypische sicherheitsrelevante Punkte in die Tauchgangsführung miteinbezieht. Eine Ausnahme bildet hierbei die Gruppe der noch nicht fertigen Tauchschüler und sog. „Schnuppertaucher" – sie müssen immer von einem Tauchlehrer begleitet werden, ebenso wie der „Supervised Diver" nach DIN EN ISO 24801-1 (PADI und SSI Scuba Diver). Diese Taucher müssen verbindlich durch einen dafür ausgebildeten Profi begleitet werden, denn ihre Ausbildung ist deutlich kürzere als bei einem „Autonomous Diver" nach ISO 24801-2. Es ist kaum möglich, mehr als zwei sog. „Scuba-Diver" unter Wasser zu betreuen.

Dennoch und gerade aufgrund der meist größeren Gruppengrößen birgt das Tauchen als Dive Leader einige Risiken. Neben den häufigen täglichen Tauchgängen ist gerade die Gefahr zu schneller Aufstiege problematisch. Die Anfänger unter den Tauchern haben naturgemäß erhebliche Probleme bei der Tarierung (Schweben unter Wasser) und daher sind häufige Auf- und Abstiege („Jo-Jo-Tauchgänge") für den Profi tägliche Routine. Das Tauchprofil hat einen ganz wesentlichen Einfluss auf das Risiko für die Entwicklung einer Dekompressionserkrankung. Bei mehreren Tiefenwechseln innerhalb kurzer Zeit kann es bereits während der Beinaheaufstiege zur Entstehung von Gasbläschen kommen. Diese gehen während der erneuten Abstiege nur zu einem geringen Teil wieder in Lösung und führen so zu einer deutlich größeren Menge an Gasbläschen zum Ende des Tauchgangs.

Oftmals besteht die Aufgabe eines Dive Leader auch darin, Gruppen von fortgeschrittenen Tauchern zu speziellen und oftmals eher schwierigen Plätzen zu führen wie z. B. ein Wrack, tiefe Steilwände, Grotten, Höhlen, usw. Diese Tauchgänge gehen oftmals ans Limit des Sporttauchbereichs oder auch darüber hinaus, 40-m-Tauchgänge mit anschließender Dekompressionspause sind dann keine Seltenheit. Während die Tauchgäste eines solchen Tauchgangs allerdings am Nachmittag entspannt am Strand liegen und „ausgasen" können, muss der Dive Leader im Anschluss vielleicht erneut ins Wasser und eine Gruppe Anfänger hüten, die unter Umständen deutliche Probleme mit der Tarierung haben, was zu noch höherer Stickstoffsättigung führt.

Gerade wenn auf einer Tauchbasis Hochsaison herrscht, können zu diesen grenzwertigen Tauchprofilen noch jederzeit unerwartete Aufträge folgen. Sei es der Anker des Tauchbootes, der sich nicht löst und einen weiteren Abstieg des Dive Leader zur Folge hat, oder/und ein unvermittelter Nachttauchgang, der noch kurzfristig auf Kundenwunsch angesetzt wird, oder auch die Vertretung eines kranken Kollegen.

48.2.2 Scuba Instructor Level 1 – DIN EN ISO 24802-1

Der Scuba Instructor Level 1 ist eigentlich noch kein richtiger Tauchlehrer, auch wenn es der Name vermuten lässt. Theoretisch darf er die meisten Tätigkeiten eines Tauchlehrers übernehmen, allerdings meist nur unter direkter Supervision durch einen Tauchlehrer. Somit ist das Anforderungsprofil meist identisch mit dem Scuba Instructor Level 2 sowie oftmals aber auch mit Tätigkeiten des Dive Leaders.

Notfallplan Tauchboot

Brandfall

- Ansprechpartner Boot-Crew
- Informiert werden müssen Kapitän, Tauchbasis und Hafenkapitän
- Benachrichtigung der benachbarten Tauchbasis
- Divemaster hilft Gästen beim Anlegen der Rettungswesten
- Staff löscht Brand
- Feuerlöscher sind in Küche, Salon, Maschinenraum, Treppe zum Oberdeck
- Bei großem Feuer Evakuierung (Gäste über die Seiten von Bord)
- Zodiac (Schlauchboot) nimmt Gäste auf

Mann über Bord

- Ansprechpartner Divemaster und Boot-Crew
- Informiert werden müssen Kapitän und Tauchbasis
- Kapitän hält Boot an
- Personal ruft Hilfe bei anderen Booten
- Divemaster oder höher leiten die Suche
- Staff sucht Vermissten vom Boot aus
- Erfahrene Taucher oder Schnorchler suchen im Wasser
- Vermisste Person an Oberfläche: Auftriebskörper werfen

Leichte Verletzung

- Divemaster muss informiert werden
- Fragen, ob Arzt an Bord
- Erste-Hilfe-Koffer im Boot unter der Sitzbank rechts
- Divemaster oder höher verarzten die Person und leiten die Behandlung
- Schnittwunden müssen desinfiziert und verbunden werden
- Bei einem Sturz muss die Person auf Verletzungen überprüft und ruhig gelagert werden
- Bei Knochenbruch oder Schwindelanfüllen Person ruhig halten und hinlegen/Boot zurück an Festland
- Rettungsdienst verständigen

Potenziell tödliche Verletzung

- Informiert werden muss die Tauchschule
- Divemaster leitet die Suche des Opfers
- Divemaster und erfahrene Taucher bergen das Opfer
- Erste Hilfe und HLW sofort einleiten!
- Fragen, ob Arzt an Bord
- Erste-Hilfe-Koffer im Boot auf der Sitzbank rechts
- Rückkehr zum Festland
- Arzt, Hafenkapitän und Polizei benachrichtigen
- Schaulustige fernhalten

Katastrophe/Untergang

- Informiert werden müssen Tauchbasis sowie Boote in der unmittelbaren Umgebung
- Divemaster leiten zusammen mit Boot-Crew die Evakuierung
- Gäste ruhig halten und geordnet Rettungswesten anlegen
- Staff hilft Gästen, dann sich selbst
- Gäste von Bord mit Hilfe des Zodiacs oder schwimmend
- Stetiger Funkkontakt mit der Tauchbasis, Hafenkapitän und Seenotrettung
- Boot ohne Gäste weiter hinausfahren, damit Riff nicht beschädigt wird

Wichtige Telefonnummern

- DAN
- Hafenbehörden
- Militär
- Tauchbasen in der Nähe
- Rettungsdienst
- Polizei etc.

48.2.3 Scuba Instructor Level 2 – DIN EN ISO 24802-2

Der Scuba Instructor Level 2 entspricht dem klassischen Tauchlehrer. Je nach Ausbildungsverband darf der Tauchlehrer sämtliche Ausbildungsstufen direkt ausbilden oder muss sich für die Ausbildung von fortgeschrittenen Tauchern erst noch qualifizieren (s. Tabelle 48.1). Allen Ausbildungsverbänden gleich ist, dass der Scuba Instructor Level 2 direkt die Anfängerausbildung übernimmt. Je nachdem, ob er dies im Inland oder Ausland tut, kommen unterschiedliche Anforderungen auf ihn zu.

Oftmals führen Tauchlehrer mehrere eher flache Tauchgänge am Tag durch. Wenn die Umgebungsbedingungen nicht ideal sind, sollten die Gruppengrößen bei Tauchanfängern auf ein Verhältnis von 1:1 oder 1:2, also ein oder zwei Tauchschüler pro Tauchlehrer, reduziert werden, was die Anzahl der Tauchgänge für den Tauchlehrer dann zusätzlich erhöhen kann, wenn er für diesen Tag eine größere Gruppe zu betreuen hat.

Die meisten Tauchausbildungsorganisationen erlauben sechs bis acht Tauchschüler pro Tauchlehrer, allerdings bei perfekten Bedingungen und diese hat man nur sehr selten. Gerade bei Anfängertauchkursen werden die Fertigkeiten erst einmal im Pool oder in sehr flachem Wasser geübt, je nach Gruppengröße kann das auch mehrere Stunden dauern. Während die Schüler das Wasser verlassen, bleibt der Tauchlehrer unter Umständen auch weiterhin im Becken und wartet auf weitere Schüler.

Auch häufige Auf- und Abstiege sind an der Tagesordnung. So werden kontrollierte Notaufstiege mit jedem einzelnen Schüler geübt. Während der Schüler aber in den meisten Fällen pro Tauchgang nur mit einem schnellen Aufstieg (Notaufstieg) belastet wird, sammelt sich beim Tauchlehrer eine erhebliche Menge an Stickstoffbläschen, da er mit jedem Tauchschüler einzeln üben muss.

Bei der Ausbildung von fortgeschrittenen Tauchschülern sind meist die Tiefe der Tauchgänge bzw. die häufige Abfolge von tieferen Tauchgängen aufgrund von mehreren Schülern bzw. Schülergruppen medizinisch problematisch. Darüber hinaus übernimmt ein Tauchlehrer auch oftmals die Tätigkeiten eines Dive Leader, wenn er gerade keine eigenen Kurse hat, so dass, gerade während der Hauptsaison auf einer Tauchbasis, mehr oder weniger nie oder nur sehr selten (am freien Tag) die Möglichkeit besteht, komplett zu entsättigen.

48.3 Arbeiten im Inland und Ausland

Generell unterscheidet sich die Arbeit auf einer Tauchbasis/-schule im Inland relativ wenig von einer Tauchbasis im Ausland, sofern es sich auch im Inland um einen 7-Tage-Tauchbetrieb handelt.

Oftmals sind Tauchschulen in Deutschland, Österreich und der Schweiz zwar fünf bis sechs Tage die Woche geöffnet und ein regelmäßiger Tauchbetrieb findet meist nur am Wochenende oder in den Ferien statt. Dennoch gibt es einige Tauchbasen an Nord- und Ostsee sowie an bekannten Binnengewässern, an denen täglich umfangreicher Tauchbetrieb herrscht. Diese werden zur Vereinfachung im Folgenden mit einer Auslandstauchbasis gleichgesetzt.

Bei den meisten Tauchbasen in den Urlaubs- und Tauchregionen ist es anders. Dort wird meist an sieben Tagen die Woche getaucht. Einen Ruhetag oder gar ein Wochenende gibt es auf einer Auslandstauchbasis eigentlich nicht mehr, denn das kann sich in der heutigen Dienstleistungsgesellschaft niemand mehr leisten – schließlich haben die Kunden Urlaub und wollen jeden Tag der Woche ihrem Hobby nachgehen. Daher ist die Arbeit an einer Auslandstauchbasis dadurch gekennzeichnet, dass während der fünf- bis siebenmonatigen Saison täglich gearbeitet und getaucht wird. Die Tauchbasen in tropischen Regionen, in denen ganzjährig getaucht wird, haben meist keinen einzigen Tag im Jahr geschlossen und ermöglichen einen Tauchbetrieb an 365 Tagen im Jahr. Die angestellten Tauchprofis haben oft einen Tag pro Woche frei.

Somit stehen auch direkt die Anforderungen an das tauchende Personal fest. Während im Inland meistens nur am Wochenende und oftmals auch ohne Bezahlung bzw. als Freundschaftsdienst gearbeitet wird, ist das im Ausland in vielen Fällen ganz anders. Das spiegelt sich auch in den spezifischen Gefahren wieder, auf die im Folgenden kurz eingegangen wird.

48.3.1 Inland – spezifische Gefahren

Eine oftmals sehr unterschätzte Gefahr beim Tauchen im Inland beginnt mit dem Transport des Tauchequipments und vor allem der Flaschen. Da die Tauchgewässer meist nicht in unmittelbarer Nähe der Tauchschule liegen, sind lange Anfahrtswege keine Seltenheit. Meistens übernimmt der Profi dann auch den kompletten Ausrüstungstransport für seine Schüler und Kunden und fährt mit einer ganzen Ladung Tauchflaschen im Auto spazieren. Eine falsche Lagerung der Flaschen, nicht fachgerechter Transport und fehlende Ladungssicherung können bei einem Unfall schwerwiegende Folgen haben. Zudem unterliegen Transporte mit Tauchflaschen von mehr als 1000 kg (Brutto) den internationalen Gefahrgutvorschriften und führen bei Zuwiderhandlung zu sehr hohen Strafzahlungen (Abb. 48.1).

Am Tauchplatz angekommen stellt man meist schnell fest, dass die klimatischen Bedingungen in Deutschland und den Nachbarländern oft nicht mit tropischen Zielen und vor allem den dortigen Wassertemperaturen mithalten können. Häufig wird in kaltem bis sehr kaltem Wasser getaucht; gerade die Seen im Alpenraum werden unterhalb der Sprungschicht auch im Hochsommer nicht wärmer als 6–10 °C.

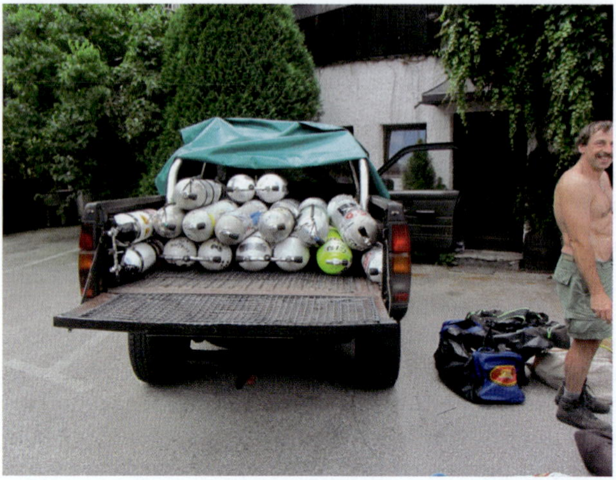

Abb. 48.1: Transporte mit Tauchflaschen über 1000 kg (Brutto) unterliegen den Gefahrgutvorschriften (ADR) (Foto: H. Bartmann)

Aber auch Nord- und Ostsee sind nur im Hochsommer einigermaßen warm und somit ist selbst im August die Gefahr einer Unterkühlung immer gegeben. Zumeist schlechte Sichtbedingungen und die mögliche Gefahr zu schneller Aufstiege und auch Abstiege durch Orientierungsverlust oder der Unfähigkeit, seine Instrumente abzulesen, erhöht die Gefahr von tauchspezifischen Unfällen.

Ein weiteres Problem kann die Abgeschiedenheit der Tauchplätze in Verbindung mit einem vermeintlichen Sicherheitsgefühl sein. Ein Notarzt ist gefühlt immer und schnell verfügbar und so verzichtet mancher Tauchprofi in Deutschland gerne auf den Notfallkoffer und den Notfallsauerstoff zugunsten von Platz im Kofferraum.

Während der Tauchprofi im Ausland durch tägliche Wiederholung eher in eine gewisse Ermüdungsphase kommt, was zu Unaufmerksamkeit und fehlendem Risikobewusstsein führen kann, fehlt es manchmal dem heimischen Tauchprofi an Übung. Gerade nach einem langen und kalten Winter, in dem man unter Umständen gar nicht tauchen war oder nur einmal die Woche in einem flachen Schwimmbad, fehlt schnell eine gewisse Routine im Umgang mit den Schülern, der eigenen Ausrüstung sowie den eigenen Fertigkeiten. Nach einer längeren Winterpause von einigen Monaten kann schnell ein Problem am Equipment auftreten, die Wassertemperatur bei den ersten Frühjahrstauchgängen bei 7 °C liegen und gleichzeitig bei einem oder zwei Tauchschülern ein Problem auftreten. So kann auch der „hartgesottenste" Tauchlehrer rasch an seine Grenzen geraten.

Leider neigen gerade die Tauchlehrer oftmals zu einer deutlichen Selbstüberschätzung in der Wahrnehmung ihres eigenen Könnens. Daher sind die Profis auch von Tauchunfällen eher betroffen als Anfänger. Während viele der Tauchanfänger gebetsmühlenartig erzählen, wie wichtig der Sicherheitscheck vor dem

Tauchgang ist – der sog. „5-Punkte-Abstieg“ – und man niemals alleine taucht, halten sich gerade Tauchlehrer oft selbst nicht an die einfachsten Regeln, die sie selbst lehren.

Auch sind die heimischen Tauchplätze oft nur durch einen beschwerlichen Fußmarsch zu erreichen und führen einen eher untrainierten Taucher bereits vor dem Tauchgang an seine Belastungsgrenze. Oftmals muss man vor dem eigentlichen Einstieg ins Wasser mit steinigen Wegen, Waldwegen, Sandstrände, steilen Treppen und auch bergigem Gelände rechnen. Diese Wege müssen überdies meist mit dem Equipment auf dem Rücken im dicken Neoprenanzug bewerkstelligt werden und der Profi muss dabei häufig noch Zusatzausrüstung mitführen (Sauerstoffkoffer, Notfallausrüstung, Getränke und vieles mehr). Während auf der Auslandstauchbasis in vielen Fällen ein Team zusammenarbeitet, muss der Profi im Inland meist all diese Aufgaben alleine bewerkstelligen. Überhitzung und Erschöpfung, trotz vielleicht eher kühlen Wetters, bereits vor dem Tauchgang können die Folge sein.

48.3.2 Ausland – spezifische Gefahren

Die wohl größte Gefahr für einen Tauchprofi auf einer Auslandsbasis ist die Gefahr der Stickstoffübersättigung. Wie im Kapitel 48.2.1 bereits beschrieben, findet der Tauchbetrieb im Ausland für gewöhnlich täglich statt. Kaum ein Tauchlehrer hat zwei Tage die Woche frei; das Maximum ist ein freier Tag pro Woche, aber auch dies ist in der Hochsaison nicht garantiert. Und so kann es durchaus vorkommen, dass der Profi in diesen Monaten kaum genügend Zeit zum Entsättigen seines Körpers bekommt.

Auch die Anzahl der täglichen Tauchgänge kann enorm sein. Gute Arbeitgeber achten natürlich darauf, dass ihre Mitarbeiter täglich nicht mehr als zwei Tauchgänge absolvieren, dennoch sind drei oder gar vier Tauchgänge pro Tag Normalität. Gerade bei sog. „Tauchsafaris“ ist es Usus, dass vier Tauchgänge pro Tag durchgeführt werden, die meist auch vom jeweiligen Guide begleitet werden – die Stickstoffsättigung kann somit enorm sein.

Viele Tauchlehrer im Ausland arbeiten auch als sog. „Freelancer“, das heißt, sie sind praktisch selbständig und werden je nach Bedarf tageweise von einer Tauchschule angeheuert. Gerade zu Beginn der Saison achtet so mancher Tauchprofi deutlich mehr auf das Finanzielle und blendet eventuelle Gefahren aus.

Im Gegensatz zu einem Tauchprofi in Deutschland, der meist unentgeltlich oder nur für die Möglichkeit, günstig Tauchausrüstung einzukaufen, arbeitet, ist ein Tauchprofi im Ausland auf den Verdienst angewiesen, um seinen Lebensunterhalt bestreiten zu können. Das führt dann auch ganz schnell in eine gewisse Abhängigkeit, tauchen gehen zu müssen, selbst wenn er krank ist.

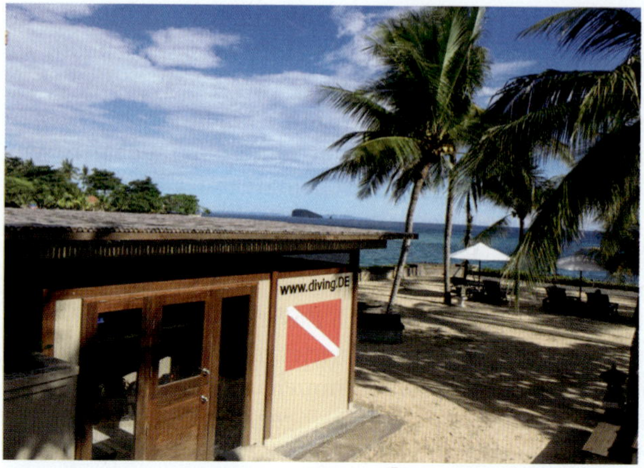

Abb. 48.2: Tauchbasis in den Tropen – traumhafte Aussicht am Arbeitsplatz ist garantiert

Natürlich gibt es auch viele Arbeitnehmer in Europa, die trotz Krankheit weiter zu Arbeit gehen, beim Tauchen kann dies aber schwerwiegende gesundheitliche Folgen haben. Nicht selten sind Tauchlehrer Experten in der Einnahme von diversen Arzneien gegen Schnupfen und Erkältung, die dann ein Tauchen möglich machen, auch wenn Ärzte dringend davon abraten, da zum Teil die Wirkung der Medikamente unter Druck nicht bekannt ist.

Dazu kommt gerade im außereuropäischen Ausland noch eine Vielzahl an Erkrankungen bzw. Tropenkrankheiten. Gerade Durchfallerkrankungen gehören in manchen Ländern schon fast zum Alltag und führen schnell zu Dehydration und einer starken Belastung für den Kreislauf.

Leider muss in diesem Zusammenhang auch der Missbrauch von Alkohol und Drogen angesprochen werden. Je nach Reiseziel kann es vorkommen, dass theoretisch fast täglich die Möglichkeit besteht, sich von Gästen zu einem oder mehreren „Deko-Bieren“ einladen zu lassen. Während die Urlauber dann nach ein oder zwei Wochen wieder nach Hause in den Alltag fliegen, findet sich an der Tauchbasis direkt der nächste Gast für eine oder mehrere gesellige Runden. So kann es zu einer Abhängigkeit kommen und einem deutlich erhöhten Risiko einer Dekompressionskrankheit.

Auch ist in manchen Destinationen die Einnahme von Cannabisprodukten, wie Marihuana oder Haschisch, durchaus üblich und weit verbreitet. Nicht selten wird noch unmittelbar vor dem Tauchgang ein „ Joint“ konsumiert, was zu schweren kognitiven Beeinträchtigungen führt, aber auch körperliche Symptome wie Herzrasen, Übelkeit und Schwindel und eine daraus resultierende Panikreaktion können die Folge sein.

Durch die extreme Häufung von Tauchgängen – nicht selten schafft ein Tauchprofi 600 bis 800 Tauchgänge pro Jahr – kann es zu einer falschen Risikoeinschätzung kommen. Viele Abläufe sind automatisiert, aber dennoch gibt es unter Wasser immer wieder unvorhergesehene Zwischenfälle, die selbst den erfahrensten Profi unter Stress setzen. Einen gewissen Respekt vor dem Medium Wasser und dem Meer sollte man sich immer erhalten. Und natürlich neigen auch die Profis auf den Auslandsbasen zu einer leichten Überschätzung ihrer Fähigkeiten, was zu fatalen Unfällen führen kann.

Fallbeispiel 1. Typischer Tauchtag eines Guides auf einer Auslandstauchbasis:

7:00 Aufstehen, Frühstücken

7:45 Öffnen der Tauchbasis, wichtigste Vorbereitungen für den Tag treffen, Briefing zu den Tagesaufgaben durch den Tauchbasismanager

8:00 Tauchgäste kommen vom Frühstück und erwarten freundliche und ausgeschlafene Angestellte. Lockerer „Tauchertalk" und Beratung der Gäste

8:15 Vorbereitung der Boote, des Tauchgangs und Supervision der Gäste beim Beladen und Packen, ggf. Transfer zum Hafen

9:00 Bootstauchgang, Sicherheitsbriefing für das Boot, Sicherheitsbriefing Tauchen, Tauchplatzbriefing, Gästeeinteilung, „Smalltalk an Bord"

9:30 Eigentlicher Tauchgang und Supervision nach dem Tauchgang

11:15 Rückkehr vom Tauchgang, Equipment versorgen, Debriefing, Logbuch

11:30 Kurze Pause

12:00 Kostenfreies Schnuppertauchen im Hotelpool – vorheriges Ansprechen potenzieller Gäste

13:45 Gäste kommen für den zweiten Nachmittagstauchgang, Vorbereitung der Boote, des Tauchgangs und Supervision der Gäste beim Beladen und Packen, ggf. Transfer zum Hafen

14:30 Bootstauchgang, Sicherheitsbriefing für das Boot, Sicherheitsbriefing Tauchen, Tauchplatzbriefing, Gästeeinteilung, „Smalltalk an Bord"

15:00 Eigentlicher Tauchgang und Supervision nach dem Tauchgang

16:45 Rückkehr vom Tauchgang, Equipment versorgen, Debriefing, Logbuch

17:00 Lockeres Gespräch mit Tauchgästen, Beitragen zur Wohlfühlatmosphäre

18:00 Feierabend

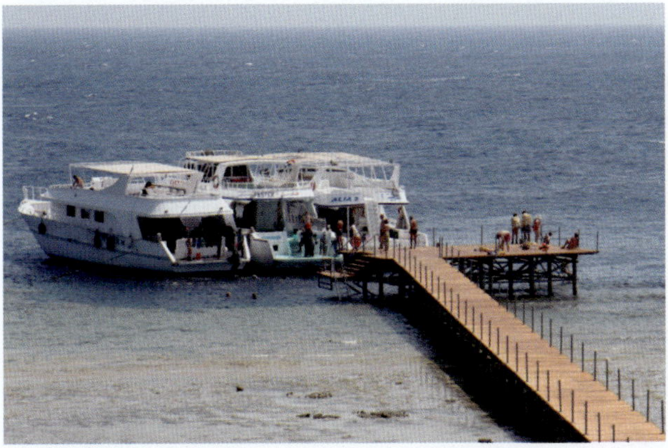

Abb. 48.3: Der typische Arbeitsplatz eines „Guides" – das Tauchboot

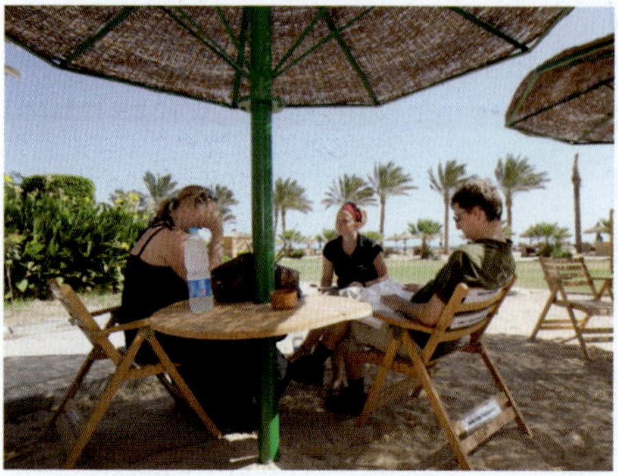

An Tagen, an denen ein Nachttauchgang angeboten wird, geht es nach dem Abendessen noch weiter. Auf Mittelmeertauchbasen läuft der Betrieb im Hochsommer oft bis weit nach Mitternacht aufgrund der langen Tageszeiten

Abb. 48.4: Tauchlehrerin beim Briefing vor dem Tauchkurs, ein angenehmer Arbeitsplatz

Fallbeispiel 2. Typischer Tauchtag eines Tauchlehrers auf einer Auslandstauchbasis:

7:00 Aufstehen, Frühstücken
7:45 Aufschließen Tauchbasis, wichtigste Vorbereitungen für den Tag treffen, Briefing zu den Tagesaufgaben durch den Tauchbasismanager
8:00 Gäste der Tauchbasis kommen vom Frühstück und erwarten freundlichen und gut gelaunten Tauchlehrer. „Tauchertalk" und Beratung der Gäste
8:30 Tauchschüler treffen ein, Briefing für den bevorstehenden Pooltauchgang
9:00 Übungstauchgang im Pool
10:00 Debriefing des Pooltauchgangs
10:30 Vorbereitung Kurstauchgang vom Strand/Briefing/Equipment zusammenbauen
11:00 Tauchgang im Rahmen eines Anfängerkurses vom Strand (12 m Tiefe – 3 Aufstiegsübungen)
12:00 Debriefing Tauchgang, Logbuch schreiben, Equipment versorgen
12:30 Kurze Mittagspause
13:30 Briefing im Rahmen eines Kurses für Fortgeschrittene Taucher mit dem Boot
15:00 Eigentlicher Tauchgang und Supervision nach dem Tauchgang
14:00 Bootstauchgang – Tauchkurs für fortgeschrittene Taucher (Tiefe 30 m, 1 Aufstiegsübung)
15:30 Rückkehr Tauchbasis und Debriefing
16:00 Kurze Pause
16:30 Theorieunterricht für Beginnerkurs am Folgetag
17:30 Unterstützung im Tauchbasis-Büro
18:00 Flaschenfüllen für den kommenden Tag
1900 Feierabend

Weiterführende Literatur

1. Bartmann H: Taucher-Handbuch. Stand: 103. Erg.-Lfg. 12/2017. Landsberg: ecomed, 2017
2. Obermann M, Häckler A, Kiefhaber N: Modernes Tauchbasenmanagement – Handbuch für Tauchschulen, Tauchbasen nach ISO 24803. Stuttgart: Gentner, 2012

Juristische Aspekte

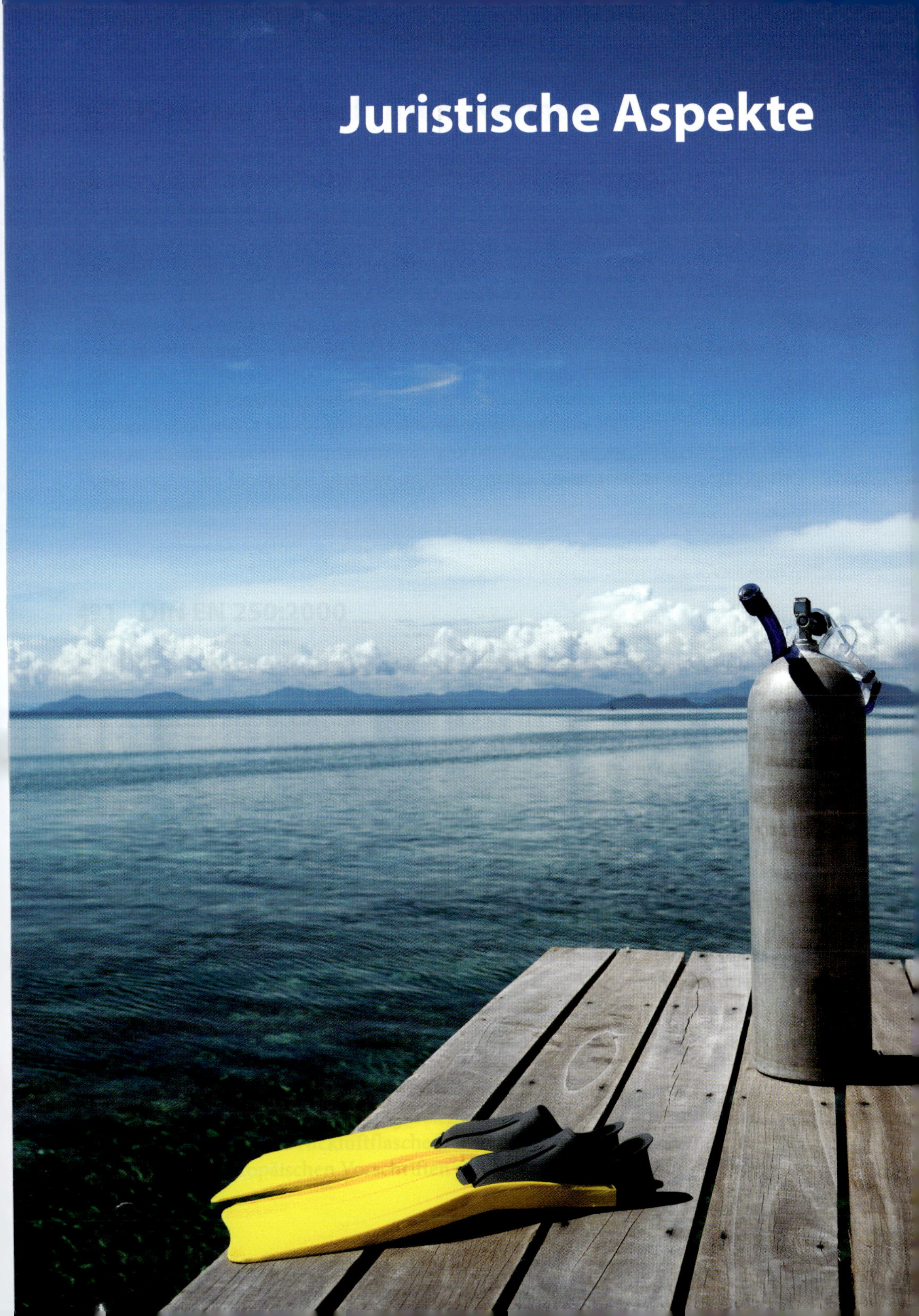

geprüft und zugelassen sein. Als Sicherheitseinrichtungen sind zugelassen: Manometer, Reserveventil und andere aktive Warneinrichtung. Wenn die vorhersehbaren Einsatzbedingungen es erfordern, muss das Leichttauchgerät zusätzlich mit einer oder mehreren der oben aufgeführten Sicherheitseinrichtungen ausgestattet sein, die den drohenden Gefahren entsprechen (z. B. Dunkelheit oder Strömung). Die Sicherheitseinrichtung muss deutlich anzeigen, dass der Restdruck in der Flasche nach dem Ansprechen mind. 50 bar beträgt. Bei Ausrüstungen mit mehreren Flaschen muss dieser Druck in allen Flaschen vorhanden sein. Die DIN EN 250:2000 enthält darüber hinaus eine Vielzahl von Einzelregelungen zur Beschaffenheit der einzelnen Ausrüstungsteile, deren Darstellung den Rahmen dieser Abhandlung sprengen würde.

Sämtliche Regelungen dieser Norm sind – insbesondere von einem Tauchlehrer – dahin gehend zu beachten, dass es ein schuldhaftes Handeln darstellen würde, wenn er selbst mit einer Ausrüstung tauchen geht oder mit einem Tauchschüler taucht, dessen Ausrüstung dieser Norm nicht entspricht. Eine Ausnahme gilt insoweit, als ältere Tauchgeräte verwendet werden, die nachweislich als komplettes Gerät nach einer früheren Norm für Leichttauchgeräte (z. B. DIN EN 250:1993) geprüft und zertifiziert worden sind. Für diese Geräte besteht Bestandsschutz, d. h. dass sie auch weiterhin eingesetzt werden dürfen.

49.2 Produktsicherheitsgesetz (ProdSG); CE-Zeichen

Das am 1. Dezember 2011 in Kraft getretene ProdSG hat das bisherige Geräte- und Produktsicherheitsgesetz (GPSG) von Mai 2004 abgelöst. Es beinhaltet Regelungen zur Verbesserung des einheitlichen Verbraucher- und Arbeitnehmerschutzes und verschärft die Informations- und Rückrufpflichten für Hersteller und Händler.

Das ProdSG enthält keine eigenen Sicherheitsanforderungen, nimmt aber über hierzu erlassene Rechtsverordnungen Bezug auf die europaweit geltenden Binnenmarktrichtlinien, wie z. B. die Druckgeräterichtlinie (DGRl), die allgemeine Sicherheitsanforderungen an Produkte stellen. Ein Gerät, das einer solchen Richtlinie unterfällt, wie z. B. eine Druckgasflasche, darf nach § 3 ProdSG nur auf dem Markt bereitgestellt werden, d. h. einem anderen zur Verwendung im Rahmen einer Geschäftstätigkeit entgeltlich oder unentgeltlich überlassen werden, wenn es den in der Richtlinie und in den hierzu erlassenen Rechtsverordnungen vorgesehenen Anforderungen entspricht und Sicherheit und Gesundheit der Verwender oder Dritter nicht gefährdet. Sämtliche Regelungen des ProdSG gelten aber nur für Tätigkeiten im Rahmen einer Geschäftstätigkeit, mithin für selbständige Tätigkeiten im Rahmen einer wirtschaftlichen Unternehmung, wie z. B. in Tauchschulen oder durch selbstständig tätige Tauchausbilder. Wenn auch das in § 7 ProdSG geregelte CE-Zeichen kein Verbraucherschutzzeichen ist, bestätigt es dennoch, dass das hiermit versehene Produkt alle relevanten Richtlinien erfüllt. Das in § 21 ProdSG geregelte GS-Zeichen (geprüfte Sicherheit) darf nur verwendet werden, wenn dieses durch die zuständige Stelle für den jeweiligen Gebrauchsgegenstand zuerkannt worden ist.

49.3 Druckgeräterichtlinie (DGRl)

Die neue europaweit gültige DGRl 2014/68/EU ist Mitte 2014 veröffentlicht worden und muss seit dem 1. Juni 2015 bzw. 19. Juli 2016 in der gesamten EU angewendet werden. Sie enthält – wie bereits ihre Vorgängerregelung DGLR 97/23/EG – Regelungen für die Auslegung, Fertigung und Konformitätsbewertung von Druckgeräten und Baugruppen mit zulässigem Druck von über 0,5 bar. Gebrauchsanweisung und Konformitätserklärung sind beizufügen. Druckgasflaschen erhalten hiernach zusammen mit dem Ventil eine Bauartzulassung und ein CE-Zeichen und sind damit gemeinsam eine Baugruppe nach EN 250:2014. Beim Kauf ist darauf zu achten, dass die Tauchflasche und das Ventil eine gemeinsame Zulassung haben und auch entsprechend gekennzeichnet sind.

Wird ein anderes Ventil (nicht Originalersatzteil oder identisches gebrauchtes Ventil) eingeschraubt, erlischt die Bauartzulassung. Dieser Eingriff stellt eine wesentliche Veränderung im Sinne der Betriebssicherheitsverordnung (BetrSichV) dar, durch die der Handelnde zum Hersteller wird und entsprechend haftet. Das Gleiche gilt, wenn bei einem Atemregler zwei unterschiedliche Stufen miteinander verbunden werden.

Für bereits vor dem 29. Mai 2002 in Verkehr gebrachte Druckgasflaschen gilt Bestandsschutz. Es ist somit nicht erforderlich, dass diese Druckgasflaschen nachträglich mit einem CE-Zeichen versehen werden.

49.4 Druckgeräteverordnung

Ermächtigungsgrundlage für den Erlass dieser Verordnung ist § 8 ProdSG. Sie setzt in Deutschland die Druckgeräterichtlinie (DGRL) der EU in nationales Recht um. Neue Druckgeräte dürfen danach nur in Verkehr gebracht werden, wenn sie eine CE-Kennzeichnung tragen und ihnen eine EU-Konformitätserklärung sowie eine deutsche Bedienungsanleitung beigefügt sind.

49.5 Betriebssicherheitsverordnung (BetrSichV)

Die BetrSichV vom 27. September 2002 hat die Druckbehälterverordnung abgelöst und wurde zum 1. Juni 2015 neu gefasst. Bei dieser Verordnung handelt es sich zwar nicht um ein Endverbrauchergesetz. Sie ist aber auf jeden Fall von Arbeitgebern (Tauchbasen) im Verhältnis zu ihren Arbeitnehmern anzuwenden und ihr Inhalt stellt allgemein verbindliche (auch strafrechtlich und haftungsrechtlich) Regelungen über den Stand der Technik dar. Die BetrSichV enthält folgende wichtige Neuerungen: Gefährdungsbeurteilung durch den Arbeitgeber vor der Verwendung von Arbeitsmitteln, Festigkeitsprüfung der Tauchflaschen nur alle 5 Jahre, äußere und innere Prüfung und erforderlichenfalls Gewichtsprüfungen alle 2,5 Jahre. Dies gilt gleichermaßen für Stahl-, Alu- und Verbundflaschen. Die Hersteller und die Überwachungsstelle können jedoch kürzere Fristen festlegen. Tauchflaschen, deren Prüffrist abgelaufen ist, müssen sofort entleert werden und dürfen nicht mehr für einen Tauchgang verwendet werden. Beim Transport auf öffentlichen Straßen sind sie ebenfalls vorher zu entleeren.

Bei Reparaturen dürfen nur noch Originalersatzteile verwendet werden (mit Herstellererklärung versehen).

49.6 Technische Regeln Druckgase (TRG 280)

Diese Regeln wurden vom Deutschen Druckbehälterausschuss aufgestellt, der nach den Regelungen des früheren Gerätesicherheitsgesetzes eingesetzt worden war. Sie gaben den Stand der Sicherheitstechnik hinsichtlich Werkstoffe, Herstellung, Berechnung, Ausrüstung, Kennzeichnung, Prüfung und Betrieb der Druckgasbehälter sowie hinsichtlich Errichtung, Prüfung und Betrieb der Füllanlagen für Druckgase wieder. Mit Wirkung zum 31. Dezember 2012 sind diese Regeln jedoch zurückgezogen worden. Sie können daher nur noch in Einzelfällen als Erkenntnisquelle zum Stand der Technik dienen, in denen die neu geschaffene TRGS 510 (Lagerung von Gefahrstoffen in ortsbeweglichen Behältern) keine Regelungen trifft.

49.7 ADR-Gefahrgutvorschriften (Europäisches Übereinkommen über die Internationale Beförderung gefährlicher Güter auf der Straße)

Die Vorschriften des ADR (mittlerweile ADR 2017/2018) gelten gemäß Abschnitt 1.1.3 u. a. nicht für Beförderungen gefährlicher Güter, die von Privatpersonen durchgeführt werden, sofern die betreffenden Güter einzelhandelsgerecht abgepackt und zum persönlichen oder häuslichen Gebrauch oder für Freizeit und Sport bestimmt sind. Dies gilt jedoch nur, wenn Maßnahmen getroffen werden, die unter normalen Beförderungsbedingungen ein Freiwerden des Inhalts verhindern. Hierfür wird in der Anlage zur Bekanntmachung der Neufassung der Anlagen A und B des ADR in der ab 3. Januar 2018 geltenden Fassung beim Transport von

Tauchflaschen zum einen eine ausreichende Ladungssicherung und zum anderen ein wirksamer Schutz von Verschlussventilen gegen Beschädigungen (z.B. durch Schutzkappen) gefordert.

Zur hinreichenden Sicherung der Ladung beim Transport verpflichtet bereits § 22 der Straßenverkehrsordnung. Danach ist die gesamte Ausrüstung so zu sichern, dass sie auch einer Notbremsung standhält. Da das ADR darüber hinaus ausdrücklich einen wirksamen Schutz der Verschlussventile fordert, reicht es – entgegen immer wieder zu lesenden Behauptungen – nicht aus, lediglich eine Verschlussschraube am Seitenstutzen des Flaschenventils so fest einzuschrauben, dass bei einem ungewollten Öffnen des Flaschenventils kein Gas abströmen kann. Gefordert ist vielmehr ein Schutz des Ventils selbst; es muss vor äußerer Gewalteinwirkung geschützt werden. Dies kann durch das Anbringen geeigneter Schutzkappen oder durch den Transport der Tauchflaschen in geeigneten Schutzbehältern (z.B. Kisten) geschehen.

Sofern die vorstehenden Voraussetzungen erfüllt sind bzw. Einschränkungen beachtet werden, unterfallen aufgrund anderweitiger Vorschriften auch gewerbliche Tauchschulen nicht den Beschränkungen der ADR und der GGVSE.

49.8 DIN-EN-Normen Dienstleistungen des Freizeittauchers

Im Jahre 2004 wurden folgende sechs DIN-EN-Normen für Dienstleistungen im Bereich des Freizeittauchens mit dem Ziel erlassen, eine Serie von Festlegungen sicherer Vorgehensweisen für die Erbringung von Dienstleistungen auf dem Sektor des Freizeit-Gerätetauchens zu schaffen; diese wurden zwischenzeitlich überarbeitet und mit einer neuen DIN-EN-Bezeichnung versehen:

■ EN 14153-1:2004: Beaufsichtigter Taucher	DIN EN ISO 24801-1:2014
■ EN 14153-2:2004: Selbständiger Taucher	DIN EN ISO 24801-2:2014
■ EN 14153-3:2004: Tauchgruppenleiter	DIN EN ISO 24801-3:2014
■ EN 14413-1:2004: Tauchausbilder Stufe 1	DIN EN ISO 24802-1:2014
■ EN 14413-2:2004: Tauchausbilder Stufe 2	DIN EN ISO 24802-2:2014
■ EN 14467:2004: Dienstleister des Freizeit-Gerätetauchers	DIN EN ISO 24803:2017

Die letztgenannte Vorschrift richtet sich an natürliche und juristische Personen, die Tauchausbildung, organisierte und geführte Tauchgänge für zertifizierte Taucher oder den Verleih von Tauchausrüstungen betreiben. Neben Regelungen über die allgemeinen Anforderungen beim Erbringen dieser Dienstleistungen enthält sie spezielle Regelungen für jede dieser drei Dienstleistungsarten.

Im allgemeinen Teil werden die Dienstleister verpflichtet, ihre Kunden sowohl vor der Erbringung der Dienstleistung, wie auch währenddessen umfassend zu informieren. Ferner wird den Dienstleistern die Pflicht auferlegt, vor jedem Tauchgang eine näher beschriebene Risikoanalyse durchzuführen und Maßnahmen zu ergreifen, um sicherzustellen, dass alle Risiken soweit wie möglich beherrscht werden. Für alle Örtlichkeiten, an denen Tauchaktivitäten stattfinden, muss der Dienstleister die Verfügbarkeit einer geeignete Erste-Hilfe-Ausrüstung, einer Einrichtung zur Verabreichung von reinem Sauerstoff mit einer Kapazität von mindestens 15 l/min über mindestens 20 min und einer geeignete Notrufmöglichkeit sicherstellen. Darüber hinaus müssen an jedem Tauchplatz näher beschriebene dokumentierte Notfallpläne vorhanden sein.

Hinweis. Vor jedem Tauchgang muss sichergestellt werden, dass eine geeignete Erste-Hilfe-Ausrüstung, eine Einrichtung zur Verabreichung von reinem Sauerstoff mit einer Kapazität von mindestens 15 l/min über mindestens 20 min und eine geeignete Notrufmöglichkeit zur Verfügung stehen.

Der Dienstleister, der Tauchausbildungen durchführt, muss einen erfahrenen Tauchausbilder der Ausbildungsstufe 2 benennen, der die gesamtheitliche Verantwortung für den Unterricht und die praktische Ausbildung von Tauchern hat. Da Tauchausbilder der Ausbildungsstufe 2 nur ist, wer für qualifiziert erachtet worden ist, Tauchschüler bis zur Ausbildungsstufe 3 (CMAS***, Divemaster) zu unterrichten und zu bewerten, dürfte ein CMAS-TL* bzw. OWI nicht als solcher angesehen werden können. Taucher der Ausbildungsstufe 3 dürfen nur eingesetzt werden, um bei der Kontrolle und Sicherung von Kunden zu assistieren, jedoch nicht, um Kunden zu prüfen oder Fertigkeiten und Wissen zu unterrichten.

Die Norm, in der die Ausbildung zum Freizeitgerätetaucher der Ausbildungsstufe 1 geregelt ist, begrenzt die Tiefe während der Ausbildungstauchgänge auf maximal 12 m. Alle Fertigkeiten im Freigewässer sind von einem Tauchausbilder zu unterrichten, direkt zu beaufsichtigen und zu bewerten. Der Tauchausbilder muss sich während jedes Freigewässertauchgangs im Wasser befinden und die volle Verantwortung tragen. Er muss die Anzahl der Tauchschüler je Tauchausbilder beschränken, wenn keine optimalen Umgebungsbedingungen vorherrschen. Er oder ein Sicherungstaucher müssen während des Freigewässertauchgangs jederzeit Körperkontakt zu jedem Tauchschüler herstellen können. Bevor ein Tauchschüler an Freigewässertauchgängen teilnehmen kann, muss er ausreichendes theoretisches Wissen sowie die Beherrschung der praktischen Fähigkeiten im begrenzten Gewässer nachgewiesen haben. Dies bedeutet, dass die theoretische Prüfung vor Beginn der Freiwasserausbildung abzulegen ist. Pro Kalendertag darf ein Tauchschüler höchstens zwei Freiwasser-Tauchgänge durchführen; hierbei hat er eine DIN-gerechte Tauchausrüstung zu tragen.

Kompaktinformation

- Die von Tauchlehrer und Tauchschüler benutzten Ausrüstungen müssen den Anforderungen der DIN EN 250:2000/DIN EN 250:2014 entsprechen.
- CE- und GS-Zeichen auf den Ausrüstungsteilen bestätigen dem Käufer, dass diese Teile den einschlägigen Sicherheits- und Verbraucherschutzvorschriften entsprechen.
- Seit Ende Mai 2002 bilden Druckgasflasche und Ventil eine Einheit, die nur insgesamt eine Bauartzulassung erhält; Letztere erlischt, wenn ein anderes Ventil (nicht Originalersatzteil) eingeschraubt wird.
- Für ab Anfang 2003 in Betrieb genommene Tauchflaschen gelten neue, längere Prüffristen, die jedoch vom Hersteller und der Überwachungsstelle auch kürzer festgelegt werden können.
- Beim Transport von Tauchflaschen ist insbesondere auf eine ausreichende Ladungssicherung und auf einen wirksamen Schutz von Verschlussventilen (z. B. durch Schutzkappen oder Kisten) zu achten.

Hinweis. Bei der Ausbildung von Tauchanfängern dürfen pro Kalendertag höchstens zwei Freiwassertauchgänge auf max. 12 m Tiefe durchgeführt werden. Diese sind unbedingt von einem mittauchenden Tauchausbilder zu leiten. Der Ausbilder selbst oder ein weiterer Sicherungstaucher müssen jederzeit Körperkontakt zu jedem Tauchschüler herstellen können. Vor dem ersten Freiwassertauchgang muss der Tauchschüler die theoretische Prüfung abgelegt haben und die Beherrschung der praktischen Fähigkeiten im begrenzten Gewässer nachgewiesen haben.

50 Strafrechtliche Verantwortung, Haftung

B. Scharpenberg

50.1 Fahrlässige Körperverletzung (§ 229 StGB), fahrlässige Tötung (§ 229 StGB)

Nach diesen Vorschriften wird bestraft, wer durch Fahrlässigkeit die Körperverletzung oder den Tod einer anderen Person verursacht. Fahrlässigkeit liegt vor, wenn leichtsinnig gehandelt wird bzw. wenn Sorgfaltspflichten verletzt werden. Maßgebend sind hierbei die allgemein anerkannten Regeln und geltenden Richtlinien und Vorschriften. Dies gilt sowohl hinsichtlich der vorgenannten oder anderen technischen Richtlinien, Verordnungen und Gesetze, wie auch hinsichtlich nicht förmlich gefasster, aber allgemein anerkannter Regeln, wie z. B. der Grundsatz „Tauche nie allein". Insoweit sind auch die im Wesentlichen inhaltsgleichen Sicherheitsvorschriften der großen Tauchverbände von erheblicher Bedeutung.

Hinweis. Tauche nie allein: Lässt ein Tauchausbilder oder -veranstalter (z. B. Tauchschule, Tauchguide) eine Abweichung von diesem Grundsatz zu, kann dies für ihn strafrechtliche Konsequenzen zur Folge haben.

Eine von allen Beteiligten gewollte und vollzogene Selbstgefährdung, bei der sich das mit der Gefährdung bewusst eingegangene Risiko realisiert, unterfällt jedoch grundsätzlich nicht dem Tatbestand eines Körperverletzungs- oder Tötungsdelikts. Unerheblich ist insoweit, ob die Selbstgefährdung nur in Kauf genommen wird oder als sicher vorausgesehen wird. Auch wer eine solche gewollte Selbstgefährdung veranlasst, ermöglicht oder fördert, nimmt an einem Geschehen teil, das kein strafbarer Vorgang ist. Die Strafbarkeit beginnt jedoch dort, wo der sich Beteiligende kraft überlegenen Sachwissens das Risiko und/oder die Tragweite einer Entscheidung besser erfasst, als der sich selbst Gefährdende. Letzteres trifft z. B. auf einen Mittaucher zu, der eine erheblich umfassendere Ausbildung und ggf. auch Taucherfahrung aufzuweisen hat als sein Mittaucher.

Fallbeispiel. Ein Taucher, der Inhaber des CMAS***-Brevets ist und in den letzten 10 Jahren 400 Tauchgänge absolviert hat, geht mit einer Tauchpartnerin tauchen, die gerade ihr CMAS*-Brevet abgelegt und 20 Tauchgänge absolviert hat. Beide vereinbaren, dass sie gemeinsam vom Boot aus auf 10 m Tiefe abtauchen. Dort soll die Tauchanfängerin warten, während ihr Tauchpartner weiter bis auf 34 m Tiefe abtauchen will. Der Tauchgang wird vereinbarungsgemäß durchgeführt. Als der Tauchpartner aus der Tiefe zurück kommt, findet er seine Tauchpartnerin auf 10 m Tiefe reglos vor; sie hat in der Zwischenzeit einen tödlichen Tauchunfall erlitten, der bei Anwesenheit des Tauchpartners hätte vermieden werden können.

Das Landgericht Darmstadt hat im Jahre 1999 den erfahrenen Sporttaucher aus diesem Fallbeispiel wegen fahrlässiger Tötung verurteilt, da dieser aufgrund seines überlegenen Sachwissens das Risiko und die Tragweite der Entscheidung seiner Tauchpartnerin besser erfasst hatte als diese.

Wären beide Taucher gleichermaßen – mehr oder weniger - qualifiziert gewesen, wäre eine Bestrafung des Überlebenden nicht in Frage gekommen.

Sobald erfahrene Taucher mit unerfahrenen Tauchpartnern tauchen gehen, sollten sich Erstere daher stets ihrer auch strafrechtlichen Verantwortlichkeit für ihr Tun bewusst sein. Pflichtwidrig und damit fahrlässig handelt auch, wer etwas unternimmt, ohne die erforderlichen Fähigkeiten oder das erforderliche Erfahrungswissen zu besitzen, um die bei seinem Handeln möglicherweise entstehenden Gefahren zu vermeiden. Auf gut Deutsch: „Schuster bleib bei Deinen Leisten" – oder: „Traue Dir nicht mehr zu, als Du gelernt hast". Bezogen auf das Tauchen bedeutet dies, dass nur unter Bedingungen getaucht werden darf, deren Beherrschung vorher erlernt wurde. Dies bezieht sich auf alle erdenklichen Umstände, wie z. B. Gruppengröße, Tauchtiefe, Gewässerart, Atemgas, Sicht, Strömung, Temperatur, Wracks und Höhlen.

Hinsichtlich der Frage, welche Qualifizierungsstufen gemeinsam Tauchende mindestens aufweisen sollten, gelten seit Inkrafttreten der oben vorgestellten DIN-EN-Normen „Dienstleistungen des Freizeittauchens" konkrete Vorschriften. Gerätetaucher der Ausbildungsstufe 1 (z. B. Grundtauchschein, Basic-Diver) sind danach lediglich qualifiziert, mit einem Gerätetaucher der Ausbildungsstufe 3 (Tauchgruppenleiter; CMAS***, Divemaster) innerhalb näher festgelegten Rahmenbedingungen zu Tauchen. Darüber hinausgehende Erfahrungen dürfen sie nur in Begleitung eines Tauchausbilders sammeln. Gerätetaucher der Ausbildungsstufe 2 (Selbstständiger Taucher) sind qualifiziert, innerhalb naher festgelegter Rahmenbedingungen (z. B. max. Tiefe 20 m, keine Deko-Stopps, angemessene Unterstützung von der Oberfläche) mit anderen Tauchern zumindest derselben Ausbildungsstufe ohne Aufsicht durch einen Tauchausbilder zu tauchen. Ist eine weiterführende Ausbildung erforderlich, kann diese nur von einem entsprechend qualifizierten Tauchausbilder der Ausbildungsstufe 2 durchgeführt werden. Eine verbindliche Vergleichstabelle, welche Tauchqualifikation der großen Tauchorganisationen der Ausbildungsstufe 2 entspricht, enthalten die DIN-EN-Normen nicht. Von ihrem Inhalt her steht außer Frage, dass auf jeden Fall die Qualifikationen CMAS/CEDIP**, Advanced Open Water Diver und denen äquivalente Qualifikationen hierunter fallen. Welche Taucher als solche der Ausbildungsstufe 2 zuzurechnen sind, ist letztlich eine Frage der Auslegung der DIN-EN-Normen, die verbindlich jedoch weder von einer, noch von einer Vielzahl von Tauchsportorganisationen vorgenommen werden kann, sondern letztlich nur durch die Rechtsprechung. Der Gerätetaucher der Ausbildungsstufe 3

Tabelle 50.1: Tauchqualifikationen

	Darf tauchen mit	Fortbildung durch	Äquivalent zu
Tauchschüler	Tauchausbilder	Tauchausbilder	Kein Brevet
Taucher Stufe 1	Taucher Stufe 3	Tauchausbilder	Grundtauchschein, Basic-Diver, OWD
Taucher Stufe 2	Taucher Stufe 2+3 (mit Einschränkungen)	Tauchausbilder 2+3	CMAS/CEDIP**, AOWD
Taucher Stufe 3	Taucher Stufe 1–3	Tauchausbilder 2+3	CMAS/CEDIP***, Divemaster, Tauchgruppenleiter

(Tauchgruppenleiter) ist qualifiziert, jegliche Tauchaktivitäten durchzuführen, für die er eine geeignete Ausbildung erfahren hat (Tabelle 50.1).

Tauchtauglichkeitsbescheinigung

Immer wieder wird die Frage gestellt, ob ein Tauchausbilder oder ein erfahrener Taucher fahrlässig handelt, wenn er mit Tauchschülern bzw. wenig erfahrenen Tauchern taucht, ohne sich ein gültiges ärztliches Attest über deren Tauchtauglichkeit vorlegen zu lassen. Diese Frage dürfte zumindest im deutschen Rechtsraum und bezogen auf Freiwassertauchgänge klar mit „Ja“ zu beantworten sein.

Die Vorlage einer ärztlichen Tauchtauglichkeitsbescheinigung vor Beginn der Freiwassertauchgänge ist nach den Sicherheitsstandards aller hier tätigen bedeutenden Sporttauchverbände Pflicht. Das Gleiche gilt für die Vornahme von erneuten Untersuchungen nach Ablauf bestimmter Zeiträume (i. d. R. 1–3 Jahre). Damit ist der Besitz einer gültigen ärztlichen Tauchtauglichkeitsbescheinigung in Deutschland Bestandteil der allgemein anerkannten Regeln des Tauchsports. Die für einen Tauchgang Verantwortlichen sind verpflichtet dafür zu sorgen, dass diese Regeln bei der Ausübung des Tauchsports eingehalten werden. Dies kann in Bezug auf die Tauchtauglichkeitsbescheinigung nur in der Weise erfolgen, dass der Verantwortliche sich diese vorlegen lässt.

Hinweis. Tauchausbilder und -veranstalter dürfen nur Personen im Freiwasser tauchen lassen, die im Besitz einer gültigen ärztlichen Tauchtauglichkeitsbescheinigung sind.

Die Formulierungen der Regelungen hierzu in den DIN-EN-Normen „Dienstleistungen des Freizeittauchens“ haben gelegentlich für Verwirrung gesorgt; im Ergebnis ändert sich hierdurch jedoch nichts. Für Gerätetaucher der Stufen 1–3 schreiben die Normen vor, dass der Tauchschüler in Bezug auf seine Eignung für das Freizeitgerätetauchen mittels eines geeigneten Fragebogens oder einer medizinischen Untersuchung überprüft worden sein muss. Wie sich aus den anschließenden Regelungen ergibt, ist der Verzicht auf eine medizinische Untersuchung durch Verwendung eines Fragebogens jedoch keineswegs unproblematisch. Denn danach sind „in allen Zweifelsfällen bzw. nach Ermessen des Tauchausbilders" die Tauchschüler an eine geeignete medizinische Stelle zu verweisen. Da dem Tauchausbilder hierdurch ein Ermessen eingeräumt wird, obliegt es ihm, in jedem Einzelfall nachzuweisen, was ihn gerade in diesem Fall entgegen den allgemein anerkannten Regeln des Tauchsports dazu veranlassen durfte, von der Verweisung an eine geeignete medizinische Stelle abzusehen. Der Nachweis einer fehlerfreien Ermessensausübung dürfte ihm insoweit– insbesondere nach einem eingetretenen Tauchunfall – nur schwer gelingen.

Sowohl an den Inhalt der Tauchtauglichkeitsbescheinigung wie auch an die Qualifikation des ausstellenden Arztes sind bestimmte Anforderungen zu stellen. Der Bescheinigung muss zu entnehmen sein, was Inhalt der Untersuchung war. Dies geschieht am einfachsten durch Bezugnahme auf bestimmte Untersuchungsrichtlinien, die von einer Organisation, einem Verband oder einer staatlichen Stelle festgelegt worden sind. Dem entspricht z. B. das ärztliche Zeugnis der Gesellschaft für Tauch- und Überdruckmedizin e.V. (GTÜM), da es die Bestätigung enthält, dass die Untersuchung gemäß den Empfehlungen der GTÜM vorgenommen worden ist. Zudem ist vom Arzt die Gültigkeitsdauer der Bescheinigung festzulegen. Gesetzliche Vorgaben hierzu bestehen nicht. Als Anhaltspunkt für die insoweit in Deutschland anerkannten Regeln des Tauchsports können auch hier die Sicherheitsstandards der in Deutschland tätigen großen Tauchsportorganisationen und der Untersuchungsrichtlinien der GTÜM dienen, die durchgehend bis zum 39. Lebensjahr eine Gültigkeitsdauer von 3 Jahren und danach von einem Jahr anerkennen. Die GTÜM sieht in ihren Untersuchungsrichtlinien bei unauffälligem Befund eine Nachuntersuchung bei einem Alter bis zu 39 Jahren erst nach drei Jahren vor. Tauchlehrer und -veranstalter dürfen sich nicht nur hinsichtlich Art und Inhalt eines Tauchtauglichkeitsattests nicht blindlings auf dessen Aussagen verlassen, sondern mussen auch die vom Arzt bescheinigte Gültigkeitsdauer anhand der ihnen bekannten tatsächlichen Übung und den in Deutschland bestehenden verbandlichen Sicherheitsstandards würdigen. Eine mehr als 3 Jahre alte Tauchtauglichkeitsbescheinigung sollte daher zur eigenen Sicherheit – auch wenn sie eine längere Gültigkeitsdauer ausweist – nicht als zur Ausübung des Tauchsports berechtigend angesehen werden. Die im Jahre 2004 in Kraft getretenen DIN-EN-Normen legen für Tauchausbilder fest, dass ihre medizinische Untersuchung höchstens 1 Jahr zurückliegen darf, außer der behandelnde Arzt hat eine längere Gültigkeit des Attests festgelegt. Aus dem Vorstehenden ergibt sich jedoch, dass auch insoweit bestenfalls von einer dreijährigen Gültigkeit ausgegangen werden darf.

Ferner muss der ausstellende Arzt selbst hinreichend qualifiziert sein, um die Voraussetzungen für das Vorliegen einer Tauchtauglichkeit beurteilen zu können. Hierzu sind Kenntnisse auf dem Gebiet der hyperbaren Medizin oder der Sportmedizin erforderlich. So hat ein französisches Gericht geurteilt, dass ein ärztliches

Kompaktinformation

Für **Tauchtauglichkeitsbescheinigungen** gilt:

1. Personen ohne gültige Bescheinigung über eine durchgeführte Tauchtauglichkeitsuntersuchung dürfen nicht zu Freiwassertauchgängen zugelassen werden
2. Der Bescheinigung muss zu entnehmen sein, was Inhalt der Untersuchung war (z. B. Hinweis auf Untersuchungsrichtlinien)
4. Bei Personen im Alter bis zu 39 Jahren sollte – unabhängig von der vom Arzt bescheinigten Gültigkeitsdauer – eine mehr als zwei Jahre alte Bescheinigung nicht anerkannt werden.

Bei Personen im Alter über 40 Jahren sollte die Bescheinigung nur für ein Jahr als zur Ausübung des Tauchsports berechtigend angesehen werden.

Für das **Schnuppertauchen** im Pool reicht es aus, dass der Teilnehmer in Bezug auf seine gesundheitliche Eignung für das Gerätetauchen mittels eines geeigneten Fragebogens geprüft wird und durch seine Unterschrift zusätzlich bestätigt, dass er eine vom Tauchausbilder vorgelegte schriftliche Information bezüglich Krankheiten und körperlicher Zustände, die ein tauchrelevantes Risiko darstellen können, verstanden hat.

Attest, das keine genauen Details enthält und von einem nicht sportmedizinisch qualifizierten Arzt ausgestellt wurde, nicht nur keine Wirkung im Sinne einer Haftungsfreistellung entfaltet, sondern sogar den Vorwurf der Fahrlässigkeit mit sich bringt, wenn man sich darauf einlässt.

Anders ist die Situation bei der Durchführung von Schnuppertauchangeboten im Pool zu beurteilen. Hier gibt es keine einheitliche Regelung bei den in Deutschland tätigen bedeutenden Tauchsportorganisationen hinsichtlich der Vorlage einer Tauchtauglichkeitsbescheinigung. Für die Teilnahme an einer derartigen Veranstaltung dürfte es daher ausreichen, dass der Teilnehmer in Bezug auf seine gesundheitliche Eignung für das Gerätetauchen mittels eines geeigneten Fragebogens geprüft wird. Zu beachten ist hierbei, dass der Teilnehmer nach den o. a. DIN-EN-Normen durch seine Unterschrift zusätzlich bestätigen muss, dass er eine vom Tauchausbilder vorgelegte schriftliche Information bezüglich Krankheiten und körperlicher Zustände, die ein tauchrelevantes Risiko darstellen können, verstanden hat. Dass bei minderjährigen Teilnehmern ein Erziehungsberechtigter sowohl den medizinischen Fragebogen wie auch die zusätzliche Erklärung mit unterschreiben muss, bedarf keiner weiteren Erläuterung.

50.2 Unterlassene Hilfeleistung (§ 323 c StGB)

Nach dieser Vorschrift wird bestraft, wer bei Unglücksfällen oder Not nicht Hilfe leistet, obwohl dies erforderlich und ihm nach den Umständen auch zuzumuten ist. Probleme bereitet in den meisten Fällen die Frage, was jemandem „nach den Umständen zumutbar" ist. Eine allgemeingültige Antwort kann es hierauf nicht geben, weil sich das Zumutbare ja gerade nach den konkreten Umständen im Einzelfall richtet. Zu diesen Umständen gehört u. a. auch die Qualifikation desjenigen, der zur Hilfe aufgerufen ist. Er ist verpflichtet, zur Hilfeleistung – soweit dies erforderlich ist – sein gesamtes Wissen und Können einzusetzen (z. B. HLW, O_2-Gabe). Eine Verpflichtung zu einer darüber hinaus gehenden Hilfeleistung besteht nicht. Dies gilt insbesondere für Behandlungsmaßnahmen, die dem Arzt vorbehalten sind (Intubieren, Luftröhrenschnitt etc.). Unter den Arztvorbehalt fällt jedoch nicht der Einsatz eines automatisierten externen Defibrillators (AED). Da diese Geräte mit einer gut verständlichen Beschreibung ausgestattet sind, auch für den Laien sehr einfach zu bedienen sind, Bedienungsfehler durch die Konstruktion der Geräte ausgeschlossen sind und sie nur bei selbstdiagnostizierter Indikation auslösen, ist der Einsatz eines AED zumutbar im Sinne des § 323 c StGB.

Hinweis. Die Anwendung eines AED ist für jeden Laien zumutbar.

Bei jedem Tauchunfall – ohne Ausnahme – ist vom Laienhelfer, der darin ausgebildet ist, normobarer Sauerstoff zu geben. Unterbleibt dies, obwohl hierzu die Möglichkeit bestanden hat, dürfte dies den Tatbestand der unterlassenen Hilfeleistung erfüllen.

Hinweis. Jeder ausgebildete Taucher muss Sauerstoff am Unfallort applizieren, sofern dieser vorhanden ist. Sowohl im Falle einer arteriellen Gasembolie, wie auch im Falle einer Dekompressionskrankheit ist anschließend die hyperbare Sauerstofftherapie die Therapie der „einzigen" Wahl (so das Sozialgericht Köln in seinem Beschluss vom 31. Juli 2000 S 19 KA 191/00, BAnz 2000, 17425).

Die Pflicht zur Hilfeleistung besteht nicht, wenn sich der Helfer hierdurch in erhebliche eigene Gefahr bringt oder andere wichtige Pflichten verletzen würde. Hinsichtlich beider Umstände muss im konkreten Einzelfall eine Güterabwägung vorgenommen werden. Auf der einen Seite sind die Art der Gefahr oder Not, in der sich der Hilfsbedürftige befindet, und die dadurch bedrohten Rechtsgüter (Gesundheit, Leben, Eigentum) zu werten. Dem ist die Art und Erheblichkeit der Gefahr, in die sich der Helfer zur Hilfeleistung begeben müsste und die dadurch bedrohten Rechtsgüter (ebenfalls Gesundheit, Leben, Eigentum) entgegenzusetzen. Beide Seiten müssen mit einander verglichen werden um festzustellen, welche Rechtsgüter überwiegen. Das Gleiche gilt für die wichtigen Pflichten, die der Helfer verletzen müsste, wenn er Hilfe leisten würde. Einem Tauchlehrer ist insbesondere im Verhältnis zu seinen Tauchschülern, aufgrund seiner umfassenden Ausbildung aber auch gegenüber anderen Tauchern, erheblich mehr zuzumuten, als einem anderen Mittaucher.

50.3 Besondere Strafbarkeit wegen „Garantenstellung" (§ 13 StGB)

Diese Vorschrift richtet sich an denjenigen, der eine so genannte Garantenstellung innehat. Dabei handelt es sich um Personen, die aufgrund besonderer Umstände in einem gesteigerten Maße dafür zu sorgen haben, dass ein anderer nicht zu Schaden kommt. Solche besonderen Umstände sind z. B. die vertragliche Übernahme einer Personenbetreuungspflicht, wie dies beim Abschluss eines Vertrages über die Ausbildung zum Sporttaucher der Fall ist. Der Tauchlehrer übernimmt hiermit die Pflicht, sich um den Tauchschüler und dessen Wohlergehen während der Ausbildung in besonderer Weise zu sorgen. Auch ohne schriftlichen Abschluss eines Ausbildungsvertrages trifft jeden Tauchausbilder diese Personenbetreuungspflicht und damit die Garantenstellung, der mit weniger geübten Tauchern oder Tauchanfängern Tauchübungen durchführt.

Eine Garantenstellung gegenüber dem oder den Mittauchern trifft aber auch gleichqualifizierte Taucher, die gemeinsam als Gruppe tauchen; sie bilden eine so genannte Gefahrengemeinschaft, in der jeder auf den anderen angewiesen ist.

Als Inhaber einer solchen Garantenstellung ist man verpflichtet, sich um das Wohlergehen desjenigen, auf den sich diese Stellung bezieht, in besonderer Weise zu kümmern und im Rahmen seiner gesamten Möglichkeiten Schaden von ihm abzuwenden. Kommt der Inhaber der Garantenstellung dieser Verpflichtung dadurch nicht nach, dass er eine zur Schadensabwehr notwendige Handlung nicht vornimmt – also unterlässt –, so wird er nicht nur wegen unterlassener Hilfeleistung nach § 323 c StGB bestraft, sondern gemäß der für diesen speziellen Fall geltenden Vorschrift des § 13 StGB so, als hätte er den bei seinem Schutzbefohlenen durch sein Nichthandeln eingetretenen Schaden vorsätzlich herbeigeführt. Je nachdem, welchen Schaden der Inhaber der Garantenstellung von seinem Schutzbefohlenen nicht abgewendet hat, kommt daher seine Bestrafung z. B. wegen Körperverletzung oder Totschlag in Betracht. Erforderlich hierfür ist jedoch, dass die Hand-

Kompaktinformation

Tauchlehrer und auch gleich qualifizierte Mittaucher trifft eine „Garantenstellung", die sie verpflichtet, sich um das Wohlergehen der Tauchschüler bzw. anderen Mittaucher in besonderer Weise zu kümmern und die bei einer Verletzung dieser gesteigerten Fürsorge- und Beistandspflicht zu einer erhöhten Strafbarkeit führen kann.

lung, die vom Inhaber der Garantenstellung zu fordern war, den Eintritt des Schadens mit an Sicherheit grenzender Wahrscheinlichkeit verhindert hätte. Steht nur fest, dass die Handlung die Gefahr verringert hätte, so greift § 13 StGB nicht ein.

50.4 Haftpflicht des Tauchlehrers

Wer schuldhaft das Leben, den Körper, die Gesundheit, die Freiheit, das Eigentum oder ein sonstiges Recht eines anderen widerrechtlich verletzt, ist dem anderen zum Ersatz des daraus entstehenden Schadens verpflichtet. Das Gleiche gilt, wenn einem anderen ein Schaden dadurch entsteht, dass jemand schuldhaft gegen ein Gesetz verstößt, das den Schutz des anderen bezweckt (§ 823 BGB). Als Verschuldensform kommt neben dem Vorsatz auch Fahrlässigkeit in Betracht. Der Fahrlässigkeitsbegriff hier im Zivilrecht stimmt mit dem im Strafrecht (s. oben zu 50.1 bis 50.3) überein. Fahrlässigkeit liegt danach vor, wenn leichtsinnig gehandelt wird bzw. wenn Sorgfaltspflichten verletzt werden. Als Sorgfaltspflichten, deren Verletzung einen Tauchausbilder zur Leistung von Schadensersatz verpflichten kann, kommen insbesondere die Aufsichtspflicht, die Fürsorge- und Sorgfaltspflicht und Verkehrssicherungspflichten in Betracht.

Während die Aufsichts- wie auch die Fürsorge- und Sorgfaltspflicht nach Inhalt und Umfang allgemein bekannt sind, bedarf der Begriff der Verkehrssicherungspflicht der Erläuterung. Seine Grundlagen finden sich nicht im Gesetz, sondern wurden durch die Rechtsprechung entwickelt, die sie aus der Regelung in § 823 Abs. 1 BGB abgeleitet hat. Der Grundgedanke dieser Rechtsfigur ist, dass niemand einen anderen mehr als unvermeidlich gefährden soll. Bei Nichtbeachtung wird für das Unterlassen von gefahrenabwendenden Maßnahmen gehaftet. Hieraus folgt, dass jeder, der in seinem Verantwortungsbereich eine Gefahrenquelle oder eine besondere Gefahrenlage schafft oder andauern lasst, diejenigen ihm möglichen und zumutbaren Maßnahmen und Vorkehrungen treffen muss, die zur Abwendung von hieraus drohenden Gefahren für Leib und Leben Dritter notwendig sind.

Verkehrssicherungspflichten bestehen insbesondere aufgrund folgender Fallkonstellationen:

- **Eröffnung eines Verkehrsbereichs**
  Dies gilt sowohl für die Ausbildungsstätte wie auch für die Tauchbasis. Der Betreiber ist dafür verantwortlich, dass die Einrichtungen gefahrlos benutzt werden können. Neu auftretende Gefahrenquellen, wie die berühmte Bananenschale auf dem Fußboden, hat er umgehend zu beseitigen. Die Verkehrssicherungspflicht trifft den Betreiber der Basis auch, wenn er diese lediglich gemietet hat. Sofern ein Schwimmbad oder ein Pool für die Ausbildung genutzt wird, obliegt es dem

Tauchausbilder, vor besonderen Gefahren zu warnen und ihnen vorzubeugen (z. B. Sprunggrube). Ihm obliegt die Beaufsichtigung aller Teilnehmer; er hat – wie auch bei Nutzung eines Freigewässers – eine funktionierende Rettungskette sicherzustellen. Das Freigewässer hat er dem Ausbildungsstand entsprechend auszuwählen und muss vor den dort herrschenden von ihm nicht zu behebenden Gefahren (z. B. Rutschgefahr) warnen.

- **Teilnahme am öffentlichen Verkehr; hier im Sportbereich**
  Bei der Ausübung des Tauchsports sind die allgemein anerkannten Regeln dieser Sportart im vollen Umfang einzuhalten. Beim Tauchen handelt es sich um eine so genannte parallele Sportart, die nicht darauf ausgerichtet ist, körperlich gegeneinander anzutreten, sodass die Verpflichtung zur umfassenden Regeleinhaltung nicht gemindert ist. Die allgemein anerkannten Regeln des Tauchsports sind zwar nicht normiert, jedoch werden bestimmte Grundsätze von allen Tauchverbänden anerkannt, wie z. B. „Tauche nie allein", „40 m Tiefenlimit" und „Vier-Sterne-Prinzip bei der Gruppenzusammenstellung". Auch das Tauchen nur mit gültiger Tauchtauglichkeitsbescheinigung gehört hierzu (vgl. insoweit oben zu 50.1).
  Weitere Grundsätze sind das Einhalten der Dekostufen, das Einhalten der empfohlenen maximalen Aufstiegsgeschwindigkeit, der Sicherheitsstopp am Ende eines Tauchgangs und die Verwendung einer dem jeweiligen Tauchvorhaben und den vorherrschenden Bedingungen angepassten Ausrüstung (z. B. kaltwassertaugliche Ausrüstung; zwei getrennte Abgänge). Gefordert sind immer auch situationsbedingte spezifische Verhaltensweisen.

Fallbeispiel 1. Von einem Tauchlehrer verlangt die Rechtsprechung eine besonnene und gewissenhafte Beurteilung der Einzelsituation. In Kroatien kamen im August 2001 ein Vater und sein Sohn durch eine Mine ums Leben. Der Tauchgang fand von einem Boot aus statt, das jedoch nicht als Tauchboot gekennzeichnet war. Ein Fischer hatte die Umrisse der Taucher in 20 m Tiefe, die sich von ihrem Boot ein ganzes Stück weit entfernt hatten, für einen Fischschwarm gehalten und eine Mine darauf geworfen.

Der für den Tauchgang Verantwortliche wurde in Kroatien zu 5,5 Jahren Freiheitsstrafe verurteilt. Begründung für den Vorwurf erheblicher Fahrlässigkeit: Das Setzen der Flagge Alpha und ein Tauchen in Nähe des Bootes hätten den Unfall verhindern können.

Fallbeispiel 2. Mit Urteil vom 16. August 1999 (Az. 19 U 2221/99) hat das OLG München festgestellt, dass in einem Gebiet, in dem Motorboote verkehren, ein Schnorchler unter bestimmten Umständen verpflichtet sein kann, einen Sicherheitsballon zu benutzen. Dies muss im Erst-Recht-Schluss natürlich auch für jeden Taucher gelten.

Fallbeispiel 3. Wenngleich sie unter Sporttauchern noch immer verpönt ist, dürfte die Benutzung einer Buddy-Line zwischen den Tauchern bei entsprechend ungünstigen Sicht- oder Strömungsverhältnissen unter Wasser dringend geboten sein. Ein Verzicht hierauf kann in diesem Fall durchaus als fahrlässiges Verhalten angesehen werden. Der Verwaltungsgerichtshof Baden-Württemberg hat in seinem Urteil vom 11. Juli 1997 (Az. 8 S 2684/96) festgestellt, dass eine solche Leine auch für Sporttaucher eine unter Sicherheitsgesichtspunkten sinnvolle Maßnahme darstellt und hat das erstinstanzliche Urteil des Verwaltungsgerichts Freiburg vom 2. Juli 1996 (Az. 6 K 1756/94) bestätigt, das festgestellt hatte, dass der Nutzen einer solchen Leine überwiegt.

Fallbeispiel 4. Im Juli 2010 beauftragte der Inhaber einer Tauchschule auf Fehmarn seinen 20-jährigen Sohn trotz fehlender Qualifikation mit der Durchführung eines Schnuppertauchkurses in der Ostsee. Die Gruppe, mit der der Sohn den Kurs durchführte, bestand aus sieben Personen, die sich unter Wasser an den Händen gegenseitig festhielten. Der Sohn bemerkte zu spät, dass zwei Kinder im Alter von 10 und 16 Jahren im trüben Wasser den Kontakt zur Gruppe verloren hatten. Beide Kinder, die mit Bleigewichten von über 8 bzw. 9 kg versehen waren, ertranken. Das Jugendschöffengericht Oldenburg verurteilte den Tauchschulinhaber und seinen Sohn wegen fahrlässiger Tötung zu 1,5 bzw. 1 Jahr Freiheitsstrafe auf Bewährung.

- **Veranstaltersicherungspflicht**
  Durch vorausschauende Planung ist jede auch nur denkbare Gefahrensituation zu vermeiden. Hierzu gehört insbesondere das individuelle Gefahrenmanagement (z. B. bei Strömungstauchgängen, beim Nachttauchen etc.; Ausbildungsvorschriften müssen vollumfänglich eingehalten werden). Geschuldet wird ein geordneter Ablauf.
- **Verkehrssicherungspflicht als Eigentümer der Ausrüstung**
  Sie gilt auch für geliehene Ausrüstung (Verein), die Tauchschülern zur Verfügung gestellt wird. Die Ausrüstung ist vor jedem Gebrauch auf Funktion zu prüfen. Wartungsintervalle sind einzuhalten und die Wartung ist durch zertifizierte Personen vorzunehmen und zu dokumentieren. Insbesondere Prüffristen für Tauchflaschen sind einzuhalten. Gefährliche Gegenstände müssen beaufsichtigt werden (z. B. Flaschen). Erforderlich ist eine Einweisung in die Handhabung der gesamten Ausrüstung und wiederholtes abgestuftes Üben.
- **Verkehrssicherungspflicht als Anlagenbetreiber (Kompressor)**
  Vorformulierte Haftungsbeschränkungen oder -ausschlüsse, die zur mehrmaligen Verwendung bestimmt sind, fielen früher unter die Bestimmungen des AGB-Gesetzes. Seit Anfang 2001 sind entsprechende Regelungen in das BGB aufgenommen worden. Nach § 309 BGB ist ein genereller Haftungsausschluss unwirksam. Danach kann die Haftung nur für normale und leichte Fahrlässigkeit, nicht jedoch für grobe Fahrlässigkeit oder gar Vorsatz ausgeschlossen werden. Für den Fall möglicher Körperschäden ist eine formularmäßiger Beschränkung oder gar ein Ausschluss der Haftung nach § 309 Nr. 7a BGB sogar überhaupt nicht wirksam. Da Körperschäden beim Tauchen stets möglich sind, ist damit ein wirksamer Haftungsausschluss für den gesamten Tauchsportbereich durch vorformulierte Erklärungen nicht mehr möglich.

Hinweis. Ein genereller Haftungsausschluss für das Tauchen ist nicht wirksam.

50.5 Pflichten, Haftpflicht und Strafbarkeit des untersuchenden Arztes

50.5.1 Pflichten des untersuchenden Arztes

Mit dem im Februar 2013 in Kraft getretenen Patientenrechtegesetz wurden die Rechte von Patienten bei ärztlichen Untersuchungen und Behandlungen, die bis dahin überwiegend durch die Rechtsprechung entwickelt worden waren, in das Bürgerliche Gesetzbuch (§§ 630 a–h BGB) übernommen. Diese Bestimmungen sind auch im Rahmen von Tauchtauglichkeitsuntersuchungen zu beachten. Auf sie wird im Folgenden an geeigneten Stellen hingewiesen.

50.5.2 Anamnese

Voraussetzung für die Feststellung der Tauchtauglichkeit ist die Erhebung einer umfassenden und gewissenhaften Anamnese. Hierbei sind insbesondere tauchspezifische Risikofaktoren abzufragen. Dies wiederum setzt zwingend voraus, dass die untersuchende Person über die hierfür notwendige Ausbildung verfügt (§ 630 h Abs. 4 BGB). Da es keine gesetzlich festgelegten Anforderungen an die Ausbildung und Kenntnisse von Ärztinnen und Ärzten gibt, die Tauchtauglichkeitsuntersuchungen durchführen, ist jeder Untersuchende selbst dafür verantwortlich, dass er sich die hierfür erforderlichen besonderen Kenntnisse der Tauchphysik, der Tauchpraxis und der Tauchmedizin aneignet. Dies kann z. B. durch die Absolvierung einer eigenen Tauchausbildung und der zusätzlichen Teilnahme an für die Durchführung von Tauchtauglichkeitsuntersuchungen qualifizierenden Fortbildungsveranstaltungen der GTÜM oder anderer Anbieter sicher erfolgen. Eignet sich die untersuchende Person die notwendigen besonderen Kenntnisse auf andere Weise an, dürfte dies den ihr im Rahmen möglicher juristischer Auseinandersetzungen wegen behaupteter ärztlicher Pflichtverletzungen obliegenden Nachweis ihrer Befähigung zur Durchführung von Tauchtauglichkeitsuntersuchungen möglicherweise erheblich erschweren.

Im Rahmen der Untersuchung Minderjähriger sind bereits bei der Erhebung der Anamnese Besonderheiten zu beachten. Minderjährige sind oftmals nicht in der Lage oder auch nicht ernsten Willens, zu ihrer bisherigen Krankheitsgeschichte verlässlich Auskunft zu erteilen. Häufig sind ihnen nicht alle durchlebten Erkrankungen noch präsent oder sie werden als nicht erwähnenswert angesehen. In diesem Zusammenhang darf auf die Darstellung eines Tauchunfalls eines 11-jährigen Mädchens durch Christian Beyer (in Caisson 2014, S. 14–17) hingewiesen werden, dessen Ursache nur durch ausführliche gewissenhafte Anamnese geklärt werden konnte, die bis in die Neugeborenenzeit zurückreichte, in der die Patientin einen Pneumothorax erlitten hatte. Gerade bei einer erstmaligen Tauchtauglichkeitsuntersuchung von Minderjährigen ist daher die Hinzuziehung und Befragung eines Erziehungsberechtigten dringend zu empfehlen.

50.5.3 Umfang der Untersuchung

In der Regel richtet sich der Umfang der Untersuchung und damit die einzelnen Untersuchungselemente nach festgelegten Untersuchungsrichtlinien (z. B. Richtlinien der GTÜM oder anderer Verbände bzw. arbeitsmedizinische Untersuchungsgrundsätze wie G 31). Diese stellen auch zugleich den üblichen Standard dar, nach dem Tauchtauglichkeitsuntersuchungen in Deutschland durchgeführt werden. Selbst wenn ein untersuchender Arzt mithin nicht bescheinigt, dass er eine Untersuchung nach bestimmten Untersuchungsrichtlinien durchgeführt hat, ist von ihm dennoch zu erwarten, dass seine Untersuchung, aufgrund deren er eine Tauchtauglichkeitsbescheinigung ausstellt, dem üblichen Standard entspricht. Sofern in der Bescheinigung nicht auf bestimmte eingehaltene Untersuchungsrichtlinien Bezug genommen wird, muss anderweitig sichergestellt werden, dass der Inhalt der durchgeführten Untersuchung aus der Bescheinigung ersichtlich ist (s. Abschn. 50.1, Tauchtauglichkeitsbescheinigung).

Da sich Inhalt und Umfang der Tauchtauglichkeitsuntersuchung nach dem Gefährdungspotenzial des Tauchens für den menschlichen Körper richten, ist sie in ihrem üblichen Rahmen nicht geeignet, den Gesundheitszustand des Patienten vollständig und umfassend zu bewerten. Zweck der Untersuchung ist lediglich, eine fundierte Beurteilung über die Tauchtauglichkeit zu gewinnen. Möchte ein Patient darüber hinaus gehende gesundheitliche Risiken ausschließen, muss er entsprechende ausdrückliche Zusatzaufträge erteilen und damit zum Ausdruck bringen, dass er eine über den üblichen Rahmen einer Tauchtauglichkeitsuntersuchung hinausgehende Begutachtung begehrt.

50.5.4 Einwilligung der Erziehungsberechtigten in die Untersuchung

Da für eine umfassende Tauchtauglichkeitsuntersuchung Eingriffe in die Unversehrtheit des Körpers des zu Untersuchenden erforderlich sind, ist von der untersuchenden Person vor Durchführung derartiger Untersuchungsmaßnahmen deren Einwilligung einzuholen (§ 630d BGB). Insoweit wird man nicht mit einer vermuteten Einwilligung wie im Falle einer akuten schweren Erkrankung oder eines

Unfalls die ausdrückliche Einwilligung für nicht erforderlich erachten können, da eine Tauchtauglichkeitsuntersuchung nicht unaufschiebbar oder akut unbedingt erforderlich ist. Damit der Patient die Einwilligung wirksam erteilen kann, ist Voraussetzung, dass die untersuchende Person ihn zuvor mündlich umfassend aufklärt über Art, Umfang, Risiken, Notwendigkeit und Alternativen des jeweiligen Eingriffs (§ 630e BGB). Ferner hat die Aufklärung auch die voraussichtlich anfallenden Kosten zu enthalten, da nicht jede Krankenkasse diese vollumfänglich ersetzt (§ 630c Abs. 3 BGB).

Im Falle der Untersuchung Minderjähriger ist für die Wirksamkeit der Aufklärung und Einwilligung entscheidend, ob diese nach ihrer geistigen und sittlichen Reife die Bedeutung und Tragweite des Eingriffs und seiner Gestattung einzuschätzen vermögen. Feste Altersgrenzen bestehen hier nicht. Es ist aber – gerade bei einer geringen Intensität der im Rahmen einer Tauchtauglichkeitsuntersuchung vorzunehmenden Eingriffe in die körperliche Unversehrtheit – davon auszugehen, dass die Einsichtsfähigkeit regelmäßig etwa ab dem 14. Lebensjahr, jedenfalls aber ab dem 15. Lebensjahr vorliegt. In jedem Fall muss die behandelnde Person aber konkret ermitteln, ob die Einsichtsfähigkeit eines Minderjährigen gegeben ist. Sollte dies nicht der Fall sein, ist die Einwilligung zumindest eines Erziehungsberechtigten einzuholen. Bei Routinefällen, wie die Durchführung einer Tauchtauglichkeitsuntersuchung, ist vorbehaltlich gegenläufiger Erkenntnisse im Einzelfall regelmäßig davon auszugehen, dass ein mit dem Minderjährigen erscheinender Elternteil ermächtigt ist, die Einwilligung auch für den abwesenden Elternteil zu erteilen (vgl. Urteil des Bundesgerichtshofs – BGH – vom 15. Februar 2000 VI ZR 48/99, BGHZ 144, 1, NJW 2000, 1784).

50.5.5 Schutzpflichten während der Untersuchung

Der Arzt als Betreiber seiner Praxis und die Untersuchung leitende Person hat zum einen die allgemeinen Verkehrssicherungspflichten zu beachten, die oben unter Abschnitt 50.4 bezüglich der Haftpflicht des Tauchlehrers bereits dargestellt wurden. Zusätzlich hat er jedoch eine Schutz- und Obhutspflicht, die über die Anforderungen hinausgeht, die ansonsten an beliebigen anderen, dem Publikumsverkehr offenstehenden Räumen im Rahmen der allgemeinen Verkehrssicherungspflicht zu erbringen sind. Er hat die Ausstattung der Räumlichkeiten und den Zustand der für die Untersuchung verwendeten Hilfsmittel so zu gestalten, dass niemand zu Schaden kommt. Sofern sich in seinem Verantwortungsbereich eine Gefahrenquelle befindet oder von ihm eine besondere Gefahrenlage geschaffen wird, ist er verpflichtet, die ihm möglichen und zumutbaren Maßnahmen und Vorkehrungen zu treffen, die notwendig sind, um hiervon ausgehende Gefahren für Leib und Leben seiner Patienten abzuwehren. Dies umfasst auch die Pflicht, nur Untersuchungsgeräte und -mittel zu verwenden, die funktionstüchtig und gewartet sind. Zudem hat er insbesondere bei der Durchführung der einzelnen Untersuchungselemente dem Patienten alle notwendige Schutz- und Hilfemaßnahmen angedeihen zu lassen. Die Durchführung der Diagnostik ist so zu organisieren, dass jede vermeidbare Gefährdung des Patienten ausgeschlossen ist.

Fallbeispiel. Der Arzt überwacht den Patienten während des Belastungs-EKG auf dem Ergometer ständig. Nach Beendigung der Belastung und der anschließenden Erholungsphase wendet er sich der Auswertung des Protokolls zu, während die Arzthelferin anderweitig tätig ist. Der Patient kommt beim Absteigen vom Ergometer zu Fall und verletzt sich. Der Arzt hat hier seine Obhutspflicht gegenüber dem Patienten verletzt, was seine Haftung für die dadurch eingetretene Schädigung des Patienten begründet. Er hätte sicherstellen müssen, dass der Patient das Ergometer gefahrenfrei verlassen und sich endgültig erholen kann (vgl. Urteil des OLG Köln vom 21. Juni 1989 27 U 156/88, OLGZ 1990, 444 ff. zu den Obhutspflichten eines Augenarztes).

50.5.6 Auswertung der Untersuchungsergebnisses

Die Auswertung der Untersuchungsergebnisse ist mit besonderem Bezug auf die sich daraus ergebenden spezifischen Risiken für den Tauchsport vorzunehmen. Dies setzt selbstverständlich entsprechende medizinische Kenntnisse voraus (z. B. Tauchen mit Diabetes). Es sind sich daraus ergebende Einschränkungen in Bezug auf die Ausübung des Tauchsports ebenso mit dem Patienten zu besprechen, wie er über die Folgen verschiedener Verhaltensweisen in Bezug auf den Untersuchungsbefund aufzuklären ist. Insbesondere Kinder und Jugendliche und vor allem deren Erziehungsberechtigte sind auch bei uneingeschränkter Tauchtauglichkeit über mögliche gesundheitliche Risiken des Tauchsports gerade für diese Altersgruppe hinzuweisen (z. B. Möglichkeit negativer Auswirkungen auf das Wachstum, Tiefengrenzen). Entsprechendes gilt für schwangere Frauen und mögliche andere Personengruppen mit spezifischem Gefährdungspotenzial. Dies setzt insgesamt ebenso wie die fachgerechte Erhebung einer Anamnese anlässlich einer Tauchtauglichkeitsuntersuchung entsprechende tauchphysikalische und tauchmedizinische Kenntnisse der untersuchenden Person voraus. Bei der Auswertung der Untersuchungsergebnisse Minderjähriger sind abhängig von Alter und Verstandesreife des Patienten und der Bedeutung der sich aus den Untersuchungsergebnissen ergebenden Einschränkungen bzw. der ansonsten anzusprechenden Risiken die Erziehungsberechtigten hinzuzuziehen.

50.5.7 Dokumentation des Untersuchungsverlaufs

Wie bei der gesamten ärztlichen Tätigkeit ist auch in Bezug auf die Durchführung von Tauchtauglichkeitsuntersuchungen eine lückenlose Dokumentation von großer Bedeutung. Die untersuchende Person ist verpflichtet, in unmittelbarem zeitlichen Zusammenhang mit der Untersuchung sämtliche aus fachlicher Sicht für die derzeitige und künftige Behandlung wesentlichen Maßnahmen und deren Ergebnisse aufzuzeichnen, insbesondere die Anamnese, Diagnosen, die einzelnen durchgeführten Untersuchungen, deren Ergebnisse, Befunde, Einwilligungen und Aufklärungen (§ 630 f BGB). Die Dokumentation hat zeitnah in unmittelbarem Zusammenhang mit der Behandlung zu erfolgen und ist nicht beliebig nachholbar. Weist sie erhebliche Lücken auf, wird dem Patienten der Nachweis eines fehlerhaften Verhaltens unbillig erschwert. Ihm ist deshalb zumindest eine Beweiserleichterung zuzubilligen, die dazu führt, dass ein Behandlungsfehler als erwiesen gilt, wenn dieser ernsthaft in Betracht kommt (vgl. Urteil des LG Hechingen vom 15. Oktober 2004 2 O 285/02, JURIS). Dadurch, dass eine aus medizinischen Gründen aufzeichnungspflichtige Untersuchung bzw. ein dokumentationspflichtiges Element nicht dokumentiert worden ist, ist indiziell anzunehmen, dass diese gebotene Untersuchung nicht durchgeführt worden ist ((§ 630 h BGB: „Not documented, not done"; vgl. Urteile des OLG Hamm vom 24. Oktober 2001 3 U 123/00, OLGR Hamm 2002, 286 ff. und des LG Rottweil vom 27. November 2003 2 O 537/01, JURIS). Hieraus kann in der Folge der Vorwurf des groben Verschuldens erwachsen.

50.5.8 Ausstellen der Untersuchungsbescheinigung

Aus der dem Patienten auszustellenden Tauchtauglichkeitsbescheinigung muss zu entnehmen sein, was Inhalt der Untersuchung war. Dies erfolgt am einfachsten durch Bezugnahme auf bestimmte Untersuchungsrichtlinien bzw. -standards (z. B. GTÜM). Dadurch bestätigt der Aussteller, dass die Untersuchung gemäß diesen Richtlinien, Standards oder Empfehlungen durchgeführt worden ist. Zudem ist die ärztliche Qualifikation zur Durchführung von Tauchtauglichkeitsuntersuchungen anzugeben.

Ferner ist zu bescheinigen, ob eine uneingeschränkte Tauchtauglichkeit festgestellt worden ist, oder welche genau zu bezeichnenden Einschränkungen bei der Ausübung des Tauchsports einzuhalten sind.

Die Bescheinigung sollte, damit sie zur Vorlage auf Tauchbasen etc. geeignet ist, auf jeden Fall mit einer Gültigkeitsdauer versehen sein. Gesetzliche Vorgaben hierfür bestehen nicht, so dass jede untersuchende Person sie letztlich selbst festlegt. Sofern eine uneingeschränkte Tauchtauglichkeit vorliegt, empfiehlt es sich, bei Personen bis zum 40. Lebensjahr keine über 3 Jahre hinaus gehende Gültigkeitsdauer und bei älteren Personen eine auf ein Jahr beschränkte Gültigkeitsdauer anzugeben, da dies überwiegend den Regelungen der Tauchsportverbände entspricht.

50.5.9 Haftung des Arztes, Strafbarkeit

Der Arzt haftet für einen Schadenseintritt beim Patienten aus einer schuldhaften Verletzung von Sorgfaltspflichten aus dem Behandlungs-/Untersuchungsvertrag, sofern der Schadenseintritt hierauf beruht. In Betracht kommt insoweit, dass der Arzt einzelne Untersuchungselemente die zum üblichen Standard einer Tauchtauglichkeitsuntersuchung gehören, nicht durchführt und dadurch eine gesundheitliche Beeinträchtigung des Patienten nicht feststellt, die eine Tauchuntauglichkeit oder eine nur beschränkte Tauchtauglichkeit unter Auflagen begründet. Verwirklicht sich das in dieser gesundheitlichen Beeinträchtigung liegende Risiko bei Ausübung des Tauchsports, haftet der Arzt für den dem Patienten daraus entstehenden Schaden. Ein Arzt, der nicht sämtliche zum üblichen Standard einer Tauchtauglichkeitsuntersuchung gehörende Untersuchungselemente durchführt, geht daher ein in seiner Größenordnung nicht zu überschauendes Haftungsrisiko ein. Mangelnde tauchsportmedizinische Kenntnisse vermögen die untersuchende Person nicht zu exkulpieren.

Eine mögliche Haftung erstreckt sich in diesen Fällen insbesondere auf die Kosten der Heilbehandlung, Verdienstausfall, Rente bei Invalidität und Schmerzensgeld. Es gelten insoweit die allgemeinen Haftungsgrundsätze, weshalb eine Haftungsbeschränkung für den Fall möglicher Körperschäden vollkommen unwirksam ist und im Übrigen nur für normale und leichte Fahrlässigkeit zulässig ist (§ 309 BGB). Für das Verschulden der von der untersuchenden Person bei der Durchführung der Untersuchung eingesetzten Hilfskräfte haftet die untersuchende Person in gleichem Umfang, wie für eigenes Verschulden (§ 278 BGB).

Hinweis. Die Tauchtauglichkeitsuntersuchung muss unbedingt sämtliche zum üblichen Standard einer solchen Untersuchung gehörenden Elemente umfassen, um ein unüberschaubares Haftungsrisiko des Arztes zu vermeiden.

Eine Haftung des untersuchenden Arztes ist ferner gegeben, wenn er den Patienten nicht zutreffend oder nur unzureichend über die sich aus den Untersuchungsergebnissen ergebenden spezifischen Risiken für den Tauchsport informiert und/oder wegen der daraus zu ziehenden Schlussfolgerungen für den Patienten berät. Mangelnde sport- bzw. tauchsportmedizinische Kenntnisse des Arztes vermögen diesen auch insoweit nicht zu exkulpieren.

Hinweis. Mangelnde tauchsportmedizinische Kenntnisse schützen nicht vor Haftung.

Kompaktinformation

- Die Richtlinien der tauchsportmedizinischen Vereinigungen (z. B. GTÜM) stellen den üblichen Standard für Tauchtauglichkeitsuntersuchungen in Deutschland dar, der in jedem Fall einzuhalten ist.
- Vor der Untersuchung Minderjähriger ist regelmäßig die Einwilligung der/des Erziehungsberechtigten in die Vornahme der Tauchtauglichkeitsuntersuchung einzuholen
- Auch die Durchführung der Tauchtauglichkeitsuntersuchung ist mit allen ihren Elementen lückenlos zu dokumentieren.
- Die Verletzung der Sorgfaltspflichten aus dem Untersuchungsvertrag kann sowohl die zivilrechtliche Haftung des Arztes für spätere (Körper-)Schäden des Patienten begründen, wie auch eine strafrechtliche Verfolgung des Arztes nach sich ziehen.

Stellt ein Zivilgericht fest, dass ein grober Behandlungsfehler vorliegt, führt dies grundsätzlich zur Umkehr der Beweislast, d. h. dass nunmehr der Arzt beweisen muss, dass der eingetretene Schaden nicht Folge seines Behandlungsfehlers war. Nur ausnahmsweise kann auch bei Annahme eines groben Behandlungsfehlers eine Beweislastumkehr ausgeschlossen sein, wenn es gänzlich unwahrscheinlich ist, dass der Fehler zum Schadenseintritt beigetragen hat. Die Annahme eines groben Behandlungsfehlers setzt jedoch die Feststellung voraus, dass der Arzt eindeutig gegen bewährte ärztliche Behandlungsregeln oder gesicherte medizinische Erkenntnisse verstoßen und einen Fehler begangen hat, der aus objektiver Sicht nicht mehr verständlich erscheint, weil er einem Arzt schlechterdings nicht unterlaufen darf (vgl. Urteil des BGH vom 13. Januar 1998 VI ZR 242/96, BGHZ 138, 1, NJW 1988, 1780). Bei der Beurteilung, ob ein Behandlungsfehler als grob einzuordnen ist, handelt es sich um eine durch das jeweilige Gericht vorzunehmende juristische Wertung. Diese Wertung hat auf tatsächlichen Anhaltspunkten zu beruhen, die sich in der Regel aus der medizinischen Wertung des Behandlungsgeschehens durch den in diesen Fällen vom Gericht zu beauftragenden medizinischen Sachverständigen ergeben. Hinsichtlich der Durchführung von Tauchtauglichkeitsuntersuchungen stützen diese sich insoweit in der Regel auf die Richtlinien entsprechender Vereinigungen und Institutionen (z. B. GTÜM) oder arbeitsmedizinische Vorgaben.

50.5.10 Strafbarkeit des Arztes

Den Arzt trifft als Durchführenden einer Tauchtauglichkeitsuntersuchung eine strafrechtliche Garantenstellung nach § 13 StGB gegenüber seinem Patienten. Wegen der Begrifflichkeit und der strafrechtlichen Folgen s. Abschnitt 50.3 (Garantenstellung des Tauchlehrers). Eine Strafbarkeit hiernach kommt aber nur in Betracht, soweit der Arzt Sorgfalts- oder Aufklärungspflichten vorsätzlich verletzt und die mögliche Verletzungs- oder Todesfolge dabei zumindest billigend in Kauf nimmt, was in der Praxis kaum vorstellbar ist.

Die oben geschilderten Verletzungen der Sorgfaltspflichten aus dem Behandlungs-/Untersuchungsvertrag, wie z. B. das Nichtdurchführen eines standardmäßig vorgesehenen Untersuchungselements aus Unachtsamkeit oder Unwissenheit (mangelnde tauchsportärztliche Kenntnisse), können jedoch durchaus eine strafrechtliche Verfolgung des Arztes wegen fahrlässiger Körperverletzung oder fahrlässiger Tötung nach sich ziehen, wenn es aufgrund der Sorgfaltspflichtverletzung zur entsprechenden Schädigung des Untersuchten beim Tauchen kommt.

51 Arzneimittel- und Medizinrecht sowie Reiserecht

B. Scharpenberg

51.1 Arzneimittelgesetz (AMG)

Das AMG liegt in der Fassung der Bekanntmachung vom 12. Dezember 2005 (BGBl Teil I 2005, 3394 ff.) vor. Arzneimittel sind danach Stoffe, die dazu bestimmt sind, durch Anwendung am oder im menschlichen Körper Krankheiten, Leiden, Körperschäden oder krankhafte Beschwerden zu heilen, zu lindern, zu verhüten oder zu erkennen. Ausgehend von dieser Definition ist medizinischer Sauerstoff ein sogenanntes Fertigarzneimittel und unterliegt damit den Bestimmungen des AMG. Hieraus ergibt sich die Verpflichtung zur Angabe eines Verfalldatums auch für medizinischen Sauerstoff. Seine Verfalldauer beträgt 3 Jahre; nach deren Ablauf darf er nicht mehr verwendet werden. Sonstige Arzneimittel in Form von Medikamenten können zwar durchaus in einen Tauchernotfallkoffer gehören. Sie dürfen jedoch nur von einem Arzt verabreicht werden, da nur diesem das Behandlungsrecht zusteht. Dieser Arztvorbehalt gilt nur für ein Arzneimittel nicht: medizinischen Sauerstoff. Dieser ist bei jedem Tauchunfall in normobarer Form in höchst möglicher Konzentration (100 %) dem Verunfallten auch von Laien zu verabreichen.

Hinweis. Normobarer Sauerstoff sollte in höchstmöglicher Konzentration bei jedem Tauchunfall appliziert werden

51.2 Medizinproduktegesetz (MPG) und Medizinprodukte-Betreiberverordnung (MPBetreibV)

Die Bestimmungen der MPBetreibV, die im Jahre 1998 die Medizingeräteverordnung abgelöst hat und nunmehr in der Neufassung vom 21. August 2002 vorliegt, gelten für das Errichten, Betreiben und Anwenden von Medizinprodukten, wenn diese gewerblichen oder wirtschaftlichen Zwecken dienen oder in deren Gefahrenbereich Arbeitnehmer beschäftigt werden. Dies ist beim Betrieb einer Tauchschule stets der Fall. Unter den in § 3 MPG geregelten Begriff des Medizinprodukts fallen neben sämtliche Verbandsstoffe auch Absauggeräte, Beatmungsbeutel, pneumatisch oder elektrisch betriebene Beatmungsgeräte und Blutdruckmessgeräte. Für den Anwender solcher Medizinprodukte ergibt sich aus den Bestimmungen des MPG und der MPBetreibV die Pflicht, sich vor jeder Anwendung von der Funktionsfähigkeit und dem ordnungsgemäßen Zustand des Produkts zu überzeugen, bei jeder Anwendung die Gebrauchsanweisung und Herstellerhinweise zu beachten und die Instandhaltungshinweise zu befolgen. Auf dem Medizinprodukt aufgebrachte Verfallsdaten sind zu beachten (auch beim Wundschnellverband, Pflaster). Es dürfen nur solche Medizinprodukte in Betrieb genommen werden, die das CE-Kennzeichen tragen. Medizinprodukte dürfen nur von Personen angewendet werden, die über die dafür erforderliche Ausbildung oder Kenntnis und Erfahrung verfügen. Die Anwendung hat zu unterbleiben, wenn das Medizinprodukt Mängel aufweist oder eine Gefahr von ihm ausgeht. Medizinprodukte dürfen nur im Rahmen ihrer vom Hersteller festgelegten Zweckbestimmung angewendet werden.

51.3 Besonderheiten des Reiserechts

51.3.1 Reiseausfall-(Insolvenz-)Versicherung (§§ 651a ff BGB)

Veranstalter von Pauschalreisen sind seit 1994 verpflichtet, dem Reiseteilnehmer vor Reiseantritt durch Aushändigung eines Sicherungsscheins nachzuweisen, dass im Falle der Zahlungsunfähigkeit oder der Eröffnung des Insolvenzverfahrens die Rückerstattung der von dem Reisenden geleisteten Beträge und die Rückreisekosten sichergestellt sind. Vor Übergabe des Sicherungsscheins darf eine Anzahlung nicht gefordert oder angenommen werden.

Reiseveranstalter ist jeder, der eine Gesamtheit von Reiseleistungen zu einem Gesamtpreis zu erbringen verspricht. Dies ist bereits der Fall, wenn zwei selbständige Hauptleistungen vorliegen, nämlich neben der Reise selbst (Bus, Schiff, Flug, Bahn) z. B. der Transfer, die Unterkunft, die Verpflegung, die Gruppenleitung oder Zusatzangebote (Seminar, Sport, Sprachkurs etc.). Damit ist jede organisierte Tauchreise eine Reise i. S. d. Reiseveranstaltungsgesetzes. Der Tauchlehrer oder Basisinhaber, der solche Reisen zu einem Gesamtpreis anbietet, wird dadurch Reiseveranstalter.

Ausgenommen von der Verpflichtung zur Aushändigung eines Sicherungsscheins sind juristische Personen des Öffentlichen Rechts (d. h. Körperschaften, Anstalten, Stiftungen des öffentlichen Rechts, wie z. B. Kreise, Gemeinden, Kammern oder kirchliche Einrichtungen), Reiseveranstalter, die nur gelegentlich und außerhalb ihrer gewerblichen Tätigkeit Reisen anbieten (z. B. Vereinsfahrten), und Reiseveranstalter, wenn die Reise nicht länger als 24 Stunden dauert, keine Übernachtung einschließt und der Reisepreis € 500,– nicht übersteigt.

Ein Verstoß gegen diese Vorschriften, z. B. durch unberechtigtes Kassieren des Reisepreises vor Reiseende ohne Sicherungsschein, hat nicht nur zivilrechtliche Konsequenzen, sondern wird gemäß § 147 b der Gewerbeordnung auch als Ordnungswidrigkeit mit einer Geldbuße bis zu € 5000,– geahndet. Dies gilt selbstverständlich auch für Tauchsportvereine. Die Kosten pro Sicherungsschein betragen ca. € 0,50 bis € 1,–.

51.3.2 Personen- und Sachschaden-Haftpflicht des Reiseveranstalters

Der Reiseveranstalter haftet neben dem Leistungsträger für Verletzungen und Tötungen von Reiseteilnehmern beim Absturz von Flugzeugen, für Unfälle von beauftragten Land- und Seetransportunternehmen, für Unfälle, die der Gast im Hotel oder in sonstigen Unterkünften erleidet sowie für jede Art der Schädigung, die dem Gast durch ein Leistungsträgerverschulden zugefügt wird (z. B. auch durch verdorbene Speisen). Die gleiche Haftung gilt für Schäden, die dem mitgeführten Eigentum der Teilnehmer zugefügt werden (Sachschäden).

Zwar kann der Reiseveranstalter durch Vereinbarung mit dem Reisenden seine Haftung auf den dreifachen Reisepreis beschränken, soweit dem Reisenden der Schaden nicht vorsätzlich oder grob fahrlässig zugefügt wird oder soweit der Reiseveranstalter für einen Schaden des Reisenden allein wegen eines Verschuldens eines Leistungsträgers verantwortlich ist. Da eine Haftungsbegrenzung damit an bestimmte Voraussetzungen geknüpft ist und für Körperschäden generell überhaupt nicht möglich ist, sollte sich der Reiseveranstalter gegen seine Haftungsinanspruchnahme unbedingt durch eine Personen- und Sachschaden-Haftpflicht-Versicherung versichern. Die Prämie hierfür liegt unter € 1,–/Reisenden.

Tipps für Tauchlehrer Kap. 49 bis 51

1. Den Tauchlehrer trifft eine besondere Verantwortung in Sachen Sorgfalts-, Fürsorge-, Aufsichts- und Verkehrssicherungspflicht. Diese Bürde ist nicht nur moralischer, sondern auch rechtlicher Natur.
2. In seiner Stellung als Garant für Leben, Gesundheit und Wohlbefinden seiner Schützlinge muss der Tauchlehrer planvoll, aufmerksam und bestimmt vorgehen. Dazu gehören Sicherheitsbelehrungen und Sicherheitsmaßnahmen über Wasser genauso, wie die Interventionsbereitschaft unter Wasser.
3. Vorsicht mit der Formulierung von Haftungsausschlusserklärungen. Hier sollte ein Jurist zu Rate gezogen werden.
4. Es ist für jeden Tauchlehrer erforderlich, seinen Ausbildungsplan an die DIN EN ISO 24803:2017 anzupassen, unabhängig von den Vorgaben seines Verbandes und ggf. in Abwandlung des bereits Bewährten.
5. Wartungsarbeiten an Atemreglern und sonstigen tauchtechnischen Apparaten nur nach Autorisierung durch den Hersteller (durch erfolgreiche Teilnahme an entsprechenden Kursen).
6. Die Vorlage einer gültigen medizinischen Tauchtauglichkeitsbescheinigung durch jeden zu betreuenden Tauchschüler oder Tauchgast ist verpflichtend (am besten Kopie anfertigen), das Ausfüllen eines medizinischen Fragebogens durch jeden Teilnehmer vor jedem Schnuppertauchkurs ebenfalls.
7. Die Verwendung von Ventilschutzkappen beim Transport von Druckluftflaschen mit dem Auto ist keine Empfehlung, sondern eine verbindliche Rechtsvorschrift!

52 Tauchtauglichkeit, Vorsorge, Eignung

H. Bartmann

Obwohl der Begriff „Tauchtauglichkeit" seinen Ursprung im militärischen Bereich hat, ist er im Freizeitsektor etabliert. Die so genannte „Tauchtauglichkeitsuntersuchung" dient der Feststellung, ob der oder die Untersuchte aus ärztlicher Sicht „tauglich" ist, den Tauchsport auszuüben. Im professionellen Tauchbereich wurde über Jahrzehnte die erfolgreich durchgeführte Vorsorgeuntersuchung als Eignung gedeutet und praktiziert. Das ist nicht mehr zulässig. Denn die arbeitsmedizinische Vorsorge neuer Art hat sich vom integralen Merkmal „Untersuchung" verabschiedet und fokussiert sich auf das Element „Beratung". Eignungsuntersuchungen umfassen begrifflich noch die ärztliche Untersuchung, sind jedoch nur unter eingeschränkten Kriterien erlaubt.

52.1 Notwendigkeit einer ärztlichen Untersuchung

Für Sporttaucher gibt es im deutschsprachigen Raum de jure keine gesetzliche Grundlage, wonach eine Tauchtauglichkeitsuntersuchung zwingend wäre. In einigen Ländern, wie z. B. Spanien, Portugal, Frankreich und den USA, ist sie dagegen Pflicht.

Unabhängig davon widerspricht das Tauchen ohne Tauchtauglichkeit juristisch gesehen den allgemein anerkannten Sorgfaltsmaßstäben und ist mithin fahrlässig (BGB § 276 Abs. 2). Tauchlehrer, die Schüler ohne Tauchtauglichkeit mit unter Wasser nehmen, handeln daher fahrlässig und sind nicht durch die Einwilligung des Schülers gerechtfertigt, da dieser das eingegangene Risiko in der Regel nicht überschauen kann. Ein vorformulierter Haftungsausschluss für Körperschäden wäre unwirksam. Die zivilrechtliche Haftung folgt der strafrechtlichen.

In der internationalen Norm ISO 24803 werden bei Ausbildungsdienstleistungen im Freizeitbereich die Dienstleister unter anderem dazu verpflichtet, folgende Aufzeichnungen zu führen:

- Name, Adresse, Geburtsdatum (des Kunden),
- **ärztliche Atteste,**
- jegliche vorangegangene Ausbildungen/Zertifizierungen und Erfahrungen,
- Fortschritt des Kunden.

Im Umkehrschluss bedeutet diese Forderung, dass jeder Kunde (Taucher) ein ärztliches Attest vorlegen muss, da ansonsten der Dienstleister (Tauchschule, Tauchclub etc.) ja keine Aufzeichnungen dazu anfertigen könnte.

Im professionellen Bereich, also z. B. bei gewerblichen Tauchern und Tauchern in Behörden und Organisationen mit Sicherheitsaufgaben (BOS), gelten die erwähnten Sorgfaltsmaßstäbe zweifelsohne ebenfalls, gleichwohl sind die nachfolgend beschriebenen Bedingungen zur „Tauchtauglichkeit" komplexer.

52.1.1 Arbeitsmedizinische Vorsorge

Beschäftigte, die beruflich tauchen (vor allem Arbeitnehmer, Beamte und Soldaten), unterliegen den Bestimmungen des Arbeitsschutzgesetzes (ArbSchG). Daher sind diese Taucher neben der tatsächlichen Eignungsuntersuchung, also der Feststellung, ob sie aus ärztlicher Sicht für eine Tätigkeit unter Wasser geeignet sind, vor dem ersten Taucheinsatz einer arbeitsmedizinischen Vorsorge entsprechend der gleichnamigen Verordnung (ArbMedVV) zuzuführen.

Hinweis. Für ehrenamtliche Taucher (z.B. in den Freiwilligen Feuerwehren, der DLRG, der Wasserwacht oder dem THW) ist die ArbMedVV in Bezug auf die Taucherarbeiten nicht unmittelbar gültig.

Ziel der ArbMedVV ist es unter anderem, arbeitsbedingte Erkrankungen frühzeitig zu erkennen und zu verhüten. Auch soll die arbeitsmedizinische Vorsorge einen Beitrag zum Erhalt der Beschäftigungsfähigkeit leisten. Die drei Varianten (Pflicht-, Angebots- und Wunschvorsorge) werden in der ArbMedVV beschrieben. Tätigkeiten unter Wasser, bei denen der Beschäftigte über ein Tauchgerät mit Atemgas versorgt wird, gehören zum Bereich der „Pflichtvorsorge". Auf die Frage, ob die in der ArbMedVV apodiktisch formulierte Trennung der Vorsorge und der nachfolgend noch beschriebenen Eignungsuntersuchung möglich und sinnvoll ist, soll hier mit Verweis auf die weiterführende Literatur nicht eingegangen werden.

52.1.2 Eignungsuntersuchung

Eignungsuntersuchung ist der arbeitsmedizinisch geprägte Begriff für eine „Tauchtauglichkeitsuntersuchung". Sie dient gezielt der Selektion und dem Abgleich, ob der gesundheitliche Zustand einer Person mit dem Anforderungsprofil eines Tauchers zusammenpasst. Diese Untersuchung ist rechtlich nur mit Einschränkung gestattet, denn sie hängt vollkommen vom Willen des Tauchers ab. Allen ärztlichen Bemühungen ist gemeinsam, dass ohne oder gegen den Willen des Probanden Untersuchungen nicht erlaubt sind, weil sie mangels Einwilligung einen Grundrechtsverstoß enthielten. Unterschiedlich sind allein die rechtlichen Konsequenzen der Verweigerung einer zulässigen Untersuchung.

Einige öffentlich rechtliche Gebotsnormen, wie z. B. das Notfallsanitätergesetz, schreiben wirksame Eignungsuntersuchungen vor. Für Eignungsuntersuchungen speziell im Tauchbereich fehlen jedoch solche rechtlichen Grundlagen. Unfallverhütungs- oder Dienstvorschriften stellen – entgegen der oft vorherrschenden Meinung – zunächst noch keine Rechtsgrundlage dar.

Allerdings können, so die aktuelle vorherrschende Rechtsauffassung, kollektiv- und individualrechtliche Vereinbarungen als Rechtsgrundlage genügen, wenn die so begründeten Untersuchungen geeignet, erforderlich, hinreichend bestimmt und verhältnismäßig sind. Erwähnenswert sind an dieser Stelle solche Sachgrundlagen, die eine Eignungsuntersuchung rechtfertigen, wenn sie Hinweise auf die Erforderlichkeit enthalten. Hierunter fallen beispielsweise auch die Unfallverhütungsvorschriften.

Auf jeden Fall ist es jedoch nötig, dass der Proband

- vom Untersuchenden aufgeklärt wird (Art, Umfang, Risiken, Notwendigkeit und ggf. Alternativen des jeweiligen Eingriffs),
- seine Einwilligung zur Untersuchung erklärt und
- die datenschutzrechtlichen Voraussetzungen erfüllt sind.

Bestehen im Einzelfall durch Tatsachen gestützte Zweifel an der Eignung eines Tauchers, kann sich die Duldung einer Untersuchung auch aus § 241 II BGB (vertragliche „Nebenpflicht auf Rücksichtnahme") ergeben.

Mit dem Inkrafttreten der jetzigen DGUV Regel 105-002 „Tauchen mit Leichttauch-geräten in Hilfeleistungsunternehmen" (Fassung 04/2017) wurde auch für den **Signalmann** eine Eignungsuntersuchung vorgeschrieben. Sie ist nach dem Grundsatz 25 (G 25) „Fahr-, Steuer- und Überwachungstätigkeiten" festzustellen. Das Präsidium der DLRG hat diese Bestimmung 2018 gelockert und eine Untersuchung nach Anlage 2 der „Verordnung über das Führen von Sportbooten" (SpFV) für ausreichend erklärt.

Hinweis. Arbeitsmedizinische Vorsorge ist **keine** Eignungsuntersuchung. Beides ist nach Möglichkeit getrennt durchzuführen.

52.2 Befähigung des Untersuchenden

Wer Tauchtauglichkeitsuntersuchungen, Vorsorgemaßnahmen und Eignungsuntersuchungen durchführt, muss aus arztrechtlichen Aspekten eine hinreichende Aus-

und Fortbildung nachweisen. Das Bürgerliche Gesetzbuch (BGB) legt dazu in § 630h Absatz 4 fest:

„War ein Behandelnder für die von ihm vorgenommene Behandlung nicht befähigt, wird vermutet, dass die mangelnde Befähigung für den Eintritt der Verletzung des Lebens, des Körpers oder der Gesundheit ursächlich war.“

Vor dem Inkrafttreten der ArbMedVV waren sog. Ermächtigungen zur Durchführung der arbeitsmedizinischen Vorsorge notwendig. Sie sollten insbesondere sicherstellen, dass für spezielle Untersuchungen (z. B. Taucher) die notwendigen Fachkenntnisse vorhanden waren. Diese Ermächtigungen sind mit Wirkung vom 24. 12. 2008 weggefallen. Lediglich im Bereich der Druckluftverordnung, Strahlenschutzverordnung, Röntgenverordnung und im Bergrecht sind sie weiterhin erforderlich.

Die Vorsorge nach der ArbMedVV dürfen grundsätzlich nur Fachärzte für „Arbeitsmedizin“ oder Ärzte mit der Zusatzbezeichnung „Betriebsmedizin“ durchführen. Weiterhin verlangt der Gesetzgeber in der ArbMedVV die entsprechende Fachkenntnis. Arbeitsmediziner haben sich außerdem vor Durchführung der arbeitsmedizinischen Vorsorge die notwendigen Kenntnisse über die Arbeitsplatzverhältnisse (§ 6 Abs. 1 ArbMedVV) und darüber hinaus Informationen über die Art der verwendeten Persönlichen Schutzausrüstung (PSA) zu verschaffen [Arbeitsmedizinische Regel (AMR) Nr. 3.1]. Unterstellt man, dass diese Vorgaben die juristisch anerkannten Sorgfaltsmaßstäbe beschreiben, sind sie auch für die Tauchtauglichkeitsuntersuchung im Freizeitbereich von Bedeutung. Spezielle Untersuchungen z. B. von Kindern und Jugendlichen, technischen Tauchern oder Tauchern mit besonderer PSA (Kreislauftauchgeräte, Helmtauchgeräte etc.) erfordern neben dem Sachverstand eine über das übliche Maß hinausgehende Fachkunde des Untersuchenden.

In der einschlägigen Literatur wird bei einzelnen Untersuchungen auf die Expertise des „erfahrenen“ Tauchmediziners hingewiesen, ohne zu definieren, wann ein Tauchmediziner als „erfahren“ einzustufen ist. Der englische Philosoph John Locke argwöhnte einmal, dass alles Wissen aus äußerer oder innerer Erfahrung stamme. Gerade in der Tauchmedizin kommt dieser Ideologie eine besondere Bedeutung zu, denn es gibt kein ausreichend evidenzbasiertes Wissen. Es gibt ausschließlich expertenbasierte Empfehlungen. Der selbst tauchende und nicht „nur“ untersuchende Arzt dürfte insofern dem Terminus „erfahrener“ Tauchmediziner am ehesten entsprechen.

Auf welche Art und Weise der Untersuchende seine Fachkunde erwirbt, wird vom Gesetzgeber nicht bestimmt. Unstrittig dürften die von den Fachgesellschaften für Tauch- und Überdruckmedizin anerkannten Lehrgänge „Tauchtauglichkeits-Untersuchungen“ und „Taucherarzt“ als Nachweis der Fachkunde gelten. Da die so erworbenen Diplome befristet bestehen und erst nach erfolgreicher Teilnahme weiterer zertifizierter Fortbildungsveranstaltungen – auch von Drittanbietern – verlän-

Kompaktinformation

Befähigung

- Tauchtauglichkeitsuntersuchung: approbierter Arzt mit Fachkenntnissen in der Tauchmedizin
- Arbeitsmedizinische Vorsorge: approbierter Arzt mit der Gebietsbezeichnung „Arbeitsmedizin" oder der Zusatzbezeichnung „Betriebsmedizin"
- Eignungsuntersuchung: approbierter Arzt mit Fachkenntnissen in der Tauchmedizin

gert werden, ist davon auszugehen, dass der Untersuchende fortgesetzt den „Stand der Wissenschaft" bei seinem Tun zugrundelegt.

52.3 Untersuchungsumfang

Der Untersuchungsumfang richtet sich zunächst nach dem Anforderungsprofil des Tauchers. Hier ist erwähnenswert, dass ein Arbeitgeber grundsätzlich frei ist bei der Festlegung des Anforderungsprofils. Allerdings setzt das Allgemeine Gleichbehandlungsgesetz (AGG) hier Grenzen. Der Untersuchungsumfang eines Polizei- oder Feuerwehrtauchers kann sich insofern durchaus vom Umfang einer Tauchtauglichkeitsuntersuchung eines „Sporttauchers" unterscheiden. Auch in der Sparte „Freizeittauchen" wäre vorstellbar, dass der vor einem Tauchurlaub vorsprechende Proband nicht im gleichen Umfang untersucht wird wie der angehende technische Taucher.

Bei einer Tauchtauglichkeitsuntersuchung kann der Untersuchende z. B. auf die Empfehlungen und entsprechenden Formulare der Fachgesellschaften für Tauch- und Überdruckmedizin zurückgreifen. Eine Vermutungswirkung, also eine Gewähr für eine rechtssichere Handlung, wie sie nur staatliche Regeln und Unfallverhütungsvorschriften für ihren Bereich entfalten können, haben sie jedoch nicht. Der Untersuchende sollte daher immer sein zeitgemäßes Fachkundewissen, seinen Sachverstand und weitere Empfehlungen aus der einschlägigen Fachliteratur (s. auch „Weiterführende Literatur") bei der Beurteilung der Tauchtauglichkeit einfließen lassen. Die Verantwortung und Entscheidungsfindung liegt letztendlich beim untersuchenden Arzt – nicht bei einer Fachgesellschaft. Bei möglichen juristischen Auseinandersetzungen hat der Arzt daher gegebenenfalls auch darzulegen, weshalb er im Einzelfall von den Empfehlungen abgewichen ist.

Bei der Eignungsuntersuchung im professionellen Bereich wird sehr häufig vereinfachend vom „G 31" gesprochen. Gemeint ist der arbeitsmedizinische Grundsatz 31 (G 31) „Überdruck" der Deutschen Gesetzlichen Unfallversicherung (DGUV). Allerdings hat der G 31 – ebenso wie alle anderen 45 Grundsätze – lediglich Empfehlungscharakter. Oder, wie es ein namhafter Arbeitsmediziner ausdrückte, die Grundsätze sind „Kochrezepte“, von denen abgewichen werden kann. Bestärkt wird diese Sichtweise durch die Entscheidung des Bundesrates als Vertretung der Länder (BR-Drucksache 327/13, Seite 27), in der den DGUV Grundsätzen die Vermutungswirkung abgesprochen wurde, weil sie nicht zwischen Vorsorge und Eignung unterscheiden. Die Untersuchungsmechanismen, wie sie sich teilweise unter Berufung auf die DGUV Grundsätze herausgebildet haben, sollen verhindert werden. Der Arzt kann sich somit nicht mehr allein auf die DGUV Grundsätze berufen. Es gelten daher auch beim „G 31“ die im vorhergehenden Absatz verfassten Aussagen.

52.4 Dokumentation

Das BGB legt in § 630f Absatz 1 Folgendes fest:

„Der Behandelnde ist verpflichtet, zum Zweck der Dokumentation in unmittelbarem zeitlichem Zusammenhang mit der Behandlung eine Patientenakte in Papierform oder elektronisch zu führen. …“

Weiter wird dort ausgeführt, dass alle wesentlichen Maßnahmen und deren Ergebnisse aufzuzeichnen sind. Bezogen auf die Untersuchung von Tauchern sind dies vor allem die Anamnese, Diagnosen, Untersuchungen und deren Ergebnisse, Befunde sowie Inhalte der Aufklärung und die Einwilligung des Tauchers zur Untersuchung. Grundsätzlich müssen aber nur solche Umstände dokumentiert werden, die aus medizinischer Sicht für die Sicherheit des Patienten/Probanden nötig sind. Entspricht die Dokumentation in der Gesamtschau diesen Anforderungen, dann kommt ihr ein hoher Beweiswert zu.

So positiv aus Sicht des Arztes der Beweiswert einer ordnungsgemäßen Dokumentation ist, so schwierig wird die Situation für ihn, wenn dokumentationspflichtige Umstände nicht festgehalten wurden. Denn die Aufzeichnungen müssen lückenlos sein. Nicht aufgezeichnete Maßnahmen führen bei juristischen Auseinandersetzungen zur Vermutung, dass der Untersuchende sie nicht getroffen hat (BGB § 630h Absatz 3).

52.4.1 Bescheinigung der Tauchtauglichkeit

Freizeittaucher handeln im eigenen Interesse, wenn sie für die erfolgte Tauchtauglichkeitsuntersuchung eine entsprechende Bescheinigung vom Untersuchenden einfordern. Bei fehlendem ärztlichem Attest ist ansonsten die Wahrscheinlichkeit hoch, an der (Urlaubs-)Tauchbasis nicht tauchen zu dürfen.

Eine formlose Bescheinigung mit Stempel und Unterschrift des untersuchenden Arztes wird nicht empfohlen. Vor allem im Ausland werden solche „Zettel" häufig skeptisch zur Kenntnis genommen und führen in der Regel zum Ausschluss der Tauchaktivitäten.

Empfohlen werden die Formblätter der Fachgesellschaften für Tauch- und Überdruckmedizin, die auf den jeweiligen Internetseiten der Gesellschaften kostenlos zum Herunterladen zur Verfügung stehen. Diese mehrsprachigen Dokumente geben dezidiert Auskunft über die vorgenommene Untersuchung, eventuelle Einschränkungen beim Tauchen sowie die Frist der Nachuntersuchung.

52.4.2 Bescheinigung der Vorsorgemaßnahme

Nach erfolgter Durchführung einer „Pflichtvorsorge" hat der Arzt dem Taucher **und** dem Arbeitgeber (Tauchfirma, Behörde etc.) eine **Vorsorgebescheinigung** auszustellen. Sie dient generell dem Nachweis, dass eine Pflichtvorsorge ordnungsgemäß durchgeführt wurde. Einzelheiten zur Vorsorgebescheinigung enthält die Arbeitsmedizinische Regel (AMR) Nr. 6.3.

Neben dem Taucher ist auch ausdrücklich der Arbeitgeber Adressat der Vorsorgebescheinigung. Denn diesem Nachweis kommt bei der „Pflichtvorsorge" eine besondere Bedeutung zu, weil der Arbeitgeber die besonders gefährdende Tätigkeit – hier das Tauchen mit Gerät – nur ausüben lassen darf, wenn der Taucher an der entsprechenden Vorsorgemaßnahme teilgenommen hat.

Die datenschutzrechtlichen Belange des Tauchers bleiben hier gewahrt, da auf der Vorsorgebescheinigung das Ergebnis der Untersuchung **nicht** mit aufgeführt wird.

Erfolgen bei dem Taucher Vorsorgemaßnahme und Eignungsuntersuchung zusammen, ist das Ergebnis der Eignungsuntersuchung auf einer **separaten** Bescheinigung zu beurteilen. Dies begründet sich aus dem Umstand, dass die arbeitsmedizinische Vorsorge nach ArbMedVV unmissverständlich nicht den Nachweis gesundheitlicher Eignung umfasst. Insofern dürfen auf der Vorsorgebescheinigung auch keine Angaben enthalten sein, die Rückschlüsse auf Eignungsaspekte zulassen.

Die arbeitsmedizinische Vorsorge ist ein sehr probates Mittel, um ärztlicherseits die vorhandene oder auch nicht vorhandene Motivation des Probanden zu klären. Der „Berufstaucher" wird in der Regel ein starkes Interesse daran haben, seinen Beruf als Taucher weiter ausüben zu können. Eine Aberkennung der „Tauchtauglichkeit" würde für ihn den Verlust des Arbeitsplatzes bedeuten. Anders sieht es möglicherweise bei einem schon etwas älteren Feuerwehrbeamten aus, der nicht mehr so den Drang verspürt, bis zur Pensionierung zu jeder Tages- und Nachtzeit zu einem Taucheinsatz auszurücken. Beide und ähnliche Fälle erfordern ein hohes Maß an Fachkenntnis und Fingerspitzengefühl des Untersuchenden, um in der anstehenden Eignungsuntersuchung zu einem tragbaren Ergebnis zu kommen.

Speziell im ehrenamtlichen Bereich ist auch die Problematik des „Gruppenzwangs“ zu berücksichtigen. Der eine oder andere Proband möchte gerne zu dieser „elitären“ Gruppe der Taucher gehören, ist aber z. B. in psychischer Hinsicht (Angstgefühle, Klaustrophobie) etwas auffällig. Im Rahmen der Vorsorge bietet sich die Gelegenheit für den Arzt, dem Probanden beratend Empfehlungen zu geben.

52.4.3 Bescheinigung der Eignungsuntersuchung

Die ärztliche Eignungsuntersuchung von Tauchern bedingt zwangsläufig, dass dem Arbeitgeber ein entsprechendes Ergebnis über die durchgeführten Untersuchungen zugeht. In den meisten Fällen wird es sich hierbei lediglich um das Endergebnis der Untersuchung handeln:

- „Keine gesundheitlichen Bedenken“, oder
- „Keine gesundheitlichen Bedenken unter bestimmten Voraussetzungen“ (entfällt gem. Grundsatz 31 für Taucherarbeiten!), oder
- Gesundheitliche Bedenken
  - dauernd
  - befristet bis …

Grundsätzlich besteht hier die Problematik, wie bestimmte gesundheitssensible Daten in die Personalakte aufgenommen werden. Denn Gesundheitsdaten zählen zu den personenbezogenen Datenbeständen, die von Rechts wegen als besonders sensibel einzustufen sind. Regelmäßig handelt es sich somit um Daten, die nach dem allgemeinen Persönlichkeitsrecht vom Grundsatz her seitens des Beschäftigten nicht offenbart werden müssen und der Arbeitgeber nur dann ein Recht hat, diese in seine Eingriffssphäre zu übernehmen, wenn er seinerseits gewichtige Gründe für genau diese Erforderlichkeit einbringen kann.

Sofern der Arzt nach dem Grundsatz 31 „Überdruck“ untersucht, stehen im Internet Formblätter zum Herunterladen zur Verfügung oder können über den entsprechenden Verlag bezogen werden. In der Regel wird es jedoch so sein, dass der Proband den Untersuchungsbogen mit dem Vordruck zur „ärztlichen Bescheinigung“ von seinem Arbeitgeber bereits vorausgefüllt ausgehändigt bekommt und zur Untersuchung mitbringt.

52.5 Nachuntersuchung

Nachuntersuchungen sind dem Umstand geschuldet, dass es sich bei ärztlichen Eignungsuntersuchungen um Momentaufnahmen handelt. Der gesundheitliche Zustand des Tauchers kann sich aber naturgemäß verändern. Die routinemä-

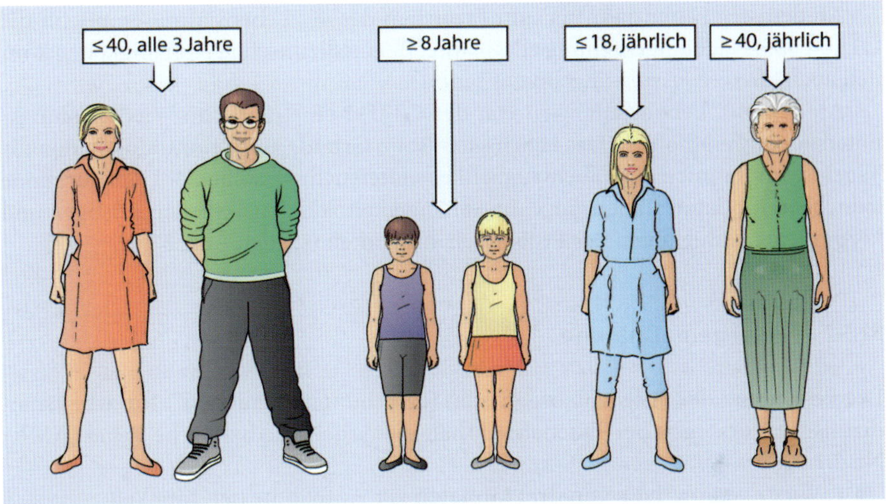

Abb. 52.1: Übersicht der Fristen zur Nachuntersuchung bei Sporttauchern

ßigen Untersuchungen dienen folglich dazu, regelmäßig und ohne besonderen Anlass festzustellen, ob gesundheitliche Gründe gegen die Eignung als Taucher sprechen.

Die nachfolgend näher beschriebenen Fristen einer Nachuntersuchung enden im Sinne von § 188 (3) BGB mit dem Ablauf des letzten Tages des in der Bescheinigung eingetragenen Monats. Frühere Fristen kann der Arzt festlegen, wenn er dies im Einzelfall aufgrund des vorliegenden Befundes für erforderlich hält.

52.5.1 Freizeitbereich

Gesetzliche Vorgaben, wie lange eine erteilte Tauchtauglichkeitsbescheinigung gültig ist, bestehen nicht. Der Arzt kann sich insofern an den Empfehlungen der Fachgesellschaften und Tauchsportverbände orientieren.

Das Nachuntersuchungsintervall bei Kindern und Jugendlichen wird derzeit noch unterschiedlich angegeben. Nicht ganz unumstritten ist auch die Empfehlung, Kindern frühestens mit **8 Jahren** eine Tauchtauglichkeit zu attestieren. Die Gesellschaft für Tauch- und Überdruckmedizin e. V. (GTÜM) empfiehlt jährliche Wiederholungsuntersuchungen bis zum 18. Lebensjahr. Die Gesellschaft für Pädiatrische Sportmedizin e.V. (GPS) empfiehlt dagegen ab dem 14. Lebensjahr einen 2-jährigen Rhythmus. Entsprechend dem Ergebnis der tauchsportärztlichen Untersuchung kann diese Zeitspanne bei Bedarf verkürzt werden.

Ab dem 18. Lebensjahr bis zum Erreichen des 40. Lebensjahres empfiehlt die GTÜM eine Nachuntersuchung alle 3 Jahre. Bei medizinischen Auffälligkeiten können auch kürzere Fristen angebracht sein.

Ab dem 40. Lebensjahr wird von der GTÜM eine jährliche Wiederholungsuntersuchung empfohlen. Das Lebensalter ist im Grunde keine Kontraindikation für Taucher. Im Rahmen der Tauchtauglichkeitsuntersuchung sollte der Untersuchende jedoch auf moderate Tauchgänge, in Abhängigkeit von den aktuellen geistigen und körperlichen Fähigkeiten des Probanden, hinwirken (s. auch Abb. 52.1).

52.5.2 Vorsorgemaßnahme

Die Festlegung der Folgevorsorgefristen („Nachuntersuchungen") für arbeitsmedizinische Vorsorgen bei Tauchern enthält die Arbeitsmedizinische Regel (AMR) Nr. 2.1:

- 1. Vorsorge innerhalb von **drei Monaten** vor Aufnahme der Tätigkeit.
- 2. Vorsorge spätestens **zwölf Monate** nach Aufnahme der Tätigkeit.
- Jede weitere Vorsorge einschließlich nachgehender Vorsorge muss spätestens **36 Monate** nach der vorangegangenen Vorsorge veranlasst werden.

52.5.3 Eignungsuntersuchung

Nachuntersuchungen werden nach dem Grundsatz 31 „Überdruck" **vor Ablauf von 12 Monaten** empfohlen. Eine vorzeitige Nachuntersuchung wäre angezeigt, wenn es nach einer Erkrankung des Tauchers Anlass zu gesundheitlichen Bedenken gibt oder der Taucher einen ursächlichen Zusammenhang zwischen seiner Erkrankung und seiner Tätigkeit unter Wasser vermutet.

Vereinzelt wird das Beschäftigungsverbot in § 9 (2) der Druckluftverordnung für Arbeitnehmer über 50 Jahren fälschlicherweise auch für Taucher ausgelegt. Das ist jedoch falsch, denn die Druckluftverordnung ist gem. § 1 (2) nicht für Taucherarbeiten gültig.

52.6 Kosten, Steuern

52.6.1 Tauchtauglichkeitsuntersuchung

Die Kosten für eine Tauchtauglichkeitsuntersuchung bei einem „Sporttaucher" sind grundsätzlich von ihm selbst zu tragen. Eine Kostenerstattung durch Krankenkassen ist nicht möglich.

Da es sich um keine Heilbehandlung handelt, sind die Untersuchung und das Ausstellen der Bescheinigung umsatzsteuerpflichtig (s. auch Abschnitt 52.6.2). Nach § 19 Umsatzsteuergesetz (UStG) würde dessen ungeachtet keine Umsatzsteuer anfallen, wenn die getätigten steuerbaren Umsätze im vorangegangenen Kalenderjahr insgesamt nicht mehr als 17 500 EUR einschließlich Umsatzsteuer betragen haben und im laufenden Kalenderjahr 50 000 EUR voraussichtlich nicht übersteigen werden.

52.6.2 Vorsorgemaßnahme

Die Kosten für arbeitsmedizinische Vorsorgemaßnahmen dürfen dem Beschäftigten nicht auferlegt werden und sind somit regelmäßig durch den Arbeitgeber zu tragen. Der Beschäftigte (Taucher) hat dabei freie Arztwahl. Das heißt, er kann auch einen anderen als den vom Arbeitgeber vorgesehenen Arbeits- oder Betriebsmediziner konsultieren. Erfolgte dies ohne Zustimmung des Arbeitgebers, hatte nach früherer Rechtsprechung der Arbeitnehmer keinen Anspruch auf Ersatz der Aufwendungen. Das Landes-Arbeitsgericht (LAG) Rheinland-Pfalz hat jedoch am 30. 01. 2014 in einem konkreten Fall anders entschieden und dem Kläger im Sinne von § 670 BGB („Ersatz von Aufwendungen") den Ersatz der angefallenen Kosten zugesprochen. Es ist dessen ungeachtet in der Rechtsliteratur noch umstritten, wer die Kosten bei freier Arztwahl tragen muss.

Nach Meinung des Europäischen Gerichtshofs (EuGH) kommen ärztliche Leistungen, die zum Zweck der Vorbeugung erbracht werden, für eine Umsatzsteuerbefreiung in Betracht. Selbst wenn sich herausstellt, dass Taucher, die sich arbeitsmedizinischen Vorsorgemaßnahmen unterziehen, an keiner Krankheit oder Gesundheitsstörung leiden, ist diese Einschätzung legitim, da sie im Einklang mit dem Zweck der diesbezüglichen Steuerbefreiung steht, die Kosten der ärztlichen Heilbehandlung zu senken.

Im Ergebnis ist daher festzuhalten, dass die arbeitsmedizinischen Vorsorgemaßnahmen nach § 4 Nr. 14a UStG von der Umsatzsteuer befreit sind. Gleiches gilt für die im Rahmen der arbeitsmedizinischen Vorsorge erbrachten Impfleistungen, wie sie z. B. bei Bergungstauchern des THW für erwartete Auslandseinsätze erbracht werden.

52.6.3 Eignungsuntersuchung

Die Kosten einer Eignungsuntersuchung hat stets der Arbeitgeber zu tragen (§§ 670, 675 BGB).

Da es sich um keine Heilbehandlung handelt, sind die Untersuchung und das Ausstellen der Bescheinigung umsatzsteuerpflichtig (s. auch Abschnitt 52.6.1). Nach

§ 19 Umsatzsteuergesetz (UStG) würde dessen ungeachtet keine Umsatzsteuer anfallen, wenn die getätigten steuerbaren Umsätze im vorangegangenen Kalenderjahr insgesamt nicht mehr als 17 500 EUR einschließlich Umsatzsteuer betragen haben und im laufenden Kalenderjahr 50 000 EUR voraussichtlich nicht übersteigen werden.

Weiterführende Literatur

1. Aligbe P: Rechtshandbuch Arbeitsmedizinische Vorsorge. 1. Aufl. München: C.H. Beck, 2014
2. Aligbe P: Taucherarbeiten – Was regelt die neue Verordnung zur arbeitsmedizinischen Vorsorge? In: Bartmann H (Hrsg.): Taucher-Handbuch. Kapitel V – 4.14, 89. Erg.-Lfg. 06/2014. Landsberg: ecomed-storck, 2014
3. Aligbe P: Einstellungs- und Eignungsuntersuchungen. 1. Aufl. München: C.H. Beck, 2015
4. Aligbe P, Bartmann H: Atemschutz- und Tauchtauglichkeit in der Feuerwehr. ASU Arbeitsmed Sozialmed Umweltmed 2014; 49: 813–818
5. Beyer C, Kretzschmar B, Tetzlaff K: Moderne Tauchmedizin im Kindes- und Jugendalter. Stuttgart: Gentner, 2017
6. Deutsche Gesetzliche Unfallversicherung: DGUV Grundsätze für arbeitsmedizinische Untersuchungen. 6. Aufl. Stuttgart: Gentner, 2014
7. Deutsche Lebens-Rettungs-Gesellschaft (DLRG): Erleichterungen bei Eignungsuntersuchungen im DLRG-Einsatztauchen. Lebensretter – Verbandsmagazin der DLRG, Ausgabe 02/2018.
8. DIN EN ISO 24803: Dienstleistungen des Freizeittauchens – Anforderungen an Dienstleister des Freizeittauchens (Ausgabe: 2017-07). Berlin: Beuth.
9. Gesellschaft für Tauch- und Überdruckmedizin (GTÜM); Österreichische Gesellschaft für Tauch- und Hyperbarmedizin (ÖGTH): Checkliste Tauchtauglichkeit. 2. Aufl. Stuttgart: Gentner, 2014
10. Gilge A: Tauchtauglichkeitsuntersuchung für Tech-Taucher: Gibt es einen Unterschied zu Sporttauchern? Gesellschaft für Tauch- und Überdruckmedizin e.V. (GTÜM). Murnau. Caisson 2014; 4: 20–22
11. Hartig F: Überlegungen zur Tauchtauglichkeit bei technischen Tauchern. Gesellschaft für Tauch- und Überdruckmedizin e.V. (GTÜM). Murnau. Caisson 2014; 4: 23–27.
12. Heilmann J: Arbeitsmedizinische Vorsorge versus Eignungsuntersuchungen – wann sind neben der arbeitsmedizinischen Vorsorge Eignungsuntersuchungen zulässig? Vortragsband zur 55. Wissenschaftlichen Jahrestagung der Deutschen Gesellschaft für Arbeitsmedizin und Umweltmedizin e.V. (DGAUM). Stuttgart: Gentner, 2015, V 288, S. 44 ff
13. Koch J: Tauchen ohne Tauchtauglichkeit – das Nachspiel. In: Bartmann H (Hrsg.): Taucher-Handbuch, Kapitel V – 4.9, 42. Erg.-Lfg. 09/2002. Landsberg: ecomed-storck, 2004
14. Kollmer N, Klindt T: Arbeitsschutzgesetz – Kommentar. 2. Aufl. München: C.H. Beck, 2011
15. Lackner K, Kühl K: Strafgesetzbuch – Kommentar. 28. Aufl. München: C.H. Beck, 2014
16. Prütting H, Wegen G, Weinreich G: BGB – Kommentar. 8. Aufl. Köln: Luchterhand/Wolters Kluwer, 2013
17. Ries H-P et al.: Arztrecht – Praxishandbuch für Mediziner. 3. Aufl. Heidelberg: Springer, 2012.
18. Scharpenberg B: Juristische Aspekte zur ärztlichen Untersuchung der Tauchtauglichkeit. Gesellschaft für Tauch- und Überdruckmedizin e.V. (GTÜM). Murnau Caisson, 2015; 3: 32–36.

Anhang

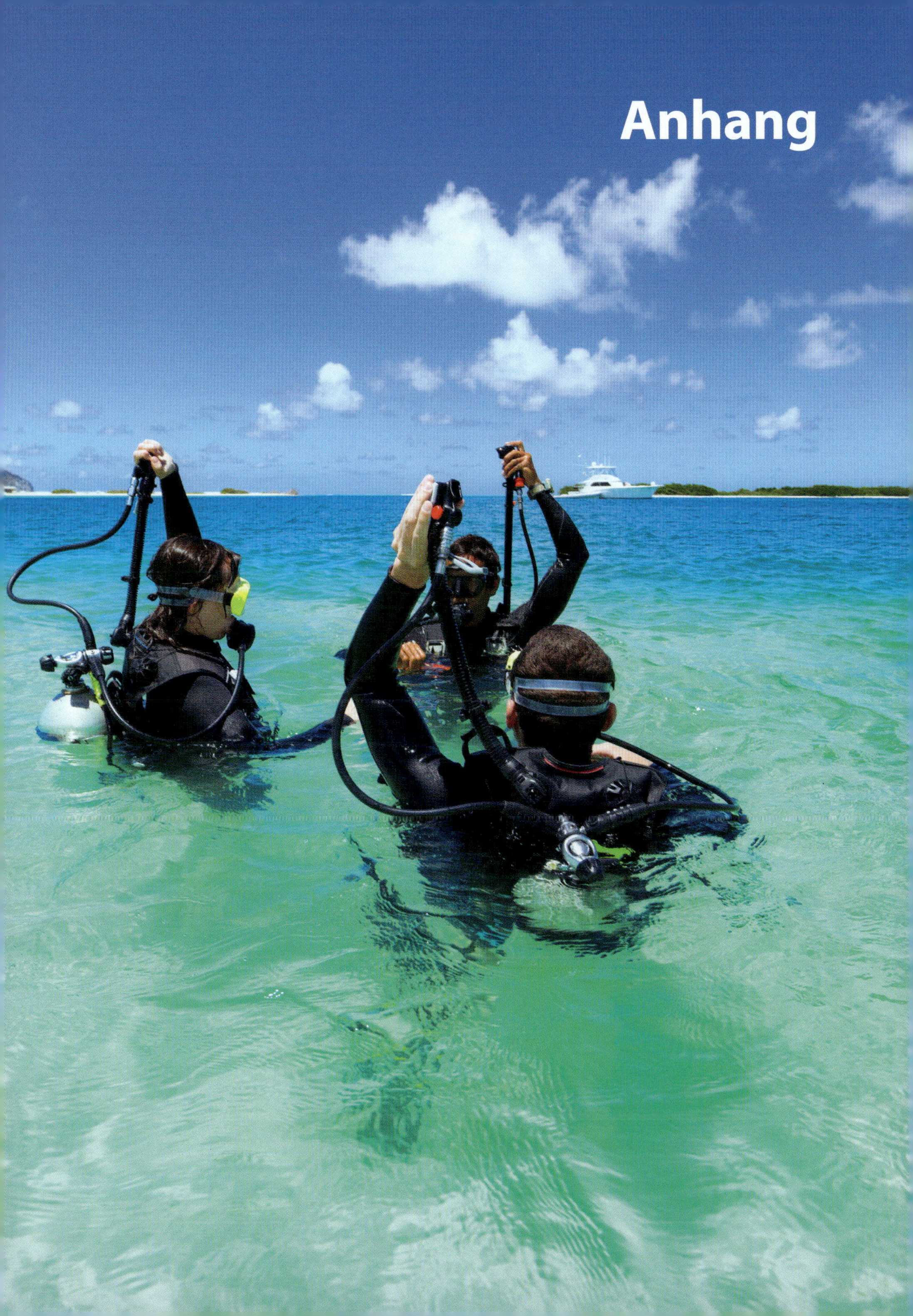

Foto Vorderseite: apomares/Getty Images

Biografien der Herausgeber

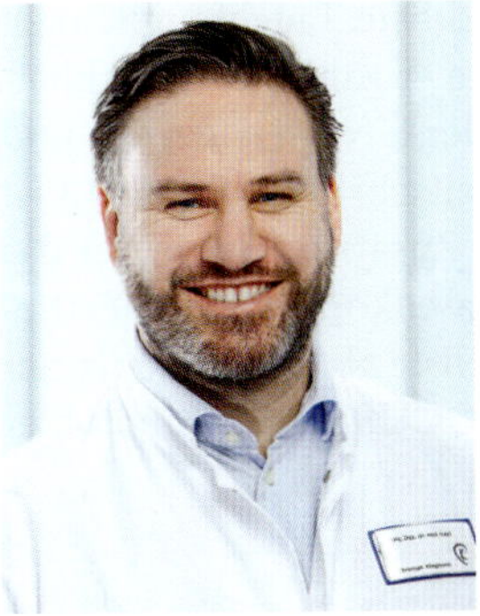

Priv.-Doz. Dr. med. Christoph Klingmann ist seit 2012 als niedergelassener HNO-Facharzt und Tauchmediziner im Zentrum Münchens tätig. Zuvor war er Sektionsleiter Tauchmedizin und leitender Oberarzt an der Klinik für Hals-Nasen-Ohren-Heilkunde und plastische Operationen im DIAKO Bremen. Er war bis 2010 als Oberarzt an der Universitäts Hals-Nasen-Ohren-Klinik Heidelberg beschäftigt und ist seit 2015 als Dozent für Studierende der Medizin der LMU München tätig. 2002 promovierte er über das Thema „Rechts-Links Shunt bei Sporttauchern – Zusammenhang zu Hirnläsionen und paradoxen Tauchunfällen", 2008 habilitierte er zum Thema „Untersuchung des cochleovestibulären Systems von Sporttauchern" und schloss 2009 einen Masterstudiengang Gesundheitsökonomie an der Universität Kaiserslautern und Witten/Herdecke ab. Im selben Jahr erlangte er die Zusatzbezeichnung Allergologie und spezielle HNO-Chirurgie der Landesärztekammer Baden-Württemberg und im Jahr 2012 erlangte er die Zusatzbezeichnung Plastische Operationen der Landesärztekammer Bremen. Dr. Klingmann verbrachte 2010 acht Monate in Großbritannien, wo er eine Spezialisierung in Ohrchirurgie durchlief und als Clinical Fellow arbeitete sowie am Diving Disease Research Center (DDRC) tauchmedizinische Forschung betrieb und regelmäßig Tauchunfälle und Patienten mittels hyperbarer Sauerstofftherapie behandelte.

Im Jahr 2002 gründete er die Heidelberger Tauchersprechstunde, die auf HNO-Fälle und die Behandlung und Abklärung von Tauchunfällen spezialisiert war und nun in seiner Praxis am Odeonsplatz in München fortgesetzt wird. Mittlerweile wurden weit über 1000 Patienten aus der ganzen Welt untersucht und behandelt. Auf seiner Homepage www.tauchersprechstunde.de können sich Taucher über tauchmedizinische Probleme informieren.

Er ist Preisträger des Heller-Mager-von Schrötter Wissenschaftspreises der Gesellschaft für Tauch- und Überdruckmedizin (GTÜM) und war von 2005–2011 Mitglied im Vorstand der GTÜM. Dr. Klingmann taucht seit 1988, ist seit 1991 Tauchausbilder und seit 1997 als CMAS**-Tauchlehrer aktiv. Schon während seines Studiums praktizierte er in Druckkammerzentren in Ägypten und bei der britischen Marine und behandelte nach dem Studium als Tauchmediziner Tauchunfälle auf den Malediven, Seychellen und in Großbritannien. Er publiziert regelmäßig in internationalen wissenschaftlichen Fachzeitschriften, schrieb mehrere Buchbeiträge zum Thema Tauchmedizin und gab 2004 das Buch „Tauchmedizin aktuell“, 2007 die erste Auflage der Modernen Tauchmedizin und 2009 die Checkliste Tauchtauglichkeit im Gentner Verlag heraus. Darüber hinaus veröffentlichte er zahlreiche Buchbeiträge und ist Herausgeber von Büchern aus dem Bereich der HNO-Heilkunde und ist Gutachter vieler nationaler und internationaler Fachzeitschriften. Seit 2013 ist er wissenschaftlicher Leiter des HNO-Forums München. Zusätzlich erhielt er das Siegel „Top 5 Mediziner München“ für Rhinoplastik und Nasenkorrektur von Estheticon und wurde 2017 in die bundesweite Guter Rat-Ärzteliste als „TOP Mediziner 2017“ aufgenommen und 2017, 2018 und 2019 mit dem FOCUS Siegel „Empfohlener Arzt in der Region“ ausgezeichnet.

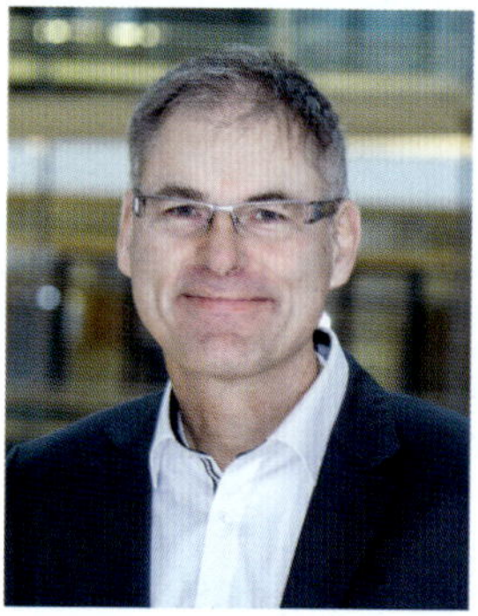

Prof. Dr. med. Kay Tetzlaff ist Gastwissenschaftler an der Abteilung Sportmedizin des Universitätsklinikums Tübingen und leitet dort die Sektion Tauchmedizin. Nach einer klinischen Ausbildung zum Internisten und Pneumologen war er von 1995 bis 2000 konsultierender Pneumologe am Schifffahrtmedizinischen Institut der Marine und der I. Medizinischen Abteilung des Universitätsklinikums Kiel. Neben der Verantwortung für Tauchtauglichkeitsuntersuchungen und Leitung des Lungenfunktionslabors oblag ihm die Leitung mehrerer Forschungsprojekte im Bereich der Tauch- und Hyperbarmedizin am Schifffahrtmedizinischen Institut der Marine. Im Jahr 2000 konnte er sich mit dem Thema „Charakterisierung der akuten, subakuten und chronischen respiratorischen Effekte hyperbarer Umgebungsbedingungen“ an der Universität Kiel habilitieren. Seit dem 01. 07. 2000 arbeitete er in verschiedenen Funktionen in der klinischen Arzneimittelentwicklung von Lungenmedikamenten, zuletzt in verantwortlicher Position für den gesamten Atemwegsbereich.

Prof. Dr. Tetzlaff ist Autor bzw. Ko-Autor von mehr als 100 wissenschaftlichen Publikationen in anerkannten Fachzeitschriften und hat zahlreiche Buchbeiträge im Bereich Tauchmedizin verfasst. Gemeinsam mit Dr. Klingmann ist er Mitherausgeber der ersten beiden Auflagen der „Modernen Tauchmedizin“. Er ist aktiver Sporttaucher und langjähriges Mitglied der deutschen Gesellschaft für Tauch- und Überdruckmedizin (GTÜM), zuletzt als Sekretär im Vorstand der GTÜM.

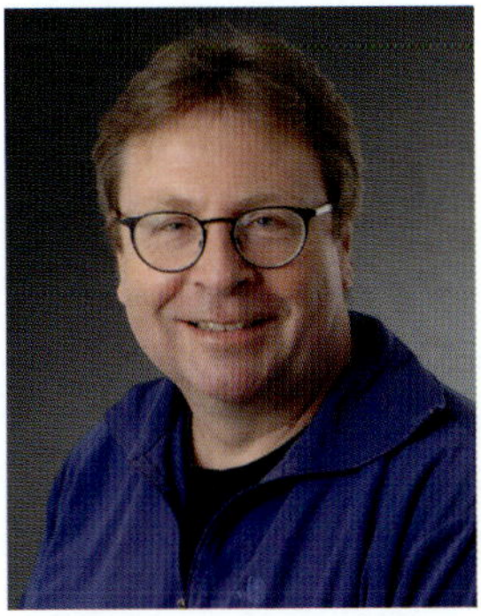

Prof. Dr. med. Claus-Martin Muth ist Facharzt für Anästhesiologie mit den Zusatzbezeichnungen Intensivmedizin, Notfallmedizin, Spez. Schmerztherapie, Palliativmedizin, Sportmedizin, Tauch- und Überdruckmedizin (GTÜM) sowie Reisemedizin (DTG). Beruflich ist er der Leiter der Sektion Notfallmedizin der Klinik für Anästhesiologie am Universitätsklinikum Ulm sowie Leitender Notarzt für die Stadt Ulm und den Alb-Donau-Kreis. Er verantwortet und organisiert zudem als Lehrbeauftragter die studentische Lehre im Fach Notfallmedizin an der Universität Ulm.

Expertise in praktisch angewandter Tauchmedizin erwarb er unter anderem als Taucherarzt am Schifffahrtmedizinischen Institut der Marine in Kiel-Kronshagen sowie über mehrere Jahre als ärztlicher Leiter des Druckkammerzentrums Homburg auf dem Gelände der dortigen Universitätskliniken des Saarlandes.

Wissenschaftlich beschäftigt er sich seit nunmehr drei Jahrzenten u.a. mit den Schwerpunkten der Dekompressionsphysiologie, dem schweren Tauchunfall, der Physiologie des Apnoetauchens sowie mit Fragen rund um die HBO. In diesem Bereich erfolgte entsprechend auch die Promotion und die Habilitation. Ein weiterer wissenschaftlicher Schwerpunkt ist die Notfallmedizin, hier vor allem auch die wasserbezogenen Notfälle. Für sein Engagement in diesem Bereich wurde er 2004 mit dem Bundesverdienstkreuz ausgezeichnet. Entsprechend seiner wissenschaftlichen Tätigkeit ist er Autor bzw. Co-Autor von über 100 nationalen und internationalen wissenschaftlichen Fachpublikationen zu diesen Themen. Darüber hinaus ist er Herausgeber mehrerer Fachbücher bzw. Autor bei über 50 Fachbüchern in diesem Bereich. Seit 1995 ist Prof. Muth regelmäßig als Autor und Fachberater für die Zeitschrift „tauchen“ tätig und ist seit vielen Jahren im Vorstand der Fachgesellschaft GTÜM (Gesellschaft für Tauch- und Überdruckmedizin) e.V. bzw. im erweiterten Vorstand der Fachgesellschaft für Reisemedizin (DFR) sowie im Editorial Board der wissenschaftlichen Fachzeitschrift „Diving and Hyperbaric Medicine“ (DHM).

Mit dem Tauchen hat er 1976 begonnen und ist seit 1984 bei der DLRG als Tauchausbilder (TL III der DLRG) sowie seit 1993 bei einem CMAS-Verband (Verband internationaler Tauchschulen, ViT) als Tauchlehrer (CMAS TL****) und Verbandsarzt tätig. Er war zudem von 1990 bis 2004 stellv. Landesverbandsarzt und von 1988 bis 1997 Referent für das Tauchwesen des LV Westfalen der Deutschen Lebens-Rettungs-Gesellschaft (DLRG). Außerdem ist er staatlich anerkannter Tauchlehrer (ITLA) sowie ANDI Nitrox Instructor.

Autorenverzeichnis

Hubertus Bartmann
Traubenweg 6
93309 Kelheim
tauch@t-online.de

Dr. med. Christian Beyer
Schwerpunktpraxis für Kinder-Jugend-kardiologie im Cardiologicum Hamburg
Wandsbeker Marktstraße 69–71
22041 Hamburg
beyer-hamburg@t-online.de

Prof. Dr. rer. nat. Franz Brümmer
Universität Stuttgart
Biologisches Institut
Pfaffenwaldring 57
70569 Stuttgart
franz.bruemmer@bio.uni-stuttgart.de

Priv.-Doz. Dr. med. Lars Eichhorn
Klinik und Poliklinik für Anästhesiologie und Operative Intensivmedizin
Universitätsklinikum Bonn
Sigmund-Freud-Straße 25
53127 Bonn
Lars.Eichhorn@ukbonn.de

Dr. med. Anke Fabian
Medical Case Management
Karl-Christ-Straße 24
69118 Heidelberg
cases@asfabian.com

Dr. med. Karl-Peter Faesecke
Praxis für Arbeits- und Tauchmedizin
im Wilhelmsburger Krankenhaus
Groß-Sand 3
21107 Hamburg
kp.faesecke@tunneldoc.de

Dipl.-Phys. Dr. biol. hum. Frank Gottschalch
Ingenieurbüro Dr. Gottschalch
Hinter den Gärten 5
89335 Ichenhausen
frank.gottschalch@t-online.de

Dr. med. Frank Hartig
Medizinische Universität Innsbruck
Universitätsklinik Innere Medizin I
Gemeinsame Einrichtung für internistische Notfall- und Intensivmedizin
Anichstrasse 35
A-6020 Innsbruck
frank.hartig@tirol-kliniken.at

Dr. Uwe Hoffmann
Liethenstraße 76
50259 Pulheim
uwe.b.hoffmann@netcologne.de

Prof. Dr. med. Rolf Kern
Chefarzt der Klinik für Neurologie
Klinikverbund Kempten-Oberallgäu gGmbH
Robert-Weixler-Straße 50
87439 Kempten
rolf.kern@klinikum-kempten.de

Dr. med . Martin Kister
Kardiologie Berliner Allee
Berliner Allee 56
40212 Düsseldorf
martin.kister@t-online.de

Dr. med. Sebastian Klapa
Sektion Maritime Medizin
Institut für Experimentelle Medizin
Universitätsklinikum Schleswig-Holstein
Christian-Albrechts-Universität zu Kiel
c/o Schiffahrtmedizinisches Institut der Marine
Kopperpahler Allee 120
24119 Kronshagen
s.klapa@iem.uni-kiel.de

Priv.-Doz. Dr. med. Christoph Klingmann
HNO-Praxis im Luitpoldblock
Brienner Straße 13
80333 München
kontakt@hno-praxis-muenchen.com

FLA Priv.-Doz. Dr. med. Andreas Koch
Sektion Maritime Medizin
Institut für Experimentelle Medizin
Universitätsklinikum Schleswig-Holstein
Christian-Albrechts-Universität zu Kiel
c/o Schiffahrtmedizinisches Institut der Marine
Kopperpahler Allee 120
24119 Kronshagen
a.koch@iem.uni-kiel.de

Dr. Andrea Köhler
Wiesenweg 2
A-6063 Rum
andrea.koehler@diving-concepts.org

Pascal Kolb
Peißenbergstr. 8
81547 München
pascal.kolb@posteo.de

Dr. rer. medic. Anne Kathrin Liedtke
Institut für Präventive Psychologie Halle
Kleine Marktstraße 5
06108 Halle/Saale
kontakt@psychologie-liedtke.de

Dr. med. Hendrik Liedtke
Krankenhaus St. Elisabeth und St. Barbara
Klinik für Anästhesie, Intensivmedizin,
Notfallmedizin und Schmerztherapie
Mauerstraße 5
06110 Halle
h.liedtke@krankenhaus-halle-saale.de

Dr. med. Hansjörg Mühlen
Facharzt für Innere Medizin
Diabetologische Schwerpunktpraxis
Ruhrorter Straße 195
47119 Duisburg-Ruhrort
diabetologie@ruhrpraxen.de

Prof. Dr. med. Claus-Martin Muth
Leiter der Sektion Notfallmedizin
Universitätsklinikum Ulm
Klinik für Anästhesiologie
Prittwitzstraße 43
89073 Ulm
claus-martin.muth@uni-ulm.de

Dr. med. Birger Neubauer
BG Verkehr, Referat Arbeitsmedizin/
Verkehrsmedizin
Kompetenzfeld Arbeitsbedingte Gesund-
heitsgefahren
Ottenser Hauptstraße 54
22765 Hamburg
birger.neubauer@bg-verkehr.de

Mirko Obermann
Mitinhaber der Tauchbasenkette „diving.DE"
mirko@diving.de

Frank Ostheimer
Bonhoefferstraße 23
63796 Kahl am Main
poseidon.fo@t-online.de

Priv.-Doz. Dr. med. Tim Piepho
Krankenhaus der Barmherzigen Brüder Trier
Chefarzt Anästhesie
Nordallee 1
54292 Trier
T.Piepho@bk-trier.d

Dipl.-Phys. Albrecht Salm
PADI MSDT #33913
SSI TXR #12653
The SubMarineConsulting Group
director@smc-de.com

Benno Scharpenberg
Präsident des Finanzgerichts
Leiter Sachgebiet Recht der GTÜM
schabe@t-online.de

Prof. Dr. med. dent. Marc Schmitter
Poliklinik für Zahnärztliche Prothetik
Pleicherwall 2
97070 Würzburg
Schmitter_M@ukw.de

Dr. med. Dieter Schnell
Augenarzt – Sportmedizin
Otto-Willach-Straße 2
53809 Ruppichteroth
schnell-dieter@t-online.de

Dr. med. Holger Schöppenthau
BG-Unfallklinik Murnau
Professor-Küntscher-Straße 8
82418 Murnau am Staffelsee
holger.schoeppenthau@bgu-murnau.de

Prof. Dr. med. Kay Tetzlaff
Medizinische Klinik und Poliklinik
Abteilung Sportmedizin
Silcherstraße 5
72067 Tübingen
kay.tetzlaff@klinikum.uni-tuebingen.de

Karsten Theiß
Diabetologe DDG/Taucherarzt (GTÜM)
FA für Kinder- und Jugendmedizin
Oststraße 68
66386 St. Ingbert
k.theiss@taucherarzt-theiss.de

Dr. med. Wilhelm Welslau
FA Arbeitsmedizin, Sportmedizin Diving
and Hyperbaric Medicine Consultant
GTÜM/ÖGTH/ECHM
Seeböckgasse 17
A-1160 Wien
Österreich
welslau@gmx.at

Prof. Frank Werner
Prof. Frank Werner
Seerosenstraße 3 G
30916 Isernhagen
frank@werner-web.eu

Register

A

E

F

G

H

I

N

Q

R

S

T

U

V

W

Z

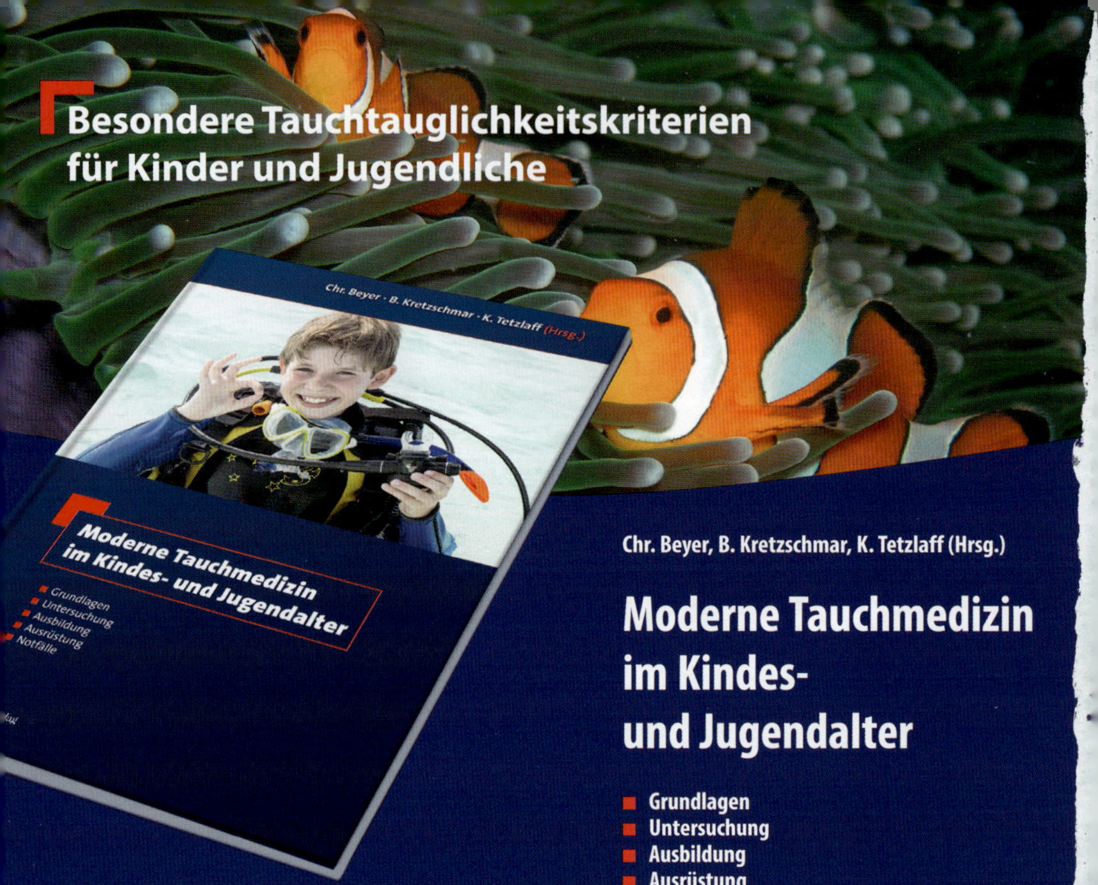

Besondere Tauchtauglichkeitskriterien für Kinder und Jugendliche

Chr. Beyer, B. Kretzschmar, K. Tetzlaff (Hrsg.)

Moderne Tauchmedizin im Kindes- und Jugendalter

- Grundlagen
- Untersuchung
- Ausbildung
- Ausrüstung
- Notfälle

1. Auflage 2017
ISBN 978-3-87247-769-9, gebunden, 192 Seiten
Preis € 49,– / SFr 54,–

Bestellcoupon

Ja, bitte senden Sie mir .... Exemplar(e) der 1. Auflage „Chr. Beyer et al., Moderne Tauchmedizin im Kindes- und Jugendalter"
(Best.-Nr. 76900), zum Preis von 49,– € gegen Rechnung zu.

Gentner Verlag
Buchservice Medizin
Postfach 101742
70015 Stuttgart

Mehr Informationen und versandkostenfrei online bestellen

Fax-Hotline: +49 711 / 66 72-1974

Gentner Verlag • Buchservice Medizin
Postfach 101742 • 70015 Stuttgart
Tel. +49 711/63672-925 • Fax +49 711/6672-1974
E-Mail: buch@gentner.de
Online: www.gentner.de/buecher; www.tauchmed.com

Name, Vorname

Firma/Institution

Beruf/Abteilung/Funktion

Straße / Postfach | Nr.

Land | PLZ | Ort

Telefon | Telefax

E-Mail

Datum | Unterschrift